U0233350

老年肺癌综合治疗学

THE MANAGEMENT OF LUNG CANCER IN THE ELDERLY

老年肺癌综合治疗学

THE MANAGEMENT OF LUNG CANCER IN THE ELDERLY

主 编 王子平 吴 楠

副主编 方 健 宁晓红

北京大学医学出版社

LAONIAN FEIAI ZONGHE ZHILIAOXUE

图书在版编目（CIP）数据

老年肺癌综合治疗学 / 王子平，吴楠主编 . —北京：
北京大学医学出版社，2020. 11
　ISBN 978-7-5659-2226-8

　Ⅰ . ①老… 　Ⅱ . ①王… ②吴… 　Ⅲ . ①肺癌 - 诊疗
Ⅳ . ① R734.2

中国版本图书馆 CIP 数据核字（2020）第 118154 号

老年肺癌综合治疗学

主　　编：王子平　吴　楠
出版发行：北京大学医学出版社
地　　址：（100083）北京市海淀区学院路 38 号　北京大学医学部院内
电　　话：发行部 010-82802230；图书邮购 010-82802495
网　　址：http://www.pumpress.com.cn
E - m a i l：booksale@bjmu.edu.cn
印　　刷：中煤（北京）印务有限公司
经　　销：新华书店
责任编辑：陈　奋　　责任校对：靳新强　　责任印制：李　啸
开　　本：889 mm×1194 mm　1/16　印张：34　字数：975 千字
版　　次：2020 年 11 月第 1 版　2020 年 11 月第 1 次印刷
书　　号：ISBN 978-7-5659-2226-8
定　　价：189.00 元

版权所有，违者必究
（凡属质量问题请与本社发行部联系退换）

主编简介

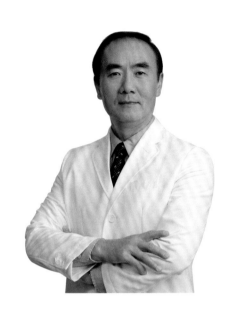

王子平，主任医师，教授

北京肿瘤医院胸部肿瘤中心常务副主任，兼任中国医药教育协会肿瘤化疗专业委员会主任委员，老年学和老年医学学会老年肿瘤专业委员会常务副干事长，北京抗癌协会肺癌专业委员会副主任委员，老年学和老年医学学会老年肿瘤专业委员会副主任委员。

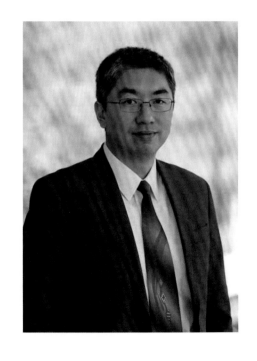

吴楠，主任医师，教授

北京大学肿瘤医院院长助理，胸部肿瘤中心副主任。兼任国际肺癌研究会（IASLC）会员发展委员会执行主席，中华胸心血管外科分会胸腔镜学组委员，中国医师协会胸外科分会委员，中国抗癌协会肺癌专业委员会委员，中国临床肿瘤学会（CSCO）非小细胞肺癌专家委员会委员，中国医药教育协会肿瘤化学治疗专业委员会副主任委员，北京医学会肿瘤学分会副主任委员，北京医学会胸外科分会常委，北京抗癌协会肺癌专业委员会副主任委员。《中国肺癌杂志》《中国胸心血管外科临床杂志》青年编委。

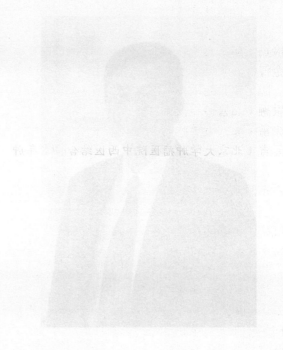

编委名单

主 编 王子平 吴 楠
副主编 方 健 宁晓红
编 委（按姓名汉语拼音排序）

安彤同（北京大学肿瘤医院胸部肿瘤内科）
陈含笑（北京大学肿瘤医院胸部肿瘤内科）
陈晋峰（北京大学肿瘤医院胸外科）
陈万青（国家癌症中心/中国医学科学院癌症早
　　　　诊早治办公室）
戴 玲（北京大学肿瘤医院胸部肿瘤内科）
方 健（北京大学肿瘤医院胸部肿瘤内科）
葛 楠（北京协和医院老年医学科）
郭欣颖（北京协和医院老年医学科）
韩 颖（北京大学肿瘤医院姑息治疗中心）
胡维亨（北京大学肿瘤医院胸部肿瘤内科）
姜丹凤（北京大学肿瘤医院日间化疗病区）
姜 珊（北京协和医院老年医学科）
寇芙蓉（北京大学肿瘤医院日间化疗病区）
赖 蓓（北京医院老年科）
李东明（北京大学肿瘤医院放疗科）
李 贺（国家癌症中心/中国医学科学院肿瘤医
　　　　院癌症早诊早治办公室）
李俭杰（北京大学肿瘤医院胸部肿瘤内科）
李金江（北京大学肿瘤医院康复科）
李 囡（北京大学肿瘤医院核医学科）
李融融（北京协和医院临床营养科）
李少雷（北京大学肿瘤医院胸外科）
李元青（北京大学肿瘤医院中西医结合暨老年肿
　　　　瘤科）
李占东（北京大学肿瘤医院中西医结合暨老年肿
　　　　瘤科）
梁红格（北京协和医院呼吸内科）
刘钟芬（北京大学肿瘤医院姑息治疗中心）
吕 超（北京大学肿瘤医院胸外科）
马 洁（国家老年医学中心/北京医院生物治疗
　　　　中心）
马向娟（北京大学肿瘤医院胸内科）
宁晓红（北京协和医院老年医学科）
齐丽萍（北京大学肿瘤医院医学影像科）

曲 璇（北京协和医院老年医学科）
施 红（北京医院老年科）
石安辉（北京大学肿瘤医院放疗科）
宋丽莉（北京大学肿瘤医院康复科）
孙 红（北京大学肿瘤医院中西医结合暨老年肿
　　　　瘤科）
孙 巍（北京大学肿瘤医院病理科）
唐丽丽（北京大学肿瘤医院康复科）
王 嘉（北京大学肿瘤医院胸外科）
王孟昭（北京协和医院呼吸内科）
王秋梅（北京协和医院老年医学科）
王 薇（北京大学肿瘤医院中西医结合暨老年肿
　　　　瘤科）
王维虎（北京大学肿瘤医院放疗科）
王闫飞（北京大学肿瘤医院日间化疗病区）
王宇昭（北京大学肿瘤医院胸外科）
王玉艳（北京大学肿瘤医院胸部肿瘤内科）
王云逸（北京大学肿瘤医院姑息治疗中心）
王子平（北京大学肿瘤医院胸部肿瘤内科）
魏训东（国家老年医学中心/北京医院生物治疗
　　　　中心）
吴 楠（北京大学肿瘤医院胸外科）
夏丽娜（北京大学肿瘤医院姑息治疗中心）
许轶琛（北京大学肿瘤医院中西医结合暨老年肿
　　　　瘤科）
阎 石（北京大学肿瘤医院胸外科）
杨之润（国家癌症中心/中国医学院科学院肿瘤
　　　　医院癌症早诊早治办公室）
于 康（北京协和医院临床营养科）
于会明（北京大学肿瘤医院放疗科）
曾 平（北京协和医院老年医学科）
张 宁（北京协和医院老年医学科）
赵 军（北京大学肿瘤医院胸部肿瘤内科）
郑艳群（北京大学肿瘤医院日间化疗病区）
朱鸣雷（北京协和医院老年医学科）

编写秘书 卓明磊（北京大学肿瘤医院胸部肿瘤内科）

序 一

由于吸烟和环境污染，肺癌的发病率和死亡率逐年升高。20世纪末在男性常见肿瘤中肺癌已经超过胃癌、肝癌居首位；进入21世纪，女性肺癌发病率仅次于乳腺癌居第二位，但死亡率却升为第一位。不言而喻，肺癌的防治是癌症控制的重点，在老年人群中更是重中之重。一本关于老年肺癌专著正是大家所期盼的。

我国临床肿瘤学发展的模式"多学科综合治疗"是1958年中国医学科学院肿瘤医院成立时，吴桓兴院长、金显宅顾问和李冰院长在大家论证医院组织和发展前景时制定的。今天，综合应用现有的可能方法去诊断、防治肿瘤已经深入人心，为全球同行所接受。国际肿瘤学界多数同意综合治疗的结果在多数肿瘤中优于单一治疗；而且多数重要成果也都是综合应用不同手段、不同作用的药物、根据分子水平的靶向和免疫治疗所取得的。

在我看来，综合治疗体现了"以人为本"和"辨证论治"的基本思想，应当是我国临床肿瘤学发展的特色。我们强调合理地、有计划地，就是强调要事先多商量讨论，充分估计患者最大的风险是局部复发还是远处播散，最大限度地做到合理安排，给患者带来裨益。并且整个过程要取得患者的合作，增强其抗病能力，使其达到身心康复。

王子平教授等根据多年的临床经验编写了《老年肺癌综合治疗学》一书，内容涵盖了老年肿瘤流行病学、老年肿瘤的特点和老年肺癌诊疗决策、老年肺癌临床诊断的特点和老年肺癌治疗总体策略及不同病期的具体治疗原则。我特别高兴的是他们比较详细地介绍了老年肺癌的中医药治疗和康复治疗，这无疑是本书的特色，值得大家在临床上处理患者时参考。近年来，各国学术单位都已经根据循证医学的成果编写了诊疗规范，而且每年根据循证医学的重大进展加以修订。规范的定义是"向患者和家属提供最新、最好的诊疗选择"，比较著名的是美国国家癌症综合网络（NCCN）、欧洲肿瘤内科学会（ESMO）和我国卫生健康委员会委托中国临床肿瘤学会（CSCO）编写的常见肿瘤诊疗规范。本书的出版应当是对肺癌诊疗规范的诠释和补充。

我深切体会到由于学科发展太快，编书是个存在缺憾的任务。本书未能书写"肺癌预防"一章是个缺点。2019年底突如其来的新型冠状病毒肺炎目前成为全球性的灾难，建设完好的疾病预防体系已经成为大家的共识。中医将肺称为"娇脏"，直接受空气中的致病因素攻击。从临床特别是高发区的研究说明，肺癌的病因包括吸烟、空气污染和其他致病因素，其形成也非常符合慢性疾病的过程，其中还有很多基因参与，其也与机体免疫功能密切相关，所以预防大有可为。半个世纪以前在我做学生的时代，由于肺结核高发，我们的前辈呼吸病学专家的主要任务是结核病的防治。我曾经当过《中华呼吸和结核病杂志》编委多年。那时曾经有学者提出结核病患者由于免疫功能的提高而肺癌发病率较低，卡介苗的接种有可能对肺癌的预防有益。但后来观察在结核瘢痕的基础上可能发生癌变，甚至肺癌手术标本有结核与癌共存的现象。2017 年，吴一龙团队提出 NSCLC 基因突变可能与 PD-L1 的表达和患者的预后相关，得到广泛重视。说明在肺癌形成的过程中，基因突变和免疫功能相互影响非常复杂。因此，在有条件的单位开展痰细胞学的研究是个应当重视的课题，因为细胞的变化可能早于形态的异常。

我赞赏书中对低剂量 CT 给予了重要的评价和介绍，请大家注意，这是全球对肺癌早期发现、早期治疗，从而减低死亡率的重要共识。

我的第二个期盼是本书再版时能有更多通过老年肿瘤学会组织的关于老年肺癌综合防治的临床实践的数据，使本书密切结合我国特色，也更好地走向国际。

2020 年 5 月

序 二

我国是目前世界上老年人口最多的国家，据国家统计局最新数据，截至 2018 年 1 月，我国 60 周岁及以上的人口达 24 090 万人，占总人口的 17.3%。老龄化是恶性肿瘤高发的最主要原因之一，随着中国步入老龄化社会，我国老年恶性肿瘤的负担日趋严重。据统计，在过去的 40 余年间，肺癌、结直肠癌、女性乳腺癌等恶性肿瘤死亡率水平呈明显上升趋势，其中上升幅度最大的为肺癌。肺癌列居老年人群恶性肿瘤死亡顺位第一位，约占老年人群恶性肿瘤死亡人数的 28.8%。如何将基础医学和临床科研统筹协调，将理论知识与临床经验有效结合，切实提高老年肺癌的诊治水平，提高患者的生存期和生活质量，成为众多专家和学者的共同期待。

《老年肺癌综合治疗学》是一部全面介绍老年肺癌特点与诊治的综合性参考书，涵盖了老年肺癌的流行病学、病因学、免疫学、营养学、诊断鉴别、治疗策略、治疗规范、康复护理、心理干预等诸多方面。毫无疑问，这其中凝聚了编写组集体的智慧，既有专家水平高屋建瓴的谆谆教诲，又有站在一线医生角度的循循善诱。本书不仅适用于刚刚踏进医学殿堂的年轻医学生，对长期从事肿瘤临床工作的高年资医师，也有一定的参考价值。

参加本书编写的作者是来自北京大学肿瘤医院、北京协和医院、中国医学科学院肿瘤医院、北京医院等知名医疗机构的一线专家和学者，他们通过临床实际案例，将扎实的理论知识、丰富的临床经验、多年的教学积累相结合，为读者呈现了一部老年肺癌领域的综合诊疗指南。衷心感谢他们为本书的编写所作出的努力和贡献！

衷心祝贺《老年肺癌综合治疗学》一书的问世！相信此书一定会对从事老年肺癌工作的同道有所帮助，同时，也期待更多的同道参与该领域的研究，以推动该领域诊疗水平的整体进步，造福大众。

季加孚

2020 年 5 月于北京

前　言

世界范围内，随着人口老龄化加剧，癌症呈明显高发趋势。根据国际癌症研究中心（IRAC）统计，未来全球癌症发病人数将逐年增加，预计2020年新发病例将达到2000万。我国已经进入了老龄化社会，2019年我国65岁以上老年人口达1.76亿，占全国总人口数的12.6%，成为世界上老年人口最多的国家。因此，我国老年人口的肿瘤负担尤为严重。

在我国，肺癌居癌症死因首位，其发病和死亡在我国总体癌症负担中的占比高于世界平均水平。我国肺癌的年龄别发病率从40岁开始大幅上涨，在60岁以上的老年人群中达到高峰。老年肿瘤患者兼具老年人群和肿瘤患者双重属性，一体多病、并发症多等情况不在少数。随着时代的发展肺癌的治疗已经从过去的经验治疗转变为基于循证医学证据和指南的规范治疗模式。但目前临床上面临的问题是，虽然老年肺癌患者十分常见，但缺乏针对老年肺癌治疗的临床研究，临床医生苦于找不到相应的临床研究证据。现有指南证据又大多来自非老年人，其结论不适合无原则地推广到老年肺癌患者，生搬硬套现有指南会导致过度治疗，引发医疗安全的问题。

老年患者对于自己的诊治也有很多误区，如消极等待，认为手术会加速死亡，老年人患癌就应该放弃化、放疗，或迷信单纯的中药疗效；而另一些人则迷恋过度治疗，认为"一刀切"才能彻底根治肿瘤，通过积极治疗就可以高枕无忧，等等。提高对这些问题的认识并加以解决成为摆在医患双方，特别是医务人员面前的紧迫问题。研究老年肺癌人群的诊疗规律，客观认识老年患者生理、心理变化，了解社会对老年患者治疗的综合影响将为我们制订针对老年肺癌科学合理的治疗策略及全程化的管理提供有利的依据，所以为临床医生、医学生提供一本相应的书籍迫在眉睫，这将有利于树立正确的观念，有效地治疗老年肺癌病人。

本书的内容共分成三大部分。第一篇的第一、二章介绍了老年及老年流行病学、老年肿瘤学概论，详细地介绍人体衰老的机制、临床特征、生命过程；老年肿瘤流行情况、病因、免疫、营养、老年患者总体评估体系、老年安宁缓和医疗方面的基础知识及发展状况。第二篇的第三章介绍了老年肺癌患者的诊断特点，年龄对影像、病理、实验室检查的影响，基础疾病对老年肺癌诊断所致的不利影响。针对老年肺癌治疗部分的第三篇是本书的重点章节，其中的多个章节先后介绍了老年肺癌治疗的整体策略，其后，按照临床的思维方式根据临床分期分别阐述了早期、局部晚期、晚期老年肺癌的治疗理念，根据循证结果提供具有特点的老年肺癌诊疗依据，将老年肺癌患者的治疗特点清晰地展现给读者。针对老年肺癌的中医药、康复治疗和安宁疗护是本书的一大特色，内容与中国文化及社会特征相符合，具有独到之处，特别值得中国的医生及患者临床实践中进行参考。

我们组织了相关领域的优秀医务人员担任本书编委。整合了流行病学、基础医学、临床医学、心理学专家的聪明才智，根据最新的老年肺癌治疗研究成果，将老年肺癌的诊断思路、治疗理念、研究前景和今后的发展趋势做了全面阐述，为医务工作者在临床上正确地认识老年患者及其疾病的客观规律，更好地治疗患者，提供了最新的专业信息。

由于科学发展十分迅速，且编著者的学识水平和临床经验离不开当时的历史背景，书中难免存在不足之处，衷心希望读者批评指正。今后还将根据相关领域最新进展再版该书，以飨读者。

最后，感谢本书的所有参与者，感谢前辈的悉心指导，感谢出版社的大力支持。

2020 年 7 月

目　录

第一篇　总　论

1

第二篇 老年肺癌的诊疗决策

第三篇 老年肺癌的治疗

第一篇 总 论

第一章

老年及老年肿瘤流行病学

第一节 衰 老

衰老是一种自然规律，是不可逆的生命过程，老年人肿瘤高发的现象与机体衰老存在着一定联系。衰老、衰弱与老年肿瘤发生、发展、并发症产生及预后也存在着密不可分的关系。

一、衰老、衰弱的概念、特点及表现

（一）衰老的概念

衰老（aging）是指机体各器官功能普遍的、逐渐降低的过程。它不是疾病，但与许多慢性病的发生密切相关，它在细胞和组织水平都可以促进慢性疾病的发展。衰老与疾病易感性因人而异，疾病的发生也受到环境及个体基因的影响。衰老降低机体对疾病的抵御能力，疾病又加重了衰老的程度（Richard et al，2016）。

（二）衰老的特点

衰老的发生是缓慢的，它是一个漫长的动态衰退过程，具有以下特点：①渐进性：衰老是一个逐渐发展的过程，当衰退缓慢积累到一定程度后，机体才会出现形态、组织结构的明显退行性改变。因而，我们难以区分衰老的阶段变化。目前也还没有找到在老年时出现，仅与衰老有关、与疾病无关的生物标志物。②必然性：从物种的角度来说，衰老是生物体走向死亡的必然过程。③保守性：即使生物进化程度不同，它们仍存在一些共同的衰老分子机制。④内生性：衰老像生长发育一样，是人类固有的生命过程，由基因、表观遗传及环境因素决定。它来源于人体内部，表现出明显的个体差异性。⑤危害性：衰老导致机体的生理功能下降，容易生病，生活质量下降，个体寿命缩短。衰老程度越重，发展速度越快，它导致和（或）加重老年患者多种疾病的发生和发展，增加治疗和手术过程中各种并发症和药物不良反应的发生，影响疗效（于普林，2017）。

衰老会带来身体成分、器官结构及功能的变化，会造成老年人维持机体内稳态的储备能力下降，会增加疾病的易感性和脆弱性——即衰弱。

（三）衰弱的概念

衰弱（frailty）是指机体生理储备功能减弱、多系统功能失调，机体对应激事件易感性增加及保持内环境稳定能力下降的一种临床综合征，是一种健康缺陷不断累积而导致的危险状态（Fried et al，2001；Jones et al，2005）。

（四）衰弱的表现

衰弱可以发生在任何年龄，在老年人表现为机体多个系统储备能力下降，外界较小的刺激即可导致负性临床事件（包括跌倒、感染、谵妄、失能或死亡等）发生的现象（图1-1-1）（Clegg et al，2013）。

（五）衰弱的病理生理

在个体基因和环境的共同影响下，老年人生理储备能力下降，机体内平衡处于边缘状态，一些老年人还存在营养不良和体力活动减少，最终导致衰弱的发生（图1-1-2）（Rowe et al，2014）。衰弱增加急性事件或疾病的发生，增加

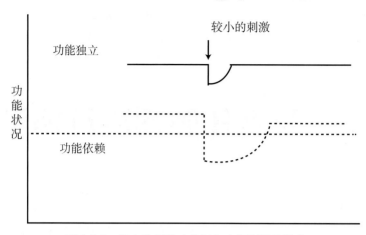

图 1-1-1　较小的刺激对老年人功能状况的影响

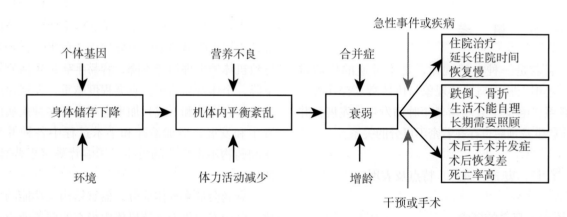

图 1-1-2　衰弱的病理生理

不良预后，降低生活质量，影响寿命。

由于老年人存在衰老与衰弱，使得老年人慢性病的发生、发展、疾病演变、疗效和预后与非老年人均有所不同。老年人在逐渐老化的过程中，生理性衰老与病理性变化有时难以区分。当老年人机体退化达到一定程度，其器官功能已处于衰竭边缘时，一个小的应激，就可能让原先尚可维持平衡状态的机体"崩溃"。老年人的共病状态也增加了疾病并发症及治疗所致副作用的发生，所以处理老年疾病要以恢复和维持功能，提高生活质量为主要目标，从全人、全程的角度来进行疾病管理，这一点在老年肿瘤治疗中尤为重要。

二、人体重要脏器随衰老发生的变化

衰老所致各器官系统生理功能下降是渐进而不易察觉的。65～70岁时这些变化凸显出来，当存在衰弱及疾病时，器官储备功能的下降表现得更为明显。

（一）心血管系统

衰老时，心脏体积减小，重量减轻，各瓣膜退行性变及钙化出现瓣膜增厚变硬。房室结及各束支不同程度纤维化或钙化，易出现心内传导阻滞、心房颤动等心律失常；血管硬度增加使收缩压增加，舒张压降低，脉压增大，并使心脏后负荷增加，最终影响射血分数及冠状动脉血流量，易出现心肌缺血性损伤。

（二）呼吸系统

衰老时，胸部骨骼肌肉韧带萎缩硬化，心/胸比值增大，导致胸腔容积减少；肺组织弹性纤维减少，结缔组织增加导致肺顺应性减退；肺泡腔扩大，肺泡总面积减少，肺实质萎缩，最终导致老年人肺活量、最大通气量和肺总量减少，肺换气功能、肺泡弥散功能下降，动脉血氧饱和度降低。气道黏膜腺上皮细胞减少，黏膜腺体萎缩，导致气道防御功能下降，易引发呼吸道感染。

（三）神经系统

衰老时，中枢神经、外周神经及自主神经系统均呈退行性改变。大脑重量减轻，脑组织萎缩，脑室扩大，脑血管硬化、血流缓慢血流量减少，易发生脑缺血性损伤；神经突触数量减少，释放神经递质减少，神经传导速度减慢，导致老年人反射迟钝，记忆力下降，动作协调能力下降。易出现神经退行性病变、痴呆等。交感神经张力下降导致老年人对应激反应能力下降。神经系统的退行性改变导致老年人在疾病过程中谵妄发生率高，在治疗过程中值得警惕。

（四）消化系统

衰老时，胃黏膜主细胞和壁细胞减少，黏膜上皮萎缩、肠上皮化生，导致胃黏膜糜烂、溃疡、出血；胃肠道血流量减少，蠕动减弱，小肠吸收功能下降，易导致消化吸收及营养不良；结肠平滑肌张力不足导致便秘；胰腺腺泡萎缩、导管增生、脂肪组织浸润、纤维化，胰蛋白酶和脂肪酶分泌减少，加重消化和吸收不良，胰腺功能的退化也是老年人腹泻的一个原因。胆囊壁及胆管壁变厚，胆汁生成量减少，黏稠度增加，易发生胆囊炎、胆石症；肝重量减轻，血液灌注量减少，导致肝解毒能力下降，代谢药物的能力下降。肝对低血压、缺氧耐受性下降，易导致药物性肝损害。

（五）泌尿系统

衰老时，肾重量和体积减小，肾血流量减少，肾小球数目、球内单位面积毛细血管袢数量减少，基底膜增厚，导致肾小球滤过率下降；尿液浓缩稀释能力下降，导致体液潴留、容量负荷增加；老年人膀胱松弛、前列腺增大，导致尿频、尿急、夜尿增多，易出现急性尿潴留。肾功能下降，导致经肾排泄药物清除时间延长，因而老年人使用药物时，要注意药物的特性，必要时应根据肌酐清除率来调整药物剂量或用法。

（六）内分泌系统

衰老时，肾上腺皮质功能下降，机体对应激反应下降，保持内环境稳定能力也下降；老年人甲状腺功能下降，基础代谢率低，体温调节能力

下降，产热减少，散热增加，易出现怕冷、皮肤干燥、心搏缓慢、倦怠等症状。性激素分泌减少影响骨及肌肉代谢，易发骨质疏松和肌少症；甲状旁腺激素增加，25羟基维生素D释放减少，骨钙流失，也是老年骨质疏松症高发的原因之一。老年人对胰岛素敏感性减低，对葡萄糖耐量亦降低，导致糖尿病高发。因而老年人治疗时要注意相关问题的预防和处理。

（七）血液系统

衰老时，骨髓造血功能减退，容易出现贫血，粒细胞功能降低、淋巴细胞减少，易出现感染；各种原因引发血浆总蛋白、白蛋白及凝血因子减少，容易造成抵抗力下降，药效下降，出血、凝血功能紊乱；老年人总血容量减少，对体液变化调节能力下降，对于液体过多及容量不足耐受力下降，容易造成心功能衰竭及容量不足，引起疾病的恶化。

（八）免疫系统

衰老时，T细胞亚群构成比改变，B细胞、树突状细胞功能下降，导致免疫系统稳定性减弱或免疫功能失调。T淋巴细胞数目减少，B淋巴细胞生成抗体能力不足，胸腺萎缩，导致感染难以控制，肿瘤发病率增加；免疫活性细胞的突变，自我识别功能紊乱，导致机体产生针对自身抗原的免疫攻击，引起自身免疫性疾病，也加重免疫系统的老化。

三、衰老的发生机制学说

在老年疾病的治疗过程中，衰老是相伴而行且不能回避的现象，了解衰老机制更利于治疗决策的把握。引起衰老的原因很多，包括遗传学、机械磨损、氧化及糖基化损伤和环境因素。生理性衰老的速度因人而异，个体差异很大。衰老的机制研究至今还没有定论，下面简要介绍目前比较流行的几个学说（于普林，2017；李小鹰，2015）。

（一）自由基学说

自由基致衰老学说的主要根据在于自由基能损伤生物大分子，如质膜、蛋白质及DNA，进而引起细胞结构和功能的损害，最终导致生物体衰老。人体内自由基的产生主要有内源性和外源

性两个来源，线粒体是细胞的能量工厂，也是内源性自由基产生的最主要场所；体外理化因素及致病微生物侵入人体时引发机体炎性反应，从而产生超出生理反应的大量自由基，即外源性自由基，过量自由基的产生造成组织的伤害，导致衰老。

（二）炎症衰老学说

炎症衰老是指在自然衰老进程中机体内促炎性反应状态是升高的，因而有学者认为持续炎症与衰老有关。主要有应激论和细胞因子论两种观点。应激论认为自然衰老进程中机体长期处在应激原微环境中，应激原是导致和维持慢性促炎症反应状态的原因，过度持续的应激反应引起的高促炎性反应状态导致衰老。细胞因子论认为促炎细胞因子在炎症衰老发生发展中起着核心作用，老年人血清中C反应蛋白（CRP）、白细胞介素（IL-6）和肿瘤坏死因子（TNF-α）水平的升高与疾病、残疾和死亡率有关。

（三）免疫功能退化学说

免疫功能退化学说认为免疫功能退化是导致衰老的重要因素。老年人T淋巴细胞数量减少，B淋巴细胞制造抗体能力下降，胸腺激素分泌减少，造成获得性免疫缺陷，其综合效应是使老年人感染易发，恶性肿瘤高发。衰老引发免疫识别功能的紊乱，自身抗体的产生引起各种自体免疫病。

（四）神经内分泌学说

神经内分泌学说认为激发各种生理功能的神经内分泌激素和神经递质在衰老中有重要作用。维持激素平衡有赖于神经内分泌的反馈机制，增龄对下丘脑-垂体-甲状腺轴、肾上腺及性腺轴均有影响，各种激素的平衡失调造成衰老性改变，人体内分泌系统激素合成、分泌、调节功能逐渐降低，使整个内分泌系统功能紊乱，加速机体衰老。

（五）程序衰老学说

程序衰老学说认为动物种属的最高寿限是由某种遗传程序决定的，机体衰老现象也是按这种程序先后表现出来的，即在同一种属内不同个体的寿限在一定程度上由遗传序决定。密码子限制学说认为衰老时DNA控制的蛋白质合成受到破坏，可能由于转移核糖核酸（tRNA）的功能受到干扰，使密码无法进行转译，干扰的来源在于tRNA合成酶的改变，或组蛋白对基因的抑制。

（六）DNA修复缺陷说

染色体缺失、突变、易位以及多倍体形成被看做是随年龄增长获得的染色体不稳定现象，会导致基因沉默或疾病相关基因的异常表达。端粒是位于染色体末端的特殊结构，由短DNA重复序列组成的，其功能是保持染色体的稳定性，避免染色体末端的融合。端粒长度与年龄明显相关，老年人端粒明显缩短，容易引起DNA损伤反应，基因的损伤不能及时有效地修复，导致衰老，疾病的进程也会缩短端粒，进一步加重衰老。

（七）生物分子自然交联学说

该学说认为衰老可能是由于生命所必需的核酸和蛋白质成分发生化学交联反应引起的。交联反应是在多种因子作用下发生的，如射线、自由基、某些化学物质、金属等。增龄使DNA双链发生交联，转录不能顺利进行，寿命缩短；蛋白质分子发生交联，各种酶无法将其分解，影响机体的正常功能。这些进行性自然交联使生物分子缓慢联结，分子间键能不断增加，逐渐高分子化，溶解度和膨胀能力降低和丧失，其表型特征是细胞和组织出现老态，基因的有序失活，使生物体表现出程序化和模式化生长、发育、衰老以至死亡的动态变化历程。

除上述学说外，还有一些正在酝酿的新学说，如根据生物膜在衰老中的作用以及从寿命进化的角度探索衰老的基因定位学说。这些学说各自强调了衰老的一个方面，实际上都提出了一些推测。衰老的机制十分复杂，可能不是靠单一的学说可以全面解释的。

四、肿瘤生物学与衰老

美国国家癌症研究所监测数据表明，大约60%的新发恶性肿瘤和70%癌症死亡病例发生在65岁或以上人群。目前，癌症是公认的主要老龄化问题。老年人癌症的生物学特性与非老年人不同是因为存在机体衰老的问题。

（一）致癌物暴露的累积

一些存在于我们生活、工作中的致癌物难以被去除，老年人暴露于致癌物的时间随着年龄累积，造成随机受损事件的累积，加上衰老导致细胞对致癌物质的易感性增加，最终导致肿瘤发生。

（二）DNA 修复能力降低

在机体细胞正常生长的过程中，当细胞损害逐渐累加时，分化的细胞会停顿在 G1 期和 G2 期，使其在进入下一个分裂时相前，被清查并修复。而衰老使细胞发现或修复损伤的能力下降，不能精确控制损伤 DNA 复制，导致不能控制异常细胞的增殖，从而错误信息被机体耐受，异常细胞不能凋亡。癌基因激活或扩增、抑癌基因活性降低、端粒缩短和遗传不稳定性、微环境变化等均导致肿瘤的发生（Balducci et al，2004；哈特 等，2015）。

（三）免疫监视能力下降

中性粒细胞、单核 - 巨噬细胞、树突状细胞和自然杀伤细胞组成的固有免疫系统随着衰老的发生其对肿瘤的监控能力随之下降。表现为：中性粒细胞功能下降导致自由基、细胞因子、金属蛋白酶产生增加，NF-κB 持续活化，信号传导通路——特别是 PI3K 的信号传导改变；单核巨噬细胞系统功能下降，导致细胞内杀伤、抗原呈递作用下降；树突状细胞和浆细胞表现出抗原呈递及细胞活化的缺陷；NK 细胞数量增加，细胞毒性减低。这些老年人固有免疫的改变，导致机体长期处于炎症状态，慢性炎症的持续存在易导致肿瘤发生（Tamas et al，2016）。

衰老对获得性免疫系统的影响更大。胸腺退化导致初始 T 细胞减少，T 细胞构成缺陷，效应 T 细胞数量增加，残存的天然 T 细胞功能不足，限制了免疫细胞组成的多样性；一些 B 前体细胞减少导致天然 B 细胞数量减少，B 细胞组成的多样性缩减，抗体生成不足及抗体功能下降；获得性免疫系统的衰老导致新抗原获得性免疫反应减少，使得老人对新发感染的易感性增加，对疫苗免疫效果减弱。衰老所致初始 T 细胞库及抗原加工、呈递过程的损伤，都使机体对肿瘤抗原的识别能力下降，免疫监视能力下降，造成肿瘤逃逸，使肿瘤的发生率升高（Tamas et al，2016）。

肿瘤通常表达 fas 配体（FasL），它与淋巴细胞表面的受体（FasR）相互作用，诱导对肿瘤有攻击作用的 T 细胞凋亡。衰老的淋巴细胞 FasR 表达增高，诱导肿瘤攻击的 T 细胞被更有效地杀死，一些肿瘤还释放具有抑制免疫力的细胞因子抑制机体对肿瘤的免疫应答，导致肿瘤生长难以控制。

T 细胞是抗肿瘤免疫的核心执行者，它的活化需要抗原呈递细胞提供的第一信号和协同刺激分子提供的第二信号共同刺激来完成。协同刺激分子可以通过提供增强免疫的共刺激信号，或提供抑制免疫的共刺激信号来达到免疫调节作用。其中，免疫抑制的信号就是目前在肿瘤治疗领域新的治疗靶点——免疫检查点，占优势的免疫检查点是肿瘤发生、发展中产生免疫耐受的主要原因之一。细胞毒 T 淋巴细胞相关抗原 4（CTLA-4）、PD-1 及配体 PD-L1 是目前研究比较透彻的免疫检查点分子。① CTLA-4 位于活性 T 细胞表面，其胞内段包含一个免疫受体酪氨酸抑制基序（immune receptor tyrosine-based inhibitory motif，ITIM），与其配体 B7.1、B7.2 结合后，ITIM 募集蛋白酪氨酸磷酸酶（SHP）家族，逆转第一信号刺激所致的信号分子磷酸化来抑制 T 细胞活化。CTLA-4 通路主要在免疫系统活化的早期发挥作用。② PD-1 是 T 细胞表面一个重要的抑制分子，其配体为 PD-L1 和 PD-L2。PD-1 胞内段含有一个 ITIM 和一个免疫受体酪氨酸转换基序（immune receptor tyrosine-based switch motif，ITSM），ITSM 介导 SHP 家族磷酸酶的募集，抑制 T 细胞活化信号。PD-1/PD-L1 通路主要在免疫系统效应期的肿瘤微环境中发挥作用。衰老使 T 细胞上免疫检查点表达增加，表达这些分子的低反应记忆样 T 细胞累积，最终导致 T 细胞耗竭（Hurez et al，2016）。应用免疫检查点抑制剂，可以抑制这些负向反应，逆转衰老 T 细胞的低反应性，逆转衰老 T 细胞的耗竭，解除肿瘤患者的免疫抑制，发挥 T 细胞抗肿瘤作用，达到治疗肿瘤的目的。

关于老年肿瘤侵袭性弱或者生长缓慢的说法并未得到肿瘤注册登记研究或大规模临床研究的支持。乳腺癌的侵袭性随年龄增长而下降，霍奇金淋巴瘤和白血病在老年人中侵袭性更强，肿瘤的生长包含了肿瘤与宿主之间在多个水平上的相互作用。在老年肿瘤中，组织学亚型和年轻人不同，基因突变的靶点可能是多位点的，老年人多药耐药的表达更常见，患者对治疗的反应较差，生存期更短（Jones et al，2005）。

五、老年肿瘤治疗原则

目前所有的肿瘤治疗，包括手术、放疗、化疗、生物治疗、靶向药物及免疫治疗等都可以应用于老年肿瘤患者。年龄本身并不是治疗的障碍，但衰老引起的脏器功能改变，衰老引起的共病在老年肿瘤治疗中需要特别关注。衰弱引起并发症增加，治疗后不良事件增多，降低患者的生活质量，这些是老年肿瘤治疗有别于非老年肿瘤治疗的关键点（Harvey et al，2016）。

治疗前应全面综合评估老年人的状况，包括预期寿命以及预期寿命与肿瘤生存时间的关系，老年人治疗的意愿，治疗可能的获益与风险等。老年综合评估是常使用的工具，包括功能状态评估（ECOG体力评分、日常生活活动能力量表）、认知能力评估、重要合并症评估（心脑血管疾病、心力衰竭、肺部疾病、肾功能不全、中重度肝病、痴呆、贫血等）、营养评估、精神状态、社会经济状况等的评估，合并用药评估也是老年肿瘤治疗的一个重要方面（Hurez et al，2016）。

综上所述，衰老使得老年肿瘤的发生、发展、治疗、预后等与非老年肿瘤有不同。延缓衰老，定期无症状体检、早筛查、早发现、早治疗，可以使一些老年肿瘤患者获益。但老年肿瘤的治疗需考虑衰老的特点、衰弱程度、共病等问题，运用老年综合评估，制订个体化综合治疗方案，才能最终让老年肿瘤患者获益。

（施 红 赖 蓓）

参考文献

哈特.哈兹德老年医学.6版.//李小鹰，王建业，译.北京：人民军医出版社，2015.

李小鹰.2015专科医师规范化培训教材——老年医学.北京：人民卫生出版社，2005.

于普林.老年医学.2版.北京：人民卫生出版社，2017.

Balducci L，Lyman GH，Ershler WB，et al. Comprehensive Geriatric Oncology. 2nd ed. Philadelphia：Lippincott Williams and Wilkins，2004.

Clegg A，Young J，Iliffe S，et al. Frailty in elderly people. Lancet，2013，381（9868）：752-762.

Fried LP，Tangen CM，Walston J，et al. Frailty in older adults：evidence for a phenotype. J Gerontol A Biol Sci Med Sci，2001，56（3）：M146-M156.

Harvey JC，David S，Can-lan Sun，et al. Frailty as Determined by a Comprehensive Geriatric Assesssment-Derived Deficit-Accumulation Index in Older Patients with Cancer Who Receive Chemotherapy. Cancer December 15，2016.

Hurez V.，Padron A.S.，Svatek R.S.，et al. Considerations for successful cancer immunotherapy in aged hosts.Clinical and Experimental Immunology. 2016，187：53-63.

Jones D，Song X，Mitnitski A，et al. Evaluation of a frailty index based on a comprehensive geriatric assessment in a population based study of elderly Canadians. Aging Clin Exp Res，2005，17（6）：465-471.

Richard JH，Felipe S，Steven NA，et al.Disease drivers of aging.Ann. N.Y. Acad. Sci. 2016，45-68. 2016，New York Academy of Sciences.

Rowe R，Iqbal J，Murali-Krishnan R，et al. Role of frailty assessment in patients undergoing cardiac interventions. Open Heart，2014，1（1）：33.

Tamas F，Gilles D，Jacek M，et al. The Role of Immunosenescence in the Development of Age-Related Diseases. Rev Inves Clin. 2016，68：84-91.

第二节 老年医学及新型医护照料模式

一、人口老龄化与现代老年医学

中国早在1999年就进入了老龄化社会；

2010 年我国 ≥ 65 岁老年人数达 1.19 亿，占全国总人口数的 8.87%（马建堂，2011），成为世界上唯一老年人口过亿的国家；预测 2042 年我国老年人口将超过总人口的 30%。中国的老龄化具有以下特点：①未富先老，发展不平衡。②社会养老刚性需求增加：寿命延长和人口控制政策使得传统的大家庭养老模式崩溃；高龄老人激增，失能、半失能老年人已达 3300 多万；人口城镇化带来 2.6 亿流动人口，空巢老人比例接近 50%。③整个社会的养老体系和老年人医疗保障体制尚未健全（刘晓红 等，2012）。从医疗角度看，以单个器官系统为中心的单病诊疗的传统亚专科模式已经不再适应独特而复杂的老年患者群体。加之医疗费用的快速增长和日趋紧张的医患关系，发展现代老年医学在中国势在必行。

1909 年，美国学者 Nascher 将拉丁文中的 geras（老年）与 iatriko（治疗）两个词根组合，创造了老年医学（geriatrics）这一名词。1930 年代，英国学者 Warren 首先提出了老年综合评估的概念，标志着现代老年医学的形成。老年医学的目标是为老年人提供全面、合理的治疗与预防保健服务，最大限度地维持或改善患者的功能状态，提高独立生活能力和生活质量。老年人医疗服务并非单纯为了治疗疾病和降低病死率，更是为了维持功能和延长健康预期寿命。功能状态是反映老年人心身健康状态的最佳指标（而不是疾病），也是判断老年人是否需要医疗和社会服务的重要依据，较疾病更能预测老年人对医疗和社会服务的需求。美国老年医学会（American Geriatrics Society，AGS）指出："促进健康和维持功能是卫生保健机构的基本任务"，建议各医疗机构常规评估老年人的功能状态，并将其视为"第六大生命体征"。

我国的现代老年学和老年医学的发展起步于 20 世纪 50 年代中期，北京医院和中国科学院动物研究所提出振兴中国老年学与老年医学事业。1980 年，原卫生部成立了老年医学专业委员会。1981 年，中华医学会老年医学分会正式成立。1982 年中华老年医学杂志创刊。1995 年，老年卫生工作领导小组成立。2015 年 3 月，国家卫生和健康委员会正式批复设立国家老年医学中心，开展相关老年疾病疑难危重症的诊断与治疗，示范推广适宜有效的高水平诊疗技术，开展高层次老年医学人才教学培养，培养临床技术骨干和学科带头人，承担全国老年医学临床转化研究，针对老年健康有重大影响的疾病组织开展相关科学研究，及时将国内外临床科研成果转化为临床应用并进行有效推广，构建老年人疾病防治网络，定期发布中国老年人群健康状况报告、老年重大疾病监测及防治报告，以及老年人用药综合评价报告，预测老年人重大疾病发病和死亡、疾病负担、危险因素流行和发展趋势，推动国家老年医学领域的交流与合作（叶鹏 等，2016）。

老年患者是一个特殊而复杂的患者群体，具有生理功能减退和储备能力下降、功能残缺（disability）、特殊的老年问题或综合征（geriatric syndromes），常见病呈非典型临床表现，多种慢病并存（comorbidity），多重用药（polyparmacy）引起药物相互作用和不良反应，以及受心理、精神、社会和家庭环境等多因素影响的特点。现代老年医学已从传统亚专科"以疾病为中心"的单病诊疗模式转向"以患者为中心"的个体化医疗（personalized medicine）。现代老年医学的宗旨是为老年患者提供全面合理的医疗与预防保健服务，最大限度地维持和恢复老年患者功能状态和生活质量。所以老年医学不仅仅关注慢性病的管控，更关注影响老年人生活质量的老年综合征。现代老年医学采取全面的老年综合评估（comprehensive geriatric assessment，CGA）和以患者整体为中心、个体化、多学科的干预措施，达到改善老年患者功能状态、提高生活质量的目的。现代老年医学强调医疗的连续性和整体性，是一种适应人口学转变的新型医疗照护模式（刘晓红 等，2013）。

二、现代老年医学的核心内容

（一）老年综合评估

老年综合评估是以老年病人为中心，全面关注与其健康和功能状态相关的所有问题，从疾病、体能、认知、心理、社会、经济、环境、愿望与需求等多维度进行全面评估，进而制定个体化的干预方案。老年综合评估是现代老年医学的核心技能之一，是筛查老年综合征的有效手段。CGA 主要适用于高龄、共病、伴随老年问题 / 老年综合征、功能残障，以及衰弱等需要照护的老年病人。老年综合评估的最终目标是改善老年人的功能状态，使其能够回归家庭、回归社会。CGA 的内容包括针对老年患者一般情况的评估，躯体功能状态评估（包括对日常生活活动能力、平衡与步态、跌倒风险的评估），营养状态、精神心理状态评估、衰弱和肌少症评估、疼痛评估、共病评估、多重用药评估、睡眠障碍、视力和听力障碍评估、口腔问题、尿失禁、压疮评估、社会支持评估，以及居家环境评估等内容（陈旭娇 等，2017）。

（二）老年医学多学科整合团队

老年医学多学科整合工作模式包括老年医学专家、老年专科医生、老年专科护理人员、其他专科医生、综合评估师、社区全科医师、临床药师、营养医师、慢病管理员、病案管理员、牙科医师、验光师、听力师、足疗师、运动生理学家、作业 / 物理治疗师、语言治疗师、精神心理医师、社会工作者、工娱治疗师、宗教工作者等多学科人员共同构成工作团队，对老年病患者提供整体性、系统性、连续性的医疗、康复和护理服务，同时患者本人及其家属也是团队不可缺少的重要组成。老年医学多学科整合团队（geriatric interdisciplinary team，GIT）是老年医学中重要的诊疗模式，也是现代老年医学的重要核心内容之一。

多学科整合模式的构建旨在有效动员多学科主动参与，强调会诊时效性和连续性，体现多学科共同救治的责任和及时利用多学科先进救治技术。国外研究已证实，与传统医疗模式比较，多学科整合模式能明显提高医疗服务质量，显著增强治疗效果，减少医疗缺陷，有效降低平均住院日及住院费用，降低机构护理和家庭护理费用，控制或减少老年病并发症发生，不适当用药也大幅度减少；出院后患者日常生活能力明显提高，社会功能明显好转或恢复，减轻了患者对社会及家庭造成的经济负担，提高了家庭和社会对医院的满意度（Schultz et al，2011）。

三、现代老年医学中的新型医护照料模式

除了传统的护理院（nursing home）外，各种新型的现代老年医学诊疗保健模式不断涌现。这些新型医疗模式以现代老年医学的核心理念为基础，旨在提高医疗质量、便利老年患者、降低医疗消费。

（一）老年病房

老年病房 [acute care for the elderly（ACE）或 geriatrics evaluation and management（GEM）unit] 设立在大型三级医院，由老年科专科医生带领的老年医学工作团队负责，专门收治老年患者。该医疗模式集中了现代老年医学技术力量，能有效诊治老年患者疾患，及时发现和防治老年综合征，缩短住院日。

（二）亚急性和转诊医疗

在急性病或慢性病急性发作缓解或控制后，老年患者往往不能很快恢复。然而，住院过久可能会引起活动能力下降、院内感染和医源性疾患等问题，并形成恶性循环。因此，亚急性和转诊医疗（subacute and transitional care）模式应运而生。老年医学团队负责康复理疗、压疮治疗、肠内外营养支持、精神行为症状处理等的诊疗服务，并负责安排出院后连续的诊疗保健以及指导改善社会和家庭环境，为老年患者在急性病后提供合理而安全的连续性诊疗服务，有利于患者恢复。

（三）全面的老年人服务项目

全面的老年人服务项目（PACE）的理念最早可追溯至 1971 年在旧金山华人 On Lok 社区建立的老年人日间护理中心，是一种为衰弱老年人提供基础诊疗、预防、日间锻炼与娱乐活动、急性病诊治及慢性病长期管理等全套医疗保健服务模式。PACE 模式帮助保持老年患者的功能状态，最大限度地保持老年患者的自主性和独立性，减少住院次数和入住护理院的概率，降低医疗费用，提高生活质量为目的，并不以延长寿命、减少病死率为目的。PACE 服务的内容主要包括医疗性、社会性以及康复性服务，它成功地将急性及慢性病的服务统筹起来，通过完整的数据以及长期的随访，全面记录参与者的情况，避免重复获取检验结果以及病史片断性带来的后果。

PACE 模式通过提供便捷的医疗服务、全面细致的社会服务和科学的康复服务，最大限度地稳定慢性疾病，避免或减少并发症的发生。PACE 模式采用团队工作模式，全体人员参加工作会议，及时纠错，有较好的监督机制；同时采用双重保险支持，增加了医疗资源使用的弹性（谭潇 等，2015）。

（四）退休养老社区连续医疗模式

退休养老社区连续医疗模式（continuingcare retirement communities，CCRC）类似于中国的高级老年公寓，聚居几百至几千户退休老年人。大部分老年人在加入 CCRC 时属于低龄老年人，比较健壮，生活自理；CCRC 提供基础医疗保健和预防，以及各种生活服务支持，包括餐饮业、娱乐活动、宗教、图书馆、购物等。随着岁月的增长以及急、慢性病和功能残缺的日积月累，老年人的需求逐渐升级，老年医学团队则根据每位老年人的具体需求提供医疗保健服务和长期慢性病管理，包括从生活基本自理到部分支持，最后入住护理院的"一条龙"服务。除急性病需要住院外，老年患者在自己的 CCRC 社区内享受连续性的医疗保健服务，有利于维持功能和生活质量（谢海雁 等，2010）。

（五）老年髋部骨折专诊

由于老年人骨质疏松和易跌倒，髋部骨折发生率高，尤其是女性。尽管骨折修复或关节置换手术已很成熟，但患者的预后主要取决于尽快完成术前评估以及对多种疾病和术后并发症的及时、恰当的诊治。老年髋部骨折专诊（hip fracture service）流程简捷，老年科专科医生负责患者的术前评估、围术期管理和术后亚急性期的诊疗与康复。这样，患者可尽快进行手术、减少并及时处理术后并发症、缩短病程和住院日，加速患者康复，降低医疗费用。

（六）北京协和医院老年医学模式

美国约翰·霍普金斯医学院（Johns Hopkins University School of Medicine，JHU）的老年医学中心有 40 余年的历史，是全美最著名的老年医学中心。在美国中华医学基金会（China Medical Board）的资助下，霍普金斯医学院和北京协和医院共同合作，于 2007 年成立了北京协和医院老年医学示范病房。两者合作引进现代老年医学的进展和成果于 2010 年在全美老年医学杂志发表（Leng et al，2010）。北京协和医院（PUMCH）现已形成一支多学科协作的现代老年医学工作团队，包括经霍普金斯医学院老年医学中心培训的多位老年科专科医生、老年专业护理人员、心理精神科医生、神经科医生、营养师等。PUMCH 与 JHU 的合作达到该项目的三项预期目标，即人员培训、成立老年医学科、撰写老年医学诊疗常规和举办国家级学习班，开始在全国播散老年医学的理念。

（七）以功能代偿为重点的老年照护模式

从功能独立到衰弱、再到残障（或失能），是每个人在步入老年后的必经之路。在法国，对老年人的评估已更多从国际疾病分类（ICD）向国际功能情况分类（ICF）侧重。法国的老年医疗工作者，重要的工作是提供代偿。当老年人出现功能缺损时，他们尽量提供各种代偿措施，补偿或填补已经缺失的功能，使衰弱的老年人尽量晚地进入到残障阶段，尽可能长的维持其躯体或认知功能。代偿涉及各个层面，包括：提供居住和行动的代偿，让老年人无障碍地实现居家养老；安全和营养方面的代偿；培训和娱乐方面的代偿。在这一领域，老年科技和创新的发展将起到至关重要的作用。在今后的老年人医疗服务中，医院将不再是健康服务的核心或主体环节，居家养老 / 照护 / 保健体系则成为老年人医疗新模式的中心（Franco et al，2016）。

在世界各国老年医学工作者的共同努力下，老年医学专业得到了长足的进步。但老年医学的发展并非一帆风顺，在社会各个层面以及在医学系统内部，尚存在一些不同的意见，医生们依然就老年人的疾病及治疗方法是否具有显著差异，进而证明老年医学专业存在的意义等问题处于探索中。此外，老年医学发展面临的挑战还包括：对老年人的歧视，宣传工作不到位，科研能力与影响力不足，卫生政策的制定者对老年医学缺乏足够的了解与认识，以及没有建立老年专科医师培训的补偿机制等。但毋庸置疑，随着历史车轮的不断前进，老年医学在专业化发展的道路上也将不断前行。老年医学工作者将不断汲取老年医学在其发展过程中凝练出来的智慧与经验，不断更新观念，站在更高的高度承担起自己肩负的责任与使命，以更加坚定的信念将老年医学的事业发展壮大下去。最后，积极推进符合中国国情、具有中国特色的老年医疗服务体系建设，以老年专科医院、综合医院老年医学专科为基础，以医养结合为重点，将老年护理院、养老院、老年公寓、老年康复中心等进行有效的整合，积极鼓励社会、老年医学与护理专家、患者、家属的共同参与，共同促进老年医学的全面发展。

（张　宁　刘晓红）

参考文献

陈旭娇，严静，王建业，等.老年综合评估技术应用中国专家共识.中华老年医学杂志，2017，36（5）：471-477.

刘晓红，沈悌，Leng Sean X.北京协和医院临床老年医学发展经验.中国实用内科杂志，2012，32（4）：271-273.

刘晓红，朱鸣雷.老年人疾病特点与老年医学的干预策略.中华临床医师杂志（电子版），2013，7（2）：458-459.

马建堂.中华人民共和国国家统计局发布第六次全国人口普查主要数据公报（第 1 号）（EB/OL）.2011.4.28. http：//www.chinanews.com/gn/2011/04-28/3004638.shtml. 2011.4.28.

谭潇，于普林.老年医学团队工作.中华老年医学杂志，2015，34（7）：706-708.

谢海雁，Sean LX，李冬晶，等.PACE-新型而高效的老年人医疗服务模式.国际老年医学杂志，2010，31（3）：135-138.

叶鹏，石婧，于普林，等.老年医学发展简史 [J].中华老年医学杂志，2016，35（5）：457-461.

Franco A. Science and technology in older aduts-European present situation and prospects in China. PUMCH Geriatrics，2016-04-02[EB/OL].http：//health.sohu.Com/20160402/n443209250.shtml.

Leng SX，Tian X，Liu X，et a1.An international-model for geriatrics program development in China：the Johns Hopkins-Peking Union Medical Collegee-xperience.J Am Geriatr Soc，2010，58：1376-1381.

Schultz D1，Keyser D，Pincus HA.Developing interdisciplinary centers in aging：learning from the RAND/Hartford Building Interdisciplinary Geriatric Health Care Research Centers initiative. Acad Med. 2011，86：1318-1324.

第三节　多学科团队的工作模式

老年肺癌的多学科团队模式涉及两个概念。其一，为基于老年人群全人管理的老年医学多学科整合团队（Geriatric Interdisciplinary Team，GIT）（曾平 等，2013；谭潇 等，2017）。其二，为基于肺癌本身治疗的多学科综合治疗（multi-disciplinary team，MDT）（邹晶 等，2015），前者是由代表不同学科的成员提供不同信息并共同做出决策，进行全人管理，目标人群是伴有老年综合征、失能、高龄及衰弱的老年患者，后者着重于疑难病的诊治，会诊成员代表不同亚专科，提供不同的处理意见。

一、老年医学多学科整合团队的工作模式和工作内容

1. 工作模式　由老年医学多学科团队各成员共同参与，定期召开团队工作会议，对老年病患者提供整体性、系统性、连续性的医疗、康复和护理服务。以北京协和医院老年医学科团队会诊工作模式为例，所有患者均经过老年综合评估（comprehensive geriatric assessment，CGA），根据患者存在的健康问题提请团队查房。老年科病房每周 1 次团队查房，团队由老年科医师、临床药师、心理医师、康复医师、营养医师和护师组成，由老年科医师召集，提前传达患者病历摘要及会诊需求，各自查看患者资料。查房由病房主治医师主持，团队医师分别提出意见，最后由主持人小结，并记录在案。查房每次 1～1.5 h，每次 3～7 位患者接受团队查房。

2. 工作内容　对于患者合并的慢性病、共病，老年常见问题／综合征（如衰弱、多重用药、跌倒骨折、痴呆、抑郁、谵妄、睡眠障碍、视力和听力障碍、压疮、尿／便失禁、便秘）予以全面管理；涉及手术的老年患者围术期管理

（手术前评估和术后的处理及出院后随诊）。

老年人常有共病，合并营养不良、多重用药、抑郁等老年综合征，并有部分失能甚至失能等情况，使治疗增加了难度。多学科团队会诊是处理老年共病患者多方面问题的有效手段。老年医学多学科团队的优点是可以提高患者及其家属的满意度，缩短住院日，保护器官功能和生理认知功能，合理使用医疗资源，降低费用。

二、肺癌的多学科团队协作

原发性肺癌发生率、死亡率高，对绝大多数肺癌都必须采取多学科综合治疗（MDT）的方法，才能取得比任何一种单一治疗方法好得多的治疗效果。多学科综合治疗由美国安德森肿瘤中心在20世纪90年代率先提出，2009美国临床肿瘤学会提出非小细胞癌（non-small-cell carcinoma，NSCLC）的多学科综合治疗，目前已成为国外大型医院和肿瘤治疗中心诊治疾病的重要模式。2003年，国内首都医科大学附属宣武医院胸外科成立首家肺癌中心，采用多学科综合治疗模式，近年来各大中型医院亦逐渐开展肺癌多学科诊疗。（聂俊 等，2017）目前，建立在循证医学基础上的规范化多学科综合诊治肺癌已成为国内外肺癌诊治的共识，在《中国肺癌诊断治疗指引》和《美国国家癌症综合网络（NCCN）肺癌指引中国版》两个指南中均有强调。具体根据肺癌患者的功能基因组学和蛋白组学的改变，结合患者的身心状况、肿瘤的TNM分期、病理类型、侵犯范围和发展趋势，有计划、合理地应用现有的多学科、多种有效治疗手段，以最适当的经济费用取得最好的治疗效果，同时最大限度地改善患者的生活质量。（聂俊 等，2017；吴一龙 等，2007）。

1．参与成员　通常由呼吸内科、肿瘤内科、心胸外科、放疗科、放射科、病理科等专业人员组成，根据循证医学证据，分别从本专科出发，提供专业性建议。

2．工作模式　由多个学科专家组成工作组，强调以某一个器官系统为中心的各个亚专科之间的协作，通过定期病例讨论会形式，结合患者的年龄、病理类型、临床分期和基因表达等个体差异，有计划、合理组合和应用多个学科专业治疗方法制定针对患者病情的最佳个体化诊疗方案，继而由相关学科单独或多学科联合执行该治疗方案。

3．工作内容　肺癌的MDT内容主要基于肺癌疾病的诊疗，结合手术治疗、化疗、放疗、靶向治疗、免疫治疗等制订方案。

1）病理诊断：利用各种手段，包括支气管针吸活检、支气管镜腔内超声、经支气管镜肺针吸活检、经CT引导下肺穿刺活检、胸腔镜等获得病理。

2）治疗选择：根据肿瘤具体部位、病理类型、侵袭和发展趋势，结合患者细胞分子生物学及基因组学的改变，有计划、合理地应用现有多学科的各种有效治疗手段，包括手术治疗、化疗、放疗、靶向治疗、免疫治疗等，以最适当的经济费用取得最好的治疗效果，同时还需要兼顾患者的身心情况，最大限度改善患者的生命质量。

三、适合老年肺癌患者的MDT与GIT结合模式

GIT强调对老年综合征的全人管理，MDT强调科室间合作、协同治疗。同为多学科治疗，但侧重点不同。对于罹患肺癌的多病共存的老年患者，二种模式均可使患者获益。未来我们可以考虑将二者有机结合起来，兼顾肺癌治疗与老年管理，探索更适合此类患者的二者结合的多学科诊疗模式。

（曾　平）

参考文献

聂俊，何文杰，江波．肺癌多学科综合诊疗模式的探讨．医学与哲学 2017，28（3B）：80-81.

谭潇，于普林．多学科老年医学团队工作．//康琳．老年医学诊疗常规（第一版），北京：中国医药科技出版社，2017.

吴一龙．肺癌多学科综合治疗面临的挑战和机遇．中国结核和呼吸杂志，2007，30（2）：81-82.

曾平，朱鸣雷，曲璇，等．治疗老年共病患者的

重要模式：多学科整合团队.中华老年多器官疾病杂志，2013，12（5）：336-338.

邹晶，徐兴祥，王大新，等.肺癌多学科模式对患者平均住院日及平均费用的影响.中华结核呼吸病杂志，2015，38（5）：370-374.

第四节 老年肿瘤患者的特点与诊疗策略

一、老年人的疾病筛查

老年人的疾病筛查与预防是老年人医疗中的重要部分，是人生健康管理的不可或缺的一部分。疾病筛查：通过早期发现疾病，予以早期治疗干预，使老年患者获益。对于脏器功能退化、患有多种慢病的老年人，广泛全面的检查，常常是发现了一堆问题，但真正能有效干预、让老年人能获益的却不多。如果检查以及对检查结果的处理不能使患者获益，即使明确诊断，对患者而言只是承受了检查过程的风险和痛苦，增加了医疗花费。因此，选择什么样的方式来筛查什么样的疾病，就需要依据循证医学的证据，一方面，通过筛查和干预能确实让老年人获益；另一方面，也避免过度医疗和增加医疗花费。

老年人肿瘤的筛查：肿瘤属于年龄相关性疾病，在老年人群中高发。筛查肿瘤的益处在于通过早期发现肿瘤并进行有效干预，可以降低肿瘤死亡率；但是潜在的风险有：假阳性测试导致的医疗并发症，假阴性导致的错误诊断，治疗那些不造成临床损害的肿瘤所导致的过度医疗，以及给患者及亲属造成的心理压力等。目前有研究证实可以让老年人获益的肿瘤筛查包括乳腺癌筛查、宫颈癌筛查、结直肠癌筛查。

二、老年肿瘤患者的特征

老年肿瘤患者有许多不同于年轻肿瘤患者的特点（施雁词，2018）：

1．发病率高 老年人是恶性肿瘤的高危高发人群，也是恶性肿瘤负担最重的人群。在中国，恶性肿瘤发病率呈逐年增加趋势，2010年以来，恶性肿瘤一直是我国疾病死亡的首要原因。据Chen等报道：2015年我国约有429.16万癌症新发病例和281.42万死亡病例，其中，老年恶性肿瘤患者占总数的64.1%。60～74岁年龄组的恶性肿瘤发病率最高，占发病总数的39.3%。我国老年人（≥60岁）癌症发病率和死亡率前5位为肺癌、胃癌、食管癌、肝癌、结直肠癌（Chen et al，2015）。

2．隐匿性强，容易误诊 老年人常有多种慢性疾病并存，临床表现为各种不同的老年综合征，对疾病敏感性降低，致使恶性肿瘤的早期症状被掩盖、混淆和忽视，干扰早期诊断，发现时多为中晚期，因此老年肿瘤患者临床分期相对较晚。

3．肿瘤侵袭性弱 与中青年人比较，老年人恶性肿瘤的恶性程度相对较低、发展相对缓慢、生存期相对较长。由于老年人恶性肿瘤细胞倍增速度慢、总体恶性程度低、转移率低，故大多数老年患者因肿瘤本身致死所需时间较长，带瘤生存期较长。衰老和免疫老化是老年人恶性肿瘤高发的重要因素，老年人恶性肿瘤的发展受肿瘤局部（微环境）及全身因素的影响，老年恶性肿瘤患者的生存期，除与恶性肿瘤本身有关外，还与其伴发的多种老年疾病有关。

4．合并症多 老年肿瘤患者在接受肿瘤治疗的过程中，不仅是针对肿瘤本身进行治疗，还会受到很多合并症的牵制，致使肿瘤治疗难度大、风险高。

5．重复癌增多 重复癌即多原发癌。重复癌增多是老年肿瘤的又一特征，重复癌的治疗与转移性癌的治疗有原则性的区别。

6．恶病质、营养不良多见 老年人由于饮食量少，能量不足，导致抗病能力下降，再加上恶性肿瘤的消耗，老年肿瘤患者常发生营养不良现象（Blancbisson et al，2008）。

虽然老年肿瘤患者占所有肿瘤的60%，但其诊治却是肿瘤界长期忽略的领域。从现有的文献资料来看，恰当的抗肿瘤治疗是有益于老年肿瘤人群的。年龄并不是决定治疗的主要因素，并且实际年龄也不是准确判断患者的预期生存时间、功能状况及治疗并发症的依据。可喜的是目前已经有多种工具可以帮助我们预估老年患者的生存时间，了解老年人群的生存规律将为我们制定合理的治疗策略提供有利的依据（Nakano Takayuki，2018）。老年肿瘤患者的治疗获益目标是延长生存，保持和改善生存质量与功能，更好地缓解症状。使老年肿瘤患者从治疗中获益并避免减少预期寿命和耐受性是对我们提出的新挑战。总的来说，老年肿瘤的治疗，应在充分评估老年患者机体状态、病情程度后，多学科参与决定患者的具体诊疗计划，并在此综合治疗原则的指导下，根据患者的具体情况实施规范化、个体化的治疗。同时，应密切观察患者病情变化，以最大限度控制肿瘤，提高患者的生活质量。

三、老年肿瘤患者的诊疗策略

目前恶性、免疫治疗肿瘤的主要治疗手段是手术、化疗、放疗、靶向治疗及中医中药治疗等，近几年特别强调多学科综合治疗（MDT）及规范化与个体化治疗的有机结合。基于前述老年人（特别是高龄老年人）恶性肿瘤的特点，老年人恶性肿瘤的治疗还应符合现代老年病学的理念。

（一）综合评估

老年肿瘤患者在接受治疗前，进行科学、准确的机体综合状态评价是必需的。目前，推荐的综合老年状态评估体系（comprehensive geriatric assessment，CGA）就是通过对老年个体的活动能力、合并疾病状态、认知能力、心理状态、社会支持、营养状态、既往疾病史等对老年患者进行综合评价，包括患者日活动度、应用生活工具情况、合并其他器官疾病情况、社会和家庭对患者经济和心理支持程度、药物代谢和药物疗效的特点等多个指标。对老年患者的充分综合评价是接受合理医学治疗的基础，目前不少肿瘤组织正试图完善CGA体系，以科学、合理指导老年肿瘤患者的临床实践（Ajeet Gajra，2014）。

（二）手术治疗

手术治疗以缓解症状、预防并发症为主要目的，且优先选择微创手术。老年人对一般体表肿瘤（如皮肤癌、甲状腺癌等）耐受性良好，但对创伤性较大的手术耐受性较差，与中青年人比较，术后并发症多、死亡率高，而生存期并未延长。老年人恶性肿瘤以实体瘤为主，手术仍然是

最佳治疗方式，年龄并不是阻止手术的独立影响因素，应综合评估后确定。但手术治疗的目标与中青年人不同，应以缓解症状、预防并发症为主要目的，如采取姑息性的局部切除以缓解或预防肿瘤导致的压迫、梗阻、出血等问题，而不是一味地追求根治。腔镜或机器人辅助微创手术，因其创伤小、术后并发症少、恢复快、患者耐受性好等优点，无疑更适合老年恶性肿瘤患者，甚至疗效也与中青年人相似。

（三）药物治疗

老年肿瘤确诊时多为中晚期，以药物治疗为主的非手术治疗地位尤为突出。但由于在新药临床试验过程中，几乎所有试验项目的入组标准均排除了老年患者，故关于老年人群化疗的剂量标准几乎是空缺的，我们通常只能根据年轻人群的剂量标准为老年肿瘤患者设计化疗方案。美国对近 3 万例肿瘤患者的资料分析显示，随着年龄的增加，能参加临床研究的老年患者比例越来越低，≥ 65 岁及 ≥ 75 岁患者参加临床研究的比例从约 60% 降至约 10%。老年乳腺癌患者参加临床研究的比例最高，中枢神经系统肿瘤患者参与比例最低。在多数肿瘤中，老年患者占多数，如肺癌患者中老年人占大部分，但临床资料却几乎都来自于非老年人，只有一些小样本的老年患者亚组分析（Nakano Takayuki，2018）。

老年肿瘤患者可否接受化疗？如果接受化疗，剂量如何选？国际老年肿瘤学会（International Society of Geriatric Oncology，SIOG）最近对老年肿瘤患者的化疗剂量进行了推荐。常用的化疗药物环磷酰胺，对于 70 岁以上患者，联合放疗方案中剂量不超过标准剂量的 75%，也有研究者认为可依据肌酐清除率。对于顺铂，有研究推荐剂量为 60 mg/m^2，并且尽量在 24 h 内用完，减轻对肾和听力的损伤。对于蒽环类药物，大量资料显示，对 70 岁以上患者可显著增加心脏毒性，适当的减量和心脏监护是必需的。紫杉类由于主要在肝内代谢，肝功能异常的老年患者应减少剂量。吉西他滨在年龄超过 65 岁的患者中，半衰期显著延长，对于这些患者剂量的调整是必需的（Martine，2020）。

对于评估后无法手术或无法行根治性手术的患者，相对于一般支持治疗，化疗更具生存获

益。但其毒副作用（心脏毒性、骨髓抑制、肝损害等）在老年患者中表现得更加突出。因此对高龄患者，如经综合评估，拟行化疗，更倾向于选择低剂量（相较于标准剂量）、单药的姑息性化疗。如大剂量的强化方案对于急性髓细胞白血病的治疗有益，但对于老年急性髓细胞白血病患者则表现出不良的预后。Hurria 等对 500 例老年恶性肿瘤患者化疗后毒性作用进行回顾性分析，总结归纳出一系列可预测化疗风险的危险因素，其中包括：年龄 ≥ 72 岁，癌症类型，标准化疗剂量，多药联合化疗，低血红蛋白血症，肌酐清除率低于 34 ml/min 等。可见标准剂量或大剂量的化疗对于低耐受性的老年患者并不适用。此外，经肿瘤营养动脉的灌注化疗或栓塞治疗，也是常用的姑息性治疗手段，耐受性较好，全身不良反应较少，较适合老年患者，但灌注化疗药物的剂量也应适当减少。

老年人对靶向治疗的耐受性优于传统化疗，符合条件且可以耐受的患者有明显的生存获益。但其毒副作用并不少见，应酌情减量或缩短疗程。贝伐珠单抗是第一个被批准上市的肿瘤血管生成抑制剂，临床应用已 10 余年。化疗联合贝伐珠单抗与单独化疗相比可显著延长晚期结直肠癌患者的无进展生存期，但对于 70 岁以上的老年患者，贫血、腹泻、血栓栓塞等不良事件的发生率明显升高。

放射治疗对老年患者耐受性较好，但放疗后的并发症发生率较高，有的非常严重（放射性肠炎合并出血、放射性肺炎合并感染等），并且处理困难，因此，老年患者放疗的主要目标应该是缓解压迫、梗阻、疼痛等症状，采取姑息性放疗，而且以较低的照射剂量、较短疗程的分割放疗方案为宜，对以根治和预防转移或复发为目的的放疗，应持谨慎态度。

（四）营养支持和癌痛控制

老年恶性肿瘤患者营养不良发生率高达 73.8%，营养不良造成消瘦、虚弱、免疫力降低，不仅直接影响患者的生活质量、继发感染发生率增加，还使患者对癌症治疗的耐受性降低，营养状况与患者的预后和临床结局关系密切。对老年恶性肿瘤患者要积极进行营养风险筛查和营养状况评估，用于筛查的工具很多，最简单的就是

患者体重的动态测定，同时按有关规范积极进行干预。

癌痛是终末期恶性肿瘤患者的常见症状，严重影响患者的生存质量，应积极按有关规范给予镇痛治疗，使患者生活在无痛状态之下，保证患者的生活质量。美国临床肿瘤学会（American Society of Clinical Oncology，ASCO）曾就老年癌痛管理问题进行了教育交流。WHO 的三阶梯镇痛原则颁布于 1986 年，疼痛控制相关内容详见第十章第五节。对于老年肿瘤疼痛患者，专家认为要考虑年龄相关的代谢异常、体重下降、食欲减退、反应迟钝、易于疲劳、治疗并发症等因素，以便合理用药，控制疼痛。

（五）综合治疗

老年肿瘤患者的治疗同样需要综合治疗的理念，应用各方面的治疗资源，在充分评估老年患者机体状态、肿瘤情况后，多学科参与制订出患者的诊疗计划。在上述综合治疗原则指导下，根据患者的具体情况实施个体化治疗，并密切随诊患者病情变化，以最大限度控制病情、维持良好的生活质量。老年人较长的生存时间，常会并存多种慢性疾病。尽管控制恶性肿瘤是肿瘤专家的专长，但维持和改善老年肿瘤患者的生活质量更重要。肿瘤学和老年病学的密切合作理应成为老年肿瘤患者综合治疗的发展趋势。

中医药是抗肿瘤的重要辅助手段，可在恶性肿瘤治疗的全程应用。中药在我国老年中晚期恶性肿瘤患者中的应用比例很高，中药治疗与手术治疗、放疗、化疗相结合可提高疗效、减轻化疗和放疗的不良反应，但其确切疗效仍需科学设计的多中心、随机对照的大样本临床研究予以证实。中医讲究辨证论治、因人施治，坚持个体化原则，这有利于老年患者；但对老年中晚期恶性肿瘤患者应用中药时，应以"扶"为主；近几年来，中药的安全性问题备受关注，需加强临床监测。

恶性肿瘤的生物免疫治疗是理想的治疗手段，一直是研究的热点。在各种免疫治疗方法中，免疫检查点抑制剂作为新型抗肿瘤疗法，是恶性肿瘤治疗史上里程碑式的创新；近几年，肿瘤免疫治疗已在多种肿瘤如黑色素瘤，非小细胞肺癌、肾癌和前列腺癌等实体瘤的治疗中展示出了强大的抗肿瘤活性，多个肿瘤免

疫治疗药物已经获得美国 FDA（Food and Drug Administration，FDA）批准临床应用。但免疫检查点抑制剂在老年患者的有效性仍然存在争议，因为他们经常被排除在临床试验之外，老年患者与治疗相关的死亡率增加，免疫治疗的药物的安全性在老年患者尚未建立，因此这些药物在老年患者中的疗效和毒性需进一步深入评估。

还有一些姑息性治疗手段，如射频消融、高能聚焦超声、放射性粒子植入等，也可用于老年人恶性肿瘤的治疗，但也要结合病情需要，并适当控制强度和剂量。

当然，对老年肿瘤患者，在抗肿瘤治疗的过程中一定要重视支持治疗及必要的心理治疗。

（葛　楠）

参考文献

Nakano Takayuki，Tanimura Keiko，et al. Advanced Non-Small-Cell Lung Cancer in Elderly Patients：Patient Features and Therapeutic Management. BioMed Research International，2018，Article ID 8202971，8 pages.

BlancbissonC，Fonck M，Rainfray M，et al. Undernutrition in elderly patientswithcancer：Target for diagnosis and intervention.Crit Rev Oncol Hematol，2008，67（3）：243-254.

Chen W，Zheng R，Baade PD，et al. Cancer Statistics China，CA Caneer J Clin，2016，66：115-132.

Ajeet Gajra，Aminah Jatoi，Non-Small-Cell Lung Cancer in Elderly Patients：A Discussion of Treatment Options，JOURNAL OF CLINICAL ONCOLOGY. 2014，32（24），2562-2569.

施雁词，郑松柏. 老年人恶性肿瘤的临床特点及治疗原则[J]. 中华老年医学杂志，2018，37(9)：1059-1064.

第五节　老年缓和医疗/安宁疗护简介

一、缓和医疗/安宁疗护的定义

（一）缓和医疗

给予那些对治疗已无反应、生存期有限的患者（包括恶性肿瘤以及非肿瘤，如恶性肿瘤被确诊为晚期时，慢性充血性心力衰竭晚期，慢性阻塞性肺疾病末期等）及其家人全面照护，尽力帮助终末期患者和家属获得最好的生存质量。缓和医疗通过尽可能控制各种症状，同时特别注重减轻其精神、心理、灵性（spiritual pain）痛苦来实现这一目标（Twycross et al，2016）。

缓和医疗（palliative care）的给予不是依赖于诊断或者预后，而是根据患者的需求（Sue et al，2011）。

缓和医疗是减轻痛苦、追求临终的安详与尊严（善终）为目的的学科，是一门医学专业技术与人文结合的学科。实施缓和医疗的能力是专科的基本技能。

老年人不可回避需要面临的一个问题是：除了越来越多的疾病困扰和功能下降外，还有生命终点的到来。因此，老年医学科的医生必须了解和逐渐熟练掌握缓和医疗的理念和实施方法，从而使我们在为老年人提供医疗服务的同时，还能够帮助老人和他们的家人为善终做好准备，这个"准备"也是医务人员缺乏的，也是本章节的主要目的。

（二）安宁疗护

此词来源于中国台湾，旧称"临终关怀"，即 hospice。它是指人在最后的阶段（一般指生命最后的半年）的照顾。因为这个阶段的照顾和急性医疗不同，患者的需求、处理措施、处理场所也会不同，因此单独提出。2017 年 2 月 9 日国家卫生与计划生育委员会发布了《安宁疗护中心基本标准及管理规范（试行）》和《安宁疗护实践指南》（试行）（2017），以指导各地加强安宁疗护中心的建设和管理。但国内尚无进入安宁疗护的人群界定标准。安宁疗护实际上是缓和医疗的后一段。

（三）缓和医疗和安宁疗护的区别与关系

二者的核心内容和方法并无本质区别。

二者都是着眼于死亡准备和帮助，着眼于患者和家属的生活质量。区别在于两个概念涵盖的时限以及照顾对象的预计生存时间。在美国，由于医保支付体系的需要，对 hospice 和 palliative care 区分得比较清楚，具体见图 1-5-1 和表 1-5-1（Michael et al，2019）。

二、缓和医疗的本质与意义

缓和医疗与现行医疗有什么不同吗？它到底是干什么的？为什么我们需要这个学科？

缓和医疗与现行医疗没有任何冲突。它并不需要任何超越现行医疗的新药或者新技术，本质上，它和现行医疗无异——二者的本质都是"帮助"！

需要指出的是，现行医疗更重视治愈，工作的焦点在于"正确诊断""正确治疗""治疗有效"，帮助人们更好地活下去！而缓和医疗的对象则是那些已经明确生命时间有限的患者和他们的家人，它的目标已不是治愈，也不是去设法纠正那些患者的原发疾病（那些原发疾病已经被认定没有更好的方法可以使用，如末期心力衰竭，恶性肿瘤晚期没有有效的治疗方法），而是积极地帮助这些正在走向生命尽头的人们，以比较有质量的方式走向他们的终点。

缓和医疗存在的意义就在于能够正视"死亡"（因为医务人员往往都是害怕谈论并回避这个话题），聚焦于"死亡"这个事实，用心陪伴和帮助这些走向生命终点的人们以及他们痛苦焦灼的家人，帮助患者达到"善终"，帮助他们达到"生死两相安"。

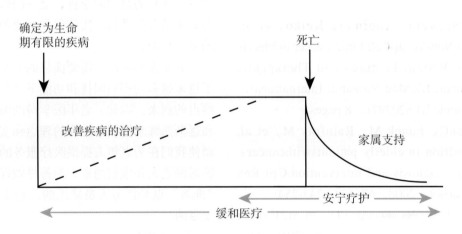

图 1-5-1　安宁疗护与缓和医疗的关系

表1-5-1　美国安宁疗护与缓和医疗的对比

对比内容	安宁疗护	缓和医疗
服务对象	对治愈性治疗无反应的晚期患者，预期寿命≤6个月	任何患有严重疾病的患者，与预后、是否选择治愈性治疗无关
医护团队	1名医师，1名护士，社会工作者，牧师，家庭协调员（丧亲专家），志愿者等成员	一般需要1名医师，专科护士，社会工作者，牧师等成员
提供服务的场所	患者家中，或者安宁疗护中心	一般在医院住院部，门诊服务也在逐渐增多
费用承担方	联邦医疗保险，医疗补助计划，退伍军人事务，商业保险	保险一般只覆盖医师服务费用（如，联邦医疗保险A费用补偿）；对于团队其他成员暂无补助
保险覆盖	安宁疗护医师认为需要的药物、医疗器械	暂无覆盖

三、缓和医疗的原则

1. 以患者为中心　而非以患者家属为中心。

2. 关注患者的意愿、舒适和尊严　以患者为中心的具体内容就是尊重患者的意愿，而非首先考虑患者家属的意愿、舒适和尊严。

3. 不是以治疗疾病为焦点　因为那些导致病况的疾病已经被认定没有更好的方法可以治疗。

4. 接受不可避免的死亡　除了患者本人和他们的家人需要接受这一事实，更要指出的是医务人员！医生更需要学会接受死亡接近的事实，积极面对和准备，而非使用"先进的医疗科技手段"进行对抗。

5. 不加速也不延缓死亡　不应该使用药物加速患者死亡（如安乐死），也不应该对那些心肺复苏支持系统无法带来益处的患者使用心肺复苏术。死亡是自然的过程，应该得到尊重，而非"用科技反抗"。

四、对老年人缓和医疗／安宁疗护的思考

缓和医疗／安宁疗护的定义中没有提到年龄相关的问题。但人口老龄化带来的死亡有一定的特点。越来越多的老人可以活到 80 多岁，90 多岁，很多老人的死亡原因是慢性疾病，例如慢性心力衰竭、慢性阻塞性肺疾病、糖尿病、肿瘤、认知症。以往缓和医疗探讨得最多的是如何帮助肿瘤末期患者，现在我们必须将帮助范围扩大到患有多个非肿瘤性疾病的老年人。老年人的身体状况和需求是复杂的，如骨质疏松、关节炎，85 岁以上老人有 1/4 都患有痴呆，这就要求我们在整个疾病进程中的任何时候都有缓和医疗服务，而不是仅仅在末期、临终前才想到缓和医疗。其中痴呆老人的缓和医疗照顾需要特别关注（Sue et al，2011）。

HELP 和 CASCADE 两项研究，研究了老年人的生命末期。HELP 研究对 1266 名 80 岁以上的老年人的最后半年进行了研究，发现人们倾向于高估这些人在接近生命终点时的生存机会。在入组后 1 年内死亡的患者在日常生活活动能力（activity of daily living，ADL）有明显的损害，老人们明显倾向于拒绝心肺复苏以及要求舒适为

主的照顾。在生命末期严重疼痛的患者数量增加，1/3 的患者在死前最后 3 个月内有严重疼痛。CASCADE 描述了 323 名患有晚期痴呆症的疗养院居民的生命末期，发现肺炎、饮食问题和发热是与 6 个月死亡率最相关的事件。研究发现，患者通常会经历疼痛和呼吸困难，这些症状的发生率与肿瘤患者的末期是一致的。晚期痴呆患者的死亡高风险被低估，使他们只能接受并非最优的缓和医疗服务。这两项研究的结果突显出：临床医生需要尽早与患者讨论他们的偏好，并在生命结束前提供更好的症状控制及缓和措施。

老年人的离世地点是值得讨论的话题。在欧洲，很多老人希望在家中临终，但这种愿望没有得到很好地满足，在欧洲只有 20% ～ 30% 的患者能够家中死亡。实际情况是越来越多的死亡发生在医院或者养老机构。在国内，情况就更加复杂多样，农村地区居家临终的比例要高于城市。鉴于此，我们就必须想办法使得在医院、养老机构、家中临终的老人都有可能得到很好的照顾。最重要的一个方法就是对这些地方的相关人员进行关于缓和医疗知识的培训，在初级缓和医疗逐渐普及和熟练运行的基础上，由缓和医疗专业人员帮助处理一些复杂的情况，使得老人无论在哪里临终，都可以获得良好的照顾。我国政府的相关部门已经开始这方面的关注和工作，希望未来越来越多人能够拥有缓和医疗的理念和技能，使得走向死亡的老人们能够得到更多的有效帮助（Sue et al，2011）。

老年人的缓和医疗特别需要进行深入的研究，以更加高效、有针对性地服务于老人。

五、缓和医疗的发展历史和国内外现状

（一）发展历史

现代缓和医疗的起点是 1967 年英国 Cicely Saunders 女士在伦敦建立 St.christopher 临终关怀院。跟随着英国的发展，美国以及世界多个国家也都开始发展缓和医疗。

华语地区，包括中国（含香港、台湾地区）、新加坡等都是在 1980 年代开始发展缓和医疗的。后三者发展的速度很快，大陆地区由于经济相对不发达等多种原因一直没有得以较好的发

展，但也有一些临终关怀机构存在，如上海南汇护理院。

2014 年世界卫生大会发布的国际决议呼吁各国将缓和医疗融入到本国的医疗体系中。

（二）国内外现状

1. 国际现状 2015 年 10 月，经济学人智库发布了《2015 年度死亡质量指数》报告，在对全球 80 个地区"死亡质量指数"的调查排名中，英国位居全球第一，中国大陆则排名第 71，中国台湾第 6，中国香港第 22。

"死亡质量指数"是衡量全球 80 个地区缓和医疗（palliative care）供应质量的指标，聚焦于成人的缓和医疗的质量和供应情况，由 20 项定性和定量指标的得分构成，满分为 100 分，这些指标涵盖五大类别：

（1）缓和医疗环境（权重 20%）：该类别中包含的指标展示了整体的医疗环境、缓和医疗服务环境以及供应情况；

（2）人力资源（权重 20%）：衡量医疗护理的供应情况和专业人员和支持人员的培训质量；

（3）医疗护理的可负担程度（权重 20%）：评估缓和医疗公共资金支持的供应情况和患者的经济负担；

（4）照护质量（权重 30%）：评估监控指导方针、阿片类镇痛剂的供应情况以及医疗专业人员与患者在治疗中合作的程度；

（5）公众参与（权重 10%）：衡量志愿者的供应情况和公众对缓和医疗的认识。

经济学人智库使用了每个地区的官方数据和现有研究构建该指数，并且采访了来自世界各地的缓和医疗专家。

拥有较高的死亡质量的地区有几个共同特点：

（1）强大且得到有效实施的缓和医疗政策框架；

（2）在医疗保健服务方面保持高水平的公共开支；

（3）为普通和专业医疗工作者提供广泛的缓和医疗培训资源；

（4）提供慷慨的补贴，以减轻患者接受缓和医疗的财务负担；

（5）阿片类镇痛剂的广泛供应；

（6）公众对缓和医疗的高度认识。

事实证明：较不富裕的地区仍然可以迅速提高缓和医疗水平。如，巴拿马正在将缓和医疗纳入本国初级医疗服务中，蒙古的临终关怀设施和教学项目表现出快速发展势头等。

政策对于拓展获取缓和医疗的渠道至关重要。许多排名靠前的地区都有全面的政策框架，将缓和医疗融入到本地区医疗体系中。有效的政策可以带来显著的成果：如，西班牙启动国家策略，促使缓和医疗团队增加了 50%。

必须对所有医生和护士提供培训。英国和德国，普通和专业医疗人员必须拥有缓和医疗专业知识，而几个得分最高的国家都拥有成熟的国家认证体系。

照护质量取决于患者能否获得阿片类镇痛剂和心理支持。在本指数排名的 80 个地区中，只有 33 个地区免费开放提供阿片类镇痛剂。

提高人们对死亡的认识、鼓励谈论死亡方面非常重要。英国制定了临终事务联盟（Dying Matters Coalition），美国的"对话工程"（Conversation Project）等都鼓励人们开诚布公地谈论自己的临终遗愿，正常对待有关死亡的对话。许多地区地区使用电视、报纸和社交媒体大大促进了主流社会对缓和医疗的了解。

缓和医疗需要投资，但是在医疗支出方面可以帮助节省费用。研究显示，使用缓和医疗和治疗成本节约之间存在显著关联，几个排名靠前的地区已经意识到这一点并开始扩大缓和医疗服务。

经济学人智库 2010 发布的调查结果在全球引发了提供缓和医疗的政策辩论。此后，几个地区在政策方面已经取得了巨大进步。意大利、日本、俄罗斯、新加坡、瑞典等都已制定新的或更新其指导方针、法律或全国计划。

缓和医疗在政策层面所取得的进展也得到了 2014 年世界卫生大会发布的国际决议的支持，该决议呼吁各地区将缓和医疗融入到本地区的医疗体系中。

2. 缓和医疗相关服务的细节介绍

（1）英国：在英国，是根据患者的实际需求决定是否转诊或者加入安宁缓和医疗服务的。在英国末期照顾服务由大医院内缓和医疗会诊团队，社区服务以及专门的安宁疗护服务机构参与承担。2016 年的安宁疗护报告显示，社区安宁疗护服务照顾了 159 000 人，其中慈善安宁组织完成 948 000 次社区或居家访视。在社区安宁疗护服务的平均长度为 91 天，其中 1/3 的人接受服务的时间不足 2 周。日间安宁疗护服务或门诊，有 35 000 人接受日间服务，54 000 人在门诊接受安宁疗护服务，日间和门诊服务全部安宁疗护服务的 29%（Hospice care in the UK，2016）。

英国的安宁疗护床位大约有 2760 张，大约 15% 的安宁疗护服务是通过住院服务完成的，32% 的患者在经历了一段的安宁疗护专门机构服务后回到家中，患者在安宁疗护病房住院的平均时长为 15 天，大约 25% 的住院天数小于 5 天（Hospice care in the UK，2016）。

（2）中国台湾：中国台湾主要是根据患者所患的威胁生命的疾病到达某个状态，是否伴有不能缓解的痛苦症状决定是否可以入住安宁病房，没有规定明确的生存时间。

例如，入住安宁病房的标准是：符合安宁缓和医疗条例规定，（可以接受安宁缓和医疗照护之末期病人）以及病患或家属同意接受安宁疗护，并签署选择安宁缓和医疗意愿书或同意书是接受住院安宁疗护服务的必要条件。对癌症末期病患需要有如下条件：

1）确定病患对各种治愈性治疗效果不佳（必要条件）。

2）居家照护无法提供进一步之症状改善而转介时。

3）病情急剧转变造成病人极大不适时，如高血钙、脊髓压迫、急性疼痛、严重呼吸困难、恶性肠梗阻、出血、肿瘤（块）溃疡、严重呕吐、发热、疑似感染、癫痫发作、急性谵妄、急性精神压力（如自杀意图）。

下述主要诊断也符合入住条件：
①老年期及初老期器质性精神病态；
②其他脑器质性病变；
③心力衰竭；
④慢性气道阻塞；
⑤肺部其他疾病；
⑥慢性肝病及肝硬化；
⑦急性肾衰竭，未明示者；
⑧慢性肾衰竭及肾衰竭，未明示者，且已进入末期状态者。

其中，对器质性精神病变者，其必要条件为：CDR 临床失智评分量表为末期（CDR = 5）者：病人没有反应或毫无理解力，认不出人，需旁人喂食，可能需用鼻胃管，吞食困难，大小便完全失禁，长期躺在床上，不能坐也不能站，全身关节挛缩。同时满足：居家照护无法提供进一步之症状改善而转介时且病情急剧转变造成病人极大不适时，如：电解值不平衡、急性疼痛、严重呼吸困难、恶性肠梗阻、严重呕吐、发热、疑似感染、癫痫发作、急性谵妄、濒死状态（现行给付方式）。

（3）美国：美国从 1982 年在 Medicare 里设立了安宁疗护（hospice）项目，可以在家里或者机构（包括养老机构）中实施。最初它是 Medicare 的扩充服务，现在，Medicare、Medicaid、VAMS 以及大部分商业保险都包含了这个内容（Michael et al，2019）。

进入 Hospice 服务，必须有安宁疗护医疗主管以及转诊医生共同确认这个患者预计生存时间不足 6 个月。当然，预测生存时间是非常困难的，据 2014 年 NHPCO 的统计，在进入安宁疗护的患者中大约有 10% 生存时间超过了 6 个月，值得注意的是：有 1/3 的患者接受安宁疗护服务的时间短于一周，平均接受服务的时长为 72.6 天（Michael et al，2019）。

3．中国大陆地区现况　缓和医疗的普及在中国大陆一直进展很缓慢，治愈性治疗方法占医疗战略的主要地位。中国大陆在 80 个国家的死亡质量综合排名中位列第 71 位，缓和医疗总体的供应非常有限，而且质量不高。

1988 年 7 月，原天津医学院（现天津医科大学）接触到这一理念并成立临终关怀研究中心；1988 年 10 月，上海南汇成立第一家临终关怀机构"上海市退休职工南汇护理院"。1989 年，李伟创办民营北京松堂关怀医院；1990 年，原卫生部在广州举办首届"推广实施世界卫生组织发布的癌痛三阶梯止痛指导原则学习班"，李同度、孙燕、管中震、陈妙兰、于世英等肿瘤专家参加学习，此后，WHO 癌症三阶梯止痛方案推向全国。1991 年，原天津医学院临终关怀研究中心举办"首次全国临终关怀学术研讨会暨讲习班"。1992 年，原天津医学院与美国东西方死亡教育研究学会联合在天津举办"首届东方临终关怀国际研讨会"，时任卫生部长陈敏章出席并对临终关怀事业给予充分支持，卫生部决定将其纳入全国医疗卫生工作发展规划。1994年，中国抗癌协会癌症康复与姑息治疗专业委员会成立，李同度教授为首任主任委员，刘淑俊、谢广茹、于世英等为副主任委员。1995年，华西第四医院建立姑息关怀病房。1996年，昆明第三人民医院开设"关怀科"。2001年，李嘉诚集金会开展中国全国宁养项目，2006年上海复旦大学附属肿瘤医院成立姑息治疗科，2008年中国医科大学附属盛京医院开设宁养病房（Ning，2018）。

2011年，北京德胜社区卫生服务中心开设临终关怀门诊，2012年成立关爱病房，现更名为安宁疗护病房。2011年，河南郑州九院成立姑息（缓和）治疗暨安宁疗护中心。2012年，北京协和医院开始在终末期病人照顾的领域发展。上海市通过2012年和2014年市政府实施缓和医疗项目，已全面完成17个区县76个试点机构建设任务。2016年，中国儿童舒缓治疗协作组成立（Ning，2018）。

但由于长期以来缺乏国家缓和医疗/安宁疗护的国家性战略或指导方针，照护质量不均衡，没有具体标准可以遵循。全国的终末期患者照顾机构的数量和质量方面尚缺乏官方的调查数据。

2016年，第49次双周座谈会"推进安宁疗护工作"在北京举行。2017年，原国家卫计委发布《安宁疗护基本标准（试行）》《安宁疗护中心管理规范（试行）》和《安宁疗护实践指南》等文件（5号，2017），从此开始了国家层面的建设。国家卫计委安宁疗护试点工作启动会在上海召开。2017年，北京市卫计委也开始了北京市安宁疗护试点工作。全国五个省区（北京市海淀区、吉林长春市、上海市普陀区、河南省洛阳市以及四川省德阳市）的试点工作正式开始。2017年12月，国家卫健委人口家庭司完成了国家安宁疗护试点工作骨干培训班，并正式铺开了在五个地区的安宁疗护试点工作。

随着国家指南的出台，5个试点以外的地区也纷纷开启了这方面的工作，例如辽宁省已经将安宁疗护培训中心建在盛京医院。四川省、湖南省都相继建立省级安宁疗护培训基地。有很多地方涌现出"安宁疗护病房"。这一方面体现了广大民众的需求，也同时为我们全国范围的培训教育工作提出了极其艰巨的任务。2019年，全国范围的安宁疗护试点工作进一步扩大。

民众宣传层面上，以北京生前预嘱推广协会为代表的一些社会团体加入到缓和医疗/安宁疗护的社会运动中来；慈善团体与机构例如仁爱慈善基金会、生活禅文化公益基金会等也有参与。志愿者团体例如十方缘、七彩叶志愿团队以及协和医院安宁志愿团队也纷纷加入到终末期照顾的行列中来。

教育层面上，全国有包括北京协和医学院、北京大学医学部、中国医科大学、四川大学华西医学中心等十几所大学开设了"姑息医学"或称"舒缓医学"的课程，基本上都是面向本科生或研究生的选修课。北京协和医学院开设的研究生课程最初为选修课，从报名和旁听情况看关注这一学科的人数呈明显上升趋势，2019年被列入北京协和医学院临床研究生必修课。继续教育层面上，已经可以感受到医疗从业人员对这一内容的求知若渴，多家机构的多个部门都在进行着缓和医疗知识的继续教育项目。

研究方面，国内有相当数量的缓和医疗领域的横断面研究，研究结果发表在国外缓和医疗专业期刊上，涉及疼痛、患者生活质量、照顾者需求、教育等多个方面，未来需要加强缓和医疗方面的研究以及干预性研究，将有利于推动临床实践的进步和发展。针对性的研究也是推动政策跟进的必要手段。

在这个过程中，主流媒体加入进来，推动缓和医疗向民众的宣传。2016年10月8日世界舒缓治疗纪念日，大量针对缓和医疗的纪念性宣传及学术活动爆炸式展开，这预示着大陆地区缓和医疗的发展进入了加速期。民众需求的出现，迫使我们需要加强缓和医疗的医学生教育及医务人员相关培训，以满足人们的迫切而合理的需求。

六、实施缓和医疗/安宁疗护的核心技术

在缓和医疗的具体实施过程中，要做到以下三件事：

1. 处理患者的痛苦症状。

2．充分地沟通：患者/家属/医疗团队之间进行，这对患者和家人都非常重要。

3．心理/社会/灵性关怀：这一部分特别重要，有一定难度，需要特别学习和不断练习。

针对老年人实施缓和医疗，在技术层面上与非老年人群并没有本质区别。但在使用药物时，一定要考虑到老年人的功能特点，遵循老年人用药的规律进行。在沟通时，要考虑老年人听力、认知等方面的情况合理进行。

（一）缓和医疗的症状处理

症状控制是缓和医疗的基础和核心内容。首先要让患者的身体尽可能舒服，减轻症状是对患者进行心理、灵性和社会层面进行照顾的基础（Giovam et al，2012；王英伟等，2010）。试想，一个患者被疼痛/憋气困扰得痛不欲生的时候，如何有能力谈自己的愿望或尊严！

症状控制总体原则包括：

1．有效的支持性照护是每一位患者、家属及照护者的权利，也是各级医护人员的责任。

2．必须先对患者做整体评估，内容需包括生理、心理、社会、灵性等方面。

3．充足的团队技能、知识、态度及沟通能力是有效支持照护的基石。

4．建立与患者、家属的关系，患者及家属应参与治疗计划的制订。确保患者处于治疗决策的中心，尊重患者的自主权，无论患者有决策能力（在这种情况下，患者的意见是最重要的），还是没有决策能力（在这种情况下，必须做出对患者最有利的决策）都要考虑到这一点。

5．以改善患者的生活质量为目的，而不是只考虑延长生存时间。

6．主动询问和观察患者的不适，不要等到患者抱怨时再关注。评估患者的整体情况，提供以患者为中心的问题解决方式。

7．准确地诊断问题的原因，不同患者需要量身定做治疗干预措施，并根据患者的治疗反应调整。

8．患者通常具有多重的问题，评估患者相关症状缓解的优先顺序，积极建立与患者间的信任关系。

9．把握开始治疗的时机，不要拖延，有症状时尽快进行治疗。

10．不是每一种状况都必须处理，很多症状的改善、消除有相当大的难度，需设定实际可行的治疗目标，如不能完全消除恶心、呕吐，但通过治疗可减少次数。疼痛可能不能完全缓解，但不影响睡眠。如果患者的治疗目标过于高，试着与患者协商设定一些较容易达成的短期目标。

11．定期重新评估，修正患者的治疗需求，需考虑患者的生存期及生活品质，不同的生存期应选择不同的处理。

12．对患者的同理（也称共情，简言之即换位思考）、理解、支持是不可或缺的辅助治疗。

13．用药方面注意事项　患者大多使用多种药物，需注意药物间的相互作用；患者的状态逐渐变差，需定期调整药物剂量；对某些药物可能出现的副作用，应做预防性处理，如应用阿片类药物应同时加用通便药物；患者无法口服药物时，可考虑皮下注射、透皮贴剂等方式给药；超药物说明书用药（Off-label use），常用于终末期患者，国外约25%药方为此方式。

（二）沟通

1．沟通的必要性　有"人"就要有沟通。在医疗环境中，需要沟通的环节无处不在。面对"生死大事"，要沟通的点就更多。如果沟通不及时，内容不详尽，对方没弄明白，都可能会导致患者及其家属比较强烈的情绪反应。

沟通是安宁疗护、缓和医疗实践的第一步，是基础，任何帮助病人和家属的行为，包括症状控制、病情解释都是始于沟通，其效果也依赖于沟通的有效顺利进行。

2．沟通的内容　包括但不限于以下内容（Twycross et al，2016；Giovam et al，2012）：

（1）当前疾病状况及预后；

（2）患者本人及主要代理人关于疾病的理解和预期、治疗愿望等；

（3）可能的治疗选项以及相应的预期发展，治疗目标；

（4）费用；

（5）根据病人所处情况，可能需要讨论到最佳照顾地点、死亡地点、愿望、有创伤救治措施、丧葬细节等；

（6）对家庭内部意见不一致的，需要召开家庭会议。

3．沟通技能

沟通有无章法可循？答案是肯定的！

沟通是一门临床技能（而非技巧），能力的获得需要通过学习和不断练习。

针对"死亡"话题的沟通和应对能力是末期照顾质量的关键环节。

目前仅有有限的医学院校开设了沟通课，而且课时也非常有限。跟国外持续多年的沟通课程安排相比，我们的差距还很大，但至少我们开始知道，沟通是可以通过学习学来的，这已经跟以前有很大的不同。

告知坏消息的内容不可能回避，但医生们可能不知道到底该如何告知。其实，这个过程有章可循。

4．告知坏消息的方法   下面是其中一个方法：SPIKES 模型。

（1）Setting：准备；

（2）Perception：弄清楚：病人知道多少以及希望知道多少；

（3）Invitation：询问患者是否愿意就这个话题进行讨论；

（4）Knowledge：给予信息；

（5）Emotions/empathy：对病人的情绪做出回应；

（6）Strategy and summary：询问当前对患者有帮助的是什么，制订计划。

S（Setting）准备：提前收集患者的详细疾病信息，患者及家属的社会状况、心理状态等。选择一个安静的环境，减少被打扰，将手机调成静音，请患者或家属坐下，告知人也应坐下与被告知人视线相平。

P（Perception）：指了解患者或家属对疾病的认识情况，目的是弄清被告知者已知道什么和希望知道什么。

I（Invitation）：询问患者是否希望在这个话题上展开。我们往往忽略这一点，导致患者被动接受。

K（Knowledge）：从病人希望的"起点"开始告知分享信息。医生们都非常擅长"告诉病人"，有太多的东西需要说，但请从被告知者希望知道的地方说起，目的性强、效率高。过程要一点一点进行，注意对方的反应（是否听懂？情绪是否很强烈？是否希望继续听下去等），要有充分的停顿。

E（Empathy）：指和患者或家属共情，对方的情绪反应给以回应。

S（Strategy/Summary）：提问患者此时对他最有用的是什么，总结、制订出治疗及随诊计划。如情况复杂，不可能一次性全部说完，后续我们要做什么，应该让对方清楚，尤其是预约下一次见面会让对方非常踏实。

按照这个模型开始学习（角色扮演，需要有教师指导进行）和练习是初学者非常好的一个进入困难沟通学习的方法，跟随它，"沟通"变得简单了！

5．家庭会议（Ann et al，2013）   下面介绍一个家庭会议的模型，步骤清晰，通过演练、实践、反馈、改进，相信一定会有收获和进步。

（1）会前会，充分准备；

（2）会议开始，问候，介绍会议目的和计划；

（3）来自患者和家庭的观点；

（4）确定需要讨论的具体内容；

（5）就相关医学事实进行沟通（澄清患者是照顾的中心）；

（6）对情感进行回应，处理冲突；

（7）确定下一步计划，勾画将要做的具体事情；

（8）感谢各位的参与；

（9）沟通，小结，文字工作。

（三）社会、心理、灵性照顾

正如缓和医疗的定义所指出的：缓和医疗是"通过控制各种症状，减轻身体、心理、灵性痛苦"尽力帮助终末期患者和家属获得最好的生存质量（Twycross et al，2016；Giovam et al，2012）。

可以看出，症状控制非常重要，是第一步，但在症状控制或尽可能地控制之后，针对患者及家属精神、心理及灵性层面的痛苦进行照顾是面对末期患者更难的一个话题，对他们又是非常重要的话题。

"我的孩子还没结婚，我想看到他结婚。"

"我已经不再是总经理，不能让别人看到我现在的样子。"

"死的时候会不会特别痛苦？我好害怕。"

"我什么时候会好起来啊？"

"为什么是我？"

这些问题不再是"事实层面"上的问题，我们无法"回答"这类问题。"吸烟是引发肺癌的原因"，"你妈妈的病情很重，只要我们共同努力会好起来的"，这些都是无效回答，甚至产生相反效果。

这些问题属于社会/灵性层面的痛苦的表达，我们需要做的是倾听，同理，而非"解释"和简单地"回答"。

学习应对这些问题，就是学习心理/社会/灵性照顾的过程。建议继续阅读社会、心理、灵性照顾相关书籍并积极讨论，逐渐培养关注心理/社会/灵性问题的敏感度，并逐渐获得照顾心理/社会/灵性痛苦的技能。

七、关于临终

临终也是医生不愿意面对的一个场景，但我们又常常不得不面对。当前医学教育中仍缺少关于生命和死亡的相关教育。除了如何推迟死亡，如何判断死亡，我们知道的太有限了。想想看，如果是我们自己或家人面临死亡这个事件，我们会想什么？要求什么？该注意些什么？作为医生，应该熟悉和掌握这部分内容，这对我们处理死亡事件中的各种关系以及情绪是非常重要的。

传统观念中有人认为"隐瞒病情""避免谈及死亡话题"就是表示"爱""孝"和"保护"，但死亡这件大事岂是可以逃避和隐瞒的呢？死亡的当事人需要知道真相，他们或许还有许多事情要安排和表达。

（一）未完成的心愿

1. 对于患者来说，怎样度过最后有限的日子，生命才有意义？或者说，他准备怎么度过最后这一段日子？

2. 在弥留之际，她/他要和不要什么？

3. 患者即将离世、无法与人沟通的时候，希望她/他的亲友知道和记得：我好爱你，我原谅你，你对我的帮助我永远记得……

（二）关于离世方式的选择

医务人员应该告知"面对生命终点"选项不是唯一，除了去重症监护室接受气管插管/心脏按压/电击等有创救治措施，还有其他的选择，可以有遵照本人意愿"不采用有创救治措施，尽量少痛苦地离去"这样一个选择。重点在于：让患者及家属有选择的机会。

患者和他的家人有权知道如何让自己的亲人尽量少痛苦地离去。建议组织家人召开家庭会议，讨论如何让自己亲爱的人尽量在少痛苦中离去（缓和医疗）的相关事宜。围绕"让患者少痛苦"去沟通，多数时候能得到患者认同。

（三）临终前后需要考虑

1. 关于遗嘱、遗产等最后的嘱托和交代。

2. 关于是否要在临终前急救及器官捐赠的细节。

（1）这点很重要！如果患者本人没有表达，由家人代为选择往往会让家人留有各种遗憾和悔恨。

（2）"捐献器官"是很多人所向往的，但手续和细节还是比较复杂的，应该提前讨论、准备。

3. 关于最后的告别　患者本人和家人有什么样的愿望？在医院和在家中离世的告别仪式会有所不同。患者和家人应该有机会就此话题沟通。

（1）安葬相关事宜：安葬的方式、地点、费用，死亡证明等手续

服装、遗像、探视人员安排等细节。

（2）遗体需要转运的相关细节：对于离世后遗体安放有特殊需求的家庭，应该事先得到医院或城市、国家关于遗体搬运的相关规定。使他们能够从容地做好相应的准备。

八、哀伤陪伴

哀伤几乎必然出现，而且会影响很多人。很多家人在死亡前已经出现哀伤反应，哀伤的程度和与死者的关系有关，也和死亡的质量有关。

哀伤的除了家人，也包括关系密切的朋友和医务人员。

哀伤是不能跨越，只能经历的过程。

理解"哀伤是一个正常反应"，敏感的和富有同理心的陪伴是最有效的帮助方法。作为末期照顾的团队，能够敏感地发现复杂哀伤并给

予帮助（Twycross et al，2016）。

（宁晓红）

参考文献

安宁疗护实践指南（试行）. http：//www.nhc. gov.cn/yzygj/s3593/201702/3ec857f8c4a244e69b 233ce2f5f270b3.shtml.

现行给付方式. https：//www.nhi.gov.tw/Content_ List.aspx?n = 46505DE49DF0AA0B&topn = 0B69A546F5DF84DC.

Ann M. Berger，John L Shuster，Jr.，Jamie H. Von Roenn. Principle and practice of palliative care and supportive oncology，fourth edition. Philadelphia：Lippincott Williams & Wilkins. 2013.

Economist intelligence unit. The 2015 quality of death index. Ranking palliative care across the world. Available at http：//www.pallnetz.ch/cm_ data/2015_Quality_of_Death_Index_Infographic. pdf. Accessed January 16，2018.

Giovam battista Zeppetella. Palliative Care in Clinical Practice.London：Springer，2012.

Hospice care in the UK 2016 .Published by Hospice UK in November 2016.https：//www.hospiceuk. org/docs/default-source/What-We-Offer/ publications-documents-and-files/hospice-care-in- the-uk-2016.pdf?sfvrsn = 0.

Michael G. Harper，William L.Lyons，Jane F. Potter. Geriatrics Review Syllabus：A Core Curriculum in Geriatric Medicine，10th Edition. p153-158. 2019. United States of America.

Ning X. Hospice and palliative care in mainland China：history，current status and challenges. Chin Med Sci J 2018；33（4）：Vol. 33，No. 4 P. 197-201，doi：10.24920/003524.

Sue Hall，HrisinaPetkova，Agis D. Tsouros et al. palliative care for older people：better practices. World Health Organization regional office for Europe.2011.

Twycross R WA. Introducing palliative care. 5th ed. Amersham：Halstan Printing Group；2016. p. 39.

第六节　患者意愿表达和医患共同决策

一、患者意愿表达

越来越多的人希望在生命最后阶段可以对自己的医疗照护方式有所把控（Zhang et al，2015）。但很多患者在生命末期常因为没有能力做出医疗决定和表达意愿，而受到与其愿望不符的医疗照护，导致死亡质量下降。为提高患者对医疗决策的自主性，鼓励患者表达他们在生命末期想得到怎样的医疗照顾，分享他们的价值观和信念，其医疗意愿应得到充分的尊重，避免医护人员、家属因不了解患者的真实想法，做出不符合其意愿的决定。

（一）预立医疗计划

预立医疗计划（advance care planning，ACP）是指在个人意识清醒时，基于自身价值观、生活目标、对医疗照护的偏好，与医护人员和（或）亲友沟通表达自己在重症疾病或丧失决策能力时的医疗意愿的过程（Cheang et al，2014）。用来表达个人医疗意愿的口头或书面文件称为预先指示（advance directives，ADs），也叫生前预嘱（living will），是指有决策能力的个人，对自己将来在疾病末期接受何种医疗照护而事先做出一种合理、合法的安排和指示，是一种将个人的自主性延伸到其无能为力阶段的方法。ACP是一个持续的过程，当个人病情发生变化时，可对ACP做重新考虑和修正。

ACP的目的是确保人们在生命末期能得到符合其价值观、目标和意愿的医疗照护。研究表明，ACP提高了对患者治疗意愿的遵从性，减少生命末期决策的冲突性，改善患者死亡质量，提高患者及家属对照护的满意度，减轻家属的心理负担（Detering et al，2010）。ACP也有助于减少末期患者住院率，提高安宁疗护服务使用率，避免过度医疗（Brinkman et al，2014）。

ACP包括两方面内容：①讨论个人对医疗照护的需求，明确选择自己在生命末期希望得到什么样的医疗照护，不希望得到什么样的医疗措施（比如是否使用气管插管／呼吸机、是否做心肺复苏和电除颤、是否管饲营养支持、是否使用抗生素、是否接受住院治疗、选择离世地点等），以便在自己不能做决定时，医生和家属可按照其意愿进行医疗决策。②确定医疗代理人，医疗代理人是指在个人丧失决策能力时，代替其做医疗安排。医疗代理人应是患者事先指定，并充分了解患者的医疗价值观和目标偏好，能做出较符合患者意愿的医疗决定。国内多默认由患者直系亲属担当，在家属意见不统一时，固定的医疗代理人便于医务人员与家属沟通，促进实施医疗计划。

ACP在西方国家开展较早并被广泛应用，部分发达国家将其纳入医疗卫生体系并有法律保障，如美国的《患者自主决定法》明确指出患者有权了解病情并决定治疗策略，承认预先指示的合法性。中国香港2006年推出《医疗上的代作决定及预设医疗指示报告书》，强调医疗预立指示报告书实施必须要有2名见证人，其中1名必须是医生。中国台湾2005年通过《安宁缓和医疗条例》、2015年通过《患者自主权利法》鼓励末期患者立下书面预立医疗指示，给医生和家属明确的医疗处置意向。但ACP在我国大陆地区尚处于概念推广阶段，而且受到传统文化影响，需要经过文化调适，同时加强公众教育、社会宣传、政府支持等才能促进其发展。

（二）判断患者的决策能力

患者具备决策能力是保证ACP有效性的前提。决策能力（decision making capacity）是指患者根据自己的价值观和意愿对医疗问题做出决定的能力。主要影响决策能力的因素是认知功能。医生在与患者讨论ACP前需确定患者是否具备决策能力，尤其是认知功能受损的老人。简易精神状态检查量表（MMSE）可协助判断患者丧失决策能力的风险。研究表明，MMSE > 24分与保留决策能力相关，MMSE < 16分与理解能力及领悟能力丧失高度相关，而MMSE分值在16 ~ 24之间时敏感性和特异性存在波动，需进行决策能力的专门评估（Laura et al，2011）。

决策能力的评估包括以下四方面，即理解（understanding）、领悟（appreciation）、推理（reasoning）、选择（expression of a choice）。

1．理解能力即患者可以理解与决策相关的信息。包括自己的病情，医生提供的治疗选择信息，可通过让患者描述病情或对所提供信息的理解来判断。

2．领悟能力是指患者将相关信息应用于自身情况的能力。能理解所患疾病的概念，及疾病对自己及将来可能带来的影响。

3．推理能力是指比较各项选择，经过理性思考推断各项选择后果的能力，推理与患者的价值观和信念相关。

4．表述选择的能力，当有多种治疗选择时，患者应该能够清晰地表达自己的选择及理由。

给予认知功能受损老人适当的支持有助于患者的决策能力，包括提供完整信息，加强交流，让患者感到放松并完全理解当前状况，必要时具有记录、视听和多媒体设备可以帮助到认知功能受损的老人。

（三）如何促进老年人意愿表达和ACP实施

1．加强ACP宣传教育，提高知晓率

国内对ACP知晓率不高，调查发现不到40%受访者听说过ACP。随着受教育程度升高，ACP知晓率增加。有关ACP讨论除在医患间也可以在家庭中进行，但国人对临终话题多持回避态度，常很难在家庭中展开，多在医生的引导下进行讨论。研究表明加强对老年人群ACP宣传教育，有助于提高其参与讨论的主动性。调查发现，绝大多数老年人认同并支持尊严死，愿意选择平静安详离世，告知其ACP是达到尊严死的有效手段后，绝大多数老年人愿意支持并接受ACP。目前我国已有"选择与尊严"网站（http://www.xzyzy.com），登录网站可填写"生前预嘱"，通过填写我的五个愿望，表达个人在疾病末期时是否使用生命支持系统的意愿，虽然这份文件尚无法律效应，但可以帮助人们表达在生命末期真实的医疗想法。在我国开展ACP教育宣传活动，应结合我国文化特点，是一个不断摸索的过程。

2．尊重患者医疗自主权，加强沟通以促进对ACP的理解

讨论ACP的前提是基于患者对自身疾病诊断、预后及治疗过程充分的了解。但在我国晚期癌症患者的知情权有时受到限制，在实际临床中经常遵循医生‐家属‐患者模式，医生先告知家属实情，与家属沟通达成一致后，再告知患者本人。很多家属阻止医生告知患者真实病情，这严重影响医生与患者本人讨论 ACP 以及了解患者真实的医疗意愿。康琳等对我国 15 个省 25 家医院进行多中心调查（Kang et al，2017），纳入对 1084 名受访患者进行调查分析，91.8% 表示愿意了解自己的真实病情并自主决定治疗，50.6% 希望签署医疗意愿文件，这表明绝大多数患者是希望掌握医疗自主权。尊重患者知情权、医疗自主权，让家属理解 ACP 的意义及其重要性，常是医患沟通中的难点。

患者对 ACP 讨论的态度具有差异性：①一些人对 ACP 讨论持积极态度，认为这可以帮助他们获得对生命的把控感，期望记录并遵循其意愿；②一些人认为自己还没有准备好或没有能力做这样的决定；③一些人采取逃避态度，不愿谈论此事；④一些人担心决策错误，有心理负担。

对于上述不同态度，应做好与患者的沟通工作。让患者了解 ACP 对于他 / 她及家庭的意义。ACP 不是放弃治疗，是一次让患者认真思考生命末期医疗需求、表达意愿的机会。还应让患者了解他们预先决定接受或拒绝某些治疗，随时有机会改变他们的想法。

3. 把握讨论 ACP 的时机

依据澳大利亚悉尼地方卫生局发布的 ACP 实践指导手册的建议，ACP 的讨论对象为可能在未来 1 年内死亡的患者，评估这一点的简单方法是："患者在 1 年内离世是否感到意外？"触发讨论时机包括：患者入院或转入长期照护机构；诊断为慢性疾病晚期阶段、恶性肿瘤或早期认知功能障碍；病情显著恶化（疾病急性期时不建议介入 ACP）。欧洲肿瘤内科学会 ACP 临床床实践指南指出（Schrijvers et al，2014），不可治愈性疾病的患者应尽早讨论 ACP，尤其是在病情恶化和（或）需要改变治疗和护理措施的时候。Robinson 指出 ACP 的讨论时机应在患者知晓疾病诊断后，处于接受或不抵触时进行（Robinson et al，2012）。目前对于 ACP 实施的最佳时机未有统一结论。

把握谈论 ACP 的时机会影响患者对 ACP 的接受效果。对肿瘤患者较适宜的时机是在疾病复发或治疗失败后进行，但在疾病诊断阶段不适宜谈论。有研究认为 ACP 讨论开始得越早越好，在疾病尚不严重时讨论，患者能更理性地思考，做出合理的安排，但这与患者在讨论前已对 ACP 有一定程度了解有关。

4. 提高沟通技能

对中国香港医生的调查发现，94% 医生愿意与患者讨论 ACP，但仅有 49% 有类似经历（Luk et al，2015）。临床医生普遍支持 ACP 并愿意付诸行动，但真正在临床中有实践者很少，原因是缺乏经验和相关的沟通培训。组织 ACP 讨论时，医务人员应具有洞察力和敏感性，能准确理解患者的意愿并能发现其内心的担忧，同时还要运用一定的沟通技巧。在沟通技巧中，除了应用言语信息，还有非言语信息、同理心、积极回应患者的情绪等。医护人员需加强在告知坏消息、讨论敏感话题（如死亡）等方面技巧的训练。在医生与患者讨论临终话题时，总结的沟通模式包括 5 个步骤（Back et al，2008）：

第一步：谈话环境私密舒适，与患者建立良好关系。

第二步：评估患者对疾病的了解情况并澄清。

第三步：讨论目前治疗的困难及预后，观察患者的情绪反应，使用开放性问题询问患者的担忧、困惑或苦恼，应用同理心回应患者的情绪。

第四步：与患者讨论对死亡的看法，鼓励患者表达想法，了解其价值观和目标，肯定其积极的观点以及所做的努力，允许沉默，必要时可予安慰性的抚摸。

第五步：重新评估患者对目前状况的理解，通过问题引出患者的想法、打算、计划，并帮助患者积极寻找身边可利用的资源，可以支持及陪伴其经历后面的生活。

（四）肿瘤患者的 ACP

相比于非肿瘤患者，肿瘤患者在更大程度上具有明显功能下降趋势和生命周期的可预测性，因此更能从 ACP 和安宁缓和医疗中获益。ACP 是安宁缓和医疗重要组成部分，美国临床肿瘤学会（American Society of Clinical Oncology，ASCO）在 1998 年就认识到 ACP 作为高质量缓和医疗重要组成部分的价值，并建议与肿瘤患者早期讨论 ACP。对治愈性治疗已无效的晚期肿瘤患者，建议安宁缓和医疗与 ACP 并行，ACP 可引导患者对疾病末期的医疗决策提前考虑与安排。ACP 可以帮助肿瘤患者避免接受无效医疗，接受不符合其意愿的医疗照护。美国一项研究调查了老年癌症患者在死亡前 30 天接受过度医疗的情况（$n = 9033$），入住 ICU 比率 37%，2 次以上住院占 14.5%，2 次以上急诊就诊占 6.9%，接受化疗占 7.8%（Kim et al，2019）。在我国晚期肿瘤患者过度医疗现象普遍，既增加患者临终前的痛苦，使死亡质量下降，又给家庭带来沉重经济负担。随着我国肿瘤患病率增加，ACP 的推广迫在眉睫。

二、医患共同决策

（一）共同决策

临床决策模式包括家长式决策、知情决策和共同决策。20 世纪 90 年代"医患共同决策"的出现使医疗决策模式进入一个新的阶段。医患共同决策（shared decision-making）是医生运用专业知识，与患者在充分讨论治疗选择、获益与可能损伤，并考虑患者的价值观、倾向性及处境后，共同参与作出的健康决策过程。患者明确表达其对治疗的意愿，临床医生提供与患者目的相符合的医疗选择，经过充分沟通讨论，双方共同制订医疗策略。共同决策不是沟通的结局，而是始终贯穿于医患沟通并发挥提升沟通有效性的方法。其优势是增强医患相互信任、提高患者对诊疗手段的依从性，提高患者对医疗过程的满意度。

（二）与老年肿瘤患者共同决策

1. 老年肿瘤患者的特点

在与老年肿瘤患者进行共同决策前，肿瘤科医生需要了解老年人的患病特点。老年患者有与增龄相关的老化，如认知功能下降，骨质疏松；有多种慢性病，如糖尿病、冠心病等；还有多种老年综合征，如衰弱、失能等。因此老年人的患病特点包括生理性老化、慢性病共存、多种老年综合征和功能残障，上述问题相互叠加，造成老年患者病情复杂，且具有异质性。对于老年肿瘤患者，除肿瘤本身，还需考虑患者的共病、衰弱、功能状态、预期寿命等问题，应有全局观念。因此，现代老年医学已从"以疾病为中心"单病诊疗模式转向"以人为中心"的全人管理模式，并以患者的功能和生活质量为目标。对老年肿瘤患者的诊治策略也要有全局观和个体化，治疗目标不应是疾病治愈，而应是功能维护和生活质量，还要考虑患者的意愿。

2. 与老年肿瘤患者共同决策的必要性

肿瘤科医生在为老年肿瘤患者进行医疗决策时要结合患者自身状况和患者所处的病程阶段。对于高龄、衰弱、多种慢病的肿瘤患者，由于其自身功能储备差，较易出现医源性损伤，这个阶段无指南可帮助确定哪一种治疗选择为最佳，因此医患共同决策尤为重要，无论手术、放化疗，甚至是有创侵入性检查，之前都要评估获益风险比，要与患者及家属充分沟通，使他们了解检查及治疗的利弊，共同决策；对于已进入肿瘤晚期的老年患者，对治愈性治疗已无反应，这时需与患者及家属共同商讨，是否进入以控制症状为主，协商预立医疗计划为主的治疗阶段等。

医患共同决策时，医生常面对的问题是由于老年肿瘤患者复杂的个体情况，医生并不确定患者接受治疗后是否获益，患者及家属又抱有积极治疗的愿望。医生可以限时尝试治疗（Time-Limited Trial），与患者及家属共同设定一个治疗期限和要达到的目标，然后在治疗期间持续观察，当治疗未达到预期效果，患者未从中受益时，可与患者家属商议停止无效治疗，这种以目标为导向的医疗共同决策易于被患者及家属接受与理解。限时尝试治疗在老年肿瘤患者及缓和医疗中是非常重要的方法，可以避免患者接受无效或过度医疗。

3. 医患共同决策的要素

医患共同决策一般包括四个步骤（Stiggelbout et al，2015）：

（1）医生告知患者要进行决策，且患者的观点是重要的。

（2）医生向患者解释可能的选择及每种选择的优点与缺点。

（3）医生与患者讨论其偏好，并在患者思考过程中提供支持。

（4）医生与患者讨论与决策有关的偏好，

进行决策并安排可能的随访。

基于上述步骤，在与老年肿瘤患者进行医患共同决策时需要注意以下几点：

（1）医患共同决策前，医生应评估患者的病情及功能状态，了解患者的家庭支持情况。

（2）医患共同决策应以患者的意愿为中心，充分了解患者的意愿是进行有效沟通的前提。

（3）对老年肿瘤患者，医疗决策中应考虑治疗的复杂性和可行性，要权衡治疗的风险、负担、获益以及预后（包括生活质量、功能状态，预期寿命）。评估治疗方案的风险和获益有时是困难的，而且关于老年肿瘤患者的循证医学证据有限，必要时需要多学科团队的帮助。另外，在评估治疗获益时应注意生命时间轴，产生有意义的临床结局所需要的时间，应结合患者的预期生存时间一并考虑。

（4）沟通时确保老年患者知晓不同治疗方案的潜在获益及风险，基于患者的意愿，共同商议出最适合患者的个体化治疗方案。

（5）一段时间后应再评估治疗方案的获益、可行性、依从性，以及与患者意愿的一致性。

（姜　姗　宁晓红）

参考文献

Advancedirectives with terminally ill patients and their families in a Chinese community. J Palliat Med. 2015 Sep；18（9）：794-798.

Back AL, Anderson WG, Bunch L, et al. Communication about cancer near the end of life. Cancer. 2008 Oct 1；113（7 Suppl）：1897-1910.

Brinkman-Stoppelenburg A, Rietjens JA, van der Heide A. The effects of advance careplanning on end-of-life care：a systematic review. Palliat Med. 2014，28（8）：1000-1025.

Cheang F, Finnegan T, Stewart C, et al. Single-centre cross-sectional analysis of advance care planning among elderly inpatients. Intern Med J 2014；44：967e974.

Detering KM, Hancoc AD, Reade MC, et al. The impact of advance care planning on end of life care in elderly patients：randomised controlled trial.BMJ，2010，340：c1345.

in medicare accountable care organizations. J Am Geriatr Soc. 2019 Apr 10.

Kang L, Liu XH, Zhang J, etal. Attitudes toward advance directives among patients and their family members in China.J Am Med Dir Assoc. 2017；18（9）：808.e7-808.e11.

Kim H, Keating NL, Perloff JN, et al. Aggressive care near the end of life for cancer patients in Medicare Accountable Care Organi-ation.JAm Geriatr Soc.2019.67（5）：961-968.

Laura L. Sessums, Hanna Zembrzuska, Jeffrey L. Jackson. Does this patient have medical decision-making capacity? JAMA. 2011；306（4）：420-427.

Luk Y, Ngai C, Chau SS, et al. Clinicians' experience withand attitudes toward discussing practice.Patient Educ Couns，2015，98：1172-1179.

Robinson CA. "Our best hope is a cure." Hope in the context ofadvancecare planning.Palliat Support Care，2012，10（2）：75-82.

Schrijvers D, Chemy NI.ESMO clinical practice guidelines on palliative care：advanced care planning.Ann Oneol，2014，25（Suppl 3）：138-142.

Stiggelbout AM, PieterseAH, De Haes JC. Shared decision making：Concepts, evidence, and practice.patient Educ Couns.2015，98（10）：1172-1179.

Zhang N, Ning XH, Zhu ML, et al. Attitudes towards Advance care planning and healthcare autonomy among community-dwelling older adults in Beijing，China. Biomed Res Int 2015；2015：453932.

第二章

老年肿瘤概论

第一节　老年肿瘤流行状况及特点

恶性肿瘤是严重威胁人类健康的重大慢性病，是 21 世纪中国乃至全球最严重的公共卫生问题之一。年龄是恶性肿瘤发病的主要因素之一，恶性肿瘤发病随年龄的增长而上升，60 岁以后恶性肿瘤发病风险升高尤为明显。近几十年来，随着人口老龄化越来越严重，肿瘤疾病负担持续增长。

2018 年全球恶性肿瘤新发病例约 1703.7 万，死亡病例约 949.0 万，其中约 61.6% 以上的恶性肿瘤新发患者和 70.8% 以上的恶性肿瘤死亡患者为 60 岁及以上的老年人。2018 年，全球老年恶性肿瘤新发病例和死亡病例发生在人类发展指数（Human development index，HDI）非常高的国家和地区的比例最大，分别为 49.4% 和 39.8%，其次为中国，分别为 24.27% 和 30.97%。多年来，随着期望寿命延长和生活环境的改变，老年恶性肿瘤的发病与死亡上升趋势明显。

我国老年人群恶性肿瘤负担较大，60 岁及以上老年人群恶性肿瘤发病和死亡人数分别约占恶性肿瘤发病和死亡的 58.96% 和 71.80%。无论是城市还是农村，恶性肿瘤列居 60 岁及以上老年人群死因的第一位，且恶性肿瘤发病和死亡风险分别为 60 岁以下人群的 8.5 倍和 14.0 倍。老年人群中常见的恶性肿瘤有肺癌、胃癌、结直肠癌、肝癌和食管癌，分别约占老年人群恶性肿瘤新发病例和死亡病例的 65% 和 70% 以上。我国城乡地区老年人群的主要肿瘤发病及死亡癌种相

似，但癌谱构成及顺位差异较为明显。与城市地区相比，上消化道肿瘤（如食管癌、胃癌）和肝癌为农村地区老年人群的主要优势癌种，而结直肠癌的发病风险和死亡风险则在城市地区老年人群中占比较大。老年癌症患者是癌症患者中一个特殊的群体，且随着老龄化趋势的加速，这个群体还将不断扩大，恶性肿瘤对老年人造成的寿命缩短和残疾等严重影响癌症了患者的生命质量，给个人、家庭和社会带来了巨大损失。

一、全球老年恶性肿瘤流行概况

（一）全球老年肿瘤发病状况

1. 总体发病水平　世界卫生组织 / 国际癌症研究机构（International Agency for Research on Cancer，IARC）公布的 GLOBOCAN 2018 数据显示，2018 年全球 60 岁及以上老年人恶性肿瘤发病人数为 10 491 321 例，发病率为 1059.2/10 万，世标率为 1004.1/10 万，占全球恶性肿瘤发病的 61.58%。在全球老年发病谱中常见的恶性肿瘤为肺癌、结直肠癌、胃癌、肝癌、乳腺癌、食管癌、胰腺癌、前列腺癌、子宫颈癌和白血病。全球男性老年人口恶性肿瘤的新发病人数为 5 965 486 例，发病率为 1301.1/10 万，世标率为 1249.9/10 万；全球女性老年人口恶性肿瘤的新发病例数为 4 525 835 例，发病率为 850.7/10 万，世标率为 798.2/10 万。在性别分布上，男女性主要恶性肿瘤发病差异较大，男性中发病以前列腺癌为主，其次是肺癌、结直肠癌、胃癌、膀胱癌，女性首

位发病为乳腺癌，其次为结直肠癌、肺癌、胃癌、子宫体癌（表2-1-1）。

2. 地区分布 五大洲中，老年恶性肿瘤发病率最高的是大洋洲，2018年新发病人数为124 150例，发病率为1744.9/10万，世标发病率为1594.5/10万。其次为北美洲和欧洲，2018年北美洲地区老年恶性肿瘤新发病人数为1 335 001例，发病率为1654.8/10万，世标率为1557.6/10万；欧洲地区新发病人数为2 813 417例，发病率为1510.6/10万，世标率为1410.5/10万。发病率较低的地区为非洲大部分地区，2018年非洲地区老年恶性肿瘤新发病人数为424 112例，发病率为596.7/10万，世标率为594.7/10万（图

2-1-1）。

从全球癌症的发病分布情况看，老年恶性肿瘤高发地区主要分布于欧洲部分国家如爱尔兰、挪威、匈牙利、丹麦、比利时、荷兰、英国、法国、德国、瑞典等，北美洲如美国、加拿大等，其发病率超过1500/10万；癌症低发地区分布主要集中在非洲部分国家如冈比亚、尼日尔、吉布提、埃塞俄比亚、厄立特里亚、乍得、苏丹等，其发病率低于400/10万。

3. 性别、年龄别发病率 恶性肿瘤年龄别发病率随年龄的增长而增高，约在40岁以后开始快速升高，2018年全球男女合计发病人数和发病率在75岁及以上年龄组时达到最高，分

表2-1-1 全球60岁及以上老年恶性肿瘤发病率与构成

顺位	合计			男性			女性		
	癌症	发病数	发病率（1/10万）	癌症	发病数	发病率（1/10万）	癌症	发病数	发病率（1/10万）
1	肺癌	1 586 371	151.4	前列腺癌	1 093 200	229.0	乳腺癌	917 704	170.4
2	结直肠癌	1 341 267	125.2	肺癌	1 033 638	216.6	结直肠癌	599 587	100.4
3	前列腺癌	1 093 200	229.0	结直肠癌	741 680	154.2	肺癌	552 733	96.1
4	乳腺癌	917 704	170.4	胃癌	490 385	102.5	胃癌	247 144	41.7
5	胃癌	737 529	69.7	膀胱癌	342 996	69.9	子宫体癌	209 330	39.8
6	肝癌	512 988	49.4	肝癌	341 470	72.5	胰腺癌	180 449	29.1
7	膀胱癌	442 129	40.4	食管癌	272 233	57.9	子宫颈癌	171 727	33.1
8	食管癌	399 067	38.9	胰腺癌	183 234	37.9	肝癌	171 518	29.4
9	胰腺癌	363 683	33.3	非霍奇金淋巴瘤	160 249	33.5	非霍奇金淋巴瘤	136 124	23.4
10	非霍奇金淋巴瘤	296 373	28.0	肾癌	155 468	32.9	卵巢癌	132 051	24.3

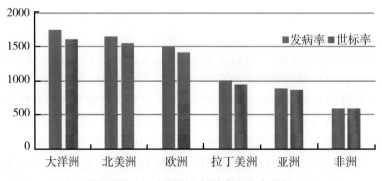

图 2-1-1 五大洲间老年肿瘤发病率比较

别为 388.4 万和 1432.0/10 万。男性和女性的年龄别发病率均随年龄增长而升高，都在 75 岁及以上年龄组时达到最高，分别为 1900.3/10 万和 1095.3/10 万。60 岁及以上老年人群男性年龄别发病率和发病数均高于女性，且差距随年龄增长而逐步加大（60 岁年龄组老年男性发病率为女性的 1.3 倍，75 岁及以上年龄组为 1.7 倍），但在 55 岁以前，女性发病相对较高（图 2-1-2）。

（二）全球老年肿瘤死亡状况

1. 总体死亡水平　2018 年全球 60 岁及以上老年人恶性肿瘤死亡人数为 6 718 224 例，死亡率为 678.3/10 万，世标死亡率为 617.4/10 万，占全球恶性肿瘤死亡的 70.79%。在全球 60 岁及以上老年恶性肿瘤死亡谱中常见的恶性肿瘤为肺癌、结直肠癌、胃癌、肝癌、食管癌、乳腺癌、胰腺癌、前列腺癌、膀胱癌和白血病。全球男性老年人口恶性肿瘤的死亡例数为 3 873 361 例，死亡率为 844.8/10 万，世标率为 793.9/10 万；全球女性老年人口恶性肿瘤的死亡例数为 2 844 863 万，死亡率为 534.7/10 万，世标率为 472.8/10 万。全球老年男性恶性肿瘤死亡谱以肺癌为主，死亡率高达 192.1/10 万，其次是胃癌、结直肠癌、前列腺癌和肝癌，死亡率分别为 79.9/10 万、76.6/10 万、66.1/10 万和 68.6/10 万；女性死亡谱首位也为肺癌，死亡率为 77.4/10 万，其次为乳腺癌、结直肠癌、胃癌和胰腺癌，死亡率分别为 60.9/10 万、48.9/10 万、33.0/10 万和

27.8/10 万（表 2-1-2）。

2. 地区分布　五大洲中 60 岁及以上老年恶性肿瘤死亡率最高的为欧洲，2018 年死亡例数为 1 592 984 例，死亡率为 855.3/10 万，世标死亡率为 715.6/10 万。其次为大洋洲和亚洲，2018 年大洋洲地区老年恶性肿瘤死亡人数为 55 489 例，死亡率为 779.9/10 万，世标率为 636.4/10 万；亚洲地区死亡人数为 3 688 557 例，死亡率为 651.0/10 万，世标率为 615.1/10 万。死亡率较低的地区为非洲大部分地区，2018 年非洲地区老年恶性肿瘤死亡人数为 333 308 例，死亡率为 469.0/10 万，世标率为 467.0/10 万（图 2-1-3）。

世界范围内，60 岁及以上老年恶性肿瘤死亡率最高的地区主要分布于欧洲部分国家如斯洛伐克、匈牙利、塞尔维亚、克罗地亚、波兰等，亚洲如蒙古、亚美尼亚、中国、新加坡等，非洲的津巴布韦等，其死亡率超过 800/10 万，癌症死亡率较低的地区主要集中在非洲部分国家，如冈比亚、尼日尔、吉布提、埃塞俄比亚、博茨瓦纳、刚果等，亚洲的斯里兰卡、沙特阿拉伯、也门、印度、乌兹别克斯坦，其死亡率低于 325/10 万。

3. 性别、年龄别死亡率　全球老年恶性肿瘤年龄别死亡率随年龄增长而升高，死亡人数和死亡率在 75 岁及以上年龄组达到最高，分别为 305.9 万和 1075.6/10 万。男性和女性的年龄别死亡率均随年龄增长而升高，均在 75 岁及以上

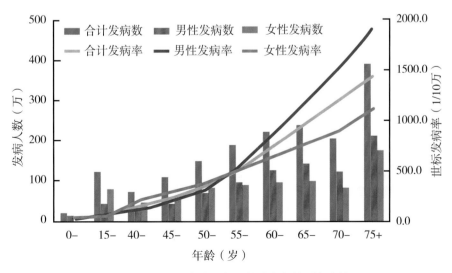

图 2-1-2　2018 年全球老年恶性肿瘤年龄别发病情况

表2-1-2 全球60岁以上老年恶性肿瘤死因顺位

顺位	合计			男性			女性		
	癌症	死亡数	死亡率（1/10万）	癌症	死亡数	死亡率（1/10万）	癌症	死亡数	死亡率（1/10万）
1	肺癌	1 386 437	129.8	肺癌	927 115	192.1	肺癌	459 322	77.4
2	结直肠癌	699 339	61.5	胃癌	387 307	79.9	乳腺癌	356 183	60.9
3	胃癌	588 789	54.5	结直肠癌	381 015	76.6	结直肠癌	318 324	48.9
4	肝癌	494 504	47.1	前列腺癌	345 046	66.1	胃癌	201 482	33.0
5	食管癌	370 879	35.5	肝癌	325 626	68.6	胰腺癌	174 863	27.8
6	乳腺癌	356 183	60.9	食管癌	255 151	53.6	肝癌	168 878	28.4
7	胰腺癌	350 381	31.7	胰腺癌	175 518	36.1	子宫颈癌	141 385	26.3
8	前列腺癌	345 046	66.1	膀胱癌	131 172	25.7	食管癌	115 728	19.9
9	膀胱癌	176 559	14.9	白血病	101 698	20.6	卵巢癌	109 895	19.5
10	白血病	171 209	15.4	非霍奇金淋巴瘤	93 461	19.0	胆囊癌	73 489	11.7

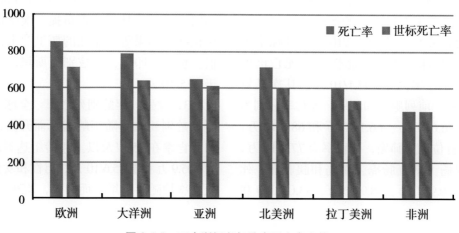

图 2-1-3 五大洲间老年肿瘤死亡率比较

年龄组达到最高，分别为 1467.8/10 万和 806.8/10 万。60 岁及以上老年人群男性年龄别死亡率和死亡数均高于女性且差距随年龄增长逐步加大（60 岁年龄组老年男性死亡率为女性的 1.5 倍，75 岁以上年龄组为 1.8 倍），但在 40 岁以前，女性死亡相对较高（图 2-1-4）。

（三）全球老年肿瘤患病状况

1. 全球老年肿瘤整体现患水平 全球肿瘤流行病学数据库（GLOBOCAN）2018 数据显示，2018 年估计全球 60 岁及以上恶性肿瘤患病人数约为 6 716 343 人，1 年患病率为 678.1/10

万，结直肠癌、前列腺癌、乳腺癌、肺癌和胃癌位居癌症患病顺位前 5 位，1 年患病率分别为 98.8/10 万、196.0/10 万、144.7/10 万、76.1/10 万 和 40.3/10 万；3 年 患 病 人 数 为 15 795 276 人，3 年患病率为 1594.7/10 万，结直肠癌、前列腺癌、乳腺癌、肺癌和膀胱癌位居癌症患病顺位前 5 位，其 3 年患病率分别为 247.9/10 万、507.0/10 万、405.0/10 万、129.5/10 万 和 90.8/10 万；5 年患病人数为 22 667 717 人，5 年患病率为 2288.5/10 万，结直肠癌、乳腺癌、前列腺癌、肺癌和膀胱癌位居癌症患病顺位前 5 位，

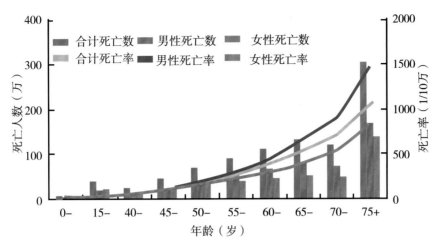

图 2-1-4 2018 年全球老年恶性肿瘤年龄别死亡情况

其 5 年患病率分别为 359.6/10 万、631.8/10 万、726.0/10 万、157.6/10 万和 135.8/10 万（表 2-1-3，表 2-1-4，表 2-1-5）。

2. 性别间患病率分布 男性患病率显著高于女性，2018 年男性 1 年患病人数为 6 716 343 人，患病率为 678.1/10 万；3 年患病人数为 8 536 327 人，3 年患病率为 1861.9/10 万；5 年患病人数为 11 973 219 人，5 年患病率为 2611.5/10 万，前列腺癌、结直肠癌、肺癌、膀胱癌和胃癌列居老

年男性人群 1 年、3 年、5 年恶性肿瘤患病顺位的前 5 位。2018 年女性 1 年患病人数为 2 980 635 人，1 年患病率为 560.3/10 万，3 年患病人数为 7 258 949 人，3 年患病率为 1364.4/10 万，5 年患病人数为 10 694 498 人，5 年患病率为 2010.2/10 万，乳腺癌、结直肠癌、子宫体癌、肺癌、胃癌列居老年女性人群 1 年、3 年、5 年恶性肿瘤患病顺位的前 5 位（见表 2-1-3，2-1-4，2-1-5）。

3. 地区分布 全球范围内，北欧地区老年

表2-1-3 全球60岁及以上老年恶性肿瘤1年患病顺位

顺位	合计			男性			女性		
	癌症	患病数	患病率（1/10 万）	癌症	患病数	患病率（1/10 万）	癌症	患病数	患病率（1/10 万）
1	结直肠癌	978 811	98.8	前列腺癌	898781	196.0	乳腺癌	769781	144.7
2	前列腺癌	898 781	196.0	结直肠癌	541151	118.0	结直肠癌	437660	82.3
3	乳腺癌	769 781	144.7	肺癌	477047	104.0	肺癌	276231	51.9
4	肺癌	753 278	76.1	膀胱癌	275496	60.1	子宫体癌	178458	33.5
5	胃癌	399 580	40.3	胃癌	267270	58.3	胃癌	132310	24.9
6	膀胱癌	349 601	35.3	食管癌	132429	28.9	子宫颈癌	111983	21.0
7	非霍奇金淋巴瘤	207 965	21.0	肝癌	123103	26.9	非霍奇金淋巴瘤	95670	18.0
8	食管癌	192 716	19.5	非霍奇金淋巴瘤	112295	24.5	卵巢癌	90476	17.0
9	肝癌	184 076	18.6	肾癌	106095	23.1	甲状腺癌	84975	16.0
10	子宫体癌	178458	33.5	皮肤黑色素瘤	89062	19.4	膀胱癌	74105	13.9

表2-1-4　全球60岁及以上老年恶性肿瘤3年患病顺位

顺位	合计			男性			女性		
	癌症	患病数	患病率（1/10万）	癌症	患病数	患病率（1/10万）	癌症	患病数	患病率（1/10万）
1	结直肠癌	2 455 030	247.9	前列腺癌	2 324 377	507.0	乳腺癌	2 154 868	405.0
2	前列腺癌	2 324 377	507.0	结直肠癌	1 346 292	293.6	结直肠癌	1 108 738	208.4
3	乳腺癌	2 154 868	405.0	肺癌	797 089	173.9	子宫体癌	495 614	93.2
4	肺癌	1 282 673	129.5	膀胱癌	712 154	155.3	肺癌	485 584	91.3
5	膀胱癌	899 087	90.8	胃癌	536 601	117.0	胃癌	274 292	51.6
6	胃癌	810 893	81.9	非霍奇金淋巴瘤	275 354	60.1	子宫颈癌	271 592	51.0
7	非霍奇金淋巴瘤	515 362	52.0	肾癌	263 758	57.5	非霍奇金淋巴瘤	240 008	45.1
8	子宫体癌	495 614	93.2	皮肤黑色素瘤	227 558	49.6	甲状腺癌	235 720	44.3
9	肾癌	426 738	43.1	口咽癌	220 608	48.1	卵巢癌	222 107	41.7
10	皮肤黑色素瘤	400 361	40.4	食管癌	214 760	46.8	膀胱癌	186 933	35.1

表2-1-5　全球60岁及以上老年恶性肿瘤5年患病顺位

顺位	合计			男性			女性		
	癌症	患病数	患病率（1/10万）	癌症	患病数	患病率（1/10万）	癌症	患病数	患病率（1/10万）
1	结直肠癌	3 561 385	359.6	前列腺癌	3 328 607	726.0	乳腺癌	3 361 534	631.8
2	乳腺癌	3 361 534	631.8	结直肠癌	1 931 931	421.4	结直肠癌	1 629 454	306.3
3	前列腺癌	3 328 607	726.0	膀胱癌	1 064 424	232.2	子宫体癌	780 017	146.6
4	肺癌	1 560 784	157.6	肺癌	962 485	209.9	肺癌	598 299	112.5
5	膀胱癌	1 344 650	135.8	胃癌	739 828	161.4	子宫颈癌	397 089	74.6
6	胃癌	1 130 342	114.1	非霍奇金淋巴瘤	395 600	86.3	胃癌	390 514	73.4
7	子宫体癌	780 017	146.6	肾癌	386 521	84.3	甲状腺癌	382 298	71.9
8	非霍奇金淋巴瘤	748 050	75.5	口咽癌	336 598	73.4	非霍奇金淋巴瘤	352 450	66.2
9	肾癌	628 296	63.4	皮肤黑色素瘤	327 865	71.5	卵巢癌	316 066	59.4
10	皮肤黑色素瘤	578 010	58.4	喉癌	289 628	63.2	膀胱癌	280 226	52.7

恶性肿瘤患病率最高，2018 年患病人数为 156 921 人，1 年患病率为 1135.4/10 万；3 年患病人数为 391 384 人，3 年患病率为 2832.0/10 万；5 年患病人数为 584 188 人，5 年患病率为 4227.0/10 万。其次，北美、西欧、南欧老年恶性肿瘤患病水平亦处于较高水平，且均高于世界平均水平，其中北美地区 1 年、3 年、5 年患病人数分别为 480 959 人、1 208 317 人和 1 810 791 人，患病率分别为 1101.5/10 万、2767.3/10 万 和 4147.1/10 万；西欧地区 1 年、3 年、5 年患病人数分别为 291 144 人、734 826 人和 1 103 665 人，患病率分别为 1023.3/10 万、2582.8/10 万 和 3879.2/10 万。中非地区、中南亚、西非、东非等地区老年恶性肿瘤患病率较低，其中中非地区 1 年、3 年、5 年患病人数分别为 7567 人、18 089 人和 26 162 人，患病率分别为 182.3/10 万、435.8/10 万和 630.2/10 万；中南亚地区 1 年、3 年、5 年患病

人数分别为 192 286 人、460 763 人和 667 972 人，患病率分别为 211.4/10 万、506.7/10 万和 734.5/10 万（表 2-1-6）。

老年恶性肿瘤 1 年患病人数前 5 位的国家分别是挪威、丹麦、澳大利亚、爱尔兰和英国，患病人数分别为 8177 人、9879 人、33 735 人、5796 人和 100 959 人，患病率分别为 1283.0/10 万、1263.2/10 万、1221.0/10 万、1179.5/10 万和 1172.7/10 万；3 年患病人数位居前 5 位的国家分别是挪威、丹麦、澳大利亚、荷兰和爱尔兰，3 年患病人数分别为 20 596 人、24 528 人、85 301 人、67 989 人和 14 409 人，患病率分别为 3231.6/10 万、3136.4/10 万、3087.5/10 万、2946.0/10 万和 2932.2/10 万；5 年患病人数前 5 位的国家分别是挪威、丹麦、澳大利亚、荷兰和比利时，5 年患病人数分别为 30 687 人、36 437 人、127 584 人、101 691 人和 68 976 人，患病率分

表2-1-6　2018年世界部分地区老年恶性肿瘤现患状况

地区	1 年		3 年		5 年	
	病例数	患病率 （1/10 万）	病例数	患病率 （1/10 万）	病例数	患病率 （1/10 万）
世界	6 716 343	678.1	15 795 276	1594.7	22 667 717	2288.5
北欧	156 921	1135.4	391 384	2832.0	584 188	4227.0
北美	480 959	1101.5	1 208 317	2767.3	1 810 791	4147.1
西欧	291 144	1023.3	734 826	2582.8	1 103 665	3879.2
南欧	190 315	820.8	480 951	2074.3	722 975	3118.1
中东欧	273 670	659.7	686 584	1655.0	1 023 561	2467.3
南美	172 432	566.4	423 511	1391.1	623 808	2049.1
东亚	839 375	538.7	1 937 649	1243.6	2 789 245	1790.2
南非	14 433	443.7	34 790	1069.6	50 587	1555.3
西亚	53 120	433.3	130 717	1066.3	192 612	1571.2
中美	36 917	382.3	89 982	931.8	132 033	1367.2
东南亚	128 034	348.5	309 258	841.8	449 834	1224.5
北非	34 384	322.0	84 446	790.9	123 658	1158.1
东非	29268	261.9	69 635	623.2	100 513	899.5
西非	19 961	216.8	48 535	527.2	70 481	765.6
中南亚	192 286	211.4	460 763	506.7	667 972	734.5
中非	7 567	182.3	18 089	435.8	26 162	630.2

别 为 4814.9/10 万、4659.2/10 万、4617.9/10 万、4406.4/10 万和 4386.4/10 万。

（四）我国老年恶性肿瘤发病率与死亡率与世界部分国家的比较

1. 总体发病率与死亡率的国际比较

根据 IARC 公布的数据，我国老年恶性肿瘤世标发病率比世界平均水平高 4.16%，比人类发展指数（HDI）非常高地区平均水平低 27.94%，比高 HDI 地区平均水平高 5.28%，比中 HDI 地区平均水平高 103.48%，比低 HDI 地区平均水平高 105.32%，比欧洲平均水平低 25.85%，比北美洲平均水平低 32.85%。在亚洲国家中处于较高水平，比亚洲平均水平高 22.84%，低于新加坡、日本等国家，高于韩国、泰国、马来西亚等国家。

我国老年恶性肿瘤死亡率位居全球第 9 位，比世界平均水平高 35.83%，比 HDI 非常高地区平均水平高 26.79%，比高 HDI 地区平均水平高 14.72%，比中 HDI 地区平均水平高 112.41%，比低 HDI 地区平均水平高 100.81%，比欧洲平均水平高 17.19%，比北美洲平均水平高 39.03%。在亚洲国家中处于较高水平，比亚洲平均水平高 36.34%，与新加坡水平相近，低于蒙古等国家，高于韩国、日本、泰国、马来西亚等国家。

2. 主要老年恶性肿瘤发病率和死亡率的国际比较

我国老年男性和女性恶性肿瘤发病率分别略高于全球男性和女性的平均水平，处于 HDI 非常高和 HDI 高地区之间的水平。老年男性肺癌世标发病率为全球老年男性平均水平的 1.5 倍，高于 HDI 非常高国家和地区的平均水平；老年男性胃癌、食管癌和肝癌的世标发病率分别为世界老年男性平均水平的 1.8 倍、2.2 倍和 1.8 倍，高于 HDI 非常高国家和地区的平均水平；老年男性结直肠癌世标率为全球平均水平的 1.2 倍，高于 HDI 非常高国家和地区的平均水平。老年女性肺癌、胃癌、食管癌、肝癌和结直肠癌标化率分别为全球女性平均水平的 1.5 倍、1.8 倍、2.6 倍、1.8 倍和 1.2 倍，女性乳腺癌世标率比全球平均水平低 40%（表 2-1-7）。表 2-1-8 展示我国及不同 HDI 水平地区主要老年恶性肿瘤死亡率。

二、我国老年恶性肿瘤流行概况

目前，中国已经成为世界上老年人口最多的国家，据国家统计局最新数据，截至 2018 年 1 月，我国 60 周岁及以上的人口达 24 090 万人，占总人口的 17.3%，标志着中国已经步入老龄化社会。老龄化是恶性肿瘤高发的最主要原因之一，我国老年恶性肿瘤负担十分严重。《中国死因监测数据集 2015》数据显示，无论是城市还

表2-1-7　常见老年恶性肿瘤分性别世标发病率（1/10万）

恶性肿瘤类别	男性						女性					
	中国	世界	HDI 非常高	HDI 高	HDI 中	HDI 低	中国	世界	HDI 非常高	HDI 高	HDI 中	HDI 低
合计	1303.6	1249.9	1853.7	1249.5	595.1	556.1	805.3	798.2	1127.8	769.5	444.1	474.1
肺癌	319.7	216.6	286.0	268.1	81.4	24.9	147.0	96.1	138.7	111.8	31.3	12.2
胃癌	188.6	102.5	102.3	150.7	41.0	29.6	73.2	41.7	40.3	59.6	18.8	22.2
结直肠癌	179.9	147.6	241.9	160.3	49.0	42.2	119.9	100.4	147.6	108.2	29.7	38.3
食管癌	128.4	57.9	40.5	94.3	31.6	25.9	58.8	22.4	8.7	40.0	15.7	20.4
肝癌	128.5	72.5	63.3	101.9	45.5	39.6	53.4	29.4	22.3	43.5	19.1	20.4
女性乳腺癌							102.4	170.4	282.7	125.8	104.9	91.3

注：HDI，人类发展指数

表2-1-8　常见老年恶性肿瘤分性别世标死亡率（1/10万）

恶性肿瘤类别	男性						女性					
	中国	世界	HDI 非常高	HDI 高	HDI 中	HDI 低	中国	世界	HDI 非常高	HDI 高	HDI 中	HDI 低
合计	1095.2	793.9	868.8	964.6	465.0	448.8	600.4	472.8	502.4	528.8	334.0	395.7
肺癌	309.4	192.1	225.3	256.8	76.9	24.6	134.0	77.4	95.3	100.9	29.4	12.1
胃癌	175.4	79.9	51.6	137.3	37.6	29.2	70.2	33.0	21.8	54.7	17.2	22.2
结直肠癌	95.8	76.6	99.2	86.5	35.2	34.8	63.5	48.9	59.7	57.3	20.3	30.3
食管癌	127.2	53.6	31.8	91.7	29.6	25.6	55.7	19.9	6.4	37.0	13.4	19.9
肝癌	125.1	68.6	54.7	99.1	44.0	39.4	52.5	28.4	20.5	42.6	18.4	20.1
女性乳腺癌							44.7	60.9	68.8	49.6	64.7	56.0

是农村，恶性肿瘤列居60岁及以上老年人群死因的第一位。

（一）我国癌症发病流行现状

我国居民的癌症发病率总体呈现上升趋势。根据国际癌症研究机构（IARC）预测，2018年，中国70岁及以上老年人恶性肿瘤新发病例数约129.8万人，男、女性癌症发病人数分别约为78.1万和51.7万；到2040年，中国70岁及以上老年人恶性肿瘤每年新发癌症病例数约为332.0万，男、女性癌症发病人数分别为198.0万和134.0万。在我国，肺癌和消化道癌发病率和死亡率居于我国老年恶性肿瘤的前列，是危害居民生命健康的主要恶性肿瘤，老年恶性肿瘤疾病负担男性高于女性，城市高于农村。

1. 癌症总体发病率　世界卫生组织/国际癌症研究机构的统计报告（GLOBOCAN 2018）显示：2018年中国60岁及以上恶性肿瘤新发病例为2 545 427人，发病率为1072.6/10万，世标发病率为1045.9/10万，占世界60岁及以上恶性肿瘤发病总例数的24.26%；其中，中国60岁及以上男性新发病例数为5 1 537 967例，发病率为1324.4/10万，世标发病率为1303.6/10万，占世界60岁及以上男性恶性肿瘤新发病例数的25.78%；中国60岁及以上女性恶性肿瘤新发病例数为1 007 460例，发病率为831.2/10万，世标率为805.3/10万，占世界60岁及以上女性恶

性肿瘤新发病总例数的22.26%。

根据国家癌症中心公开发布的老年恶性肿瘤数据，2013年全国60岁及以上老年人新发病例数估计为217.1万例，发病率为1029.16/10万，中标率为1019.25/10万，世标率为987.87/10万，占全部恶性肿瘤发病的58.96%。其中男性新发病例数约为132.48万例，女性为84.62万例，中标率分别为1299.20/10万和759.94/10万，男性中标率为女性的1.71倍；城市与农村老年人恶性肿瘤发病率接近，但城市女性发病率略高于农村女性（中标发病率分别为782.73/10万和732.16/10万），农村男性发病率略高于城市男性（中标发病率分别为1316.85/10万和1281.91/10万，表2-1-9）。

目前，我国老年人群常见恶性肿瘤类别为肺癌、胃癌、结直肠癌、食管癌、肝癌等，前10位恶性肿瘤发病中肺癌列居第一位，年新发病例约53.08万，约占老年人群恶性肿瘤发病人数的24.45%，常见消化系统肿瘤（食管癌、胃癌、肝癌、结直肠癌）约占老年人群恶性肿瘤发病人数的43.25%（表2-1-10）。

男、女性常见癌症的发病顺位不同。男性癌症发病前5位是肺癌、胃癌、食管癌、肝癌和结直肠癌，标化率分别为337.38/10万、203.87/10万、138.22/10万、127.91/10万和124.26/10万，其前10位恶性肿瘤发病中肺癌占26.93%，常见

消化系统肿瘤占 47.68%；女性癌症发病前 5 位为肺癌、结直肠癌、胃癌、乳腺癌和食管癌，发病率分别为 147.35/10 万、84.57/10 万、75.80/10 万、75.86/10 万和 57.58/10 万，其前 10 位恶性肿瘤发病中肺癌占 20.56%，常见消化系统肿瘤占 37.61%（表 2-1-10）。

2．年龄别发病率 总体而言，恶性肿瘤的发病率随年龄的增长而增加，年龄别发病率在 30 岁以前低于 60/10 万，30 岁以后开始快速升高，60 岁年龄组发病率约达 726.67/10 万，80 岁年龄组达到高峰，发病率达 1494.42/10 万，发病人数在 60 岁年龄组达到高峰。我国老年人群中，肺癌发病率显著上升，80 岁年龄组达到发病高峰；结直肠癌、食管癌、胃癌和肝癌的发病率随年龄增长稳步上升，乳腺癌发病率随年龄增长持续下降（图 2-1-5）。

表2-1-9 2013年中国老年恶性肿瘤发病情况估计

地区	性别	发病数（万）	发病率（1/10 万）	中标发病率（1/10 万）	世标发病率（1/10 万）	构成比（%）
城市	男性	70.9	1291.1	1281.9	1237.8	63.4
	女性	47.6	806.9	782.7	760.5	49.7
	合计	118.4	1040.33	1021.2	988.3	57.1
农村	男性	61.6	1306.0	1316.9	1276.4	66.2
	女性	37.1	742.1	732.2	713.3	54.8
	合计	98.7	1016.1	1015.5	985.9	61.4
全国	男性	132.5	1298.0	1299.2	1256.9	64.7
	女性	84.6	777.2	759.9	739.2	51.8
	合计	217.1	1029.2	1019.3	987.8	59.0

表格数据引自：陈万青，郑荣寿，张思维，等．2013 年中国老年人群恶性肿瘤发病和死亡分析．中华肿瘤杂志，2017，39（2）：60-66.

表2-1-10 2013年中国老年人群前10位常见恶性肿瘤发病及构成情况

顺位	男性				女性				合计			
	恶性肿瘤类别	发病数（万）	世标发病率（1/10 万）	构成（%）	恶性肿瘤类别	发病数（万）	世标发病率（1/10 万）	构成（%）	恶性肿瘤类别	发病数（万）	世标发病率（1/10 万）	构成（%）
1	肺癌	35.68	337.38	26.9	肺癌	17.40	147.35	20.6	肺癌	53.08	239.03	24.5
2	胃癌	21.31	203.87	16.9	结直肠癌	9.85	84.57	11.6	胃癌	30.16	138.10	13.9
3	食管癌	14.35	138.22	10.8	胃癌	8.85	75.80	10.5	结直肠癌	23.02	103.65	10.6
4	肝癌	13.26	127.91	10.0	乳腺癌	7.99	75.86	9.5	食管癌	21.06	96.87	9.7
5	结直肠癌	13.17	124.26	9.9	食管癌	6.71	57.58	7.9	肝癌	19.67	90.40	9.1
6	前列腺癌	5.63	50.35	4.3	肝癌	6.41	54.71	7.6	乳腺癌	7.99	75.86	3.7
7	膀胱癌	4.31	39.66	3.3	胰腺癌	2.92	24.23	3.5	胰腺癌	6.46	28.56	3.0
8	胰腺癌	3.54	33.14	2.7	子宫颈癌	2.31	21.93	2.7	前列腺癌	5.63	50.35	2.6
9	淋巴瘤	2.62	24.96	2.0	脑瘤	2.23	20.20	2.6	膀胱癌	5.51	23.93	2.5
10	肾癌	2.27	21.71	1.7	子宫体癌	2.11	20.20	2.5	淋巴瘤	4.51	20.68	2.1

表格数据引自：陈万青，郑荣寿，张思维，等．2013 年中国老年人群恶性肿瘤发病和死亡分析．中华肿瘤杂志，2017，39（2）：60-66.

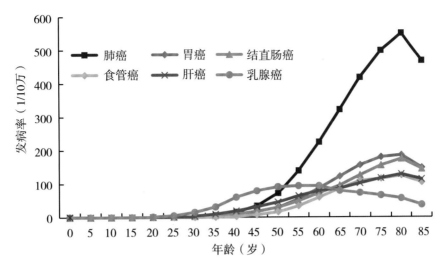

图 2-1-5　2013 年中国主要老年恶性肿瘤年龄别发病率

3．城乡地区发病率　2013 年城市地区老年恶性肿瘤发病人数为 118.44 万，发病率为 1040.33/10 万，中标发病率为 1021.2/10 万，其中男性新发病例数约为 70.86 万例，女性为 47.57 万例，中标发病率分别为 1281.91/10 万和 782.73/10 万。农村地区老年恶性肿瘤发病人数为 98.67 万，发病率为 1016.07/10 万，中标发病率为 1015.53/10 万，其中男性新发病例数约为 61.62 万，女性为 37.05 万，中标发病率分别为 1316.85/10 万和 732.16/10 万。城市地区发病人数是农村地区的 1.2 倍，中标发病率是农村地区的 1.01 倍。

城市地区老年人群中，肺癌位居男女恶性肿瘤发病人数首位，年发病人数约 28.72 万，标化率为 236.95/10 万。城市地区老年人群恶性肿瘤发病顺位前 5 位依次为肺癌、结直肠癌、胃癌、肝癌和食管癌，城市地区老年人群恶性肺癌发病人数占全国老年人群肺癌发病人数的 54.11%，结直肠癌发病人数占全国老年结直肠癌发病人数的 65.68%，乳腺癌发病人数占全国老年人群乳腺癌发病人数的 68.21%（表 2-1-11）。农村地区老年人群中，肺癌依旧位居男女性恶性肿瘤发病人数首位，年发病人数约为 24.37 万，标化发病率为 241.16/10 万。农村地区老年人群恶性肿瘤发病顺位前 5 位依次为肺癌、胃癌、食管癌、肝癌和结直肠癌，农村地区胃癌、食管癌和肝癌发病人数约占全国老年人同癌种恶性肿瘤新发病例

的 56.61%（表 2-1-11）。

城乡老年人群年龄别发病率变化趋势相似，发病率随年龄的增长而增长，其中老年男性人群发病率增长的速度高于女性，城市地区高于农村地区（图 2-1-6）。

（二）我国老年人群恶性肿瘤死亡流行现状

根据全国三次全死因回顾调查的结果，癌症死亡在死因中所占的比例较大，其中 70 岁及以上老年人群恶性肿瘤死亡率明显上升，70 岁年龄组三次死因调查的死亡率分别为 616.71/10 万、898.80/10 万和 942.73/10 万，80 岁年龄组死亡率分别为 614.20/10 万、928.90/10 万和 1387.59/10 万。据 IARC 预测，2018 年，中国 70 岁及以上恶性肿瘤死亡例数约 124 万人，其中男、女性癌症死亡例数分别为 75 万和 49 万。预计到 2040 年，中国每年死于癌症的病例数将达到 319 万人，男、女性癌症死亡例数分别为 192 万和 127 万。

1．我国老年恶性肿瘤总体死亡率　2013 年全国 60 岁及以上老年人恶性肿瘤死亡病例数估计为 160.05 万例，死亡率为 758.72/10 万，中标死亡率为 730.78/10 万，世标死亡率为 699.96/10 万，占全部老年恶性肿瘤死亡的 71.80%。其中男性死亡病例数约为 100.88 万例，女性为 59.17 万例，中标死亡率分别为 976.60/10 万和 504.61/10 万，男性中标率为女性的 1.94 倍；城市地区老年人群恶性肿瘤死亡率低于农村地区，且城市老年男性和女性死亡率分别低于农村老年

表2-1-11 中国城市和农村地区老年恶性肿瘤前10位发病顺位表

顺位	城市				农村			
	恶性肿瘤类别	发病数（万）	世标发病率（1/10万）	构成（%）	恶性肿瘤类别	发病数（万）	世标发病率（1/10万）	构成（%）
1	肺癌	28.72	236.95	24.25	肺癌	24.37	241.16	24.69
2	结直肠癌	15.12	124.94	12.76	胃癌	16.14	161.54	16.36
3	胃癌	14.02	117.98	11.84	食管癌	13.92	139.40	14.11
4	肝癌	9.60	80.96	8.10	肝癌	10.07	101.30	10.21
5	食管癌	7.14	60.46	6.03	结直肠癌	7.90	78.51	8.01
6	乳腺癌	5.45	94.84	4.60	乳腺癌	2.54	53.47	2.58
7	前列腺癌	4.15	68.42	3.51	胰腺癌	2.47	24.29	2.51
8	胰腺癌	3.98	32.11	3.36	膀胱癌	2.03	19.51	2.05
9	膀胱癌	3.48	27.65	2.94	脑瘤	1.92	19.58	1.95
10	淋巴瘤	2.95	24.73	2.49	淋巴瘤	1.56	15.90	1.58

表格数据引自：陈万青，郑荣寿，张思维，等．2013年中国老年人群恶性肿瘤发病和死亡分析．中华肿瘤杂志，2017，39（2）：60-66.

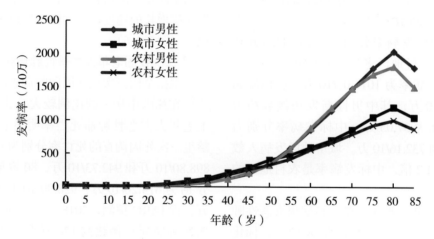

图 2-1-6 2013 年中国城市和农村地区恶性肿瘤别发病率

男性和女性（表 2-1-12）。

按死亡率排序，我国老年人群前 10 位恶性肿瘤依次是肺癌、胃癌、肝癌、食管癌、结直肠癌、乳腺癌、胰腺癌、脑瘤、胆囊癌和淋巴瘤，标化死亡率分别为 200.98/10 万、103.24/10 万、83.33/10 万、74.22/10 万、53.51/10 万、26.87/10 万、26.71/10 万、13.71/10 万、13.00/10 万 和 12.93/10 万。肺癌列居老年人群恶性肿瘤死亡顺位第一位，约占老年人群恶性肿瘤死亡人数的 28.8%，常见消系统肿瘤（食管癌、胃癌、肝癌、结直肠癌）约占老年人群恶性肿瘤死亡人数

的 44.7%（表 2-1-13）。

位居老年男性恶性肿瘤死亡前 5 位的是肺癌、胃癌、肝癌、食管癌和结直肠癌，标化率分别为 289.20/10 万、152.00/10 万、119.58/10 万、107.06/10 万和 65.14/10 万，其前 10 位恶性肿瘤发病中肺癌位居首位，占 30.90%，常见消化系统肿瘤占 47.0%；女性癌症发病前 5 位为肺癌、胃癌、肝癌、结直肠癌、食管癌，死亡率分别为 136.08/10 万、66.50/10 万、54.22/10 万、50.68/10 万和 49.88/10 万，其前 10 位恶性肿瘤死亡中肺癌依旧位居首位，占 25.0%，常见消化

表2-1-12 2013年中国老年恶性肿瘤死亡情况估计

地区	性别	死亡数（万）	死亡率（1/10万）	中标死亡率（1/10万）	世标死亡率（1/10万）	构成比（%）
城市	男性	52.43	955.24	926.51	889.7	71.26
	女性	32.05	543.67	492.84	470.13	72.05
	合计	84.48	742.09	699.66	669.88	71.56
农村	男性	48.45	1026.91	1031.73	989.69	72.27
	女性	27.12	543.18	517.57	495.44	71.70
	合计	75.57	778.22	765.53	733.21	72.06
全国	男性	100.88	988.37	976.60	937.65	71.74
	女性	59.17	543.44	504.61	482.17	71.89
	合计	160.05	758.72	730.78	699.96	71.80

表2-1-13 2013年中国老年人群前10位常见恶性肿瘤死亡顺位表

顺位	男性			女性			合计		
	恶性肿瘤类别	世标死亡率（1/10万）	构成（%）	恶性肿瘤类别	世标死亡率（1/10万）	构成（%）	恶性肿瘤类别	世标死亡率（1/10万）	构成（%）
1	肺癌	289.20	30.9	肺癌	136.08	25.0	肺癌	200.98	28.8
2	胃癌	152.00	16.2	胃癌	66.50	12.2	胃癌	103.24	14.7
3	肝癌	119.58	12.4	肝癌	54.22	10.0	肝癌	83.33	11.5
4	食管癌	107.06	11.3	结直肠癌	50.68	9.3	食管癌	74.22	10.5
5	结直肠癌	65.14	7.1	食管癌	49.88	9.2	结直肠癌	53.51	7.9
6	胰腺癌	31.07	3.3	乳腺癌	28.41	5.2	乳腺癌	26.87	1.9
7	前列腺癌	21.13	2.4	胰腺癌	25.61	4.7	胰腺癌	26.71	3.8
8	膀胱癌	17.45	2.0	胆囊癌	15.11	2.8	脑瘤	13.71	1.9
9	淋巴瘤	16.03	1.7	脑瘤	13.14	2.4	胆囊癌	13.00	1.9
10	脑瘤	15.26	1.6	淋巴瘤	11.08	2.0	淋巴瘤	12.93	1.8

系统肿瘤占40.7%（表2-1-13）。

2．年龄别死亡率 中国恶性肿瘤年龄别死亡率随年龄增长而升高，年龄别死亡率在40岁以前处于较低水平，40岁以后快速升高，60岁年龄组死亡率约达397.37/10万，85岁年龄组达到高峰，死亡率约为1426.37/10万。死亡人数在60岁达到高峰，老年男性死亡人数和死亡率均高于女性且死亡率的差异随年龄增加逐渐增大。

我国老年人群常见恶性肿瘤中，肺癌死亡率显著上升，80岁年龄组达到发病高峰，死亡率约达383.69/10万；胃癌、肝癌和食管癌的死亡率随年龄增长稳步上升，80岁年龄组达到死亡高峰，死亡率分别约为194.24/10万、141.46/10万和126.20/10万；老年结直肠癌死亡率在70岁以后明显上升，85岁年龄组达到高峰，死亡率约为163.28/10万；乳腺癌死亡率上升速度较为缓慢，85岁年龄组达到高峰，死亡率约为52.83/10万（图2-1-7）。

3．城乡地区死亡率 2013年城市地区老年恶性肿瘤死亡人数为84.48万，死亡率为742.09/10万，中标死亡率为699.66/10万，其中

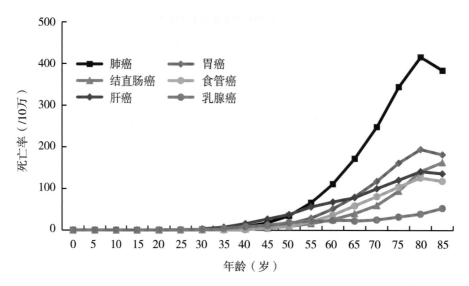

图 2-1-7 2013 年中国主要老年恶性肿瘤年龄别死亡率

男性新发病例数约为 52.43 万,女性为 32.05 万,中标死亡率分别为 926.51/10 万和 492.84/10 万。农村地区老年恶性肿瘤死亡人数为 75.57 万,死亡率为 778.22/10 万,中标率为 765.53/10 万,其中男性死亡例数约为 48.45 万,女性为 27.12 万,中标率分别为 1031.73/10 万和 517.57/10 万。城市地区死亡人数是农村地区的 1.1 倍,中标率是农村地区的 1.4 倍。

城市地区老年人群中,肺癌位居男女性恶性肿瘤死亡顺位的首位,年死亡人数约 25.35 万,标化率为 201.05/10 万。按死亡率排序,城市地区老年人群恶性肿瘤前 5 位依次为肺癌、胃癌、肝癌、结直肠癌和食管癌,城市地区老年人群恶性肺癌发病人数占全国老年人群肺癌发病人数的 55.07%,结直肠癌死亡人数占全国老年结直肠癌死亡人数的 64.72%,乳腺癌死亡人数占全国老年人群乳腺癌死亡人数的 65.70%(表 2-1-14)。农村地区老年人群中,肺癌依旧位居男女性恶性肿瘤发病人数首位,年发病人数约为 20.68 万,标化发病率为 200.98/10 万。农村地区老年人群恶性肿瘤死亡顺位前 5 位依次为肺癌、胃癌、肝癌、食管癌和结直肠癌,农村地区胃癌、食管癌和肝癌发病人数约占全国老年人同癌种恶性肿瘤死亡病例的 57.07%(表 2-1-14)。

城乡老年人群年龄别死亡率变化趋势相似,死亡率随年龄的增长而增长,其中老年男性人群死亡率增长的速度高于女性,城市地区高于农村地区(图 2-1-8)。

4. 我国恶性肿瘤死亡率时间趋势 20 世纪 70 年代第一次死因调查中,全国恶性恶性肿瘤死亡率平均水平是 82.41/10 万,70 岁年龄组达到高峰,死亡率为 616.71/10 万,随后有所下降。20 世纪 90 年代第二次死因调查数据显示,总体死亡率为 112.57/10 万。与第一次死因调查相比,各年龄组死亡率均显著上升,尤其以 60 岁以后高年龄组明显,死亡率高峰出现在 80 岁年龄组,为 928.9/10 万,随后略有回落。2004—2005 年间全国第三次死因调查总体死亡率为 150.18/10 万,与第二次死因调查数据相比,全国第三次死因调查中 70 岁以下绝大多数年龄组死亡率出现下降趋势,而 70 岁以上各年龄组恶性肿瘤死亡率明显上升。死亡率上升速度随年龄增长逐步提高,70 岁年龄组上升了 4.89%,75 岁年龄组上升了 28.50%,80 岁年龄组上升了 49.38%,85 岁年龄组上升了 54.04%。由此可见,三次死因调查中恶性肿瘤死亡率的上升主要由老年人群死亡率大幅度增长导致(图 2-1-8)。

在过去的 40 余年间,肺癌、结直肠癌、女性乳腺癌等恶性肿瘤死亡率水平呈明显上升趋势,其中上升幅度最大的为肺癌。20 世纪 70 年

表2-1-14 中国城市和农村地区老年恶性肿瘤前10位死亡顺位

顺位	城市			农村		
	恶性肿瘤类别	世标死亡率（1/10万）	构成（%）	恶性肿瘤类别	世标死亡率（1/10万）	构成（%）
1	肺癌	201.05	30.00	肺癌	200.98	28.76
2	胃癌	84.46	12.57	胃癌	103.24	14.74
3	肝癌	73.51	10.57	肝癌	83.33	11.51
4	结直肠癌	63.10	9.71	食管癌	74.22	10.52
5	食管癌	46.20	6.77	结直肠癌	53.51	7.92
6	乳腺癌	31.75	2.40	乳腺癌	26.87	1.93
7	胰腺癌	30.58	4.56	胰腺癌	26.71	3.82
8	前列腺癌	26.58	2.01	脑瘤	13.71	1.90
9	胆囊癌	14.85	2.29	胆囊癌	13.00	1.92
10	淋巴瘤	14.76	2.19	淋巴瘤	12.93	1.83

表格数据引自：陈万青，郑荣寿，张思维，等 . 2013 年中国老年人群恶性肿瘤发病和死亡分析 . 中华肿瘤杂志，2017，39（2）：60-66.

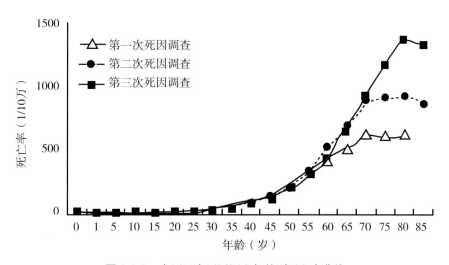

图 2-1-8 全国三次死因调查年龄别死亡率曲线

代肺癌死亡率平均水平是 5.46/10 万，在恶性肿瘤总死亡中占 7.35%，排在第 4 位，位居胃癌、食管癌、肝癌之后，进入 21 世纪以来，肺癌位居恶性肿瘤死亡首位，2013 年全国肺癌死亡率约为 43.41/10 万。与第三次死因调查结果比较，结直肠癌、女性乳腺癌标化死亡率在 21 世纪上升幅度明显，分别增加了 71.31% 和 229.80%；胃癌、食管癌和肝癌死亡率呈明显下降趋势，中标死亡率分别减少了 24.75%、13.05% 和 12.54%（图 2-1-9）。

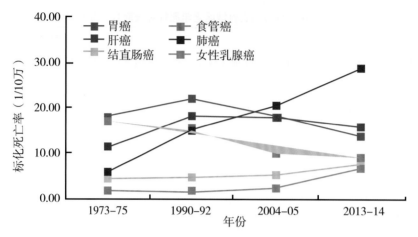

图 2-1-9　我国主要恶性肿瘤死亡率变化曲线

（陈万青　李　贺）

参考文献

陈万青，郑荣寿，张思维，等. 2013 年中国老年人群恶性肿瘤发病和死亡分析. 中华肿瘤杂志，2017，39（2）：60-66.

王宇孟群. 中国死因监测数据集 2015. 北京：中国科学技术出版社，2016.

卫生部肿瘤防治研究办公室. 中国恶性肿瘤死亡调查研究. 北京：人民卫生出版社，1980.

张学飞，闫贻忠，庞丽娟，等. 中国老年人群恶性肿瘤疾病负担. 中国老年学杂志，2017，37（21）：5325-5329.

赵平，孔灵芝. 中国肿瘤死亡报告——全国第三次死因回顾性抽样调查. 北京：人民卫生出版社，2010.

Cleries R，Ameijide A，Marcos-Gragera R，et al. Predicting the cancer burden in Catalonia between 2015 and 2025：the challenge of cancer management in the elderly. Clin Transl Oncol，2018，20（5）：647-657.

International Agency for Research on Cancer. Cancer Today[EB/OL]. http：//gco.iarc.fr/today

Li S，Zhang X，Yan Y，et al. High Cancer Burden in Elderly Chinese，2005-2011. Int J Environ Res Public Health，2015，12（10）：12196-12211.

Prince M J，Wu F，Guo Y，et al. The burden of disease in older people and implications for health policy and practice. The Lancet，2015，385（9967）：549-562.

Smetana K，Jr.，Lacina L，Szabo P，et al. Ageing as an Important Risk Factor for Cancer. Anticancer Res，2016，36（10）：5009-5017.

第二节　国内外老年肺癌流行概况

在所有恶性肿瘤中，肺癌是全球范围内发病率最高的癌种，也是死亡率高的癌种。根据 GLOBOCAN 估计（Bray et al，2018；Ferlay et al，2018），2018 年全球新发肺癌病例 2 093 876 例，占所有癌症新发病例的 11.6%，是最多发的癌种。同年，肺癌死亡病例 1 761 007 例，占所有癌症死亡病例的 18.4%，是首位的癌症死因。除了高发病率和高死亡率，肺癌的癌症负担还体现在低生存率上。国家癌症中心 2018 年发表在《柳叶刀：全球健康》上的文章指出，2012—2015 年间我国人群中男性、女性肺癌患者的 5 年生存率分别为 16.8% 和 25.1%，仅优于膀胱癌、肝癌和胰腺癌，位于所有主要癌种的倒数第四位，远低于全癌种的平均水平（Zeng et al，2018）。

据 GLOBOCAN 估计，2018 年我国有肺癌新发病例 774 323 例，占所有癌症新发病例的 18.1%，肺癌死亡病例 518 547 例，占所有癌症死亡病例的 21.9%。在我国，肺癌同样是最多发的癌种，也是首位的癌症死因，远高于第二、三位的结直肠癌和胃癌，且肺癌的发病和死亡在我国总体癌症负担中的占比高于世界整体水平，提示了我国肺癌防控的必要性和紧迫性。

和绝大多数癌症一样，肺癌的发病和死亡风险都与年龄的增加呈正相关。中国肿瘤登记数据显示，我国肺癌的年龄别发病率从 40 岁开始大幅上涨，在 60 岁以上的老年人群中达到高峰（张思维 等，2018）。因此，我国老年人口的肺癌负担尤为严重。在全球主要经济大国均面临人口老龄化威胁的今天，针对老年人口的流行病学研究意义非凡。

一、全球老年肺癌流行概况

（一）全球老年肺癌发病状况

1. 总体发病水平　根据 GLOBOCAN 的估计，如表 2-2-1、图 2-2-1 所示，2018 年全球 60 岁及以上人口中肺癌新发病例 1 586 371 例，占全球老年恶性肿瘤发病数的 13.9%，发病率 160.2/10 万，世标发病率 151.4/10 万，位列全癌种发病率第一位。其中男性新发病例 1 033 638 例，发病率 225.4/10 万，世标率 216.6/10 万，仅次于前列腺癌，位于全癌种发病率第二位。女性新发病例 552 733 例，发病率 103.9/10 万，世标发病率 96.1/10 万，位列全癌种发病率第三位，

表2-2-1　2018年全球60岁及以上人群肺癌发病情况

	排位	发病数	发病率 （1/10 万）	世标率 （1/10 万）
合计	1	1 586 371	160.2	151.4
男性	2	1 033 638	225.4	216.6
女性	3	552 733	103.9	96.1

仅次于乳腺癌和结直肠癌。

2. 肺癌发病与大洲　肺癌的发病率在经济发达的国家或地区较高，在经济落后的国家或地区较低。

如表 2-2-2 所示，2018 年非洲的 60 岁及以上人群肺癌新发病例 23 311 例，排在全癌种发病数的第 6 位，发病率 32.8/10 万，世标发病率 32.7/10 万。其中男性新发病例 16 832 例，排在全癌种发病数的第 3 位，发病率 51.6/10 万，世标发病率 51.8/10 万；女性新发病例 6479 例，排在全癌种发病数的第 10 位，发病率 16.8/10 万，世标率 16.6/10 万。

拉丁美洲和加勒比海地区的 60 岁及以上人群肺癌新发病例 68921 例，排在全癌种发病数的第 4 位，发病率 87.4/10 万，世标发病率 81.2/10 万。其中男性新发病例 40 733 例，排在全癌种发病数的第 3 位，发病率 115.2/10 万，世标发病率 108.5/10 万；女性新发病例 28 188 例，排在全癌种发病数的第 3 位，发病率 64.9/10 万，世标发病

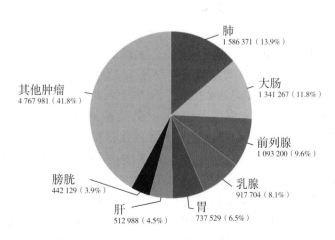

总数：11 399 169

图 2-2-1　2018 年全球 60 岁及以上人群恶性肿瘤发病构成

表2-2-2　2018年各大洲60岁及以上人群肺癌发病情况

	排位	发病数	发病率（1/10万）	世标发病率（1/10万）
合计				
非洲	6	23 311	32.8	32.7
拉丁美洲和加勒比地区	4	68 921	87.4	81.2
北美	1	212 175	263.0	241.4
亚洲	1	896 103	158.2	151.8
欧洲	3	371 552	199.5	191.7
大洋洲	3	14 309	201.1	177.2
男性				
非洲	3	16 832	51.6	51.8
拉丁美洲和加勒比地区	3	40 733	115.2	108.5
北美	2	112 776	304.7	280.9
亚洲	1	607 591	224.3	219.2
欧洲	2	247 819	312.5	297.1
大洋洲	3	7 887	234.6	205.2
女性				
非洲	10	6 479	16.8	16.6
拉丁美洲和加勒比地区	3	28 188	64.9	59.6
北美	2	99 399	227.6	208.9
亚洲	2	288 512	97.6	91.2
欧洲	3	123 733	115.7	110.7
大洋洲	3	6 422	171.1	153.8

率59.6/10万。

北美洲的60岁及以上人群肺癌新发病例212 175例，排在全癌种发病数的第1位，发病率263.0/10万，世标率241.4/10万。其中男性新发病例112 776例，排在全癌种发病数的第2位，发病率304.7/10万，世标发病率280.9/10万；女性新发病例99 399例，排在全癌种发病数的第2位，发病率227.6/10万，世标发病率208.9/10万。

亚洲的60岁及以上人群肺癌新发病例896 103例，排在全癌种发病数的第1位，发病率158.2/10万，世标发病率151.8/10万。其中男性新发病例607 591例，排在全癌种发病数的第1位，发病率224.3/10万，世标发病率219.2/10万；女性新发病例288 512例，排在全癌种发病数的第2位，发病率97.6/10万，世标发病率91.2/10万。

欧洲的60岁及以上人群肺癌新发病例371 552例，排在全癌种发病数的第3位，发病率199.5/10万，世标发病率191.7/10万。其中男性新发病例247 819例，排在全癌种发病数的第2位，发病率312.5/10万，世标发病率297.1/10万；女性新发病例123 733例，排在全癌种发病数的第3位，发病率115.7/10万，世标率110.7/10万。

大洋洲的60岁及以上人群肺癌新发病例14 309例，排在全癌种发病数的第3位，发病率201.1/10万，世标发病率177.2/10万。其中男性新发病例 7887 例，排在全癌种发病数的第 3 位，发病率 234.6/10 万，世标发病率 205.2/10 万；女性新发病例 6422 例，排在全癌种发病数的第 3 位，发病率 171.1/10 万，世标发病率 153.8/10 万。

3. 肺癌发病与收入　如表 2-2-3 所示，据估计 2018 年全球 60 岁及以上人群中，肺癌的发病率整体呈现出随着收入的降低而降低的趋势。在高收入国家中，肺癌发病率为 231.8/10 万，排名全癌种第一。在中高收入国家中，肺癌发病率为 190.3/10 万，排名全癌种第一。在中低收入国家中，肺癌发病率为 51.3/10 万，排名全癌种第二。在低收入国家中，肺癌发病率为 48.3/10 万，排名全癌种第四。

在高收入国家的 60 岁及以上男性中，肺癌发病率为 311.8/10 万，排名全癌种第二。在中高收入国家中，肺癌发病率为 277.8/10 万，排名全癌种第一。在中低收入国家中，肺癌发病率为 79.0/10 万，排名全癌种第一。在低收入国家中，肺癌发病率为 57.1/10 万，排名全癌种第一。

在高收入国家的 60 岁及以上女性中，肺癌发病率为 165.8/10 万，排名全癌种第三。在中高

收入国家中，肺癌发病率为 113.9/10 万，排名全癌种第三。在中低收入国家中，肺癌发病率为 26.5/10 万，排名全癌种第四。在低收入国家中，肺癌发病率为 41.0/10 万，排名全癌种第四。

（二）全球老年肺癌死亡状况

1. 总体死亡水平　根据 GLOBOCAN 的估计，如表 2-2-4 和图 2-2-2 所示，2018 年全球 60 岁及以上人口中，肺癌死亡病例 1 386 437 例，占全球老年恶性肿瘤死亡数的 20.5%，死亡率 140.0/10 万，世标死亡率 129.8/10 万。其中男性死亡病例 927 115 例，发病率 202.2/10 万，世标发病率 192.1/10 万，女性死亡病例 459 322 例，发病率 86.3/10 万，世标发病率 77.4/10 万。肺癌的死亡率无论在男性还是女性中均位列全癌种死亡率第一位。

2. 肺癌死亡与大洲　肺癌死亡率在北美、西欧和中国较高，在非洲等经济较为落后的国家或地区较低。

如表 2-2-5 所示，2018 年非洲的 60 岁及以上人群肺癌死亡 23 039 例，排在全癌种死亡数的第 6 位，死亡率 32.4/10 万，世标死亡率

表2-2-3　2018年不同收入国家60岁及以上人群肺癌发病情况

	排位	发病数	发病率（1/10 万）	世标发病率（1/10 万）
合计				
高收入	1	670 090	231.8	209.3
低收入	4	18 872	48.3	47.2
中低收入	2	134 384	51.3	50.7
中高收入	1	750 271	190.3	184.4
男性				
高收入	2	407 346	311.8	280.6
低收入	2	10 053	57.1	56.8
中低收入	1	97 727	79.0	78.9
中高收入	1	510 543	277.8	272.4
女性				
高收入	3	262 744	165.8	150.7
低收入	4	8 819	41.0	39.2
中低收入	4	36 657	26.5	25.7
中高收入	3	239 728	113.9	108.2

表2-2-4 2018年全球60岁及以上人群肺癌死亡情况

	排位	死亡数	死亡率（1/10万）	世标死亡率（1/10万）
合计	1	1 386 437	140.0	129.8
男性	1	927 115	202.2	192.1
女性	1	459 322	86.3	77.4

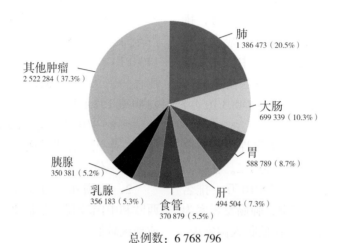

肺 1 386 473（20.5%）
大肠 699 339（10.3%）
胃 588 789（8.7%）
肝 494 504（7.3%）
食管 370 879（5.5%）
乳腺 356 183（5.3%）
胰腺 350 381（5.2%）
其他肿瘤 2 522 284（37.3%）

总例数：6 768 796

图 2-2-2 2018 年全球 60 岁及以上人群恶性肿瘤死亡构成

32.3/10 万。其中男性死亡 16 830 例，排在全癌种死亡数第 3 位，死亡率 51.6/10 万，世标死亡率 52.0/10 万；女性死亡 6209 例，排在全癌种死亡数第 8 位，死亡率 16.1/10 万，世标死亡率 15.9/10 万。

拉丁美洲和加勒比地区的 60 岁及以上人群肺癌死亡 64 013 例，排在全癌种死亡数的第 1 位，死亡率 81.2/10 万，世标死亡率 74.8/10 万。其中男性死亡 38 626 例，排在全癌种死亡数的第 2 位，死亡率 109.2/10 万，世标死亡率 102.3/10 万；女性死亡 25 387 例，排在全癌种死亡数的第 2 位，死亡率 58.4/10 万，世标死亡率 53.2/10 万。

北美洲的 60 岁及以上人群肺癌死亡 150 097 例，排在全癌种死亡数的第 1 位，死亡率 186.1/10 万，世标死亡率 162.1/10 万。其中男性死亡 79 783 例，排在全癌种死亡数的第 1 位，死亡率 215.6/10 万，世标死亡率 192.5/10 万；女性死亡 70 314 例，排在全癌种死亡数的第 1 位，死亡率 161.0/10 万，世标死亡率 137.2/10 万。

亚洲的 60 岁及以上人群肺癌死亡 820 375 例，排在全癌种死亡数的第 1 位，死亡率 144.8/10 万，世标死亡率 137.2/10 万。其中男性死亡 566 295 例，排在全癌种死亡数的第 1 位，死亡率 209.1/10 万，世标死亡率 203.0/10 万；女性死亡 254 080 例，排在全癌种死亡数的第 1 位，死亡率 85.9/10 万，世标死亡率 78.8/10 万。

欧洲的 60 岁及以上人群肺癌死亡 318 738 例，排在全癌种死亡数的第 1 位，死亡率 171.1/10 万，世标死亡率 158.7/10 万。其中男性死亡 219 632 例，排在全癌种死亡数的第 1 位，死亡率 277.0/10 万，世标死亡率 257.1/10 万；女性死亡 99 106 例，排在全癌种死亡数的第 3 位，死亡率 92.7/10 万，世标死亡率 83.9/10 万。

大洋洲的 60 岁及以上人群肺癌死亡 10 175 例，排在全癌种死亡数的第 1 位，死亡率 143.0/10 万，世标死亡率 123.5/10 万。其中男性死亡 5949 例，排在全癌种死亡数的第 1 位，死亡率 176.9/10 万，世标死亡率 153.6/10 万；女性死亡 4226 例，排在全癌种死亡数的第 1 位，死亡率

表2-2-5 2018年各大洲60岁及以上人群肺癌死亡情况

	排位	死亡数	死亡率（1/10万）	世标死亡率（1/10万）
合计				
非洲	6	23 039	32.4	32.3
拉丁美洲和加勒比地区	1	64 013	81.2	74.8
北美	1	150 097	186.1	162.1
亚洲	1	820 375	144.8	137.2
欧洲	1	318 738	171.1	158.7
大洋洲	1	10 175	143.0	123.5
男性				
非洲	3	16 830	51.6	52
拉丁美洲和加勒比地区	2	38 626	109.2	102.3
北美	1	79 783	215.6	192.5
亚洲	1	566 295	209.1	203
欧洲	1	219 632	277.0	257.1
大洋洲	1	5 949	176.9	153.6
女性				
非洲	8	6 209	16.1	15.9
拉丁美洲和加勒比地区	2	25 387	58.4	53.2
北美	1	70 314	161.0	137.2
亚洲	1	254 080	85.9	78.8
欧洲	3	99 106	92.7	83.9
大洋洲	1	4 226	112.6	97.5

112.6/10万，世标率97.5/10万。

3. 肺癌死亡与收入 如表2-2-6所示，据估计2018年全球60岁及以上人群中，肺癌的死亡率呈现中高收入国家最高，高收入国家其次，中低收入国家和低收入国家最低的特点。在高收入国家中，肺癌死亡率179.4/10万，排名全癌种第一。在中高收入国家中，肺癌死亡率180.8/10万，排名全癌种第一。在中低收入国家中，肺癌发病率48.0/10万，排名全癌种第一。在低收入国家中，肺癌死亡率47.5/10万，排名全癌种第三。

在高收入国家的60岁及以上男性中，肺癌死亡率249.4/10万，排名全癌种第一。在中高收入国家中，肺癌死亡率268.1/10万，排名全癌种第一。在中低收入国家中，肺癌死亡率74.4/10万，排名全癌种第一。在低收入国家中，肺癌死亡率55.5/10万，排名全癌种第二。

在高收入国家的60岁以上女性中，肺癌死亡率121.8/10万，排名全癌种第一。在中高收入国家中，肺癌死亡率104.6/10万，排名全癌种第一。在中低收入国家中，肺癌死亡率24.5/10万，排名全癌种第三。在低收入国家中，肺癌死亡率41.0/10万，排名全癌种第三。

（三）全球老年肺癌患病状况

1. 总体患病水平 据GLOBOCAN估计，如表2-2-7所示，2018年全球60岁及以上肺癌1年患病人数约为753 278人，1年患病率为76.1/10万。其中男性患病人数477 047人，1年

表2-2-6 2018年不同收入国家60岁及以上人群肺癌死亡情况

	排位	死亡数	死亡率（1/10万）	世标死亡率（1/10万）
合计				
高收入	1	518 835	179.4	153.3
低收入	3	18 569	47.5	46.4
中低收入	1	125 889	48.0	47.4
中高收入	1	712 949	180.8	172.8
男性				
高收入	1	325 751	249.4	215.6
低收入	2	9 768	55.5	55.2
中低收入	1	92 034	74.4	74.3
中高收入	1	492 674	268.1	261
女性				
高收入	1	193 084	121.8	102.8
低收入	3	8 801	41.0	38.9
中低收入	3	33 855	24.5	23.7
中高收入	1	220 275	104.6	97.2

患病率104.0/10万；女性患病人数276 231人，1年患病率51.9/10万（表2-2-7）。

3年患病人数为1 282 673人，3年患病率为129.5/10万。其中男性患病人数797 089人，3年患病率173.9/10万；女性患病人数485 584人，3年患病率91.3/10万。

5年患病人数为1 560 784人，五年患病率为157.6/10万。其中男性患病人数962 485人，5年患病率209.9/10万；女性患病人数598 299人，5年患病率112.5/10万。

肺癌患病率在经济较为发达的国家和地区较高。

2. 肺癌患病与大洲 非洲1年、3年、5年患病数分别为10 278、17 318和20 790例，1年、3年、5年患病率分别为14.5/10万、24.4/10万和29.3/10万。其中男性患病数分别为7283、12 093和14 421例，患病率分别为22.3/10万、37.1/10万和44.2/10万；女性患病数分别为2995、5225和6369例，患病率分别为7.8/10万、13.6/10万和16.6/10万（表2-2-8）。

拉丁美洲和加勒比地区1年、3年、5年患病数分别为30 476、51 521和62 142例，一年、3年、5年患病率分别为38.7/10万、65.4/10万和78.8/10万。其中男性患病数分别为17 481、28

表2-2-7 2018年全球60岁及以上人群肺癌患病情况

	1年		3年		5年	
	患病数	患病率（1/10万）	患病数	患病率（1/10万）	患病数	患病率（1/10万）
合计	753 278	76.1	1 282 673	129.5	1 560 784	157.6
男性	477 047	104	797 089	173.9	962 485	209.9
女性	276 231	51.9	485 584	91.3	598 299	112.5

表2-2-8 2018年各大洲60岁及以上人群肺癌患病情况

	1年		3年		5年	
	患病数	患病率（1/10万）	患病数	患病率（1/10万）	患病数	患病率（1/10万）
合计						
非洲	10 278	14.5	17 318	24.4	20 790	29.3
拉丁美洲和加勒比地区	30 476	38.7	51 521	65.4	62 142	78.8
北美	112 708	139.7	191 212	237	231 026	286.4
亚洲	405 270	71.5	694 717	122.6	851 946	150.4
欧洲	187 127	100.5	315 364	169.3	379 728	203.9
大洋洲	7 419	104.3	12 541	176.3	15 152	213
男性						
非洲	7 283	22.3	12 093	37.1	14 421	44.2
拉丁美洲和加勒比地区	17 481	49.4	28 893	81.7	34 526	97.6
北美	57 764	156.1	95 431	257.9	114 054	308.2
亚洲	269 430	99.5	453 830	167.6	552 367	203.9
欧洲	121 181	152.8	200 405	252.7	239 416	301.9
大洋洲	3 908	116.2	6 437	191.5	7 701	229.1
女性						
非洲	2 995	7.8	5 225	13.6	6 369	16.6
拉丁美洲和加勒比地区	12 995	29.9	22 628	52.1	27 616	63.6
北美	54 944	125.8	95 781	219.4	116 972	267.9
亚洲	135 840	45.9	240 887	81.5	299 579	101.3
欧洲	65 946	61.7	114 959	107.5	140 312	131.2
大洋洲	3 511	93.5	6 104	162.6	7 451	198.5

893和34 526例，患病率分别为49.4、81.7和97.6/10万；女性患病数分别为12 995、22 628和27 616例，患病率分别为29.9/10万、52.1/10万和63.6/10万。

北美洲1年、3年、5年患病数分别为112 708、191 212和231 026例，1年、3年、5年患病率分别为139.7/10万、237.0/10万和286.4/10万。其中男性患病数分别为57 764、95 431和114 054例，患病率分别为156.1/10万、257.9/10万和308.2/10万；女性患病数分别为54 944、95 781和116 972例，患病率分别为125.8/10万、219.4/10万和267.9/10万。

亚洲1年、3年、5年患病数分别为405 270、694 717和851 946例，1年、3年、5年患病率分别为71.5/10万、122.6/10万和150.4/10万。其中男性患病数分别为269 430、453 830和552 367例，患病率分别为99.5/10万、167.6/10万和203.9/10万；女性患病数分别为135 840、240 887和299 579例，患病率分别为45.9/10万、81.5/10万和101.3/10万。

欧洲1年、3年、5年患病数分别为187 127、315 364和379 728例，1年、3年、5年患病率分别为100.5/10万、169.3/10万和203.9/10万。

其中男性患病数分别为 121 181、200 405 和 239 416 例，患病率分别为 152.8/10 万、252.7/10 万和 301.9/10 万；女性患病数分别为 65 946、114 959 和 140 312 例，患病率分别为 61.7/10 万、107.7/10 万和 131.2/10 万。

大洋洲 1 年、3 年、5 年患病数分别为 7419、12 541 和 15 152 例，1 年、3 年、5 年患病率分别为 104.3/10 万、176.3/10 万和 213.0/10 万。其中男性患病数分别为 3908、6437 和 7701 例，患病率分别为 116.2/10 万、191.5/10 万和 229.1/10 万；女性患病数分别为 3511、6104 和 7451 例，患病率分别为 93.5/10 万、162.6/10 万和 198.5/10 万。

3. 肺癌患病与收入　如表 2-2-9 所示，据估计 2018 年全球 60 岁以上人群中，肺癌的 1 年、3 年、5 年患病率整体均呈现出随着收入的降低而降低的趋势。在高收入国家中，1 年、3 年、5 年患病数分别为 350 426、602 827 和 742 999 例，1 年、3 年、5 年患病率分别为 121.2/10 万、208.5/10 万和 257.0/10 万。其中男性患病数分别为 207 178、349 726 和 428 450 例，患病率分别

为 158.6/10 万、267.7/10 万和 328.0/10 万；女性患病数分别为 143 248、253 101 和 314 549，患病率分别为 90.4/10 万、159.7/10 万和 198.4/10 万。

在中高收入国家中，1 年、3 年、5 年患病数分别为 329 469、556 092 和 669 026 人，1 年、3 年、5 年患病率分别为 83.6/10 万、141.0/10 万和 169.7/10 万。其中男性患病数分别为 219 744、364 235 和 434 857 例，患病率分别为 119.6/10 万、198.2/10 万和 236.6/10 万；女性患病数分别为 109 725、191 857 和 234 169 例，患病率分别为 52.1/10 万、91.1/10 万和 111.3/10 万。

在中低收入国家中，1 年、3 年、5 年患病数分别为 58 897、99 236 和 119 171 例，1 年、3 年、5 年患病率分别为 22.5/10 万、37.8/10 万和 45.5/10 万。其中男性患病数分别为 42 060、69 780 和 83 238 例，患病率分别为 34.0/10 万、56.4/10 万和 67.3/10 万；女性患病数分别为 16 837、29 456 和 35 933 例，患病率分别为 12.2/10 万、21.3/10 万和 26.0/10 万。

在低收入国家中，1 年、3 年、5 年患病数

表2-2-9　2018年不同收入国家60岁及以上人群肺癌患病情况

	1 年		3 年		5 年	
	患病数	患病率（1/10 万）	患病数	患病率（1/10 万）	患病数	患病率（1/10 万）
合计						
高收入	350 426	121.2	602 827	208.5	742 999	257
低收入	8 239	21.1	13 995	35.8	16 907	43.2
中低收入	58 897	22.5	99 236	37.8	119 171	45.5
中高收入	329 469	83.6	556 092	141	669 026	169.7
男性						
高收入	207 178	158.6	349 726	267.7	428 450	328
低收入	4 271	24.3	7 091	40.3	8 467	48.1
中低收入	42 060	34	69 780	56.4	83 238	67.3
中高收入	219 744	119.6	364 235	198.2	434 857	236.6
女性						
高收入	143 248	90.4	253 101	159.7	314 549	198.4
低收入	3 968	18.5	6 904	32.1	8 440	39.3
中低收入	16 837	12.2	29 456	21.3	35 933	26
中高收入	109 725	52.1	191 857	91.1	234 169	111.3

分别为 8239、13 995 和 16 907 例，1 年、3 年、5 年患病率分别为 21.1/10 万、35.8/10 万和 43.2/10 万。其中男性患病数分别为 4271、7091 和 8467 例，患病率分别为 24.3/10 万、40.3/10 万和 48.1/10 万；女性患病数分别为 3968、6904 和 8440 例，患病率分别为 18.5/10 万、32.1/10 万和 39.3/10 万。

二、我国老年肺癌流行概况

全国肿瘤登记数据显示，2014 年肺癌位列我国城市和农村地区男女性癌症死亡第一位。除了在城市地区女性中位列发病数第二位（第一位为乳腺癌）以外，在城市和农村男性以及农村

女性中，肺癌同样排在发病率的第一位（陈万青等，2018）。

（一）我国老年肺癌发病状况

1．总体发病率　如表 2-2-10 所示，根据 Globocan 估计，2018 年我国 60 岁及以上人群中肺癌新发病例 563 927 例，发病率 237.6/10 万，世标发病率 230.9/10 万，排名全癌种第一。其中男性新发病例 377 663 例，发病率 325.2/10 万，世标发病率 319.7/10 万，排名全癌种第一；女性新发病例 186 264 例，发病率 153.7/10 万，世标发病率 147.0/10 万，排名全癌种第一。

2．国际比较　如表 2-2-11 所示，我国全国老年人群肺癌发病率以及男女性发病率均高于 2018 年的全球平均水平（151.4/10 万、216.6/10 万

表2-2-10　2018年中国60岁及以上人群肺癌发病情况

	发病数	发病率（1/10 万）	世标发病率（1/10 万）
合计	563 927	237.6	230.9
男性	377 663	325.2	319.7
女性	186 264	153.7	147.0

表2-2-11　2018年日本、韩国、印度和美国60岁及以上人群肺癌发病情况

		发病数	发病率（1/10 万）	世标发病率（1/10 万）
日本	合计	109 806	256.8	202.2
	男性	73 068	383.4	311.0
	女性	36 738	155.0	112.0
韩国	合计	23 660	219.2	198.8
	男性	16 361	339.0	320.2
	女性	7 299	122.3	107.1
印度	合计	40 843	31.4	31.2
	男性	29 402	46.4	46.4
	女性	11 441	17.1	16.9
美国	合计	189 926	264.6	243.6
	男性	101688	309.7	286.5
	女性	88 238	226.6	208.3
世界	合计	1 586 371	160.2	151.4
	男性	1 033 638	225.4	216.6
	女性	552 733	103.9	96.1

和96.1/10万)。据估计,2018年日本全国老年人口肺癌发病世标率202.2/10万,其中男性311.0/10万,女性112.0/10万,均小于我国对应的世标发病率。韩国除男性世标率(320.2/10万)略大于我国男性(319.7/10万)外,合计(198.8/10万)和女性(107.1/10万)均小于我国。由此可见,虽同处东亚地区,但与日本、韩国相比,我国60岁及以上人群的肺癌发病率较高。考虑到更大的人口基数,我国每年的老年肺癌发病人数更是达到了日韩的数倍,肺癌负担严重。

相比之下,人口同为10亿级别的印度的老年肺癌负担则要小很多。据估计,印度2018年老年肺癌世标发病率31.2/10万(男性46.4/10万,女性16.9/10万),远远小于我国。而美国的世标发病率为243.6/10万,高于我国。

(二)我国老年肺癌死亡状况

1. 总体死亡率 如表2-2-12所示,根据GLOBOCAN的估计,2018年我国60岁及以上人群中肺癌死亡563 927例,发病率237.6/10万,世标发病率230.9/10万,排名全癌种第一。其中男性死亡377 663例,发病率325.2/10万,世标发病率319.7/10万,排名全癌种第一;女性死亡186 264例,发病率153.7/10万,世标发病率147.0/10万,排名全癌种第一。

2. 国际比较 如表2-2-13所示,我国全国老年人群肺癌死亡率以及男女性死亡率均高于2018年的全球平均水平(129.8/10万、192.1/10万和77.4/10万)。据估计,2018年日本全国老年人口肺癌世标死亡率126.3/10万,其中男性209.8/10万,女性60.4/10万,均小于我国对应

表2-2-12 2018年中国60岁及以上人群肺癌死亡情况

	排位	死亡数	死亡率(1/10万)	世标死亡率(1/10万)
合计	1	540 656	227.8	218.8
男性	1	367 595	316.6	309.4
女性	1	173 061	142.8	134

表2-2-13 2018年日本、韩国、印度和美国60岁及以上人群肺癌死亡情况

		死亡数	死亡率(1/10万)	世标死亡率(1/10万)
日本	合计	77 772	181.9	126.3
	男性	54 278	284.8	209.8
	女性	23 494	99.1	60.4
韩国	合计	18 100	167.7	141.3
	男性	13 352	276.7	253.5
	女性	4 748	79.6	59.6
印度	合计	38 001	29.2	29
	男性	27 190	42.9	42.9
	女性	10 811	16.2	15.9
美国	合计	131 485	183.2	160
	男性	70 129	213.6	191.4
	女性	61 356	157.6	134.2
世界	合计	1 386 437	140	129.8
	男性	927 115	202.2	192.1
	女性	459322	86.3	77.4

的世标死亡率。韩国的合计（141.3/10 万）、男性（253.5/10 万）和女性世标死亡率（59.6/10 万）也均小于我国。由此可见，虽同处东亚地区，但与日本、韩国相比，我国 60 岁及以上人群的肺癌死亡率较高，肺癌负担严重。

发病率高于我国的美国的合计世标死亡率只有 160.0/10 万（男性 191.4/10 万，女性 134.2/10 万）。除女性世标死亡率略高于我国外，美国的整体老年肺癌死亡率和男性死亡率均低于我国。和发病率一样，印度的世标死亡率（29.0/10 万）也远低于我国水平，因此，我国老年肺癌负担严重。

（三）我国老年肺癌患病状况

1. 总体患病率　如表 2-2-14 所示，据 GLOBOCAN 估计，2018 年我国老年肺癌 1 年患病数 245 299 例（男性 160 437 例，女性 84 862 例），1 年患病率为 103.4/10 万（男性 138.2/10 万，女性 70.0/10 万）。3 年患病数 414 455 例（男性 265 949 例，女性 148 506 例），3 年患病率为 174.6/10 万（男性 229.0/10 万，女性 122.5/10 万）。5 年患病数 498 816 例（男性 317 542 例，女性 181 274 例），5 年患病率为 210.2/10 万（男性 273.5/10 万，女性 149.6/10 万）。

2. 国际比较　如表 2-2-15 所示，虽然我国的 1 年、3 年、5 年患病率高于世界平均水平，

表2-2-14　2018年中国60岁及以上人群肺癌患病情况

	1 年		3 年		5 年	
	患病数	患病率（1/10 万）	患病数	患病率（1/10 万）	患病数	患病率（1/10 万）
合计	245 299	103.4	414 455	174.6	498 816	210.2
男性	160 437	138.2	265 949	229.0	317 542	273.5
女性	84 862	70.0	148 506	122.5	181 274	149.6

表2-2-15　2018年日本、韩国、印度和美国60岁及以上人群肺癌患病情况

		1 年		3 年		5 年	
		患病数	患病率（1/10 万）	患病数	患病率（1/10 万）	患病数	患病率（1/10 万）
日本	合计	58 304	136.4	106 900	250	141 726	331.5
	男性	38 615	202.6	69 805	366.3	91 880	482.1
	女性	19 689	83.1	37 095	156.5	49 846	210.4
韩国	合计	13 250	122.8	24 469	226.7	32 422	300.4
	男性	9 019	186.9	16 401	339.9	21 589	447.4
	女性	4 231	70.9	8 068	135.2	10 833	181.6
印度	合计	17 979	13.8	30 339	23.3	36 433	28
	男性	12 641	19.9	20 968	33.1	25 008	39.4
	女性	5 338	8	9 371	14	11 425	17.1
美国	合计	101 040	140.8	171 413	238.8	207 078	288.5
	男性	52 195	159	86 249	262.7	103 076	313.9
	女性	48 845	125.4	85 164	218.7	104 002	267.1
世界	合计	753 278	76.1	1 282 673	129.5	1 560 784	157.6
	男性	477 047	104	797 089	173.9	962 485	209.9
	女性	276 231	51.9	485 584	91.3	598 299	112.5

但与美、日、韩这样的发达国家相比，因为我国死亡率较高，患病率较低。

据估计，2018年美国老年肺癌1年、3年、5年患病率分别为140.8/10万（男性159.0/10万，女性125.4/10万）、238.8/10万（男性262.7/10万，女性218.7/10万）、288.5/10万（男性313.9/10万，女性267.1/10万）。日本老年肺癌1年、3年、5年患病率分别为136.4/10万（男性202.6/10万，女性83.1/10万）、250.0/10万（男性366.3/10万，女性156.5/10万）、331.5/10万（男性482.1/10万，女性210.4/10万）。韩国老年肺癌1年、3年、5年患病率分别为122.8/10万（男性186.9/10万，女性70.9/10万）、226.7/10万（男性339.9/10万，女性135.2/10万）、300.4/10万（男性447.4/10万，女性181.6/10万）。均高于我国合计和男女性的患病率。同为10亿人口级别国家的印度因为发病率本身很低的缘故，患病率也远低于我国。

（陈万青　杨之洵）

参考文献

陈万青，李贺，孙可欣，等 . 2014年中国恶性肿瘤发病和死亡分析 . 中华肿瘤杂志，2018，40（1）：5-13.

张思维，郑荣寿，杨之洵，等 . 2000—2014年中国肿瘤登记地区肺癌发病年龄变化趋势分析 . 中华预防医学杂志，2018，52（6）：579-85.

Bray F, Ferlay J, Soerjomataram I, et al. Global cancer statistics 2018：GLOBOCAN estimates of incidence and mortality worldwide for 36 cancers in 185 countries. CA：a cancer journal for clinicians，2018.

Ferlay J, Ervik M, Lam F, et al. Global Cancer Observatory：Cancer Today. Lyon, France；International Agency for Research on Cancer. 2018.

Zeng H, Chen W, Zheng R, et al. Changing cancer survival in China during 2003-2015：a pooled analysis of 17 population-based cancer registries. Lancet Glob Health，2018，6（5）：e555-e67.

第三节　老年肿瘤病因、基因、免疫的特点

肿瘤虽可以发生在任何年龄，但是大数据统计结果显示60岁以上的老年人发病率明显增高，且随着年龄增长，发病有增加的趋势。首先，严格来说，肿瘤的病因是由于人体内的部分基因突变，通过积累的变化最终导致细胞的癌变。所以从基因突变到真正导致细胞癌变需要很长时间；肿瘤从开始出现到生长，也需要很长一段潜伏时间。所以造成了大部分肿瘤会出现在老人身上。其次，恶性肿瘤发病原因复杂，其中80%来自外界致癌因素，主要是化学性及物理性致癌因素。年龄越大，接触机会越多，接触时间越长，导致患癌的可能性越大，所以恶性肿瘤发病率是随着年龄的增长而上升的。最后，老年肿瘤的高发病率和高死亡率与免疫功能低下关系密切。老年人免疫功能下降，各脏器功能降低，尤其是在抗肿瘤免疫中起重要作用的细胞免疫杀伤功能、免疫细胞吞噬功能均有所减弱，以致机体丧失了对肿瘤细胞的免疫监视作用，致使肿瘤细胞易于增殖和转移（Kugel et al，2018）。由于以上各因素的综合作用，恶性肿瘤成为老年人群最常见的疾病之一。

一、肿瘤病因、基因的特点

对于肿瘤发生的病因学，虽然至今尚未完全明了，人类一直没有停止广泛的研究。随着人类认知水平的提高，对于肿瘤病因的了解也有了前所未有的发展。肿瘤的发生是涉及多种因素、多阶段病理的综合过程，肿瘤发病的危险因素包括环境因素和遗传因素，目前普遍认为，绝大多数肿瘤的发生是环境因素与遗传因素（基因）相互作用所致。其中环境因素又分为化学因素、物理因素和生物因素。肿瘤发生的流行病调查、动物致癌实验以及人类细胞体外致癌转化实验，都支持包括生活方式在内的环境因素是引起大多数肿瘤发生的重要病因，大多数肿瘤的发生是环境致病因素积累暴露的结果。虽然环境因素是大多数肿瘤发生的启动因素，但个体自身的特点，如基因遗传特征、年龄、性别、机体免疫状态和营养

状态等，在肿瘤的发生和发展中也具有重要的作用。近年研究发现，社会人文因素、心理因素也左右着肿瘤的发生及疾病的康复。

（一）肿瘤病因（环境因素）

1. 化学因素　化学致癌物最多，同时也是人类最先认识的肿瘤病因。目前，天然和人工合成的化合物有 1000 万种以上，经动物实验证明的化学致癌物有 2000 多种，其中约有一半的致癌物与人类肿瘤的发生相关。1775 年，英国医生 Pott 发现，如果在孩童时代被雇为烟囱清扫工，长大之后患阴囊癌的概率增加，而如果给童工穿上防护工作服之后发病率显著下降，从而推断出接触烟煤是增加患阴囊癌的致病因素。1954 年，Doll 和 Hill 在英国开展了吸烟与肺癌发病的相关研究，发现吸烟与肺癌发病相关的流行病学证据。

化学致癌物根据其化学结构可以分为以下几种：①烷化剂类化合物，其生物学作用类似 X 线，如有机农药、硫芥、乙酯杂螨醇等，可致肺癌及造血器官肿瘤等。②多环芳烃类化合物，与煤烟垢、煤焦油、沥青等物质经常接触的工人易患皮肤癌与肺癌。③氨基偶氮类，易诱发膀胱癌、肝癌。④亚硝胺类化合物，自然界天然存在较少，但可通过细菌的作用，在体内和体外大量合成，与食管癌、胃癌等消化系统肿瘤的发生有关。⑤真菌毒素和植物毒素，黄曲霉素易污染粮食，可致肝癌、肾癌、胃与结肠的腺癌。⑥其他，重金属（镍、铬、砷）致癌物等。

化学致癌物根据其作用方式还可以分为直接致癌物和间接致癌物。

（1）直接致癌物：只有少数化学物质在体内不需要经过代谢转化，可以直接和体细胞作用，诱导正常细胞发生癌变，称为直接致癌物。这类化学致癌物的致癌能力较强，作用快速，主要包括烷化剂和酰化剂以及亚硝胺类致癌物。

（2）间接致癌物：其他多数化学致癌物需要在体内（主要是肝组织）代谢转化成化学性质活泼形式后才能致癌，称为间接致癌物。常见的有多环芳烃类化合物、芳香胺类、亚硝胺类化合物以及黄曲霉素等。

1）多环芳烃：存在于石油、煤焦油中。致癌性特别强的有 3,4- 苯并芘、1,2,5,6- 双苯并蒽等，将它涂抹在动物皮肤上，可引起皮肤癌。3,4- 苯并芘是煤焦油的主要致癌成分，可由有机物的燃烧产生，存在于工厂排出的煤烟和烟草点燃后的烟雾中。近几十年来肺癌的发生率日益增加，与吸烟和大气污染有密切关系。此外，烟熏和烧烤的鱼、肉等食品中也含有多环芳烃，这可能和某些地区胃癌的发病率较高有一定关系。

2）致癌的芳香胺类：如乙萘胺、联苯胺等，可诱发泌尿系统的癌症，与印染厂工人和橡胶工人的膀胱癌发生率较高有关。氨基偶氮染料，如过去食品工业中使用的奶油黄（二甲基氨基偶氮苯）和猩红等，可诱发肝癌。

3）亚硝胺类物质：这是一类致癌性较强，能引起动物多种癌症的化学致癌物质，在变质的蔬菜及食品中含量较高，可能引起人消化系统，肾等多种器官的肿瘤。肉类食品的保存剂与着色剂可含有亚硝酸盐。亚硝酸盐也可由细菌分解硝酸盐产生。在胃内，亚硝酸盐与来自食物的二级胺合成亚硝胺。我国河南林县的食管癌发病率很高，就可能是与食物中的亚硝胺含量高有关。

4）真菌毒素：黄曲霉菌广泛存在于霉变食品中。霉变的花生、玉米及谷类含量最多。黄曲霉毒素（aflatoxin）有许多种，其中黄曲霉毒素 B1（aflatoxin B1）致癌性最强。黄曲霉毒素 B1 是异环芳烃，在肝代谢为环氧化物，可使肿瘤抑制基因 p53 发生点突变而失去活性。这种毒素可诱发肝细胞癌（Rushing et al, 2019）。

下面简述化学致癌的遗传机制学说。

化学致癌物种类繁多，广泛存在于自然界和人类的日常生活中，由于受到接触的限制性，所以不能说肿瘤都是由致癌化学物质引起的。即使化学致癌物质在肿瘤发生过程中起到了主导的启动作用，但是这个事件的发生也必须遵循量变到质变的原则。在一定的条件下，化学致癌物质长期反复的作用后，达到了一定的积累量，才能够引发量变到质变的飞越从而诱发肿瘤。目前来看，化学致癌物导致的肿瘤发生大多与环境污染和职业暴露有关，环境污染的治理和个体的有效防护对于减低恶性肿瘤的发生具有重要的意义。

2. 物理因素　人类对于物理因素致癌的认识已有近百年的历史。迄今为止，已知的具有较大意义的物理致癌因素有以下 4 种，即电离辐射、电磁辐射、紫外线辐射和一些矿物纤维。

（1）电离辐射：电离辐射包括宇宙射线、X线和来自放射性物质的辐射。电离辐射的特点是波长短、频率高、能量高。电离辐射是一切能引起物质电离的辐射的总称，其种类很多，高速带电粒子有 α 粒子、β 粒子、质子，不带电粒子有中子以及 X 线、γ 射线。1895 年伦琴发现 X 线之后，很快被用于医学诊疗中，不久就发现受照者罹患皮肤癌和白血病的概率增加。随后对从事放射学工作者、铀矿山及高氡矿山矿工、核试验下风向和前苏联切尔诺贝利核电站事故污染地区居民等人群的流行病学调查显示了电离辐射的致癌作用。对日本长崎和广岛原子弹爆炸幸存者长期的观察发现，他们的急性和慢性粒细胞白血病的发生率较一般人群高 10 倍以上。而且越是在爆炸中心的居民肿瘤发病率和死亡率越高。另外也有证据表明，在含放射性物质矿山工作的矿工容易患肺癌，吸入放射污染粉尘可致骨肉瘤和甲状腺肿瘤等。近年来，电离辐射作为一种重要的物理致癌因素，已经引起了广泛的关注。

辐射致癌的机制并不是很清楚，目前普遍认为是高能光子或亚原子微粒被生物大分子吸收引起破坏性后果，辐射导致的持续氧化应激在肿瘤发生中发挥重要作用，而辐射诱发的基因组不稳定，如抑癌基因失活和癌基因活化等也是促进肿瘤发生的重要因素。与辐射有关的肿瘤主要有白血病、肺癌、皮肤癌、骨髓瘤和淋巴瘤等。

（2）电磁辐射：电磁辐射就是能量以电磁波形式从辐射源发射到空间的现象。对我们生活环境有影响的电磁辐射分为天然电磁辐射和人为电磁辐射两种。大自然引起的如雷、电、火山地震以及来自外太空的电磁辐射等属于天然电磁辐射类，而人为电磁辐射污染则主要包括脉冲放电、工频交变磁场、微波、射频电磁辐射等。在人类日常生活中，人为电磁辐射可以说是无处不在，尤其是近年来科学技术的极大进步，电子信息设备、电子产品以及多种多样的家用电器的普及，使得每个人都无法避免电磁辐射的危害，"电磁污染"已成为继大气污染、水污染、固体废弃物污染和噪声污染之后的第五大污染，而且看不见，摸不着，直接作用于人体，是危害严重的"隐形杀手"。

电磁辐射危害：国际上普遍认为电磁辐射对人体的主要作用就是致热效应和非致热效应。①致热效应：人体 70% 以上是水，水分子在电磁波辐射后相互碰撞摩擦，产生热能，引起机体升温，引发各种症状，如心悸、头涨、心动过缓、免疫功能下降等，从而影响到体内器官的正常工作。②非致热效应：人体的器官和组织都存在一个稳定和有序的微弱的电磁场，一旦受到外界电磁场的干扰，处于平衡状态的微弱电磁场将遭到破坏，使血液、淋巴液和细胞原生质发生改变，影响人体的循环、免疫、生殖和代谢功能等，对人体造成严重危害。

电磁波的致病效应随着磁场振动频率的增大而增大，频率超过 100 kHz，可对人体造成潜在威胁。在这种环境下工作生活过久，电磁波的干扰，使人体组织内分子原有的电场发生变化，给组成脑细胞的各种生物分子以一定程度的破坏。产生过多的过氧化物等有害代谢物，甚至使脑细胞的 DNA 密码排列错乱，制造出一些非生理性的神经递质。人体如果长期暴露在超过安全标准的辐射剂量下，人体细胞就会被大面积杀伤或杀死。

（3）紫外线辐射：紫外辐射就是波长范围 10 ～ 400 nm 的光辐射。日光中的致癌成分主要是波长在 280 ～ 320 nm 的紫外线，经动物实验和临床观察均证实，长期暴露在日光的紫外线下可以引起外露皮肤的鳞状细胞癌、基底细胞癌和恶性黑色素瘤。皮肤接受紫外线量最大的部位是头部、面部、颈后、手部，鳞状细胞癌几乎全部发生于这些部位。世界卫生组织指出，不只是日光中的紫外线有可能会致癌，其他波段的紫外线在小鼠实验中也可造成不良突变，紫外线具有最高等级的致癌风险。皮肤中的黑色素对紫外线的辐射具有天然的屏障作用，因此，白色人种对紫外线辐射更敏感，皮肤癌的发病率比亚洲人种高约 40 倍。

紫外线致癌的机制与 DNA 损伤有关，日光中的紫外线辐射可以引起相邻的两个嘧啶连接，形成嘧啶二聚体，进一步形成环丁烷，从而破坏 DNA 双螺旋中螺旋的骨架。使碱基不能正常复制和分开。正常情况下，这种损害可以被身体内的 DNA 修复系统所修复，不会引起皮肤癌。如果这套 DNA 修复系统缺陷，从而无法有效的清除这类损害，这种 DNA 复制错误长期积累，使得皮肤癌的发病率大大提高。紫外线辐射对人体的伤害与紫外线辐射强度和辐射时间成正比，即辐射剂量越大，对人体的危害越严重。紫外线致癌需要相当长的潜伏期，需要 10 ～ 40 年才会引起皮肤细胞恶变。

（4）矿物纤维：石棉是一类天然纤维状的硅质矿物的泛称，是一种被广泛应用于建材防火板的硅酸盐类矿物纤维。也是唯一的天然矿物纤维，它具有良好的抗拉强度、隔热性与防腐蚀性，不易燃烧，故被广泛应用。石棉的种类很多，最常见的三种是温石棉（白石棉）、铁石棉（褐石棉）及青石棉（蓝石棉），其中以温石棉含量最为丰富，用途最广。人类广泛使用石棉开始于 20 世纪初期。石棉本身并无毒害，它的最大危害来自于它的纤维，这是一种非常细小，肉眼几乎看不见的纤维，当这些细小的纤维释放以后可长时间浮游于空气中，被吸入人体内，被吸入的石棉纤维可多年积聚在人体内，附着并沉积在肺部，造成肺部疾病。暴露于石棉纤维可引致下列疾病：肺癌、间皮癌 - 胸膜或腹膜癌，与石棉有关的疾病症状，往往会有很长的潜伏期，可能在暴露于石棉 10 ～ 40 年才出现（肺癌一般 15 ～ 20 年、间皮瘤 20 ～ 40 年）。石棉已被国际癌症研究中心明确为一类致癌物，许多国家选择了全面禁止使用这种危险性物质，其他一些国家正在审视石棉的危险。

流行病学的调查证实接触温石棉、青石棉和铁石棉均可引起与剂量有关的肺癌死亡率增加。接触石棉与间皮瘤发病的关系首先于青石棉开采工中得到确认。石棉与肺癌和恶性间皮瘤的病因学关系已经确定，我国政府于 1986 年就将暴露于石棉导致的恶性间皮瘤和肺癌定为职业性肿瘤。总的来说，就石棉致癌机制而言，纤维的物理形态可能比化学成分更为重要，动物实验表明，细长的纤维比短粗的纤维致癌性更强，Stanton 等发现直径小于 1.5 μm、长度大于 8 μm 的纤维对大鼠的致癌性最高。正如其他环境致癌物一样，DNA 的损伤可能是石棉致癌的主要原因。体外实验发现，石棉可以诱导体外培养的细胞形成更多的微核、染色体畸变和细胞恶性转化。

4．生物因素　生物性致癌因素包括病毒、细菌、真菌、寄生虫。

（1）病毒病因：病毒是重要的生物致癌因素。已经证明百余种动物肿瘤是由病毒引起的。在人类肿瘤方面，致癌病毒可分为 DNA 肿瘤病毒与 RNA 肿瘤病毒两大类。前者如 EB 病毒，与鼻咽癌、伯基特淋巴瘤相关；单纯疱疹病毒反复感染与宫颈癌有关；乙型肝炎病毒与肝癌有关；人 T 细胞病毒可诱发白血病等。免疫学的研究也证实不少肿瘤患者血清中有抗病毒抗体。说明病毒与肿瘤的发生有着密切的关系。目前至少有 8 种病毒已被证明与人的肿瘤发生相关（Gallo et al，1999）。病毒是机体内潜伏的致癌因素。在一定条件下，这种潜伏因素被激活，就可能诱发肿瘤。

病毒病因致癌的特点：①致瘤病毒是具有生命体的微生物，含有核酸遗传物质（DNA 或 RNA），可以复制和遗传产生具有同等感染力的子代病毒。②致瘤病毒对感染的宿主细胞有一定的选择性，可以诱导被感染细胞发生癌变。③致瘤病毒的遗传物资可以整合到宿主基因组中，通过不同的机制引起宿主细胞发生癌变。④有些致瘤病毒基因组中含有特殊的病毒癌基因（V-one）可编码转化蛋白，是细胞发生癌变。⑤病毒感染发生在肿瘤出现之前，并且在肿瘤细胞中含有病毒特异性抗原或病毒颗粒。⑥消灭致瘤病毒之后，肿瘤不形成或者至少使肿瘤发生明显减少。

1）DNA 肿瘤病毒：其感染细胞后，若病毒基因组未能整合到宿主基因组，病毒可以复制，最终导致宿主细胞死亡；若病毒基因组整合到宿主 DNA 中，它们的一些基因产物可以导致细胞转化。有许多 DNA 病毒可引起包括人类在内的多种动物肿瘤。与人类肿瘤发生密切相关的 DNA 病毒主要有以下几种。

①人类乳头瘤病毒（human papilloma virus，HPV）：这是一种具有种属特异性的嗜上皮细胞病毒，在动物和人种分布广泛。HPV 可引起人类生殖器官附近皮肤和黏膜上的寻常疣、尖锐湿疣以及乳头状瘤。HPV 有多种类型，其中，HPV-6 和 HPV-11 与生殖道和喉等部位的乳头状瘤有关；HPV16、18 与宫颈原位癌和浸润癌等

有关（Pan et al，2018）。HPV 的 E6 和 E7 蛋白能与 Rb 和 p53 蛋白结合，抑制它们的功能。

②Epstein-Barr 病毒（Epstein-Barr virus，EBV）：EBV 病毒与伯基特淋巴瘤和鼻咽癌等肿瘤有关，首先于非洲儿童淋巴瘤组织中发现，归类于疱疹病毒科。病毒的基因组为双链 DNA 分子，约 172 kb，主要通过人类唾液传播。其主要感染人类口咽部上皮细胞和 B 细胞。EBV 能使 B 细胞发生多克隆性增殖。在此基础上再发生其他突变，如 N-ras 突变，发展为单克隆增殖，形成淋巴瘤。鼻咽癌在我国南方和东南亚多见，肿瘤中有 EBV 基因组。

③乙型肝炎病毒（hepatitis virus B，HBV）：属于嗜肝 DNA 病毒科，基因组为部分双链 DNA 结构，约 3.2 kb，其只对人类和猩猩具有易感性。HBV 本身不含转化基因（病毒癌基因），病毒 DNA 的整合也无固定模式。但是，一些研究发现，HBV 慢性感染者与肝细胞癌的发生有密切的关系。这可能与慢性肝损伤使肝细胞不断再生以及 HBV 产生的 HBx 蛋白有关，HBV 的感染会可能会使肝细胞中的原癌基因激活以及 p53 基因的失活，最终促进肝癌的发生（Raimondo et al，2019）。

2）RNA 肿瘤病毒：在分类上是反转录病毒（retrovirus），这类病毒广泛存在于自然界，可感染广泛的宿主，包括爬行类（蛇）、禽类、哺乳类以及灵长类动物。研究表明这类病毒与白血病、淋巴瘤以及肉瘤的发生密切相关，可分为急性 RNA 肿瘤病毒和慢性 RNA 肿瘤病毒。急性 RNA 肿瘤病毒含有病毒癌基因，如 v-src、v-abl、v-myb 等。病毒感染细胞后，以病毒 RNA 为模板在反转录酶（reverse transcriptase）催化下合成 DNA，然后整合到宿主 DNA 中并表达，使细胞发生恶性转化。但这类病毒往往缺失了某些病毒复制基因片段，病毒的复制需要辅助病毒的协助才能复制出完整的病毒。常见的急性 RNA 肿瘤病毒有急性白血病病毒。慢性 RNA 肿瘤病毒本身不含癌基因，但是有很强的促进基因转录的启动子或增强子。反转录后插入宿主细胞 DNA 的原癌基因附近，引起原癌基因激活和过度表达，使宿主细胞转化。常见的慢性 RNA 肿瘤病毒有人类 T 细胞白血病病毒Ⅰ、Ⅱ型（HTLV-Ⅰ、

Ⅱ）等。主要发生于日本和加勒比海地区的"成人 T 细胞白血病 / 淋巴瘤"（ATL），与人类 T 细胞白血病 / 淋巴瘤病毒 I（human T-cell leukemia/lymphoma virus 1，HTLV-1）有关。HTLV-1 不含有任何已知的癌基因，也不在特定原癌基因附近整合。研究发现，HTLV-1 的转化活性与其 RNA 中的 Tax 基因有关。HTLV-1 Tax 蛋白作为一种反式激活物影响广泛的细胞信号转导途径，主要包括 NF-κB 和 CREB/ATF。Tax 基因产物可激活几种宿主基因的转录，如 c-Fos、c-Sis、IL-2 及其受体的基因及粒细胞 - 单细胞集落刺激因子（GM-CSF）基因，进而导致转录激活、增值，这些基因激活后能引起 T 细胞恶性增生。

（2）细菌、真菌：细菌和真菌本身是否具有致癌作用至今尚无定论。幽门螺杆菌寄生是一种革兰氏阴性菌，主要分布在胃黏膜组织中，67% ～ 80% 的胃溃疡和 95% 的十二指肠溃疡是由幽门螺杆菌引起的。幽门螺杆菌在世界不同种族、不同地区的人群中均有感染，可以说是成年人中最广泛的慢性细菌性感染（Diaconu et al，2017）。总的趋势是：幽门螺杆菌感染率随年龄增加而上升，发展中国家约为 80%，发达国家约为 40%，男性略高于女性。中国的感染年龄早于发达国家 20 年左右，20 ～ 40 岁感染率为 45.4% ～ 63.6%，70 岁以上高达 78.9%。另外，我国北方地区的感染率高于南方地区。大量流行病学证据表明，幽门螺杆菌感染与胃癌的发生密切相关，感染者与非感染者相比，发生胃癌的危险性明显增高。因此，1994 年 WHO 将其确定为人类 I 类致癌物。幽门螺杆菌感染诱发的胃部炎症反应和胃溃疡在胃癌的发生过程中起重要作用，该发现于 2005 年获得了诺贝尔生理医学奖。医学家们认为，彻底消灭幽门螺杆菌并非难事，国际上普遍采用的三联疗法，90% 的细菌感染者经过 1 ～ 2 周治疗后，体内的幽门螺杆菌往往能被消灭殆尽。

虽然，人们发现幽门螺杆菌感染与胃癌的发生密切相关，但是与致癌病毒不同，细菌不会将致癌基因转入宿主细胞内。幽门螺杆菌不仅仅只会感染胃黏膜表面的细胞，而且还会侵入到胃黏膜深部，到达胃底腺中的干细胞区域，这些干细胞持续地"自底向上"地替换剩余的细胞，而

且它们是胃部中仅有的长寿细胞。已有研究表明，在正常干细胞增殖过程中，DNA 复制过程中产生的随机突变是一种强烈的致癌因素，超过遗传以及环境因素等。因此，幽门螺杆菌很有可能是通过促进胃黏膜干细胞的过度增殖，引起大量 DNA 损伤，最终诱导胃癌的发生。在炎症过程中伴随着内源性 NO—、O_2—、OH—等游离基的产生，可诱发 DNA 的损伤和细胞恶性转化；炎症过程中的细胞变性死亡可刺激细胞增殖，此外，感染还能改变机体内局部环境，从而影响致癌物的内源性合成、活化等代谢过程，起到辅助致癌的作用。

一些粮食、食物和蔬菜中可含有真菌如黄曲霉菌、镰刀菌、交链孢属和杂色曲霉菌等，其中黄曲霉菌产生的黄曲霉毒素有较强的致癌作用，可能诱发肝癌和胃癌。粮食、豆类、坚果、蔬菜等食物一旦发现霉变，就不能再吃。

（3）寄生虫：寄生虫感染与肿瘤发病的关系早在 1900 年就被发现，人们观察到埃及膀胱癌的发生与当地血吸虫病的流行并存，现已有证据表明埃及血吸虫感染与膀胱癌高发有关。此外，在非洲大陆，疟疾的流行疫区伴随伯基特淋巴瘤的高发，现在认为很可能是虐原虫感染过程中伴有 EB 病毒感染所致。

（二）肿瘤基因特点（内在因素）

肿瘤有遗传倾向性，即遗传易感性，肿瘤发生的家族聚集现象，为人们提供了最早的肿瘤遗传特性的证据，如结肠息肉病、乳癌、胃癌等。目前认为，环境因素是肿瘤发生的始动因素，而个人的遗传特征决定肿瘤的易感性。例如，BRCA1 基因突变者易患乳腺癌（Hall et al，1990）；APC 基因突变者易患肠道息肉病（Kinzler et al，1991）。由于不同个体的遗传易感性不同，同样暴露于特定致癌物的人群有些人发生肿瘤，而另一些人则不发生肿瘤。相反，处于不同环境的同一群体内部，患癌症的风险也会有所不同。目前认为至少三种机制导致某些个体对肿瘤易感：一是通过遗传的方式获得突变的癌变通路关键基因（肿瘤癌基因和抑癌基因）；二是通过遗传获得的突变基因有利于癌变克隆的选择和生长（生长因子或免疫监视相关基因）；三是通过遗传获得的突变基因会增加携带者对环境因素的敏感性，从而增加癌变事件的发生和积累（致癌物代谢通路相关基因以及 DNA 修复系统相关基因）。这三种机制都是使遗传易感的组织发生更快、更多的癌变积累，增加发生肿瘤的风险。

1. 基因组不稳定性与肿瘤　基因组的遗传稳定性是维持细胞正常增殖和分化的关键，也是维持生物有机体正常生理活动的前提和保障。使细胞获得高于正常情况下获得的任何一种突变均称为基因组不稳定性。基因组不稳定可以启动癌基因激活和抑癌基因失活，扰动肿瘤细胞凋亡、增殖、细胞周期和端粒失调，使肿瘤获得持续生长信号（Hühn et al，2013）。如果控制基因组稳定的基因早期发生突变，基因组不稳定导致细胞内遗传物质改变不断积累，这样随机突变的细胞能够克隆增殖并累积突变，最终可能形成肿瘤。基因组不稳定性可发生在肿瘤发生、发展的各个阶段，主要有表现三种形式：染色体不稳定、微卫星不稳定及 CpG 岛甲基化，这三条途径并非相互排斥可随机组合，目前，肿瘤组织基因组不稳定性可为肿瘤的临床诊断和预后预测的生物学标记指标（Andor et al，2017）。

（1）染色体不稳定性：染色体不稳定性（chromosomal instability，CIN）是指细胞有丝分裂时发生染色体数目和结构的改变，表现为整条染色体拷贝数或染色体片段的获得或丢失及染色体结构的易位、重排等。染色体不稳定是癌细胞的普遍特征，是一种常见的基因组不稳定类型，常表现为增加或缺失整个染色体（异倍性）或部分染色体（杂合性丢失、易位和扩增）。CIN 是人体肿瘤中的常见现象之一，且被认为是癌细胞的特征（Ben-Davicl et al，2020）。环境致癌因素刺激和染色体分离、DNA 损伤反应、端粒酶稳定性和细胞周期调控等细胞的功能障碍均可导致 CIN。目前研究认为，CIN 是导致肿瘤遗传变异的重要原因之一，结构性染色体不稳定会导致全体染色体重排，数量染色体不稳可导致染色体数量异常。

（2）微卫星不稳定性：微卫星不稳定是肿瘤形成的另一个重要机制，是遗传不稳定最常见的表现形式。微卫星（microsatellite，MS）是人类基因组的一类短串联重复序列，具有高度突变性。这些简单重复序列在 DNA 复制过程中容易产生复制的错误，当错配修复功能正常时很容易被修复，如果错配修复功能缺陷，就会导致这种复制错误遗传下去，这种遗传不稳定性称为微卫星不稳定性（mic-rosatellite instability，MSI）。MSI 是由于 DNA 错误复制而导致的，是肿瘤细胞克隆性增殖的一个指标。近年来研究发现错配修复基因（mismatch repair gone，MMR）突变引起错配修复系统的功能降低或丧失，引起遗传物质不稳定，主要表现为微卫星不稳定性。20 世纪 90 年代初，人们在遗传性非息肉性结肠癌（HNPCC）中发现微卫星不稳定性，随后又在散发性结直肠癌中发现，后来相继又在多种肿瘤中，如胃癌、肝癌、子宫内膜癌、卵巢癌和乳腺癌中发现这种现象。可以肯定，MSI 被认为是肿瘤疾病中普遍纯在的现象，检测 MSI 对肿瘤的诊断、治疗及监测都具有重要意义。

（3）CpG 岛甲基化表型：越来越多的研究表明，在肿瘤形成过程中包含两大类机制。一个是通过 DNA 核苷酸序列改变而形成突变，即遗传学机制。肿瘤作为一种遗传学疾病在分子生物学领域已经得到证实。另外一个就是表观遗传学（epigenetics）机制，即不依赖 DNA 序列改变导致基因表达水平的变化，它在肿瘤形成过程中的作用越来越受到重视。DNA 甲基化已经成为表观遗传学和表观基因组学的重要研究内容，目前研究认为 CpG 岛甲基化异常是导致肿瘤相关基因转录失活的重要原因（Locke et al，2019）。基因的异常甲基化在肿瘤发生的早期就可出现，并且在肿瘤逐步发展的过程中，基因异常甲基化的程度增加。对常见的 98 种人类原发肿瘤的基因组进行分析，发现每种肿瘤至少有 600 个异常甲基化的 CpG 岛。在肿瘤细胞中，总 DNA 甲基化水平低于正常细胞，但是某些肿瘤抑制基因及生长调控基因的启动子区甲基化程度却增加了。引起这种变化的机制尚未明确，可能的机制如下：首先，在正常情况下非甲基化 CpG 岛的高甲基化，导致肿瘤抑制基因的失活；其次，CpG 甲基化可以促进肿瘤相关基因突变，因为 5- 甲基胞嘧啶可自发或在 S- 腺苷蛋氨酸的作用下脱氨而变为胸腺嘧啶，使甲基化的 CpG 突变为 TpG。这是最常见的突变，在抑癌基因 p53 中也最常见，是肿瘤相关基因甲基化促进细胞恶变的一种

机制。另外，癌基因的低甲基化也可能与肿瘤发生有关。由于 DNA 局部甲基化增强在肿瘤中最常见，与肿瘤的关系比较明确，因此被认为是肿瘤抑制基因失活的重要途径。

2. DNA 错配修复系统与肿瘤 DNA 损伤是生物进化过程中的一种普遍现象，遗传信息得以稳定相传有赖于生物进化过程中形成的 DNA 错配修复（mismatch repair gone，MMR）系统，该系统具有维持基因组稳定的功能。DNA 修复的缺陷对肿瘤的形成具有重要意义。微卫星序列是 DNA 复制过程中最容易发生错配的序列，需要错配修复基因进行修复。如果 MMR 发生突变，将形成肿瘤，这一模式称为微卫星不稳定性。错配修复是 DNA 复制后的一种修复机制，主要通过修复 DNA 复制期间碱基错配清除损伤，恢复正常的核苷酸顺序。MMR 具有识别和修复 DNA 碱基错配、增强 DNA 复制忠实性、维持基因组稳定性及降低自发性突变的功能。

3. 端粒与端粒酶异常与肿瘤 端粒是真核生物线性染色体末端帽子样的特殊结构，其功能是维持染色体稳定和完整，保护染色体不被降解。端粒酶是细胞中的一种可以合成端粒序列的反转录酶，发挥维持端粒长度的作用。在正常细胞中，端粒会随着衰老进程而进行性缩短。在正常人体细胞中，端粒酶的活性受到严格的调控，只有在造血细胞、干细胞和生殖细胞等需要不断分裂克隆的细胞中，才可以检测到端粒酶的活性。在癌症发生过程中，端粒酶被激活使端粒长度得以延长，并导致细胞逃脱正常复制性衰老和凋亡进程，最终形成永生化的癌细胞，而端粒酶的活化是细胞永生化或恶性化的必要条件。因此，端粒长度在肿瘤发生发展过程中发挥非常重要的作用。

对于端粒和端粒酶的研究已经成为肿瘤及生命科学领域的重要研究方向，在过去的研究中，人们已经检测了几百个肿瘤组织标本及一些正常对照组织，在几乎 80% ～ 90% 或以上的人原发肿瘤和肿瘤细胞系中可以检测出端粒酶活性，如大肠癌（93%）、肺癌（80%）、肝癌（85%）、胃癌（85%）、乳腺癌（93%）等，而在正常组织（不包括各种干细胞、生殖细胞）中或良性肿瘤中多不表达或低表达。端粒酶是目前最具有普

遍性和特异性的肿瘤标志物，在肿瘤的发生发展中起到重要的作用（Klingelhutz et al，1997）。端粒酶的活化程度与肿瘤的分化程度有很好的相关性。研究发现，分化差的恶性肿瘤中端粒酶的活性明显高于其他分化较好的肿瘤，对脑肿瘤细胞分析测定发现，酶活性高的星形胶质细胞瘤的恶性程度明显高于测不到酶活性的星形胶质细胞瘤。

4. 内分泌因素　与肿瘤发生有关的激素，较明确的有雌激素和催乳素与乳癌有关，雌激素与子宫内膜癌有关等。

5. 免疫因素　先天或后天免疫缺陷者易发生恶性肿瘤，如丙种球蛋白缺乏症病人易患白血病和淋巴造血系统肿瘤，获得性免疫缺陷病（艾滋病）患者易患恶性肿瘤，肾移植后长期使用免疫抑制剂者肿瘤发生率较高。

（三）肺癌的危险因素

肺癌是目前全球第一位恶性肿瘤。在我国，肺癌也是发病率和死亡率最高的恶性肿瘤。肺癌的危险因素有很多种，吸烟是肺癌最肯定的危险因素，其他危险因素，如环境、雌激素、饮食、慢性呼吸系统疾病等也对肺癌的发生影响甚大。

1. 肺癌与吸烟、被动吸烟　吸烟是全球健康问题，也是肺癌盛行的主要危险因素。烟草虽然不是具体的化学物质，但它里面具体的致癌物有100多种，包括多环芳烃类、N-亚硝胺、重金属如铬元素等，吸烟还会破坏呼吸道黏膜上的纤毛细胞，使其清除功能减弱，不能将病原微生物、有害颗粒等物质清扫出体外。自20世纪中期，吸烟与肺癌的病因学关系得到验证。根据2005年哈佛大学学者综合世界卫生组织及前期危险因素研究的结果，在全球人群中，约70%的肺癌死亡归因于吸烟（Danaei et al，2005）。

2. 肺癌与室内外环境污染　综合目前科研工作者的研究结果认为：全球8%的肺癌死亡归因于细颗粒物（平均直径小于2.5 μm，PM2.5），尤其影响肺腺癌的发病风险。室外空气污染致癌物包括来自汽车、发电厂、工农业排放等。室内环境污染的研究主要集中在室内燃煤、厨房油烟、室内木材燃烧等。据估计，在亚洲室内燃煤致肺癌OR值为4.93（95%CI：3.73 ~ 6.52），而北美和欧洲国家室内木材的燃烧致肺癌OR值为1.21（95%CI：1.06 ~ 1.38）（Hosgood et al，2010）。国内室内燃煤致癌最广泛的研究来自于云南宣威肺癌高发地，研究认为烟煤燃烧排放物中多环芳烃类化合物与肺癌高发具有明显因果关系（Li JH et al，2015）。由于肿瘤从发生到进展到临床症状需很长时间，且由于对于环境污染物、混杂因素等测量存在困难，对个体肺癌发生的影响较难估计，还需一定的时间开展肺癌的队列研究以得出准确结论。

3. 肺癌与呼吸系统疾病　目前肺癌家族史和肺部疾病史与肺癌关系的研究受到越来越多的关注，肺部疾病引起肺癌的机制可能是，肺部的炎症增加了其他致癌因素暴露的影响，进而促进了肺癌的发生。肺部疾病如慢性阻塞性肺疾病（COPD）等被认为在肺癌发生中扮演了很重要的角色。国际肺癌协作组认为肺气肿使肺癌相对危险度提高2.44倍，慢性支气管炎为1.47倍，肺结核为1.48倍，肺炎为1.57倍（Brenner et al，2015）。肺部微生物在肺癌发生、发展的过程中也起到重要作用，其中，结核病史与肺癌危险度的增加呈正相关。肺癌的发生发展与微生物群落的相互作用正成为领域内研究的焦点。

4. 肺癌与职业暴露　焦炉逸散气体、石棉、砷、氯甲醚、金属铬等的暴露被认为与肺癌存在关联。国际癌症研究所分别于1987年和2001年将砷及其化合物、石棉、氡-222及其衰变物列为确定致癌物。在众多与肺癌相关的职业危险因素中，放射性氡及其子体被认为是继吸烟之后的第二大致肺癌危险因素。我国云锡矿工肺癌病因学研究显示随累计氡暴露量的增加、肺癌的危险性递增。职业相关致癌物被吸入后会对人的呼吸系统造成损伤进一步诱发癌变，从而提高了肺癌的发生率。在工作中只要留心这些危害因素，做好防护措施，例如使用通风设施、防尘口罩、湿式作业等，就可以在一定程度上降低职业相关肺癌的发生。

5. 肺癌与其他因素　遗传易感性在肺癌发病机制中扮演着重要的角色，肺癌的发生往往具有家族聚集倾向。营养饮食因素，维生素与微量元素的摄入、豆制品的食用、体重指数（BMI）、心理精神因素、女性体内雌激素水平等都曾被提出可能与肺癌的发生有关，它们与肺癌发病风险之间的相关性尚未定论，特别是由于被动吸烟、食物摄入量测定、回忆偏倚等混杂因素的影响，尚需要进一步开展相关研究。

二、肿瘤免疫的特点

肿瘤免疫学（tumor immunology）是利用免疫学的理论和方法，研究肿瘤的抗原性、机体的免疫功能与肿瘤发生、发展的相互关系，以及机体对肿瘤的免疫应答及其抗肿瘤免疫反应的机制、肿瘤的免疫诊断和免疫防治的科学，它是免疫学的分支学科之一。肿瘤是机体正常细胞恶变的产物，其特点是不断增殖并在体内转移。因此肿瘤细胞在免疫学上的突出特点是出现某些在同类正常细胞中看不到的新的抗原标志，因而可引起机体的免疫应答。机体对肿瘤的免疫应答包括免疫监视（immune surveillance）和免疫排斥。

（一）肿瘤抗原

肿瘤抗原（tumor antigen）泛指在肿瘤发生、发展过程中新出现或过度表达的抗原物质总称。直到 20 世纪 50 年代，随着纯种小鼠的培育和应用，人们才慢慢证实了肿瘤抗原的存在。机体产生肿瘤抗原的可能机制为：①基因突变；②细胞癌变过程中使原本不表达的基因被激活；③抗原合成过程的某些环节发生异常（如糖基化异常导致蛋白质特殊降解产物的产生）；④胚胎时期抗原或分化抗原的异常、异位表达；⑤某些低表达基因产物的过度表达；⑥外源性基因（如病毒基因）的表达（Cerezo-Wallis et al，2016）。

1. 肿瘤特异性抗原（tumor specific antigen，TSA） 是肿瘤细胞特有的或只存在于某种肿瘤细胞而不存在于正常细胞的新抗原。这类抗原可以通过 MHC Ⅰ 或 MHC Ⅱ 类分子被 T 细胞识别，从而诱发宿主抗肿瘤特异性免疫反应，它们大部分存在于细胞质内，部分在细胞表面表达。这类抗原是人们于 20 世纪 50 年代在遗传背景基本相同的小鼠中（可排除正常组织相容性抗原的影响），通过化学致癌剂诱发的肉瘤在同系小鼠中的移植与排斥的经典实验方法而发现的，故也称为肿瘤特异性移植抗原（tumor specific transplantation antigen，TSTA）或肿瘤排斥抗原（tumor rejection antigen，TRA）。

根据肿瘤发生的不同，可以将肿瘤特异性抗原大致分为以下三类：

（1）化学或者物理致癌剂诱导的肿瘤抗原：实验动物的研究证明，化学致癌剂或物理因素诱发的肿瘤所表达的肿瘤抗原的特点是特异性高而抗原性弱，常表现出明显的个体特异性，即用同一化学致癌剂或同一物理方法如紫外线、X 线等诱发的肿瘤，在不同的宿主体内，甚至在同一宿主不同部位发生的肿瘤，各具有互不相同的抗原性。由于化学和物理因素是随机诱导正常基因的突变，所以每个肿瘤的抗原间很少出现交叉反应，这种特点使得该类肿瘤的免疫诊断和免疫治疗比较困难。但人类很少暴露于这种强烈的理化诱变环境中，因此，大多数人类肿瘤抗原不是此类抗原。

（2）病毒抗原：某些肿瘤由病毒（包括 DNA 病毒和 RNA 病毒）感染引起，这类肿瘤一般都会表达病毒的基因，故肿瘤细胞中都会含有病毒相关抗原。例如 EB 病毒（EBV）与 B 细胞淋巴瘤和鼻咽癌的发生有关，人乳头状瘤病毒（HPV）与人宫颈癌的发生有关，乙型肝炎病毒（HBV）和丙型肝炎病毒（HCV）与人原发性肝癌有关。EBV、HPV 和 HBV 属于 DNA 病毒。属于 RNA 病毒的人嗜 T 淋巴细胞病毒 1（HTLV-1）可导致成人 T 细胞白血病（ATL）的发生。与化学或物理因素诱发的肿瘤的抗原特点具有显著不同的是，同一种病毒诱发的不同类型肿瘤（无论其组织来源或动物种类如何不同），均可表达相同的抗原且抗原性较强。因为此类抗原是由病毒基因编码，因此称之为病毒肿瘤相关抗原。目前已发现了几种病毒基因编码的抗原，例如 SV40 病毒转化细胞表达的 T 抗原，人腺病毒诱发肿瘤表达的 E1A 抗原，EBV 诱发 B 细胞淋巴瘤和鼻咽癌的 EBNA-1 抗原，以及 HPV 诱发人宫颈癌的 E6 和 E7 抗原等。

（3）自发肿瘤抗原：自发性肿瘤是指一些无明确诱发因素的肿瘤，大多数人类肿瘤属于此类。自发性肿瘤细胞具有肿瘤特异性抗原，其特点类似于化学诱发的肿瘤的抗原，具有各自独特的抗原性，自发肿瘤表达的肿瘤特异性抗原大部分属于突变抗原，这些抗原很少具有交叉反应；但是，也有某些自发性肿瘤也会表达共同的抗原。如某些癌基因的产物如约 10% 肿瘤患者表达的 Ras 突变蛋白，乳腺癌高表达的 Her-2/neu 蛋白，慢性髓系白血病 Bcr/Abl 融合蛋白，以及抑癌基因如 p53 的突变蛋白等也被视为肿瘤特异性抗原。

2. 肿瘤相关抗原（tumor-associated antigen，TAA） 是指肿瘤细胞和正常细胞组织均可表达的抗原，只是其含量在细胞癌变时明显增高。此类抗原仅有表达量的变化而无严格肿瘤特异性，因此也被称为共同肿瘤抗原。这类抗原不能被带瘤宿主免疫系统识别为外来异物，因此不具有免疫原性。胚胎抗原（fetal antigen）是其中最典型的代表。

（1）胚胎抗原：胚胎抗原是指在胚胎发育阶段由胚胎组织产生的正常成分，在胚胎后期减少，出生后逐渐消失，或仅存留极微量。但当细胞癌变时，此类抗原可重新合成而大量表达。已发现的胚胎抗原有肝癌细胞产生的甲胎蛋白（alpha-fetoprotein，AFP）。另一种是肿瘤细胞表达的膜抗原，高表达后疏松地结合在细胞膜表面，容易脱落，如结肠癌细胞表达的癌胚抗原（carcinoembryonic antigen，CEA）等。其临床意义主要在于通过血清学检测以协助肝癌、结肠癌等诊断及疗效判断。

（2）肿瘤过表达抗原：此类抗原是在某些细胞的特定分化阶段表达，而正常细胞不表达，一旦细胞恶性转化并发展为肿瘤细胞后可高表达此类抗原，故又称之为分化抗原（differentiation antigen）。例如，前列腺癌患者的前列腺特异抗原（prostate-specific antigen，PSA）、黑色素瘤患者的 gp100 和 MART-1，乳腺癌患者的 HER-2/neu 等。

（3）肿瘤相关糖类抗原：这类抗原是表达量或结构异常的糖蛋白或者糖脂，如肿瘤细胞表面的黏蛋白 MUC-1，因脱糖基化而暴露出其抗原表位，它不受 MHC 分子限制就可以被 CTL 识别，主要高表达于乳腺癌、胰腺癌和卵巢癌等肿瘤细胞表面。

（4）CT 抗原：在胚胎期表达但在机体出生后只表达于睾丸或卵巢等生殖母细胞，由于这类生殖细胞不表达 MHC Ⅰ 类分子，故正常时不会被 CTL 杀伤。但此类抗原可在多种肿瘤细胞中表达，且能诱导 CTL 或抗体应答，故称此类抗原为肿瘤睾丸抗原（cancer testis antigen，CTA）。MAGE、BAGE、GAGE 和 NY-ESO-1 属于 CT 抗原。

（二）机体的抗肿瘤免疫应答

机体的免疫功能与肿瘤的发生发展密切相关。一般认为，当宿主免疫功能低下或受抑制时，肿瘤发病率会增高，而肿瘤进行性生长的肿瘤患者的免疫功能会受到抑制，两者互为因果，双方各因素的消长对于肿瘤的发生发展与预后具有重要的影响。当肿瘤发生后，机体可产生针对肿瘤抗原的免疫应答，包括特异性免疫应答和非特异性免疫应答。其中特异性免疫应答包括细胞免疫和体液免疫。一般认为细胞免疫是抗肿瘤免疫的主力，体液免疫协同作用（Reilly et al，2001）。体液免疫通常在病毒诱导的肿瘤中发挥重要作用。对于大多数免疫原性强的肿瘤，特异性免疫应答是主要的，而对于免疫原性弱的肿瘤，固有免疫应答可能具有更重要的意义。由于肿瘤细胞的组织来源和发生方式等不同，其免疫原性的强弱有较大差别，故不同类型的肿瘤诱导的机体抗肿瘤免疫应答有所差异。机体对肿瘤免疫应答的产生及其强度不单单取决于肿瘤免疫原性，还受到宿主的免疫功能和其他因素的影响。

1. 体液抗肿瘤免疫 尽管肿瘤抗原可以诱导机体产生特异性抗体，并可通过激活补体系统、抗体依赖性细胞介导的细胞毒作用（ADCC）等方式发挥抗肿瘤作用，但总体来说，在肿瘤患者体内自然产生的抗体并不是抗肿瘤免疫的重要效应因素。

（1）抗体依赖的细胞介导的细胞毒效应：NK 细胞、巨噬细胞和嗜中性粒细胞通过其表面 FcγR 与抗肿瘤抗体（IgG）结合，发挥 ADCC 效应而杀伤肿瘤。

（2）补体依赖的细胞毒效应：是 IgM 和 IgG（IgG1 和 IgG3）类抗体与肿瘤表面抗原结合后，激活补体经典途径，最终形成膜攻击复合物（membrane attack complex，MAC），溶解肿瘤细胞。

（3）抗体的免疫调理作用：抗肿瘤抗体与吞噬细胞表面 FcγR 结合，增强吞噬细胞的吞噬功能。此外，抗肿瘤抗体与肿瘤抗原结合能活化补体，借助所产生的 C3b 与吞噬细胞表面 CR1 结合，促进其吞噬作用。

（4）抗体封闭肿瘤细胞表面某些受体：抗体可通过封闭肿瘤细胞表面某些受体影响肿瘤细胞的生物学行为，例如：抗转铁蛋白抗体与瘤细胞表面转铁蛋白受体结合，阻碍其功能，抑制肿瘤细胞生长。

（5）抗体干扰肿瘤细胞黏附作用：某些抗体可阻断肿瘤细胞表面黏附分子与血管内皮细胞或其他细胞表面的黏附分子配体结合，从而阻止肿瘤细胞生长、黏附和转移。

2. 细胞抗肿瘤免疫 是抗肿瘤免疫的主要肿瘤免疫应答方式，作为特异性免疫应答，主要对抗原性较强、实体肿瘤细胞产生免疫应答。

（1）T 细胞：T 细胞是相当复杂的不均一体、又不断在体内更新、在同一时间可以存在不同发育阶段或功能的亚群。按免疫应答中的功能不同，可将 T 细胞分成若干亚群，一致公认的有：辅助性 T 细胞（helper T cells，Th），具有协助体液免疫和细胞免疫的功能，又被称为 CD4$^+$ 细胞，通过与 MHC（主要组织相容性复合体）Ⅱ 类分子呈递的多肽抗原反应被激活；调节性 T 细胞（regulatory T cells，Treg），具有抑制细胞免疫及体液免疫的功能；细胞毒性 T 细胞（cytotoxic T cells，Tc），具有杀伤靶细胞的功能，又名为 CD8$^+$ 细胞，其表面表达 CD8，这类细胞可以通过 MHC Ⅰ 与抗原直接结合（Huang et al，2016）。

1）CD4$^+$ T 细胞：一般不能直接识别肿瘤细胞，而是依赖抗原呈递细胞，呈递相关的肿瘤抗原对其进行特异性激活后才分泌细胞因子，激活 B 细胞、巨噬细胞、NK 细胞发挥抗肿瘤作用。例如，释放 IL-2 促进 CTL 增殖、激活 NK 细胞；释放 IL-4、IL-5 促进 B 细胞活化、分化和抗体形成；分泌肿瘤坏死因子等发挥抗肿瘤作用。

2）CD8$^+$ CTL 细胞：是机体重要的抗肿瘤效应细胞，可通过其抗原受体识别肿瘤细胞上的肿瘤抗原并与之结合，通过溶细胞作用直接杀伤带有致敏抗原的肿瘤细胞。还可以通过分泌多种细胞因子，如 γ 型干扰素（IFN-γ）、肿瘤坏死因子（TNF）等，间接地杀死肿瘤细胞。

（2）自然杀伤细胞（natural killer cell，NK）：

NK 细胞是细胞免疫中的非特异成分，是一群广谱的杀伤细胞，对阻止肿瘤的生长起到重要作用。它不表达特异特性抗原识别受体，是不同于 T、B 淋巴细胞的第三类淋巴细胞。具有 Fc 受体，不依赖抗体或补体，没有 MHC 限制，不需要预先致敏即能释放杀伤介质穿孔素和颗粒酶使靶细胞凋亡以及表达膜 TNF 家族分子诱导靶细胞凋亡和抗体依赖的细胞毒作用等多种途径杀伤肿瘤细胞。NK 细胞杀伤靶细胞的主要机制：①通过释放穿孔素和颗粒酶引起细胞溶解。②通过配体诱导的受体介导的凋亡激活途经引起靶细胞的凋亡。③释放细胞因子（NK 细胞细胞毒因子、NK 细胞肿瘤坏死因子）杀伤靶细胞。④抗体依赖细胞介导的细胞毒作用（ADCC）。

（3）巨噬细胞：巨噬细胞在抗肿瘤免疫中的作用不仅是作为呈递抗原的 APC，而且是溶解肿瘤细胞的效应细胞。它不仅参与机体的特异性免疫反应和非特异性免疫反应，而且是细胞免疫和体液免疫的桥梁细胞，在机体对抗肿瘤的环节起到重要作用。巨噬细胞杀伤肿瘤细胞的机制有：①直接杀伤：巨噬细胞与肿瘤细胞膜相互融合，溶酶体等直接进入靶细胞，导致靶细胞溶解。②分泌 TNF、IFN 等多种细胞毒性分子间接杀伤肿瘤细胞。③通过特异性抗体介导的 ADCC 作用杀伤肿瘤细胞。④分泌单核细胞因子，调节其他免疫细胞的功能，促进抗肿瘤免疫反应：如 IL-1、2，IFN-γ 可刺激 B 细胞活化、增殖，促进抗体产生，促进 T 细胞增殖，增强 NK 细胞的杀伤作用。尽管活化的巨噬细胞可以帮助杀伤肿瘤细胞，但是越来越多的证据表明肿瘤浸润的巨噬细胞（TAM）基因表达谱有了很大调整，TAM 在杀伤肿瘤细胞的同时还能通过分泌蛋白酶和生长因子等来促进肿瘤的转移、侵袭和血管生成。

（4）中性粒细胞：经研究发现，中性粒细胞具有很强的抗肿瘤活性，有些肿瘤及其周围组织常见较多的中心粒细胞浸润和聚集。中性粒细胞在受到 IFN-γ 刺激时会上调表达 FcγR Ⅰ，可有效识别 IgG- 抗原复合物。活化后的中性粒细胞可通过释放活性氧和细胞因子（TNF-α 和 IL-1β）来非特异性的杀伤肿瘤细胞。与巨噬细胞相比，中性粒细胞产生活性氧的能力更强，而产生细胞因子的能力略差。

（5）NKT 细胞：NKT 细胞是一群细胞表面既有 T 细胞受体 TCR，又有 NK 细胞受体的特殊 T 细胞亚群。主要识别由单肽性 CD1d 分子提呈的脂类抗原。NKT 细胞对于机体的抗肿瘤免疫有重要意义。活化的 NKT 细胞可以通过分泌穿孔素（perforin）和 Fas/FasL 等途径直接杀死肿瘤细胞，但更多的情况下，它们可以通过分泌 IFN-γ 激活 NK 和 CTL 细胞的抗肿瘤免疫。此外，NKT 细胞还可以通过 CD40 和 CD40L 分子的相互作用刺激 APC 的活化和分泌 IL-12，进一步增强下游的一系列适应性免疫应答。

（三）肿瘤免疫编辑机制

虽然免疫监视学说推动了肿瘤免疫学理论的发展，但目前看来免疫监视学说有一定的局限性，因为它只强调了细胞免疫作用，而忽视了其他免疫因素和影响免疫的因素在肿瘤发生发展中的作用。目前多趋向于承认机体存在免疫监视作用，其对于某些肿瘤如病毒诱导的肿瘤有一定的控制作用，但其作用有一定的限度。

免疫系统既可识别和杀伤肿瘤组织，又能推动肿瘤组织恶化程度的增加，这种双重作用被人们认识后，肿瘤"免疫编辑"学说被正式提出（Schreiber et al，2011）。免疫编辑学说认为：免疫系统既可清除肿瘤细胞，又可能促进免疫无反应性或免疫耐受性的产生。肿瘤免疫编辑学说即指肿瘤的发生发展与免疫系统的相互关系，包括免疫监视和免疫逃逸。它反映了免疫系统具有抵抗肿瘤的保护性功能，同时又对肿瘤具有塑型作用，即对肿瘤细胞实施免疫选择压力，使弱免疫原性肿瘤细胞得以逃逸并进一步生长。肿瘤免疫编辑分为 3 个过程：

1．免疫清除过程　机体免疫系统识别肿瘤并通过多种途径杀伤肿瘤细胞。如果成功，肿瘤免疫编辑就此结束。免疫清除的 4 个时期：①固有免疫系统中的细胞和分子识别并杀伤新生的肿瘤组织。②固有免疫系统对肿瘤的识别杀伤作用进一步扩大。抗肿瘤免疫关键分子则起到放大和维持抗肿瘤免疫网络的作用，最为重要的一个是 IFN-γ。③在固有免疫系统杀伤肿瘤细胞的同时，适应性免疫系统也可被肿瘤细胞激活，参与杀伤肿瘤组织的过程。通过抗原提呈诱导产生肿瘤特异性 CD3⁺CD8⁺ CTL 和 CD3⁺CD4⁺ CTL。④肿瘤特异性 CTL 迁移到肿瘤部位进行特异性杀伤肿瘤细胞。

2．免疫对抗过程　在肿瘤清除期，大多数肿瘤细胞被杀伤，少数肿瘤细胞在免疫压力作用下产生多种基因不稳定和突变，以逃逸免疫细胞的"追杀"。这些细胞对免疫系统具有较高的抵抗力，可以逃逸免疫细的杀伤，适应机体免疫机制，对机体抗肿瘤免疫具有更强的免疫耐受，能够与机体的免疫系统共存并相互作用，进入相持状态。这是一个长期的进程，在这个过程中，肿瘤细胞在免疫系统的监视下，虽有少量残存，但不致为害，不影响机体的正常生活。

3．免疫逃逸过程　免疫系统杀伤肿瘤的作用逐渐减弱——不能清除肿瘤细胞。同一体内，肿瘤细胞对抗免疫细胞的能力逐渐增强，有时肿瘤细胞还有杀伤免疫细胞的现象。肿瘤逃逸的原因主要分肿瘤和宿主免疫系统两个方面。

（1）与肿瘤有关的因素

1）肿瘤抗原的免疫原性降低及抗原调变：肿瘤细胞表达的抗原与正常蛋白差别很小，或抗原性弱，故无法诱发机体产生足够强度的抗肿瘤免疫应答清除肿瘤细胞。抗原调变（antigenic modulation）是指肿瘤细胞表面抗原表位减少或丢失，从而使肿瘤细胞避免宿主免疫系统的杀伤。

2）肿瘤细胞表面 MHC 分子表达缺陷或表达量降低：肿瘤细胞内抗原需经胞内加工处理并与 MHC Ⅰ类分子结合后，才能被呈递至肿瘤细胞表面而被 CD8⁺CTL 识别。通常情况下，肿瘤细胞 MHC Ⅰ类分子表达缺陷或低下（Leone et al，2013），致使肿瘤细胞内抗原无法呈递，从而导致 CD8⁺CTL 无法识别和杀伤肿瘤细胞。利用免疫组化技术得到的结果认为 25%～75% 的肿瘤细胞有不同形式的 HLA 丢失，对以杀伤性 T 淋巴细胞为基础的肿瘤免疫十分不利，是肿瘤免疫逃逸的主要原因之一。

3）Fas/FasL 介导的免疫逃逸：Fas/FasL 介导的免疫逃逸——自杀因子（Fas）和自杀因子配体（FasL）相互作用是细胞凋亡的重要途径之一。FasL 与靶细胞表面的 Fas 结合，启动后者的死亡信号，导致 Fas 阳性细胞的凋亡，此为淋巴细胞杀伤肿瘤及病毒感染细胞的重要机制之一，癌细胞通过抑制 Fas 表达而逃逸自身免疫细胞的攻击，使癌细胞更具侵袭力，更易发生转移。发生转移的肿瘤细胞 Fas 几乎完全消失，且 FasL 阳性的肿瘤细胞更易发生转移，肿瘤细胞高表达 FasL 像免疫豁免组织一样通过 FasL 作用保护自己，主动杀伤与之接触的免疫活性细胞，结果凋亡的不是肿瘤细胞，而是淋巴细胞，从而有助于肿瘤细胞的免疫逃逸。

4) 肿瘤细胞协同刺激分子及黏附分子表达下降：尽管肿瘤细胞可表达肿瘤抗原，具有一定的免疫原性（可提供 T 细胞活化第一信号），但其很少表达 CD80 和 CD86 等共刺激分子，不能为 T 细胞活化提供足够的第二信号，也就无法有效诱导抗肿瘤免疫应答。

5) 肿瘤细胞导致的免疫抑制因素：肿瘤细胞可通过分泌 TGF-β、IL-10 等抑制性细胞因子或其他免疫抑制物质抑制机体抗原提呈细胞（包括树突状细胞）、T 细胞和固有免疫细胞（包括 NK 细胞）的功能，导致宿主处于免疫功能低下状态或免疫抑制状态，从而在免疫应答的诱导和效应多个环节上抑制机体抗肿瘤免疫应答。某些肿瘤细胞表面可表达 FasL 和抑制性分子，诱导肿瘤特异性 T 细胞凋亡和抑制 T 细胞的活化与增殖。

另外，肿瘤细胞还可以上调表达 CTLA-4（cytotoxic T lymphocyte antigen-4）和 PD1（programmed death-1）的配体 B7 家族蛋白，通过与 T 细胞或自然杀伤性细胞表面的受体直接接触，下调其杀伤能力并介导其凋亡，使肿瘤微环境中的细胞毒性效应细胞处于耗竭状态，抑制抗肿瘤的免疫应答。基于此，已有针对 PD-1/PD-L1 和 CTLA-4 的单抗，在黑色素瘤、非小细胞肺癌等的治疗中取得较好的进展（Herbst et al, 2014；Garon et al, 2015）。

6) 肿瘤细胞的"漏逸"："漏逸"（sneaking through）指的是由于肿瘤细胞的迅速生长超越了机体抗肿瘤免疫效应的限度，致使宿主不能有效地清除大量生长的肿瘤细胞。

7) 肿瘤细胞的凋亡抵抗作用：肿瘤细胞可高表达多种抗凋亡分子（如 Bcl-2），不表达或弱表达 Fas 等凋亡诱导分子，从而抵抗凋亡的诱导，逃避 CTL 的杀伤效应。

(2) 与宿主免疫功能有关的因素：宿主处于免疫功能低下状态或者免疫耐受状态，或者宿主的抗原提呈细胞功能低下或缺陷，或者体内存在一定量的"增强抗体"等，这些因素都有助于肿瘤细胞的免疫逃逸。

1) 免疫抑制性细胞功能增强：肿瘤细胞还可通过主动诱导荷瘤机体产生 CD4$^+$CD25$^+$ 调节性 T 细胞（Treg）和 Gr-1$^+$CD11b$^+$ 髓系来源的抑制性细胞（myeloid-derived suppressor cells，MDSC）而抑制免疫应答（Li et al, 2016）。① Treg 可以通过多种途径影响其他的免疫细胞（Wei et al, 2017），包括 CD4$^+$、CD8$^+$T 淋巴细胞、NK 细胞及 DCs 等，抑制其抗肿瘤免疫反应，从而有利于肿瘤的发生和发展。研究发现，大部分的恶性肿瘤患者外周血 Tregs 的比例都明显升高，如胃癌、结直肠癌、胰腺癌、肝癌、乳腺癌以及妇科恶性肿瘤等。② MDSCs 大量聚集在一些肿瘤组织，包括肾癌、前列腺癌、肝细胞癌、结直肠癌、乳腺癌及胰腺癌等，与患者的不良预后有关。MDSCs 可以通过多种机制促进肿瘤的免疫逃逸，其中主要的机制是消耗促使 T 淋巴细胞成熟及发挥功能所必需的氨基酸，分泌 ROS、NO 等导致氧化应激，阻碍淋巴细胞的迁移，并诱导 Tregs 的产生。③肿瘤相关巨噬细胞（TAMs）作为肿瘤微环境中的重要组成成分，巨噬细胞会在肿瘤微环境中 IL-10、TGF-β 等诱导下发生极化，成为抑制免疫的 TAM。并分泌免疫抑制因子 IL-10、TNF-α、TGF-β、IFN-γ，直接或间接地抑制 T 细胞功能并介导 CTL 的凋亡，在肿瘤发生发展及转移中发挥重要的作用。肿瘤微环境中存在大量的 TAMs，这些大量的 TAMs 常提示患者预后不良。TAMs 主要通过抑制 CD8$^+$T 淋巴细胞介导的抗肿瘤免疫反应来促进肿瘤免疫逃逸。TAMs 的细胞表面可以表达 PD-L1、B7-H4 等抑制性配体，可直接与 CD8$^+$T 淋巴细胞上的相应受体结合，从而抑制 CD8$^+$T 淋巴细胞的抗肿瘤作用，也可以表达 CCL22 诱导 Tregs 的产生，间接抑制 CD8$^+$T 淋巴细胞的功能。TAMs 还可以通过分泌特殊的细胞因子、生长因子等作用于肿瘤组织相关基质或内皮细胞，参与促进肿瘤细胞生长和转移，诱导肿瘤组织新生血管和淋巴管生成等过程。

2）效应免疫细胞功能异常：①T淋巴细胞是抗肿瘤免疫过程中主要效应细胞，肿瘤中的浸润免疫细胞多以T细胞为主，肿瘤分别经MHCⅠ/Ⅱ途径激活CD8[+]T、CD4[+]T细胞。CD8[+]T细胞可通过穿孔素-颗粒酶途径、Fas/FasL途径和死亡受体途径破坏癌细胞；CD4[+]T细胞辅助活化CD8[+]T细胞，分泌趋化因子、IFN、TNF来增强免疫应答。但荷瘤机体内T细胞表面常高表达PD-1、CTLA-4，分别与肿瘤细胞、树突状细胞表面对应的配体结合，使得T细胞功能被抑制。使得肿瘤浸润的T细胞大多转向了耗竭转态，无法发挥正常的抗肿瘤免疫能力。②NK细胞在早期是抗肿瘤的重要细胞，在趋化因子的作用下迁移至肿瘤局部。肿瘤缺少MHCⅠ类分子来抑制NK细胞对其的杀伤，并且其表面的糖类配体可与NK细胞表面的活化性受体结合来激活NK细胞的杀伤肿瘤作用。然而研究报道，乳腺癌浸润组织的NK细胞功能损伤大于外周血，并且随乳腺癌进展，其中NK细胞的活化性受体表达（NKp30、NKG2D、DNAM-1和CD16）减少，而抑制性受体表达（NKG2A）增加，这使其细胞毒功能大大下降。从而有助于肿瘤细胞逃避宿主免疫系统的监视。

（四）肿瘤免疫诊断

通过生化和免疫学技术检测肿瘤抗原、抗肿瘤抗体或其他肿瘤标志物，将有助于肿瘤患者的诊断及其免疫功能状态的评估。肿瘤的免疫诊断主要包括以下几个方面：检查肿瘤标志物、检查特异性抗体和检查细胞免疫状态等。

1．检测肿瘤抗原或肿瘤标志物 这是目前最常用的肿瘤免疫诊断方法。肿瘤标志物是指肿瘤细胞代谢过程中所产生的大分子物质，包括肿瘤特异性抗原和肿瘤相关的抗原（如癌胚抗原），一般可以从血或尿中检测。例如，AFP的检测其水平的升高对原发性肝细胞性肝癌有诊断价值，CEA的检测有助于诊断直肠结肠癌，CA199的检测有助于胰腺癌的诊断；PSA的检测有助于前列腺癌的诊断。除了血清或其他体液中的肿瘤标志物外，目前对于细胞表面肿瘤标志物的检测愈来愈重视，所用技术手段常为特异性单抗免疫组化或流式细胞仪分析等，例如对淋巴瘤和白血病细胞表面CD分子的检测，将有助于淋巴瘤和白血病的诊断和组织分型，为其治疗提供有价值的线索。

2．检测抗肿瘤抗体 例如在黑色素瘤患者血清中可查到抗自身黑色素瘤抗体，在鼻咽癌和Burkitt淋巴瘤患者的血清中检测出EB病毒的抗体，且抗体水平的变化与病情的发展和恢复有关。

3．检测细胞免疫状态 由于肿瘤免疫以细胞免疫为主，因此，人们采用皮肤试验、巨噬细胞移动抑制试验、T细胞或其亚群的检测来判断患者的预后。

4．放射性免疫检测 将放射性核素如[131]I与特异性抗肿瘤单抗结合后，从静脉或腔内注入体内可将放射性核素导向肿瘤的所在部位，显示清晰的肿瘤影像，此种放射免疫显像法是一种有较好应用前景的肿瘤诊断技术。对肿瘤抗原、抗肿瘤抗体或其他肿瘤标记物水平可进行动态检测和评估，还有助于对肿瘤患者预后进行判断。

（马　洁　魏训东）

参考文献

Andor N，Maley CC，et al. Genomic Instability in Cancer：Teetering on the Limit of Tolerance. 2017，Cancer Res，77（9）：2179-2185.

Ben-David U，Amon A. Context is everything：aneuploidy in cancer. Nature reviews Genetics，2020，21（1）：44-62.

Brenner DR, Boffetta P, Duell EJ, et al.（2012）. "Previous lung diseases and lung cancer risk: a pooled analysis from the International Lung Cancer Consortium." Am J Epidemiol, 176（7）：573-585.

Cerezo-Wallis D，Soengas MS. Understanding Tumor-Antigen Presentation in the New Era of Cancer Immunotherapy. Curr Pharm Des，2016，22（41）：6234-6250.

Danaei G, Vander HS, et al.（2005）. "Causes of cancer in the world: comparative risk assessment of nine behavioural and environmental risk factors." Lancet, 366（9499）：1784-1793.

Diaconu S，Predescu A，et al. Helicobacter pylori

infection: old and new. J Med Life, 2017, 10 (2): 112-117.

Gallo RC, et al. Thematic review series. XI: Viruses in the origin of human cancer. Introduction and overview. Proc Assoc Am Physicians, 1999, 111 (6): 560-562.

Garon, Rizvi NA, et al. Pembrolizumab for the treatment of non-small-cell lung cancer. N Engl J Med, 2015, 372 (21): 2018-2028.

Hall JM, Lee MK, et al. Linkage of Early-onset Familial Breast Cancer to Chromosome 17q21. Science, 1990, 250: 1684.

Herbst, Soria JC, et al. Predictive correlates of response to the anti-PD-L1 antibody MPDL3280A in cancer patients. Nature, 2014, 515 (7528): 563-567.

Hosgood HR, Boffetta P, et al. (2010). "In-home coal and wood use and lung cancer risk: a pooled analysis of the International Lung Cancer Consortium." Environ Health Perspect, 118 (12): 1743-1747.

Huang M, Zhou XY, et al. Improved Transgenic Mouse Model for Studying HLA Class I Antigen Presentation. Scientific Reports, 2016, 16; 6: 33612.

Hühn D, Bolck H A, Sartori A A. Targeting DNA Double-strand Break Signalling and Repair: Recent Advances in Cancer Therapy. Swiss Medical Weekly, 2013, 143: w13837.

Kinzler KW, Nilbert MC, Su LK, et al. Identification of FAP locus Gene from Chromosome 5q21. Science, 1991, 253: 661.

Klingelhutz AJ. Telomerase activation and cancer. Journal of molecular medicine (Berlin, Germany), 1997, 75 (1): 45-49.

Kugel Curtis H, Douglass Stephen M, Webster Marie R, et al. Age Correlates with response to anti-PD1, reflecting age-related differences in intratumoral effector and regulatory T-Cell populations. Clinical Cancer Research, 2018, 24 (21): 5347-5356.

Leone P, Shin EC, et al. MHC class I antigen processing and presenting machinery: organization, function, and defects in tumor cells. Journal of the National Cancer Institute, 2013, 21;105 (16): 1172-87.

Li JH, He J, Tang R, et al. (2015). "Molecular epidemiology study in Xuanwei: the relationship among coal type, genotype and lung cancer risk." Chin J Lung Cancer, 18 (1): 16-22.

Li WB, Ma J, et al. G-CSF is a key modulator of MDSC and could be a potential therapeutic target in colitis-associated colorectal cancers. Protein Cell, 2016, 7 (2): 130-40.

Locke WJ, Guanzon D, et al. DNA Methylation Cancer Biomarkers: Translation to the Clinic. Frontiers in genetics, 2019, 10: 1150.

Pan C, Issaeva N, et al. HPV-driven oropharyngeal cancer: current knowledge of molecular biology and mechanisms of carcinogenesis. Cancers Head Neck, 2018, 3: 12.

Raimondo G, Locarnini S, et al. Update of the statements on biology and clinical impact of occult hepatitis b virus infection. J Hepatol, 2019, 71 (2): 397-408.

Reilly RT, Emens LA, et al. Humoral and cellular immune responses: independent forces or collaborators in the fight against cancer? Current opinion in investigational drugs, 2001, 2 (1): 133-135.

Rushing BR, Selim MI. Aflatoxin B1: A review on metabolism, toxicity, occurrence in food, occupational exposure, and detoxification methods. Food Chem Toxicol, 2019, 124: 81-100.

Schreiber RD, Old LJ, et al. Cancer immunoediting: integrating immunity's roles in cancer suppression and promotion. Science, 2011, 331 (6024): 1565-1570.

Wei XD, Zhou XY, et al. Reciprocal Expression of IL-35 and IL-10 Defines Two Distinct Effector Treg Subsets that Are Required for Maintenance of Immune Tolerance. Cell Reports, 2017, (7), 21, 1853-1869.

第四节　老年肿瘤患者的营养状况

老年肿瘤患者临床营养管理的核心目标是通过规范化营养支持治疗改善患者临床结局和成本效果比（Yu K et al，2013）。规范化营养支持治疗包括营养筛查（nutritional screening）、营养评定（nutritional assessment）、营养干预（nutritional intervention）和监测（monitoring）四个步骤，其中，营养筛查和营养评定是基础步骤（中华医学会，2009）。对存在营养风险（nutritional risk）的老年肿瘤患者，通过规范化营养支持治疗可显著改善临床结局和成本效果比（Zhang H et al，2017）。通过营养风险筛查（nutritional risk screening），发现具有营养风险的老年肿瘤患者，并借助营养评定制定营养支持治疗的个体化处方，是老年肿瘤患者临床营养管理的核心内容。

一、营养风险

（一）营养风险的定义及概念分析

欧洲肠外肠内营养学会（European Society for Clinical Nutrition and Metabolism，ESPEN）指南 2003 版中明确营养风险（nutritional risk）系指"现存的或潜在的与营养因素相关的导致患者出现不良临床结局的风险"（Kondrup et al，2013a）。

应特别指出的是，营养风险实际上是一个与结局（包括感染性并发症发生率、住院时间、住院费用、生活质量、成本 - 效果比等）相关的风险，并非指"营养不良的风险"。对有营养风险患者，给予规范化营养支持治疗可改善临床结局。只有改善结局才能使患者真正受益（中华医学会，2008）。

（二）理解和应用"营养风险"概念的临床意义

20 世纪 70—80 年代，接受营养支持治疗的病例几乎全是重度蛋白质能量营养不良的患者。1986 年以前，我国每年接受规范化营养支持治疗的患者仅以数百至上千例计。在当时情况下，营养支持治疗的适应证问题并不突出。然而，目前营养支持治疗的病例每年已达数百万例，客观上必需判定营养支持治疗的适应证。这就需借助

筛查工具判定患者是否存在"营养风险"。对存在营养风险的患者，应借助营养评定制定个体化营养支持治疗方案，并通过规范化营养支持治疗，改善患者临床结局和成本效果比（Jie B et al，2010；Zhang H et al，2017）。

应对每位老年肿瘤患者在入院时进行营养风险筛查，判断其是否存在营养风险，即是否存在营养支持治疗的适应证（Bozzetti et al，2012）。对存在营养风险的老年肿瘤患者，应进行营养评定，并做出营养诊断，然后在此基础上制定个体化营养支持治疗处方。承担此项工作的应是经过相关培训的医护人员和营养医师（中华医学会，2009）。

二、营养风险筛查

（一）营养筛查的概念和工具

营养筛查（nutritional screening）是指应用量表化工具初步判断患者营养状态的过程。其目的在于判定患者是否具有营养风险或发生营养不良的风险。营养筛查包括营养风险筛查（nutritional risk screening）和营养不良筛查（malnutrition screening）两大类（Cederholm et al，2015）。

所谓营养风险筛查，根据 ESPEN 指南（2003 版）和中华医学会肠外肠内营养学分会（Chinese Society for Parenteral and Enteral Nutrition，CSPEN）指南（2008 版），其定义是：借助具有循证基础的量表化筛查工具判断患者是否具有营养风险，即判定患者是否具有营养支持治疗适应证（Kondrup et al，2003a；中华医学会，2009）。对营养风险筛查阳性（即存在营养风险）的患者，应进行营养评定。营养风险筛查是对患者进行营养支持治疗的前提。常用工具为营养风险筛查 -2002（nutritional risk screening 2002，NRS-2002）（Kondrup et al，2003b）。

所谓营养不良筛查，根据美国肠外肠内营养学会（American Society for Parenteral and Enteral Nutrition，ASPEN）指南（2011 版），其定义是：营养不良筛查是一个发现营养不良患者的过程，或者发现具有营养不良风险的患者。这是一个筛查有无营养不良的过程，与之前提到的营养风险筛查的含义截然不同（Mueller et al，2011）。常用工具包括营养不良筛查工具（malnutrition screening tool，MST）、营养不良通用筛查工具（malnutrition universal screening tool，MUST）、微型营养评定-简表（mini-nutritional assessment short form，MNA-SF）等（Cederholm et al，2017；Detsky et al，1987；Fontes et al，2014；Jensen et al，2012；Nuotio et al，2016）。

（二）营养风险筛查-2002

2016年，美国肠外肠内营养学会重症患者营养支持指南和美国胃肠病协会成人营养支持指南均指出：在众多营养筛查工具中，营养风险筛查（nutritional risk screening，NRS-2002）同时考虑到营养状态的改变和疾病的严重程度，是推荐的筛查工具（Mueller et al，2011）。NRS-2002也被中华医学会肠外肠内营养学分会（CSPEN）和欧洲肠外肠内营养学分会（ESPEN）推荐（中华医学会，2009）。目前，以临床结局是否改善为目标的营养风险筛查工具也只有NRS-2002（Kondrup et al，2003b）。

NRS-2002于2002年ESPEN德国慕尼黑年会上报告，2003年在ESPEN杂志Clinical Nutrition上发表，被ESPEN指南推荐。NRS-2002基于10篇文献（包括9篇随机对照研究和1篇观察性研究）建立，以12篇随机对照研究为基准制定，并通过128篇随机对照研究进行了回顾性验证，具较强的循证医学基础（Kondrup et al，2003b）。

中华医学会肠外肠内营养学分会（CSPEN）"营养风险-营养不足-营养支持-临床结局-成本/效果比（Nutritional Screening-Undernutrition-Support-Outcome- Cost/effectiveness ratio，NUSOC）多中心协作组"对NRS-2002进行了前瞻性横断面调查研究及前瞻性队列研究，完成了NRS-2002在中国的临床有效性验证，结论显示，对有营养风险的患者进行营养支持治疗，可改善临床结局。

2013年，原国家卫生与计划生育委员会颁布了卫生行业标准《临床营养风险筛查》（WS/T427-2013）（中华人民共和国国家卫生和计划生育委员会，2013）。2009年，"营养风险"的概念首次出现在国家医疗保险药品目录上。2017年，在国家人力资源与社会保障部印发的《国家基本医疗保险、工伤保险和生育保险药品目录（2017年）》中，进一步明确提出参保人员使用肠外营养和肠内营养，需经"营养风险筛查明确具有营养风险时方可按规定支付费用"。2018年，CSPEN"营养风险-不足-支持-结局-成本/效果比（NUSOC）"多中心数据共享协作组正式成立，由NUSOC制定的《营养风险及营养风险筛查工具NRS 2002临床应用专家共识（2018版）》正式发布。

NRS-2002适用于18岁以上且住院时间超过24小时的患者，不推荐用于未成年人（Kondrup et al，2003b）。目前有报告NRS-2002可应用于门诊患者及养老机构老人，但仍需进一步的验证性研究。

NRS-2002的内容包括：①营养状况受损评分（0～3分）；②疾病严重程度评分（0～3分）；③年龄评分（≥70岁者，加1分），总分为0～7分。评分≥3分为具有营养风险，需进行营养评定。而入院时筛查NRS＜3分者虽暂时没有营养风险，但应每周重复筛查一次，一旦出现NRS≥3分情况，即进入营养支持治疗程序（Kondrup et al，2003b）。

NRS-2002量表见表2-4-1。

表2-4-1　营养风险筛查2002（NRS-2002）

A．营养状态受损评分（取最高分）	
1分（任一项）	近3个月体重下降＞5% 近1周内进食量减少＞25%
2分（任一项）	近2个月体重下降＞5% 近1周内进食量减少＞50%
3分（任一项）	近1个月体重下降＞5%或近3月下降＞15% 近1周内进食量减少＞75% 体重指数＜18.5及一般情况差
B．疾病严重程度评分（取最高分）	
1分（任一项）	一般恶性肿瘤、髋部骨折、长期血液透析、糖尿病、慢性疾病（如肝硬化、慢性阻塞性肺疾病）
2分（任一项）	血液恶性肿瘤、重症肺炎、腹部大型手术、脑卒中
3分（任一项）	颅脑损伤、骨髓移植、重症监护
C．年龄评分	
1分	年龄≥70岁

注：NRS-2002评分 = A+B+C。如患者NRS-2002评分≥3分，则提示患者存在营养风险，应进行营养评定，并制订和实施营养支持治疗计划

（三）营养不良通用筛查工具

营养不良通用筛查工具（MUST）是由英国肠外肠内营养协会多学科营养不良咨询组开发，于 2004 年发表。该工具得到英国营养师协会、英国皇家护理学院、注册护士协会、肠外肠内营养协会的支持（Lawson et al，2013）。

MUST 主要用于蛋白质能量营养不良及其风险的筛查，包括三部分内容：①体重指数（BMI）；②体重下降程度；③疾病所致的进食量减少。

三项分数相加得到总评分，0 分为低营养风险状态：临床常规处理，无需营养干预，但需定期进行重复筛查；1 分为中等营养风险状态：要进行观察，要连续 3 天记录饮食及液体摄入量（医院及护理院），必要时给予饮食指导（社区居民）；≥ 2 分为高营养风险状态：需要专业营养医生制定营养治疗方案，营养师或 NST 会诊，先用普通食品，后强化食品或补充性营养支持，监测、评估治疗计划。评分表见表 2-4-2。

表2-4-2　MUST评分表

评分项目		
BMI	> 20 kg/m²	0 分
	18.5 ~ 20 kg/m²	1 分
	< 18.5 kg/m²	2 分
体重下降程度	过去 3 ~ 6 个月体重下降 < 5%	0 分
	过去 3 ~ 6 个月体重下降 5% ~ 10%	1 分
	过去 3 ~ 6 个月体重下降 > 10%	2 分
疾病原因导致近期禁食时间	≥ 5 d	2 分

（四）微型营养评定 - 简表

微型营养评定 - 简表（MNA-SF）是专用于老年人的营养筛查工具，是由 Rubenstein 等人在传统 MNA 基础上进行设计而来。在 BMI 无法得到的情况下，可由小腿围代替。MNA-SF 由 6 个条目构成，其信息的获取可询问患者本人、护理人员或查询相关的医疗记录。结果判定：分值 ≥ 12 分，无营养不良风险；分值 ≤ 11 分，可能存在营养不良，需要进一步进行营养状况评定

（Nuotio et al，2016）。

MNA-SF 评分表见表 2-4-3。

表2-4-3　MNA-SF评分表

	筛查内容	分值
A	既往 3 个月内，是否因食欲下降、咀嚼或吞咽等消化问题导致食物摄入减少？	
	0 = 严重的食欲减退	
	1 = 中等程度食欲减退	
	2 = 无食欲减退	
B	最近 3 个月内体重是否减轻？	
	0 = 体重减轻超过 3 kg	
	1 = 不知道	
	2 = 体重减轻 1 kg-3 kg	
	3 = 无体重下降	
C	活动情况如何？	
	0 = 卧床或长期坐着	
	1 = 能离床或椅子，但不能出门	
	2 = 能独立外出	
D	在过去 3 个月内是否受过心理创伤或罹患急性疾病？	
	0 = 是 2 = 否	
E	是否神经心理问题？	
	0 = 严重痴呆或抑郁	
	1 = 轻度痴呆	
	2 = 无心理问题	
F1	BMI（kg/m²）是多少？	
F2	0 = 小于 19	
	1 = 19 ~ 21	
	2 = 21 ~ 23	
	3 = ≥ 23	
	小腿围 CC（cm）是多少？	
	0 = CC 小于 31 cm 3 = CC ≥ 31 cm	
合计	筛查分值（14 分）	

（五）营养风险筛查、营养支持治疗与临床结局的关系

中华医学会肠外肠内营养学分会 NUSOC 协作组报告在美国巴尔提摩和中国北京的多中心前瞻性研究中，根据 NRS-2002 筛选出的有营养风险的患者（NRS-2002 评分 ≥ 3 分）能够明显受益于营养支持治疗，其并发症发生率显著降低

（Jie，2010）。进一步研究还发现，对于 NRS-2002 评分 ≥ 5 分的腹部手术患者，术前的营养支持将显著降低术后并发生的发生率。在另一项 RCT 研究中证实，通过 NRS-2002 筛查出有营养风险的患者，并对其进行营养支持治疗，可显著性降低感染并发症发生率及再入院率。在心血管疾病、恶性肿瘤等多种疾病中也证实 NRS-2002 与患者并发症发病率、死亡率等具有显著关联（Jayawardena et at，2017；Khalid et al，2010）。最近的系统评价中也证实 NRS-2002 可良好预测成年住院患者的临床结局（Lawson et al，2013）。

三、营养评定

对有营养风险的老年肿瘤患者，通过营养评定，可确定营养不良的类型及程度，制订个体化营养支持治疗处方，并监测营养支持治疗的疗效（中华医学会，2009）。

营养评定（nutritional assessment）是指临床营养专业人员通过人体组成分析、人体测量、生化检查、临床检查及综合营养评定方法等手段，对患者营养代谢和机体机能等进行检查和评定，以确定营养不良类型及程度。其目标是为了指导医师和营养师的营养支持计划的制订，进一步研讨营养支持疗法的适应证和营养支持疗法可能伴随发生的副作用（McClave et al，2016a）。

（一）人体测量

1. 体重 体重是脂肪组织和非脂肪组织之和，可从总体上反映人体营养状况。体重测定须保持时间、衣着、姿势等方面的一致，对住院病人应选择晨起空腹，排空大小便，穿内衣裤测定。如患者卧床无法测量体重时，建议采用差值法，如护理员、家属抱患者总重减去护理员、家属体重。如有条件，可应用具有体重测量功能的医疗用床进行测定。如因严重胸水、腹水、水肿等情况而无法获得患者的准确体重信息，应注明原因。体重计的感量不得大于 0.5 kg，测定前须先标定。

体重指数（body mass index，BMI）= 体重（kg）/ 身高（m）^{2}。BMI 被认为是反映蛋白质能量营养不良以及肥胖症的可靠指标。中国成人的 BMI 评价标准：正常值范围为 $18.5 \leqslant$ BMI < 24.0；若 BMI < 18.5，为体重过轻；若 $24.0 \leqslant$ BMI < 28.0，为超重；若 BMI $\geqslant 28.0$，为肥胖（国际生命科学学会中国办事处中国肥胖问题工作组联合数据汇总分析协作组，2001）。

2. 皮褶厚度、上臂围与上臂肌围 通过皮褶厚度测定可推算体脂总量，主要指标包括三头肌皮褶厚度、肩胛下皮褶厚度和髋部与腹部皮褶厚度等。上臂围为上臂中点周径。上臂肌围可间接反映机体蛋白质状况。其计算公式为：上臂肌围 = 上臂围（cm）- 3.14× 三头肌皮褶厚度（cm）。上述测定需严格质控，否则结果可能存在较大误差（McClave et al，2016b）。因尚无国人正常值范围，故目前上述指标临床应用较少。

3. 腰围、臀围和腰臀围比值 腰围是指腰部周径长度。目前公认腰围是衡量脂肪在腹部蓄积程度最简单和实用的指标。其测定方法为：被测者空腹，着内衣裤，身体直立，腹部放松，双足分开 30 ~ 40 cm，测量者沿腋中线触摸最低肋骨下缘和髂嵴，将皮尺固定于最低肋骨下缘与髂嵴连线中点的水平位置，在调查对象呼气时读数，记录腰围。连续测量三次，取平均值。

臀围测量位置为臀部的最大伸展处，皮尺水平环绕，精确度为 0.1 cm，连续测量三次，取平均值。

腰臀围比值（waist-to-hip ratio，WHR）= 腰围（cm）/ 臀围（cm）。

根据在中国进行的 13 项大规模流行病学调查（总计 24 万成人）数据汇总分析，男性腰围 ≥ 85 cm，女性腰围 ≥ 80 cm 者，患高血压的危险因素是腰围低于此界值者的 3.5 倍，患糖尿病的危险约为 2.5 倍（国际生命科学学会中国办事处中国肥胖问题工作组联合数据汇总分析协作组，2001）。

4. 握力 握力在一定程度上反映机体肌肉力量。其测定方法为：将握力计指针调至 "0" 位置；被测者站直，放松，胳膊自然下垂，单手持握力计，一次性用力握紧握力计，读数并记录。然后，被测者稍作休息，重复上述步骤，测定 2 次取平均值。目前，尚无国人正常值范围，可对被测者进行前后测定结果比较。

5. 人体组成 最早采用尸体解剖分离脂肪组织称重的方法测量人体组成，直到 1942 年才根据阿基米德原理利用水下称重法推算体密度来计算人体脂肪含量。随后几十年，以此为经典方法相继研究了许多方法，如同位素稀释法、总体钾法、中子活化法、光子吸收法（单、双光子）、电子计算机断层摄影法、超声波法、双能 X 线吸收法、磁共振法及生物电阻抗分析法等。

生物电阻抗分析法是 20 世纪 80 年代发展起来的一项技术，具有快速、简捷、成本低廉、无创和安全等特点，适于成人和儿童的测量，有广阔的应用前景。近十年来，多频生物电阻抗分析法的研究和临床应用有了较大进展，其准确性较单频生物电阻抗分析法有了显著提高，代表了人体组成分析领域的发展方向（White et al, 2012）。

（二）生化及实验室检查

利用生化及实验室检查可测定蛋白质、脂肪、维生素及微量元素的营养状况和免疫功能。因营养素在组织及体液中浓度下降，组织功能降低及营养素依赖酶活性下降等的出现均早于临床或亚临床症状的出现，故生化及实验室检查对及早发现营养素缺乏的类型和程度有重要意义。生化及实验室检查可提供客观营养评价结果，这是人体测量等方法所不具备的优势。

1. 血浆蛋白 血浆蛋白水平可反映机体蛋白质营养状况，常用的指标包括白蛋白、前白蛋白、转铁蛋白和维生素 A 结合蛋白。血浆蛋白浓度降低主要原因为肿瘤患者多伴有营养不良和消耗增加，如长期食物中摄入蛋白质含量不足或慢性肠道疾病所引起的吸收不良，使体内缺乏合成蛋白质的原料；再者若肿瘤患者肝功能严重受损时，导致蛋白质合成障碍，使蛋白质合成减少，蛋白下降严重；或肿瘤外科手术创伤后或炎症引起的白蛋白分解代谢增加。

（1）血清白蛋白：白蛋白于肝细胞内合成，合成后进入血流，并分布于血管内、外空间。血管外的白蛋白贮存于瘦体组织中，分布于皮肤、肌肉和内脏等。白蛋白的合成受很多因素的影响，在甲状腺功能低下、血浆皮质醇水平过高、出现肝实质性病变及生理上的应激状态下，白蛋白的合成率下降。白蛋白半衰期为 14 ～ 20 天。在排除非营养因素影响后，持续低白蛋白血症被认为是判定营养不良的可靠指标。血浆白蛋白高

的老年患者择期手术并发症相对低白蛋白血症者显著降低。

（2）血清前白蛋白：前白蛋白在肝合成，因在 pH8.6 条件下电泳转移速度较白蛋白快而得名。又因为前白蛋白可与甲状腺素结合球蛋白及维生素 A 结合蛋白结合，而转运甲状腺素及维生素 A，故又名甲状腺素结合前白蛋白。其生物半衰期短，约为 1.9 天。与白蛋白相比，前白蛋白的生物半衰期短，血清含量少且体库量较小，故在判断蛋白质急性改变方面较白蛋白更为敏感。

应注意的是，很多疾病状态可对血清前白蛋白浓度产生影响，使其应用受到限制。其中，造成其升高的因素主要包括脱水和慢性肾衰竭。由于前白蛋白清除的主要场所是肾，故肾衰患者可出现血清前白蛋白升高的假象。降低血清前白蛋白的因素，包括水肿、急性分解状态、外科手术后、能量及氮平衡的改变、肝疾病、感染和透析等。机体在创伤、严重感染和恶性肿瘤等各种应激反应后的 1 ～ 2 天内，即可出现血清前白蛋白浓度的下降。这与急性期反应蛋白，如 C- 反应蛋白、铜蓝蛋白、纤维蛋白原和结合珠蛋白的血浆浓度升高的变化刚好相反。上述这种状态会伴随应激反应的持续进行而持续存在下去，故前白蛋白不适宜作高度应激状态下营养评价的指标。此外，由于前白蛋白在肝合成，各种肝疾病均可导致血清前白蛋白水平降低。并且，肝实质损害越严重，前白蛋白减低幅度越明显。故在对各类肝病患者进行营养评定时，应用前白蛋白须特别慎重。另外，由于前白蛋白的主要功能是转运甲状腺素和维生素 A，因此，这些物质在体内的水平会影响前白蛋白的活性。

（3）血清维生素 A 结合蛋白：维生素 A 结合蛋白在肝合成，主要功能是运载维生素 A 和前白蛋白。维生素 A 结合蛋白主要在肾代谢，其生物半衰期仅为 10 ～ 12 小时，故能及时反映内脏蛋白的急剧变化。但因其反应极为灵敏，即使在很小的应激反应下，其血清浓度也会有所变化。胃肠道疾病、肝疾病等均可引起血清维生素 A 结合蛋白浓度的降低。

（4）血清转铁蛋白：转铁蛋白在肝合成，生物半衰期为 8.8 天，且体库较小，约为 5.29 g。在高蛋白摄入后，TFN 的血浆浓度上升较快。转铁

蛋白的测定方法除放射免役扩散法外，还可利用转铁蛋白与总铁结合力的回归方程计算。

2．氮平衡与净氮利用率　氮平衡是评价机体蛋白质状况的指标。一般食物蛋白质的氮的平均含量为16%。若氮摄入量大于排出量，为正氮平衡；若氮摄入量小于排出量，为负氮平衡；若摄入量与排出量相等，则维持氮平衡状态。对住院患者，大部分氮排出为尿氮。其他氮的排出途径还包括粪氮、体表丢失氮、非蛋白氮及体液丢失氮等。

氮平衡的计算公式可表示为：氮平衡＝氮摄入量－（尿氮＋粪氮＋体表丢失氮＋非蛋白氮＋体液丢失氮）

3．肌酐身高指数　肌酐系肌肉中的磷酸肌酸经不可逆的非酶促反应，脱去磷酸转变而来。肌酐在肌肉中形成后进入血循环，最终由尿液排出。肌酐身高指数是衡量机体蛋白质水平的指标，但存在较大局限性：①因各种原因，准确收集24小时尿量有时较为困难。若用随意尿标本测定，其精确度极差；②一些因素可致24小时尿肌酐排出量减少，如肾、肝衰竭，肿瘤和严重感染等；③24小时尿肌酐排出量随年龄增大而减少，而目前缺乏分年龄段的标准肌酐值；④尚缺乏中国健康成人的标准肌酐-身高参考值。因此，目前肌酐身高指数已较少使用。

4．血电解质、微量元素及维生素　血液中钾、钠、钙、镁、磷等电解质水平，不仅一定程度反映了这些化学元素在机体的水平，也是维持机体水电解质平衡、酸碱平衡，是维持机体生化反应的基本条件。微量营养素包括了铁、锌、碘、铜等多种微量元素，以及所有的维生素。这些微量营养素在体内参与多种功能蛋白的构成、参与多种生化反应，其缺乏可造成相应的营养素缺乏症。肿瘤患者的营养不良也包含宏量元素的缺乏及微量营养素的缺乏。如肿瘤患者常见的维生素D的缺乏，肿瘤贫血患者常见的铁、叶酸、维生素B_{12}缺乏等。不推荐对这些微量营养素进行常规检测，但对于经过膳食调查及临床症状显示可能有缺乏者，建议进行针对性检测。

5．免疫功能及炎性分子　营养不良时，外周血T淋巴细胞的数量和比例下降。严重营养不良时细胞免疫功能、巨噬细胞功能，补体系统功能、抗体产生等均受影响。某些单一营养素如锌、硒、铁、维生素A、维生素C、维生素E等缺乏，也会引起免疫功能受损。放化疗过程中免疫功能亦可能受损，且影响放化疗的完成率，因而建议常规进行免疫功能检测。

应激状态下免疫细胞产生的细胞因子如肿瘤坏死因子-α（tumor necrosis factor-α，TNF-α）、白细胞介素6（interleukins 6，IL-6）、白细胞介素1（interleukins 1，IL-1）、干扰素γ（interferon-γ，IFN-γ）等，是介导机体代谢异常、引发恶病质的主要因素之一。多项研究显示C-反应蛋白（C-reactive protein，CRP）高水平与患者营养不良密切相关，同时是患者不良结局的危险因素。

（三）临床检查

临床检查是通过病史采集及体格检查来发现营养素缺乏的体征。

病史采集的重点在于：①膳食史，包括有无厌食、食物禁忌、吸收不良、消化障碍及能量与营养素摄入量等；②已存在的病理与营养素吸收或代谢影响因子，包括传染病、内分泌疾病、肿瘤、慢性疾病（如肝硬化、肺病及肾衰竭等）；③用药史及治疗手段，包括代谢药物、类固醇、免疫抑制剂、放疗与化疗、利尿剂、泻药等；④对食物的过敏及不耐受性等。

体格检查的重点在于发现下述情况，判定其程度并与其他疾病鉴别：①恶病质；②肌肉萎缩；③毛发脱落；④肝大；⑤水肿或腹水；⑥皮肤改变；⑦维生素缺乏体征；⑧必需脂肪酸缺乏体征；⑨常量和微量元素缺乏体征等。WHO专家委员会建议特别注意头发、面色、眼、唇、舌、齿、龈、面（水肿）、皮肤、指甲、心血管系统、消化系统和神经系统等。

四、综合营养评定

主要的综合营养评定工具包括主观全面评定（subjective global assessment，SGA）、微型营养评定（mini nutritional assessment，MNA）和患者参与的主观全面评定（patient-generated subjective global assessment，PG-SGA）等。

（一）主观全面评定

SGA是Detsky等在1987年报告的一种简单

而有效的临床营养评定工具。它得到了 ASPEN 推荐，是目前美国、日本等国广泛使用的营养评定工具，主要用于包括肿瘤患者在内的住院患者营养评定。其特点是以病史与临床检查为基础，省略人体测量和生化检查（Detsky et al，1987）。

（二）微型营养评定

MNA 主要适用于养老院和社区老人，评价内容包括人体测量（身高、体重及体重丢失）、疾病状况（如消化功能状况）、饮食状况（食欲、食物数量、餐次、有否摄食障碍等）和主观评定（对健康及营养状况的自我监测）等。其评定结果将被评定对象分为营养良好、营养不良风险以及营养不良三类（Nuotio et al，2016）。

尽管 SGA 和 MNA 都不是基于临床研究报告开发的评定工具，但有大量研究已经验证其在临床应用的有效性。SGA 评分与慢性透析患者死亡率强烈关联；能够很好地预测重症患者再次进入 ICU 治疗的发生率及死亡率。系统综述发现 SGA 是用于住院患者和外科手术患者营养诊断的有效工具，尤其是在早期发现营养不良中具有一定优势。MNA 则被认为是老年人营养评定中的最好工具（Nuotio et al，2016）。

（三）患者参与的主观全面评定

PG-SGA 是在 SGA 基础上为肿瘤患者设计的营养评定方法，由患者自我评估（体重、摄食情况、症状、活动和身体功能）与医务人员评估（疾病和营养需求、代谢需要以及体格检查）两部分组成。

临床研究显示，PG-SGA 是一种有效的肿瘤患者特异性营养状况评估工具，得到美国营养师协会、美国营养与膳食学院等的推荐与应用（Bauer，et al，2002）。

PG-SGA 的评估量表分为患者自评表和医生评估表两部分，具体如下：

1. 患者自评表（A 评分）：见表 2-4-4。

2. 医务人员评估表：见表 2-4-5。

3. 综合评价

（1）定量评价：上述四项总分相加 = A+B+C+D。

0 ～ 1 分：此时不需要干预措施，治疗期间保持常规随诊及评价。

2 ～ 3 分：由营养师、营养护士或医生进行患者或患者家庭营养教育，并可根据患者存在的症状和实验室检查的结果，进行药物干预。

4 ～ 8 分：由营养师进行干预，并可根据症状的严重程度，与医生和营养护士联合进行营养干预

≥ 9 分：急需进行症状改善和（或）同时进

表2-4-4　患者自评表

1. 体重	2. 进食情况
目前我的体重约为____kg	在过去 1 个月里，我的进食情况与平时相比：
1 个月前体重约为____kg	没变化（0）　比以往多（0）　比以往少（1）
6 个月前体重约为____kg	我目前进食　正常饮食（0）
在过去的 2 周，我的体重	正常饮食，但比正常情况少（1）
减轻（1）　没变化（0）　增加（0）	少量固体食物（2）　　只能进食流食（3）
	只能口服营养制剂（3）　几乎吃不下什么（4）
	只能通过管饲进食或静脉营养（0）
3. 症状	4. 活动和身体功能
近 2 周来，我有以下问题影响我的进食：	在过去的 1 个月我活动正常，无限制（0）
吃饭没有问题（0）　没有食欲，不想吃（3）　恶心（1）　呕吐（3）　口腔溃疡（2）　便秘（1）　腹泻（3）　口干（1）　食品没味（1）　食品气味不好（1）　吞咽困难（2）　一会儿就饱了（1）　疼痛_____（部位）（3）　其他_____（如抑郁、经济、牙齿）（1）	不像往常，但还能起床进行轻微的活动（1） 多数时候不想起床活动，但卧床或坐椅时间不超过半天（2） 几乎干不了什么，一天大多数时候都卧床或在椅子上（3） 几乎完全卧床，无法起床（3）
四项总分：	

行营养干预。

（2）定性评价：见表2-4-6。

PG-SGA定性评价与定量评价的关系密切，见表2-4-7。

4. PG-SGA在临床中的应用和意义　研究提示，将PG-SGA应用于消化道肿瘤及泌尿系统肿瘤的评价结果，发现消化道肿瘤患者比泌尿系统肿瘤患者有更高的PG-SGA积分，消化道肿瘤患者有更多的PG-SGA B级及C级，不同PG-SGA分级患者白蛋白、前白蛋白水平有显著差异，多因素回归分析提示6个月内的体重下降、摄食量、进食问题、体力活动及肌肉消耗是独立的预测因素，PG-SGA A级患者的生存率显著长于PG-SGA B级及C级患者，$P < 0.001$；他们还发现患者自我评估无困难。同时，比较了PG-SGA及SGA在肿瘤患者的应用，发现PG-SGA对SGA的敏感性为92%、特异性为82%，作者认为PG-SGA是发现、预测住院肿瘤患者营养不良的一种快速而且有效的评价工具（Bauer, et al, 2002）。

表2-4-5　医务人员评估表

1. 疾病与营养需求的关系（工作表2）（B评分）

相关诊断（特定）

原发疾病的分期；其他

年龄　岁

本项计分：_____

2. 代谢方面的需要（工作表3）（C评分）无应激低度应激中度应激高度应激

本项计分：_____

3. 体格检查（工作表4）（D评分）本项计分：_____

表2-4-6　PG-SGA定性评价

分类	A. 营养良好	B. 可疑或中度营养不良	C. 重度营养不良
体重	无丢失或无水肿或近期明显改善	1个月内丢失不超过5%或6个月内丢失不超过10%或体重持续下降	1个月内丢失超过5%（或6个月内丢失超过10%）或体重持续下降
营养摄入	无缺乏或近来显著改善	摄入明显减少	摄入重度降低
营养相关症状	没有或近期明显改善	存在相关症状	存在明显的症状
功能	无缺陷或近期明显改善	中度功能缺陷或近期加重	重度缺陷或显著的进行性加重
体格检查	无缺陷或慢性缺陷但近期又临床改善	轻到中度的体脂/肌肉丢失	显著的营养不良指征，包括水肿
总评价			

表2-4-7　PG-SGA定性评价与定量评价的关系

等级	定性评价	定量评价
PG-SGA　A	营养良好	0～1分
PG-SGA　B	可疑或中度营养不良	2～8分
PG-SGA　C	重度营养不良	≥9分

（于　康　李融融）

参考文献

国际生命科学学会中国办事处中国肥胖问题工作组联合数据汇总分析协作组.中国成人体质指数分类的推荐意见简介.中华预防医学杂志，2001，35（5）：349-350.

中华医学会.临床技术操作规范肠外肠内营养学分册.北京：人民军医出版社，2008.

中华医学会，临床诊疗指南：肠外肠内营养学分册（2008版），北京：人民卫生出版社，2009.

中华人民共和国国家卫生和计划生育委员会.中华人民共和国卫生行业标准：临床营养风险筛查（WS/T427-2013）.2013，北京.

Bauer J，Capra S，Ferguson M. Use of the scored Patient-Generated Subjective Global Assessment（PG-SGA）as a nutrition assessment tool in patients with cancer. EJCN，2002，56（8）：779-785.

Bozzetti F，Mariani L，Lo Vullo S，et al. The nutritional risk in oncology：a study of 1，453 cancer outpatients. Support Care Cancer，2012，20（8）：1919-1928.

Cederholm T，Barazzoni R，Austin P，et al. ESPEN guidelines on definitions and terminology of clinical nutrition. Clin Nutr，2017，36（1）：49-64.

Cederholm T，Bosaeus I，Barazzoni R，et al. Diagnostic criteria for malnutrition-An ESPEN Consensus Statement. Clin Nutr，2015，34（3）：335-340.

Detsky AS，McLaughlin JR，Baker JP，et al. What is subjective global assessment of nutritional status? JPEN，1987，11（1）：8-13.

Fontes D，GenerosoSde V，Davisson T，et al. Subjective global assessment：a reliable nutritional assessment tool to predict outcomes in critically ill patients. Clin Nutr，2014，33（2）：291-295.

Jayawardena R，Fernando P，Lokunarangoda N，et al. Effects of the "plate model" as part of dietary intervention on modification of selected cardiometabolic risk factors in post-myocardial infarction patients：study protocol for a randomized controlled trial. Trials，2017，18（1）：314.

Jensen GL，Hsiao PY，Wheeler D. Adult nutrition assessment tutorial. JPEN，2012，36（3）：267-274.

Jie B，Jiang ZM，Nolan MT，et al. Impact of nutritional support on clinical outcome in patients at nutritional risk：a multicenter，prospective cohort study in Baltimore and Beijing teaching hospitals. Nutrition，2010，26（11-12）：1088-1093.

Khalid I，Doshi P，DiGiovine B. Early enteral nutrition and outcomes of critically ill patients treated with vasopressors and mechanical ventilation. Am J Crit Care，2010，19（3）：261-268.

Kondrup J，Allison SP，Elia M，et al. ESPEN guidelines for nutrition screening 2002. Clin Nutr，2003，22（4）：415-421.a

Kondrup J，Rasmussen HH，Hamberg O，et al. Nutritional risk screening（NRS-2002）：a new method based on an analysis of controlled clinical trials. Clin Nutr，2003，22（3）：321-336.b

Lawson CM，Daley BJ，Sams VG，et al. Factors that impact patient outcome：nutrition assessment. JPEN，2013，37（5 Suppl）：30S-38S.

McClave SA，DiBaise JK，Mullin GE，et al. ACG Clinical Guideline：Nutrition Therapy in the Adult Hospitalized Patient. Am J Gastroenterol，2016，111（3）：315-334；b

McClave SA，Taylor BE，Martindale RG，et al. Guidelines for the Provision and Assessment of Nutrition Support Therapy in the Adult Critically Ill Patient：Society of Critical Care Medicine（SCCM）and American Society for Parenteral and Enteral Nutrition（A.S.P.E.N.）. JPEN，2016，40（2）：159-211.a

Mueller C，Compher C，Ellen DM. American Society for Parenteral and Enteral Nutrition（A.S.P.E.N.）Board of Directors. A.S.P.E.N. clinical guidelines：Nutrition screening，assessment and intervention in adults. JPEN，

2011，35（1）：16-24.

Nuotio M，Tuominen P，Luukkaala T. Association of nutritional status as measured by the Mini-Nutritional Assessment Short Form with changes in mobility，institutionalization and death after hip fracture. EJCN，2016，70（3）：393-398.

White JV，Guenter P，Jensen G，et al. Consensus statement：Academy of Nutrition and Dietetics and American Society for Parenteral and Enteral Nutrition：characteristics recommended for the identification and documentation of adult malnutrition（undernutrition）. JPEN，2012，36（3）：275-283.

Yu Kang，Zhou XR，He SL. A multicenter study to implement nutritional risk screening and evaluate clinical outcome and quality of life in patients with cancer. European Journal of Clinical Nutrition，2013，67（7）：732-737.

Zhang H，Wang Y，Jiang ZM，et al. Impact of nutrition support on clinical outcome and cost-effectiveness analysis in patients at nutritional risk：A prospective cohort study with propensity score matching. Nutrition，2017，37（1）：53-59.

第五节　老年患者一般状况的评估体系及对临床的指导意义

肿瘤在65岁以上老年人群中发病率高、致死率高。随着过去十年肿瘤治疗的进展，老年肿瘤患者的死亡率与年轻患者相比没有显著降低。原因是两者功能储备不同，前者承受更多治疗风险和不良反应，甚至死亡。肿瘤学家关于老年患者治疗时机、治疗方式的选择和治疗风险的预判仍存在困惑。

老年患者是特殊人群，具有多种特征性因素可能对结局有不利的影响，包括共病（冠心病、慢性阻塞性肺疾病、糖尿病、慢性肾病、肝病、骨质疏松症等）、多种老年综合征（跌倒、痴呆、谵妄、抑郁、营养、多重用药、失能）、社会问题（家庭支持、护理人员、经济来源、转运）。但是目前肿瘤学中的评价体系未能涉及上述问题，没有有效的评估工具用于分析影响老

年患者治疗效果和预后的相关因素（Hernandez et al，2017）。老年综合评估（comprehensive geriatric assessment，CGA）是老年医学的核心技术，从老年人的功能状态、共病、心理、营养、认知、社会支持、意愿与需求等多方面进行评估，由多学科参与制订治疗方案。CGA已被广泛应用于老年患者的评估体系中，已被证实以CGA为主导的干预措施可降低老年患者死亡率，有助于维持躯体功能，改善生活质量。

将老年医学的理念和技术引入肿瘤学，可以帮助肿瘤科医生了解老年患者的共病、体能、衰弱等综合情况，更好的权衡患者治疗选择的风险/获益比，进而为患者做出最优化的治疗决策。美国国家癌症综合网络（the US National Comprehensive Caner Network，NCCN）和国际老年肿瘤学会（the International Society of Geriatric Oncology，SIOG）提出将CGA纳入老年肿瘤患者的标准化管理流程中，并建议对肿瘤科医生进行老年医学相关培训，提高其老年医学技能（Extermann et al，2005；Vander et al，2016）。

一、老年综合评估在肿瘤学中的应用

（一）识别老年问题，预测不良事件和放化疗的毒副作用

CGA可以发现70%患者存在传统肿瘤评估未识别的老年问题，如失能、跌倒、抑郁、认知、营养问题，这些问题与肿瘤患者不良预后独立相关。针对51项研究的系统回顾显示功能状态、抑郁、营养是老年肿瘤患者死亡的独立预测因素（Hamaker et al，2012）。在老年肺癌患者研究中，ECOG评估良好的患者CGA却发现存在不同程度认知损害和功能下降，躯体功能和营养受损与死亡风险增加有关（Schulkes et al，2016）。老年肿瘤患者接受治疗的获益和风险比是肿瘤科医生必须考虑的问题。Ramjaun等纳入了9项研究证实营养和功能状态是化疗毒副作用的重要预测因素（Ramjaun et al，2013）。荷兰的一项研究发现营养不良和认知受损与老年肿瘤患者化疗不耐受独立相关，营养不良和衰弱与化疗后死亡率增加有关（Aaldriks et al，2011）。

为了更好地预测老年肿瘤患者对化疗的

毒副作用，研究人员基于CGA开发出风险预测工具，包括高龄患者化疗风险评估量表（Chemotherapy Risk Assessment Scale for High-Age Patients，CRASH）、癌症和老龄化研究组化疗毒性计算工具（Cancer and Aging Research Group chemotoxicity calculator，CARG）。这两类工具均可在线获得，两类工具涉及相关因素见表2-5-1。

CRASH（http：//eforms.moffitt.org/crashScore.aspx）

CARG（http：//www.mycarg.org/Chemo_Toxicity_Calculator）

CRASH 主要用于70岁以上的老年患者化疗前的评估，包括两部分内容，一部分是预测血液系统毒性反应，另一部分是预测非血液系统毒性反应。前者包括舒张压、IADL、乳酸脱氢酶和化疗毒性评分，后者包括ECOG、MMSE、MNA和化疗毒性反应评分，两者评分总和将

预测风险分为低（50%）、中低（58%）、中高（77%）和高（79%）（Extermann et al，2012）。CARG 最初是在由 ≥ 65 岁的 500 名肿瘤患者组成的前瞻性队列中开发出的化疗毒性风险评分工具。CARG 评分应用了 11 个因素来进行风险分层，这一评分将肿瘤患者化疗毒性反应的发生风险分为低危（10%）、中危（40%）和高危（60%）（Li et al，2017）。研究发现这两类工具优于卡氏功能状态（Karnofsky Performance Status）评估对化疗毒副作用的预测，并且可以进行风险分层，这对于指导肿瘤科医生进行治疗决策非常重要。目前这两类工具在我国尚未推广，尚无网络版供使用。

基于 CGA 预测老年患者对放疗的耐受性方面，近期有研究纳入老年肺癌和头颈癌接受放疗患者，发现 IADL 下降增加放疗期间不良反应发生风险率（Vander et al，2017）。营养不良是老

表2-5-1 预测化疗毒性反应的因素

	血液系统	非血液系统
CRASH 评分	舒张压	ECOG[c]
	IADL 评分[a]	MMSE[d]
	乳酸脱氢酶	MNA[e]
	化疗毒性评分[b]	化疗毒性评分
CARG 评分	预测因素	
	年龄 ≥ 72 岁	
	胃肠道或泌尿系统恶性肿瘤	
	标准化疗剂量	
	联合化疗	
	血红蛋白：< 11 g/dl（男性）或 < 10 g/dl（女性）	
	肌酐清除率 < 34 ml/min	
	听力减退	
	过去 6 个月内跌倒史 ≥ 1 次	
	需要在帮助下服药 / 完全无法服药	
	步行 1 个街区有点困难 / 困难很大	
	社交能力降低	

a. IADL：使用工具日常生活能力量表
b. 化疗毒性反应评分：根据发生在既往治疗组中的化疗方案的毒性反应而进行定量评估
c. ECOG：美国东部肿瘤协作组（Eastern Cooperative Oncology Group，ECOG）制定的简化活动状态评分表
d. MMSE：简易精神状态检查量表
e. MNA：微营养评估

年患者放疗后常见的副作用且会增加死亡率，应对放疗的老年患者实施连续营养监测，及时给予营养干预，尤其在出现黏膜炎症的时候，充足的营养补充更为重要。关于 CGA 在预测新疗法（包括各种靶向治疗和免疫治疗）毒性风险方面的数据有限。随着多种肿瘤治疗开始从全身化疗向新型靶向治疗/免疫治疗的转变，开展 CGA 预测老年肿瘤患者对新型治疗方式的耐受性研究非常有必要。

（二）基于 CGA 进行风险分层，帮助临床决策

NCCN 和 SIOG 等国际组织认为 CGA 为肿瘤科医生提供有价值的信息，有助于对老年肿瘤患者进行风险分层，指导临床决策，制订个体化治疗方案。对晚期非小细胞肺癌（NSCLC）患者同时进行放化疗可提高生存率，但对老年患者是否适合尚无共识，最近一项研究对 ≥ 75 岁 NSCLC 患者进行 CGA 和衰弱评分，基于 CGA 分为适合组、中度适合组、不适合组，前两组接受基于铂的化疗同时进行胸部放疗，不适合组选择支持治疗，适合组和中度适合组中位生存期约 21.1 个月，明显高于不适合组的 9.3 个月，高衰弱评分与较短生存期和毒副反应增加相关，CGA 有助于识别适合接受放化疗的老年患者（Antonio et al, 2018）。另一项研究基于 CGA 将老年肺癌患者分为治愈性治疗和支持性治疗，58% 患者存在未识别的老年问题，43% 患者以 CGA 为指导给予针对性干预，33% 治疗决策因 CGA 改变，存在多种老年问题者建议降低治疗强度（Schulkes et al, 2017）。老年肺癌患者因其复杂性导致治疗决策具有挑战性，CGA 为给予安全合理治疗决策提供理论支持。

（三）以 CGA 指导的针对性干预与肿瘤治疗并行，可改善预后

对基于 CGA 发现的老年问题给予针对性干预与常规治疗并行，有助于提高老年患者对治疗的耐受性以及降低不良预后。英国一项研究对接受化疗的两组老年患者（> 70 岁）比较观察，基于 CGA 进行干预组要比常规组对化疗的耐受性好，出现副作用少，按计划完成化疗的比例高（Kalsi et al, 2015）。结直肠癌老年患者化疗期间同时接受老年科医师 CGA 及指导性干预，干预

组较常规组中位生存时间延长，生活质量提高。

（四）CGA 在老年肿瘤患者手术治疗中的应用

越来越多的老年肿瘤患者接受手术治疗。年龄不是预测手术风险的可靠指标，传统的外科评估不能准确识别出现术后并发症的高风险人群。准确评估手术风险既可以帮助医生权衡患者获益风险比，优化治疗选择，同时充分告知患者及家属潜在危害，再依据患者需求做出医患共同决策。美国外科医师学会和美国老年医学会建议对所有接受手术的老年患者要进行多维度的术前评估。有研究表明，CGA 有助于预测手术相关不良结局，包括术后并发症、住院时间延长、再入院以及出院后入住养老院风险。特别是，IADL 和 ADL 下降、认知受损和衰弱与术后并发症和入住养老机构显著相关。老年肿瘤术前评估（Preoperative assessment of cancer in the elderly，PACE）研究是对择期肿瘤手术患者进行的最大的前瞻性研究。在择期手术前对患者进行 CGA 评估，发现 IADL 下降、衰弱和躯体功能减退使术后并发症风险增加 50% 并且明显延长住院时间，其中 65% 的患者经美国麻醉学会（ASA）的术前评估正常而 CGA 发现异常问题，表明 ASA 对老年肿瘤患者的风险分层敏感性不足，PACE 的研究目的是帮助外科医生正确评估老年肿瘤患者，避免对手术风险预估不准确，导致治疗不足或治疗过度。CGA 在筛选手术患者的决策中起重要作用，因此建议在外科肿瘤治疗中常规使用 CGA（Pope et al, 2006）。

术后谵妄是老年患者常见的严重的外科并发症。术后谵妄延长住院时间并且增加再入院率。研究表明 19% ～ 29% 接受肿瘤手术的老年患者出现术后谵妄（Korc-Grodzicki et al, 2015）。对 75 岁以上的实体肿瘤患者进行术前 CGA，结果显示认知受损、跌倒史、IADL 依赖、共病指数高增加术后谵妄发生风险。预防谵妄的意义远胜于治疗。对谵妄的高危患者进行综合管理，可避免产生不良后果。老年住院患者生活计划（Hospital Elder Life Program，HELP）是全球最早推出的，并且影响力最大的谵妄综合干预模式，该模式基于 CGA 识别的危险因素，给予针对性干预，可有效预防谵妄发生（National

Clinical Guideline Centre，2011）。目前对接受手术的老年肿瘤患者可采用老年科医师协助外科医师评估和管理，尤其是高龄、多病共存老人，减少术后并发症。

了 CGA 的推广。基于此开发出许多 CGA 筛查工具，筛查工具即节省时间又降低人力消耗，但任何一项筛查工具不能取代完整 CGA，通过筛查工具旨在发现可以从完整的 CGA 中受益的患者。常应用于老年肿瘤患者的筛查工具包括 G8、aCGA、VES-13 等。选择哪种筛查工具主要取决于对该工具的熟悉程度及临床背景。研究发现，筛查结果异常仍然可以预测不良结局，包括化疗不良反应、功能下降和 1 年生存率。

二、应用于老年肿瘤患者的老年综合评估筛查工具

在肿瘤科推行 CGA 是可行的，CGA 中大部分内容可以老人自行完成，平均用时 27 分钟。也有将 CGA 做成网络版，方便临床使用。尽管如此，仍有医生担心耗费时间和经验不足，影响

1. 老年评估 8 项（the Geriatric 8，G8）　共 8 个条目，由微营养量表（MNA）7 个条目加上年龄构成（表 2-5-2），范围 0 ～ 17 分。G8 临界

表2-5-2　老年评估8项（G8）

条目	评分
A．过去 3 个月内有没有因为食欲不振、消化问题、咀嚼或吞咽困难而减少食量？	0 = 食量严重减少 1 = 食量中度减少 2 = 食量没有改变
B．过去 3 个月内体重下降的情况	0 = 体重下降大于 3 kg 1 = 不知道 2 = 体重下降 1 ～ 3 kg 3 = 体重没有下降
C．活动能力	0 = 需长期卧床或坐轮椅 1 = 可以下床或离开轮椅，但不能外出 2 = 可以外出
D．过去 3 个月内有没有受到心理创伤或患上急性疾病？	0 = 有 2 = 没有
E．精神心理	0 = 严重痴呆或抑郁 1 = 轻度痴呆 2 = 没有精神心理问题
F．体重指数（BMI）（kg/m^2）	0 = BMI < 19 1 = BMI 19 ～ 21 2 = BMI 21 ～ 23 3 = BMI ≥ 23
H　每天服用 3 种以上药物	0 = 是 1 = 不是
P　与其他同龄人比较，您如何考虑自己的健康状况？	0 = 不好 0.5 = 不知道 1.0 = 很好 2.0 = 非常好
年龄	0 = > 85 1 = 80 ～ 85 2 = < 80
总分	0 ～ 17

值为 14 分，有较好的敏感性（85%）和特异性（＞ 65%）（Bellera et al，2012）。G8 在欧洲被广泛应用于老年肿瘤患者的筛查评估。研究表明 G8 对功能下降和总生存率有很好的预测作用。SIOG 建议将 G8 作为老年前列腺癌患者的初始评估工具，G8 评分正常者被认为适合采用标准疗法治疗；G8 异常者应进一步评估，如果 ADL 下降、共病指数高、体重减轻超过 10% 被认为存在衰弱，治疗应以症状控制为主；介于两者之间者应通过老年综合干预措施改善健康状态，状态改善后可考虑标准疗法（Droz et al，2014）。

2. 衰弱老人调查 -13（the Vulnerable Elders Survey-13，VES-13） 包括 13 项条目，涉及 6 个身体功能方面的问题、5 个日常生活活动能力的问题、自评健康以及年龄，是一个自评问卷，约需 5 min。评分 ≥ 3 分（满分 10 分）被认为衰弱，可预测社区老年人的 5 年功能下降风险。对平均年龄 76 岁患有实体或血液肿瘤患者进行 VES-13 评估，衰弱者出现 3 ~ 4 级毒副作用明显增加，VES-13 可用于预测老年肿瘤患者出现化疗毒副作用风险（Stokoe et al，2012）。

3. 简明老年综合评估（Abbreviated Comprehensive Geriatric Assessment，aCGA） 专为老年肿瘤患者设计。Overcash 等（2005）使用日常生活能力量表（ADL）、IADL、MMSE 和老年抑郁量表（GDS）对 513 名老年肿瘤患者进行评估，从中选取相关性较高的 15 个条目构成 aCGA（表 2-5-3），完成此表约需 5 分钟。当 aCGA 中 MMSE 得分 ≤ 6 分，GDS 得分 ≥ 2 分时，需要进行完整的 MMSE、GDS 评估，当 ADL、IADL 有下降时，需要进行全面的评估。aCGA 不存在临床临界值，使用它的目的是帮助医生筛查潜在损害及最有可能从完整的 CGA 中获益的老年肿瘤患者。

4. 除了上述筛查工具，还有一些简单测试方法可以预测不良结局。比如起立 - 行走试验（Timed Get Up and Go Test）是简单易行的用于评估老人躯体功能的测试。研究表明老年肿瘤患者用时 ＞ 20 秒与较短生存期和术后并发症增加相关。

综上所述，CGA 可以帮助肿瘤科医生预测老年肿瘤患者的不良预后，放化疗和手术治疗耐受性，依据风险分层进行治疗决策，判断治疗时机。以 CGA 为指导的针对性干预与常规肿瘤治疗并行，可以改善患者预后及提高对治疗的耐受性。目前 CGA 在我国肿瘤领域应用有限，肿瘤科医生缺乏相关技能培训。今后需要大力推广 CGA 在肿瘤领域临床实践的应用，并且开展相关研究，使更多老年肿瘤患者从中受益。

（姜 珊）

表2-5-3 简明老年综合评估（aCGA）

条目	结果
GDS（包括 4 项）	
1. 您觉得生活空虚吗？	是 / 否
2. 您是否大部分时间内精神状态都好？	是 / 否
3. 您经常感到无助么？	是 / 否
4. 您是否觉得您现在的处境没有希望？	是 / 否
ADL（包括 3 项）	
5. 洗澡	
□能独立洗澡	
□仅能洗脸和手、身体其他部位需要别人帮助	
□不能自己洗澡	

续表

条目	结果

6．床椅转移

☐独立完成

☐需要帮助

☐不能离床

7．控制大小便

☐能独立完成

☐偶有失禁

☐需要辅助控制大小便，或留置尿管或失禁

IADL（包括 4 项）

8．购物

☐能独立完成

☐需要一些帮助

☐不能自己购物

9．做饭

☐能独立完成

☐需要一些帮助

☐不能自己做饭

10．做家务

☐能独立完成

☐需要一些帮助

☐不能做家务

11．洗衣

☐能独立完成

☐需要一些帮助

☐不能完成

MMSE（包括 4 项）

12．注意力和计算力　　　　　　　　　　　　　　　　　　　　　　　　　　5 分

请您算一算 100 减 7，然后从所得的数目再减去 7，如此一直计算下去，请您将每减一个 7 后的答案告诉我，一共减 5 次（93，86，79，72，65）。

13．请您念一念这句话，并且按照上面的意思去做（闭上您的眼睛）。　　　　1 分

14．您给我写一个完整的句子。　　　　　　　　　　　　　　　　　　　　　1 分

15．这是一张图，请您在同一张纸上照样把它画下来（两个五边形的图案，交叉处有个小四边形）。　1 分

参考文献

Aaldriks AA，Maartense E，le Cessie S，et al. Predictive value of geriatric assessment for patients older than 70 years，treated with chemotherapy. Crit Rev Oncol Hematol. 2011，79：205-212.

Antonio M，Saldaña J，et al. Geriatric assessment may help decision-making in elderly patients with inoperable，locally advanced non-small-cell lung cancer. Br J Cancer，2018，118（5）：639-647.

Bellera CA，Rainfray M，Mathoulin-Pe lissier S，et al：Screening older cancer patients：First evaluation of the G-8 geriatric screening tool. Ann Oncol，2012，23：2166-2172.

Droz JP，Aapro M，Balducci L，et al.

Management of prostate cancer in older patients：updated recommendations of a working group of the International Society of Geriatric Oncology. Lancet Oncol 2014, 15：e404.

Extermann M, Aapro M, Bernabei R, et al：Use of comprehensive geriatric assessment in older cancer patients：Recommendations from the task force on CGA of the International Society of Geriatric Oncology（SIOG）. Crit Rev Oncol Hematol, 2005, 55：241-252.

Extermann M, Boler I, Reich RR, et al. Predicting the risk of chemotherapy toxicity in older patients：the Chemotherapy Risk Assessment Scale for High-Age Patients（CRASH）score. Cancer. 2012, 118：3377-3386.

Hamaker ME, Vos AG, Smorenburg CH, et al：The value of geriatric assessments in predicting treatment tolerance and all-cause mortality in older patients with cancer, Oncologist. 2012, 17：1439-1449.

Hernandez Torres C. Comprehensive Geriatric Assessment in the Older Adult with Cancer：A Review. Eur Urol Focus, 2017, 3（4-5）：330-339.

Kalsi T, Babic-Illman G, Ross PJ, et al：The impact of comprehensive geriatric assessment interventions on tolerance to chemotherapy in older people. Br J Cancer, 2015, 112：1435-1444.

Korc-Grodzicki B, Sun SW, Zhou Q, et al. Geriatric assessment as a predictor of delirium and other outcomes in elderly cancer patients. Ann Surg 2015; 261：1085-90.

Li D, Soto-Perez-de-Celis E, Hurria A. Geriatric assessment and tools for predicting treatment toxicity in older adults with cancer. Cancer J. 2017, 23（4）：206-210.

National Clinical Guideline Centre. Delirium：diagnosis, prevention and management（full guideline）（July 2010）. Available at：www.nice.org.uk/nicemedia/live/13060/49908/49908.pdf on 3 May 2011.

Overcash JA, Beckstead J, Extermann M, Cobb S. The abbreviated comprehensive geriatric assessment（aCGA）：a retrospective analysis. Crit Rev Oncol Hematol 2005; 54：129.

Pope D, Ramesh H, et al. Preoperative assessment of cancer in the elderly（PACE）：a comprehensive assessment of underlying characteristics of elderly cancer patients prior to elective surgery. Surg Oncol. 2006; 15（4）：189-97.

Ramjaun A, Nassif MO, Krotneva S, et al. Improved targeting of cancer care for older patients：a systematic review of the utility of comprehensive geriatric assessment. J Geriatr Oncol. 2013, 4：271-281.

Schulkes KJ, Hamaker ME, et al. Relevance of a geriatric assessment for elderly patients with lung cancer-a systematic review. Clin Lung Cancer. 2016, 17（5）：341-349.e3.

Schulkes KJ, Souwer ET, Hamaker ME, et al. The effect of a geriatric assessment on treatment decisions for patients with lung cancer.Lung. 2017, 195（2）：225-231.

Stokoe JM, Pearce J, Sinha R, Ring A. G8 and VES-13 scores predict chemotherapy toxicity in older patients with cancer. J Geriatr Oncol, 2012, 3：S81.

Vander Walde N, Jagsi R, Dotan E, et al. NCCN guidelines insights：Older adult oncology, version 2. J Natl Compr Canc Netw, 2016, 14：1357-1370.

Vander Walde NA, Deal AM, et al. Geriatric assessment as a predictor of tolerance, quality of life, and outcomes in older patients with head and neck cancers and lung cancers receiving radiation therapy. Int J Radiat Oncol Biol Phys. 2017, 15, 98（4）：850-857.

第二篇 老年肺癌的诊疗决策

第三章

老年肺癌的临床诊断

第一节 老年肺癌影像学检查及常见的干扰因素

一、肺癌的影像学检查方法

肺癌的影像检查方法主要包括：X 线平片、CT、磁共振成像（magnetic resonance imaging，MRI）、超声、核素显像、正电子发射计算机断层扫描（positron emission tomography/computed tomography，PET-CT）等方法。主要用于肺癌诊断、分期、再分期、疗效监测及预后评估等。在肺癌的诊治过程中，应根据不同的检查目的，合理、有效地选择一种或多种影像学检查方法，发挥综合影像在肺癌临床的作用。

二、肺癌的 X 线平片表现

X 线平片是胸部常用的检查方法，可以同时显示双肺、肺门、纵隔及心脏大血管、膈肌、胸廓等结构，具有检查方便、射线辐射低的优势。肺部有良好的自然对比，肺内病灶在平片上可以清楚显示。但是平片是前后重叠影像，进行胸片检查时要正侧位检查相结合，有利于病变的定位及重叠部位的病灶显示，以减少结构重叠较重部位的漏诊。

中央型肺癌常表现为肺门区肿块，肺门影增大、密度增高，常合并远端肺阻塞性肺炎或肺不张。当存在肺不张时，肺门结构可发生移位，右

肺中央型肺癌可伴有肺门角消失。平片可以显示肺不张的各种表现：右肺上叶肺不张，肺门肿块与不张肺收缩的下缘形成横 "S" 征；右肺中叶肺不张，不张肺位于右侧心缘旁，产生右心缘模糊的征象；左上叶中央型肺癌合并肺不张，肺门肿块周围可见云雾样透光度降低影，又称 "云雾遮日征"，是由上叶肺不张与下叶代偿肺气肿重叠所致；中央型肺癌合并双下叶肺不张时，肺不张向中线脊柱两侧聚拢，左下叶不张往往与心影重叠，在所有肺不张中最容易漏诊（图 3-1-10）。

周围型肺癌可表现为肺内结节或肿块影，可显示肺内转移灶。发生明显肺门及纵隔淋巴结转移时，胸片可显示肺门增大及纵隔增宽改变。胸膜发生转移时胸片可显示胸膜不规则增厚及胸腔积液，也可显示合并大量心包积液时心影显著增大。胸片也可显示胸廓骨的明显骨质破坏，侧位片易于显示椎体破坏导致压缩变形的情况。

胸片最主要的缺点是空间分辨率低，容易漏诊。有研究显示，约 80% < 1 cm 的肺内结节会被平片漏诊；而中央型肺癌由于肺门区结构重叠，在病灶较小没有合并明显阻塞性改变时更是很难显示占位病变。胸片用于肺癌的筛查很难发现早期肺癌，不能提高肺癌的生存期，已是业界共识。由于不能发现肺及胸膜的小转移灶，不能准确评估淋巴结转移状态及心脏大血管侵犯情况，胸部平片在肺癌诊断、分期及疗效评价中的价值有限，主要用于深静脉置管位置的评估，穿刺后有无气胸、出血等并发症的评价，了解术后肺复张情况、肺部炎症吸收情况的监测等方面。

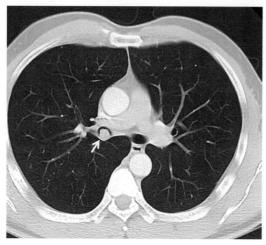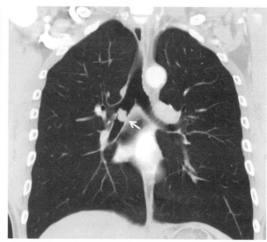

图 3-1-1　右肺中央型肺癌，冠状位重建见管腔内分叶状结节

三、肺癌的 CT 表现

胸部 CT 能够显示许多在 X 线平片上难以发现部位的病灶及小病灶，可以有效地检出早期周围型肺癌，进一步确定病变所在的部位和累及范围，也可鉴别其良、恶性，是目前肺癌诊断、分期、疗效评价及治疗后随诊中最重要和最常用的影像手段。

胸部 CT 检查方法：对于肺癌初诊患者胸部 CT 扫描范围上界应包括锁骨上区，下界应包括双侧肾上腺。对于 ≥ 1 cm 实性肺结节 / 肿块或实性成分 ≥ 1 cm 的混杂磨玻璃密度结节（ground glass nodule，GGN），推荐三期增强扫描（平扫，30 s 动脉期，90 s 延迟期），评价病灶的血供。所有 CT 检查应进行 5 mm 层厚横断面、冠状位及矢状位重建；同时进行薄层重建（1 ~ 2 mm 层厚、纵隔窗），以利于小病灶的显示与定性。

（一）中央型肺癌的 CT 诊断和鉴别诊断

中央型肺癌的 CT 表现包括直接征象和间接征象。直接征象主要为肺门肿块及支气管的改变，间接征象主要为支气管阻塞所继发的征象。其他表现有肺门及纵隔淋巴结肿大、肺内转移、胸膜转移、胸水、骨转移等。

1. 支气管改变

（1）支气管壁增厚：中央型肺癌的早期黏膜浸润，CT 难以发现，即使低剂量 CT（low dose CT，LDCT）也容易漏诊早期中央型肺癌，主要依赖支气管镜下活检及痰脱落细胞学等辅助检查。

（2）支气管腔狭窄：可呈现以下几种形态：①向管腔内突入的软组织影，伴管腔狭窄（图 3-1-1）。②管壁增厚，管腔偏侧性或环周狭窄，表现为不规则形、锥状、鼠尾状等（图 3-1-2）。③支气管截断表现（图 3-1-3）。

2. 肺门肿块　是进展期肺癌主要影像表现，伴支气管不同形态的狭窄及阻塞性改变（图 3-1-4）。进展期中央型肺癌常与肺门及纵隔肿大淋巴结融合，二者分界不清。

3. 支气管阻塞征象　支气管阻塞征象中最早的改变为阻塞性肺气肿，随着病情进展，阻塞加重，发生阻塞性肺炎和肺不张。

（1）阻塞性肺气肿：在胸片上不能清楚显示，CT 分辨力高，可显示受累肺叶密度减低、肺纹理稀疏（图 3-1-5），通过与健侧或同侧同层面前、后肺野对比观察明确存在阻塞性肺气肿。

（2）阻塞性肺炎：早期阶段表现为小斑片状边缘模糊影，按段、叶分布（图 3-1-6）；可在同一部位反复发生，并逐渐加重，可以发展成整个肺段、一叶或一侧肺实变。阻塞性肺炎呈小叶性肺炎改变（图 3-1-7），即多发斑片状边缘模糊实变，需要与肺叶内肺转移鉴别，主要鉴别点是肺内转移灶边界清楚（图 3-1-8）。阻塞性实变区内缺乏支气管充气征，此点可与非阻塞性的大叶

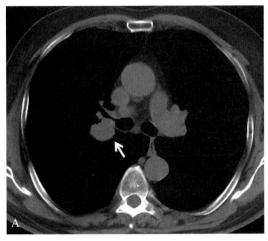 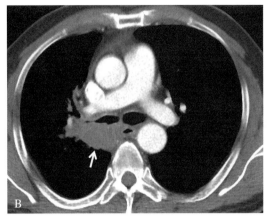

图 3-1-2　中央型肺癌。A．平扫纵隔窗，右肺上叶肿块同时向管腔内及外壁外生长，伴管腔狭窄。B．增强纵隔窗，右肺门肿块（箭）伴上叶支气管不规则狭窄

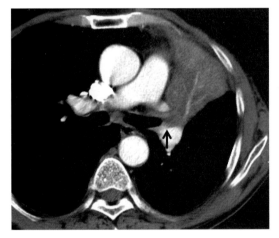

图 3-1-3　左肺上叶中央型肺癌，增强 CT 显示上叶支气管截断征象

性肺炎鉴别。发生阻塞性肺炎时都合并有不同程度的肺不张存在。

（3）阻塞性肺不张：为中央型肺癌最常见的间接征象之一。主要是肺叶不张，也可以是 段或一侧性肺不张，决定于肿瘤侵犯支气管的部位和范围。不张肺叶表现为高密度，肺叶体积缩小，继发叶裂向患侧移位，纵隔及膈肌移位，同层 CT 图像可显示患侧肋骨段数较对侧增多。不张肺邻近的肺叶（或对侧肺）见代偿性肺气肿改变。

肺门肿块较小时，肺不张可掩盖肺门肿块。肺门肿块较大时，肺不张体积缩小叶裂向内凹陷，但肿块处不张肺缘凸出，呈"S"征（图

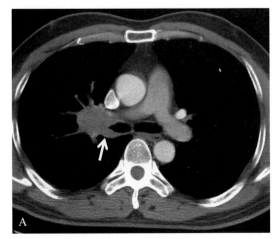 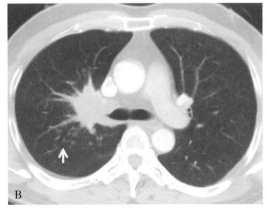

图 3-1-4　右上叶中央型肺癌。A.CT 纵隔窗显示肺门肿块及上叶支气管锥状狭窄（长箭）；B.肺窗显示上叶肺内阻塞性小叶性肺炎（短箭）

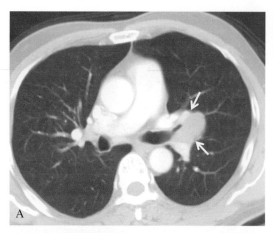
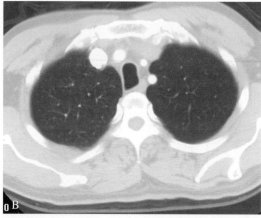

图 3-1-5   中央型肺癌伴阻塞性肺气肿。A. 左肺门肿块伴上叶支气管鼠尾状狭窄；B. 肺窗显示左肺上叶透过度增高，
肺尖区两侧对比密度差别更明显

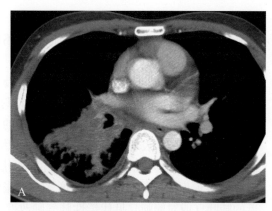
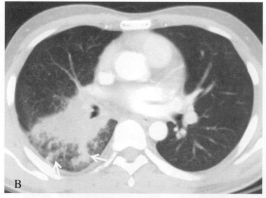

图 3-1-6   中央型肺癌伴阻塞性肺炎。A. 纵隔窗；B. 肺窗显示左下叶肿块并支气管狭窄，远侧见斑片状实变影
（箭头）即阻塞性肺炎

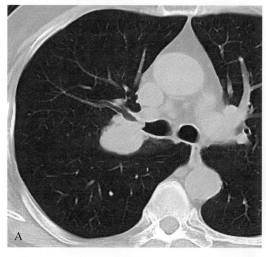
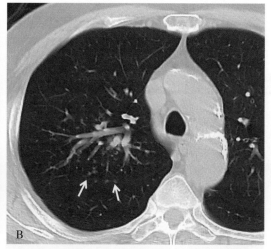

图 3-1-7   A. 右上叶肿块伴支气管狭窄；B. 远侧肺内散在多发模糊小结节，为小叶性肺炎（箭头）

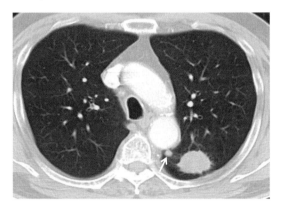

图 3-1-8 肺癌同肺叶内转移。肺窗见左上叶较大病灶为肺癌原发灶，边缘同肺叶内边界清楚球形小结节为转移灶（箭头）

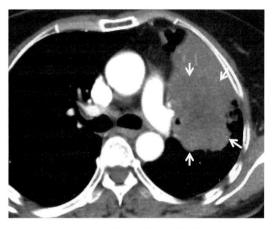

图 3-1-9 中央型肺癌肺门区较大肿块,轮廓凸出,呈"S"征,箭头所示为肿瘤轮廓

3-1-9）。X 线平片可以显示肺不张的各种表现，在各个肺叶不张中，左下叶肺不张在平片中由于与心影重叠，最容易漏诊（图 3-1-10）。

区分不张的肺和肿块对肺癌分期、疗效评价很重要，尤其对肺癌放疗靶区勾画非常关键。平扫 CT 由于癌肿与不张的密度差别小，实变肺将肺门肿块部分或完全掩盖，很难区分。动态增强 CT 有利于显示肿块与不张肺的密度对比：体积缩小的不张肺强化明显，出现早、密度高，内见

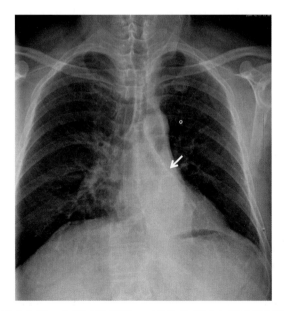

图 3-1-10 左下叶肺不张。正位胸片显示心影后密度增高，可见左下叶支气管截断（箭），左上叶肺纹理稀疏、肺透过度增高，为代偿性肺气肿表现。由于肺不张被心影遮盖，容易漏诊

高强化的肺动静脉血管影及无强化的分支状管条影（正常或扩张的含黏液的支气管影）；而中央的癌肿强化相对较晚，密度一般低于不张肺，且内部无上述结构（图 3-1-11）。动态增强 CT 通过识别肺门肿块轮廓和肿块与不张肺的内部结构的差别，可以区分 80% 的肺癌合并肺不张的病例。

MRI 区分不张肺和肿块明显优于 CT（Biederer et al, 2012），T2 加权序列：不张肺的信号通常高于肿块的信号强度，可以显示不张肺内高信号分支状充满黏液支气管影（图 3-1-12）。扩散加权成像（diffusion-weighted imaging，DWI）有利于中央肿块的突出显示（图 3-1-13），联合 T2W 与 DWI 有利于肺癌与肺不张的鉴别（Qi et al, 2009）。

（4）黏液嵌塞：见于多种情况，以支气管肺癌最多见，中央型肺癌合并阻塞性肺炎及肺不张时较常见，少数情况不存在阻塞性肺炎和肺不张，平扫肺内见一条或几条梭形条状或分叉状软组织密度影，长轴指向肺门，增强肺门肿块强化，而低密度条形影无强化（图 3-1-14）。

（5）肺血管侵犯：中央型肺癌对纵隔、肺门大血管如上腔静脉、肺动脉的浸润、粘连、包绕是胸外科医师最关心的问题，增强 CT 可以清楚显示血管管腔狭窄、变形及管壁不规则及增厚的改变，容积扫描进行多平面重建（MPR），可以准确评价癌肿侵犯血管情况。MRI 在评价纵隔及大血管侵犯较 CT 具有优势，T2 加权图像可以显示血管壁的结构，不抑脂的 T2 加权序列可

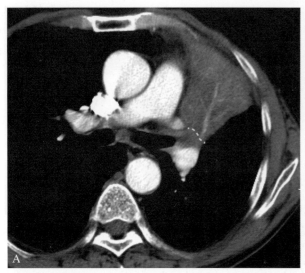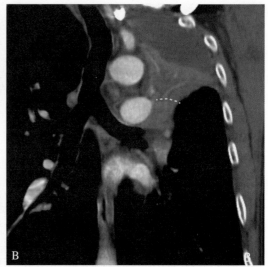

图 3-1-11　肺癌与肺不张瘤肺界面。虚线为瘤肺界面，肺不张内见高强化的肺血管影及无强化的分支状低密度支气管影

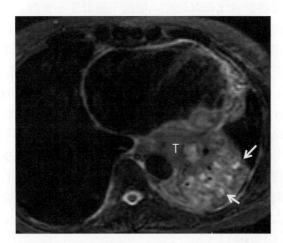

图 3-1-12　左下叶肺癌合并肺不张。T2W 显示左肺下叶肺癌（T）信号低于肺不张，内见斑片状高信号代表肿瘤坏死区，肺不张内见高信号黏液栓改变（箭头）

以显示肿瘤与血管壁间脂肪层高信号是否存在。

4. 中央型肺癌的鉴别诊断

（1）慢性炎症引起的支气管壁增厚合并肺不张如最常见于支气管内膜结核，结核性支气管壁增厚特点是管壁增厚及管腔狭窄范围较长，增厚管壁强化不明显，肺不张内支气管往往可见支气管充气征改变，充气支气管可见与肺内坏死空洞相通改变（图 3-1-15），实变肺内密度不均，可见钙化灶。支气管内钙化（结石）引起肺不张，在平扫显示支气管腔内高密度钙化灶，增

强无强化改变。以往认为中叶综合征多为结核和肺慢性炎症的结果，而中央型肺癌累及中叶引起肺不张并不少见，因此对怀疑慢性炎症引起支气管管壁增厚的病例，仍需纤维支气管镜排除早期中央型肺癌可能。

（2）肺门淋巴结融合肿块压迫支气管狭窄：周围型肺癌肺门淋巴结转移常常压迫支气管狭窄，与中央型肺癌鉴别要点在于前者没有支气管壁增厚。

小细胞肺癌多为中央型，常见肺门区较大软组织肿块，而支气管往往弥漫轻度狭窄，反映了小细胞肺癌黏膜下浸润的病理特点。

（二）周围型肺癌的 CT 表现

发生在肺段以下支气管的肺癌，影像学定义为周围型肺癌，较中央型肺癌多见。肺外周病灶，＞3 cm 为肿块，≤3 cm 为结节，尽管现代影像技术已取得飞速发展和进步，对于 ≤3 cm 结节的影像诊断仍是研究的难点和重点。多排螺旋 CT 扫描，获得容积数据可以进行多平面重建（MPR）、容积重建（VR）。MRI、能谱 CT 扫描等技术的应用，为肺结节提供了多参数的评价。以下从周围型肺癌瘤 - 肺界面、肿瘤邻近结构改变及肿瘤内部改变等阐述其 CT 影像学表现。

1. **肿瘤 - 肺交界面的 CT 表现**　瘤 - 肺交界面需要在高分辨率肺窗评价，对于小结节（≤2 cm）

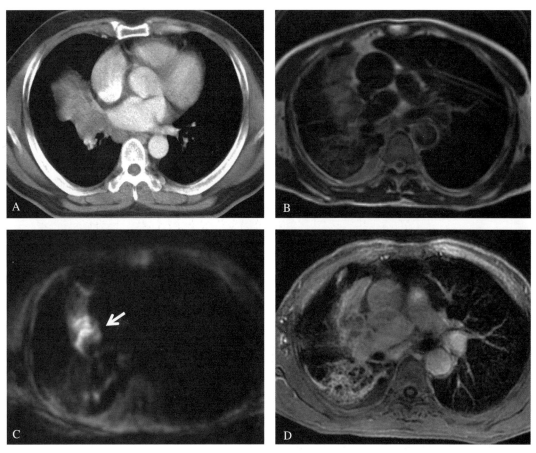

图 3-1-13　DWI 对肺癌突出显示。A. 增强 CT 右肺中叶肺癌与肺不张分界不清。B. T2W 成像肺癌和肺不张无法区分。C. DWI 图像肺癌呈明显高信号（箭头），突出显示。D. 增强 MRI 癌肿呈略低强化，证实 C 所示高信号为肺癌

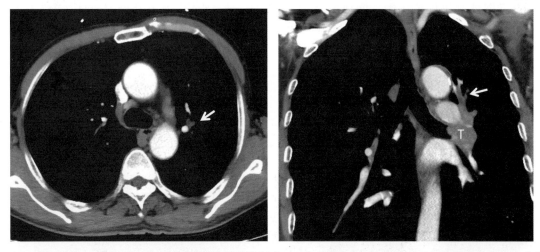

图 3-1-14　左上叶中央型鳞癌合并支气管阻塞性黏液性嵌塞。T 代表肿瘤，阻塞性黏液性嵌塞表现沿支气管分布管条状无强化低密度影（白箭）

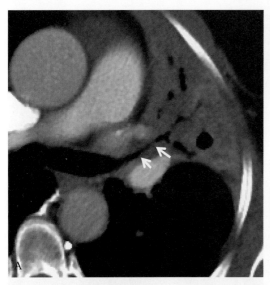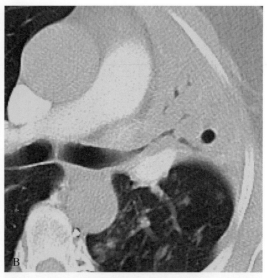

图 3-1-15 结核性支气管狭窄。A. 左上叶支气管管壁轻度增厚，呈长段狭窄（箭头），增厚管壁无明显强化（平扫 33，增强最大 39 HU），并可见支气管与肺内坏死空洞相通改变。B. 肺窗显示支气管狭窄及左下叶肺内结核播散灶

可以进行 1 ~ 2 mm 薄层高分辨率肺窗、小视野（FOV：10 ~ 20 cm）重建，较 5 mm 厚层有利于显示瘤 - 肺界面细微改变。

（1）毛刺征：表现为自瘤体边缘向周围肺伸展的呈放射状，无分支的细、短线条影，近瘤体处略粗（图 3-1-16，3-1-17）。以癌肿为中心，放射状毛刺是肺癌的典型征象，病理基础是癌肿内瘢痕收缩，将邻近小叶间隔等牵拉所致，不同于结核等肉芽肿粗长索条影。瘤体边缘不光滑呈尖角状凸起，称为棘状突起，良恶性病变均可见此征象，肺癌的棘状突起可能是肿瘤向周围肺浸润的表现。

典型的肺癌毛刺，支持原发支气管肺癌的诊断，是与肺转移瘤的鉴别点之一。罕见情况，转移瘤在生长变化过程中也可出现毛刺，要结合病史、病灶数目等综合分析。

（2）分叶征：表现为肿瘤边缘凹凸不平，呈花瓣状突出；相邻两个突出之间为相对凹入的切迹（图 3-1-18）。一般认为，分叶是由于肿瘤生长过程中，瘤体周围空间阻力不一，如受小支气管、血管阻挡，生长速度不均而形成（图 3-1-19）。根据弧线长与弦长比值（R），将分叶深度分为三类：R ≥ 0.4 为深分叶；R = 0.3 为中分叶；R ≤ 0.2 为浅分叶。深分叶对小肺癌诊断具有价

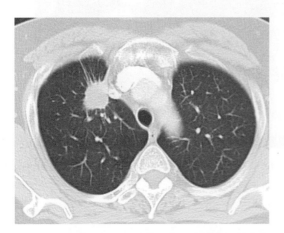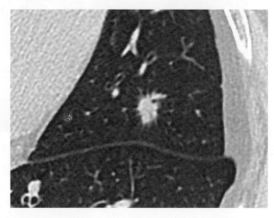

图 3-1-16 毛刺征。右上叶肺结节，瘤肺界面见多发放射状毛刺

图 3-1-17 毛刺征。左上叶舌段小结节，瘤肺界面见典型放射状毛刺

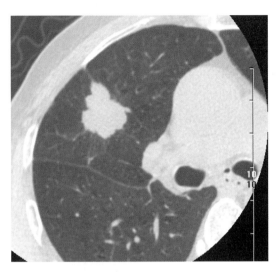

图 3-1-18　典型分叶征

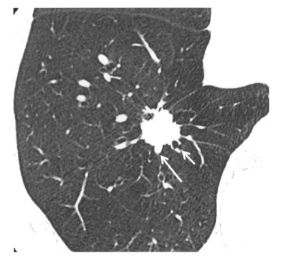

图 3-1-19　分叶征。小视野高分辨率肺窗重建，瘤肺界面可见小支气管（短箭）及血管（长箭）对肿瘤的阻挡，这是分叶征形成的原因

值；良性病变如结核瘤、炎性假瘤等也可见浅分叶表现。

周围型肺癌的瘤 - 肺界面可光滑清晰或模糊，肿瘤膨胀性生长时边缘多光整，以伏壁式生长的癌肿边缘常不规则。周围型肺癌一般近肺门侧边缘光滑清晰，远离肺门侧常模糊，远侧可见阻塞性炎症斑片影。

2. 肿瘤邻近结构改变的 CT 表现　肿瘤邻近结构异常包括胸膜、瘤周血管和支气管改变。

（1）胸膜改变：最常见的是胸膜凹陷，其次是胸膜浸润与胸膜播散。

胸膜凹陷定义为从肿块远侧到胸膜表面的放射状条带影（Shapiro et al，2013），系肿瘤内纤维瘢痕组织收缩牵拉胸膜凹入造成的，凹陷的脏层胸膜与壁层胸膜间隙因负压吸引有少量液体积聚。胸膜凹陷可以呈天幕状（或称为三角形或喇叭口状）（图 3-1-20）、1 条线状影或多条线状影，与扫描层面与凹入方向相关。叶裂胸膜凹陷时叶裂向肿瘤处移位（图 3-1-20），由于凹入空间被邻近肺代偿充填，一般不形成凹入空间，无积液。笔者对 205 例手术的非小细胞肺癌胸膜侵犯进行多因素分析（Qi et al，2016），表现为天幕状胸膜凹陷脏层胸膜侵犯率达 57.7%，癌肿与胸膜广基接触并牵拉凹陷胸膜侵犯率达 74%，将以上 2 种定义为典型胸膜凹陷征，是胸膜侵犯的主要独立预后因素，同时癌肿密度（实性或是磨玻璃影）、癌肿边缘距离胸膜距离及性别也与胸膜侵犯相关。

胸膜下肿瘤或肿瘤体积增大会直接侵犯壁层胸膜，表现为：①肿瘤与胸膜接触面 > 3 cm。②肿块与胸壁钝角相交。③邻近胸膜增厚。3 项中满足任意 2 项，即可诊断壁层胸膜侵犯（Grenier et al，1989）。发生壁层胸膜侵犯时，深呼气及深吸气扫描时肿块与胸壁关系不发生变化。有研究采用 CT 测量肿瘤与胸壁接触面的弧长与肿瘤最大径，计算弧长与最大径比值，以 0.9 为界值，诊断胸壁侵犯的敏感性 89.7%，特异性 96.0%，ROC 曲线下面积 0.976，优于放射诊断医师的传统判断标准（Imai et al，2013）。

肿瘤侵透脏层胸膜（pL2）及壁层胸膜（pL3）时均有可能发生胸膜播散转移，典型胸膜转移 CT 上可以表现胸膜多发结节及胸水，诊断不难；准确识别无胸水的胸膜微转移（亦称为干性胸膜转移）对肺癌病人的管理非常重要。肺癌术后患者 CT 回顾分析显示：胸膜微转移可表现为胸膜微小结节或轻度增厚（Hwang et al，2005），但正常无胸膜转移患者也可存在胸膜微结节及轻度增厚。MPR 有利于显示叶间胸膜或膈肌表面胸膜的微结节或增厚改变，尤其是多发叶间胸膜结节呈串珠状改变，高度提示存在胸膜转移（图 3-1-21）。

（2）周围型肺癌邻近血管、支气管改变周

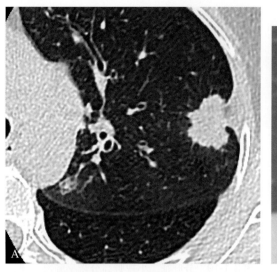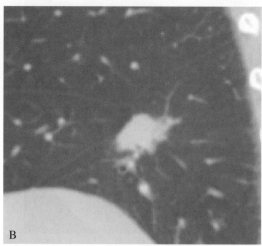

图 3-1-20　典型胸膜凹陷征。A. 左肺上叶胸膜下肺癌伴胸膜牵拉凹陷；B. 另一病例，矢状面重建显示下叶肺癌伴叶间胸膜牵拉凹陷

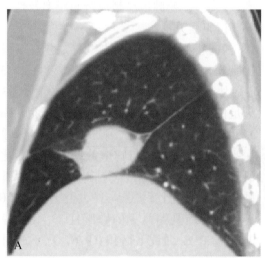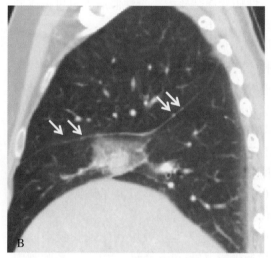

图 3-1-21　胸腔镜活检证实胸膜转移。A. 矢状位重建见中叶肿块；B. 叶间胸膜见多发微小结节（箭头）呈串珠状分布

围型肺癌肺门侧可出现血管纠集、聚拢改变，称为血管集束征（图 3-1-22），此形成机制多认为与肿瘤内成纤维反应有关，肺静脉易受累，当出现肺静脉中断、包绕时常提示恶性结节。周围型肺癌与支气管关系可表现为：①支气管在肿瘤边缘被肿瘤阻断（图 3-1-23A）。②支气管伸入瘤体内，支气管壁不规则增厚，管腔不规则狭窄（图 3-1-23B，C）。③肿瘤挤压支气管呈手抱球状。周围肺病灶出现以上支气管改变时，往往提示病灶起源于支气管，支持周围型肺癌

的诊断。

3. 瘤体内部的 CT 表现

（1）空泡征及支气管充气征：CT 表现为瘤体内管条状或囊状气体密度影（图 3-1-24）。一般在 ≤ 3 cm 小肺癌多见，尤其是表现为磨玻璃影（GGO）的肺腺癌，笔者分析一组表现为 GGO 肺腺癌，空泡征和支气管充气征的发生率高达 70% 多（齐丽萍等，2014）。以往认为空泡征的病理学基础可能是：未被细胞充填的正常含气肺组织，未完全闭合或扩张的小支气管及被肿

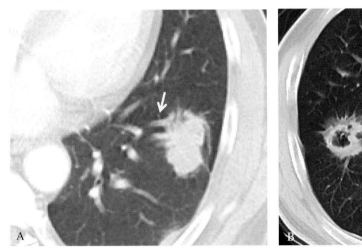
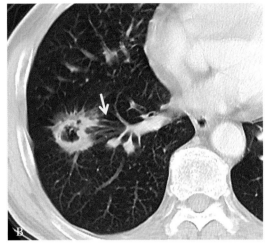

图 3-1-22　血管集束征。A．左下叶肺癌；B．右下叶肺癌，肺门侧均可见血管集束征（箭头）

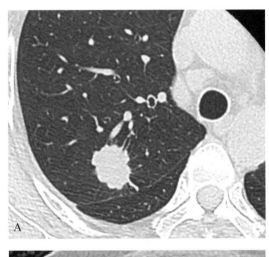
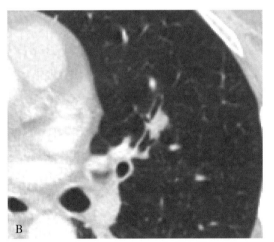

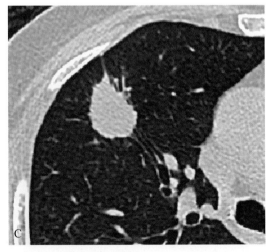

图 3-1-23　A．支气管在肿瘤边缘被肿瘤阻断；
B．软组织结节偏侧性生长伴支气管腔不规则狭窄；
C．肿块偏侧性生长局部支气管阻断

瘤组织溶解、破坏与扩大的肺泡腔。笔者的研究发现 CT 上实性成分较多的肺腺癌组出现空泡征及支气管充气征的比例高于 GGO 为主组，考虑空泡征与含气肺组织被肿瘤组织溶解、破坏及牵拉（Nambu et al，2005）有关，磨玻璃结节内部空泡征的出现提示肿瘤侵袭力增高。

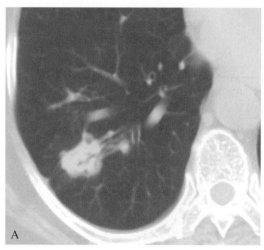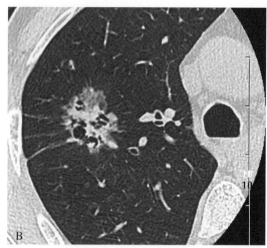

图 3-1-24　A．右下叶腺癌内见支气管充气征；B．混杂磨玻璃结节（GGN）内见空泡征及支气管充气征改变

　　支气管充气征最多出现在低侵袭性肺腺癌，在淋巴瘤及局灶性机化性肺炎亦可见支气管充气征，并不是肺癌的特异性表现，需结合其他征象综合判断。

　　（2）肺癌的钙化：周围型肺癌的钙化常表现为细砂砾状，分布弥散，或偏向瘤体一侧（图3-1-25）。原发肺癌和肺转移瘤（常见于骨肉瘤、黏液腺癌等）均可发生恶性钙化。一般大多数良性病变如结核瘤、肉芽肿、错构瘤等，钙化多呈弥漫性，同心圆状、爆米花状（图 3-1-26），钙化灶粗大、密度较高，不同于肺癌钙化呈弥漫性细点状改变。

　　（3）肺癌的强化：肺癌的增强随着病灶增大从均匀强化逐渐变得不均匀，边缘强化

明显，内部呈低强化改变。净强化值 = 最高强化 CT 值 - 平扫 CT 值，一般净强化值 < 15 HU 认为是良性结节（Swensen et al，2000），肺癌的净强化值一般在 20 ~ 40 HU，部分病理类型如类癌净强化值可以高于 40 HU（图 3-1-27）。炎性假瘤的净强化值与肺癌的强化存在重叠，甚至高于肺癌强化。而肺良性肿瘤如硬化型肺泡细胞瘤（图 3-1-28）净强化一般高于 40 HU。可见良恶性结节净强化值有很大重叠，动态增强更大的意义是如果发现结节净强化 < 15 HU，高度提示良性可能；如最常见结核瘤，呈低强化或无强化表现（图 3-1-29）。

　　多排螺旋 CT 多期动态扫描或灌注成像，可以显示肺癌肿瘤血管（齐丽萍 等，2008），可

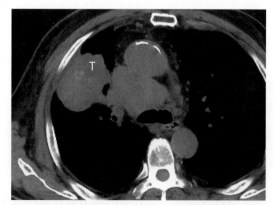

图 3-1-25　肺癌的钙化。平扫 CT，右上叶肺癌（T）内见多发泥沙样钙化

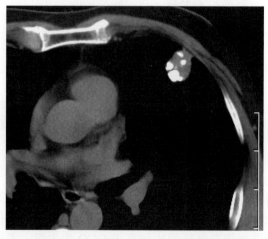

图 3-1-26　错构瘤"爆米花"样钙化

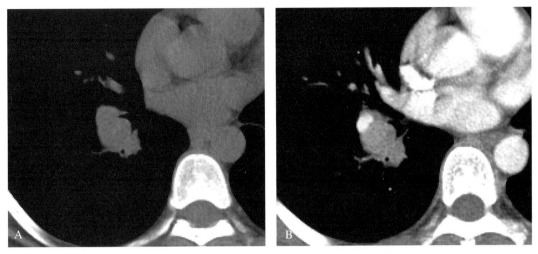

图 3-1-27　类癌。右下叶支气管截断，局部见软组织肿块，A 平扫 CT 值 27 HU，B 增强最大强化值 102 HU，净强化 75 HU

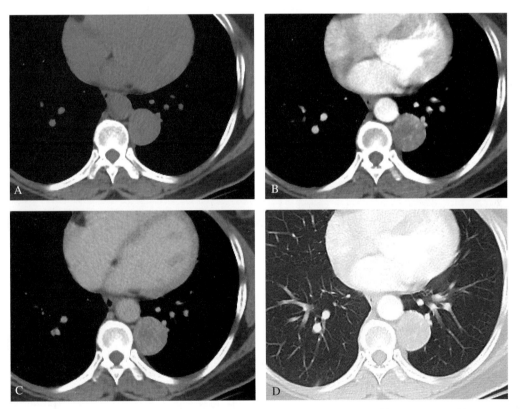

图 3-1-28　左下叶硬化性肺泡细胞瘤。左下叶圆形肿块，边缘光滑清楚，增强净强化值 43 HU。A. 平扫；B. 30 S 增强；C.90S 增强；D. 肺窗

以更准确评价结节的血流灌注信息。动态增强 MRI 亦是评价肺结节的强化模式及强化程度的有效手段（Schaefer et al，2004；Kono et al，2007），而且具有无射线辐射的优势。

（4）肺癌的空洞：肺鳞癌空洞发生机会较其他类型的肺癌要高得多，而小细胞癌极少发生。癌性空洞的典型表现为厚壁或壁厚薄不均，内壁凹凸不平，或呈结节状；外壁瘤肺界面可呈分叶征、毛刺征改变；癌性空洞多为中心性或远离肺门偏心性（图 3-1-30）。

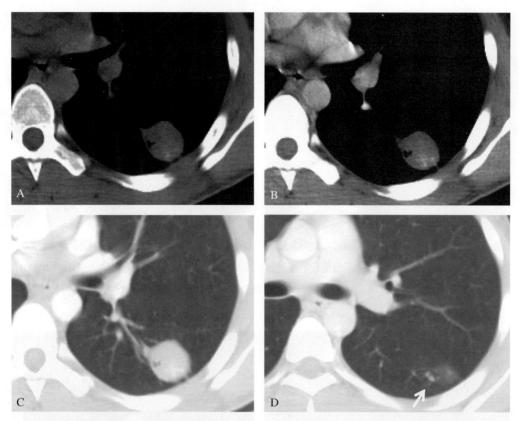

图3-1-29 结核瘤。A. 平扫,左下叶背段结节平扫内见钙化灶,B. 增强,结节未见明显强化；C. 肺窗,病灶边缘光滑,近肺门侧见空洞；D. 病灶周围见结节及模糊斑片影即"卫星灶"（箭头）

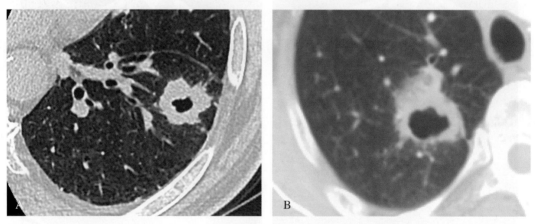

图3-1-30 癌性空洞。左下叶（A）及右上叶（B）典型癌性空洞:厚壁空洞,洞壁厚薄不均,可见内壁结节状不光滑；瘤肺界面呈分叶征改变

一般壁厚≤4 mm 的空洞倾向良性, ≥15 mm 倾向恶性,无论壁的厚薄,如果内壁不规则,尤其有壁结节则是癌性空洞的重要依据（周康荣,1996）。肺脓肿空洞与肺癌的主要鉴别点在于脓肿内可见气液平,瘤肺界面模糊,周围见炎性渗出。结核空洞常表现为薄壁空洞,空洞位于结节近肺门侧,可见空洞与支气管相通,周围可见"卫星灶"。

综上,周围型肺癌的 CT 影像诊断要综合分析肿块内部密度、强化程度,瘤 - 肺界面改变,以及周围血管和支气管变化,进行综合判断,做出诊断。

4. 周围型肺癌的鉴别诊断

◆ 与肺内良性肿瘤或肿瘤样病变相鉴别：总体来说肺内良性肿瘤发生率低，常见类型有错构瘤、硬化性肺泡细胞瘤、动静脉瘘及支气管囊肿等。其共同特点是体积小，形态规则，常为圆形或椭圆形，生长缓慢。

（1）错构瘤：CT 表现为圆形或类圆形结节，边缘光滑锐利，增强后强化不明显。爆米花样钙化是错构瘤的特征表现（图 3-1-26），薄层 CT 可以显示内部脂肪密度（CT 值 –20 HU ～ –120 HU），明确诊断。

（2）硬化性肺泡细胞瘤：女性好发，表现为圆形或椭圆形结节，边界清楚，密度均匀，很少有钙化和空洞，增强扫描常呈明显高强化表现，净强化 > 40 HU（图 3-1-28）；部分结节周围可见空气新月征，是较特异的影像学表现。

（3）动静脉瘘：CT 表现为一个或多个圆形或椭圆形结节堆积在一起，偶见明显弧形或圆形钙化，增强可见粗大供血动脉与引流静脉与高强化结节相连（图 3-1-31），诊断容易。

（4）支气管囊肿：表现为边界清楚囊性肿块，CT 值一般呈液体密度，也可以呈高密度，增强扫描囊壁可强化，囊内无强化（图 3-1-32）。当囊肿与支气管相通时可以呈含气囊肿，诊断容易。

◆ 与肺内炎性病变鉴别：感染性肉芽肿占良性孤立性肺结节（solitary pulmonary nodule, SPN）的 80%。

（1）结核瘤：是最常见的肺内炎性肉芽肿，主要 CT 表现：①大小在 2 ～ 3 cm；②边界光

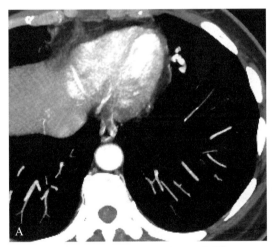
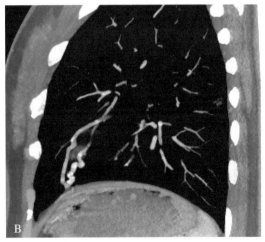

图 3-1-31　动静脉畸形（AVM）。增强 CT 最大密度投影（MIP）重建。A. 横断面 MIP 显示多个圆形或椭圆形结节堆积在一起；B. 矢状位 MIP 重建可见粗大供血动脉与引流静脉和高强化结节相连

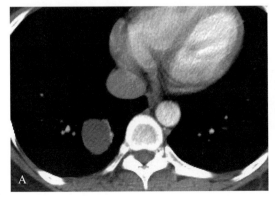
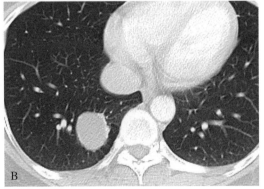

图 3-1-32　支气管囊肿。A. 增强 CT，右下叶类圆形低密度肿块内侧壁可见强化，内部无强化；B. 肺窗显示肿块大部分边界清楚、光滑，内侧边缘见局灶肺气肿及多发条索影，可能是慢性感染的表现

滑，少数可局部模糊或有尖角；③钙化呈弧线状、环形或分层状，也可以表现为整个病灶钙化块；④增强扫描内部无强化；⑤"卫星灶"存在。⑥空洞位于结节肺门侧，可见与支气管相通征象。以上 CT 表现中"卫星灶"是结核瘤的重要诊断依据。

（2）机化性肺炎：形态不规则居多，边界大多数模糊，可有长毛刺及尖角；有的有支气管充气征，增强后一般有非常明显的强化，部分病灶内部可见肺血管进入及穿行；邻近胸膜可明显增厚粘连（图 3-1-33）。

（3）炎性肌纤维母细胞瘤：既往称为炎性假瘤，是肺内非特异性炎症，周围有完整的纤维包膜包裹，边界光滑，没有分叶，密度均匀，增强可有明显强化，少数边缘可有尖角状粘连带，肺门及纵隔淋巴结无肿大，见图 3-1-34。

（三）几种特殊类型肺癌的 CT 表现

1. GGO 肺腺癌　随着 CT 的广泛普及与肺癌筛查工作的展开，越来越多的 GGO 病变被检出、随访及接受手术，对这一类型肺腺癌的认识逐渐提高。此类病变女性高发，病灶生长缓慢，倍增时间长，具有多发性的特点，此类肺腺癌 EGFR 突变率高（Hsu et al, 2014）。目前，大部分研究者认为，局灶多发 GGO 是多中心起源（Goldstraw et al, 2011），从纯 GGO→混杂 GGO→实性结节，是部分肺腺癌的演化规律。

笔者对 59 例表现为 GGO 的肺腺癌 CT 征象分析，典型影像学表现为：①大部分边界清楚，

约占 90%（图 3-1-35）；②分叶征，约占 80%；③胸膜凹陷征，约 73%；④空泡征及支气管充气征，约 73%；⑤毛刺征约占 29%。按照 GGO 内实性成分分组研究显示，7 例病理学淋巴结转移及 3 例脉管侵犯均出现在实性成分较多组。研究结果显示：表现为 GGO 的肺腺癌随着肿瘤实性成分比例增高，出现恶性 CT 征象如毛刺、胸膜凹陷及空泡征的比例增加，病理上肿瘤的侵袭性增加（齐丽萍 等，2014）。

局灶 GGO 需要进行良恶性鉴别诊断。良性病变如活动性炎症、机化性肺炎、肺泡出血等均可以呈现 GGO 表现，尽管恶性 GGO 大部分边界清楚，但少数黏液腺癌病例也可呈模糊边界（图 3-1-36），因此，边界模糊不能排除恶性诊断。初诊发现 GGO 病灶需要进行随访确认是否持续存在，持续存在的 GGO 要根据病灶实性成分的大小决定下一步处理，请参照 Fleishner 协会指南（MacMahon et al, 2017）。

2. 浸润实变型肺癌　表现为片状或亚肺段、肺段，甚至肺叶分布，晚期可累及一侧肺或双侧肺弥漫实变。因有黏液分泌可经气道播散，平扫密度较低，平扫可见肺内血管影，增强血管影清楚，其内见充气支气管呈树枝状分布。病变累及整个肺段或肺叶时，可见病变按照肺段或肺叶分布的特点（叶裂阻挡作用）（图 3-1-37），整个肺段或肺叶体积膨隆增大。与肺炎或肺水肿区别困难。如果肺内实变病灶，经系统抗炎后没有吸收，一定需要随诊观察，如果体积增大或其他

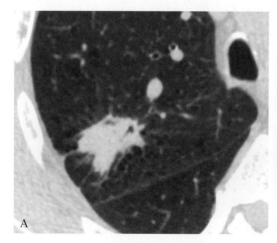
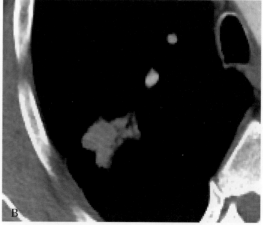

图 3-1-33　机化性肺炎。A. CT 肺窗，右上叶后段不规则结节，边缘毛糙见长毛刺，周围肺气肿，内见支气管气相；B. 增强可见强化，邻近胸膜弥漫轻度增厚。手术证实为机化性肺炎

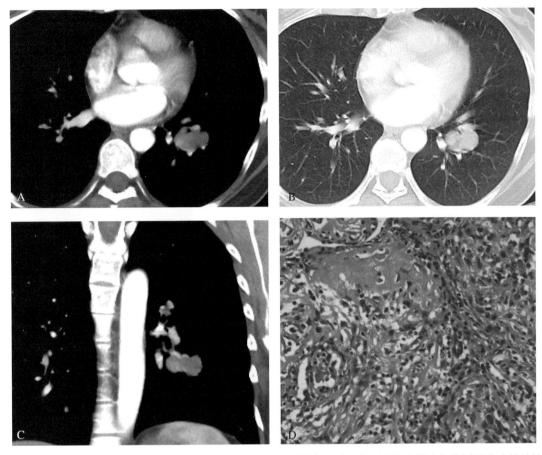

图 3-1-34　炎性肌纤维母细胞瘤。A. 增强；B. 肺窗；C. 冠状位重建。左下叶基底段支气管周围分叶状肿块，边缘光滑，可见强化，邻近支气管未见狭窄及阻塞性改变。D. HE 染色病理切片

肺内出现新发病变，则需要活检明确病理（图 3-1-37）。

3. 肺上沟癌　又名 Pancoast 瘤，为周围型肺癌的一种特殊类型。肿瘤位于上叶尖段胸腔顶部，沿胸膜顶下蔓延生长，易早期侵犯局部胸膜、胸壁、肋骨或胸椎，侵犯锁骨下动静脉血管等结构。MRI 具有高软组织分辨力，可以清晰评价血管、胸壁、椎管侵犯及臂丛神经侵犯情况，是 Pancoast 瘤首选的影像学检查方法（图 3-1-38）。

（四）肺癌转移的 CT 表现

1. 肺门淋巴结转移　N 分期对非小细胞肺癌（Non-Small cell lang eancer，NSCLC）非常重要，N0、N1 可以手术切除，确定患者是 N2 还是 N3，是单站 N2 还是多站 N2 非常重要，直接影响患者的管理。无创性肺癌淋巴结诊断手段包括 CT、PET-CT、MRI。

CT 可以清楚显示肺门及纵隔淋巴结肿大，CT 判断淋巴结转移的标准包括淋巴结的形态特征，如淋巴结轮廓、大小、密度等。淋巴结正常分布在气管远侧、双肺门区，不同区域淋巴结的正常大小存在差异（Sharma et al，2004），比如隆突下淋巴结的正常情况下短径可达 11 mm。目前以短径 ≥ 10 mm 作为诊断淋巴结转移的公认标准，诊断的敏感性 57%，特异性 80.6%（Prenzal et al，2003）。诊断的准确性不高，主要是正常大小的淋巴结也可以是转移的，而良性病变如肉芽肿、炎症也可以引起淋巴结肿大造成混淆。尽管 CT 对 N 分期的诊断能力欠佳，一些典型的 CT 表现有助于确诊：①平扫均匀高密度淋巴结，支持良性淋巴结的诊断。②厚度均匀的靶环状淋巴结是良性淋巴结的特点。③融合肿大淋巴结，尤其是短径 ≥ 20 mm，基本都是恶性的淋巴结。④淋巴结呈融合改变，边界模糊，是恶性

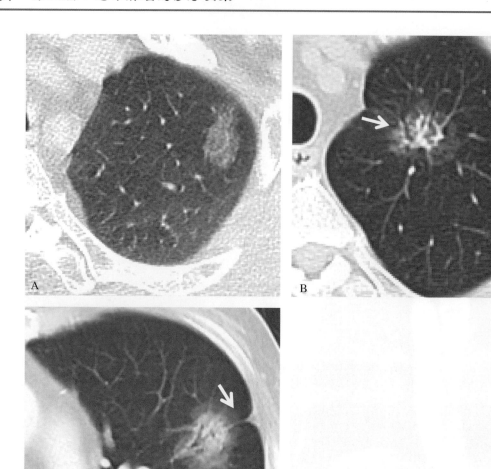

图 3-1-35　典型 GGO 肺腺癌。A．纯 GGO 肺腺癌，大部分边界清楚；B．含少许实性成分混杂 GGO,边界清楚,见分叶征及支气管充气征(箭头)；C．实性成分较 B 病例增加，可见边界清楚、分叶征、支气管充气征及胸膜凹陷征（箭头）

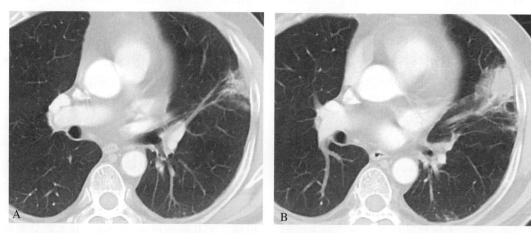

图 3-1-36　浸润实变型肺癌。A．左肺上叶舌段片状实变，边界模糊；B．7 个月后随诊 CT 显示病变范围增大。穿刺病理为黏液腺癌

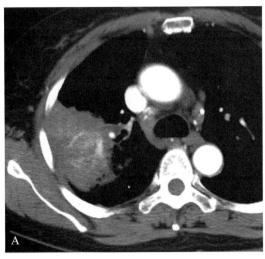
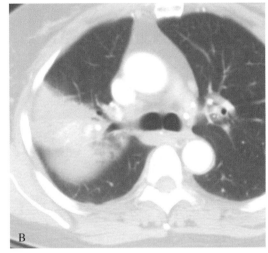

图 3-1-37　浸润实变型肺癌。A．右肺上叶后段呈大叶性实变；B．肺窗显示实变区边界清楚，止于叶裂

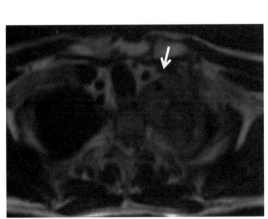
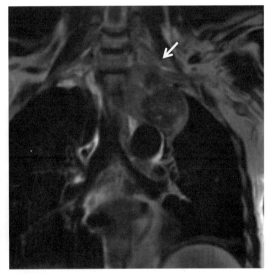

图 3-1-38　左侧 Pancoast 瘤。A．轴位 T2W 显示肿瘤包埋左侧锁骨下动脉（箭）；B．冠状位 T2W 显示肿瘤向上侵犯臂丛神经（箭头）

淋巴结浸透包膜外侵的表现（图 3-1-39）。增强 CT 有利于提高肺门区淋巴结的显示，增强 CT 呈现明显高强化的淋巴结，提示巨大淋巴结增生（Castlemann 病）的诊断（图 3-1-40）；增强呈环状强化，中心明显坏死，常见于结核淋巴结干酪坏死（图 3-1-41）。除以上几种情况外，炎症性及肉芽肿性淋巴结可以明显强化，CT 淋巴结强化程度对鉴别淋巴结良恶性价值有限。尽管 CT 对 N 分期价值有限，但 CT 显示淋巴结肿大，为纵隔镜及或 TBNA 活检提供了重要依据。

PET-CT 是目前诊断临床 N 分期的主要影像

学手段，近年来 MRI 在肺癌 N 分期的价值受到越来越多的关注，将在相关章节中具体阐述。

2．肺癌肺内转移　肺癌可以破坏叶间裂播散到邻近肺叶，也可以通过血行或淋巴结转移到同侧或对侧肺，少数可以通过气道（如黏液腺癌）播散到同侧或对侧肺。典型肺内转移呈球形或结节状，尤其是多发病灶散在分布时，诊断明确。

需要强调的是，正常人群 CT 筛查发现小结节非常常见，5 mm 以下小结节非阳性发现。44% 可手术切除的肺癌患者存在小于 10 mm 的

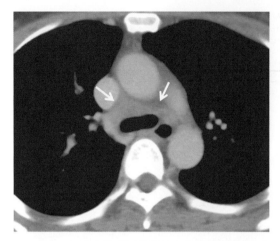

图 3-1-39　气管隆嵴周围模糊软组织密度增高影（箭头），为转移性淋巴结外侵融合改变

小结节（Kim et al，2002），因此对小结节的定性诊断非常关键。在对小结节进行诊断时，需要考虑结节的大小、分布、形态及密度等多种因素，还要考虑原发癌肿的病理及侵袭性。①结节越大，恶性风险越高；②良性小结节以肺内淋巴结为主，分布在肺外周胸膜下、叶间裂周围（图3-1-42）；③良性结节大部分边界清楚，呈椭圆形、三角形、多角形，如果看到结节呈线状与胸膜粘连（图 3-1-43），大部分为良性；④高密度结节和硬结节（即纵隔窗和肺窗转换时结节大小无明显变化）支持良性的诊断。对小结节诊断最为重要的是一定要在薄层（1 ～ 2 mm）CT 纵隔窗图像上分析，测量 CT 值时要勾画感兴趣区，避免点测量造成误差。另外磨玻璃为主的腺癌生物学行为相对惰性，发生肺内转移及淋巴结转移机会均低于实性肺腺癌。另外还要结合患者性别、吸烟史、家族史及职业情况综合分析。值得

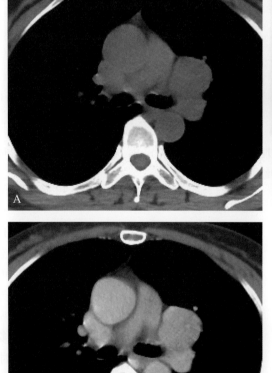

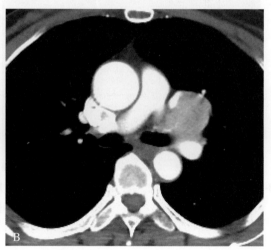

图 3-1-40　左肺门 Castlemann 病。A．平扫；

B．增强 30S，C．增强 90S，左肺门肿块增强后明显高强化，最大净强化值 120 HU

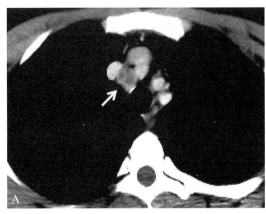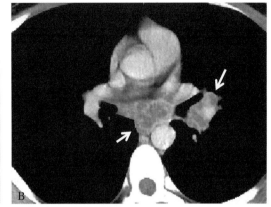

图 3-1-41 30 岁男性患者，增强 CT 可见肺门及纵隔肿大淋巴结不均匀强化（箭头），中央明显坏死，边缘呈靶环状强化。TBNA 病理：支气管黏膜慢性炎，伴肉芽肿性炎，不除外结核

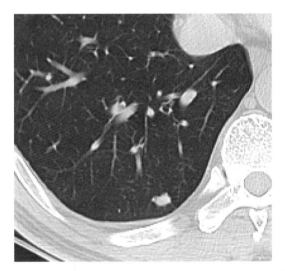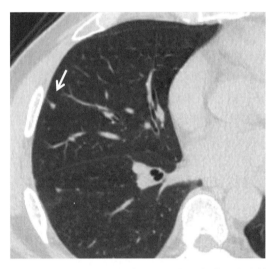

图 3-1-42 右下叶胸膜下椭圆形边界清楚结节，穿刺活检证实为肺内淋巴结

图 3-1-43 良性胸膜下结节。右肺中叶胸膜下微小结节（箭头），边界清楚，可见线状影与胸膜粘连

注意的是，有些转移 CT 表现不典型，对定性困难的小结节，需要随诊观察病灶变化。

3. 纵隔的直接侵犯 判断肿瘤对纵隔内心脏、大血管、气管及食管等有无侵犯是决定患者 T 分期的主要依据，直接决定了患者能否手术治疗。多排螺旋 CT 多平面重建可以更理想地显示肿瘤与纵隔大血管的关系，明确有无侵犯。当肿块与纵隔间有正常肺组织或有胸水相隔时，说明没有侵犯纵隔。肿瘤与纵隔心脏大血管间有脂肪相隔时说明没有侵犯；而二者间脂肪层消失不能说明侵犯，尤其是消瘦病人，体脂少，诊断不可靠，可进行 MRI 进一步检查，了解大血管管壁的完整性或心包内有无肿瘤侵犯。

4. 胸膜转移和心包转移 可显示胸膜或心包结节和增厚，常伴有胸腔积液和心包积液（图 3-1-44）。如果只显示少量胸腔积液或心包积液，没有明显结节或增厚时，诊断胸膜转移及心包转移需谨慎，因为肺癌合并阻塞性肺炎时可因炎症刺激胸膜产生胸水；纵隔内淋巴结肿大或肿块压迫等可造成心包淋巴回流受阻，导致心包少量液体漏出。需要动态观察积液量变化，必要时穿刺引流积液查肿瘤脱落细胞。

5. 肺癌胸外转移 晚期肺癌最常见的胸外转移部位是脑、骨、肝、肾上腺和肾。初诊肺癌患者要进行颅脑 MRI、骨扫描、腹部超声等排查以上好发转移部位有无转移存在。有条件患者

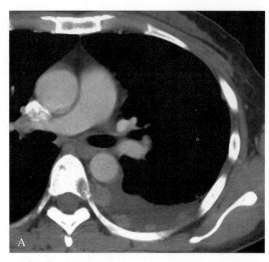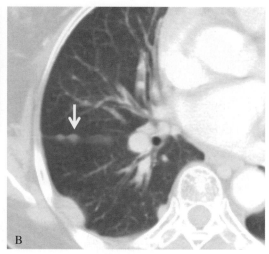

图 3-1-44　胸膜转移结节。A．左侧胸膜多发强化结节，合并少量胸水；B．右侧胸膜多发结节，叶间胸膜小结节
（箭头）在肺窗显示清楚

可以进行全身 PET-CT 检查，有利于检出不常见部位（如胃肠道）的转移，因此改变患者的治疗方案；由于 PET-CT 对脑转移相对不敏感，进行 PET-CT 分期检查时，颅脑 MRI 检查仍不可缺少。

以下简述肺癌肾上腺转移的诊断。鉴于肺癌肾上腺转移发生率较高，怀疑肺癌的患者 CT 检查下界要包括双侧肾上腺区。肾上腺转移常呈双侧性，肺癌患者出现了双侧肾上腺肿块时，可确定为转移（图 3-1-45）；单侧肾上腺肿块，需要与肾上腺腺瘤鉴别。肾上腺腺瘤通常不超过 3 cm，因为内部含脂质成分，平扫 CT 密度均匀、偏低，CT 值 –33 ～ 28 HU，增强呈轻度强化或薄

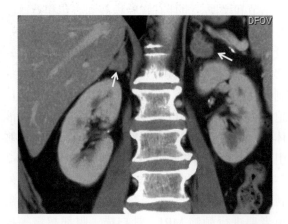

图 3-1-45　肺癌肾上腺转移。冠状位重建见双侧肾上腺
结节，增强呈不均匀强化

纸样环状强化；MRI T1WI 反相位信号较同相位明显减低（图 3-1-46），可以明确诊断。

四、MRI 在肺癌的临床应用价值

CT 是肺癌筛查、分期及治疗后评价疗效的主要成像手段，肺部的 MRI 近些年在肺部尤其是肺癌临床应用越来越受到重视，这得益于现代 MR 成像技术的发展。具体什么时候、为什么要做肺部的 MRI 检查，2010 年欧洲共识（Biederer et al，2012）中具有详细的规定，MRI 在评价肿瘤侵犯胸壁与纵隔、鉴别肿瘤与肺不张方面优于 CT。笔者在肺癌 MRI 临床应用领域做了大量工作，总结起来主要包括以下方面：

1. 肺内结节或肿块的鉴别诊断　MRI 具有高软组织分辨力及多参数成像的优势。肺癌 MRI 通常表现为稍长 T1、稍长 T2 信号，较大肿块中央液化坏死呈长 T1、长 T2 信号；DWI 肿瘤实质呈明显高信号；增强扫描肿瘤边缘明显强化，中央坏死区相对低强化。笔者研究显示：肿块样肺结核与肺癌的常规 T2 加权和 T1 加权信号特点存在明显差异，MRI 可以显示结核病灶内部信号混杂的特点（Qi et al，2018b），有利于肺内肿块性病变的鉴别诊断。MRI 可以清楚显示病灶内部坏死，动态增强或灌注 MRI 可评价肿块的血流动力学，如结核瘤常呈环状强化，内部无强化或轻度强化，对肺内 SPN 的诊断有

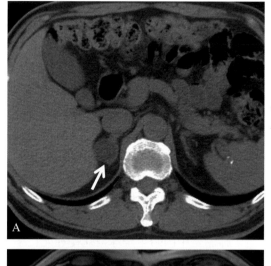

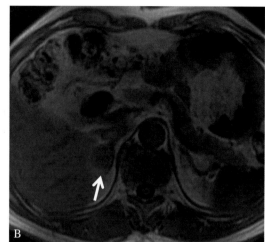

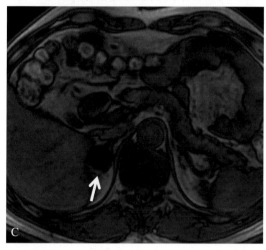

图 3-1-46　肾上腺腺瘤。A. CT 平扫见右侧肾上腺低密度结节；B. T1WI 同相位，右肾上腺结节与肌肉呈等信号；C. T1WI 反相位，右肾上腺结节信号较同相位明显减低

帮助。

2. 鉴别中央型肺癌与阻塞性肺炎、肺不张，确定肿瘤的范围　肺癌与阻塞性肺炎和肺不张 T2 加权信号存在明显差异，癌肿信号通常低于肺不张；肺癌 DWI 呈明显高信号的改变，高于肺不张信号，联合 T2W 与 DWI 更有利于提高肺癌与肺不张的鉴别（Qi et al, 2009）。在临床中 MRI 已经广泛用于肺癌靶区的勾画、指导穿刺活检部位的选择等方面。

3. 纵隔、胸壁侵犯（T 分期）　MRI 对评价复杂部位肿瘤具有绝对优势，是 Pancoast 瘤的首选成像方法；对肿瘤对胸壁及心脏大血管侵犯的评价明显优于 CT。

4. 淋巴结鉴别诊断　MRI 是诊断肺癌 N 分期的有效手段之一。在抑脂 T2 加权像，淋巴结信号分为以下 4 种（Yeh et al, 2009）（图 3-1-47）：①靶环状，即周围高信号，中央低信号。②低信号。病理学为纤维化、钙化淋巴结。③淋巴结皮质不均匀增厚。④淋巴结呈高信号。笔者研究发现，良性淋巴结以上 4 种表现均可出现，恶性淋巴结呈 3＋4 表现，因此在 T2W 上表现为 1＋2 的仅见于良性淋巴结，可以做出诊断。

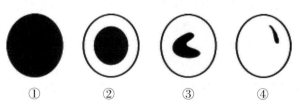

①　　　　②　　　　③　　　　④

图 3-1-47　淋巴结在 T2W 图像信号划分为①-④4 种

对于表现为 3 + 4 的淋巴结，需要结合 DWI 进行表观扩散系数（apparent diffusion coefficient, ADC）值定量分析。恶性淋巴结 ADC 值一般低于良性淋巴结（Xu et al，2014）。对 PET-CT 很难定性的病例，MRI 是可以选择的无创性有效手段。

　　笔者的一组研究（多 b 值 DWI 采用 IVIM 模型分析）结果显示良恶性淋巴结组不仅 ADC 值存在差别，反映血流灌注的参数 f 也存在差异，联合 D 和 f 诊断效能最高，优于单纯运用 ADC 值（Qi et al，2018a）。目前国内外研究总体结果表明：采用 DWI 进行 ADC 定量分析是鉴别诊断肺门及纵隔淋巴结的有效方法，可与 PET-CT 相媲美，其优势是假阳性率明显低于 PET-CT（Peerlings et al，2016）。未来，需要统一成像参数进行大样本多中心研究，获得诊断的界值，为临床应用提供证据。

　　5. 评价治疗疗效　MRI 与 CT 一样，是评价肺癌治疗后病灶大小变化的有效手段，其优势是无射线辐射、多参数成像，可以准确评价肿瘤治疗后大小变化、信号改变、血流动力学变化，尤其对放疗后复发与纤维化的鉴别（图 3-1-48）、肺癌局部冷冻或消融治疗后残余活性的判断具有重要价值。

五、老年肺癌核医学检查及其临床价值

　　肺癌是中国乃至全球发病率和死亡率最高的癌症（Freddie et al，2018），严重威胁人类健康和生命。在老年患者中，其发病率和死亡率亦是逐年飙升。加之老年人独特的病理生理特点，如组织器官退变、重要脏器储备功能下降、多合并

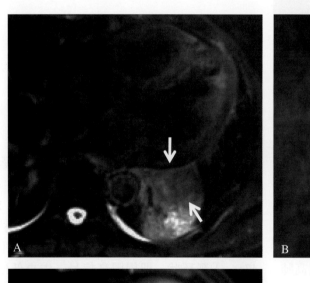

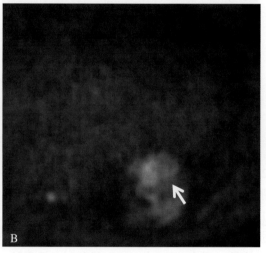

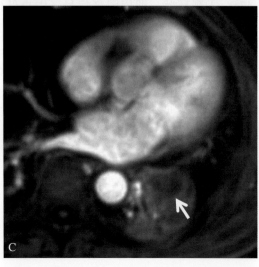

图 3-1-48　左下叶肺癌放疗后复发。A. T2W 左下叶稍高信号肿块（箭头），周围混杂高信号；B. DWI 见复发肿块呈高信号（箭头），高于周围放射性肺炎实变区；C. 增强扫描显示肿块有强化，边缘强化为主

其他慢性疾病等，均导致其治疗耐受性较差、有效率偏低。因此老年肺癌的诊疗一直是临床关注但棘手的问题。

核医学成像与超声成像、X 线断层摄影 CT、磁共振成像（magnetic resonance imaging，MRI）并称当今医学影像诊断的四大影像技术。它以核素示踪技术为基础，以放射性浓度为重建变量，以组织吸收功能的差异为诊断依据。将放射性核素标记的分子探针（molecular probe），即显像剂（imaging agent）引入机体后，探测并记录引入体内靶组织或器官的放射性示踪剂发射的 γ 射线，并以影像的方式显示出来。核医学检查不仅可以显示脏器或病变的位置、形态、大小等解剖学结构，更重要的是可以同时提供有关脏器和病变的血流、功能、代谢和受体密度的信息，甚至是分子水平的生物化学信息，因此有助于疾病的早期诊断。这也是核医学成像最有特色之处。

临床上常用于肺癌影像诊断的核医学成像技术主要包括骨扫描和 PET/CT 显像。

（一）骨扫描

骨扫描是核医学最常用的显像检查之一，也是肺癌骨转移首选的筛查方法（孙燕 等，2014）。它不但可以较为清晰的显示骨骼形态，而且可以灵敏地反映骨骼的血流灌注和无机盐代谢更新的情况，5% 以上骨代谢改变（张小镇 等，2011），骨扫描即可灵敏显示，比 X 线早 3 ~ 6个月发现骨转移（Wymenga et al，2001）。骨扫描的另一个优势是一次显像就能显示全身所有骨骼的情况，价格相对低廉，且有助于了解全身骨骼病变的分布特点，发现隐匿病灶，为临床诊疗提供科学、全面的依据。

1．适应证及禁忌证

（1）适应证：确诊肺癌，术前分期评估全身骨骼情况，除外骨转移以及治疗后需要随访。

（2）禁忌证：无明确禁忌证。

2．操作方法及注意事项

（1）显像剂：^{99m}Tc-MDP（锝亚甲基双膦酸盐）。

（2）显像原理：显像剂通过化学吸附和离子交换沉积于骨骼中，其在骨骼中的沉积量与骨骼局部的血流量和矿物质的代谢程度呈正相关，且与交感神经状态相关。当局部骨骼血流丰富

和（或）骨矿物质代谢异常旺盛时，其对放射性药物的摄取就会高于周围正常骨骼，这种征象的出现往往早于骨骼形态学改变，具有较高的灵敏度。但如果肿瘤高度侵袭，破坏局部骨组织以致血流中断或者骨盐代谢减弱，其对放射性药物的摄取就会低于周围正常骨骼。

（3）常用注射剂量：555 ~ 925 MBq（15 ~ 25 mCi），肥胖者可酌情加量；如因特殊原因注射量低于上述剂量者，需适当延长采集时间。

（4）给药方法及途径：静脉注射。

（5）图像采集范围：从患者头顶至下肢脚趾全身，双臂下垂在身体两侧，放于视野内。有时要针对可疑或需要进一步观察的骨及骨关节进行断层显像。

（6）患者准备

1）注射前无需特殊准备。

2）注射后鼓励多喝水，勤排尿。静脉注射显像剂后 2 小时内，一般成人应饮水 500 ~ 1000 ml。

3）检查前应排净尿液，以减少膀胱对图像的影响。

4）注意不要让尿液污染患者的衣物和身体。

5）检查前摘除身上的金属物品以防导致伪影。

6）显像过程中患者需放松平躺，确保躯体不移动。

3．肺癌骨转移的骨扫描典型表现　肺癌骨转移符合血行随机播散特点，常见转移部位为胸廓、脊柱、骨盆，其次为四肢骨及颅骨。

肺癌骨转移灶在全身平面骨显像中多表现为多发、不规则或随机分布的放射性摄取增高灶，或者是放射性稀疏缺损区周边伴有放射性摄取增高，单纯表现为放射性稀疏缺损区者不常见。

4．假阳性与假阴性

（1）假阳性

1）外伤骨折或术后改变：患者往往有相关病史，肋骨多见，有明显骨质疏松的老年女性多见。X 线或 CT 上常常有骨痂等典型的骨折征象。

2）退行性骨病：多见于承重部位，多见于老年患者或从事体力劳动者以及有脊柱失稳或手术史者。X 线或 CT 上往往有局部骨质密度增高或骨质增生表现。

（2）假阴性：多见于骨转移病灶较小或摄取程度很低，以致骨扫描图像上表现不明显或难以识别。

5．临床应用价值

（1）有助于了解肺癌骨转移的临床特点。晚期肺癌的骨转移发生率为 50%～70%。很多研究者都采用回顾性分析全身骨显像的方法了解肺癌骨转移的临床特点，并得到了类似的研究结果（蒋凌云，2010；王爱芬 等，2012；蒲爱民 等，2012；戴锦朝 等，2015）。首先，肺癌骨转移的发生率与原发灶的病理类型有关。肺腺癌骨转移的发生率高于其他病理类型，为 46.3%～70.8%，其次是小细胞癌和鳞癌。转移通常经血道、淋巴道及直接浸润等途径，溶骨性转移多见，临床症状以转移灶局部或相关联部位的疼痛、骨关节活动障碍最常见，严重者出现病理性骨折、脊髓压迫及脊神经压迫、高钙血症等。肺癌骨转移病灶多发者较单发者常见，超过 80%。好发部位依次为：肋骨、胸椎、骨盆和腰椎。

（2）可较早发现骨转移灶，为肺癌的诊断和分期提供安全灵敏的手段，为选择治疗方案提供依据。临床可应用骨扫描进行肺癌术前骨转移的诊断、分期、骨痛原因查寻。早期诊断有利于发现无症状患者的转移灶，并对可能导致骨折和局部压迫的承重骨和脊椎转移灶进行预防性干预。Silvestri 等（1995）的 meta 分析提示，经骨扫描诊断的肺癌骨转移阳性率为 35%～55%。顾勤 等（2001）通过对 71 例肺癌患者研究发现，核素骨显像前临床诊断认为 Ⅰ～Ⅱ 期病例中，31.8%（7/22）已发生骨转移，应属 Ⅲ～Ⅳ 期。有区域淋巴结转移及远处骨外组织转移者发生骨转移的可能明显增加（侯少洋 等，2001）。Iordanidou 等（2006）回顾性分析了 60 例有手术指征的 NSCLC 患者，发现在接受了全身骨扫描检查之后，其中 11 例（18.3%）存在骨转移，改变了治疗决策，而其中仅有 3 例具有骨痛症状。

与 CT、X 线、MRI 等传统影像学方法相比，骨扫描有其优势也有不足。龙为红 等（2002）发现全身骨扫描发现肺癌骨转移的阳性率高于 CT 和 X 线，能发现 38.5% 左右 CT 检查呈阴性的病灶。MRI 具有良好的软组织分辨率，对微小骨转移灶及骨髓浸润病灶的检出率高。Chen 等（2012）比较了 55 例肺癌患者 MRI、CT 和骨扫描检出肋骨转移的诊断效能，发现按患者统计，三者的诊断效能无统计学差异，但按病灶统计，MRI 的诊断效能明显优于骨扫描和 CT，敏感性 100% vs. 51.74% 和 54.2%，特异性 93.3% vs. 60.0% 和 46.7%，准确性 99.3% vs.52.6% 和 53.3%。刘军 等（2016）分析了 80 例肺癌脊柱转移患者 MRI 和骨扫描的检出率，发现按患者统计，两者检出率的差异无统计学意义，85% vs. 86%；但按病灶统计，MRI 的检出率高于骨扫描，86.3%vs. 73.7%（P < 0.05）。

全身骨显像诊断骨转移的灵敏度很高，但特异性相对较低。外伤、骨折、炎症、退行性骨病等也可有显像剂的浓聚，从而导致假阳性（Planchard et al，2018）。杨忠毅 等（2007）对 90 位年龄超过 75 岁的高龄肺癌患者进行骨扫描，发现显像剂浓聚者 72 例，最终结合病史及其他影像学检查证实，其中 44 例（48.89%）为骨转移，另 28 例（31.11%）为退变。龙为红 等（2002）发现骨扫描在肺癌骨转移患者阳性检出率为 91.4%（117/128），假阳性率为 12.0%（16/133），假阴性率 8.59%（11/128）。因此，国内外指南往往推荐将骨扫描作为骨转移灶的筛查手段，骨扫描发现的病灶，应对相应部位进行 X 线、CT 或 MRI 检查，必要时可考虑骨活检，明确病灶是否为转移。

结合血清肿瘤标志物或进行 SPECT/CT 断层显像，有助于提高骨扫描诊断准确性。段玉龙 等（Beekman et al，2011）报道肺癌骨转移诊断中，骨扫描的敏感度、特异度、准确度分别为 65.5%、87.0%、73.0%，与血清 CEA、NSE、CYFRA21-1 联检后对应指标分别为 88.9%、96.7%、91.6%，且其差异有统计学意义（P < 0.01）。多项研究表明，SPECT/CT 在骨骼病灶良恶性鉴别、诊断微小解剖结构病变和疑难病变方面优于单独的 SPECT 影像或 CT 影像（Romer et al，2006；Buck et al，2008；Utsunomiya et al，2006）。常城 等（2013）选取 196 例肺癌单发骨病灶患者，发现 SPECT/CT 融合显像探测骨转移瘤的敏感性、特异性及准确性明显高于全身骨显像（94.6% vs. 79.5%，92.9% vs. 78.6%，93.9%

vs. 79.1%，*P* 均＜ 0.05）。张一秋等（2011）比较了 146 例肺癌患者全身骨显像和 SPECT/CT 的诊断效能，发现 SPECT/CT 能有效提高肺癌骨转移诊断的准确性，89.7% vs. 40.4%。

（3）肺癌骨转移疗效监测。相关指南指出（Bombardieri et al，2003）：平面全身骨显像显示病灶的放射性摄取程度较前减低或者数量较前减少，通常提示病变较前改善；反之，则提示疾病进展。但在应用骨扫描进行疗效评价时应注意闪烁现象（flare phenomenon）。该现象多见于部分对治疗敏感的患者，在肿瘤治疗后特定时间段内，原骨转移灶好转，出现骨质修复、成骨性反应增强，相应在骨扫描上表现为原骨转移病灶显像剂浓聚程度增加。闪烁现象常常在治疗后 3 个月内发生，因此采用骨扫描进行疗效观察应在治疗后半年或更长的时间，以避免该现象对疗效评价的干扰。

（二）PET/CT 显像

PET/CT 是目前临床应用最成熟的分子影像技术。它是将正电子发射型计算机断层显像（positron emission computed tomography，PET）与 CT（computed tomography）两种影像设备有机结合的一体化整合型设备。它成功实现了 PET 功能代谢图像及 CT 形态解剖图像的同机融合，综合了前者高灵敏度、高特异性和后者高分辨率、高清晰度的优势，因此应用价值在临床实践中逐渐得到认可。

PET/CT 需要将某些代谢物质，如葡萄糖、蛋白质、核酸、脂肪酸，标记上正电子核素（如 ^{18}F、^{11}C 等），注入人体后，探测人体不同组织的生理、病理、生化及代谢等方面的变化，并基于此对疾病进行诊断或评价。应用不同的显像剂可以获得不同的诊断信息。最常用 PET/CT 显像剂是 ^{18}F-FDG（^{18}F-2- 脱氧 -D- 葡萄糖）。恶性肿瘤细胞糖酵解速率明显高于正常组织或良性病变，因此葡萄糖代谢旺盛，^{18}F-FDG 聚集较多，因此可以通过分析 ^{18}F-FDG 不同浓聚特性的图像对病变进行诊断和分析。

^{18}F-FDG PET/CT 在肺癌中应用广泛并获得临床高度认可，被认为是肺癌诊断、分期与再分期、疗效评价和预后评估的最佳方法（中国原发性肺癌诊疗规范，2018）。老年肺癌患者由于身体状况及心、肺等脏器功能的限制，加上有的老年患者不愿意或不耐受纤维支气管镜或肿块穿刺活检，给临床分期及治疗决策带来一定的困难。而 PET/CT 在病变定性和定位上均有一定优势，且为无创检查，患者容易接受。因此，PET/CT 在老年肺癌中的应用更受关注（肖立新 等，2006）。

1．^{18}F-FDG PET/CT 显像

（1）适应证及禁忌证

1）适应证：根据美国国家综合癌症网络（National Conprehensie Cancer Network，NCCN）肿瘤学临床实践指南、美国胸科医师协会（The American College of Chest Physicians，ACCP）临床实践指南及国内专家共识，对于下列情况，有条件者推荐使用 PET/CT（中国原发性肺癌诊疗规范 2018）：①孤立性肺结节（solitary pulmonary nodule，SPN）的诊断与鉴别诊断（≥ 8 mm 的实性结节、部分实性结节持续存在且内部实性成分≥ 6 mm）；②肺癌疗前分期，PET/CT 对于淋巴结转移和胸腔外转移（脑转移除外）有更好的诊断效能；③肺癌放疗定位及靶区勾画；④鉴别诊断常规 CT 无法判断的术后瘢痕与肿瘤复发，如 PET/CT 摄取增高，需活检证实；⑤辅助鉴别常规 CT 无法判断的肿瘤放疗后纤维化与肿瘤残存 / 复发，如 PET/CT 摄取增高，需活检证实；⑥辅助评价肺癌疗效（尤其是分子靶向治疗），推荐应用 PET/CT 实体瘤疗效评价标准（PET response criteria in solid tumors，PERCIST）。

2）禁忌证：无绝对禁忌证。孕妇、严重肾功能不全、幽闭恐惧症患者等为相对禁忌证。

（2）操作方法及注意事项

1）显像剂：^{18}F-FDG。

2）显像原理：静脉注射 ^{18}F-FDG 后，在葡萄糖转运体（glucose transporters，GLUT）的作用下通过细胞膜进入肿瘤细胞，细胞内的 ^{18}F-FDG 在己糖激酶的作用下磷酸化，生成 $6\text{-}PO_4\text{-}$^{18}F-FDG，由于 ^{18}F-FDG 与葡萄糖的结构不同，$6\text{-}PO_4\text{-}$^{18}F-FDG 不能进一步代谢，也不能通过细胞膜而滞留在细胞内使肿瘤显像（图 3-1-49）。

3）常用注射剂量：2.96 ～ 7.77 MBq/kg 体重。

4）给药方法及途径：静脉注射。

血管

细胞

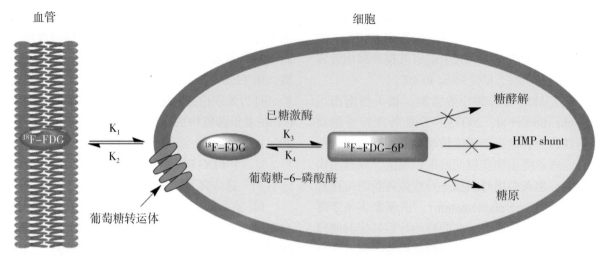

图 3-1-49 ¹⁸F-FDG 进入细胞和沉积其中的化学过程

5）图像采集范围：通常全身扫描范围包括从颅顶至大腿中段，根据病情需要，脑部可单独采集，对于怀疑双上 / 下肢受累的肿瘤患者，扫描范围应包括双上 / 下肢。

6）患者准备：①检查前应禁食 4 ~ 6 小时，禁喝含糖饮料（可以喝白开水），含有葡萄糖的静脉输液和静脉营养也必须暂停 4 ~ 6 小时；②注射前测定空腹血糖水平，原则上应低于 11.1 mmol/L；③注射前患者应平静休息 10 ~ 15 min；④注射后在安静、避光的房间安静放松休息 45 ~ 60 min，避免与人交谈；⑤注射后鼓励多喝水，勤排尿，显像前尽量排空膀胱内尿液；⑥检查前摘除身上的金属物品以防导致伪影；⑦显像过程中患者需放松平躺，确保躯体不移动。

（3）肺癌的 ¹⁸F-FDG PET/CT 典型表现

1）中心型肺癌：常见的组织学类型为鳞癌和小细胞癌。典型表现为肺门区团块状或结节状高代谢灶，代谢程度明显高于纵隔（SUV_{mean} > 2.5），病变边缘不规则或呈分叶状，有时可见支气管壁不规则增厚，支气管腔狭窄或截断。病变远端常同时伴有散在分布的阻塞性肺炎或呈肺叶、肺段分布的均匀性密度增高的肺不张征象，多数肺炎或肺不张为低代谢表现，少数肺炎或肺不张也可出现高代谢表现。如果肿块较大，中心坏死会出现放射性稀疏缺损。

2）周围型肺癌：最常见的组织学类型为腺癌。典型表现为肺内肿块状或结节状代谢增高

灶，代谢程度与病变密度相关，实性结节代谢程度常高于纵隔。同机 CT 显示磨玻璃密度和（或）软组织密度结节或肿块，边缘通常不光滑，常有短毛刺、分叶征、胸膜凹陷征、血管集束征等，有时还可见空泡征、含气支气管征及散在细小钙化灶。部分病灶内可出现空洞，一般多为厚壁偏心空洞，壁厚薄不均，内壁可有结节，空洞内多无液平。典型病例见图 3-1-50 和图 3-1-51。

3）弥漫型肺癌：常见组织学类型为腺癌。有主癌灶伴肺内播散和多中心原发肺癌两种类型。典型表现为肺内多个斑片样或结节样高代谢灶，中下肺野多见，可沿肺叶或肺段分布，其内可见支气管充气征，有时很难与炎症鉴别。老年肺癌患者，尤其是长期吸烟或有接触粉尘史，肺内常有亚临床感染或慢性炎症等基础病变，伴有 ¹⁸F-FDG 摄取，有时会造成鉴别诊断困难，需借助病理学检查助诊。

4）纵隔和（或）肺门淋巴结转移：典型表现为结节状异常高代谢，伴或不伴有淋巴结肿大，多为单侧，也可为双侧，但分布多不对称，且与肺癌的引流途径相符。PET/CT 诊断淋巴结转移需要综合其大小、形态、密度及分布情况。老年患者、长期吸烟或接触粉尘患者、或有结核等慢性肺部疾病患者，纵隔和（或）肺门淋巴结常常会出现较高的 ¹⁸F-FDG 摄取，一般表现为双侧对称，密度较高，部分可见钙化，可能是亚临床感染或炎症诱发的淋巴结反应性改变，有时需

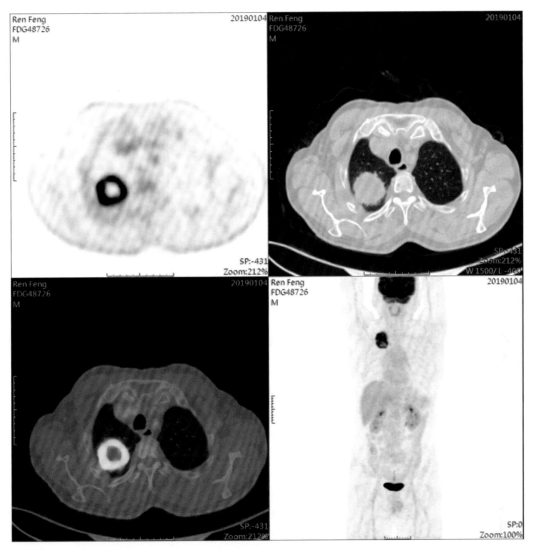

图 3-1-50　男性，63 岁，¹⁸F-FDG PET/CT 示：右上肺软组织肿块，约 4.3 cm×3.9 cm，边缘见分叶、毛刺，中心部伴液化坏死，呈环状异常浓聚，SUV_{max}12.7。病理：低分化鳞癌

要通过定期随访或有创性活检与肺癌淋巴结转移相鉴别。

5）胸部其他部位和（或）远处转移：肺癌常常会侵犯胸部其他结构，如肋骨、胸椎的骨质破坏，胸膜结节、胸腔积液、心包积液等，通常表现为相应位置的局限性高代谢灶；也可通过血行转移至肺，表现为肺内多发高代谢的结节。肺癌好发的远隔转移部位包括：锁骨上淋巴结、脑、骨、肾上腺、肝等，表现为相应组织器官的高代谢灶。骨转移可伴有或不伴骨质密度异常或骨质破坏。典型病例见图 3-1-52。但由于 ¹⁸F-FDG 在脑内生理性摄取较高，影响微小脑转移灶的检出，因此在脑转移的检出上不如增强

MRI。

（4）假阳性与假阴性

1）¹⁸F-FDG PET/CT 常见的假阳性：①局部或全身感染性病灶；②非特异性炎性病灶；③手术、放疗或化疗等影响。

2）¹⁸F-FDG PET/CT 常见的假阴性：①肿瘤太小，小于 2 倍 PET 系统分辨率。②低糖代谢肿瘤：如早期高分化腺癌、富含黏液成分的肿瘤、类癌等。

（5）临床应用价值

1）¹⁸F-FDG PET/CT 用于肺癌诊断和 SPN 鉴别诊断：SPN 良恶性鉴别诊断是临床实践中经常遇到又极富挑战性的问题。其诊断的金标准

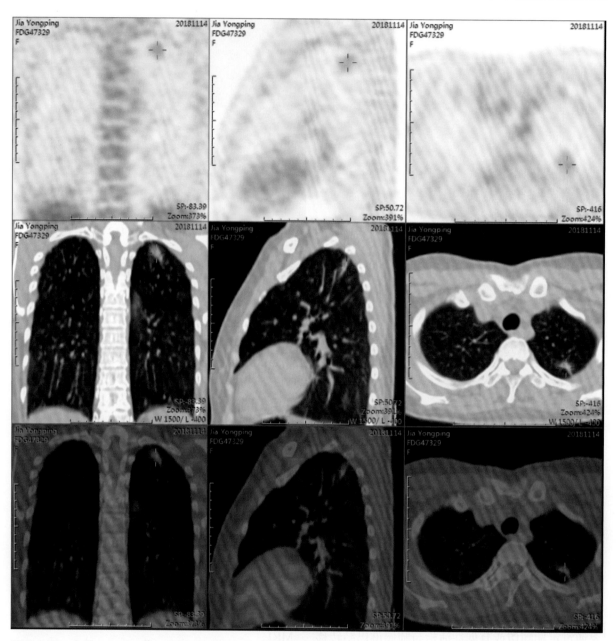

图 3-1-51　女性，69 岁，^{18}F-FDG PET/CT 示：左上肺混杂磨玻璃密度结节，约 2.0 cm×1.2 cm，内见少许实性成分，边缘见分叶、毛刺及胸膜牵拉征，伴轻度放射性摄取，SUV_{max}1.8。病理：高分化腺癌

依然是病理组织学，但在临床实际中，很多患者尤其是老年患者不能接受活检或活检存在较大风险，使得影像学的判断意义重大。CT 是最常用的鉴别 SPN 的影像方法，可检出较小的病灶，并可观察病变形态、大小、密度、边缘、与胸膜的关系、邻近结构改变等精细特征，但诊断特异性不高。

^{18}F-FDG PET/CT 结合了 CT 形态解剖与PET 功能代谢的双重优势，综合分析 SPN 的细微结构与糖代谢信息，有助于提高对 SPN 的诊断准确性。因为大多数肺癌在 PET 上表现为葡萄糖代谢增高，所以 ^{18}F-FDG PET/CT 显像对肺癌的检测十分灵敏，尤其是对 CT 已发现但不能肯定良恶性的病灶非常有意义。Kim 等（2007）比较了 PET、CT 和 PET/CT 的诊断效能，发现其诊断敏感性分别为 69%、93% 和 97%，诊断特异性分别为 85%、31% 和 85%。近年来多项研究结果汇总显示（Li et al，2015）：PET/CT

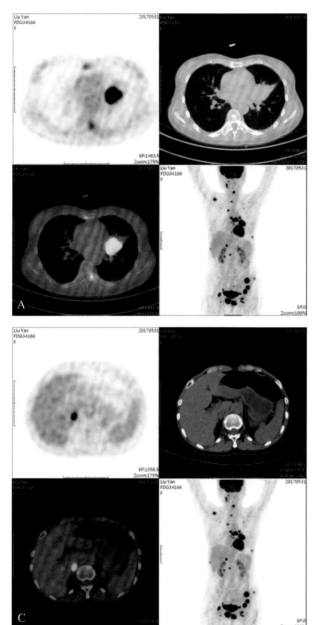

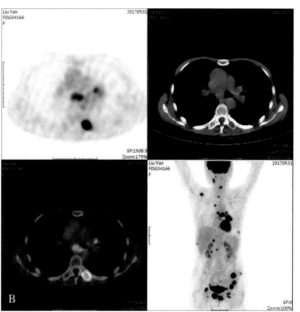

图 3-1-52 女性，65 岁，^{18}F-FDG PET/CT 示：A. 左上肺门区异常浓聚肿块，约 3.8 cm×3.1 cm，SUV_{max}14.4，远端伴阻塞性肺不张。胸骨及 T8 椎弓根骨转移；B. 纵隔 7 区及左肺门淋巴结转移，T7 左侧横突转移；C. 右肾上腺转移

诊断 SPN 的敏感度为 79% ~ 97%，特异性为 38% ~ 93%，准确性为 73% ~ 93%，阳性预测值（PPV）为 72% ~ 93%，阴性预测值（NPV）为 28% ~ 93%，应在临床实践中注意诊断的假阳性和假阴性。因为活动期结核、肉芽肿、炎症或真菌病也可以表现为 ^{18}F-FDG 摄取增高，而一些低度恶性肿瘤如 pGGO 样腺癌和类癌也可以表现为 ^{18}F-FDG 低摄取。因此，在诊断时需结合 PET 的代谢特点和 CT 的形态学来综合考虑。黎金葵等（2017）汇总了 8 篇文献，对 538 个 SPN 进行 meta 分析，结果显示：与病理金标准相比，

^{18}F-FDG PET/CT、HRCT、PET/CT 结合 HRCT 诊断 SPN 的敏感度分别为 0.91（0.86 ~ 0.94）、0.88（0.80 ~ 0.93）、0.96（0.93 ~ 0.98）；特异度分别为：0.65（0.59 ~ 0.70）、0.85（0.76 ~ 0.92）、0.93（0.89 ~ 0.96）；ROC 曲线下的面积分别为 0.8967，0.9351，0.9844。说明了综合诊断的准确性和必要性。

《2018 版肺结节诊治中国专家共识》（中华医学会呼吸病学分会肺癌学组，2018）明确指出：对于 pGGN 和 ≤ 8 mm 的肺结节一般不推荐 ^{18}F-FDG PET/CT 显像；对于不能定性的直径 > 8 mm

的实性肺结节，推荐 ^{18}F-FDG PET/CT 显像区分良恶性。

2）^{18}F-FDG PET/CT 用于肺癌 EGFR 突变检测：EGFR 基因突变状态的检测对患者是否适用 TKI 治疗有着重要的指导意义（Hsu et al，2018；Fukuoka et al，2011），但临床诊疗中尤其是老年肺癌患者经常出现难以穿刺获得病理或者获取的病理组织不够的情况，增加了治疗的困难。^{18}F-FDG PET/CT 显像的 SUV_{max} 对 NSCLC 患者 EGFR 突变有一定的预测能力，而且其无创性的检查方式更易被患者接受。杨洋等（2018）对 16 篇文献总计 3308 例 NSCLC 患者（肺腺癌 2914 例，其他病理类型 394 例）进行 meta 分析，发现 SUV_{max} 对 EGFR 突变的诊断效能为：汇总敏感性 57%，汇总特异性 65%，汇总准确性 66.8%，平均阳性似然比 1.82，平均阴性似然比 0.67。但对预测 EGFR 突变 SUV_{max} 的诊断界值不同研究尚不统一，取值范围 2.7 ～ 13.7（李国平 等，2016；Wang et al，2016；Sun et al，2009；Miao et al，2012；Arthur et al，2016；Na et al，2010；Huang et al，2010；Liu et al，2017），存在很大的异质性。Yip 等（2017）将 ^{18}F-FDG PET/CT 的放射学特征和 NSCLC 肿瘤细胞表型相关联，发现 SUV_{max}、MTV（Metabolic Tumor Volume，肿瘤代谢体积）、TLG（Total Lesion Glycolysis，肿瘤糖代谢总量）等指标对 NSCLC 的 EGFR 突变有一定预测作用。但也有研究者对此持争议态度。Lee 等（2015）的研究表明，肺内原发病灶的 FDG 摄取值在预测 EGFR 及 KRAS 基因突变状态上无明显临床价值。

3）^{18}F-FDG PET/CT 用于肺癌分期

① T 分期：由于 CT 在确定肿瘤形态、大小、部位及与邻近组织器官关系等方面能力突出，所以广泛用于肺癌 T 分期。^{18}F-FDG PET/CT 在肺癌 T 分期方面，往往用于中心型肺癌合并肺不张时，帮助确定肿块的大小及境界。

② N 分期：准确判断区域淋巴结转移情况对肺癌临床分期、治疗方案的选择、放疗靶区的设置以及预后均有重要影响。纵隔镜活检或经气管镜超声引导针吸活检术（endobronchial ultrasound guided tranbronchial needle aspiration，EBUS-TBNA）是确诊淋巴结转移的方法，但属有创性检查。CT 是最常用的判断有无纵隔淋巴结转移的影像学方法，一般认为淋巴结短轴直径 > 1.0 cm 为转移灶，但研究发现淋巴结转移与淋巴结体积增大并无必然联系，短轴直径 < 1.0 cm 者仍有 15% 左右为转移病灶。而肿大的淋巴结不一定是转移，也可能由炎症或反应性增生所致。因此，CT 诊断纵隔淋巴结转移的灵敏度和特异性较低（约 60%）。^{18}F-FDG PET/CT 将淋巴结代谢情况作为诊断依据，能够检出 CT 提示正常大小的淋巴结转移灶，并可排除 CT 检查中因体积增大误诊为转移的淋巴结，诊断灵敏度及特异性均远高于 CT（Lardinois et al，2003）。Schmidt 等（2014）的 meta 分析结果显示：若以视觉观察淋巴结摄取高于纵隔血池为淋巴结转移诊断标准，其汇总灵敏度和特异性分别为 77.4% 和 90.1%；若以 SUV > 2.5 为淋巴结转移诊断标准，其汇总灵敏度和特异性分别为 81.3% 和 79.4%。说明 ^{18}F-FDG PET/CT 也存在假阳性和假阴性问题。因此，在诊断纵隔淋巴结转移时，需要结合淋巴结的大小和形态、密度以及淋巴结引流的特点进行综合判断。

^{18}F-FDG PET/CT 在肺癌 N 分期上最突出的价值在于区分有无 N2 或 N3 期淋巴结转移，以帮助判断患者是否应进行手术治疗。Wang J 等（2012）对 10 篇文献总计 1122 例 T1-T2 N0 肺癌患者进行 meta 分析，发现 ^{18}F-FDG PET/CT 对 N2 淋巴结转移的阴性预测值高达 93%。ESMO 指南指出（Eberhardt et al，2015）：除了肺癌原发灶长径 > 3 cm、中心型肺癌、cN1 且 CT 示淋巴结短径 > 1 cm 三种情况，^{18}F-FDG PET 未发现纵隔高代谢淋巴结可不必行有创性淋巴结病理学检查。

③ M 分期：^{18}F-FDG PET/CT 显像在诊断肺癌远处转移上具有无可比拟的优势。一次扫描可完成全身成像，PET 和 CT 两种成像互相印证，可高效、早期的发现肺癌转移灶。为那些行动不便或不能耐受多次检查的老年肺癌患者提供了一种简便、快捷又准确的分期方法。典型病例见图 3-1-52。Li J 等（2013）对 9 项研究总计 780 例肺癌患者进行 meta 分析，发现 ^{18}F-FDG PET/CT 显像诊断远隔转移总的敏感性和特异性分别为 93% 和 96%。肺癌最常见的远隔转移部位依次

为脑、骨、肝及肾上腺，至少有 10% 病例 PET/CT 检出 CT 未发现的转移灶。肖立新等（2006）选取 48 例老年肺癌患者进行 ^{18}F-FDG PET/CT 显像，发现 12 例患者分期提高，占 25%，其中 11 例避免了不必要的手术，占 23.9%。

在骨转移灶检出方面，^{18}F-FDG PET/CT 明显优于 CT 和 SPECT，多数骨转移灶在骨骼未出现密度改变和骨质破坏时就可见 ^{18}F-FDG 明显浓聚。PET/CT 显像不仅可灵敏地检出骨转移灶并准确定位，还可清楚地显示病灶对周围组织（如脊髓）的侵犯、破坏情况。王浩等（2015）对 11 篇文献进行 meta 分析发现，^{18}F-FDG PET 对肺癌骨转移的诊断效能优于 ^{99m}Tc-MDP 骨扫描，基于患者（690 例）的合并敏感度、特异性和准确性分别为 0.942 vs. 0.740、0.953 vs. 0.766 和 0.971 vs. 0.895，基于病灶（1453 个）的合并敏感度、特异性和准确性分别为 0.861 vs. 0.791、0.898 vs. 0.680 和 0.952 vs. 0.885。近期一项纳入 2940 例肺癌患者的 meta 分析（Takenaka et al，2009）对 PET/CT、MRI 和 SPECT 骨转移诊断的优劣做了纵横对比研究。以患者为单位的敏感性依次为 92%、77%、86%，特异性依次为 98%、92%、88%；以病灶为单位的敏感性分别为 98%、84%、84%，特异性分别为 96%、96%、93%。可见，PET/CT 在肺癌骨转移患者的诊断率以及病灶的检出率都远高于 MRI 和 SPECT。因此《2018 版肺结节诊治中国专家共识》（中华医学会呼吸病学分会肺癌学组，2018）明确指出：术前 ^{18}F-FDG PET/CT 检查可以替代骨扫描。

在肾上腺转移检出方面，典型肾上腺转移的 PET/CT 表现为单侧或双侧肾上腺结节或肿块伴糖代谢增高。Kumar 等发现以肾上腺放射性摄取高于肝为标准，诊断肺癌肾上腺转移的灵敏度和特异性较高，总体准确性高达 92% 以上（Kumar et al，2004）。有时需结合增强影像或通过随访与肾上腺结节性增生或腺瘤等良性病变鉴别。

在肝转移灶检出方面，超声、CT 和 MRI 均是比较好的影像检查方法。与之相比，PET/CT 诊断肝转移的特异性较高，能帮助确定或排除常规影像学不能确诊的肝转移（Hustinx et al，1998）。

^{18}F-FDG PET/CT 对脑转移的诊断灵敏度较低。这主要是因为正常脑组织对葡萄糖的利用水平较高，脑实质摄取 FDG 很高，不利于脑转移灶的检出。应该单独采集脑部图像并增加采集时间以提高图像质量，并在阅图时注意占位效应、中线结构移位、周围脑水肿等征象。对于高度怀疑脑转移的患者可行增强脑 MRI 检查。

此外，^{18}F-FDG PET/CT 还可发现其他部位转移灶，如胸膜、心包、胰腺、胸部以外淋巴结转移以及发生于罕见部位转移灶，如肌肉、软组织、皮下脂肪层内等。部分患者因 PET/CT 显像剔除了疑似转移灶而使分期下降，获得了根治性手术治疗。部分患者因 PET/CT 显像意外发现了转移性病灶，调整了治疗方法，提高了治疗质量（Fischer et al，2009）。对于可疑假阳性高代谢灶或怀疑第二原发癌者，建议行病理学检查。

4）^{18}F-FDG PET/CT 用于帮助制订放射治疗计划：近年发展起来的新型放疗技术如三维适形放疗（3 dimensiona conformal radiation therapy，3D-CRT）、调强适形放疗（intensity modulated radiation therapy，IMRT）、立体定向放疗（Stereotactic ablativeradiotherapy，SBRT）等均致力于治疗的精准性，提高肿瘤区域内照射剂量并最大限度地减少肿瘤周围正常组织的照射剂量。而靶区的精准勾画无疑是能否实现精准放射治疗的重要前提。传统采用 CT 图像进行靶区勾画时，主要利用解剖结构和组织密度等形态学改变来判断肿瘤范围，因此在肺癌合并肺不张、胸腔积液、胸膜增厚等情况下，往往很难准确将肿瘤与周围正常肺组织区别开来，也不能区分肿块活性区与坏死区，造成靶区勾画的盲目性，不同观察者之间靶区勾画的一致性差，进而影响肿瘤局部控制率。^{18}F-FDG PET/CT 显像中有活性的肺癌组织代谢增高，与周围不张肺组织、胸腔积液、胸膜增厚等往往有代谢差异，能够准确区分肿物的边界，提高病灶定位的准确性，还可以发现 CT 上未发现的转移淋巴结或其他转移灶等（Guerra et al，2014），减少病灶遗漏，使靶区勾画简单而精准，且不同观察者间靶区勾画的可重复性和一致性高。

很多研究表明，采用 ^{18}F-FDG PET/CT 进行肺癌 GTV 勾画在降低放射性肺组织损伤及提高局部区域控制率等方面具有显著意义。张文文等

（2013）选取 248 例 ⅢA/ ⅢB 期 NSCLC 患者，比较 PET/CT 与 CT 两种方法指导放疗靶区勾画，在近、远期放疗疗效以及相关治疗毒性方面的差异。PET/CT 组中首程治疗完全缓解（CR）/部分缓解（PR）率高于 CT 组（82.1%vs.62.1%，$P = 0.010$）。PET/CT 组的 2 年局部区域控制率（LRC）显著优于 CT 组（54.2% vs. 40.1%，$P = 0.036$），但 2 级以上放射性肺损伤发生率明显低于 CT 组（9.0% vs. 19.4%，$P = 0.083$）。俞岑明等（2015）对 30 例 ⅢA、ⅢB 期的 NSCLC 患者，选用 PET/CT 和增强 CT 勾画靶区后，比较肿瘤靶区（GTV$_{CT}$/GTV$_{PET}$）、临床靶区（PTV）的体积以及当 PTV 处方剂量到 60 Gy 时，比较两组方法中，双肺的肺受照射 5 Gy、20 Gy 以上剂量的肺体积（V5、V20）以及肺受照射平均剂量（MLD）。PET/CT 组双肺 V5、V20、MLD 均低于单纯 CT 组（$P < 0.05$）。说明 PET/CT 不仅对精准放疗有指导作用，也可以减少肺部受照射剂量等相关不良反应。目前，RTOG 1106 正在研究是否放疗中 ^{18}F-FDG PET 代谢体积可以指导个体化的加量放疗并提高肿瘤的控制率。Fried 等（2016）对 225 名 Ⅲ 期 NSCLC 患者行 PET/CT 显像及放疗靶区勾画，发现 ^{18}F-FDG PET 定量成像功能在指导 Ⅲ 期 NSCLC 放疗剂量递增方面有一定帮助，能够区分出可能获益或受损害的患者。老年晚期 NSCLC 患者合并症多，免疫力低下，体力储备状况差，对于周期长的常规放疗依从性较差，缩短放疗总疗程在老年患者中显得尤为重要。依据 ^{18}F-FDG PET/CT 定位影像指导，有望提高单次剂量缩短放疗总疗程的时间，以提高老年患者的依从性（李小龙 等，2015）。《2018 年原发性肺癌诊疗规范》（中国原发性肺癌诊疗规范 2018）明确指出：放疗靶区勾画时，推荐增强 CT 定位或 PET/CT 定位。可以参考 PET/CT 的肿瘤生物影像，在增强 CT 定位影像中勾画肿瘤放疗靶区。

5）^{18}F-FDG PET/CT 用于肺癌疗效监测：临床常规应用 CT 进行肺癌疗效评价。但应用 CT 进行疗效评价有一定局限性：①化疗后病灶的形态变化往往出现较晚，不能及时反映疗效；②放疗后病灶纤维化，影响对是否有肿瘤组织残留的判断；③靶向治疗以抑制肿瘤活性为主，病灶形态

学改变不明显。肺癌治疗后代谢的变化往往早于形态变化，可以用治疗前后肿瘤组织对 ^{18}F-FDG 的摄取变化反映治疗的疗效。如果治疗有效，肿瘤细胞被抑制或杀死，肿瘤组织对 ^{18}F-FDG 的摄取会较治疗前明显减少，SUV 明显下降。而治疗无效时，SUV 无明显下降甚至反而升高。通过 ^{18}F-FDG PET/CT 显像进行疗效监测，治疗早期就可以在细胞分子水平上了解治疗效果，而且评价疗效更为灵敏和准确。典型病例见图 3-1-53。《2018 年原发性肺癌诊疗规范》（中国原发性肺癌诊疗规范 2018）明确指出：辅助评价肺癌疗效（尤其是分子靶向治疗），推荐应用 PET/CT 实体瘤疗效评价标准（PET Response Criteria in Solid Tumors，PERCIST，表 3-1-1）。

表3-1-1 实体瘤PET疗效评价标准（PERCIST，2009年）

评效结果	评价标准
完全代谢缓解（CMR）	可测量病灶 ^{18}F-FDG 摄取完全消失，至低于肝平均放射活性，且不能与周围血池本底相区别
部分代谢缓解（PMR）	靶病灶 ^{18}F-FDG 摄取降低 ≥ 30%，且绝对值降低 ≥ 0.8
疾病代谢稳定（SMD）	非 CMR、PMR、PMD
疾病代谢进展（PMD）	靶病灶 ^{18}F-FDG 摄取增加 ≥ 30%，且绝对值增加 ≥ 0.8；或出现新病灶

注：推荐采用瘦体重（lean body weight，LBW）校正 SUV，减少治疗过程中患者体重变化对参数的影响

多项研究证实，^{18}F-FDG 的 SUV 变化与各种治疗反应显著相关。Cerfolio 等（2006）对 55 例局部晚期肺癌诱导治疗的 PET/CT 显像结果进行研究，以病理中肿瘤坏死 > 90% 作为治疗有反应的标准，发现治疗后 SUV 下降 45% ～ 62%，预测肿瘤组织病理学反应的灵敏度为 94% ～ 70%，特异性为 86% ～ 71%。Leyn 等（2006）对 32 例 ⅢA N2 期 NSCLC 进行前瞻性研究，以诱导治疗后有创性病理学检查为金标准，发现 PET/CT 显像诊断诱导治疗后残存转移纵隔淋巴结的灵敏度、特异性和准确性分别为 77%、92%、83%。一项名为 NEOSCAN 的前瞻性 Ⅱ 期临床试验在可切除肺癌术前新辅助

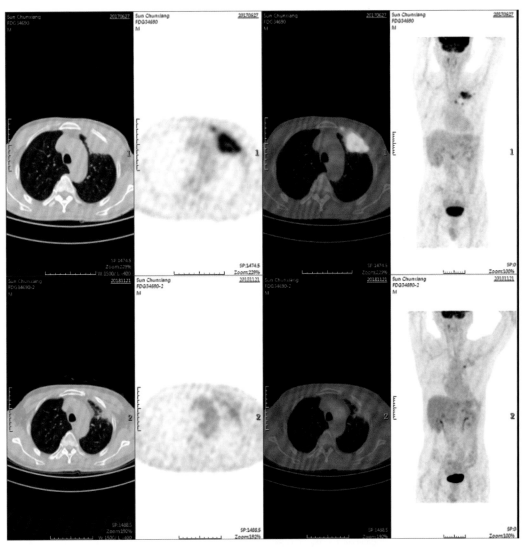

图 3-1-53　男性，63 岁，左上肺腺癌 cT2aN2M1b（Ⅳ期），顺铂＋培美曲塞化疗前后 ^{18}F-FDG PET/CT 对比：左上肺胸膜下肿物较治疗前明显缩小，SUV$_{max}$ 从 7.8 下降至 2.2，考虑治疗有效（PMR）

化疗 2 周期后，根据 SUV$_{peak}$ 是否较疗前 ≥ 35% 作为调整化疗方案的依据，说明 PET 代谢评效是评估新型药物治疗策略的有效方法（Chaft et al，2016）。Lee 等（2009）的研究中，31 例 Ⅲ B ~ Ⅳ 期 NSCLC 患者接受了标准化疗或靶向治疗，在治疗前 1 周和治疗后 3 周行 PET/CT 检查，并分别用 RECIST 标准和 PERCIST 进行评价，发现 PMD 和 PMR 对 PD 和 PR 的阳性预测值和阴性预测值均较高，PR、SD 和 PD 组 SUV$_{max}$ 平均下降 42.4%、25.3% 和 8.1%。提示 PET/CT 可较早地在分子水平上确定肿瘤对药物的反应，有助于及时调整用药方案。Huang 等（2011）的研究中，放化疗后有反应者较无反应者的 SUV$_{max}$、SUV$_{mean}$ 和 MTV 变化更显著，提示以 SUV 和 MTV 的改变判断治疗反应准确率较高，有助于修订及改进治疗方案，减少不必要的毒副作用。柳斌等（2018）对 68 例 SCLC 化疗 2 周期后进行疗效评价，发现 ^{18}F-FDG PET PECIST 标准与 RECIST 标准评价的疗效具有明显的一致性（P < 0.001），ROC 曲线下面积为 0.855，SUV$_{max}$ 下降 > 30% 的代谢缓解者 2 年生存率高于 SUV$_{max}$ 下降 ≤ 30% 者（42.05% vs. 8.83%，P < 0.05）；中位生存时间也明显长于后者（21.86 个月 vs. 9.35 个月，P = 0.001）。PET 代谢评效在近年兴起的靶向和免疫治疗中将起到更突出的作用。一项研究（van Gool et al，2014）

纳入 60 例 NSCLC 厄洛替尼治疗患者，治疗后 3 周 ^{18}F-FDG PET/CT SUV$_{max}$ 明显下降者与病理上治疗有反应显著相关，而在相同时间点，诊断 CT 上病灶形态的变化则无明显相关性。Takada 等（Higuchi et al，2016）对手术切除的 NSCLC 病例进行回顾性分析发现 SUV$_{max}$ 与 PD-L1 蛋白表达显著相关。Cho 等（2017）发现免疫检查点抑制剂治疗 3 ～ 4 周后，RECIST 评效为稳定但 ^{18}F-FDG PET/CT SULpeak 下降超过 15.5%，治疗结束后发现实际为治疗有效的患者。Kaira 等（2017）对 24 例 NSCLC 患者进行纳武单抗（nivolumab）治疗，发现治疗 1 个月后 ^{18}F-FDG PET 代谢的变化比 CT 形态上的变化具有更好的疗效预测价值。

但应用 ^{18}F-FDG PET/CT 进行疗效评价时，需注意评效时间窗的选择。一般在化疗结束后 3 ～ 4 周、放疗结束后 3 个月进行，以减少局部炎症反应造成的假阳性。靶向和免疫治疗后进行疗效评价的时间窗尚处于探索阶段，有学者认为靶向治疗后 1 周，病灶糖代谢下降者提示患者可从治疗获益，而糖代谢无明显变化或反而升高者，提示患者不能从治疗获益。

6）^{18}F-FDG PET/CT 用于肺癌复发诊断和再分期：肺癌术后或放化疗后，局部解剖结构和形态会发生变化，使得常规影像方法在鉴别复发、残余肿瘤和治疗后变化上受到限制。^{18}F-FDG PET/CT 利用肿瘤组织高代谢的特点，可以有效地鉴别治疗后复发的肺癌。Keidar 等（2004）研究发现，^{18}F-FDG PET/CT 诊断肺癌复发的真阳性率为 89%，真阴性率为 93%。但需要注意的是，手术区域在术后一段时间内，局部组织修复可表现为糖代谢增高，应结合手术范围及形态学表现进行鉴别。化疗引起的活动性炎症、放疗后放射性肺炎等有时也有 ^{18}F-FDG 高摄取，但通常表现为不均匀的片状浓聚影，边缘模糊，持续时间与照射剂量呈正相关，病变范围与照射野一致。

7）^{18}F-FDG PET/CT 用于肺癌患者预后评估：^{18}F-FDG PET/CT 显像中原发肿瘤的 SUV$_{max}$ 对肺癌患者的 PFS、OS、复发转移均具有重要的预测作用。Murakami 等多项研究表明（Murakami et al，2012；Higuchi et al，2014；Konings et

al，2016）原发肿瘤的 SUV$_{max}$ 与患者 PFS 有关，SUV$_{max}$ 越高，患者 PFS 越短，患者预后越差。多项研究表明原发肿瘤的 SUV$_{max}$ 对患者的 OS 亦具有明显评估价值（Downey et al，2004；Jeong et al，2002；Hellwig et al，2006；Ren et al，2016）。Ren H 等（2016）对肺鳞癌患者进行术后随访发现，原发灶 SUV$_{max}$ > 13.0 组与 ≤ 13.0 组，患者的中位 OS 分别为 56 个月和 87 个月，差异具有统计学意义。Downey 等（2004）对 100 例进展期 NSCLC（T1 ～ T4，N0 ～ N2，M0）进行回顾性研究，原发病灶 SUV$_{max}$ > 9 者术后 2 年生存率明显低于原发病灶 SUV$_{max}$ < 9 者（68% vs. 96%，P < 0.01）；原发病灶 < 3 cm 且 SUV$_{max}$ < 9 的患者，其 3 年生存率明显高于原发病灶 > 3 cm 且 SUV$_{max}$ > 9 的患者（97% vs. 47%，P < 0.01）。Murakami 等（2012）的研究还发现，原发肿瘤 SUV$_{max}$ 与肿瘤的复发及复发时间存在相关性，SUV$_{max}$ 值越高，肿瘤发生复发的可能性越大，复发时间越短。Higashi 等（2005）认为 SUV$_{max}$ 能够反映 NSCLC 肿瘤淋巴管浸润与淋巴结转移的摄取程度，从而预测患者肿瘤复发情况。Fei 等（Na et al，2014）纳入 18 项研究进行的 meta 分析也同样得到放疗前和放疗后的 SUV$_{max}$ 均可预测接受放疗的 NSCLC 患者的结局的结论。

除了 SUV$_{max}$ 外，一些肿瘤代谢负荷参数如 MTV、TLG 等，综合了肿瘤体积和代谢活性的信息，比只反映单像素值的 SUV$_{max}$ 和基于形态解剖特征的 TNM 分期，更准确且全面地反映肿瘤整体的代谢负荷，进而预测评估肺癌患者的生存。一般说来，原发肿瘤 MTV、TLG 越大，OS 及 PFS 越短，患者生存率越低。Sharma 等（2018）发现，当 MTV > 120 cm^3 时，化疗后 9 个月仅 17.14% 的患者生存，而在化疗后 12 个月时，上述患者无一例生存；而 MTV < 120 cm^3 时，有 55.67% 的患者化疗后生存期可达 9 ～ 12 个月。TLG 预测价值与之类似，判定界值为 1350 cm^3。Salavati 等（2017）研究发现，治疗前全身肿瘤 MTV、TLG 是患者 OS 评估的独立影响因素。患者在不同治疗时间显像，每个时间点的 MTV 及 TLG 对于患者预后预测价值均优于 SUV。而且全身 MTV 是一项独立的预后影响因

素，每增加 25 ml，疾病进展的风险增加 2.8 倍
（Lee et al，2007）。Im 等（2015）进行 meta 分
析发现，NSCLC 原发肿瘤的 MTV 和 TLG 与预
后显著相关。高 MTV 组患者较低 MTV 组患者，
发生不良事件风险高 2.71 倍，死亡风险高 2.31
倍；高 TLG 组患者较低的 TLG 组患者，发生不
良事件风险高 2.35 倍，死亡风险高 2.43 倍，而
SUV$_{max}$ 并非是有意义的预后影响因素。SCLC 的
研究结果与 NSCLC 类似。Oh 等（2012）回顾
性分析了经病理证实的 106 例 SCLC 患者（平均
年龄 67 岁，局限期 45 例，广泛期 61 例），Cox
比例风险模型结果显示，SUV$_{max}$ 高低与预后无
关，而单因素和多变量分析显示，分期和全身
MTV 均为死亡和进展的独立预后因素。Zhu 等
（2011）回顾性分析了 98 例 SCLC 患者，MTV
较大者中位生存期均短于 MTV 较小者（OS：
9.6 个月 vs. 23.2 个月，$P < 0.001$；PFS：6.9 个
月 vs. 15.5 个月，$P < 0.001$）；在多变量分析
中，MTV、肿瘤分期等是 OS 和 PFS 的显著预
后因素，而 SUV$_{max}$ 与 OS 和 PFS 无关。Pierre 等
（2016）以 63 例经 SBRT 治疗的 NSCLC 患者为
研究对象，对 SUV$_{max}$、SUV$_{mean}$、MTV、TLG 和
13 个整体、局部及区域纹理特征进行分析，认
为 ^{18}F-FDG PET/CT 测得各纹理特征的不同对于
经 SBRT 治疗的 NSCLC 患者的结局是很强的独
立预测因素，这有可能帮助选出能通过密切监测
和最优化治疗而获益的患者。

2. 其他显像剂的 PET/CT 显像

（1）^{18}F-NaF PET/CT 骨显像：^{18}F-fluoride（NaF）
是正电子骨显像剂。它通过化学吸附作用沉积
在骨表面，与骨羟基磷灰石晶体的羟基发生离
子交换后形成氟化羟基磷灰石。骨对 ^{18}F-NaF 的
摄取程度与局部血流量和成骨活性成正比。因
此骨转移瘤的摄取程度往往高于周围正常骨组
织，可达正常骨骼的 3 ～ 10 倍（Kawaguchi et
al，2010）。与 ^{99m}Tc-MDP 骨显像相比，^{18}F-NaF
PET/CT 骨显像具有如下优势：①更好的药代动
力学和更快的血液清除速率，因此注射后 1 h 左
右即可显像；② ^{18}F-NaF PET 图像具有更高的
靶 / 本底比值，能够探测轻微骨转换增加的早期
骨转移灶（Fogelman et al，2005）；③ PET/CT 的
空间分辨率高于 SPECT；④ PET 图像为高分辨
三维容积采集，避免了平面骨显像椎体等处的重
叠干扰。因此 ^{18}F-NaF PET/CT 骨显像的诊断灵
敏性和准确性明显高于 ^{99m}Tc-MDP 骨显像。典
型病例见图 3-1-54。Rao LJ 等（2016）对比研究
发现，无论以病人还是以病灶为统计基准，^{18}F-
NaF PET/CT 诊断肺癌骨转移的诊断效能均高于
^{99m}Tc-MDP 骨显像，其敏感性、特异性、准确
性、PPV、NPV 分别为 100% vs. 89.3%、99.2%
vs. 91.0%、99.4% vs. 90.4%、98.0% vs. 83.3%、
100% vs. 94.4%（以病人为统计基准）和 100% vs.
95.8%、98.9% vs. 80.8%、99.9% vs. 92.5%、99.9%
vs. 94.7%、100% vs. 84.3%（以病灶为统计基准）。

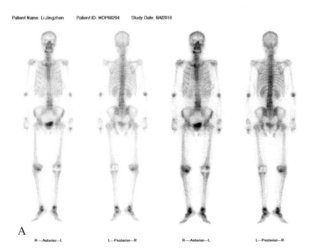
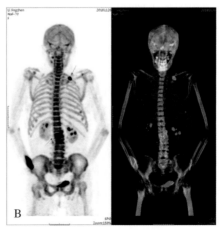

图 3-1-54　女，70 岁，左上肺腺癌 cT4N2M1（Ⅳ 期）。^{99m}Tc-MDP 骨显像（A）与 ^{18}F-NaF PET/CT 骨显像（B）对比。
^{18}F-NaF PET/CT 骨显像可发现左 2 后肋及 L2 ～ 3 骨转移灶（箭头所示），而 ^{99m}Tc-MDP 骨显像假阴性

国内研究结果与其类似（朱艳等，2015）。但是，由于 ^{18}F-NaF 并非骨肿瘤特异性显像剂，引起 ^{99m}Tc-MDP 假阳性的一些良性骨病也会有 ^{18}F-NaF 高摄取，因此应综合 CT 骨质表现和 ^{18}F-NaF 摄取程度进行诊断。

（2）^{18}F-FLT PET/CT 显像：3- 脱氧 -3-^{18}F-氟代胸苷（3-deoxy-3-^{18}F-fluorothymidine，^{18}F-FLT）是一种胸腺嘧啶类似物，参与增殖细胞在细胞周期 S 期的 DNA 合成，因此被认为是反映肿瘤细胞增殖状态的一种 PET 示踪剂。^{18}F-FLT 主要分布在骨髓、肝及泌尿道，颅脑、骨骼肌及心肌摄取较低，能够比 ^{18}F-FDG 更好地区分出胸部肿瘤及纵隔淋巴结转移，因此有助于进行病变的良恶性鉴别、疗效评估和预后判断。相比 ^{18}F-FDG，^{18}F-FLT 的肿瘤特异性更强。Buck 等（2003）对比 ^{18}F-FLT 和 ^{18}F-FDG 在 NSCLC、SCLC 和转移瘤的诊断效能，发现 ^{18}F-FLT 摄取增高几乎全部出现在恶性病灶中，而 ^{18}F-FDG 异常摄取出现在 4/8 个良性病灶中。Shen GH 等（2018）对 27 篇文献总计 1213 例肺癌患者进行 meta 分析，发现 ^{18}F-FDG 摄取程度与肺癌 Ki67 指数中度相关（相关系数 0.45），而 ^{18}F-FLT 摄取程度与肺癌 Ki67 指数显著相关（相关系数 0.65）。肺癌患者 ^{18}F-FDG 显像的 SUV_{max} 高于 ^{18}F-FLT 显像的 SUV_{max}（7.59 vs. 3.86，$P <$ 0.05），^{18}F-FLT 诊断肺部病灶的特异性高于 ^{18}F-FDG（76.92% vs. 58.97%），敏感性低于 ^{18}F-FDG（68.75% vs. 87.5%）。而且，研究显示 ^{18}F-FLT 对淋巴结的分期准确性较低（约 53%），但鉴于其在脑组织中无生理性摄取，故脑转移探测优于 ^{18}F-FDG（Buck et al，2005）。因此 ^{18}F-FLT 不适合单独或替代 ^{18}F-FDG 用于肺部疾病的诊断及分期，更多的是作为 ^{18}F-FDG 的补充。但是，在疗效评估和预后判断方面 ^{18}F-FLT 有较好临床应用价值。Sohn 等（2008）应用 ^{18}F-FLT 监测进展期肺腺癌吉非替尼靶向治疗疗效，分别于治疗前和治疗第 7 天行 ^{18}F-FLT 显像，发现治疗有效组与无效组 SUV_{max} 有显著差异（−36.0±15.4% vs. 10.1±19.5%，$P <$ 0.001）。治疗后 SUV_{max} 下降是否超过 10.9% 可用于预测治疗反应，其 PPV 和 NPV 均为 92.9%。Trigonis 等（2014）发现 NSCLC 行放射治疗的患者，早在放疗 5 ～ 11 次

后，病灶 ^{18}F-FLT 的摄取程度就显著下降。

（3）^{18}F-FMISO PET/CT 乏氧显像：乏氧是恶性肿瘤的一个重要特性，其发生依赖于肿瘤血管生成及肿瘤细胞迅速的生长，从而引起肿瘤组织的氧供应和氧消耗的不平衡。乏氧不仅使肿瘤自身更具侵袭性。而且能引起肿瘤细胞的放化疗抵抗，与肿瘤的进展密切关联（Deep et al，2015；^{18}F-FMISO PET/CT 显像可以帮助鉴别肿瘤良 - 恶性。梁志娜等（2018）对 14 篇文献进行 meta 分析，发现 ^{18}F-FMISO 诊断肺结节良恶性的特异性和准确性高于 ^{18}F-FDG，敏感性低于 ^{18}F-FDG，其汇总敏感性、特异性、准确性分别为 69% vs. 85%、76% vs. 59%、84% vs. 77%。^{18}F-FMISO PET/CT 显像可以指导肿瘤调强放疗及其疗效评估，并与患者预后相关。利用 ^{18}F-FMISO PET/CT 显像指导勾画放射治疗的靶区，提高 ^{18}F-FMISO 高摄取区域的放疗剂量，可提高治疗效果，同时保护正常组织。Pierre Vera 等（2017）选取了 54 例 NSCLC 患者进行了一项多中心 II 期临床试验（RTEP5 研究），FMISO 经静脉进入人体后，通过毛细血管壁被动转运进入组织，在黄嘌呤氧化酶的作用下，其硝基基团被还原形成一种自由基阴离子，当氧分压正常时，该离子很快被再氧合，并被运送至细胞外；但在氧分压低于正常时，该种离子不能被再氧合，反而进一步还原，并结合细胞内大分子物质，从而积聚于乏氧细胞内，借此进行乏氧显像（Bourgeois et al，2011，Hoigebazar et al，2013）。^{18}F-FMISO PET/CT 显像可以帮助鉴多中心 II 期临床试验（RTEP5 研究），依据 ^{18}F-FMISO PET/CT 显像结果提高 NSCLC 患者放疗剂量并追踪其治疗效果，发现 ^{18}F-FMISO 阴性组的 1 年 PFS 和 OS 高于 ^{18}F-FMISO 阳性组（无进展生存期：85% vs. 50%；OS：95% vs. 81%；$p <$ 0.004），在 ^{18}F-FMISO 阳性组中，放疗剂量 > 66 Gy 和 ≤ 66 Gy 的两组患者 1 年无进展生存期无统计学差异。

（4）^{18}F-MPG PET/CT 显像：2018 年 3 月，中美两国研究者合作发表了 ^{18}F 标记的 EGFR-TKI 类 PET/CT 分子探针 ^{18}F-MPG 的研究结果（Sun et al，2018）。该分子探针能够与位于胞内段的 EGFR 蛋白突变酪氨酸激活域特异性结合，细胞及动物实验证实该分子探针具有 EGFR

突变蛋白的高亲和性和靶向性，能够有效实现 EGFR 突变蛋白的活体高灵敏度检测。75 例肺癌临床受试者 18F-MPG PET/CT 成像结果表明：EGFR 突变型肿瘤对探针的摄取明显高于 EGFR 野生型和二次突变耐药型肿瘤对探针的摄取程度（$P < 0.0001$），能够有效实现肺癌 EGFR 突变型患者的检测和筛选。当 18F-MPG PET/CT $SUV_{max} \geq 2.23$ 时，18F-MPG PET/CT 分子成像判断 EGFR 分子分型的敏感性高达 86.49%，特异性高达 81.82%，与分子病理符合率高达 84.29%。且 $SUV_{max} \geq 2.23$ 的肺癌患者群具有更好的 EGFR 分子靶向药物治疗效果、更长的肿瘤无进展生存期及更佳的预后。这是应用分子影像方法实现 NSCLC 患者在体 EGFR 分子分型的首次成功尝试，也为进一步拓展 PET/CT 在肺癌领域的应用指示了方向。

六、老年肺癌影像诊断特别注意事项

对于老年肺癌患者，在肺癌影像诊断时应重视肺实质的影像学表现，评价心肺基础疾病及肺功能情况，这对肺癌患者精确诊断、分期及治疗方式的选择均具有重要的参考价值。

1. 对肺癌患者肺及心脏基础疾病的评价　肺癌患者存在慢性阻塞性肺气肿的发生率较高，对肺气肿范围及程度的评价非常重要。肺癌患者既往合并肺结核的情况很常见（图 3-1-55），要对继发性肺结核的活动性进行评价判断，如果

是活动性肺结核直接影响患者抗结核与肺癌治疗的方案策略。肺间质纤维化是肺癌的高危因素，可在间质纤维化的基础上发生肺癌，病灶发生早期可能被遮蔽漏诊，因此影像诊断时要格外谨慎。

胸膜陈旧病变在肺癌患者很常见，陈旧的胸膜肥厚、钙化及粘连使肺活动度受限，影响肺功能，胸膜的陈旧病变会增加肺癌开胸手术时间，可能增加胸腔镜手术难度。在影像报告中放射医生应为临床提供这些信息。

老年肺癌患者常常合并有冠心病或其他心脏、大血管的疾病。胸部 CT 检查可以显示心脏房室的增大，可以显示心肌增厚及既往陈旧心梗、心肌瘢痕变薄改变；通过多平面重建可以显示心脏瓣膜的钙化、心包粘连增厚等改变在胸部 CT 都可以清楚显示。需要对发现的冠状动脉钙化程度进行报告，以提示及指导临床进行心脏的专科检查。

2. 吸烟相关的肺间质性改变　吸烟是肺癌的主要发病原因，也是慢性阻塞性肺疾病的主要危险因素。与吸烟相关最常见的疾病是肺气肿和慢性阻塞性肺疾病（COPD），在肺癌影像诊断中非常常见。除此之外，吸烟相关的肺间质性疾病包括：脱屑性间质性肺炎（DIP）、呼吸性细支气管炎相关间质性肺病（RB-ILD）、肺朗格汉斯细胞组织肺病（LCH）及特发性肺纤维化（IPF）（Hidalgo et al, 2006）。高分辨率 CT（HRCT）能非常敏感地发现肺实质及气道的异

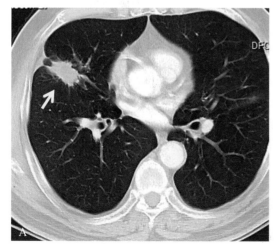
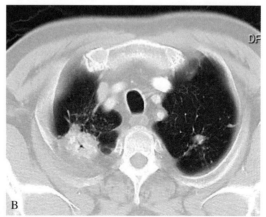

图 3-1-55　69 岁男性患者，右肺中叶腺癌合并双上肺结核。A. 右肺中叶结节病理为腺癌；B. 双上肺结核灶

常。DIP 和 RB-ILD 均可出现磨玻璃密度改变。LCH 典型的 CT 特点是双侧对称分布弥漫结节（1 ～ 10 mm，有时有空洞）、气囊和磨玻璃密度影，主要侵犯上肺，肋膈角区不受侵。IPF 的 HRCT 表现包括蜂窝肺、牵拉性支扩和小叶内间质增厚，分布以胸膜下和下肺为主。有时同一患者可以同时出现磨玻璃密度、气囊、微结节、小叶间隔增厚及蜂窝肺改变（Ryu et al，2005）。除了间质性改变，吸烟相关的肺实质性改变还包括细支气管炎、嗜酸性粒细胞肺炎、呼吸性细支气管炎等（Kligerman et al，2016）。准确识别吸烟相关肺实质及间质性改变的影像特征，对肺癌患者的诊断、分期及指导临床治疗都具有重要的意义。

　　3. 老年肺癌患者肺实质的影像学特点　随着年龄的增大，老年患者的肺实质会出现一些不同于年轻患者的表现。Winter 等对一组终生不吸烟老年患者与年轻患者对照研究（Winter et al，2015）发现：老年组肺实质 HRCT 表现与年轻组存在明显差异。在老年组，肺实质带状影、磨玻璃密度影及小叶间隔线更常见。进一步研究发现，微结节、网格影、气囊和支气管扩张改变在 75 岁以上患者组发生概率更高。肺实质带状影、磨玻璃密度影、小叶间隔线、支气管扩张、微结节、网格影和肺气囊改变在老年患者更普遍，认为是肺老年化的 HRCT 表现。

　　在临床工作中，老年肺癌患者肺实质出现这些 CT 表现很常见（图 3-1-56，图 3-1-57），需

要准确识别这些影像表现，以利于肺癌的诊断及准确分期，对老年肺癌患者心肺基础疾病及肺功能状态的评价是肺癌影像诊断的一个重要部分。

（齐丽萍　李　囡）

参考文献

常城，谢文晖，雷贝，等 . SPECT/CT 融合显像对肺癌单发骨转移瘤的诊断价值 . 核技术，2013，36（9）：0.90301.

戴锦朝，张宁，李杰，等 . 核素骨显像在肺腺癌骨转移中的应用与分析 . 医学理论与实践，2015，28（12）：1639-1640.

顾勤，贾玉华，王湛 . 核素骨显像诊断肺癌骨转移瘤的临床价值 . 上海生物医学工程，2001，22（2）：21-22.

侯少洋，张蕾，王建军 . 肺癌骨转移核素显像分析 . 中国肿瘤临床与康复，2001，8（2）：74-75.

蒋凌云 . 225 例肺癌患者核素骨扫描结果分析 . 实用临床医药杂志，2010，14（27）：150-151.

黎金葵，闫坤，杨品，等 . PET/CT 结合 HRCT 诊断孤立性肺结节的应用价值：meta 分析 . 中国 CT 和 MRI 杂志，2017，1：41-44.

李国平，谢宝松，周硕 . 标准摄取最大值对非小细胞肺癌患者无进展生存期的预测价值分析 . 福建医药杂志，2016，38（2）：10-13.

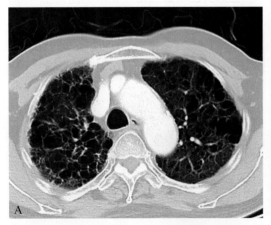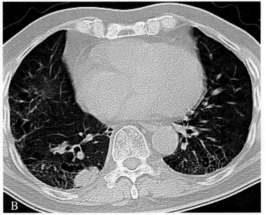

图 3-1-56　肺癌合并肺气肿、肺间质纤维化改变。67 岁男性，右下叶肺鳞癌，双上肺箭弥漫小叶中心性肺气肿（A），双下肺胸膜下箭小叶间隔增厚、蜂窝状改变（B）

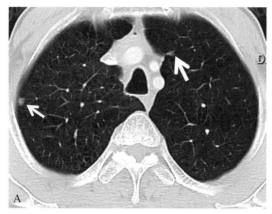
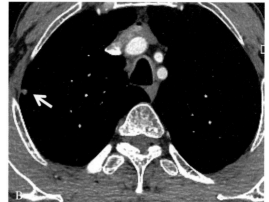
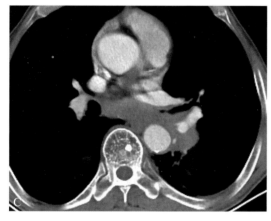

图 3-1-57 67 岁男性，左肺大细胞神经内分泌癌。

A. 右肺上叶肺气肿，右上叶胸膜下圆形结节（短箭头），左上叶纵隔胸膜下三角形结节（长箭头）；

B. 纵隔窗显示右上叶结节呈高密度改变；左上纵隔旁结节纵隔窗未显示；C. 显示左肺门肿块

李小龙，党亚正，陆婉玲，等 . PET/CT 引导低分割放疗治疗老年晚期非小细胞肺癌临床观察 . 现代肿瘤医学，2015，23（2）：216-219.

梁志娜 . F-FMISO 与 ^{18}F-FDG PET/CT 诊断良恶性肺结节的 Meta 分析 . 世界最新医学信息文摘，2018，18（62）：28-30.

刘军，程冲 . MRI 检查与核素骨扫描在肺癌骨转移诊断与病灶检出中临床价值探析，航空军医，2016，15.

柳斌，阳宁静，杨业，等 . ^{18}F-FDG PET/CT 在小细胞肺癌化疗疗效中的评估价值肿瘤学杂志，2018，24（5）：439-442.

龙为红，李德仁，吴文 . 肺癌骨转移 ^{99m}Tc-MDP 骨显像的临床价值有与 CT、X-rays 检查对比观察 . 中国肿瘤临床与康复，2002，9（2）：9-11.

蒲爱民，刘克祥，韩亚光，等 . 肺癌骨转移临床特点，河北医药，2012，34（17）：2622-2623.

齐丽萍，张晓鹏，孙应实，等 . 含不同实性成分比例磨玻璃密度病灶肺腺癌侵袭性分析 . 中国医学影像技术，2014，30（10）：1519-1522.

齐丽萍，张晓鹏，孙应实，等 . 64 排 CT 对肺癌血供的显示 . 中国临床医影像杂志，2008，19（9）：627-30

孙燕，管忠震，廖美琳，等 . 肺癌骨转移诊疗专家共识(2014 版) . 中国肺癌杂志，2014，17(2)：57-72.

王爱芬，王亚娟，张伟强，等 . 肺癌骨转移的全身骨扫描表现分析，实用肿瘤杂志，2012，27（1）：86-87.

王浩，王丽君，李家军，等 . ^{18}F-FDG PET 与 [99m]TC-MDP 骨扫描对肺癌骨转移诊断价值的 Meta 分析 . 中国肿瘤，2015，24（12）：1048-1054.

肖立新，张利伟 . ^{18}F-FDG PET/CT 显像在老年肺癌诊疗中的价值 . 中国自然医学杂志，2006，8（2）：103-106.

杨洋，黄世明，刚波，等 . ^{18}F-FDG PET/CT 对非小细胞肺癌 EGFR 基因突变诊断价值的 meta 分析 . 武警医学，2018，29（5）：448-452.

杨忠毅，管樑，田伟家，等 . 老年肺癌患者

^{99m}Tc- 亚甲基二磷酸盐全身骨扫描的临床应用 . 内科理论与实践，2007，2（3）：175-178.

俞岑明，葛琴，蔡晶，等 . PET/CT 在局部晚期非小细胞肺癌调强放疗靶区勾画中的应用及其影响 . 临床肿瘤学杂志，2015，20（11）：1032-1035.

原发性肺癌诊疗规范（2018 年版）发布单位中华人民共和国国家卫生健康委员会 .

张文文，王绿化 . ¹⁸F FDG-PET/CT 应用于局部晚期 NSCLC 放射治疗靶区勾画的临床结果 . 北京协和医学院，2013.

张小镇，郑长业，谢丽娇，等 . ^{99m}Tc-MDP 全身骨显像在骨转移性肿瘤诊断中的应用 . 中国卫生产业 .2011，9（28）：90-92.

张一秋，石洪成，顾宇参，等 .SPECT/ 螺旋 CT 骨显像对肺癌骨转移诊断的增益价值，中华核医学杂志，2011，31（4）：219-222.

中华医学会呼吸病学分会肺癌学组，中国肺癌防治联盟专家组 . 肺结节诊治中国专家共识（2018 年版）. 中华结核和呼吸杂志，2018，41（10）：763-771.

周康荣 . 胸部颈面部 CT. 上海：复旦大学出版社，1996.

朱艳，刘兰，冯悦，等 . ¹⁸F-NaF PET/CT 对初诊肺癌患者骨转移的价值 . 泸州医学院学报，2015，38（4）：356-360.

Arthur C，Jin H，Wha M Y，et al . Correlation between EGFR gene mutation，cytologic tumor markers，18F-FDGuptake in non-small cell lung cancer. BMC Cancer，2016，16（1）：1-8.

Beekman CA，Buckle T，van Leeuwen AC，et al. Questioning the value of（99m）Tc-HYNIC-annexin V based response monitoring after docetaxel treatment in a mouse model for hereditary breast cancer. Appl Radiat Isot，2011，69：656-662.

Biederer J，Beer M，Hirsch W，et al. MRI of the lung（2/3）. Why when how? insights Imaging，2012，3：355-371.

Bombardieri E，Aktolun C，Baum RP，et al. Bone scintigraphy：procedure guidelines for tumour imaging. Eur J Nucl Med Mol Imaging，2003，30（12）：99-106.

Bourgeois M，Rajerison H，Guerard F，et al. Contribution of 64Cu-ATSM PET in molecular imaging of tumour hypoxia eompared to classical18F-MISO a selected review.Nucl Med Rev Cent East Eur，2011，14（2）：90-95.

Buck AK，Halter G，Schirrmeister H，et al., Imaging proliferation in lung tumors with PET：18F-FLT versus18F-FDG，J. Nucl. Med，2003，44：1426-1431.

Buck AK，Hetzel M，Schirrmeister H，et al., Clinical relevance of imaging proliferative activity in lung nodules，Eur J Nucl Med Mol Imaging，2005，32（5）：525-533.

Buck AK，Nekolla S，Ziegler S，et al. SPECT/CT. J Nucl Med，2008，49：1305-1319.

Cerfolio RJ，Bryant AS，Ojha B. Restaging patients with N2（stage IIIa）non-small cell lung cancer after neoadjuvant chemoradiotherapy：a prospective study. J Thora Cardiovas Surg，2006，131：1229-1235.

Chaft JE，Dunphy M，Naidoo J，et al. Adaptive neoadjuvant chemotherapy guided by（18）F-FDG PET in resectable non-small cell lung cancers：the NEOSCAN trial. J Thorac Oncol 2016，11：537-544.

Chen YQ，Yang Y，Xing YF，et al. Detection of Rib Metastases in Patients with Lung Cancer：A Comparative Study of MRI，CT and Bone Scintigraphy. PLoS ONE，2012，7（12）：e52213.

Cho SY，Lipson EJ，Im HJ et al. Prediction of response to immune checkpoint inhibitor therapy early time-point FDG-PET/CT imaging in patients with advanced melanoma. J Nucl Med 2017，58（9），1421-1428.

De Leyn P，Stroobants S，De Wever W，et al. Prospective comparative study of integrated positron emission tomography-computed tomography scan residual mediastinal lymph node disease after induction non-small-cell lung cancer：A leuven lung cancer. J Clin Oncol，2006，24：3333-3339.

Deep G，Panigrahi GK．Hypoxia-Induced Signaling Promotes Prostate Cancer Progression：Exosomes Role as Messenger of Hypoxic Response in Tumor Microenvironment．Crit Rev Oncog，2015，20（5-6）：419-434.

Downey RJ，Akhurst T，Gonen M，et al．Preoperative F-18 fluorodeoxyglucose-positron emission tomography maximal standardized uptake value predicts survival after lung cancer resection．J Clin Oncol，2004，22（16）：3255-3260.

Eberhardt WEE，De Ruysscher D，Weder W，et al．2nd ESMO Consensus Conference in Lung Cancer：locally advanced stage III non-small-cell lung cancer．Ann Oncol 2015，26：1573-1588.

Fischer B，Lassen U，Mortensen J，et al．Preoperative staging of lung cancer with combined PET-CT．N Engl J Med，2009，361：32-39.

Fogelman I，Cook G，Israel O，et al．Positron emission tomography and bone metastase．Semin Nucl Med，2005，35（2）：135-142.

Freddie B，Jacques F，Isabelle S，et al．Global cancer statistics 2018：GLOBOCAN estimates of incidence and mortality worldwide for 36 cancers in 185 countries．CA Cancer J Clin．2018 Nov；68（6）：394-424.

Fried DV，Mawlawi O，Zhang L．Potential Use of（18）F- fluorodeoxyglucose Positron Emission Tomography-Based Quantitative Imaging Features for Guiding Dose Escalation in Stage III Non-Small Cell Lung Cancer．Int J Radia Oncol Biol Phys，2016，94（2）：368-376.

Fukuoka M，Wu YL，Thongprasert S，et al．Biomarker analyses and final overall survival results from a phase III，randomized，open-label，first-line study of gefitinib versus carboplatin/paclitaxel in clinically selected patients with advanced non-small-cell lung cancer in Asia（IPASS）．J Clin Oncol，2011，29（21）：2866-2874.

Goldstraw P1，Ball D，Jett JR，et al．Non-small-cell lung cancer．Lancet，2011，378（9804）：1727-40.

Grenier P，Dubary B，Carette MF，et al．Preoperative thoracic staging of lung cancer：CT and MR evaluation．Diagn Interv Radiol，1989，1：23-28.

Guerra L，Meregalli S，Zorz A，et al．Comparative evaluation of CT-based and respiratory-gated PET/CT based planning target volume（PTV）in the definition of radiation treatment planning in lung cancer：preliminary results．Eur J Nucl Med Mol Imaging，2014，41（4）：702-710.

Hellwig D，Groschel A，Graeter TP，et al．Diagnostic performance and prognostic impact of FDG-PET in suspected recurrence of surgically treated non-small cell lung cancer．Eur J Nucl Med Mol Imaging，2006，33（1）：13-21.

Hidalgo A，Franquet T，Giménez A，et al．Smoking-related interstitial lung diseases：radiologic-pathologic correlation．Eur Radiol，2006，16：2463-2470.

Higashi K，Ito K，Hiramatsu Y，et al．18F-FDG uptake by primary tumor as a predictor of intratumoral lymphatic vessel invasion and lymph node involvement in nonsmall cell lung cancer：analysis of a multicenter study．J Nucl Med，2005，46（2）：267-273.

Higuchi M，Hasegawa T，Osugi J，et al．Prognostic impact of FDG-PET in surgically treated pathological stage I lung adenocarcinoma．Ann Thorac Cardiovasc Surg，2014，20（3）：185-191.

Higuchi M，Owada Y，Inoue T et al．FDG-PET in the evaluation of response to nivolumab in recurrent non-small-cell lung cancer．World J Surg Oncol，2016，14（1）：238.

Hoigebazar L，Jeong JM．Hypoxia imaging agents labeled with positron emitters．Recent Results Cancer Res，2013，194：285-299.

Hsu J，Huang M，Chen C，et al．Correlation Between EGFR Mutation Status and Computed Tomography Features in Patients With Advanced Pulmonary Adenocarcinoma J Journal of Thoracic Imaging，2014，29（6）：357-363.

Hsu WH, Yang JCH, Mok TS, et al. Overview of current systemic management of EGFR-mutant NSCLC. Ann Oncol, 2018, 29（Suppl 1）: 3-9.

Huang C T, Yen R F, Cheng M F, et al. Correlation of F-18 fluorodeoxyglucose-positron emission tomography maximal standardized uptake value and EGFR mutations in advanced lung adenocarcinom. Med Oncol, 2010, 27（1）:9-15.

Huang W, Zhou T, Ma L, et al. Standard uptake value and metabolic tumor volume of 18 F-FDG PET/CT predict short-term outcome early in course of chemoradiotherapy in advanced non-small cell lung cancer. Eur J Nucl Med Mol Imaging, 2011, 38（9）:1628-1635.

Hustinx R, Paulus P, Jacquet N, et al.Clinical evaluation of whole body ^{18}F-fluorodeoxyglucose positron emission tomography in the detection of liver metastases.Ann Oncol, 1998, 9: 397-401.

Hwang JH, Song KS, Park SI, et al. Subtle Pleural Metastasis without LargeEffusion in Lung Cancer Patients: Preoperative Detection on CT. Korean J Radiol, 2005, 6: 94-101.

Im HJ, Pak K, Cheon GJ, et al. Prognostic value of volumetric parameters of（18）FFDG PET in non-small-cell lung cancer: a meta-analysis. Eur J Nucl Med Mol Imaging, 2015, 42（2）: 241-251.

Imai K, Minamiya Y, Ishiyama K, et al. Use of CT to evaluate pleural invasion in non-small cell lung cancer: measurement of the ratio of the interface between tumor and neighboring structures to maximum tumor diameter. Radiology, 2013, 267（2）: 619-626.

Iordanidou L, Trivizaki E, Saranti S, et al. Is there a role of whole body bone scan in early stages of non small cell lung cancer patients.J Buon, 2006, 11（4）:491-497.

Jeong HJ, Min JJ, Park JM, et al. Determination of the prognostic value of [（18）F] fluorodeoxyglucose uptake by using positron emission tomography in patients with non-small cell lung cancer. Nucl Med Commun, 2002, 23（9）:865-870.

Kaira K, Higuchi T, Naruse I et al. Metabolic activity by 18F-FDG-PET/CT is predictive of early response after nivolumab in previously treated NSCLC. Eur J Nucl Med Mol Imaging, 2017, 45（1）, 56-66.

Kawaguchi M, Tateishi U, Shizukuishi K, et al. 18F-fluoride uptake in bone metastasis: morphologic and metabolic analysis on integrated PET/CT. Ann Nucl Med, 2010, 24（4）:241-247.

Keidar Z, Haim N, Guralnik L, et al.PET/CT using 18F-FDG in suspected lung cncer recurrence: diagnostic value and impact on patient management. J Nucl Med, 2004, 45: 1640-1646.

Kim SK, Allen-Auerbach M, Goldin J, Fueger BJ, Dahlbom M, Brown M, et al. Accuracy of PET/CT in characterization of solitary pulmonary lesions. J Nucl Med, 2007, 48: 214-220.

Kim YH, Lee KS, Primack SL, et al. Small Pulmonary Nodules on CT Accompanying Surgically Resectable Lung Cancer: Likelihood of Malignancy. Journal of Thoracic Imaging, 2002, 17（1）:40-46.

Kligerman S, Franks TJ, Galvin JR. Clinical-Radiologic-Pathologic Correlation of Smoking-Related Diffuse Parenchymal Lung Disease. Radiol Clin North Am, 2016, 54: 1047-1063.

Konings R, van Gool MH, Bard MP, et al. Prognostic value of pre-operative glucosecorrected maximum standardized uptake value in patients with non-small cell lung cancer after complete surgical resection and 5-year follow-up. Ann Nucl Med, 2016, 30（5）:362-368.

Kono R, Fujimoto K, Terasaki H, et al. Dynamic MRI of solitary pulmonary nodules: comparison of enhancement patterns of malignant and benign small peripheral lung lesions. AJR Am J Roentgenol, 2007, 188:26-36.

Kumar R, Xiu Y, Yu JQ, et al.18F-FDG PET in evaluation of adrenal lesion in patients with lung cancer. J Nucl Med, 2004, 45: 2058-2062.

Lardinois D, Weder W, Hany TF, et al.Staging of non-small cell lung cancer with intergrated positron emission tomography and computed tomography. N Engl J Med, 2003, 348: 2500-2507.

Lee DH, Kim SK, Lee HY, et al. Early prediction of response to first-line therapy using integrated 18 F-FDG PET/CT for patients with advanced/metastatic non-small cell lung cancer. Thomc Oncol, 2009, 4 (7): 816-821.

Lee P, Weerasuriya DK, Lavori PW, et al. Metabolic tumor burden predicts for disease progression and death in lung cancer. Int J Radiat Oncol Biol Phys, 2007, 69 (2): 328-333.

Lee SM, Bae SK, Jung SJ, et al. FDG uptake in non-small cell lung cancer is not an independent predictor of EGFR or KRAS mutation status: a retrospective analysis of 206 patients. Clin Nucl Med, 2015, 40 (12): 950-958.

Li J, Xu W, Kong F, et al. Meta-analysis: accuracy of 18FDG PET-CT for distant metastasis staging in lung cancer patients. Surg Oncol, 2013, 22: 151-155.

Li WB, Pang H, Liu Q, et al. The role of 18F-FDG PET or 18F-FDG-PET/CT in the evaluation of solitary pulmonary nodules. European Journal of Radiology, 2015, 84: 2032-2037.

Liu A, Han A, Zhu H, et al. The role of metabolic tumor volume (MTV) measured by [18F] FDG PET/CT in predicting EGFR gene mutation status in non-small cell lung cancer. Oncotarget, 2017, 8 (20): 33736.

MacMahon H, Naidich DP, Goo JM, et al. Guidelines for Management of Incidental Pulmonary Nodules Detected on CT Images: From the Fleischner Society 2017.Radiology, 2017, 284 (1): 228-243.

Miao Z, Ren G, Liu H, et al. PET of EGFR Expression with an 18F-Labeled Affibody Molecule. J Nucl Med, 2012, 53 (7): 1110-1118.

Murakami S, Saito H, Sakuma Y, et al. Prognostic value of preoperative FDG-PET in stage IA lung adenocarcinoma. Eur J Radiol, 2012, 81 (8): 1891-1895.

Na FF, Wang JW, LI C, et al. Primary tumor standardized uptake value measured on F18 -Fluorodeoxyglucose positron emission tomography is of prediction value for survival and local control in non small cell lung cancer receiving radiotherapy: meta-analysis. Thorac Oncol, 2014, 9 (6): 834-842.

Na II, Byun B H, Kim K M, et al. 18F-FDG uptake and EGF R mutations in patients with non-small cell lung cancer: a single-institution retrospective analysis.Lung cancer (Amsterdam, Netherlands), 2010, 67 (1): 76-80.

Nambu A, Araki T, Taguchi Y, et al. Focal area of ground-glass opacity and ground-glass Opacity predominance on thin-section CT: Discrimination between neoplastic and non-neoplastic lesions. Clinical Radiology, 2005, 60: 1006-1017.

Oh JR, Seo JH, Chong A, et al. Whole-body metabolic tumour volume of 18F-FDG PET/CT improves the prediction of prognosis in small cell lung cancer. Eur J Nucl Med Mol Imaging, 2012, 39 (6): 925-935.

Peerlings J, Troost EG, Nelemans PJ, et al. The diagnostic value of MR imaging in determining the lymph node status of patients with non-small cell lung cancer: a meta-analysis. Radiology, 2016, 281: 86-98.

PIERRE L, ZSOLT LJ, PHILIPPE C, et al. FDG PET/CT texture analysis for predicting the outcome of lung cancer treated by stereotactic body radiation therapy. Eur J Nucl Med Mol Imaging, 2016, 43 (8): 1453-1460.

Pierre Vera, Sébastien Thureau, Philippe Chaumet-Riffaud, et al.Phase II Study of a Radiotherapy Total Dose Increase in Hypoxic Lesions Identified by 18F-Misonidazole PET/CT in Patients with Non-Small Cell Lung Carcinoma (RTEP5 Study) .J Nucl Med, 2017, 58: 1045-1053.

Planchard. D, Popat. S, Kerr. K, et al. Metastatic non-small cell lung cancer: ESMO Clinical Practice Guidelines for diagnosis, treatment and follow-up. Annals of Oncology, 2018, 29

（Supplement 4）：192-237.

Prenzal KL，Monig SP，Sinning JM，et al. Lymph node size and metastatic infiltration in non-small cell lung cancer. Chest，2003，123：463-467.

Qi LP，Chen KN，Zhou XJ，et al. conventional MRI to detect the differences between mass-like tuberculosis and lung cancer. J Thorac Dis，2018，10（10）：5673-5684.b

Qi LP，Li XT，Yang Y，et al. Multivariate Analysis of Pleural Invasion of Peripheral Non-Small Cell Lung Cancer-Based Computed Tomography Features.J Comput Assist Tomogr. 2016,40（5）：757-62.

Qi LP，Yan WP，Chen KN，et al. Discrimination of Malignant versus Benign Mediastinal Lymph Nodes Using Diffusion MRI with an IVIM Model. Eur Radiol，2018，28（3）：1301-1309. a

Qi LP，Zhang XP，Tang L，et al. Using diffusion-weighted MR imaging for tumor detection in the collapsed lung：a preliminary study. European Radiology，2009，19：333-341.

Rao LJ，Zong Z，Chen ZF，et al. 18F-Labeled NaF PET-CT in Detection of Bone Metastases in Patients With Preoperative Lung Cancer. Medicine，2016，95（16）：e3490.

Ren H，Xu W，You J，et al. Analysis of the Role of PET/CT SUVmax in Prognosis and Its Correlation with Clinicopathological Characteristics in Resectable Lung Squamous Cell Carcinoma. Chinese Journal of Lung Cancer，2016，19（4）：192-199.

Romer W，Nomayr A，Uder M，et sl. SPECT-guided CT for evaluating foci of increased bone metabolism classified as indeterminate on SPECT in cancer patients. J Nucl Med，2006，47：1102-1106.

Ryu JH，Myers JL，Capizzi SA，et al. Desquamative intersitital pneumonia and respiratory bronchiolitis-associated interstitial lung disease. Chest，2005，127：178-184.

Salavati A，Duan F，Snyder BS，et al. Optimal FDG PET/CT volumetric parameters for risk stratification in patients with locally advanced non-small cell lung cancer：results from the ACRIN 6668/RTOG 0235 trial. Eur J Nucl Med Mol Imaging，2017，44（12）：1969-1983.

Schaefer JF，Vollmar J，Schick F，et al. Solitary pulmonary nodules：dynamic contrast-enhanced MR imaging--perfusion differences in malignant and benign lesions. Radiology，2004；232：544-553.

Schmidt HM，Baldwin DR，Hasler E，et al. PET-CT for assessing mediastinal lymph node involvement in patients with suspected resectable non-small cell lung cancer. Cochrane Database Syst Rev，2014，11：CD009519.

Shapiro R，Wilson GL，Yesner R，et al. A useful roentgen sign in the diagnosis of localized bronchioloalveolar carcinoma. AJR，1971，114：5162-5164.

Sharma A，Fidias P，Hayman LA，et al. Patterns of lymphadenopathy in thoracic malignancies. Radiographics，2004，24（2）：419-434.

Sharma A，Mohan A，Bhalla AS，et al. Role of Various Metabolic Parameters Derived From Baseline 18F-FDG PET/CT as Prognostic Markers in Non-Small Cell Lung Cancer Patients Undergoing Platinum-Based Chemotherapy. Clin Nucl Med，2018，43（1）：e8-e17.

Shen GH，Ma Huan，Pang FW，et al. Correlations of 18F-FDG and 18F-FLT uptake on PET with Ki-67 expression in patients with lung cancer：a meta-analysis. Acta Radiologica，2018，59（2）：188-195.

Silvestri GA，Littenberg B，Colice GL. The clinical evaluation for detecting metastatic lung cancer. A metaanalysis.Am J Respir Crit Care Med，1995，152（1）：225-230.

Sohn HJ，Yang YJ，Ryu JS，et al. [18F]Fluorothymidine positron emission tomography before and 7 days after gefitinib treatment predicts response in patients with advanced adenocarcinoma of the lung. Clin. Cancer Res, 2008, 14 (22): 7423-7429.

Sun L, Pan W M, Luo Z M, et al. Clinical value of (18) F-FDG PET/CT in assessing suspicious relapse after rectal cancer resection. World J Gastrointestinal Oncol, 2009, 1 (1): 55-61.

Sun X, Xiao Z, Chen GY, et al. A PET imaging approach for determining EGFR mutation status for improved lung cancer patient management. Science Translational Medicine.Sci Transl Med, 2018; 10 (431): eaan8840.

Swensen SJ, Viggiano RW, Midthun DE, et al. Lung nodule enhancement at CT: multicenter study. Radiology, 2000, 214: 73-80.

Takenaka D, Ohno Y, Matsumoto K, et al.Detection of bone metastases in non-small cell lung cancer patients: comparison of whole body diffusion-weighted imaging (DWI), whole body MR imaging without and with DWI, whole body FDG PET/CT, and bone scintigraphy. J Magn Resson Imaging, 2009, 30 (2): 298-308.

Trigonis. I, Koh. PK, Taylor. B, et al, Early reduction in tumor [18F]fluorothymidine (FLT) uptake in patients with non-small cell lung cancer (NSCLC) treated with radiotherapy alone. Eur J Nucl Med Mol Imaging, 2014, 41 (4): 682-693.

Utsunomiya. D, Shiraishi. S, Imuta. M, et al. Added Value of SPECT/CT Fusion in Assessing Suspected Bone Metastasis: Comparison with Scintigraphy Alone and Nonfused Scintigraphy and CT. Radiology, 2006, 238: 264-271.

van Gool MH, Aukema TS, Schaake EE, et al. (18) F-fluorodeoxyglucose positron emission tomography versus computed tomography in predicting histopathological response to epidermal growth factor receptor-tyrosine kinase inhibitor treatment in resectable non-small cell lung cancer. Ann Surg Oncol, 2014, 21: 2831-2837.

Wang D, Zhang M, Gao X, et al. Prognostic value of baseline 18F-FDG PET/CT functional parameters in patients with advanced lung adenocarcinoma stratified by EGFR mutation status. PLoS ONE, 2016, 11 (6): e0158307.

Wang J, Welch K, Wang L, et al. Negative predictive valueof positron emission tomography and computed tomography for stage T1-2N0 non-small-cell lung cancer: a meta-analysis. Clin Lung Cancer, 2012; 13: 81-89.

Wigerup C, Pahlman S, Bexell D. Therapeutic targeting of hypoxia and hypoxia—inducible factors in cancer. Pharmacol Ther, 2016, 164: 152—169.

Winter DH, Manzini M, Salge JM, et al. Aging of the lungs in asymptomatic lifelong nonsmokers: findings on HRCT. Lung, 2015, 193: 283-290.

Wymenga LF, Boomsma JH, Groenier K, et al. Routine bone scans in pat ient s w ith prost at e cancer related t o serum prostate-specific antigen and alkaline.Phosphatase. B J Urol,2001,88(3): 226.

Xu L, Tian J, Liu Y, Li C. Accuracy of diffusion-weighted (DW) MRI with background signal suppression (MR-DWIBS) in diagnosis of mediastinal lymph node metastasis of nonsmall-cell lung cancer (NSCLC). J MagnReson Imaging, 2014, 40: 200-205.

Yeh DW, Lee KS, Han J, et al. Mediastinal Nodes in Patients with Non-Small Cell Lung Cancer: MRI Findings with PET/CT and Pathologic Correlation. AJR Am J Roentgenol, 2009, 193 (3): 813-21. doi: 10.2214/AJR.08.2083.

Yip SSF, Kim J, Coroller TP, et al. Associations between somatic mutations and metabolic imaging phenotypes in non-small cell lung cancer. J Nucl Med, 2017, 58 (4): 569-576.

Yoshimura M, hasaka S, Harada H, et al. Microenvironment and radiation therapy[J]. Biomed Res Int, 2013, 685308.

Zhu D, Ma T, Niu Z, et al. Prognostic significance of metabolic parameters measured by 18F-fluorodeoxyglucose positron emission tomography/computed tomography in patients with small cell lung cancer. Lung Cancer，2011，73（3）：332-337.

第二节　肺癌筛查

一、低剂量 CT 肺癌筛查的意义

在全世界范围内，肺癌发病率高、死亡率高，位居癌症死亡首位。肺癌的发病率与死亡率大致相等，每年全球肺癌新发 1800 万，每年死亡超过 1600 万（Siegel et al，2014）。肺癌的生存率较低，5 年生存率 15%～18%。肺癌生存率低与肺癌发现时分期较晚直接相关，肺癌发病隐匿，有症状就诊的患者大部分处于晚期。在美国，平均 5 年生存率为 17.7%，而初诊不同分期生存率差别巨大，局限期肺癌生存率高达 55.2%；仅 16% 肺癌患者在早期得到诊断（Doria et al，2009）。因此迫切需要对肺癌高风险人群进行筛查以早期发现，早期采取根治性治疗，提高肺癌患者的生存。

肺癌筛查早在 19 世纪 60—70 年代就有争议，筛查可能带来的不利因素包括过度诊断带来的不必要的检查、有创性活检及心理压力增加等。早期阶段采用 X 线胸片筛查，并没有显示生存的获益（Melamed et al，1984；Oken et al，2011）。胸片会漏诊 80% 肺癌，尤其是小于 1 cm 结节。自 20 世纪末，国际范围内陆续开展了几个大的低剂量 CT（low dose CT，LDCT）肺癌筛查试验，筛查结果显示了 LDCT 筛查所检出的大部分为早期肺癌。NLST（National Lung Screening Trial）是 2009—2011 年开展的大规模前瞻性随机对照肺癌筛查试验，试验设计为 LDCT 筛查与胸片筛查对照，2011 年美国发表了 NLST 研究结果，发现 LDCT 检出的 80% 以上都是早期肺癌，在重度吸烟者或前重度吸烟者亚组人群中具有生存获益，肺癌的死亡率下降。采用 LDCT 筛查，1000 例中减少了 3 例肺癌死亡病例（Walter et al，2016）。总体 LDCT 与胸片对比，减少了 20% 肺癌相关死亡，减少 6.7%

总体癌症死亡率（National Lung Screening Trial Research Team et al，2011）。NLST 试验明确了 LDCT 肺癌筛查的益处，奠定了 LDCT 在肺癌筛查中的地位。

NLST 筛查试验仅做了 3 年筛查，而临床上随着年龄增加，患癌风险增加，因此对高危人群推荐长期每年的 LDCT 筛查，除非出现严重威胁生命情况不能筛查。NELSON（Nederlans-Leuvens Longkanker Screenings Onderzoek）筛查试验证实，长期的每年 LDCT 肺癌筛查使男性肺癌死亡率降低 26%，女性肺癌死亡率降低 61%，总的肺癌死亡率降低 44%（Torre et al，2015）。LDCT 肺癌筛查目前被公认为有效的肺癌筛查手段。

二、LDCT 肺癌筛查的对象

（一）美国 NCCN 肺癌筛查推荐

美国国立综合癌症网络（National Comprehensive Cancer Network，NCCN）指南中提出的肺癌筛查风险评估因素包括吸烟史（现在和既往）、氡气暴露史，职业暴露史（砷、铬、石棉、镍、镉、铍、硅、柴油废气、煤烟和煤烟灰），恶性肿瘤病史，一级亲属肺癌家族史，慢性阻塞性肺疾病或肺纤维化病史，被动吸烟史。NCCN 推荐高风险筛查人群分为以下 3 种情况。

1. 高危组　①年龄 55～80 岁，吸烟史 ≥30 包年（每天吸烟的包数乘以吸烟的时间：30 包年可以是每天一包，吸烟 30 年，也可以是每天两包，吸烟 15 年），戒烟史 < 15 年；②或年龄 ≥50 岁，吸烟史 ≥20 包年，另外具有被动吸烟之外的危险因素。

2. 中危组　年龄 ≥50 岁，吸烟史或被动吸烟接触史 ≥20 包年，无其他危险因素。

3. 低危组　年龄 < 50 岁和吸烟史 < 20 包年。

NCCN 指南建议高危组进行肺癌筛查，不建议低危组和中危组进行筛查。

（二）我国肺癌筛查推荐

我国肺癌的发病规律、高危人群、病理亚型、诊疗资源等均与欧美等国家有显著差异，我

们国家自 2010 年以来也陆续开展肺癌筛查试验（Zhao et al，2015；Hu et al，2016），但还缺乏大规模、多中心、前瞻性随机对照试验证据，在我国大规模人群进行 LDCT 肺癌筛查的证据缺乏。随着 CT 的普及，低剂量螺旋 CT 肺癌筛查量也在增加。中国的肺癌筛查建议与美国略有不同，依照中华医学会放射学分会心胸学组 2015 年《低剂量螺旋 CT 肺癌筛查专家共识》，建议将高危人群定义为：

1. 年龄 50 ~ 75 岁；

2. 至少合并以下一项危险因素：

①吸烟 ≥ 20 包年，或者吸烟指数 400 年支以上（吸烟指数 = 吸烟的年数 × 每日吸烟的支数），其中也包括曾经吸烟，但戒烟时间不足 15 年者；

②被动吸烟者；

③有职业暴露史（石棉、铍、铀、氡等接触者）；

④有恶性肿瘤病史或肺癌家族史；

⑤有慢性阻塞性肺疾病（COPD）或弥漫性肺纤维化病史。

符合上述条件的人群，建议常规进行一年一次的筛查。当然，如果有某些相关症状，或者有其他可能的高危因素，建议向相关专科医生咨询沟通，根据患者的具体情况，在权衡利弊后决定是否筛查。吸烟直接与超过 80% 的肺癌死亡相关，因此当前吸烟着，应接受循证戒烟咨询。

（三）老年人肺癌筛查

随着年龄增大，肺癌的风险逐年增加，诊断 NSCLC 患者中位发病年龄是 71 岁。老年病人具有许多老年相关或吸烟相关的伴发疾病、功能状态差、器官功能临界状态，所有这些因素不仅带来管理的挑战，也是影响预后的独立因素（Siegel et al，2015）。

老年人肺癌筛查涉及许多复杂情况，需要考虑患者的总体健康情况，预期寿命、认知、疾病的风险和个体偏好等因素。要权衡老年人肺癌筛查所面临的挑战和获益（Fabrikant et al，2018）。老年人常伴有心、肺、肝及肾功能下降、功能不全情况，无论国内外肺癌筛查的指南，对有严重的伴随疾病或预期生命短的不能接受根治性手术的人群，不推荐肺癌筛查。

老年人肺癌筛查潜在风险包括：①任何癌筛固有假阳性结果，这点在老年人群尤其重要。NLST 基线筛查阳性率约 27.3%，三轮筛查后阳性率占参与筛查者的 39.1%，而所有阳性发现中 95% 是假阳性（National Lung Screening Trial Research Team，et al，2011）。对不定性结节，需要 CT 随诊复查观察结节的生长，以排除假阳性。连续多次 CT 复查累计辐射剂量不可忽视，可增加辐射相关的肺癌风险。②过度诊断、过度治疗。筛查检出的肺癌不能导致癌症相关的发病和死亡，因为老年人可能活不到癌症产生明显临床症状之时。另外患有惰性类型的肺癌患者，如筛查中检出的原位腺癌或微浸润腺癌，本身预后非常好，却接受过度治疗，患者并无生存获益。③产生焦虑情绪。肺癌筛查阳性结果或不定性结果会使患者产生焦虑，一项研究显示筛查后导致焦虑水平增加、认为自己患癌和产生癌症恐惧（Byrne et al，2008），这对老年人的健康影响更大。临床中遇到 80 多岁的老人因为肺癌筛查发现的 GGN 到处看病、反复检查，寝食不安，这样的例子并不少见。

老年人具有高的肺癌发病率，随着平均预期寿命的延长，社会老龄化的加重，老年人肺癌发生率会越来越高。随着吸烟程度和吸烟史的增加，吸烟作为肺癌的高风险因素在老年人群更明显，更易发肺癌。选择合适的高风险老年人群进行肺癌筛查，使得早期发现肺癌能从手术治愈中获益大于潜在风险。对器官功能状态良好的老年病人，手术是治疗的主要选择。尽管目前手术趋势是微创性（如胸腔镜手术）、切除较小部分（段切除、楔形切除），老年病人早期肺癌手术切除率降低。有研究显示年龄 < 60 岁组早期肺癌切除率 95%，而 ≥ 80 岁组下降到 79%（Sigel et al，2009）。肺癌多学科会诊在老年人肺癌的诊治中发挥重要作用，手术、立体定向放射治疗、射频消融等治疗手段在老年人肺癌的综合治疗起到重要作用。

总的来说，在高风险人群低剂量 CT 肺癌筛查能提高癌症相关的死亡率。老年人群肺癌筛查存在很大争议，因为目前许多的国际大样本筛查试验包括的大于 65 岁的老年人数量有限。虽然老年人肺癌的发病率和死亡率风险不断攀升，由于老年人具有更高的假阳性数、过度诊断、手术风险和其他死亡风险高导致筛查获益有限，这些人进行肺癌筛查的风险更大。尽管有上述诸多考虑，目前研究显示 80 岁或者以上老年人可以从低剂量 CT 筛查和早期肺癌治愈性手术获益，尤其是没有什么伴发疾病的老年人。未来期待利用整合了老年人重要风险因素的预测工具，帮助选择合适的老年人进行低剂量 CT 肺癌筛查。

三、LDCT 肺癌筛查成像参数

LDCT 肺癌筛查辐射剂量约为普通 CT 的 1/8 ~ 1/4，美国放射学会（American College of Radiology，ACR）推荐标准身高体重（170cm，70KG）患者筛查 CT 接受剂量不超过 3 mGy（Kazerooni et al，2016），在此基础上根据体型有所增减。

（一）低剂量螺旋 CT 扫描技术规范

选用多排螺旋 CT 扫描应注意①扫描参数：管电压 120 kVp，管电流 ≤ 30 mAs；扫描层厚 5 mm，层间距 5 mm；重建层厚 2.5 mm 以下，国内筛查采用 1.0 ~ 1.25 mm 连续重建（层间隔小于等于层厚），螺距 < 1.0；②扫描范围从肺尖到肋膈角（包括全部肺），受检者吸气末一次屏气完成扫描；③图像储存：将 5 mm 层厚常规 CT 图像、1.0 ~ 1.25 mm 薄层的连续横断面图像传入图像储存与传输系统（picture archiving and communication systems，PACS）并刻录光盘存档；④开启螺旋 CT 的"Dose Report(剂量报告)"功能，记录扫描时的剂量参数，如：剂量长度乘积（DLP）、容积 CT 剂量加权指数（CTDIvol）、重建视野（D-FOV）等数据，一并存储。

（二）图像观察

由胸部专业放射科医师在 CT 工作站或 PACS 系统专用监视器观察图像，采用标准肺窗（窗宽/窗位：1600 ~ 2000 Hu/−600 ~ −700 Hu）、纵隔窗（软组织窗，350 ~ 380/10 ~ 15 Hu）及骨窗（2000/400 Hu）观察。

（三）结节测量

用电子测量尺（工作站或 PACS 系统内自带）在肺窗测量，通过结节最大截面测量长径及短径（长径，指结节最大截面的最大径；短径，指与长径垂直的最大径）。筛查结节大小是在横轴位上最大径与短径的平均值，四舍五入取整。

LDCT 肺癌筛查可以检出早期肺癌，同时可以发现纵隔肿瘤、小气道病变、主动脉瘤、冠状动脉钙化及扫描范围内的其他器官病变，所有阳性发现均需进行记录及回报。

四、肺结节的处理

在所有国际大规模 LDCT 肺癌筛查试验中，约 20% 接受筛查者具有阳性发现，但只有 1% 人最终确诊肺癌。在可手术的肺癌患者中，约 44% 具有肺结节存在（Kim et al，2002）。因此对筛查检出的结节良恶性诊断非常关键，直接决定了患者的随访策略及处理。

（一）肺结节分类

1. 按照数目分成单发结节和多发结节。

2. 按照大小，划分为微小结节（< 5 mm），小结节（5 ~ 10 mm），结节（10 ~ 30 mm）。

3. 按照密度划分为

（1）实性结节（solid）：肺内圆形或类圆形密度增高，病变密度掩盖背景肺血管及支气管；

（2）亚实性结节（subsolid），分为①纯磨玻璃结节（pGGN）：指病灶内无实性成分，不掩盖血管及支气管影像；②混杂磨玻璃密度结节（mGGN）：既包括磨玻璃密度，又包括实性成分，密度混杂不均匀，部分掩盖血管及支气管影像。

4. 也可以划分为：实性结节（solid），非实性结节（non-solid）对应于 pGGN，部分实性结节（part-solid）对应于 mGGN。

（二）肺结节的发病率及恶性概率

LDCT 肺癌筛查发现了大量的结节，对结节的管理基于筛查数据结果，以下数据概述了肺结节的发病率及恶性概率：

1. 对肺癌高风险且无症状的人群筛查发现，北美、欧洲及东亚地区肺结节的发病率分别为 23%、29%、35.5%，其中诊断为肺癌的肺结节分别占 1.7%、1.2%、0.54%。

2. 吸烟量超过 30 包年的人群肺结节的发病率为 20%，其中诊断为肺癌的占 1%。

3. 恶性结节的概率随年龄增长明显增高，

30 岁以下人群孤立性肺结节（SPN）恶性率为 1%～5%，70 岁人群肺结节恶性率可达 80% 以上。

4．持续存在的纯磨玻璃样肺结节（pGGN）的恶性比例可达 59%～73%，伴有实性成分的 GGN（mGGN）恶性比例可高达 80% 以上。

5．肺结节有良恶性之分，在恶性 SPN 中，大多数为原发性肺癌，约占 75%，以腺癌最常见，鳞状细胞癌次之。而良性结节 80% 为肉芽肿性或肺内淋巴结，10% 为错构瘤等良性病变。

（三）美国 Fleishner 协会对偶发肺结节的管理

1．肺结节测量及评估方法　美国 Fleishner 协会对肺结节测量提出以下推荐意见，以规范临床肺结节测量及评估方法（Bankier et al，2017），主要包括以下方面：

（1）为了评估结节的风险，< 10 mm 的结节应该采用最大长径和同层面最大垂直直径的平均值表述结节；对较大结节及肿块（> 10 mm），应该记录最大长径及最大短径值。而对 < 3 mm 微结节，由于测量不准确，只表述为微结节，不需要测量。

（2）除了横断面 1.0～1.25 mm 薄层图像重建，推荐肺结节进行冠状位或矢状位重建，病灶在轴位、冠状及矢状位显示，哪个位置显示最大，就在该位置测量。

（3）厚层图像妨碍脂肪、钙化的识别，应在薄层图像测量密度。

（4）薄层冠状位及矢状位重建能提高肺结节与瘢痕的鉴别。

（5）动态观察结节生长，与最近图像比较很重要，与患者最早图像对比也非常关键，尤其对评估倍增时间长的磨玻璃密度结节（GGN）。

2．评估肺结节恶性风险的总体考虑危险因素

（1）结节大小和形态：结节大小与恶性风险直接相关，结节越大，恶性可能性越高。< 10 mm 结节恶性概率小于 10%；< 5 mm 结节恶性概率不超过 1%。在肺癌 LDCT 筛查中，5 mm 以下微小结节不属于阳性发现。边缘毛刺是公认恶性结节的特征，已被证实是肺癌的危险因素（McWilliams et al，2013）。

（2）结节位置：肺癌更常出现在上叶，并且具有右肺好发倾向。腺癌及转移瘤倾向位于肺周边，而鳞癌常常发生在肺门区。叶裂或胸膜下实性小结节大多是肺内淋巴结。

（3）结节多发性：NELSON 试验中分析显示多发结节数目从 1～4 增加时，恶性风险增加；而 5 个以上结节时恶性风险反而降低，大部分结节可能为既往的肉芽肿性炎症（Peters et al，2015）。PanCan 试验结果显示多发结节相对于单发结节恶性风险降低。

（4）结节生长速度：肺癌生长速度因结节大小及病理类型不同而有很大差别。目前临床上普遍采用测量径线变化，对于肺结节平均径增大或缩小超过 2 mm，才认为有变化。采用半自动结节体积测量软件测量结节体积变化，优于径线测量，能更敏感地发现结节的生长（Heuvelmans et al，2013；Mehta et al，2014）。尽管有效实用的体积测量软件应用不是非常广泛，可以预期未来采用体积测量软件监测结节生长的应用会越来越多。

表现为实性的肺癌体积倍增时间已经非常明确，体积倍增对应直径增加 26%。大部分实性肺癌的倍增时间在 100～400 天区间内。表现为亚实性结节的肺腺癌，呈惰性生长，倍增时间在 3～5 年（Yankelevitz et al，2015）。因此，对亚实性结节第一次随访时间较实性结节长，而且比实性结节的随诊时间更长。

（5）肺气肿和肺纤维化：CT 图像存在肺气肿是肺癌的独立危险因素。NLST 试验发现有肺气肿的肺癌的发生率是没有肺气肿的患者的 3 倍多。以肺气肿为主的慢阻肺及小叶中心性肺气肿严重程度的增加与肺癌危险增加相关。肺纤维化尤其是特发性间质纤维化是肺癌独立的危险因素，危险比是单纯肺气肿的 4.2 倍（Kwak et al，2014）。

（6）年龄、性别及家族史：众所周知，随着患者年龄增加患肺癌风险增加。肺癌在小于 35 岁年轻人群相对罕见，在 40 岁之前也不常见。每增加 10 岁，患肺癌风险稳步增加。东亚女性好发肺腺癌，尤其是表现为磨玻璃或混杂磨玻璃密度的肺腺癌。对吸烟或不吸烟者，肺癌家族史都是肺癌的危险因素。

以上因素是评估肺结节恶性风险需要考虑的

总体因素，其中肺结节的大小、密度及形态是影响肺结节恶性风险的主要因素，在肺结节恶性风险评估中起到主导作用。

3. 风险评估　结节大小及形态是评价结节最主要危险因素，但综合考虑临床的危险因素也很重要，包括：吸烟、接触致癌物、肺气肿、纤维化、位于上叶、肺癌家族史、年龄及性别。推荐按照美国胸科医师学会 ACCP（American College of Chest Physicians）将肺结节分成三类：低风险（患癌风险＜5%），中等风险（5%～65%），高风险（＞65%）。低风险相关因素有：年轻，很少吸烟，较小结节，边缘规则，发生在上叶以外部位。高风险因素包括：老年，重度吸烟，较大结节，不规则或毛刺边缘，位于上叶。中等风险人群具有低风险及高风险特征的混合。中等风险及高风险人群是肺癌筛查管理对象。

国内外学者在肺结节恶性风险预测模型方面做了大量工作，一些模型中年龄作为一个危险因素被纳入模型，联合结节的影像学因素及临床高危因素的模型对结节良恶性评估效能可能优于单纯包括影像学因素的模型（White et al，2019）。

4. Fleishner 协会 2017 对偶发肺结节管理的指南　国内外很多组织机构对筛查发现的肺结节的管理做了大量工作，制定了不同的指南，其中《Fleishner 协会 2017 偶发肺结节管理指南》（MacMahon et al，2017）整合了胸部放射医师、呼吸内科医师、胸外科、病理科及其他专家的多学科团队的一致意见，指南的建议基于大量循证医学的证据，对临床工作的指导很有价值，并且相对简单容易掌握，在此推荐给读者（表 3-2-1）。

指南将实性肺结节及亚实性肺结节管理策略总结在一张表格中，每一类结节又根据风险、数目及大小进行分类及分层，以下对指南的内容进行详细的解读：

A：实性结节

R1：单发实性非钙化结节

（1）＜6 mm 单发结节

低风险组不需要随诊：＜6 mm 低风险组发生肺癌的概率小于 1%，不建议常规 CT 随诊。

高风险组，如形态可疑和（或）位于上叶，恶性风险增加从 1%～5%，建议 12 个月后 CT 随诊；不推荐短期随诊，可能因为假性稳定延误病情。

（2）6～8 mm 非钙化实性结节

低风险组根据结节大小、形态及患者意愿在 6～12 个月进行第一次随诊。许多病例 1 次随诊就足够了。如果形态可疑或不确定病灶稳定，再进行一次 6～12 个月随诊。这组病例恶性风险较低，并不是所有实性结节都需要 2 年随诊。以往 2 年的随诊标准是基于厚层 CT 或胸部 X 线片，而且没有区分实性和亚实性的前提下提出的。对边界清楚良性形态实性结节，如果病灶测量精准并且肯定稳定，在 12～18 个月就可以停止复查。

高风险组推荐在 6～12 个月第一次随访，18～24 个月再次 CT 复查。此建议根据国际知名的大型筛查试验的结果，这个大小的结节恶性风险在 0.5%～2.0%。有些结节，不确定大小是否稳定，可继续复查，但大多数结节足以排除结节生长。

（3）＞8 mm 非钙化结节，推荐 3 个月随访、PET-CT、组织活检或联合进行，依据病灶大小、形态学表现、伴随疾病等情况适当而行。随着结节增大，强烈推荐更多关注结节的影像学表现，而不是仅仅关注结节大小。

R2：多发实性非钙化结节

（1）＜6 mm 多发实性非钙化结节，不需要常规 CT 随诊。这个大小的多发结节临床非常常见，大部分是既往炎症愈合的肉芽肿或肺内淋巴结。高危人群，可以考虑 12 个月后的 CT 随诊。此推荐是假设患者没有或不怀疑恶性肿瘤发生肺转移的前提下才成立的。对临床上有感染症状或有免疫缺陷的病人，要考虑活动性炎症的可能，需要短期随诊复查。

（2）至少一个结节≥6 mm，推荐在 3～6 个月时进行 CT 随访，接下来根据估计的风险，选择在 18～24 个月进行 CT 随诊。对于更大结节或更可疑的结节，管理与同前所述；多发结节如果大小不等、外周及下肺分布，首先考虑转移。大部分情况下，转移结节 3 个月内都可见生长。多发结节管理中，应按照主导病灶（即最可疑的病灶而不一定是最大的病灶）进行处理。

B：亚实性结节

R3：孤立性 pGGN

（1）＜6 mm 孤立性 pGGN，不推荐常规

表3-2-1　Fleischner协会2017成人偶发肺结节管理指南

A：实性结节

结节类型	大小			意见
	< 6 mm （< 100 mm³）	6 ~ 8 mm （100 ~ 250 mm³）	> 8 mm （> 250 mm³）	
单发				
低风险[†]	不需要常规随诊	在 6 ~ 12 个月 CT，然后可考虑在 18 ~ 24 个月 CT	考虑在 3 个月 CT，PET/CT，或组织活检	低风险患者 < 6 mm 结节不需要随诊
高风险[†]	可选择在 12 个月 CT	在 6 ~ 12 个月 CT，然后在 18 ~ 24 个月 CT	考虑在 3 个月 CT，PET/CT，或组织活检	某些高风险患者有可疑结节形态，上叶或二者兼有可能需要 12 个月后随诊（1A）
多发				
低风险[†]	不需要常规随诊	在 3 ~ 6 个月 CT，然后可考虑在 18 ~ 24 个月 CT	在 3 ~ 6 个月 CT，然后可考虑在 18 ~ 24 个月 CT	使用最可疑结节指导病人管理，随访间隔可以根据大小和风险不同（2A）
高风险[†]	可选择在 12 个月 CT	在 3 ~ 6 个月 CT，然后在 18 ~ 24 个月 CT	在 3 ~ 6 个月 CT，然后在 18 ~ 24 个月 CT	使用最可疑结节指导病人管理，随访间隔可以根据大小和风险不同（2A）

B：亚实性结节

结节类型	大小		意见
	< 6 mm （< 100 mm³）	≥ 6 mm （≥ 100 mm³）	
单发			
磨玻璃结节	不需要常规随诊	在 6 ~ 12 个月 CT 证实存留，然后每 2 年 CT 直到 5 年	某些可疑 < 6 mm，考虑在 2，4 年 CT，如果实性成分出现或病灶长大，考虑切除（3A 和 4A）
部分实性结节	不需要常规随诊	3 ~ 6 个月 CT 证实存留，如果不变且实性成分 < 6 mm，每年 CT 直到 5 年	实际上，只有 ≥ 6 mm 才能定义部分实性结节，< 6 mm 结节通常不需要随访。实性成分 > 6mm 的持续存在部分实性结节应高度可疑恶性（4A-4C）
多发			
	在 3 ~ 6 个月 CT，如果稳定存在，考虑在第 2、第 4 年 CT	在 3 ~ 6 个月 CT，以后的管理基于最可疑结节处理	多发 < 6 mm pGGN 通常良性，被选择的高危患者考虑在第 2、第 4 年 CT 随诊（5A）

注明：
1. 这些意见不应用于肺癌筛查、免疫抑制剂或已知有原发癌患者
2. 大小是长短和短径的平均值，取整到毫米
[†]风险是考虑到所有的危险因素

CT 随访。尽管亚洲人群有 10% 病例病灶会生长，有 1% 人多年以后可以发展成腺癌，但总体不超过 1% 的人会有恶性转化，因此不建议常规随诊。

（2）≥ 6 mm 孤立性 pGGN，推荐在 6 ～ 12 个月进行 CT 随诊扫描；然后每两年一次 CT 复查，直到满 5 年。目前大量数据支持 pGGN 随诊 5 年是安全的，大部分在 3 ～ 4 年可以确定病灶有无生长，极少病灶发展成侵袭性腺癌。保守观察 pGGN 病灶得到日本一项筛查研究结果的证据支持（Yankelevitz et al, 2015）：对 57 496 人的初次筛查中发现了 2392 pGGN（4.2%），其中 73 个病灶后来证实是腺癌，中位处理时间是 19 个月，其中有 19 例（23%）内出现实性成分者中位随诊 25 个月，这些病例术后证实都是Ⅰ期的，总生存 100%。

R4：孤立性部分实性结节

（1）< 6 mm 孤立性部分实性结节，不推荐常规 CT 随诊。

（2）≥ 6 mm 孤立性部分实性结节，①内部实性成分 < 6 mm，推荐在 3 ～ 6 个月进行随诊，然后每年 1 次 CT 随诊直到 5 年。②内部实性成分 ≥ 6 mm，推荐在 3 ～ 6 个月进行随诊确定是否持续存在。对特别怀疑恶性的结节（即分叶边缘、空泡），实性成分增加或实性成分大于 8 mm，推荐 PET/CT、活检或切除。实性成分 > 5 mm 与局部侵袭性显著相关；但较大的实性成分，也可出现在短暂即逝的部分实性结节。

R5：多发亚实性结节

（1）< 6 mm 多发亚实性结节，必须考虑炎症因素。在 3 ～ 6 个月 CT 随诊，如果持续存在，推荐第 2、4 年 CT 随诊以确认病变是否稳定还是有生长，因为存在不典型腺瘤样增生和原位腺癌的情况。

（2）多发亚实性结节，至少 1 个结节 ≥ 6 mm，结节的管理决策基于最可疑的结节制定。考虑到有炎症性因素的可能，3 ～ 6 个月 CT 随诊，如果持续存在，考虑多原发肺腺癌。对多发 ≥ 6 mm 亚实性结节，应由最可疑的结节（可能不是最大的）指导整个管理，然而对主导结节干预和手术决定的时候，必定受到其他病灶生长和后续需要处理的限制。

（四）美国放射学会肺成像报告及数据系统（Lung-RADS）1.0 版的解读

标准化定义 LDCT 阳性结果和对阳性筛查结果的管理，对于优化肺癌筛查的效价比非常重要。2014 年美国放射学会推出了 Lung-RADS（lung imaging reporting and data system）1.0 版（American College of Radiology et al., 2014），对 LDCT 结节进行分类，指导结节的管理。笔者参考整理发表在北美放射临床杂志上的 Lung-RADS 1.0 版的解读（Godoy et al, 2018），对 LDCT 发现的肺结节的分类进行详细阐述（表 3-2-2）。具体如下：

Lung-RADS 0 类：不完全

分类描述：不完全。

此类包括肺癌筛查检查发现以下 2 个原因之一：

（1）肺实质图像显示不全。

（2）最终给出分类之前需要与以往图像的对比。

估计人群发生率：1%。

管理：需要额外的 CT 图像或与以前的影像对比。额外的图像采集后或影像对比后，应该给出最终分类评价。

Lung-RADS 1 类：阴性

分类描述：无结节和明确良性结节。

包括 LDCT 未发现结节或有典型良性特点的结节，如含特异性钙化的结节：完全、中心、爆米花、同心环，以及含脂肪的结节（密度 –40 到 –120 HU）。

估计人群发生率：90%（联合 1 类和 2 类）。

恶性可能：< 1%。

管理：12 个月后继续每年的筛查。

Lung-RADS 2 类：良性表现或行为

分类描述：由于大小或不生长，结节成为临床活跃癌症的可能性很低。

包括基线检查的以下发现：

• < 6 mm 实性结节；

• 总径线 < 6 mm 部分实性结节；

• 非实性结节 < 20 mm。

包括后续筛查的以下表现：

• < 4 mm 新发实性结节；

• 非实性结节 > 20 mm 无变化或缓慢生长；

表3-2-2 Lung-RADS™ Version 1.0 Assessment Categories Release date：April 28，2014

分类	分类描述	分类	发现	管理	恶性可能	估计人群发病率
不完全	-	0	需要以前的胸部 CT 检查对比 部分或全部肺野不能评价	增加肺癌筛查图像和（或）需要与以前胸 CT 对比	n/a	1%
阴性	无结节和明确良性结节	1	无肺结节 特异性钙化结节：完全、中央、爆米花、同心环和含脂肪结节	12 个月后继续每年的 LDCT 筛查	＜1%	90%
良性表现和行为	由于大小或缺乏生长结节成为临床活跃癌症的可能性非常低	2	实性结节：＜6 mm 新发＜4 mm 部分实性结节：基线筛查总体径线＜6 mm 非实性结节（GGN）：＜20 mm 或 ≥20 mm 不变或缓慢生长 3 或 4 类结节超过 3 个月不变			
可能良性	可能良性发现：建议短期随诊；包括具有很低可能成为临床活跃癌的结节	3	实性结节： 基线≥6 至＜8 mm 新灶 4 ~ 6 mm 部分实性结节 总径线≥6 mm 实性成分＜6 mm 或新灶总径线＜6 mm 非实性结节（GGN）基线 CT ≥20 mm 或新灶	6 个月后 LDCT	1% ~ 2%	5%
可疑恶性	推荐进一步影像检查或组织活检的发现	4A	实性结节： 基线 CT ≥8 至＜15 mm 生长结节＜8 mm 或新灶 6 ~ 8 mm 部分实性结节： ≥6 mm 实性成分≥6 mm 至＜8 mm 或 新出现或长大＜4 mm 实性成分 支气管内结节	3 个月后 LDCT；当实性成分≥8 mm 可使用 PET/CT	5% ~ 15%	2%
		4B	实性结节 ≥15 mm 或 新灶或长大并 ≥8 mm 部分实性结节具有： 实性成分≥8 mm 或 新出现或长大 ≥4 mm 实性成分	平扫或增强胸 CT，PET/CT 和（或）组织活检，根据恶性的可能性及伴随疾病情况而定实性成分 ≥8 mm 可使用 PET/CT	＞15%	2%
		4X	3 类或 4 类结节有额外的特征或影像表现增加恶性的怀疑			

续表

分类	分类描述	分类	发现	管理	恶性可能	估计人群发病率
其他	临床上重要的或潜在临床上重要的发现（非肺癌）	S	修饰 S 添加到 0～4 类编码	作为特异筛查结果	n/a	10%
以前肺癌	修饰以前诊断肺癌回来筛查	C	修饰 C 加到 0～4 类编码	-	-	-

使用中重要说明：
1. 阴性筛查：不意味着一个人没有肺癌
2. 大小：结节应该在肺窗测量并报告取整后的平均径
3. 大小阈值：适用于首次检出的结节及生长达到高级大小的分类
4. 生长：大小增加＞1.5 mm
5. 检查分类：每个检查应该基于最可疑的结节编码 0～4
6. 检查修饰：修饰词 S 和 C 可以加到 0～4 类中
7. 肺癌诊断：一旦患者诊断了肺癌，可以进行肺癌分期的进一步的处理（包括 PET/CT），就不再是肺癌筛查的范畴
8. 实践中审计的定义：阴性筛查定义为 1 和 2 类，阳性筛查定义为 3 和 4 类
9. 4B 类的处理：这是基于患者评估、患者的意愿和恶性风险而预测恶性的可能性；鼓励放射医生在给出建议时使用 Mcwilliams 等工具
10. 4X 类：指额外的影像表现增加了肺癌的怀疑，例如毛刺、GGN 一年内倍增，肿大淋巴结等
11. 具有肺内淋巴结特点的结节应按照平均径管理且 0～4 类
12. 3 类及 4A 类结节在间隔时间点 CT 上无变化，应该编码为 2 类，患者回到 12 个月的 CT 筛查
13. LDCT：低剂量胸部 CT

• 3 类或 4 类结节不变 3 个月或更长时间。

估计人群发生率：90%（联合 1 类和 2 类）。

恶性可能：＜1%。

管理：12 个月后继续每年的筛查。

Lung-RADS 3 类：可能良性

分类描述：很低可能成为临床活跃癌症的结节。

包括基线检查的以下发现：

• ≥6 mm 而＜8 mm 实性结节；

• ≥6 mm 而实性成分＜6 mm 部分实性结节；

• ≥20 mm 非实性结节。

包括后续筛查的以下发现：

• 新发 4～6 mm 结节；

• 新发总径线＜6 mm 部分实性结节；

• 新发非实性结节。

估计人群发生率：5%。

恶性可能：1%～2%。

附加评述：尽管恶性风险很低，本组结节需要诊断检查以证实良性病因。因此，Lung-RADS 3 类代表阳性肺癌筛查结果。

管理：6 个月后进行 LDCT 随诊。

Lung-RADS 4A 类：可疑恶性

分类描述：需要额外的诊断性检查和（或）组织活检的筛查发现。

包括基线检查的以下发现：

• ≥8 mm 而＜15 mm 实性结节；

• 总径线 ≥6 mm 而实性成分＞6 mm 但＜8 mm 部分实性结节；

• 支气管内结节。

包括后续筛查的以下发现：

• 新发 6～8 mm 结节；

• 长大的实性结节＜8mm；

• 部分实性结节新出现或实性成分增大，但实性成分＜4 mm。

估计人群发生率：2%。

恶性可能：5%～15%。

管理：3 个月后做 LDCT 随诊；当实性成分 ≥8 mm，可以使用 PET/CT。

Lung-RADS 4B 类：可疑恶性

分类描述：需要额外的诊断性检查和（或）组织活检的发现。

包括基线检查的以下发现：

- ≥ 15 mm 实性结节；
- 实性成分＞8 mm 部分实性结节；

包括后续筛查的以下发现：

- ≥ 8 mm 新发或增大结节；
- 部分实性结节新出现或实性成分增大≥ 4 mm。

估计人群发生率：2%。

恶性可能：＞ 15%。

管理：增强或不增强的胸部 CT、PET/CT 扫描和（或）组织活检，根据恶性可能及伴随疾病而定。当实性成分≥ 8 mm，可以使用 PET/CT。

Lung-RADS 4X 类：可疑恶性

分类描述：需要额外的诊断性检查和（或）组织活检的表现。

包括 3 类或 4 类结节有额外的增加恶性怀疑的特征或影像表现，包括：毛刺、非实性结节 1 年内大小倍增、肿大淋巴结等。

附加评述：病灶内空泡或内部透亮可能增加肺癌的考虑，因为该表现与肺腺癌相关。另外，结节邻近肺气囊怀疑肺腺癌的影像表现包括囊壁增厚或周边出现实性成分。这些特点将结节划分为 4X 类。将 4X 类包括在 Lung-RADS 分类中，在有经验放射医生中增加了恶性的结果。有报道 4X 类的亚实性结节恶性率 46% ~ 57%，明显高于没有观察者介入的 3 类、4A 及 4B 类（Chung et al, 2017）。本组假阳性病理代表了一过性病灶，强调在进行临床介入前需要短期随访。

估计人群发生率：2%（合并 4A 和 4X）。

恶性可能：＞ 15%。

管理：增强或不增强的胸部 CT，PET/CT 扫描，和（或）组织活检，根据恶性可能及伴随疾病而定。当实性成分≥ 8 mm，可以使用 PET/CT。

修饰 S

如果存在临床上重要的或潜在重要的非肺癌的发现，一个修饰"S"可以加到 0 ~ 4 类编码（例如："Lung-RADS 2S"）。与目前偶发表现的管理指南一致，这些异常发现都应报告。

修饰 C

在以前诊断肺癌的患者，适合肺癌筛查，一个修饰"C"可以加到 0-4 类编码（例如：

"Lung-RADS 1C"）。

（齐丽萍）

参考文献

American College of Radiology. Lung CT Screening Reporting and Data System（Lung-RADS）. http：//www.acr.org/QualitySafety/Resources/LungRADS. Published 2014. Accessed February 24，2019.

Bankier AA，MacMahon H，Goo JM，et al. Recommendations for Measuring Pulmonary Nodules at CT：A Statement from the Fleischner Society. Radiology，2017，285：584-600. doi：10.1148/radiol.2017162894.

Byrne MM，Weissfeld J，Roberts MS. Anxiety，fear of cancer，and perceived risk of cancer following lung cancer screening. Medical decision making：an international journal of the Society for Medical Decision Making. 2008，28：917-925.

Chung K，Jacobs C，Scholten ET，et al. Lung-RADS category 4X：does it improve prediction of malignancy in subsolid nodules? Radiology，2017，284：264-271.

Doria-Rose VP，Marcus PM，Szabo E，et al. Randomized controlled trials of the efficacy of lung cancer screening by sputum cytology revisited：a combined mortality analysis from the Johns Hopkins Lung Project and the Memorial Sloan-Kettering Lung Study. Cancer，2009，115：5007-5017.

Fabrikant MS，Wisnivesky JP，Marron T，et al. Benefits and Challenges of Lung Cancer Screening in Older Adults. Clin Ther，2018，40：526-534.

Godoy MCB，Odisio EGLC，Truong MT，et al. Pulmonary Nodule Management in Lung Cancer Screening A Pictorial Review of Lung-RADS Version 1.0. Radiol Clin North Am，2018，56：353-363. doi：10.1016/j.rcl.2018.01.003.

Heuvelmans MA，Oudkerk M，de Bock GH，et

al. Optimisation of volume-doubling time cutoff for fast-growing lung nodules in CT lung cancer screening reduces false-positive referrals. Eur Radiol, 2013, 23: 1836-1845.

Hu P, Dai M, Shi J, et al. The feasibility study of a randomized cancer screening trial in China [abstract]. In: Proceedings of the 107th Annual Meeting of the American Association for Cancer Research; 2016 Apr 16-20; New Orleans, LA. Philadelphia (PA): AACR. Cancer Res, 2016, 76: Abstract nr 1795.

Kazerooni EA, Armstrong MR, Amorosa JK, et al. ACR CT Accreditation Program and the Lung Cancer Screening Program Designation. J Am Coll Radiol, 2016, 13 (2 Suppl): R30-R34.

Kim YH, Lee KS, Primack SL, et al. Small pulmonary nodules on CT accompanying surgically resectable lung cancer: likelihood of malignancy. Journal of Thoracic Imaging, 2002, 17: 40-46.

Kwak N, Park CM, Lee J, et al. Lung cancer risk among patients with combined pulmonary fibrosis and emphysema. Respir Med, 2014, 108: 524-530.

MacMahon H, Naidich DP, Goo JM, et al. Guidelines for Management of Incidental Pulmonary Nodules Detected on CT Images: From the Fleischner Society, 2017. J Radiology, 2017, 284: 228-243. doi: 10.1148/radiol.2017161659.

McWilliams A, Tammemagi MC, Mayo JR, et al. Probability of cancer in pulmonary nodules detected on first screening CT. N Engl J Med, 2013, 369 (10): 910-919.

Mehta HJ, Ravenel JG, Shaftman SR, et al.The utility of nodule volume in the context of malignancy prediction for small pulmonary nodules. Chest, 2014, 145: 464-472.

Melamed MR, Flehinger BJ, Zaman MB, Heelan RT, Perchick WA, Martini N. Screening for early lung cancer. Results of the Memorial Sloan-Kettering study in New York. Chest, 1984, 86: 44-53.

National Lung Screening Trial Research Team, Aberle DR, Adams AM, et al. Reduced Lung-Cancer Mortality with Low-Dose Computed Tomographic Screening. N Engl J Med, 2011, 365: 395-409. doi: 10.1056/NEJMoa1102873.

Oken MM, Hocking WG, Kvale PA, et al. Screening by chest radiograph and lung cancer mortality: the Prostate, Lung, Colorectal, and Ovarian (PLCO) randomized trial. JAMA, 2011, 306: 1865-1873.

Peters R, Heuvelmans MA, Vliegenthart R, et al. Prevalence of pulmonary multi-nodularity in CT lung cancer screening and lung cancer probability [abstr]. In: Radiological Society of North America Scientific Assembly and Annual Meeting Program. Oak Brook, Ill: Radiological Society of North America, 2015, 111.

Siegel R, Ma J, Zou Z, et al. Cancer statistics, 2014. CA Cancer J Clin, 2014, 64: 9-29.

Siegel RL, Miller KD, Jemal A. Cancer statistics, 2015. CA: a cancer journal for clinicians, 2015, 65: 5-29.

Sigel K, Bonomi M, Packer S, et al. Effect of age on survival of clinical stage I non-small-cell lung cancer. Annals of surgical oncology, 2009, 16: 1912-1917.

Torre LA, Bray F, Siegel RL, et al. Global cancer statistics, 2012. CA Cancer J Clin, 2015 Mar, 65 (2): 87-108.

Walter JE, Heuvelmans MA, de Jong PA, et al. Occurrence and lung cancer probability of new solid nodules at incidence screening with low-dose CT: analysis of data from the randomised, controlled NELSON trial. Lancet Oncol, 2016, 17: 907-916.

White CS, Dharaiya E, Dalal S, et al. Vancouver Risk Calculator Compared with ACR Lung-RADS in Predicting Malignancy: Analysis of the National Lung Screening Trial. 2019 Jan, 22: 181050. doi: 10.1148/radiol.2018181050.

Yankelevitz DF, Yip R, Smith JP, et al. CT screening for lung cancer: nonsolid nodules in baseline and annual repeat rounds. Radiology，2015，277：555-564.

Yankelevitz DF，Yip R，Smith JP，et al. CT screening for lung cancer：nonsolid nodules in baseline and annual repeat rounds. Radiology，2015，277：555-564.

Zhao SJ，Wu N. Early detection of lung cancer：low dose computed tomography screening in China. Thoracic Cancer，2015，6：385-389.

第三节　老年肺癌病理及细胞学特点

肺癌是我国发病率和死亡率第一的瘤种，随着年龄的增长，发生肺癌的累积风险逐年上升。根据美国国家癌症监测、流行病学及预后计划（Surveillance，Epidemiology，and End Results，SEER）的数据，肺癌更常发生于 60～70 岁的人群，40 岁以下的新发肺癌患者较少（Subramanian et al，2010）。在 ≥ 65 岁的肺癌患者中，男性患者更加常见，虽然相比 < 65 岁的患者肿瘤病理分期较早，但是 5 年生存率较低（Subramanian et al，2010；Abbasowa et al，2016）。中国的数据与美国相似（Li et al，2017）。肺常见上皮源性肿瘤如腺癌、鳞状细胞癌，随着年龄增长而发生率逐渐上升。但是一些少见的肿瘤，如涎腺源性肿瘤、淋巴瘤和某些软组织肿瘤有特定的好发年龄。根据较早的数据，鳞状细胞癌是最常见的病理类型（Teeter et al，1987）。近年来的数据表明，腺癌已经超过鳞状细胞细胞癌成为最常见的病理类型。腺癌、鳞状细胞癌、小细胞癌和大细胞癌在不同年龄组的组成是相似的（图 3-3-1）。组织学是肺癌分类的基础，老年人和年轻人的肺癌在组织形态和分类上没有差别。过去十年间随着肿瘤学、分子生物学和影像学等领域的进步，对肺癌的认识也发生了重大变化。2015 版世界卫生组织（World Health Organization，WHO）肺、胸膜、胸腺和心脏肿瘤分类（Travis et al，2015）对腺癌、鳞状细胞癌、大细胞癌和某些类型的神经内分泌肿瘤做了大量的调整。本章主要以 2015 版 WHO 肺肿瘤的病理和遗传学分类为基础编写（表 3-3-1），对肺癌的病理形态学、诊断标准和免疫表型进行简要介绍，特别强调了新版与旧版（2004 版）分类的差异变化，以期帮助临床医师加深对肺癌组织学类型的正确认识。

一、鳞状细胞癌

鳞状细胞癌是一种恶性上皮性肿瘤，或组织形态上可见角化和（或）细胞间桥，或组织形态呈未分化非小细胞癌但表达鳞状细胞分化的免疫标记。鳞状细胞癌中央型居多，常发生于主支气管和叶支气管。中央常见坏死，形成空洞，阻塞支气管壁导致分泌物潴留、阻塞性肺炎、支气管扩张等。旧版分类中鳞状细胞癌主要包括乳头状、透明细胞、小细胞和基底样亚型。但是，这个分型并没有太多意义，回顾研究发现，鳞状细胞癌小细胞亚型这一术语可能不是一个很好的表述，因为其应用于临床时可能与小细胞癌相混淆，所以在 2015 版 WHO 分类中，已将这个亚型删除；与腺癌中的情况相似，透明细胞变目前被认为是一种细胞学特征，在角化型或非角化型鳞状细胞癌中均发生，所以也被删除。另外，随着对原分类中大细胞癌亚型中的基底样癌实际上可表达鳞状分化免疫标记物的认识，基底样癌从大细胞癌分类中分离出来，变成了鳞状细胞癌的基底样亚型。基于以上原因，鳞状细胞癌分类被修改为角化型、非角化型和基底样型三个类型。

（一）浸润前病变

鳞状上皮异型增生是鳞状细胞癌的浸润前病变。常发生于段支气管分叉处，向近端扩增到叶支气管，向远端扩增到亚段支气管，单灶或多灶分布。鳞状上皮异型增生和原位癌在组织学上是一个连续的谱系。异型细胞由基底层至表层逐渐取代正常的支气管上皮（纤毛上皮和杯状细胞），按照病变程度可分为轻、中、重度异型增生，直至为原位癌（图 3-3-2）。由正常的支气管上皮、增生、鳞状上皮化生、异型增生至原位癌，是一系列分子生物学事件驱动的结果。主要包括 3p 和 9p 的杂合性缺失、3q 扩增、DNA 端粒酶激活、8p 和 5q 的杂合性缺失等一系列改变。

（二）鳞状细胞癌

肺鳞状细胞癌包含有角化型、非角化型和基底样型三种亚型。角化型鳞状细胞癌的特征包括

表3-3-1 WHO肺肿瘤分类（2015版）

上皮性肿瘤

腺癌
　附壁型
　腺泡型
　乳头型
　微乳头型
　实体型
　浸润性黏液腺癌
　　混合性浸润性黏液型和非黏液型
　胶样型腺癌
　胎儿型腺癌
　肠型腺癌
　微小浸润性腺癌
　　黏液性
　　非黏液性
　浸润前病变
　　非典型腺瘤样增生
　　原位腺癌
　　　非黏液性
　　　黏液性
鳞状细胞癌
　角化型鳞状细胞癌
　非角化型鳞状细胞癌
　基底细胞型鳞状细胞癌
　浸润前病变
　　鳞状上皮原位癌
神经内分泌肿瘤
　小细胞癌
　　复合性小细胞癌
　大细胞神经内分泌癌
　　复合性大细胞神经内分泌癌
　类癌
　　典型类癌
　　非典型类癌
　浸润前病变
　　弥漫性特发性神经内分泌细胞增生
　大细胞癌
　腺鳞癌
　多形性癌
　梭形细胞癌
　巨细胞癌
　癌肉瘤
　肺母细胞瘤
　其他及未分类癌
　　淋巴上皮瘤样癌
　　NUT 癌
　涎腺型肿瘤

　　黏液表皮样癌
　　腺样囊性癌
　　上皮肌上皮癌
　　多形性腺瘤
　乳头状瘤
　　鳞状上皮乳头状瘤
　　　外生型
　　　内翻型
　　腺性乳头状瘤
　　混合性鳞状细胞和腺乳头状瘤
　硬化性肺泡细胞瘤
　肺泡样腺瘤
　乳头状腺瘤
　黏液囊腺瘤
　黏液腺腺瘤
间叶性肿瘤
　肺错构瘤
　软骨瘤
　血管周上皮样细胞肿瘤
　　淋巴血管平滑肌瘤病
　　血管周上皮样细胞瘤（良性）
　　　透明细胞瘤
　　血管周上皮样细胞瘤（恶性）
　先天性支气管周围肌纤维母细胞瘤
　炎症性肌纤维母细胞瘤
　上皮样血管内皮细胞瘤
　胸膜型肺母细胞瘤
　滑膜肉瘤
　肺动脉内膜肉瘤
　伴 EWSR1-CREB1 异位的肺黏液肉瘤
　肌上皮肿瘤
　　肌上皮瘤
　　肌上皮癌
淋巴组织细胞肿瘤
　淋巴结外边缘带 / 黏膜相关 B 细胞淋巴瘤
　弥漫大 B 淋巴瘤
　淋巴瘤样肉芽肿
　血管中心性大 B 细胞淋巴瘤
　肺朗格汉斯组织细胞增生症
　Erheim-Chester 病
异位起源的肿瘤
　生殖细胞肿瘤
　　畸胎瘤，成熟型
　　畸胎瘤，未成熟型
　肺内胸腺瘤
　黑色素瘤
　脑膜瘤，非特指型
转移性肿瘤

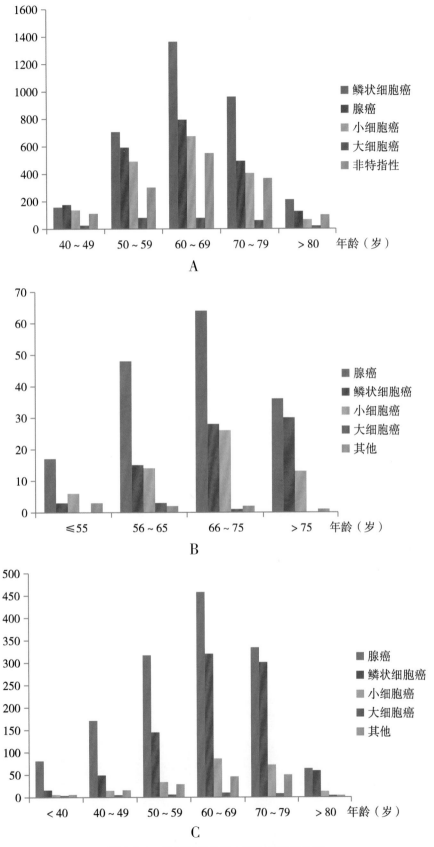

图 3-3-1 肺癌病理类型在不同年龄的分布

A．根据 Teeter 等报道的 1975—1984 年美国的数据；B．根据 Abbasowa 等报道的丹麦 2013 年的数据；C．根据 Chen 等报道的中国台湾 1991—1999 年数据

细胞角化、角化珠形成和细胞间桥（图 3-3-3）。这些特点在不同分化程度的肿瘤中表现也有所不同，分化好的肿瘤比较明显，在分化差的肿瘤仅局灶可见。非角化型鳞状细胞癌（图 3-3-4）需要用免疫组化与大细胞癌鉴别。区分角化型和非角化型鳞状细胞癌似乎并没有预后意义。有些研究提示基底样型鳞状细胞癌预后差，但是结论尚存争议。基底样型鳞状细胞癌细胞分化差，巢团状排列，癌巢周边的呈栅栏状排列，细胞染色质细腻，缺少明确鳞状分化特征（图 3-3-5），但是表达鳞状细胞癌的标记，核分裂多见（15 ~ 50/2 mm²）。大约 1/3 的病例可见菊形团结构。需要与小细胞癌鉴别。支持鳞状细胞癌的标记有 CK5/6、P40、P63 阳性，TTF-1 阴性。基底样型鳞状细胞癌偶尔局灶表达神经内分泌标记。

（三）鳞状细胞癌分级

依靠肿瘤的分化程度对鳞状细胞癌分级，并不能对预测病人预后提供可靠的信息。有学者通过肿瘤出芽和细胞巢大小对鳞状细胞癌进行分级（Weichert et al，2016），该方法的有效性还需要更多的数据进行验证。

（四）鳞状细胞癌的基因突变

鳞状细胞癌的突变频率很高，是其他常见肿瘤的 3 ~ 10 倍。鳞状细胞癌主要的遗传学改变是拷贝数变异，包括 3q（SOX2、TP63）、7p（EGFR）、8p（FGFR1）扩增，9p（CDKN2A）的缺失。常见的基因突变包括 TP53、CDKN2A、PTEN、PIK3CA、KEAP1、MLL2、HLA-A、NFE2L2、NOTCH1 和 RB1。然而，EGFR 和 K-RAS 突变率均＜ 5%。

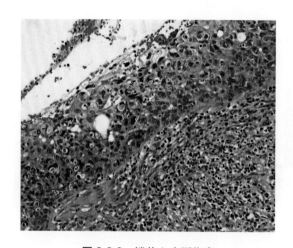

图 3-3-2　鳞状上皮原位癌

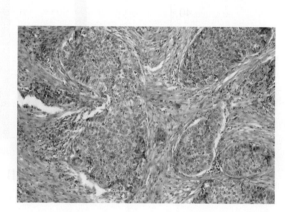

图 3-3-4　非角化型鳞状细胞癌

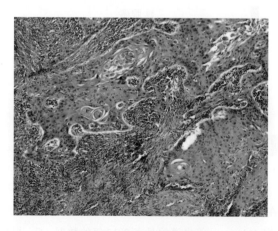

图 3-3-3　角化型鳞状细胞癌

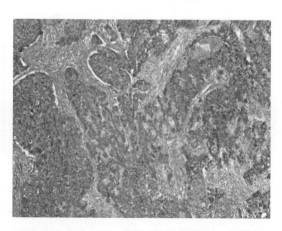

图 3-3-5　基底型鳞状细胞癌

二、腺癌

浸润性腺癌是一种恶性上皮源性肿瘤，其形态上具有腺样分化，功能上能产生黏液，或免疫表型上具有肺泡上皮细胞标记表达。2015版WHO分类中，浸润性腺癌按照组织学结构可分为附壁型、乳头型、腺泡型、实体型和微乳头型。肺腺癌可向不同方向分化，因此其组织学结构复杂、多样，经常多种成分混合存在。目前分类更加强调通过细化对肺腺癌各种组织亚型及定量评估，以便于准确反映不同组织学类型的预后意义。许多形态特征已被证明对肺腺癌有重要的预后意义，特别是附壁型、实体型和微乳头型作为影响肺腺癌预后的重要形态特征。而且对附壁样生长方式这种形态特征进行了更加细化分类，引入了原位腺癌（adenocarcinoma in situ，AIS）、微小浸润性腺癌（minimally invasive adenocarcinoma，MIA）的概念，以及浸润性腺癌中附壁型为主腺癌亚型。另外分类中还包括4种变异型腺癌：浸润性黏液腺癌、胎儿型腺癌、胶样腺癌和肠型腺癌。

（一）浸润前病变

1. 非典型腺瘤样增生（atypical adenomatous hyperplasia，AAH） 是肺内小的（最大径通常＜5 mm）、局限性的Ⅱ型肺泡上皮细胞和（或）Clara细胞不典型增生病变，属于肺腺癌浸润前病变（图3-3-6）。AAH一般位于肺的周边部，常常紧邻胸膜。AAH在影像学检查中不易被发现，常常于手术切除的肺癌标本中偶然发现，在外科手术肺切除的标本中，AAH的发现率女性可多达19%，男性可多达9.3%（Chapman et al，2000）。AAH必须与肺部炎症和纤维化引起的肺泡上皮反应性增生鉴别。炎症和纤维化引起的肺泡上皮反应性增生，肺泡间隔往往增宽，病变范围较广泛。另外，AAH也需要与非黏液性AIS鉴别，AIS的范围较大，通常＞5 mm，肿瘤细胞排列更加拥挤、密集，细胞异型性更加显著。AAH中的肿瘤细胞表达TTF-1，KRAS和EGFR的突变率可达33%和35%（Sakamoto et al，2007；Soh et al，2008）

2. 原位腺癌（adenocarcinoma in situ，AIS）是肿瘤细胞完全延原有肺泡结构生长，无间质、血管或胸膜浸润，直径≤3 cm的局限性病灶。没有诸如腺泡状、乳头状、实性或微乳头状等的浸润性结构，也没有肺泡腔内肿瘤细胞存在。病变中央常见纤维化区，肺泡间隔可增宽，伴纤维化及弹力纤维增生。AIS绝大多数为非黏液性，黏液性AIS极少见。非黏液性AIS的典型表现为Clara细胞和（或）Ⅱ型肺泡上皮细胞分化。Clara细胞呈柱状，胞浆凸出，淡嗜酸性。Ⅱ型肺泡上皮呈立方或半球形，胞浆有空泡，或透明或泡沫状，可见核内嗜酸性包涵体（图3-3-7）。Clara细胞或Ⅱ型肺泡细胞分化似乎无临床意义。黏液性AIS，肿瘤细胞高柱状，异型性小，胞浆淡染，胞核位于基底部，有时类似于杯状细胞，含有不同量的胞浆内和胞浆外黏液，可见瘤细胞

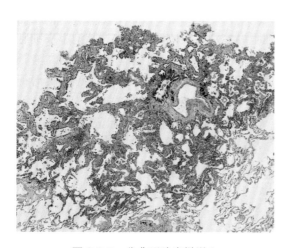

图3-3-6 非典型腺瘤样增生

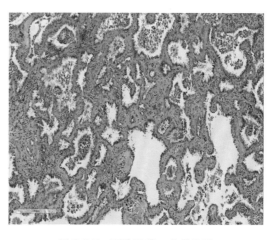

图3-3-7 原位腺癌，非黏液性

围绕肺泡腔形成的黏液池。AIS 与 AAH 一同被归入浸润前病变。一般文献报道 AIS 的范围为 2 ～ 3 cm，因没有证据表明，大于 3 cm 的 AIS 的五年无病生存率依然为 100%，因此对于病变范围大于 3 cm 的 AIS 建议诊断为附壁为主型腺癌。AIS 的肿瘤细胞表达 TTF-1 和 Napsin-A，其 EGFR 和 K-RAS 的突变率为 40% ～ 86% 和 0% ～ 4%（Tsuta et al，2013；Yoshizawa et al，2013）。

（二）微小浸润性腺癌

微小浸润性腺癌（minimally invasive adeno-carcinoma，MIA）是一个孤立的小腺癌（≤ 3.0 cm），绝大部分呈附壁型结构，浸润性成分所占范围 ≤ 0.5 cm（图 3-3-8），没有纤维间质、脉管、神经及肺膜浸润，没有气道扩散，没有肿瘤性坏死。MIA 和 AIS 一样，完全切除后预后非常好，5 年无病生存率及无复发生存率 100%。MIA 大多数也为非黏液性，肿瘤细胞向 Clara 细胞和（或）Ⅱ型肺泡上皮分化，少数病例为黏液型，极少数情况下为混合型。值得注意的是，目前 WHO 分类定义非黏液性 MIA 的生物学行为是"原位癌"，黏液性 MIA 的生物学行为是"恶性肿瘤"，说明黏液性 MIA 的侵袭性更强。诊断黏液性 MIA 需要更加谨慎，因为许多的黏液性 MIA 实际上就是浸润性黏液腺癌。

非黏液性 MIA 表达肺泡上皮细胞标记，如 TTF-1 和 Napsin-A。黏液性 MIA 的免疫表型与浸润性黏液腺癌相似，肺泡上皮细胞的标记常常是阴性，表达 CK20 和 HNF4A。

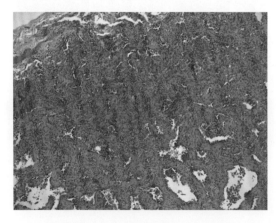

图 3-3-8　微小浸润性腺癌，非黏液性

（三）浸润性腺癌

分为附壁型、腺泡型、乳头型、微乳头型、实体型五个亚型。

1. **附壁型腺癌**　是肿瘤细胞延原有肺泡结构附壁生长，存在 > 5 mm 浸润性病灶的浸润性腺癌（图 3-3-9A）。浸润性病灶是指：①腺泡型、乳头型、实体型和微乳头型成分；②肿瘤周围间质可见肌纤维母细胞反应；③存在血管、淋巴管胸膜侵犯；④有肿瘤细胞气道内播散。特别注意的是，附壁型腺癌的诊断仅用于非黏液性腺癌。

2. **腺泡型腺癌**　是肿瘤生长方式以腺样结构为主，肿瘤细胞环绕排列，中央可见圆形或卵圆形腔隙（图 3-3-9B），腔内和肿瘤细胞胞浆内可见黏液分布。目前将筛状结构归为腺泡型腺癌（图 3-3-9C），但此类型腺癌预后明显较差（Kadota et al，2014a）。

3. **乳头型腺癌**　是腺样分化的肿瘤细胞围绕纤维血管轴心的间质生长，间质和肿瘤细胞反复分支呈乳头状（图 3-3-9D），间质是否有肌纤维母细胞反应不作为诊断标准。附壁型腺癌由于切面原因造成假性乳头不包括在这一型中，但是，有时附壁型腺癌和乳头型腺癌鉴别较困难。如果腺泡状腔隙内充满了乳头或微乳头则应分为乳头型或微乳头型腺癌。

4. **微乳头型腺癌**　是肿瘤排列呈无纤维血管轴心的微小乳头状结构，肿瘤细胞通常较小、立方状，有时也呈印戒样（图 3-3-9E），常有血管、淋巴管和间质侵犯，并可见砂粒体形成。

5. **实体型腺癌**　是由成片的多角形肿瘤细胞组成，没有腺泡、腺管和乳头结构（图 3-3-9F）。实体型腺癌需要与非角化型鳞状细胞癌和大细胞癌鉴别，实体型腺癌表达肺泡上皮细胞标记，虽然少数鳞状细胞癌胞浆内可见黏液，但实体型腺癌组织化学黏液染色每两个高倍视野至少有 5 个瘤细胞有黏液存在。

（四）浸润性腺癌的免疫标记和基因突变

浸润性腺癌大部分表达肺泡上皮的标记，如 TTF-1 和 Napsin-A。大约 75% 的浸润性腺癌 TTF-1 阳性，且与组织学类型和肿瘤位置密切相关（Sun et al，2016）。大部分附壁型和乳头型 TTF-1 阳性，而实体型 TTF-1 阳性率明显较低（Kadota et al，2013）。Napsin-A 与 TTF-1 的敏感

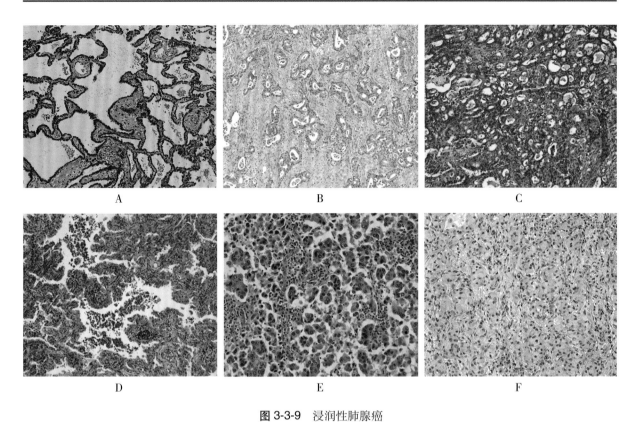

图 3-3-9　浸润性肺腺癌

A. 附壁型；B. 腺泡型；C. 筛状型；D. 乳头型；E. 微乳头型；F. 实体型

性相当，可替代 TTF-1 使用。P40 在鳞状细胞癌弥漫强阳性表达，是比 P63 更特异的鳞状细胞癌标记。特别值得注意的是 TTF-1 可以表达于其他肿瘤，如小细胞癌、大细胞神经内分泌癌、类癌和甲状腺癌，某些中枢神经系统肿瘤和肝细胞癌也可表达 TTF-1，不同于其他肿瘤，TTF-1 在肝细胞癌是胞浆表达。Napsin-A 也可表达于肾细胞癌和卵巢透明细胞癌。肺内呼吸道可分为导气部和换气部，腺癌可向者两部分分别分化，因此浸润性腺癌亚型与肿瘤基因突变也存在一定的联系。EGFR 突变常见于附壁型、乳头型和微乳头型腺癌（Demirag et al，2017；Yatabe et al，2005）；K-RAS 突变常见于实体型腺癌伴细胞外黏液（Rekhtman et al，2013；Kadota et al，2014b）；ALK 异位常见于筛状结构，或肿瘤细胞呈印戒细胞样（Inamura et al，2008）；STK11 和 TP53 突变更常见于实体型（Ding et al，2008）。另外，在中国年轻肺腺癌患者中，ALK、ROS1 和 HER2 的突变率高，老年患者中 K-RAS、STK11 和 EGFR 的 20 号外显子突变更常见。特别是年轻

人群中的 EGFR 和 TP53 共突变率较高，因此对 EGFR-TKI 药物反应差（Hou et al，2018；Wu et al，2017）。关于 EGFR 突变率和年龄的关系还存在争论。美国学者研究表明，年轻人的肺癌更加容易出现 EGFR 突变（Sacher et al，2016），但是，日本和韩国的研究表明（Ueno et al，2012；Choi et al，2010），EGFR 突变率随着年龄的增加而上升。

（五）变异型腺癌

1. 浸润性黏液腺癌　是新增加的亚型，取代旧版 WHO 分类中不符 AIS 和 MIA 诊断标准的那部分黏液型细支气管肺泡癌。肿瘤细胞是由柱状细胞和细胞质内含有大量黏液的杯状细胞组成，癌细胞核位于基底部，几乎无核不典型性或有轻微核不典型性，可见癌细胞延肺泡生长或跳跃性生长，肺泡腔内常充满黏液（图 3-3-10）。因此有时浸润特性黏液腺癌可在肺内呈多中心生长，或者在肺内弥漫生长呈肺炎样改变。癌细胞表达 CK7、CK20、HNF4A，较少表达 TTF-1 和 Napsin-A。如果肿瘤中混合有非黏液性腺癌成

分，且比例≥10%时，则诊断为混合性黏液性和非黏液性腺癌。浸润性黏液腺癌中 K-RAS 的突变率可高达 90%。NRG1 融合基因在浸润性黏液腺癌的突变率也较高，其与 K-RAS 突变是互斥的，主要是发生于没有 K-RAS 突变的病例中（Fernandez-Cuesta et al，2014；Nakaoku et al，2014）。

2．胶样腺癌　组织学特征是肿瘤组织内见大量细胞外黏液并形成黏液池；肿瘤细胞由杯状细胞和柱状细胞组成，细胞常无明显异型性，可附壁样生长，也可漂浮在黏液池中（图 3-3-11）。大量黏液成分取代原有肺泡壁结构。诊断胶样腺癌前必须除外消化道、胰腺、卵巢和乳腺等来源的转移癌。肿瘤细胞表达 CK20、MUC2 和 CDX2，可弱表达或局部表达 TTF-1、CK7 和 Napsin-A。

3．胎儿型腺癌　具有胎儿肺的组织学特点。此型是由富含糖原的无纤毛细胞形成的小管组成，类似于胎儿肺小管，可有核上及核下糖原空

泡，使之有类似于子宫内膜的组织形态。肿瘤腺体周围间质疏松、黏液样，可见桑葚样结构。分为低级别和高级别两种亚型。高级别亚型常常混合有其他类型的腺癌成分。低级别胎儿型腺癌表达 TTF-1、ERβ 和 β-catenin（核阳性），部分可表达神经内分泌标记 CgA 和 Syn。高级别胎儿型腺癌常表达 α-fetoprotein、glypican3 和 SALL4。

4．肠型腺癌　具有结直肠腺癌的组织学特点和免疫表型，且这样的成分必须占到全部肿瘤 50% 以上。肿瘤呈腺样、筛状和管状乳头状结构，肿瘤细胞呈柱状、假复层排列，可见地图样坏死和点状坏死（图 3-3-12）。肿瘤表达结直肠腺癌的标记 CDX2、CK20、MUC2，约 50% 表达 CK7 和 TTF-1，其中 TTF-1 强阳性是肺原发癌的诊断依据。部分肠型腺癌仅组织形态学上有肠癌特征，而无肠癌的免疫表型。另外，结直肠癌病史也是鉴别诊断肺肠型腺癌与结直肠癌肺转移的重要依据，即有消化道癌病史时应首先考虑结直肠癌肺转移。

（六）浸润性腺癌分级

多数研究显示，附壁样结构为主型肿瘤预后最好，微乳头及实性结构为主型肿瘤预后不佳，腺泡状及乳头结构为主型腺癌预后介于其间。因此推荐附壁型（非黏液性）为低级别，乳头型和腺泡型为中级别，实体型和微乳头型为高级别（Warth et al，2012）。特别需要注意的是，筛状结构虽然包含在腺泡型内，但是其侵袭性强，生物学行为更加接近实体型。对于变异型腺癌的分级研究数据较少，但是少量研究数据表明其生物学行为可能位于中级别和高级

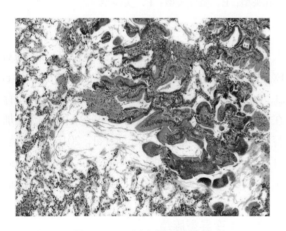

图 3-3-10　浸润性黏液腺癌

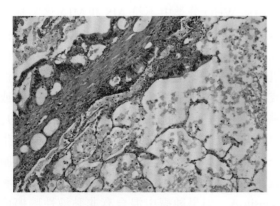

图 3-3-11　胶样腺癌

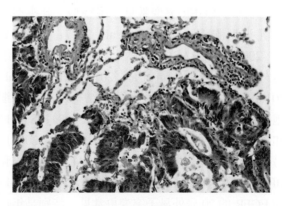

图 3-3-12　肠型腺癌

别之间（Yoshizawa et al，2011；Westaway et al，2013）。

三、神经内分泌癌

肺神经内分泌肿瘤的起源及发展颇具争议，但是大部分学者认为部分肿瘤起源于 Kulchitzky 细胞（或者肠嗜铬细胞，正常情况下位于支气管黏膜），部分肿瘤可能起源于干细胞。Kulchitzky 细胞由单个细胞或 4 ～ 10 个细胞簇组成，属于弥漫神经内分泌系统的一部分（Travis et al，2010；Rekhtman et al，2010）。根据 2015 版 WHO 分类，肺的神经内分泌肿瘤具有特定的形态学、免疫组化及分子生物学改变特点，分为以下四种类别：典型类癌（typical carcinoid，TC）、不典型类癌（atypical carcinoid，AC）、大细胞神经内分泌癌（large cell neuroendocrine carcinoma，LCNEC）、小细胞癌（small cell lung carcinoma，SCLC）。依据其侵袭性生物学行为，这些神经内分泌肿瘤进一步分低级别类癌（TC）和中间级别不典型类癌（AC）、高级别 LCNEC 和 SCLC。高级别神经内分泌癌可能起源于干细胞。

（一）浸润前病变

浸润前病变可以发生在任何年龄段，由多种增生的神经内分泌细胞组成。肺的神经内分泌细胞增生主要发生在伴有慢性肺间质病变的患者，如支气管扩张，肺纤维化及小气道疾病。

1. 微小瘤　定义为：由富含中等胞浆、体积一致的圆形、卵圆形或梭形细胞构成的支气管旁结节聚集体，呈栅栏状排列，并见肿瘤细胞内点状染色体聚集（Churg et al，1976）（图 3-3-13）。一般情况下，肺部微小瘤（主要发生在女性）常常在组织学检查时偶然发现，这些病变发生在伴有多种肺部疾病的患者，包括炎症性病变、纤维化、结核、支气管扩张以及瘢痕旁；局部增殖高达 75% 的微小瘤，可能导致邻近的细支气管闭塞。微小瘤周围常常伴有透明的、纤维化间质（Churg et al，1976）。形态学上，微小瘤与典型的类癌相同，但体积较小（＜ 0.5 cm）。微小瘤应该与微小脑膜瘤样结节（无临床意义，细胞学检查相似）进行区分，但后者不表达神经内分泌标记和细胞角蛋白等标记物（Rekhtman et al，2010）。

2. 弥漫性特发性神经内分泌细胞增生（diffuse idiopathic pulmonary neuroendocrine cell hyperplasia，DIPNECH）增生　也和气道阻塞相关，但是更为少见。这种增生以多个或单个神经内分泌细胞的弥漫性增殖为特征，表现为小结节（神经内分泌体）或细支气管上皮细胞的线性增殖（Johney et al，2006）。这种前期病变通常在多发微小瘤且共存于肺内的情况下诊断。CT 扫描常显示肺内多发结节，因此可误诊为原发部位不明的转移灶。鉴别诊断包括微小瘤。DIPNECH 因其可能发展成类癌，被认为是类癌前病变（Travis et al，2010；Rekhtman et al，2010；Bertino et al，2009）。

（二）类癌包括典型/不典型类癌

类癌是一种恶性上皮性神经内分泌肿瘤，分

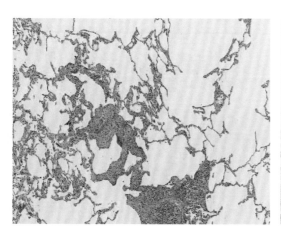
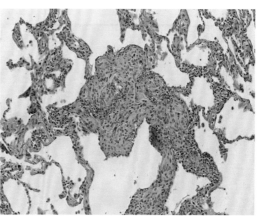

图 3-3-13　微小瘤

为两种类型：典型类癌＜2个核分裂/2 mm²，并且缺乏坏死，体积≥0.5 cm；不典型类癌2～10个核分裂/2 mm²，可有灶状坏死。中心性类癌为圆形或卵圆形，界清，无柄或有蒂，常填充支气管腔。这些肿瘤可以沿着支气管软骨向邻近组织生长。不典型类癌通常比典型类癌体积大，然而，体积大小并不是决定组织学类型的因素。中心型肿瘤可以引起阻塞后肺炎、脓肿和支气管扩张。

1. 典型类癌　常见器官样、小梁状及缎带样结构；也可出现玫瑰花样、乳头状、假腺样和滤泡样结构（图3-3-14）。单个肿瘤中可以出现混合性生长方式。肿瘤细胞呈多角形，染色质细腻，核仁不明显，嗜酸性胞浆丰富，外观上具有一致性。梭形细胞形态也很常见，特别在外周性肿瘤中。嗜酸性细胞、透明细胞以及富于色素的细胞也有报道。典型的间质背景为高度富于血管；但广泛透明变、软骨或骨形成也有报道。核分裂＜2个/2 mm²，缺乏坏死。免疫组化推荐CD56、CgA、Syn，大部分病例TTF-1阴性。

2. 不典型类癌　通常不典型类癌组织学特征和典型类癌相似。常排列成巢，或呈条索状、小梁状，具有器官样结构，菊形团常见。核分裂象2～10/2 mm²，缺乏/伴有坏死。坏死通常为灶状或点状坏死（图3-3-15）。由于这些特征为局灶性改变，因此对于完整切除的手术标本来说，广泛的取材及仔细镜检才能得出准确诊断。免疫组化推荐CD56、CgA、Syn，大部分病例TTF-1阴性。

鉴别诊断主要包括：在挤压明显的小活检标本中，可能被误诊为SCLC，此时可以加做Ki-67，小细胞癌Ki-67＞50%，类癌Ki-67通常＜10%～20%（Pelosi et al，2014）；但应用Ki-67区分典型类癌和不典型类癌尚有争议（cutoff值从2.5%～5.8%）（Costes et al，1995）。约20%病例基因谱系中TP53和RB1基因突变及RB1蛋白表达丢失。

（三）小细胞癌

1. 小细胞癌　小细胞癌是一种恶性上皮性肿瘤，由胞浆稀少的小细胞构成。大体上，SCLC是一种肺门旁肿块，常在支气管壁内浸润性生长，造成继发性管腔压迫和阻塞，以及淋巴结受累。结构特点如巢状、小梁状、栅栏状和玫瑰花样结构相对少见。肿瘤细胞通常小于3个静止淋巴细胞直径，呈圆形、卵圆形或梭形，边界不清，染色质细而弥散呈粉尘状，核仁不明显（图3-3-16）。坏死广泛，核分裂象很高（至少＞10个/2 mm²，通常＞60个/2 mm²）（Travis et al，2012）。Ki-67＞50%，通常≥80%（Pelosi et al，2014；Costes et al，1995）。免疫组化CK为点状阳性，表达CD56，CgA，Syn。TTF-1在90%～95%的病例中阳性。鉴别诊断包括：类癌、LCNEC、Ewing/PNET、促纤维组织增生性小圆细胞肿瘤、淋巴瘤、Merkel细胞癌及转移性癌。分子生物学特点常见TP53和RB突变和3号染色体的部分缺失。

2. 复合型小细胞癌　小细胞癌伴非小细胞癌（NSCC）组织学类型中的任何一种成分，通

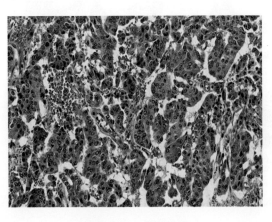

图3-3-14　典型类癌

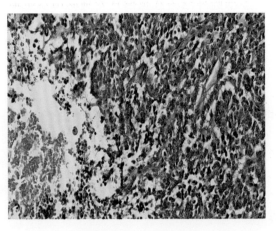

图3-3-15　不典型类癌

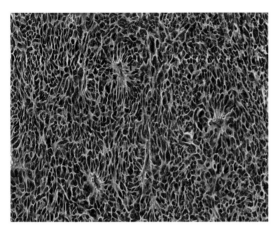

图 3-3-16　小细胞癌

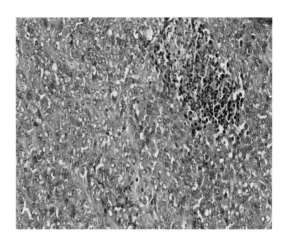

图 3-3-17　大细胞神经内分泌癌

常是腺癌、鳞癌、大细胞癌，或大细胞神经内分泌癌（LCNEC），少见类型是梭形细胞癌或巨细胞癌。由于 LCNEC 和 SCLC 在形态学上具有连续性，当两种高级别神经内分泌癌同时存在时，至少有 10% 的大细胞成分才能诊断复合型 SCLC。而对于复合成分为腺癌、鳞癌或肉瘤样癌来说，因这些组分容易识别，因此并没有具体百分比率要求（Nicholson et al，2002）。

（四）大细胞神经内分泌癌

1. 大细胞神经内分泌癌　大细胞神经内分泌癌是一种 NSCLC，显示神经内分泌形态的组织学特征（包括玫瑰花样和栅栏样排列），表达神经内分泌组化标记。大体上：大细胞神经内分泌癌通常为境界清楚的肿块，最常位于肺的外周（84%）和上叶（63%）（Oshiro et al，2004）。平均体积 3 ~ 4 cm（从 0.9 cm 到 12 cm），切面呈黄白色或褐色，常有广泛坏死。大细胞神经内分泌癌具有神经内分泌形态特点，包括：器官样巢、小梁状、玫瑰花样或栅栏状排列。肿瘤细胞体积较大，多大于 3 个静止期淋巴细胞，胞浆丰富，核仁明显（有助于和 SCLC 鉴别）（图 3-3-17）。常伴有广泛坏死。核分裂象 > 10 个 /2 mm²（通常是 75 个 /2 mm²），很少低于 30 个 /2 mm²。Ki-67 指数一般在 40% ~ 80% 之间（Travis et al，1998）。免疫组化表达 CD56、CgA、Syn；TTF-1 阳性率约 50%。鉴别诊断包括小细胞癌，不典型类癌，基底样鳞状细胞癌，腺癌等。基因改变和小细胞癌相似，TP53 和 RB 突变常见。

2. 复合型大细胞神经内分泌癌　大细胞神经内分泌癌伴有腺癌、鳞癌、梭形细胞癌或巨细胞癌。如果这些复合成分容易识别，那么无论其所占比例如何，均可诊断为复合型大细胞神经内分泌癌，并明确指出每种成分。也可以出现与 SCLC 复合的情况，但是此时这种肿瘤应该诊断为复合型小细胞癌。

四、大细胞癌

大细胞癌的定义是未分化的非小细胞肺癌，缺乏小细胞癌、腺癌、鳞状细胞癌的组织学特征和免疫表型。因此大细胞癌的诊断只能在手术切除肿瘤做出，不适用于小活检和细胞学，是真正意义上的非小细胞癌未分化型。在旧版 WHO 分类中，大细胞癌包括很多亚型，如大细胞神经内分泌癌、基底样癌、淋巴上皮样癌、透明细胞癌和大细胞癌伴横纹肌表型。新版 WHO 分类指出，如果 TTF-1 或 P40 阳性，显示实性生长方式的肿瘤应分别被重新归类为实性体腺癌或非角化型鳞状细胞癌。该变化基于遗传学和免疫组化的研究，说明原来被归类为大细胞癌的肿瘤是一组有腺样、鳞状分化或没有任何免疫表型和基因表型的异质性肿瘤。从 TTF-1 被用于临床诊断起，大细胞癌的诊断开始减少，这也反映了在临床中病理医师开始对大细胞癌进行重新分类。所以，新版 WHO 分类强调免疫组化和特殊染色在诊断中的应用后，大细胞癌的诊断将进一步减少。与旧版 WHO 分类相比，其他大细胞癌亚型的调整如下：将大细胞神经内分泌癌归入神经内分泌肿瘤；基底样癌归为鳞状细胞癌亚型之一；淋巴上皮样癌归入"其他和未分类癌实践"分组中；透明细胞和横纹肌样表型均被视为一种细胞学形态，不再作为独特的组织学亚型，因为它们可发生于腺癌或鳞状细胞癌等不同的组织学类型中。

五、肉瘤样癌

肉瘤样癌是一组分化很差的非小细胞肺癌，肿瘤内含有肉瘤或肉瘤样成分。现已认识的 5 种组织类型，包括多形性癌（图 3-3-18）、梭形细胞癌（图 3-3-19）、巨细胞癌（图 3-3-20）、癌肉瘤和肺母细胞瘤。即使处于早期阶段，这组肿瘤的预后也非常差。

多形性癌是最常见的肉瘤样癌类型，由腺癌、鳞状细胞癌、大细胞癌以及至少 10% 的梭形细胞和（或）巨细胞癌组成。混合成分以腺癌

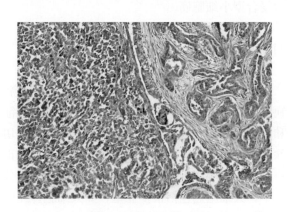

图 3-3-18　多形性癌

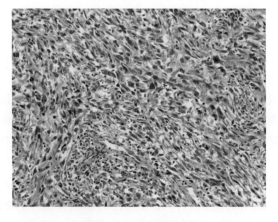

图 3-3-19　梭形细胞癌

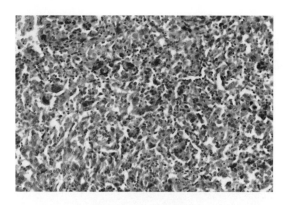

图 3-3-20　巨细胞癌

最多见，鳞状细胞癌和大细胞癌次之。肿瘤坏死、血管侵犯非常常见。纯粹的梭形细胞癌罕见。梭形细胞癌的肿瘤细胞呈由梭形形态，与多形性癌的梭形成分一样，细胞黏附成巢和不规则的编织状结构。核深染，核仁明显。瘤体周围或瘤体内可见散在或灶性淋巴、浆细胞浸润。罕见病例炎细胞浸润非常突出，有时会掩盖病变的本质。有报道这两种亚型 C-met 基因 14 外显子跳跃突变率可高达 20%（Liu et al，2016）。

纯粹的巨细胞癌也很罕见，由失去黏附性的、多形性的单核或多核巨细胞构成，肿瘤细胞常与丰富的炎症细胞尤其是中性粒细胞掺杂在一起。常见炎症细胞伸入肿瘤细胞胞浆内。

癌肉瘤是由普通的非小细胞癌和真正的异源性肉瘤成分组成的一种上皮性恶性肿瘤。肉瘤中最常见的成分是骨肉瘤、软管肉瘤和横纹肌肉瘤。

肺母细胞瘤是最罕见的肉瘤样癌，由双向性肿瘤组成，其中胎儿型腺癌与原始间叶成分并存。间叶成分有胚芽样外观，可以向横纹肌、平滑肌、软骨或上述方向混合性分化。

六、腺鳞癌

腺鳞癌由腺癌和鳞癌组成，每种成分至少占 10%（图 3-3-21）。腺鳞癌好发于男性，与吸烟有关。常位于肺的周围，有中心瘢痕，类似于其他非小细胞肺癌。腺癌和鳞状细胞癌两种成分可相互独立或者混合存在。一般情况下腺鳞癌的形态特征明确，通过 HE 图像就可以诊断，但是如

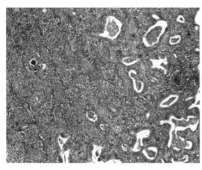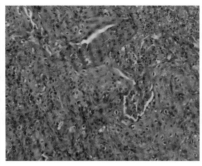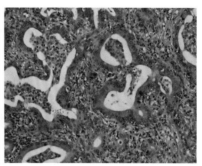

图 3-3-21　腺鳞癌
肿瘤由角化型鳞状细胞癌和腺泡型腺癌混合组成

果出现实体成分，就需做免疫组化鉴别实体型腺癌和非角化型鳞状细胞癌。肿瘤细胞弥漫强表达 P40 和 P63 支持为鳞状细胞癌。肿瘤细胞表达 TTF-1 支持腺癌。腺鳞癌预后较差，与其他非小细胞肺癌相比侵袭性强，大宗病例报道术后 5 年生存率约为 40%

七、恶性涎腺肿瘤

支气管黏膜下存在少量浆液性和黏液性腺癌，因此肺内也可原发涎腺源性肿瘤，此类肿瘤在肺肿瘤的发生率 < 1%，位于肺中央部，与支气管关系密切。虽然形态学上与其他部分的涎腺肿瘤相同，但是具体病理亚型所占比例不同。在肺原发涎腺肿瘤中，最常见的是黏液表皮样癌，其次是腺样囊性癌，其他类型只有少量报道。

（一）黏液表皮样癌

好发于 30 岁以下的年轻人和老年患者。肿瘤与支气管关系密切，常常在支气管管腔息肉状生长。组织学特点与涎腺的同名肿瘤一样，包括鳞状细胞、分泌黏液的细胞和中间型细胞。依据形态和细胞学特点分为低级别和高级别两型。低级别的肿瘤囊性改变常占主要成分。囊内有浓缩的黏液，常见钙化。被覆上皮平和，胞核圆或椭圆形，核分裂不常见；胞浆嗜酸性，富含黏液。与黏液上皮混合存在的是成片的非角化鳞状上皮。实性区含有分泌黏液的细胞和柱状上皮组成的小腺体、小管和囊腔。坏死不明显。第三种细胞成分是椭圆形的中间型或移行细胞，核圆，淡嗜酸性胞浆。间质常见水肿，尤其在腺体周围有

灶状透明变。黏液周围可见钙化、骨化及肉芽肿性反应（图 3-3-22）。

高级别黏液表皮样癌罕见，组织形态与腺鳞癌有重叠。它们由中间型和鳞状细胞组成，伴有少量分泌黏液的细胞成分。核深染异型，核浆比高，核分裂活跃。肿瘤常浸润周围肺实质，并伴有局部淋巴结转移。高级别黏液表皮样癌是否有别于腺鳞癌尚有不同意见。下述标准一般支持高级别黏液表皮样癌的诊断：①支气管腔内外生性生长方式；②被覆上皮没有原位癌改变；③缺乏细胞角化和癌珠；④具有向低级别黏液表皮样癌过渡的区域。据报道融合基因 CRTC1-MAML2 可出现与高级别和低级别黏液表皮样癌中，对诊断有一定的帮助。

（二）腺样囊性癌

组织学特点与涎腺的同名肿瘤一样，其组织结构特点具多样性，可排列成筛状、小管或

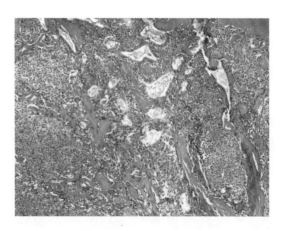

图 3-3-22　黏液表皮样癌

实性巢状。最典型的是筛状结构，瘤细胞围绕着富含酸性黏多糖的硬化的基底膜样物质形成的圆柱（图3-3-23）。瘤细胞小，胞浆稀少，核深染，圆形或多角形。核分裂象不多见。40%的病例可见神经周围的浸润。肿瘤沿血管、气管、细支气管和淋巴管扩展是其特点。肿瘤细胞具有导管上皮和肌上皮细胞的免疫表型，包括CK、CD117、SMA、Calponin、S-100、P63和GFAP。

八、未分类癌及其他肿瘤

未分类癌包括淋巴上皮瘤样癌和NUT癌。淋巴上皮瘤样癌是肺癌的少见亚型，所占比例约为0.92%。肿瘤细胞分化差、合体状，可见明显核仁，伴有大量CD3[+]T淋巴细胞和CD20[+]B淋巴细胞浸润。肿瘤细胞表达AE1/AE3、CK5/6、P40、P63，EBV原位杂交阳性是其特征。淋巴上皮瘤样癌预后较好，5年生存率可达62%。NUT癌因有睾丸核蛋白（nuclear protein in testis，NUT）基因异位而得名。高度侵袭性，中位生存期仅7个月，常常发现时已有广泛的转移。肿瘤细胞小至中等大小，未分化样。因其局部可见徒然的角化和表达鳞状细胞癌的标记P40、P63，推测NUT癌可能是一种特殊的鳞状细胞癌。NUT癌需与基底细胞样鳞状细胞、淋巴瘤、小细胞癌、未分化癌、腺鳞癌、尤因肉瘤、生殖细胞肿瘤鉴别。免疫组化检测肿瘤细胞＞50%阳性表达NUT蛋白和（或）有NUT重排是其诊断标准。

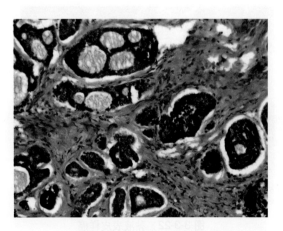

图3-3-23　腺样囊性癌

肺内最常见的间叶源性肿瘤是滑膜肉瘤、上皮样血管内皮瘤和炎症性肌纤维母细胞肿瘤。肺内滑膜肉瘤的形态与软组织的滑膜肉瘤相同，由密集的短梭形细胞呈束状排列。常常需要检测t（X；18）（p11.2；q11.2）异位来确诊。上皮样血管内皮瘤好发女性，中位年龄38岁，＞60%的病例在肺内呈多灶分布。瘤细胞呈上皮样或组织细胞样，圆形或多角形，3～5成群呈小巢状、索状，分布于黏液样间质中。胞质内可见原始管腔形成，腔内可见单个红细胞。瘤细胞表达血管标记，如CD31、CD34和FLI1。特别是对于年轻人，炎症性肌纤维母细胞瘤是肺间叶性肿瘤的重要鉴别诊断。肿瘤由肌纤维母细胞和间质内的浆细胞、淋巴细胞组成。二者比例在不同肿瘤内相差悬殊，当炎症细胞丰富时，往往掩盖其肿瘤的本质；当炎症细胞不明显时，又会使人误诊为其他梭形细胞肿瘤。肿瘤细胞表达Vimentin和肌源性标记，如SMA、desmin，大约50%表达ALK，并可检测到ALK基因异位。

九、肺的良性肿瘤

肺的良性肿瘤较少见。主要包括好发于大支气管内的乳头状瘤和肺实质的腺瘤。乳头状瘤主要包括鳞状上皮乳头状瘤、腺性乳头状瘤、混合性鳞状细胞和腺性乳头状瘤。鳞状上皮乳头状瘤由疏松的血管轴心被覆复层鳞状上皮组成。上皮层内可出现挖空细胞，可见散在角化不良细胞和不典型细胞、偶见核分裂象。部分病变可内翻性生长，甚至累及肺实质。腺性乳头状瘤极少见，是一种被覆纤毛或无纤毛柱状细胞的乳头状肿瘤，伴有数量不等的立方状细胞和杯状细胞。混合性鳞状细胞和腺性乳头状瘤更加少见，是一种显示混合性鳞状细胞和腺上皮的支气管内乳头状肿瘤。

腺瘤包括硬化性肺泡细胞瘤、肺泡腺瘤、乳头状腺瘤、黏液性囊腺瘤和黏液腺瘤。其中最常见的就是硬化性肺泡细胞瘤，因其在冰冻切片中极易误认为是恶性肿瘤而尤其值得注意。硬化性肺泡细胞瘤以前曾称为"所谓肺的硬化性血管瘤"，因肿瘤内常见硬化区及出血区而得名。现在发现肿瘤细胞表达原始肺泡细胞标记因而更名为"硬化性肺泡细胞瘤"。硬化性肺泡细胞瘤的组织学特点可以总结为"两种细胞，四种结构"。两种细胞为圆形间质细胞和表面细胞，两种细胞在起源上均被认为是肿瘤性的。圆形细胞小，边界清楚，细胞核圆形及卵圆形，染色质细腻，缺乏核仁。立方状细胞显示细支气管上皮及活化的 II 型肺泡细胞形态。四种结构包括乳头状结构、硬化性结构、实性结构和出血区。圆形细胞表达 TTF-1 和 EMA，但广谱 CK 阴性。表面细胞表达 TTF-1、EMA 和广谱 CK。

十、淋巴组织细胞肿瘤

肺的淋巴组织增生性疾病包括良性淋巴组织增生性疾病和淋巴瘤。肺的良性淋巴组织增生性疾病发生率远远高于淋巴瘤，因此良恶性淋巴组织增生的鉴别极为重要，并且对于有些病例的鉴别相当具有挑战性。前者主要包括：滤泡性支气管 / 细支气管炎、结节性淋巴组织增生、淋巴细胞性间质性肺炎、良性淋巴细胞性血管炎和肉芽肿病、Castleman 病和移植后淋巴组织增生性疾病等。淋巴瘤主要包括：淋巴结外边缘带 / 黏膜相关 B 细胞淋巴瘤、弥漫大 B 淋巴瘤、淋巴瘤样肉芽肿、血管中心性大 B 细胞淋巴瘤、肺朗格汉斯组织细胞增生症。原发肺的淋巴瘤形态学、免疫组化和分子生物学特点与身体其他部分的淋巴瘤相同。原发于肺最常见的淋巴瘤为淋巴结外边缘带 / 黏膜相关 B 细胞淋巴瘤，约占肺淋巴瘤的 70% ~ 90%，好发于 50 ~ 70 岁的女性。肿瘤由小至中等大小 B 淋巴细胞组成，瘤细胞可呈中心细胞样、单核样 B 淋巴细胞样或小淋巴细胞样，其中夹杂数量不等的大 B 淋巴细胞。肿瘤的特征性改变为淋巴上皮病变和滤泡植入。弥漫大 B 淋巴瘤约占肺淋巴瘤的 5% ~ 20%，好发于 50 ~ 70 岁的人群。弥漫大 B 细胞淋巴瘤是一种侵袭性 B 细胞淋巴瘤，肿瘤由大 B 细胞样细胞组成，瘤细胞的核一般等于或大于正常巨噬细胞的核，或超过正常淋巴细胞的 2 倍。弥漫大 B 细胞淋巴瘤是一组在形态学、生物学、临床表现、免疫表型及分子生物学上具有不同特点的异质性肿瘤。在 > 70 岁的人群中，EBV 相关的大 B 细胞淋巴瘤更加常见。

十一、转移性肿瘤

肺是最常见的肿瘤转移部位，转移性恶性肿瘤是肺最常见的肿瘤。肺接受了全身血液和淋巴回流，几乎所有肿瘤均可转移至肺。肺转移性肿瘤的典型表现是双侧多发性周围型结节，孤立性转移结节少见，但是仍可见于 9% 的病例（Toomes et al，1983）。转移性肿瘤一般与周围肺组织界限清楚，组织学形态与原发瘤相似，部分转移性肿瘤特别是鳞状细胞癌可见大片坏死，因此显得背景很"脏"。但是临床实践中有如下问题需要注意：①支气管内的转移癌类似于原发性支气管癌，这种少见生长方式在结肠、直肠、胆管、胰腺、乳腺、子宫和肾的转移瘤已有报道；②转移瘤可以延肺泡附壁生长，类似于原发附壁型肺腺癌的表现。这种特殊的播散方式在结肠、胆管、胰腺、乳腺的转移瘤和间皮瘤中已有报道；③转移性结直肠癌和肺原发肠型腺癌的鉴别诊断在某些情况下几乎是不可能的，需要结合临床、影像资料综合分析。

（孙　巍）

参考文献

Abbasowa L，Madsen PH. Lung cancer in younger patients. Dan Med J，2016，63.

Bertino EM，Confer PD，Colonna JE，Ross P，Otterson GA. Pulmonary neuroendocrine/carcinoid tumors：a review article. Cancer，2009，115：4434-4441.

Chapman AD，Kerr KM. The association between atypical adenomatous hyperplasia and primary lung cancer. Br J Cancer，2000，83：632-636.

Choi YH，Lee JK，Kang HJ，et al. Association between age at diagnosis and the presence of EGFR mutations in female patients with resected non-small cell lung cancer. Journal of Thoracic Oncology，2010，5：1949-1952.

Churg A，Warnock ML. Pulmonary tumorlet. A form of peripheral carcinoid. Cancer，1976，37：1469-1477.

Costes V，Marty-Ane C，Picot MC，et al. Typical and atypical bronchopulmonary carcinoid tumors：a clinicopathologic and KI-67-labeling study. Hum Pathol，1995，26：740-745.

Demirag F，Yilmaz A，Yilmaz Demirci N，et al. EGFR，KRAS，and BRAF mutational profiles of female patients with micropapillary predominant invasive lung adenocarcinoma. Turk J Med Sci，2017，47：1354-1361.

Ding L，Getz G，Wheeler DA，et al. Somatic mutations affect key pathways in lung adenocarcinoma. Nature，2008，455：1069-1075.

Fernandez-Cuesta L，Plenker D，Osada H，et al. CD74-NRG1 fusions in lung adenocarcinoma. Cancer Discov，2014，4：415-422.

Hou H，Zhu H，Zhao H，et al. Comprehensive Molecular Characterization of Young Chinese Patients with Lung Adenocarcinoma Identified a Distinctive Genetic Profile. Oncologist，2018，Theoncologist.2017-0629.

Inamura K，Takeuchi K，Togashi Y，et al. EML4-ALK Fusion Is Linked to Histological Characteristics in a Subset of Lung Cancers. Journal of Thoracic Oncology Official Publication of the International Association for the Study of Lung Cancer，2008，3：13-17.

Johney EC，Pfannschmidt J，Rieker RJ，et al. Diffuse idiopathic pulmonary neuroendocrine cell hyperplasia and a typical carcinoid tumor. J Thorac Cardiovasc Surg，2006，131：1207-1208.

Kadota K，Nitadori J，Sarkaria IS，et al. Thyroid transcription factor-1 expression is an independent predictor of recurrence and correlates with the IASLC/ATS/ERS histologic classification in patients with stage I lung adenocarcinoma. Cancer，2013，119：931-938.

Kadota K，Yeh YC，D'Angelo SP，et al. Associations between mutations and histologic patterns of mucin in lung adenocarcinoma：invasive mucinous pattern and extracellular mucin are associated with KRAS mutation. American Journal of Surgical Pathology，2014，38：1118-1127. b

Kadota K，Yeh YC，Sima CS，et al. The cribriform pattern identifies a subset of acinar predominant tumors with poor prognosis in patients with stage I lung adenocarcinoma：a conceptual proposal to classify cribriform predominant tumors as a distinct histologic subtype. Mod Pathol，2014，27：690-700. a

Li J，Yang F，Li X，Zhang M，et al. Characteristics，survival，and risk factors of Chinese young lung cancer patients：the experience from two institutions. Oncotarget，2017，8：89236-89244.

Liu X，Jia Y，Stoopler MB，et al. Next-Generation Sequencing of Pulmonary Sarcomatoid Carcinoma Reveals High Frequency of Actionable MET Gene Mutations. Journal of Clinical Oncology，2016，34：794-802.

Nakaoku T，Tsuta K，Ichikawa H，et al. Druggable oncogene fusions in invasive mucinous lung adenocarcinoma. Clin Cancer Res，2014，20：3087-3093.

Nicholson SA，Beasley MB，Brambilla E，et al. Small cell lung carcinoma（SCLC）：a clinicopathologic study of 100 cases with surgical specimens. Am J Surg Pathol，2002，26：1184-1197.

Oshiro Y，Kusumoto M，Matsuno Y，et al. CT findings of surgically resected large cell neuroendocrine carcinoma of the lung in 38 patients. AJR Am J Roentgenol，2004，182：87-91.

Pelosi G，Rindi G，Travis WD，et al. Ki-67 antigen in lung neuroendocrine tumors：unraveling a role in clinical practice. J Thorac Oncol，2014，9：273-284.

Rekhtman N，Ang DC，Riely GJ，et al. KRAS mutations are associated with solid growth pattern and tumor-infiltrating leukocytes in lung adenocarcinoma. Mod Pathol，2013，26：1307-1319.

Rekhtman N. Neuroendocrine tumors of the lung：an update. Arch Pathol Lab Med，2010，134：1628-1638.

Sacher AG，Dahlberg SE，Heng J，et al.

Association Between Younger Age and Targetable Genomic Alterations and Prognosis in Non-Small-Cell Lung Cancer. JAMA Oncol, 2016, 2：313-320.

Sakamoto H, Shimizu J, Horio Y, et al. Disproportionate representation of KRAS gene mutation in atypical adenomatous hyperplasia, but even distribution of EGFR gene mutation from preinvasive to invasive adenocarcinomas. J Pathol, 2007, 212：287-294.

Soh J, Toyooka S, Ichihara S, et al. Sequential molecular changes during multistage pathogenesis of small peripheral adenocarcinomas of the lung. Journal of Thoracic Oncology, 2008, 3：340-347.

Subramanian J, Morgensztern D, Goodgame B, et al. Distinctive Characteristics of Non-small Cell Lung Cancer (NSCLC) in the Young：A Surveillance, Epidemiology, and End Results (SEER) Analysis. Journal of Thoracic Oncology, 2010, 5：23-28.

Sun W, Yang X, Liu Y, et al. Primary Tumor Location Is a Useful Predictor for Lymph Node Metastasis and Prognosis in Lung Adenocarcinoma. Clin Lung Cancer, 2016.

Teeter SM, Holmes FF, McFarlane MJ. Lung carcinoma in the elderly population. Influence of histology on the inverse relationship of stage to age. Cancer, 1987, 60：1331-1336.

Toomes H, Delphendahl A, Manke HG, et al. The coin lesion of the lung. A review of 955 resected coin lesions. Cancer, 1983, 51：534-537.

Travis WD, Brambilla E, Nicholson AG, et al. The 2015 World Health Organization Classification of Lung Tumors：Impact of Genetic, Clinical and Radiologic Advances Since the 2004 Classification. Journal of Thoracic Oncology, 2015, 10：1243-1260.

Travis WD, Gal AA, Colby TV, et al. Reproducibility of neuroendocrine lung tumor classification. Hum Pathol, 1998, 29：272-279.

Travis WD. Advances in neuroendocrine lung tumors. Ann Oncol, 2010, 21 Suppl 7：vii65-71.

Travis WD. Update on small cell carcinoma and its differentiation from squamous cell carcinoma and other non-small cell carcinomas. Mod Pathol, 2012, 25 Suppl 1：S18-30.

Tsuta K, Kawago M, Inoue E, et al. The utility of the proposed IASLC/ATS/ERS lung adenocarcinoma subtypes for disease prognosis and correlation of driver gene alterations. Lung Cancer, 2013, 81：371-376.

Ueno T, Toyooka S, Suda K, et al. Impact of age on epidermal growth factor receptor mutation in lung cancer. Lung Cancer, 2012, 78：207-211.

Warth A, Muley T, Meister M, et al. The novel histologic International Association for the Study of Lung Cancer/American Thoracic Society/European Respiratory Society classification system of lung adenocarcinoma is a stage-independent predictor of survival. Journal of Clinical Oncology, 2012, 30：1438-1446.

Weichert W, Kossakowski C, Harms A, et al. Proposal of a prognostically relevant grading scheme for pulmonary squamous cell carcinoma. Eur Respir J, 2016, 47：938-946.

Westaway DD, Toon CW, Farzin M, et al. The International Association for the Study of Lung Cancer/American Thoracic Society/European Respiratory Society grading system has limited prognostic significance in advanced resected pulmonary adenocarcinoma. Pathology, 2013, 45：553-558.

Wu SG, Chang YL, Yu CJ, et al. Lung adenocarcinoma patients of young age have lower EGFR mutation rate and poorer efficacy of EGFR tyrosine kinase inhibitors. Erj Open Res, 2017, 3：00092-02016.

Yatabe Y, Kosaka T, Takahashi T, et al. EGFR mutation is specific for terminal respiratory unit type adenocarcinoma. American Journal of Surgical Pathology, 2005, 29：633-639.

Yoshizawa A, Motoi N, Riely GJ, et al. Impact

of proposed IASLC/ATS/ERS classification of lung adenocarcinoma：prognostic subgroups and implications for further revision of staging based on analysis of 514 stage I cases. Mod Pathol，2011，24：653-664.

Yoshizawa A，Sumiyoshi S，Sonobe M，et al. Validation of the IASLC/ATS/ERS lung adenocarcinoma classification for prognosis and association with EGFR and KRAS gene mutations：analysis of 440 Japanese patients. Journal of Thoracic Oncology，2013，8：52-61.

第四节　老年肺癌的实验室检查特点

肺癌具有起病隐匿、临床症状不典型的特点，因此，肺癌的诊断一般需要结合病史、临床症状和体征、实验室检查、胸部影像学、PET/CT、核素显像、纤维支气管镜检查、纵隔镜和组织活检等。肺癌的实验室检查包括血清肿瘤标志物（tumor marker，TM）、核酸分子标志物的检测，也包含用来评估患者一般状况和主要脏器功能的一般实验室检查。血清肿瘤标志物是一类在肿瘤发生、发展过程中，由肿瘤细胞所产生和分泌并释放到血液、体液、组织中反映肿瘤存在和生长的一类物质。评价肿瘤标志物的指标是敏感性和特异性，临床理想的肿瘤标志物应同时具有良好的敏感性和特异性，有助于肺癌的早期诊断、辅助病理分型和分期判断，并可以用于疗效和预后评估、监测复发，指导个体化治疗。

近年来，虽然随着核酸分子检测技术的不断进步，尤其是液体活检相关技术的发展，血液中肺癌的分子标志物成为关注的热点，相关研究众多，但大多数分子标志物目前仅作为疗效预测标志，主要作用是为临床提供治疗选择的依据，尚没有正式的成为诊断和判断预后的标志物。根据美国 NCCN 指南和我国《原发性肺癌诊疗规范（2018 年版）》，首选推荐分子检测的标本采用组织标本或细胞学标本，仅在个别情况下，无法获得以上标本时才可采用液体活检技术，同时，由于二代测序（NSG）等液体活检技术价格昂贵、标准尚不统一，限制了其临床应用。血清学肿瘤标记物检测因其无创简便易行，经济且可重复性

好，在目前肺癌临床诊断、疗效评估、复发监测、预后评价方面仍有一定的临床价值，被广泛应用于临床实践中。

一、概述

肺癌血清肿瘤标志物目前临床中较多的应用于肺癌的早期诊断，联合检测不同的标志物有助于判断病理类型。年龄是肺癌高危人群的重要标准之一 [中国原发性肺癌诊疗规范（2018 版）]，对于高危人群推荐进行影像学筛查，以便肺癌的早期诊断。但同时由于老年人 COPD、肺部感染、炎性假瘤、结核等良性疾病的增加，给影像学诊断带来一定困难。其次，老年患者由于一般状况的下降、基础合并症的增加，有超过 1/3 的患者无法获得组织标本，在一项包含 381 例中位年龄为 65 岁的患者的研究中，有 33.3% 的患者不能提供组织学标本（Vanderlaan et al，2014）。因此，血清肿瘤标志物在老年肺癌患者的诊断和分型中意义和作用高于非老年患者。同时，血清肿瘤标记物由于获取无创、简便易行、可重复性好和经济的特点，更容易被老年患者所接受，也是监测肺癌治疗效果和复发的重要手段之一。

在临床实践中，肺癌分为两个主要的组织学类型即非小细胞肺癌（non-small cell lung cancer，NSCLC）和小细胞肺癌（small cell lung cancer，SCLC）。其中，NSCLC 占肺癌的 80% ～ 85%，包括鳞状细胞癌和腺癌两个主要类型在内的多种病理类型。SCLC 占肺癌患者的 15% ～ 25%，临床表现上具有侵袭性高、生长速度快的特点。不同病理类型的肺癌，其细胞来源和生物学特性也有各自的特点。目前，我国肺癌诊疗规范和美国国家临床生物化学研究院（National Academy of Clinnical Biochemistry，NACB）等指南，均推荐神经元特异性烯醇化酶（neuron- specific enolase，NSE）、胃泌素释放肽前体（pro-gastrin releasing peptide，ProGRP）、细胞角蛋白片段 19（cytokeratin 19，CYFRA21-1）、鳞状上皮细胞癌抗原（squamous cell carcinoma antigen，SCC）和癌胚抗原（carcinoembryonic antigen，CEA）等为常用的原发性肺癌标志物，此外，糖类抗原（carbohydrate antigen，CA）CA-125、CA15-3、

CA19-9，组织多肽抗原（tissue polypeptide antigen，TPA）等，也与肺癌有一定的相关性，需要时可联合用于肺癌的辅助诊断。

迄今为止，多数检验指标的正常参考值（范围）的确定主要基于健康成年人群，由于老年患者更多伴随着各种基础疾病及相关药物的影响，肝和肾代谢排泄功能的下降，老年人尤其是高龄老人往往被排除在此类研究的目标人群之外，因此肺癌血清标志物的参考值范围尚缺乏大规模的针对老年人群的数据。但也有一些研究分析了老年患者的相关数据，与非老年患者的区别，提示各主要血清肿瘤标志物在老年患者的应用有各自的特点，以下就常用的几种肺癌肿瘤标志物分别论述。

二、主要血清肿瘤标志物的临床应用

1. NSE 是烯醇化酶的一种同工酶。烯醇化酶是催化糖原酵解途径中甘油分解的酶，由 α、β、γ3 个不同的亚基组成 αα、ββ、γγ、αβ 和 αγ 共 5 种二聚体同工酶。其中包含 γ 亚基的同工酶主要在神经元和神经内分泌细胞合成，故命名为神经元特异性烯醇化酶。NSE 可由中枢或外周神经元以及神经外胚层性肿瘤分泌，正常人和良性疾病患者的平均 NSE 血清浓度为 (4.2 ± 1.1) ng/ml。一般超过 12.3 ～ 13ng/ml 则认为升高。NSE 在 SCLC 患者中明显升高，在 NSCLC 患者中也可升高。多数文献报道 NSE 在诊断 SCLC 时即升高（Jaques et al，1993；Paone et al，1995）。在 SCLC 患者中的阳性率高达 65% 以上（Molina et al，2008；Hatzakis et al，2002；Greenberg et al，2007；Molina et al，2005；Schneider et al，2003）。在老年肺癌患者中，NSE 水平显著高于肺部良性疾病患者，尽管有研究报道在老年组肺癌患者中 NSE 水平高于非老年组患者（12.7±7.6μg/L vs. 11.5±6.7μg/L），但二者之间没有统计学差异（Chen et al，2010）。提示 NSE 在不同年龄组别中具有同样的特异性，其参考值范围对老年患者同样适用。由于小细胞肺癌来源具有神经内分泌特性，NSE 对小细胞肺癌的敏感性最高，在一项比较 SCLC 患者中 NSE、CYFRA21-1、CEA 和 SCC 水平的研究

中（Shibayama et al，2001），NSE 诊断 SCLC 的敏感度高达 81.2%，优于其他指标，对于病理类型的提示有参考意义。由于 NSE 在 5% ～ 11% 的 NSCLC 患者中也可升高（Shibayama et al，2001；Giovanella et al，1997），因此不推荐单独用于病理类型的判断。NSE 在不同分期的 SCLC 中其敏感性差异较大，在广泛期 SCLC 中可达 62% ～ 81%，而在局限期 SCLC 中敏感度只有 20% ～ 42%（Shibayama et al，2001）。

NSE 不仅可以用于辅助 SCLC 的诊断，对疗效和预后也有预测作用。在接受化疗的 SCLC 患者，首次化疗开始后的 24 ～ 72 h，NSE 水平可因肿瘤细胞溶解等出现短暂性升高，是化疗有效的先期征兆。治疗前升高的 NSE 水平可在化疗开始后 1 周或第 1 周期化疗结束前出现快速下降，提示化疗有效。第 1 周期化疗后（第 28 天）NSE 水平仍持续增高，是预后不良的独立预测因素（Fizazi et al，1998）。Giovannela 等的研究亦提示其水平的升高与预后不良相关（Molina et al，2003）。在 Liu 等（2015）进行的一项包含 247 例老年小细胞肺癌患者的研究中，中位年龄 70.7 岁（65 ～ 83 岁），NSE 水平正常是局限期患者预后良好的独立预测因素，但在广泛期患者的数据中未提示其与预后相关。提示 NSE 水平升高可能与肿瘤的浸润转移有关，能较影像学更早地提示进展期疾病。

采用目前的参考值范围，NSE 对于老年肺癌患者和非老年患者具有同样的特异性和敏感性，尤其对小细胞肺癌，对病理分型有参考价值。尽管老年患者良性肺部疾病合并症增加，NSE 仍可用于肺癌治疗后随访，因 NSE 在其他肺部良性疾病中升高的概率较小，可以用来判断是否为肿瘤复发。老年患者 NSE 水平的变化可用于提示疗效和监测肿瘤复发，对预后判断有意义。但在解读 NSE 升高的意义时，对于老年肺癌患者也要注意鉴别真性升高和假性升高。除神经元细胞外，NSE 也存在于红细胞和血小板中。因此，NSE 在神经内分泌细胞肿瘤，如嗜铬细胞瘤、胰岛细胞瘤、甲状腺髓样癌、黑色素瘤、视网膜母细胞瘤等中也可增高。老年患者较多合并的某些良性疾病如脑缺血、脑梗死、颅内出血也可以升高（Takamatsu et al，2001）。同时，由

于老年患者血管条件的因素，采血时溶血的概率升高，溶血可导致 NSE 假阳性，也可能影响检测的结果。

2. ProGRP 胃泌素释放肽（gastrin releasing peptide，GRP） 是由胃肠道分泌的一种促胃泌素释放肽，由于其在血液中半衰期极短，难以检测，ProGRP 是 GRP 的前体结构，主要表达于胃肠道、呼吸道与中枢神经系统，也可存在于胎儿肺的神经内分泌细胞内。ProGRP 被推荐用于临床 SCLC 的辅助诊断、疗效监测及预后评估（中华检验医学杂志，2012）。正常成人和良性疾病患者一般为（21.7±9.1）pg/ml，血清浓度大于 46 ～ 50 pg/ml 认为升高。Molina 等（2009）在一项包含 647 例老年肺癌患者（中位年龄 67±0.4 岁）和 155 例良性对照（中位年龄 64±1.2 岁）的大规模研究中，非肺癌患者 ProGRP 中位水平为 20±1 pg/L，NSCLC 患者虽有所升高（中位水平 25±2.3 pg/L），但不具有统计学意义，而 SCLC 患者中则显著升高，高达 262±362 pg/L，提示 ProGRP 对老年患者 SCLC 的敏感性高于 NSE。故而目前临床上推荐，如果 ProGRP 血清浓度 > 200 pg/ml，则应高度怀疑肺癌。大于 300 pg/ml，尤其考虑 SCLC（Petra et al，2006），也同样适用于老年患者。另有文献报道（Lamy et al，2000），在不同分期的 SCLC 患者中 ProGRP 升高水平有明显差异，局限期患者中位浓度 472 pg/ml，而广泛期 SCLC 患者高达 1136 pg/ml。老年患者中也存在同样的趋势，广泛期患者中 ProGRP 升高的中位水平超过局限期中位水平 2 倍以上（Molina et al，2009）。在 Shibayama 等的研究中（Wójcik et al，2008）比较了 ProGRP 和 NSE 对 SCLC 的诊断敏感性，分别为 64.9% 和 43.0%（$P < 0.01$），对于局限期 SCLC ProGRP 更显示出明显的优势（Shibayama et al，2001）。其他一些研究也得到类似的结论，ProGRP 对 SCLC 诊断的敏感性在局限期为 60% ～ 70%，广泛期为 75% ～ 90% 之间（Molina et al，2005；Schneider et al，2003）。与 NSE 相比，ProGRP 对于 SCLC 诊断的敏感性更高，尤其对于局限期 SCLC。

ProGRP 在 16% ～ 30% 的 NSCLC 患者中升高，鳞癌患者比腺癌患者升高程度更明显，晚期鳞癌高于早期鳞癌，但不具有统计学差异，一般升高程度不足 120 pg/ml（Molina et al，2009；Molina et al，2004），因此检测血清 ProGRP 一般不推荐单独用于判断肺癌病理分型。Kim 等的研究（Kim et al，2011；Hirose et al，2011）提示与检测血清中浓度相比，检测血浆中浓度可进一步提高 ProGRP 的敏感度，相对于良性疾病可达 84%，相对于 NSCLC 可达 87%。

ProGRP 对 SCLC 患者治疗效果评估和复发监测也起到一定的作用，尤其对局限期患者（Wójcik et al，2008）。治疗后 ProGRP 再次升高（定义为连续两天升高水平较前次测定增加超过 10%，或一次测定较前增加超过 50%）预测复发多在临床症状出现前，复发时 ProGRP 的升高水平对判断预后没有影响（Hirose et al，2011；Naito et al，2009）。Nisman 等的研究（2009）提示，血清 ProGRP 浓度与 NSCLC 患者生存率有关。

迄今为止还没有大样本的直接比较老年肺癌患者与非老年患者 ProGRP 水平的研究，但在较大样本量的老年患者的研究中，都提示 ProGRP 水平的升高对于 SCLC 的诊断有很高的敏感性和特异性，其敏感性优于 NSE，且与 NSE 在广泛期中敏感性更高不同，其在局限期患者中敏感性更高，提示二者联合检测互为补充会有更高的诊断分型价值。ProGRP 持续监测可用于判断复发，但与生存无关，而 NSE 可作为 SCLC 患者复发后生存期的独立预测指标，复发时血清 NSE 水平升高的患者较正常水平的患者生存期明显缩短（6 个月 vs. 14 个月，$P < 0.001$）（Hirose et al，2011；Naito et al，2009）。联合应用 NSE 和 ProGRP 对 SCLC 患者化疗疗效和生存预后有很好的评估作用（Sunaga et al，1999）。

在老年患者中应用 ProGRP 时，需要注意一些良性疾病，如肝疾病和胸腔积液也可导致 ProGRP 的少量增加，通常小于 100 pg/ml。ProGRP 在其他良性疾病升高的情况较少，若有也通常小于 100 pg/ml。老年人肾功能随年龄增长而进行性下降，但目前研究提示只有肾衰竭是造成 ProGRP 假阳性的主要原因。

3. CYFRA21-1　是细胞角蛋白 CK19 的可溶性片段，细胞角蛋白是形成上皮细胞的结构蛋白之一——中间丝的亚单位，相对分子质量约 40 kD，是角蛋白家族中最小的成员。其广泛分布在正常组织表面，如层状或鳞状上皮中。在恶性上皮细胞中，激活的蛋白酶加速了细胞的降解，使得大量细胞角蛋白片段释放入血液。其可溶性片段可与两株单克隆抗体 KS19.1 和 BM19.21 特异性结合，故称为 CYFRA21-1 (Takei et al，1997)。病理免疫组织化学研究表明，细胞角蛋白 19 在肺癌中表达丰富，CYFRA21-1 是 NSCLC 最敏感的肿瘤标志物之一。CYFRA 21-1 正常值一般小于 1.5 ng/ml，如 > 3.2～3.6 ng/ml 认为阳性。NSCLC 患者的血清 CYFRA 21-1 升高较明显。文献报道血清 CYFRA 21-1 诊断 NSCLC 的敏感性差异较大，范围为 23%～70%，但对于鳞癌，一般均认为 CYFRA21-1 有较高的敏感性（大于 60%）。同时，CYFRA21-1 水平升高与肿瘤分期晚、纵隔淋巴结转移和患者一般状态差密切相关 (Pujol et al，1993)。文献报道，老年肺癌患者中 CYFRA21-1 的水平 15.1±7.3 μg/L，较非老年患者 10.1±5.8 μg/L 显著升高，而老年良性病患者与非老年良性病患者间没有差异；在老年肺鳞癌患者中，CYFRA21-1 升高水平较其他类型肿瘤也有显著升高。但在同组老年患者中，不同分期的患者其升高水平没有差异 (Chen et al，2010)。文献回顾性分析 383 例肺癌患者的临床特征时亦发现老年肺癌患者的 CYFRA21-1 水平较非老年患者显著升高，男性、吸烟者的水平明显升高，晚期鳞癌患者升高更明显（黎银焕 等，2011）。提示 CYFRA21-1 水平升高对老年患者鳞癌的诊断特异性高于非老年患者。

多项研究提示 CYFRA 21-1 可作为肺癌手术和放、化疗后判断早期复发的有效指标，CYFRA 21-1 升高往往和分期晚、预后差相关 (Wang et al，2010；Ardizzoni et al，2006)。Ardizzoni 等（2006）对 107 例晚期 NSCLC 患者化疗前和 2 个疗程后的血清 CYFRA 21-1 和 CEA 浓度进行了测定和分析，结果显示分别有 61% 和 38% 的患者血清 CYFRA 21-1 和 CEA 下降 ≥ 20%，与影像学客观疗效相关，并且血清 CYFRA 21-1 和 CEA 浓度的下降是生存的独立预测因子。CYFRA21-1 的血清高浓度提示疾病处于进展期和预后不良，治疗后 CYFRA21-1 的

血清浓度迅速下降往往提示治疗成功，血清浓度下降后又升高则提示疾病复发，但此类研究尚缺乏专注于老年患者的数据。

CYFRA21-1 作为 NSCLC 最为敏感的血清肿瘤标志物指标，在老年患者尤其鳞癌患者中，诊断的敏感性高于非老年患者，此外，CYFRA21-1 可能与分期晚有关，并在老年患者疗效、复发的监测上有一定意义。但也应注意到，CYFRA21-1 在大多数上皮和间质肿瘤中会升高，因此其肿瘤特异性较差。此外在许多良性疾病和急慢性感染（如肺炎、结核、败血症、肝硬化、肾衰竭）等情况下也可见升高，在老年患者中应注意仔细采集病史，进行鉴别诊断。

4. SCC 也称 SCC-Ag，是一种细胞结构蛋白，是从子宫颈鳞状细胞分离的抗原 TA-4 的亚组分，分子量 42～48 kD，通过等点聚焦电泳可分为中性和酸性两个亚组分，其中酸性组分仅见于恶性细胞，在各组织来源的鳞状细胞癌其血清浓度升高，包括宫颈、食管、头颈、肺等，其浓度和鳞状细胞癌分化程度有关。正常人的血清 SCC 浓度一般 < 1.5 ng/ml。SCC 对 NSCLC 诊断的总体敏感性为 15%～55%，肺鳞癌时 SCC 的阳性率约 60%，在其他类型肺癌时阳性率不足 30%。Molina 等（2009）报道，472 例老年 NSCLC 患者中 101 例（21.4%）血清 SCC 浓度升高，平均浓度为（0.8±0.4）ng/ml，其中 75 例鳞癌患者 SCC 血清浓度升高明显，Ⅳ 期患者的 SCC 水平明显高于 Ⅰ～Ⅲ 期鳞癌患者（2.5 ng/ml vs. 1.35 ng/ml），290 例非鳞癌患者中血清 SCC 浓度升高的患者仅占 6.5%，175 例 SCLC 患者的血清 SCC 均正常。而在 310 例良性疾病患者中仅有 6 例血清 SCC 浓度升高。我国学者总结的小样本老年患者数据提示 SCC 水平较健康老年人明显升高（10.38±0.31 ng/ml vs. 1.98±0.76 ng/ml）（王颖轶 等，2014），老年患者 SCC 水平较青年患者（≤ 40 岁）显著升高（13.35±18.38 ng/ml vs. 7.74±15.27 ng/ml）（时岩 等，2013）。SCC 对预后的提示作用不强，有研究表明多变量分析中 SCC 的升高对生存期并无影响 (Kulpa et al，2002)。也有研究报道，对于可以完全切除的 Ⅰ 期 NSCLC 患者，术前血清 SCC 浓度与患者预后较差相关 (Matsuguma

et al，2007）。因此，SCC 水平升高对鳞癌诊断有较高的特异性，在老年患者中升高可能更为显著，其在老年肺癌中最重要的应用是辅助组织学诊断。

由于慢性肾病和皮肤病是造成 SCC 假阳性的主要原因，老年患者中此类疾病的发病概率较非老年患者高，因此要特别注意鉴别诊断，同时样本处理过程中也应注意避免皮肤或唾液污染而导致的 SCC 假性升高。

5. CEA　是由胎儿胃肠道上皮组织、胰和肝细胞所合成的一种可溶性糖蛋白，通常在妊娠前 6 个月内含量增高，出生后血清中含量已很低。CEA 是一种广谱的肿瘤标志物，在结肠癌、直肠癌、胰腺癌、肺癌、乳腺癌、胃癌、转移性恶性肿瘤均可能有不同程度的阳性率。CEA 经肝代谢，因此肝的良性疾病也可导致 CEA 升高，尤其是胆管阻塞和胆汁淤积。血清 CEA 的正常值为 $2.5 \sim 6.9$ ng/ml，大部分研究 CEA 阳性判断值为 5 ng/ml。良性疾病导致的 CEA 升高通常 < 10 ng/ml。在肺癌的各种组织学类型中，血清 CEA 水平在大细胞肺癌和肺腺癌中升高最明显。在一项总结了 472 例老年肺癌患者的数据中，共 256 例患者（54.2%）血清 CEA 浓度升高，而 175 例 SCLC 患者中也有 84 例（48%）血清 CEA 浓度升高，对照组的 310 例良性疾病患者中 16 例患者血清 CEA 浓度升高（5.2%），研究者认为 CEA 检测结果单独作为组织分型指标的特异性不高（Molina et al，2009）。我国学者总结 455 例肺癌患者数据（Chen et al，2010），CEA 在腺癌中升高较明显，其中老年腺癌患者中的水平显著高于非老年腺癌患者，且随着临床分期的升高而升高，提示 CEA 在老年患者腺癌的诊断中可能较非老年患者更有意义。

CEA 被推荐用于进展期肺癌的疗效和复发监测及 NSCLC 尤其是肺腺癌的预后评估，多个研究提示 CEA 可用于预测 NSCLC 术后患者预后和监测复发（Molina et al，2009；Okada et al，2004）。一项研究采集了 1000 例临床分期为 I 期的 NSCLC 患者术前和术后的血清 CEA 浓度数据的研究提示，术前 CEA 水平升高与 5 年生存率较低相关（35.2% vs. 62.6%，$P < 0.01$）；术前 CEA 升高的患者，术后未降至正常参考值

范围内的患者更容易出现复发转移。王颖轶等（2014）总结老年肺癌患者数据显示，治疗后老年患者的 CEA 水平亦明显下降。Matsuguma 等报道（2007）在可切除的 I 期 NSCLC 患者中比较 CEA、CYFRA21-1、SCC、NSE、TPA、CA19-9、CA125、SLX 等几个指标，术前 CEA 水平与预后最为相关，对于不可手术切除的晚期非鳞癌 NSCLC 患者，治疗前 CEA 血清浓度的升高也预示着较短的生存期（Cedres et al，2010；Pollan et al，2003）。

CEA 在老年患者 NSCLC 尤其肺腺癌的诊断中敏感性高于非老年患者，但在消化道肿瘤中升高较为常见并是其良好的病情检测指标，同时老年人常见的多种良性疾病（如肝硬化、肺炎、肺结核、肾衰竭、胃肠道疾病、卵巢囊肿、甲状腺功能亢进等）中 CEA 水平也可见升高，$5\% \sim 10\%$ 的健康吸烟人群可见 CEA 小幅升高（Pollan et al，2003），因此在应用时特别注意排除此类因素的影响。在临床中，CEA 与肿瘤复发的关系较为密切，可考虑作为病情监测和预后判断的指标。

三、肺癌血清肿瘤标志物的选择

在肺癌诊断过程中，由于血清肿瘤标志物的敏感性和特意性问题，其往往用于辅助诊断和疗效预后监测，因为它是一种可多次重复、简单易行且经济的选择。在老年肺癌患者中，NSE、ProGRP 对于小细胞肺癌的敏感性和特异性均较高。CEA、CYFRA21-1、SCC 在老年患者中升高较非老年肺癌患者明显升高，提示其敏感性较非老年患者更高。但对于老年患者分型诊断，CEA 敏感性较高但特异性不高，CYFRA21-1、SCC 的敏感性不及 CEA，但特异性较高。因此，联合监测几种肿瘤标志物，互为补充，将有效提高检测的敏感性和特异性。例如在部分 SCLC 患者的血清 CYFRA21-1 浓度也会升高，但在 ProGRP 和 NSE 均正常的 SCLC 患者中，CYFRA 21-1 一般并不升高。联合 ProGRP、NSE 和 CYFRA 21-1 对于鉴别 SCLC 和 NSCLC 有重要意义，多变量分析显示联合这 3 种肿瘤标志物对于鉴别 SCLC 和 NSCLC 有很高的准确

度（Lou et al，2010）。联合分析 NSE 与 CYFRA 21-1 的水平可对 SCLC 患者的预后进行预测，两者都升高的患者较仅 NSE 升高的患者死亡风险比明显升高（Ando et al，2004）。CYFRA 21-1 与 CEA 联合应用诊断 NSCLC 敏感性可达 81%，然而即使 CEA 和 CYFRA21-1 都升高对 NSCLC 的诊断也不具特异性（赵肖 等，2011）。老年患者中联合检测 CEA、NSE 和 SCC 的诊断敏感性大大提高，有文献报道可达 95.4%，特异性可达 86.1%（王颖轶 等，2014）。Molina 等（2009）分析了 647 例老年肺癌患者多种肿瘤标志物的数据（包括 NSE、ProGRP、CYFRA 21-1、SCC、CEA、CA125），在分别检验了几种肿瘤标志物的敏感性和特异性的基础上，对不同指标的组合数据的分析后提出针对 SCLC 建议联合 NSE 和 ProGRP 进行检测，其敏感性和特异性分别为 79.5% 和 99.6%，对 NSCLC 建议联合 SCC、CEA 和 CYFRA21-1 检测，其敏感性和特异性分别为 76.7% 和 97.2%，其采用的诊断标准见表 3-4-1，为临床如何选择多种肿瘤标志物提高检测效能提供一种切实可行的方法（图 3-4-1 及表 3-4-1）。

在疾病的连续监测中，NSE 和 ProGRP 对 SCLC 的复发有较好的预测价值，超过 50% 的患者复发时 NSE 和 ProGRP 水平升高（定义：连续 2 次 NSE 和 ProGRP 升高水平较前次测定增加 > 10% 或 1 次测定较之前增加 > 50%）。NSCLC 患者术后 CEA 水平仍升高提示预后不良，应密切随访。血清肿瘤标志物用于监测肺癌的复发时，由于存在病理类型转化的问题，建议联合检测进行随访；随访频率与影像学随访相同，目前建议患者在治疗开始后 1 ~ 3 年内每 3 个月检测 1 次血清肿瘤标志物，3 ~ 5 年内每半年 1 次，5 年以后每年 1 次。随访中若发现肿瘤标志物明显升高（较前次升高超过 25%）应在 1 个月内复测 1 次，如果仍然升高，则提示可能存在复发或转移（肺癌实验室诊断专家共识，2018）。

四、肺癌血清肿瘤标志物的实验室检查注意事项

实验室检测结果的可信度需要良好的质量控制体系作为保证。老年人具有基础合并症多、基础用药多、与老年相关的生理生化改变和营养状态对检测结果的影响，甚至在标本采集（例如，采血困难而导致的反复穿刺等）、运输送检过程中的相关问题都可能影响老年患者肺癌实验室检

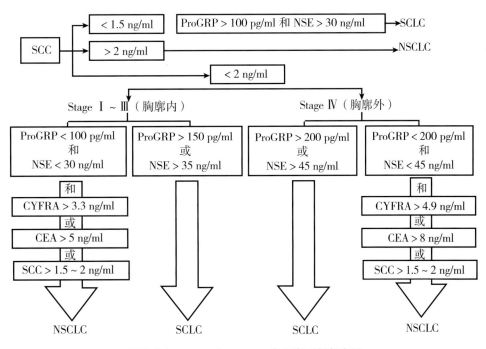

图 3-4-1　SCLC 和 NSCLC 病理类型判断步骤

表3-4-1 各肿瘤标志物用于小细胞肺癌和非小细胞肺癌鉴别诊断的标准

	正确分类 / 占比
NACLC 标准	
SCC > 2 ng/ml	101/101（100%）
SCC > 1.5 ng/ml 和 RroGRP < 100 pg/ml 和 NSE < 30 ng/ml	23/23（100%）
局部区域癌（stage Ⅰ～Ⅲ）	
CEA > 5 ng/ml，PeoGRP < 100 pg/ml 和 NSE < 30 ng/ml	113/113（100%）
CYFRA > 3.3 ng/ml，PeoGRP < 100 pg/ml 和 NSE < 30 ng/ml	140/142（98.6%）
进展期癌（stage Ⅳ）	
CEA > 8 ng/ml，PeoGRP < 150 pg/ml 和 NSE < 35 ng/ml	108/109（99.1%）
CYFRA > 4.9 ng/ml 和 PeoGRP < 150 pg/ml 和 NSE < 35 ng/ml	99/102（97.1%）
SCLC 标准	
PeoGRP > 100 pg/ml 和 NSE > 30 ng/ml 和 SCC < 1.5 ng/ml	66/66（100%）
LD	
PeoGRP > 150 ng/ml 和 SCC < 2 ng/ml	42/42（100%）
NSE > 35 ng/ml 和 SCC < 2 ng/ml	28/28（100%）
ED	
PeoGRP > 200 pg/ml 和 SCC < 2 ng/ml	55/55（100%）
NSE > 45 ng/ml 和 SCC < 2 ng/ml	56/57（98.2%）

表3-4-2 肺癌血清肿瘤标志物检查检验前应注意的问题

肿瘤标志物	生物半寿期	样本稳定性	注意事项
NSE	1 d	2～8℃可保存24 h，−20℃可保存3个月，只可冻融1次	存在于红细胞、浆细胞和血小板中，溶血会影响检测结果。采血时尽量避免在同一部位反复穿刺。标本需在采样后60 min内进行离心分离血清或血浆，以防止红细胞中的NSE释放，影响检测结果
ProGRP	19～28 d	根据不同检测系统而定，血浆标本稳定性好，血清标本稳定性差，2～8℃可保存72 h或7 d，−20℃或可保存12周	肾功能不全会引起ProGRP升高，不同体系适用的单抗针对ProGRP的抗原表位稳定性不同，使用时应对使用该系统时的样本稳定性进行评估
CYFRA21-1	1 d	2～8℃可保存4周，−20℃可保存6个月，只可冻融1次	CYFRA21-1有吸附塑料的特性，因此冻存标本复融时不宜剧烈混匀样本。CYFRA21-1可能受肾功能影响而升高
SCC	20 min	2～8℃可保存7 d	汗液、唾液污染可使SCC检测结果升高，肾衰竭会引起SCC升高，皮肤病会引起SCC升高
CEA	2～3 d	2～8℃可保存7 d，−20℃可保存6个月	肾衰竭等可能会引起CEA升高

测的结果判读，因此根据不同检测指标的具体注意事项，执行严格的质量控制可以保证血清标志物检测结果的准确性。

大多数血清肿瘤标志物通常较稳定，但也应在采样后及时离心分离血清或血浆，不能及时检测的应根据需求储存在 2 ～ 8℃、–20℃或 –70℃ 条件，是否可以反复冻融或长期冻存的稳定性依赖于分析物或样品的类型。老年人血管条件欠佳，在标本采集过程中应特别注意标本溶血、标本量不足的问题。检验中质量管理常用肿瘤标志物检验前注意事项见表 3-4-2（肺癌实验室诊断专家共识，2018）。

（马向娟）

参考文献

国家卫生健康委员会 . 中国原发性肺癌诊疗规范（2018 版）. 2018.12.21. http：//www.nhc.gov.cn/yzygj/s7659/201812/b21802b199814ab7b1219b87de0cae51.shtml.

黎银焕，周燕斌，黄琬玲，等 . 383 例原发性支气管肺癌临床特征的分析研究 . 中华全科医学，2011，9（7）：1006-1007.

时岩 . 青年肺癌与老年肺癌临床病例特点对比研究 . 河北医科大学硕士学位论文，2013.

王颖轶，陈书长 . 老年肺癌早期诊断中多项肿瘤标记物的联合应用 . 中国肿瘤临床与康复，2014，21（3）：257-260.

赵肖，王孟昭 . 肺癌血清肿瘤标志物的临床意义 . 中国肺癌杂志，2011，14（3）：286-291.

中国医师协会检验医师分会肺癌检验医学专家委员会 . 肺癌实验室诊断专家共识 . 2018.

中华医学会检验分会，卫生部临床检验中心，中华检验医学杂志编辑委员会 . 肿瘤标志物的临床应用建议 . 中华检验医学杂志，2012，35（2）：103-116.

Ando S，Suzuki M，Yamamoto N，et al. The prognostic value of both neuronspecific neuronspecific enolase（NSE）and Cyfra21-1 in small cell lung cancer. Anticancer Res，2004，24（3）：1941-1946.

Ardizzoni A，Cafferata MA，Tiseo M，et al.

Decline in serum carcinoembryonic antigen and cytokeratin 19 fragment during chemotherapy predicts objective response and survival in patients with advanced nonsmall cell lung cancer. Cancer，2006，107（12）：2842-2849.

Cedres Perez S，Nu.ez I，Longo M，et al. Serum carcinoembryonic antigen（CEA）levels and prognosis in early and advanced non-small cell lung cancer（NSCLC）. J Clin Oncol，2010，28（15）：21054.

Chen Yu，Wang Weimin. Clinical significance of CEA，NSE，CYFRA21-1 detected in senile patients with lung cancer. Acta Universitatis Medicinalis Anhui；2010，45（3）：411-414.

Fizazi K1，Cojean I，Pignon JP，et al. Normal serum neuron specific enolase（NSE）value after the first cycle of chemotherapy：an early predictor of complete response and survival in patients with small cell lung carcinoma. Cancer，1998（82）：1049-1055.

Giovanella L，Piantanida R，Ceriani L，et al. Immunoassay of neuron-specific enolase（NSE）and serum fragments of cytokeratin 19（CYFRA 21.1）as tumor markers in small cell lung cancer：clinical evaluation and biological hypothesis. Int J Biol Markers.1997，12（1）：22-26.

Greenberg AK，Lee MS. Biomarkers for lung cancer：clinical uses. Curr Opin Pulm Med，2007，13（4）：249-255.

Hatzakis KD，Froudarakis ME，Bouros D，et al. Prognostic value of serum tumor markers in patients with lung cancer. Respiration，2002，69（1）：25-29.

Hirose T，Okuda K，Yamaoka T，et al. Are levels of pro-gastrin- releasing peptide or neuron-specific enolase at relapse prognostic factors after relapse in patients with small-cell lung cancer? Lung Cancer，2011，71（2）：224-228.

Jaques G，Auerbach B，Pritsch M，et al. Evaluation of serum neural cell adhesion molecule as a new tumor marker in small cell lung cancer. Cancer，1993（72）：418-425.

Kim HR, Oh IJ, Shin MG, et al. Plasma proGRP concentration is sensitive and specific for discriminating small cell lung cancer from nonmalignant conditions or non-small cell lung cancer, J. Korean Med. Sci. 2011, 26: 625-630.

Kulpa J, Wojcik E, Reinfuss M, et al. Carcinoembryonic antigen, squamous cell carcinoma antigen, CYFRA 21-1, and neuron-specific enolase in squamous cell lung cancer patients. Clin Chem, 2002, 48 (11): 1931-1937.

Lamy PJ, Grenier J, Kramar A, et al. Pro-gastrin-releasing peptide, neuron specific enolase and chromogranin A as serum markers of small cell lung cancer. Lung Cancer, 2000, 29 (3): 197-203.

Liu S, Guo H, Yu J, et al. The prognostic factors in the elderly patients with small cell lung cancer: a retrospective analysis from a single cancer institute. Int J Clin EXP Pathol. 2015, 8 (9): 11033-11041.

Lou E, Johnson ML, Sima C, et al. Analysis of a panel of serum biomarkers in patients with metastatic lung cancer. J Clin Oncol, 2010, 28 (15): 18080.

Matsuguma H, Suzuki H, Ishikawa Y, et al. Prognostic value of preoperative serum tumor markers, including CEA, Cyfra21-1, SCC, CA19-9, SCC, CA125, TPA, NSE, and SLX, in patients with completely resected pathological stage I non-small cell lung cancer. J Clin Oncol, 2007, 25 (18): 7681.

Molina R, Aug. JM, Bosch X, et al. Usefulness of serum tumor markers, including gprogastrin-releasing peptide, in patients with lung cancer: correlation with histology. Tumour Biol, 2009, 30 (3): 121-129.

Molina R, Auge JM, Escudero JM, et al. Mucins CA 125, CA 19.9, CA 15.3 and TAG-72.3 as tumor markers in patients with lung cancer: comparison with CYFRA 21-1, CEA, SCC and NSE, Tumour Biol. 2008, (2): 371-380.

Molina R, Auge JM, Filella X, et al. Pro-gastrin-releasing peptide (proGRP) in patients with benign, and malignant diseases: comparison with CEA, SCC, CYFRA 21-1, and NSE in patients with lung cancer. Anticancer Res, 2005, 25 (3): 1773-1778.

Molina R, Filella X, Aug. JM, et al. Tumour markers (CEA, CA 125, CYFRA21-1, SCC and NSE) in patients with non-small cell lung cancer as an aid in histological diagnosis and prognosis. Comparison with the main clinical and pathological prognostic factors. Tumour Biol, 2003, 24 (4): 209-218.

Molina R, Filella X, Auge JM. ProGRP: a new biomarker for small cell lung cancer. Clin Biochem, 2004, 37 (7): 505-511.

Naito T, Ono A, Takahashi T, et al. The monitoring of serum pro-gastrinreleasing peptide (ProGRP) and neuron-specific enolase (NSE) during chemotherapy is useful for the prognostic assessment of patients with small cell lung cancer (SCLC). Am J Respir Crit Care Med, 2009, 179: A2695.

Nisman B, Biran H, Ramu N, et al. The diagnostic and prognostic value of ProGRP in lung cancer. Anticancer Res, 2009, 29 (11): 4827-4832.

Okada M, Nishio W, Sakamoto T, et al. Prognostic significance of perioperative serum carcinoembryonic antigen in non-small cell lung cancer: analysis of 1, 000 consecutive resections for clinical stage I disease. Ann Thorac Surg, 2004, 78 (1): 216-221.

Paone G, De Angelis G., Munno R.et al. Discriminant analysis on small-cell lung cancer and non-small-cell lung cancer by means of NSE and CYFRA21-1.Eur.Respir J, 1995, 8 (7): 1136-1140.

Petra S., Rudolf H. Stefan H. et al. National Academy of Clinical Biochemisty Guidelines for the Use of Tumor Biology.2006.

Pollan M, Varela G, Torres A, et al. Clinical

value of p53, c-erbB-2, CEA and CA125 regarding relapse, metastasis and death in resectable non-small cell lung cancer. Int J Cancer, 2003, 107 (5): 781-790.

Pujol JL., Grenier J., Daurès JP.et al..Serum fragment of cytokeratin subunit 19 measured by CYFRA 21-1 immunoradiometric assay as a marker of lung cancer. Cancer Res. 1993,53 (1): 61-66.

Schneider J, Philipp M, Velcovsky HG, et al. Pro-gastrin-releasing peptide (ProGRP), neuron specific enolase (NSE), carcino embryonic antigen (CEA), and cytokeratin 19-fragments (CYFRA 21-1) in patients with lung cancer in comparison to other lung diseases. Anticancer Res, 2003, 23 (2): 885-893.

Shibayama T, Ueoka H, Nishi K, et al. Complementary roles of pro-gastrin releasing peptide (ProGRP) and neuron specific enolase (NSE) in diagnosis and prognosis of small cell lung cancer(SCLC). Lung Cancer,2001,32(1): 61-69.

Sunaga N, Tsuchiya S, Minato K. Serum pro-gastrin-releasing peptide is a useful marker for treatment monitoring and survival in small-cell lung cancer. Oncology, 1999, 57 (2): 143-148.

Takamatsu A, Auerbach B, Gerardy-Schahn R, et al. Characterization of tumor-associated neural cell adhesion molecule in human serum. Cancer Res, 1994, 54: 2598-2603.

Takei Y, Minato K, Tsuchiya S. et al. CYFRA21-1: an indicator of survival and therapeutic effect in lun cancer.Oncology, 1997, 54 (1): 43-47.

Vanderlaan P, Yamaguchi N, Folch E, et al. Success and failure rates of tumor genotyping techiniques in routine pathological samples with non-small-cell lung cancer. Lung Cancer, 2014, 84 (1): 39-44.

Wang J, Yi Y, Li B, et al. CYFRA21-1 can predict the sensitivity to chemoradiotherapy of non-small-cell lung carcinoma. Biomarkers,

2010, 15 (7): 594-601.

Wójcik E, Kulpa JK, Sas-Korczyńska B, et al. ProGRP and NSE in therapy monitoring in patients with small cell lung cancer, Anticancer. Res. 28 (2008) 3027-3033.

第五节 基础疾病对老年肺癌诊断的影响

尽管肺癌的治疗方面取得了一定进展，但因为大多数患者在被诊断时已经处于晚期，所以肺癌患者的存活率仍然相对较低。肺癌与年龄和吸烟有关，而年龄和吸烟都与基础疾病密切相关。在老年肺癌患者中，更容易合并基础疾病，如慢性阻塞性肺疾病（chronic obstructive pulmonary disease，COPD）、高血压、心血管疾病、糖尿病（diabetes mellitus，DM）和其他恶性肿瘤等，其发生率为 26.4% ~ 81.2%（Lopez-Encuentra et al，2002；Janssen-Heijnen et al，1998；Sogaard et al，2013）。已有多个研究证明，高血压、缺血性心脏病、脑血管病、COPD、DM 等多种疾病被认为对肺癌患者的诊断有重要影响；此外，基础疾病可能与肿瘤的形态学、组织学、分化、增殖状态以及肿瘤本身的生长速度有关，从而影响预后。肺癌患者的合并症随着年龄的增长而增加。老年患者中肺癌的发生率较高，与年轻患者相比，这些患者的基础疾病发病率也较高。因此，老年患者在确诊肺癌的同时更有可能合并其他基础疾病。

一份基于 SEER-Medicare 数据库的报告发现，肺癌患者合并基础疾病的发生率高于其他癌症患者，最常见的基础疾病是慢性阻塞性肺疾病（33.6%）、糖尿病（14.7%）、充血性心力衰竭（12.4%）、脑血管病（7.2%）和周围血管疾病（6.8%）（Post et al，1999）。哮喘、慢性阻塞性肺疾病和结核病是最常见的肺部合并症。此外，支气管扩张是一种慢性炎症性气道疾病，与一般人群相比，支气管扩张患者患肺癌的风险更高。

一项研究（Ahn et al，2013）证实了基础疾病与早期肺癌的诊断有关，而无基础疾病与晚期肺癌的诊断有关，他们对 454 例确诊为Ⅰ~Ⅲ期非小细胞肺癌（NSCLC）的连续患者进行了回顾性分析。利用合并基础疾病评分系统（Charlson Comorbidity Index, CCI）对所有患者进行评估，CCI 共纳入了 19 种慢性病，按死亡率加权，再根据总分将患者分为以下几类：0 分（无共病）；1～2 分（轻度）；3～4 分（中度）；5 分（严重）。结果表明，与 CCI 较低的患者相比，具有较高 CCI 的患者往往出现在早期（Ⅰ～Ⅱ期）诊断的非小细胞肺癌中（OR = 1.72；95%CI：1.14～2.63；P = 0.01），但在多变量分析中无统计学意义（P = 0.21）。另一项研究探讨了新诊断的肺癌患者中严重合并症的患病率及其与诊断、分期和治疗的关系，共纳入了 1993—1995 年期间的 3864 名肺癌患者，结果表明肺癌患者的合并其他基础疾病的发生率较高，尤其是心血管疾病和慢性阻塞性肺病，大约是普通人群的两倍，且随着年龄的增加而增加。基础疾病似乎与肺癌的早期诊断有关，但也可能由于不能耐受某项检查而导致分期的不准确（Janssen-Heijnen et al, 1998；Tammemagi et al, 2003；Iachina et al, 2014）。另外，其他许多研究也证实在伴有基础疾病的情况下，被诊断为晚期肺癌的概率降低（Luchtenborg et al, 2012；Pagano et al, 2010；Gronberg et al, 2010；Dalton et al, 2011；Wang et al, 2012）。从临床角度来看，与健康的患者相比，有基础疾病的患者更有可能需要定期去医院就诊，从而在早期阶段对癌症进行更密切的监测和检测，因此通过对基础疾病的定期随访，由于更多的监测和筛查，提高了早期癌症诊断的机会，从而有助于及时采取适当的治疗措施，提高肺癌患者存活率，这一现象也见于其他恶性肿瘤。几项研究表明，乳腺癌和结肠癌的早期诊断与患者存在基础合并症相关（Vaeth et al, 2000；Yasmeen et al, 2011；Gross et al, 2006）。

一项回顾性队列研究探讨了基础合并症对台湾肺癌患者诊断和生存率的影响（Dima et al, 2018）。最终一共纳入了 1995—2010 年间门诊就诊的 101 776 名肺癌患者，合并基础疾病组包括 44 770 名患者，他们在肺癌确诊前 6 个月内确诊基础疾病类型。研究将患者分为 5 个年龄组：≤ 39 岁、40～49 岁、50～59 岁、60～69 岁、≥ 70 岁。结果表明，在 101766 名肺癌患者中

（中位年龄，64.42±13.22 岁），44% 的患者合并基础疾病，和无合并症的患者相比，有基础疾病患者就诊频率更高，其就诊率从 1996 年的 5.19 人次升高到 2010 年的 14.86 人次；而无基础合并症患者的就诊从 1996 年的 6.53 人次逐渐增长到 2010 年的 9.31 人次。在诊断年龄方面，在 69 岁以下的年龄组中，无合并基础疾病的患者高于有合并症的患者。在控制了年龄、种族、性别和组织学亚型之后，任何基础疾病都与肺癌的早期诊断显著相关（P < 0.0001）。

然而，也有人认为，虽然一些肺癌患者可以在定期观察其他慢性疾病的过程中早期被诊断出来，但也存在另一种可能，即合并症会掩盖肺癌的症状，尤其老年患者本来症状不敏感，从而导致诊断的延迟。如一例个案报道了一名因头痛、记忆力和视觉改变而就诊的患者，头部影像学显示右侧颞顶叶动静脉畸形及邻近的枕颞叶高强度病变，临床诊断为脑卒中。但后来因为症状持续加重重复头部影像学，发现了两个新的左侧颞叶的小强化病灶，外科切除后病理诊断显示为肺腺癌。所以颅内动静脉畸形掩盖了非小细胞肺癌脑转移的症状（Caranfa et al, 2010）。此外，也有证据表明肺部疾病，如肺炎、慢性阻塞性肺疾病、硅沉着病，均有可能会延迟肺癌的诊断（Khatami et al, 2016）。另外，基础疾病的存在可能会干扰完整的诊断评估，导致分期不准确，如许多老年患者曾经接受过心脏支架植入术，这部分患者则无法行磁共振检查，为准确分期制造了困难。已有研究表明（Dima et al, 2018），基础疾病与肺癌确诊时的分期之间的关系可能受到多种因素的影响，如年龄、社会经济情况和检测方法等。在老年人群中，合并基础疾病的患者更容易出现分期不明的情况，事实上，经年龄校正后，疾病分期不明与基础疾病之间的相关性仍然存在。

肺癌的诊断、治疗和术后监测仍然是肿瘤学的一大挑战，尽管在分子肿瘤学和免疫治疗方面取得了进展，肺癌的预后仍然很差（5 年生存率为 15%），不良预后可归因于：早期肺癌无症状，通常晚期方出现临床症状，尤其是老年肺癌患者常常合并基础疾病，无法耐受现有的治疗方法。国家肺筛查试验（NLST）推荐低剂量 CT 扫描

（LDCT）可用于肺癌高发风险人群的早期筛查，目前基于 LDCT 的筛查手段为改善这一情况提供了希望，然而这一筛查体系也存在一定的挑战，目前这仍不属于常规的临床实践。此外，在 LDCT 中，由于还没有更加准确的方法对恶性肿瘤和良性肿瘤加以区分，所以这一筛查手段的另一个重要问题是对肺癌的过度诊断。一项研究在现有全国筛查实践的基础上报告（Wang et al，2015）称，在肺癌筛查中，只有不到一半的肺癌患者能够满足肺癌筛查标准，他们研究了 1351 名肺癌患者（1984 年至 2011 年），报告称，符合肺癌筛查标准的肺癌患者比例从 1984 年的 56.8% 下降到了 2005 年至 2010 年的 43.3%。仍然需要一种简单、廉价和易于实践的筛查试验，可以具有独立的筛查功能，提高低剂量计算机断层扫描的特异性。临床医生面临的主要挑战将是开发更有效的以社区为基础的肺癌筛查项目，以识别癌症风险最高的人群。

下面从老年肺癌患者最常见的基础疾病，即慢性阻塞性肺疾病、心血管疾病和脑血管疾病三方面，探讨其对肺癌诊断的影响。

一、慢性阻塞性肺疾病

慢性阻塞性肺疾病（COPD）是一种缓慢进展的疾病，其特征是随着时间的推移，肺功能逐渐恶化，影响多达 50% 的吸烟人群，其发病率高，目前的患病率约为 10%，是全球第四大死因。COPD 的临床表型多样，部分患者以气道炎症为主，表现为慢性支气管炎，有些患者疾病局限于肺泡，表现为肺气肿和呼吸困难。慢性支气管炎或肺气肿以不可逆气流阻塞为特征，常与有害气体或颗粒引起的异常炎症反应有关，慢性阻塞性肺病引起组织和器官功能的改变，并伴有肺外效应（如全身炎症反应、体重减轻、骨骼肌功能障碍）（Oda et al，1995）。一些研究表明（Young et al，2009），COPD 是肺癌发展的一个风险因素。Sanchez-Salcedo 等（2015）的研究结果表明 COPD 患者与非 COPD 患者的肺癌发病风险比（HR）为 4.52（95% CI 2.5 ~ 8.18）。

不同的研究中，慢性阻塞性肺疾病患者的肺癌发病风险不同，原因可能是各个研究中患者的年龄段和吸烟量不同。在专门评估 COPD 与肺癌关系的研究指出，COPD 在肺癌患者中的患病率从 28.4% 到 39.8% 不等，这个比例在研究中包括定期肺癌筛查的患者时更高（66%），因为这些患者年龄更大，而且吸烟史更长（Sanchez-Salcedo et al，2015；Henschke et al，2015；Arca et al，2009）。吸烟是肺癌的主要危险因素，超过 85% 的肺癌患者有吸烟史，吸烟患肺癌的风险是不吸烟者的 15 ~ 30 倍，吸烟罹患癌症的终生风险高于不吸烟者（男性为 17.2%，女性为 11.6%，而男性为 1.3%，女性为 1.4%）（Sasco et al，2004；Vestbo et al，2013）。另外，吸烟也是 COPD 的主要病因。与不吸烟者相比，吸烟史较重的患者罹患肺癌的风险更高。有 COPD 基础疾病的肺癌患者中有 96.6% 为吸烟者，吸烟量越多同时出现这两种疾病的风险越大（Henschke et al，2015；Li et al，2011；Abal et al，2009；De-Torres et al，2015；de Torres et al，2011）。Abal Arca 等（2009）观察到，在 996 名肺癌患者的样本中，COPD 亚组吸烟者的比例明显高于非 COPD 亚组（96.6% vs. 74.4%）。COPD 患者吸烟 67 包年，而非 COPD 组为 59 包年。De Torres 等比较了 2507 例 COPD 患者中肺癌患者与非肺癌患者的特征，结果表明 COPD 肺癌患者中吸烟者的比例更高，而且吸烟者的烟龄也更高（74.1% vs. 66.9%）。另一项调查发现，如果 COPD 患者吸烟超过 60 包年，那么他们患肺癌的风险更高，风险比为 2.7（95% CI 1.7 ~ 4.3）。Young 等（2009）在他们的研究中发现肺癌患者的 COPD 患病率为 50%。于是他们提出 20% 的吸烟者可能会患上 COPD，10% 的吸烟者可能会患上肺癌，如果 50% 的吸烟者已经患有 COPD，那么 25% 的吸烟者可能会患上肺癌。一项纳入了 11 项研究的系统综述（Mouronte-Roibas et al，2016）也表明 COPD 和肺气肿似乎都增加了罹患肺癌的风险，对于吸烟者来说，这种风险更高。与年轻患者相比，老年肺癌患者更可能有大量吸烟的病史，合并 COPD 基础疾病的人群无疑也会更多。这些结果强调了医生需要在有吸烟史的患者中定期进行肺功能检查，必要时进行肺部影像学检查，以识别 COPD，从而选择出罹患肺癌风险更高的患者。

虽然吸烟者患肺癌的风险是不吸烟者的15～30倍，然而，仍然有大约25%的肺癌患者不吸烟，这表明存在其他因素可以改变与吸烟有关的致癌风险，如遗传倾向以及表观遗传机制等。此外，COPD和肺癌也有许多除吸烟之外的其他的共同危险因素，如与年龄相关的端粒缩短、氧化应激导的非程序性死亡、遗传背景、环境暴露和潜在的共同炎症过程（Caramori et al，2011；MacNee et al，2016）。COPD调控的致癌作用与吸烟相关的致癌现象是不同的，如果慢性炎症通路与致癌烟草化合物的作用同时存在，那么由COPD导致肺癌的概率可能会增加。一项研究回顾性分析了肺癌患者的数据，发现随着时间的推移，吸烟量的增加与肺癌发病率的增加之间存在正相关效应。同时也发现，与吸烟行为无关，COPD也是肺癌发病率的危险因素。在另一项研究中，Maldonado等（2010）的报道表明，气道阻塞（第一秒用力呼气量%＜预计值的40%）是肺癌发病的预测指标，与年龄、性别和吸烟史和肺气肿均无关。de Torres等（2011）通过CT发现，患有轻度到中度肺功能损害和肺气肿的吸烟者患肺癌的风险增加了2～3倍。一项研究（Islam et al，2015）评估了5683名患者，指出肺癌合并COPD的频率为52%，COPD患者肺功能受损是肺癌发病的独立危险因素。与肺功能正常的吸烟者相比，患肺癌的风险要高出4～6倍。这种风险似乎随着FEV_1的逐渐下降而增加，与吸烟史无关。最近，Hopkins等（2017）发表了他们对来自国家肺筛查试验-ACRIN队列的18 473名患者的分析，他们对758例肺癌按GOLD分期进行分层，报告称，肺癌发病率从没有气流受限的患者到最严重的气流受限患者以线性方式增长（无气流受限：3.78/1000人每年，GOLD 1级：6.27/1000人每年，GOLD 2级：7.86/1000人每年，GOLD 3级：10.71/1000人每年，GOLD 4级：13.25/1000）。呼气流量的减少也是增加肺癌患病风险的一个重要因素。然而，De Torres等分析了COPD患者的肺癌发病风险，结果显示肺癌的每年发病率为1.67%。有气流受限患者的肺癌发病发现降低，对于GOLD 1级患者其风险比为3.05（95% CI 1.41～6.59），GOLD 2级患者的风险比为2.06

（95% CI 1.01～4.18），GOLD 3级患者的风险比为1.67（95% CI 0.81～3.44）。

对于肺气肿，肺癌的患病率在吸烟量较大的患者中较高（30包年以下的患者为0.6%，30包年为1.6%，60包年以上的患者为2.8%）24。Li等人（2011）在病例对照研究中观察到，当患者吸烟超过40包年时，肺气肿患者的肺癌风险更高（优势比4.46，95% CI 3.07～6.49 vs. 2.84，95% CI 1.51～5.32）。只有一项研究分析了从不吸烟的肺气肿患者罹患肺癌的风险，其OR值为6.3（95% CI 2.4～16.9）（Henschke et al，2015）。一项荟萃分析（Smith et al，2012）包括7368例患者，其中2809例患者CT显示存在肺气肿，870例患者确诊肺癌。肺气肿患者的肺癌风险为2.11（95% CI 1.10～4.04）。Hohberger等（2014）研究了肺气肿与肺癌之间的关系，结果提示局限性肺气肿的患者更容易出现恶性结节。有证据表明，对于同时患有肺气肿和支气管炎的患者，这种相关性更强（危险比2.44，95%CI：1.22～4.90），并且随着随访时间的延长，这种相关性有增加的趋势（Turner et al，2007）。Zurawska等（2012）对6项研究进行了回顾，根据放射科医生报告的肺气肿，其肺癌的相对危险度（RR）从1.9到4.7不等，总危险度为2.34（95% CI 1.46～3.76）。然而，确实有两项研究尚未证明肺气肿程度与肺癌风险之间存在直接关系。尽管如此，两项研究都报告了随着气流限制程度的增加，肺癌的风险增加。有人推测，半定量评估的肺气肿程度可能与肺癌的高风险呈正相关。因此，定量评估肺气肿可能不能正确反映这种关系。

综上所述，在对既往研究进行整体回顾的基础上，我们得出结论，在COPD患者中，无论吸烟与否，COPD患者气流受限程度和（或）肺气肿与肺癌高发病率之间确实存在着强烈的联系。需要确定的是，将气流限制等变量和（或）肺气肿纳入肺癌筛查项目是否有可能提高其在早期肺癌检测中的敏感性和特异性。

长期以来，人们一直认为持续性慢性炎症与癌症之间存在关联。涉及多种类型免疫细胞的复杂炎症过程可以引起组织损伤和重构，从而导致COPD的发展和潜在的肺癌发生（Luo et al，2009；Negrini et al，2010）。理解 COPD 和肺癌之间是如何相互作用是至关重要的，这可能有助于制订预防 COPD 患者罹患肺癌的策略。在过去十年中，肺癌最常见的组织学类型发生了变化，从鳞状细胞癌（占肺癌的 48%）转变为腺癌（目前约占所有肺癌诊断的 50%）。有趣的是，就肺癌的组织学类型而言，COPD 患者中 98% 的肺癌是非小细胞肺癌，而吸烟史则与小细胞肺癌密切相关（Hohberger et al，2014）。有人推测，COPD 的存在和吸烟史可能导致分子变化，导致小细胞肺癌转变为非小细胞肺癌。

于是，人们提出了几种机制来解释 COPD 和肺癌发展之间的关系，最终归结为遗传因素和获得性因素两大类，其中遗传因素包括以下几点：第一，a1 抗胰蛋白酶被认为具有促凋亡活性，缺乏这种活性可能会导致肺气肿和致癌；第二，MicroRNA let-7c 是一种已知的抑制肺腺癌细胞的肿瘤抑制剂。与非吸烟者相比，吸烟组慢性阻塞性肺病患者的痰中 Let-7c 明显降低，而低水平的 let-7c 表达与非小细胞肺癌患者预后不良有关；第三，COPD、合并肺癌患者以及非 COPD 的肺癌患者的端粒均明显缩短；第四，COPD 患者支气管上皮细胞免疫反应性 EZH2（zeste 同源蛋白 2）较高，而抑制肿瘤的基因 DAB2IP（失活同源蛋白 2 相互作用蛋白基因）较低，这种不平衡会促进肺癌的发生（Yang et al，2008；Zhao et al，2014；Van Pottelberge et al，2011；Dang et al，2012）。获得性因素包括细胞凋亡调节异常、炎症级联反应、氧化应激、IL17A 和细胞外基质酶等（Aoshiba et al，2003；Tang et al，2005；Chang et al，2007；Otsubo et al，2017；Haqqani et al，2000；Takahashi et al，2010；Rahman et al，2006；Covey et al，2010；Park et al，2005；Shapiro et al，2003）。因此，COPD 可能是由异常炎症级联引起的，过度的细胞免疫和氧化应激损伤肺组织。中性粒细胞和巨噬细胞不仅促进组织损伤，而且还破坏 DNA 促进肺癌的发生。

探索 COPD 对肺癌发生的影响的研究中存在许多混合因素，大多数研究表明 COPD 与肺癌之间存在关联，从这些研究中可以看出，COPD 虽然不是影响肺癌发生的唯一因素，但它

们之间的相关性可能比一些众所周知的其他肺癌相关的因素（如年龄和吸烟）更加密切。

由于低剂量计算机断层扫描（LDCT）作为肺癌的筛查手段存在一定的局限性，而在 COPD 患者与肺癌发病率之间存在着密切关系，所以一些已发表的研究支持结合使用肺气肿 / 气道阻塞的测量方法和国家肺筛查试验标准来提高肺癌的检出率（Sanchez-Salcedo et al，2015；De-Torres et al，2015；Schwartz et al，2016；Oelsner et al，2016；Gagnat et al，2017；Shin et al，2017）。肺癌筛查评分 [慢性阻塞性肺疾病肺癌筛查评分（LUCSS）和慢性阻塞性肺疾病 -LUCSS- 一氧化碳弥散能力] 已被用于评估 COPD 患者中罹患肺癌的高风险人群。Lowry 等（2015）报道说，对有吸烟史且患有 COPD 患者的筛查工作比仅根据吸烟史进行肺癌筛查更有效。然而，Hopkins 等（2017）提出，对将 COPD 纳入筛查标准这一想法，还需仔细斟酌。他们强调，在 COPD 患者中，这种基于风险的肺癌筛查的生存获益可能没有那些未合并 COPD 患者的高。这些 COPD 患者病情可能更重，从而无法耐受肿瘤治疗，因此无法充分受益于这些筛查。其他研究也有类似的结论，一项 NLST 研究小组（Young et al，2016）的探索性分析指出在肺癌筛查中，COPD 患者的肺癌特异性死亡率无获益。COPD 患者接受肺癌筛查的另一个问题是可能造成过度诊断偏移，其原因是对于 COPD 患者，如果筛查出肺部结节，那么与年轻且无 COPD 病史的患者相比，临床医生更倾向于诊断恶性。但 Young 等（2012）报告称，COPD 患者更可能筛选出侵袭性较强的肺癌，因此 COPD 患者被过度诊断的可能性较低。所以，综合考虑，对于老年 COPD 患者来说，肺癌筛查是一把双刃剑。目前的指南不建议将筛查标准扩展到将 COPD 纳入筛查变量。然而，作为一个次一级的建议，美国国家综合癌症网（Wood et al，2012）和美国胸外科协会（Jaklitsch et al，2012）推荐对 COPD 患者进行肺癌筛查的标准降低：更年轻的患者（＞ 50 岁）和吸烟量更少（≥ 20 包年）即需要接受肺癌筛查。

慢性炎症是与肿瘤发生发展的潜在因素之一，许多癌症是由慢性炎症演变而来，如：感

染（如胃癌中的幽门螺杆菌）、慢性免疫介导的炎症性疾病（如结直肠癌中的炎症性肠病）以及COPD引起肺癌的发展（Vermaelen et al，2013）。肺癌和COPD对肺的影响截然不同，其患者预后也不同。COPD与破坏和凋亡相关，而肺癌的特征是无限制的增殖。另外，肺癌和COPD患者具有相同的致病因素，比如烟草暴露和慢性炎症，由于COPD可以合并肺癌或增加肺癌发展的风险，因此，对COPD患者进行监测，以发现正在发生和正在出现的病理变化至关重要，对患者预后有很大影响。因此，区分这两种病理状态，尤其在肺癌的早期阶段，可能有助于改善患者预后。因此，需要新的诊断和监测工具以正确确定合并COPD患者中肺癌的进展，从而更好地指导治疗。

COPD和肺癌的两种病理状态反映在被破坏的生化通路过程中底物和产物的定性和定量分子变化上，这一变化体现在细胞水平上。因此，这些疾病的特征可以反映在体液的化学成分分析技术，如核磁共振（NMR）光谱和质谱分析法（MS）；此外，结合两个或多个生物标志物来增强分类能力，而不依赖于单一的生物标志物进行分类，使得诊断更加准确。因此，基于代谢物的研究已广泛应用于疾病的识别、预后、治疗反应预测和康复监测。近年来，大量COPD和肺癌研究显示，基于代谢组学的方法在疾病诊断和分层方面具有巨大的潜力，此外，这种基于小血样实验室分析的分子技术对患者伤害较小（Rocha et al，2011；Carrola et al，2011；Duarte et al，2010；Jordan et al，2010；Hori et al，2011；Rocha et al，2010）。所以对肺癌和COPD患者生物标志物的识别也是很有潜力的研究领域。同时合并COPD的肺癌患者其代谢图谱与单纯患有COPD的患者有显著差异。一些研究表明肺癌患者会出现氨基酸、脂类、脂肪酸、乙二醇和类固醇的代谢紊乱（Wen et al，2013）。另一方面，COPD的特异性代谢物是血液中蛋白质代谢改变的结果。例如，COPD所有患者的脂蛋白、N，N-二甲基甘氨酸水平下降，谷氨酰胺、苯丙氨酸、3-甲基组氨酸和酮体水平升高（Ubhi et al，2012）。一项研究（Deja et al，2014）收集

了22例COPD患者和77例肺癌（TNM Ⅰ期、Ⅱ期、Ⅲ期和Ⅳ期）患者的血清样本进行分析。结果表明，与COPD组患者相比，所有肺癌患者的乙酸、枸橼酸、甲醇水平下降，n-乙酰化糖蛋白、亮氨酸、赖氨酸、甘露糖、胆碱和脂质$[CH_3(CH_2)_n]$水平升高。基于这些结果，以下代谢物生物标记物可能被证明对区分肺癌状态有用：异亮氨酸、乙酰乙酸和肌酸，以及n-乙酰化糖蛋白和甘油。这一研究强调了基于NMR的血清代谢组学在COPD患者早期肺癌筛查中的潜在应用，其中发现的生物标志物项应在未来涉及其他分析技术的研究中得到严格验证，也需要进一步评估研究生物标志物的预后和治疗预测价值。

此外，根据遗传学分析，肺癌的发病机制与DNA序列的改变有关，主要涉及DNA甲基化、组蛋白修饰、非编码RNA调控等。miR-210是一种缺氧激活因子，在肺癌的发生、发展过程中均有异常表达，此外，MiR-210可以作为抑癌基因在COPD发展到肺癌的过程中起到抑制作用，与COPD病情发展及肿瘤分期密切相关，可能可以作为原发性肺癌的一项重要辅助诊断指标（Razzak et al，2016；Zhu et al，2016）。一项研究（Li et al，2017）分析了miR-210在老年COPD合并原发性肺癌患者中的表达及临床意义，研究结果表明COPD组miR-210表达明显高于肺癌组，COPD合并肺癌的发生率最低（$P < 0.05$）；miR-210表达随COPD加重、TNM分期增加而降低（$P < 0.05$）。MiR-210表达水平在COPD合并肺癌诊断中的敏感性为76.8%，特异性为72.3%，准确率0.73，95% CI为0.63～0.85，临界值为0.1825。ROC分析也表明，它可作为COPD合并肺癌的重要辅助诊断指标。

肺癌和COPD之间的关联，不仅在于它们与吸烟之间的关联，还在于共同潜在致病因素的其他机制。戒烟无疑是预防肺癌的重要因素，但更重要的是把这两种疾病之间缺失的点联系起来。继续努力设计一种对于老年COPD患者更灵敏、更经济有效的改进肺癌筛查工具，将是未来几年的真正挑战。

二、心血管疾病

心血管基础疾病包括高血压、冠状动脉疾病、周围血管疾病、心律失常和腹主动脉瘤。心血管疾病（CVD）是肺癌最常合并的基础疾病之一，根据不同的研究，患病率从12.9%到43%不等，其发生率均随年龄增长而增加（Islam et al，2015；Al-Kindi et al，2016）。肺癌越来越被认为是一种与糖尿病、肥胖和高血压相关的系统性疾病，是已知的心血管疾病的危险因素。据报道，肺癌与心血管疾病风险增加有关，尤其是冠心病和卒中的风险。在过去的几十年里，有许多评估肺癌与心血管疾病风险关系的研究；有研究表明癌症患者更容易发生动脉粥样硬化［男性风险比：1.32；女性风险比：1.29（Whitlock et al，2015）］。一项对10个观察性研究的荟萃分析（Yuan et al，2018）表明，与非肺癌患者相比，肺癌患者在随访期间发生心血管疾病的风险显著增加（综合 HR，1.66；95% CI，1.43～1.93；$P < 0.001$）。根据7项研究的结果，肺癌诊断后6～12个月的总体发生心血管疾病的风险为2.17（95% CI：1.82～2.59，$P = 0.000$）和1.33（95% CI：1.01～1.74，$P = 0.043$）。亚组分析显示，肺癌与缺血性中风（HR，1.66；95% CI，1.41～1.96）、出血性卒中（HR，2.18；95% CI，1.55～3.06、冠心病（HR，1.89；95% CI，1.03～3.46）和心肌梗死（HR，1.72；95% CI，1.61～1.83；$P = 0.000$）的风险显著增加相关。另外，有研究表明（Hatlen et al，2014），在有吸烟史的患者中，心血管疾病是肺癌发病的一个独立的危险因素，而且在调整其他慢性炎症和吸烟相关的风险因素，如 BMI、性别、慢性咳嗽咳痰后，心血管疾病仍然是肺癌的独立风险因素。这些研究结果可能对评估可以从肺癌筛查中获益的人群产生重大影响。CVD 在吸烟者中普遍存在，这一亚群可能是肺癌筛查的一个新的重要人群。

吸烟是肺癌的主要诱因，但性别、年龄、体重指数（BMI）、慢性炎症、石棉和氡等其他因素也与肺癌发病率有关。烟草也是肺癌和动脉粥样硬化、冠状动脉疾病（CAD）、脑血管疾病的共同主要危险因素（Ambrose et al，2004；Jee

et al，1999）。肺癌患者中 CVD 的高患病率可能与这两种疾病的共同危险因素（年龄、吸烟）相关，但除了这些和遗传/表观遗传因素外，慢性炎症是 CVD 发生发展的主要病理生理因素，也在 CVD 和肺癌共同的潜在病理生理学中起着关键作用。慢性炎症与细胞更新增加有关，可能产生遗传错误、刺激血管新生和凋亡（Libby et al，2006）。许多不同类型的慢性炎症疾病与癌症呈正相关，如强直性脊柱炎和肾癌、炎症性肠病和结肠癌、COPD 和肺癌等（Young et al，2009；Feltelius et al，2003；Levin et al，1992；Wang et al，2012）。

75% 的肺癌患者在肿瘤出现局部或远处转移时才出现症状，从而失去根治性治疗的机会，5年生存率不到15%（Molina et al，2006；In et al，2009）。因此，早期诊断是降低发病率和死亡率的重要手段，尤其是没有症状的患者，更容易从定期筛查中获益。然而，在低剂量 CT 筛查的过程中，患者也很担心辐射暴露的问题。尤其是一些老年心血管疾病患者，在肺癌筛查定期随访的同时，可能还需要心血管影像学的检查带来的辐射量。因此，一些学者和临床医生针对这部分病人进行了研究，以期可以将两种疾病的诊断和筛查结合在一起，减少患者的辐射暴露。因此，一些研究试图利用冠状动脉钙化（CAC）评分（CAD 的预测因素），在肺癌筛查的 CT 扫描中评估这些患者 CVD 的风险。同样，许多接受心血管疾病影像学检查的患者也可以从肺癌筛查中获益。

临床医生通常使用冠状动脉计算机断层血管成像（CCTA）对冠心病高发人群进行评估和跟踪观察，在 CCTA 之前，冠状动脉扫描通常作为过初筛检查，以识别严重的冠状动脉钙化患者，并通过限制 z 轴长度来减少辐射剂量。然而，冠状动脉扫描的视野有限，主要覆盖约40% 的肺，这对于肺癌筛查是不够的，尤其是当肿瘤位置位于上叶时。然而，肺癌更容易发生在肺上叶（Lindell et al，2007；Byers et al，1984）。因此，在 CCTA 过程中，仅使用心脏视野就会漏掉很多肺结节患者。超低剂量 CT（ULDCT）可用于筛查肺癌高危患者，其辐射剂量与标准 X 线片相当，可检出多达93.3% 的肺结节（Ebner et al，2015；Huber et al，2016；Kim et al，2015；Lee et al，2008）。一项研究（Zanon et al，2017）评估了在冠心病高危人群在接受 CCTA 检查的同时，结合胸部超低剂量 CT 扫描是否有助于肺癌筛查。在此研究中，175 例患者行冠状动脉造影评估冠状动脉疾病，并在同一台扫描仪中进行超低剂量 CT 筛查，以早期诊断肺癌。根据美国 NCCN 指南，根据结节大小和生长速度，随访 2 年，每隔 3、6、12 个月重复低剂量 CT。结果显示超低剂量 CT 共诊断出 71 例单发肺结节（41%），平均直径 5.50 ± 4.00 mm。其中 28 例为 > 6 mm，其中 79%（22 例）为假阳性；6 例确诊肺癌，诊断符合率 3%。其中 4 例不能在心电视野中检出，大多数患者处于疾病的早期阶段。在辐射暴露方面，CAC 评分可以直接决定 CCTA 采集的一个重要参数是扫描 z 轴长度，其对 CT 研究的辐射剂量有直接影响。所以综合使用 CCTA 和 CAC 可以通过减少 z 轴长度减少总的辐射剂量。有研究表明，与单独 CCTA 相比，联合使用 CAC 评分进行调整可以减少 16% 的辐射暴露。在被筛查者进行 CCTA 的同时接受超低剂量 CT 扫描，其接受的放射剂量仅比低剂量 CT 增加 1.22 ± 0.53%。这一放射剂量与胸片的放射剂量相当。所以超低剂量 CT 对于肺癌的筛查，无论是筛查阳性率还是肺癌的患病率都在文献报道的范围内。此研究 41% 的患者表现为肺结节，其中 8.5% 被诊断为肺癌，总体患病率为 3.4%。一些研究中低剂量 CT 的筛查阳性率从 24.2% 到 69% 不等，肺癌患病率从 1.3% 到 3.6% 不等。此外，66.7% 的癌症病例处于 Ⅰ 期或 Ⅱ 期，与低剂量 CT 相关的文献报道相似（范围为 55% ~ 63%）（Aberle et al，2011；Swensen et al，2003；Pedersen et al，2009；Diederich et al，2002）。因此，在疑似冠心病患者的冠状动脉 CT 血管造影扫描中，可以使用额外的超低剂量方案检测肺癌。一些研究者认为，在 CCTA 扫描中筛查肺癌应该仅限于特定的高危人群，如大量吸烟史者。然而，有相当一部分的肺癌病例发生在非吸烟者身上，尽管肺癌主要与吸烟有关，但很多其他因素也影响肺癌的发生发展，对于筛查人群的确定还需慎重考虑。另一方面，我们应该评估肺癌筛查的益处是否大于因筛查呈阳性而进行的进一步调查可能导致的风险，如与发病率和死亡率相关的不必要的有创检查（手术、活检等）。当然，还需进一步的研究评估 ULDCT 与 CCTA 联合对肺癌和冠心病高危人群进行检查的成本效益，以及通过长期随访确定其在降低死亡率方面的作用。

CT 筛查使得肺癌高发人群（55 ~ 74 岁之间，有大量吸烟史）死亡率降低了 20%（Aberle et al，2011；Cole et al，1980；Patz et al，2000）。由于心血管疾病和肺癌患者之间存在许多相同的独立危险因素，如吸烟和年龄，因此大多数符合肺癌筛查标准的患者也是心血管事件的危险人群。将胸部 CT 研究用于两个独立的目的，即肺癌筛查和心血管风险分层极具吸引力。经多层螺旋 CT（MDCT）检测到的冠状动脉钙化（CACs）可用于预测冠心病（CHD）和冠状动脉事件（Agatston et al，1990；Jacobs et al，2012；Pletcher et al，2004；Youssef et al，2012；Budoff et al，2008；Sverzellati et al，2012）。在过去的十年中，有越来越多的证据表明冠状动脉外钙化，如主动脉瓣钙化、胸主动脉钙化、二尖瓣 / 环钙化等，似乎也与冠状动脉钙化斑块负荷、冠心病、全因和心血管死亡率有关（Rossi et al，2014；Adler et al，2002；Ann et al，2013；Koos et al，2006；Utsunomiya et al，2010；Yamamoto et al，2003；Volzke et al，2010；Fox et al，2003；Owens et al，2012）。因此，胸部 CT 还可以帮助有明显血管或血管外钙化的患者改变生活方式，以预防心血管疾病的发生。

三、脑血管疾病

脑血管疾病属于心血管病，作为一种肺癌经常合并的基础疾病之一需要特别关注，因为它们可增加肺癌患者死亡率。在非小细胞肺癌患者中，与未合并脑血管疾病的患者相比，有脑血管疾病患者的死亡率增加了 20%（Iachina et al，2015）。根据 Dominguez-Ventura 研究（Dominguez et al，2006），既往有卒中史的年龄 ≥ 80 岁的肺癌患者，其死亡风险增加了 4 倍。虽然恶性肿瘤存在时血栓栓塞事件的风险增加，但卒中人群中肺癌的发生率还需进一步研究。

一项研究（Bentsen et al，2015）报告了急性脑卒中患者在 CT 常规成像中发现的可疑肺结节和恶性肺结节的频率。结果表明，所有可疑肺结节的发生率为 2.6%，确诊恶性肿瘤的发生率为 1.1%。可疑肺结节的发现频率与基于心脏 CT 偶然发现的研究结果相吻合，这一结果可以用缺血性卒中和心脏病的共同危险因素来解释。该结果也可与对高危患者（有吸烟史，年龄 50 ~ 70 岁）的筛查研究进行比较，其标准胸部 CT 的恶性结节发现频率在 0.83% ~ 2.6% 之间。说明虽然急性脑卒中患者所行的 CTA 检查和心脏 CT 扫描的视野有限，不能检测出所有的恶性结节，但也在一定程度上提高了肺癌的早期诊断。

在年轻患者中，考虑到相对较低的恶性结节发现率和辐射暴露问题，目前还不能支持对急性卒中患者进行常规肺癌筛查。但在老年卒中患者中，如果满足肺癌筛查的标准，可以考虑定期行低剂量 CT 扫描。

（梁红格　王孟昭）

参考文献

Abal Arca J，Parente Lamelas I，Almazan Ortega R，et al. [Lung cancer and COPD：a common combination]. Arch Bronconeumol, 2009, 45：502-507.

Aberle DR，Adams AM，Berg CD，et al. Reduced Lung-Cancer Mortality with Low-Dose Computed Tomographic Screening. New Engl J Med, 2011, 365：395-409.

Adler Y，Shemesh J，Tenenbaum A，et al. Aortic valve calcium on spiral computed tomography (dual slice mode) is associated with advanced coronary calcium in hypertensive patients. Coronary Artery Dis, 2002, 13：209-213.

Agatston AS，Janowitz WR，Hildner FJ，et al. Quantification of Coronary-Artery Calcium Using Ultrafast Computed-Tomography. J Am Coll Cardiol, 1990, 15：827-832.

Ahn DH，Mehta N，Yorio JT，et al. Influence of medical comorbidities on the presentation and outcomes of stage I-III non-small-cell lung cancer. Clinical lung cancer, 2013, 14：644-650.

Al-Kindi SG，Oliveira GH. Prevalence of Preexisting Cardiovascular Disease in Patients With Different Types of Cancer：The Unmet Need for Onco-Cardiology. Mayo Clinic proceedings, 2016, 91：81-83.

Ambrose JA，Barua RS. The pathophysiology of cigarette C-V smoking and cardiovascular disease-An update. J Am Coll Cardiol, 2004, 43：1731-1737.

Ann SH，Jung JI，Jung HO，et al. Aortic Valve Calcium Score Is Associated With Coronary Calcified Plaque Burden. Int Heart J, 2013, 54：355-361.

Aoshiba K，Yokohori N，Nagai A. Alveolar wall apoptosis causes lung destruction and emphysematous changes. Am J Resp Cell Mol, 2003, 28：555-562.

Arca JA，Lamelas IP，Ortega RA，et al. Lung Cancer and COPD：a Common Combination. Arch Bronconeumol, 2009, 45：502-507.

Bentsen L，Christensen A，Havsteen I，et al. Frequency of New Pulmonary Neoplasm Incidentally Detected by Computed Tomography Angiography in Acute Stroke Patients-A Single-Center Study. J Stroke Cerebrovasc, 2015, 24：1008-1012.

Budoff MJ，Gul KM. Expert review on coronary calcium. Vascular health and risk management, 2008, 4：315-324.

Byers TE，Vena JE，Rzepka TF. Predilection of Lung-Cancer for the Upper Lobes-an Epidemiologic Inquiry. Jnci-J Natl Cancer I, 1984, 72：1271-1275.

Caramori G，Adcock IM，Casolari P，et al. Unbalanced oxidant-induced DNA damage and repair in COPD：a link towards lung cancer. Thorax, 2011, 66：521-527.

Caranfa JT，Baldwin MT，Rutter CE，et al. Synchronous cerebral arteriovenous malformation and lung adenocarcinoma carcinoma brain metastases: A case study and literature review. Neurochirurgie, 2010, 65: 36-39.

Carrola J, Rocha CM, Barros AS, et al. Metabolic Signatures of Lung Cancer in Biofluids: NMR-Based Metabonomics of Urine. J Proteome Res, 2011, 10: 221-230.

Chang YL, Wu CT, Lin SC, et al. Clonality and prognostic implications of p53 and epidermal growth factor receptor somatic aberrations in multiple primary lung cancers. Clinical Cancer Research, 2007, 13: 52-58.

Cole P, Morrison AS. Basic Issues in Population Screening for Cancer. Jnci-J Natl Cancer I, 1980, 64: 1263-1272.

Covey TM, Edes K, Coombs GS, et al. Alkylation of the tumor suppressor PTEN activates Akt and beta-catenin signaling: a mechanism linking inflammation and oxidative stress with cancer. PLoS One, 2010, 5: e13545.

Dalton SO, Frederiksen BL, Jacobsen E, et al. Socioeconomic position, stage of lung cancer and time between referral and diagnosis in Denmark, 2001-2008. Brit J Cancer, 2011, 105: 1042-1048.

Dang XM, Ma AQ, Yang L, et al. MicroRNA-26a regulates tumorigenic properties of EZH2 in human lung carcinoma cells. Cancer Genet-Ny, 2012, 205: 113-123.

de Torres JP, Marin JM, Casanova C, et al. Lung cancer in patients with chronic obstructive pulmonary disease-- incidence and predicting factors. Am J Respir Crit Care Med, 2011, 184: 913-919.

de Torres JP, Marin JM, Casanova C, et al. Lung Cancer in Patients with Chronic Obstructive Pulmonary Disease Incidence and Predicting Factors. Am J Resp Crit Care, 2011, 184: 913-919.

Deja S, Porebska I, Kowal A, et al. Metabolomics provide new insights on lung cancer staging and discrimination from chronic obstructive pulmonary disease. J Pharmaceut Biomed, 2014, 100: 369-380.

De-Torres JP, Wilson DO, Sanchez-Salcedo P, et al. Lung Cancer in Patients with Chronic Obstructive Pulmonary Disease Development and Validation of the COPD Lung Cancer Screening Score. Am J Resp Crit Care, 2015, 191: 285-291.

Diederich S, Wormanns D, Semik M, et al. Screening for early lung cancer with low-dose spiral CT: Prevalence in 817 asymptomatic smokers. Radiology, 2002, 222: 773-781.

Dima S, Chen KH, Wang KJ, et al. Effect of Comorbidity on Lung Cancer Diagnosis Timing and Mortality: A Nationwide Population-Based Cohort Study in Taiwan. Biomed Res Int, 2018.

Dominguez-Ventura A, Allen MS, Cassivi SD, et al. Lung cancer in octogenarians: Factors affecting morbidity and mortality after pulmonary resection. Ann Thorac Surg, 2006, 82: 1175-1179.

Duarte IF, Rocha CM, Barros AS, et al. Can nuclear magnetic resonance (NMR) spectroscopy reveal different metabolic signatures for lung tumours? Virchows Archiv: an international journal of pathology, 2010, 457: 715-725.

Ebner L, Butikofer Y, Ott D, et al. Lung Nodule Detection by Microdose CT Versus Chest Radiography (Standard and Dual-Energy Subtracted). Am J Roentgenol, 2015, 204: 727-735.

Feltelius N, Ekbom A, Blomqvist P. Cancer incidence among patients with ankylosing spondylitis in Sweden 1965-95: a population based cohort study. Ann Rheum Dis, 2003, 62: 1185-1188.

Fox CS, Vasan RS, Parise H, et al. Mitral annular calcification predicts cardiovascular morbidity and mortality-The Framingham Heart Study. Circulation, 2003, 107: 1492-1496.

Gagnat AA, Gjerdevik M, Gallefoss F, et al. Incidence of non-pulmonary cancer and lung cancer by amount of emphysema and airway wall thickness：a community-based cohort. Eur Respir J, 2017, 49.

Gronberg BH, Sundstrom S, Kaasa S, et al. Influence of comorbidity on survival, toxicity and health-related quality of life in patients with advanced non-small-cell lung cancer receiving platinum-doublet chemotherapy. European journal of cancer (Oxford, England：1990), 2010, 46：2225-2234.

Gross CP, Andersen MS, Krumholz HM, et al. Relation between Medicare screening reimbursement and stage at diagnosis for older patients with colon cancer. Jama-J Am Med Assoc, 2006, 296：2815-2822.

Haqqani AS, Sandhu JK, Birnboim HC. Expression of interleukin-8 promotes neutrophil infiltration and genetic instability in mutatect tumors. Neoplasia, 2000, 2：561-568.

Hatlen P, Langhammer A, Carlsen SM, et al. Self-Reported Cardiovascular Disease and the Risk of Lung Cancer, the HUNT Study. Journal of Thoracic Oncology, 2014, 9：940-946.

Henschke CI, Yip R, Boffetta P, et al. CT screening for lung cancer：Importance of emphysema for never smokers and smokers. Lung cancer (Amsterdam, Netherlands), 2015, 88：42-47.

Hohberger LA, Schroeder DR, Bartholmai BJ, et al. Correlation of Regional Emphysema and Lung Cancer A Lung Tissue Research Consortium-Based Study. Journal of Thoracic Oncology, 2014, 9：639-645.

Hopkins RJ, Duan FH, Chiles C, et al. Reduced Expiratory Flow Rate among Heavy Smokers Increases Lung Cancer Risk Results from the National Lung Screening Trial-American College of Radiology Imaging Network Cohort. Annals of the American Thoracic Society, 2017, 14：392-402.

Hori S, Nishiumi S, Kobayashi K, et al. A metabolomic approach to lung cancer. Lung cancer (Amsterdam, Netherlands), 2011, 74：284-292.

Huber A, Landau J, Ebner L, et al. Performance of ultralow-dose CT with iterative reconstruction in lung cancer screening：limiting radiation exposure to the equivalent of conventional chest X-ray imaging (vol 26, pg 3643, 2016). Eur Radiol, 2016, 26：3653-3653.

Iachina M, Green A, Jakobsen E. The direct and indirect impact of comorbidity on the survival of patients with non-small cell lung cancer：a combination of survival, staging and resection models with missing measurements in covariates. Bmj Open, 2014, 4：e003846.

Iachina M, Jakobsen E, Moller H, et al. The Effect of Different Comorbidities on Survival of Non-small Cells Lung Cancer Patients. Lung, 2015, 193：291-297.

In KH, Kwon YS, Oh IJ, et al. Lung cancer patients who are asymptomatic at diagnosis show favorable prognosis：A Korean Lung Cancer Registry Study. Lung cancer (Amsterdam, Netherlands), 2009, 64：232-237.

Islam KMM, Jiang XQ, Anggondowati T, et al. Comorbidity and Survival in Lung Cancer Patients. Cancer Epidem Biomar, 2015, 24：1079-1085.

Jacobs PC, Gondrie MJA, van der Graaf Y, et al. Coronary Artery Calcium Can Predict All-Cause Mortality and Cardiovascular Events on Low-Dose CT Screening for Lung Cancer. Am J Roentgenol, 2012, 198：505-511.

Jaklitsch MT, Jacobson FL, Austin JHM, et al. The American Association for Thoracic Surgery guidelines for lung cancer screening using low-dose computed tomography scans for lung cancer survivors and other high-risk groups. J Thorac Cardiov Sur, 2012, 144：33-38.

Janssen-Heijnen ML, Schipper RM, Razenberg PP, et al. Prevalence of co-morbidity in lung cancer patients and its relationship with treatment：a population-based study. Lung cancer (Amsterdam, Netherlands), 1998, 21：105-113.

Jee SH, Suh I, Kim IS, et al. Smoking and atherosclerotic cardiovascular disease in men with low levels of serum cholesterol-The Korea Medical Insurance Corporation Study. Jama-J Am Med Assoc, 1999, 282: 2149-2155.

Jordan KW, Adkins CB, Su L, et al. Comparison of squamous cell carcinoma and adenocarcinoma of the lung by metabolomic analysis of tissue-serum pairs. Lung cancer (Amsterdam, Netherlands), 2010, 68: 44-50.

Khatami SS, Takemoto S, Wang S, et al. The Impact Of Mental Health Comorbidities On Timeliness Of Care In Veterans With Lung Cancer. Am J Resp Crit Care, 2016, 193.

Kim Y, Kim YK, Lee BE, et al. Ultra-Low-Dose CT of the Thorax Using Iterative Reconstruction: Evaluation of Image Quality and Radiation Dose Reduction. Am J Roentgenol, 2015, 204: 1197-1202.

Koos R, Kuhl HP, Muhlenbruch G, et al. Prevalence and clinical importance of aortic valve calcification detected incidentally on CT scans: Comparison with echocardiography. Radiology, 2006, 241: 76-82.

Lee JY, Chung MJ, Yi CA, et al. Ultra-low-dose MDCT of the chest: Influence on automated lung nodule detection. Korean J Radiol 2008; 9: 95-101.

Levin B. Inflammatory Bowel-Disease and Colon Cancer. Cancer, 1992, 70: 1313-1316.

Li XX, Liu Y, Meng HH, et al. Expression of miR-210 in senile COPD complicating primary lung cancer. Eur Rev Med Pharmaco, 2017, 21: 38-42.

Li Y, Swensen SJ, Karabekmez LG, et al. Effect of emphysema on lung cancer risk in smokers: a computed tomography-based assessment. Cancer prevention research (Philadelphia, Pa), 2011, 4: 43-50.

Libby P. Inflammation and cardiovascular disease mechanisms. Am J Clin Nutr, 2006, 83: 456s-460s.

Lindell RM, Hartman TE, Swensen SJ, et al. Five-year lung cancer screening experience:

CT appearance, growth rate, location, and histologic features of 61 lung cancers. Radiology, 2007, 242: 555-562.

Lopez-Encuentra A, Co-operativ BC. Comorbidity in operable lung cancer-A multicenter descriptive study on 2992 patients. Lung cancer (Amsterdam, Netherlands), 2002, 35: 263-269.

Lowry KP, Gazelle GS, Gilmore ME, et al. Personalizing Annual Lung Cancer Screening for Patients With Chronic Obstructive Pulmonary Disease: A Decision Analysis. Cancer, 2015, 121: 1556-1562.

Luchtenborg M, Jakobsen E, Krasnik M, et al. The effect of comorbidity on stage-specific survival in resected non-small cell lung cancer patients. European journal of cancer (Oxford, England: 1990), 2012, 48: 3386-3395.

Luo J, Solimini NL, Elledge SJ. Principles of Cancer Therapy: Oncogene and Non-oncogene Addiction (vol 136, pg 823, 2009). Cell, 2009, 138: 807-807.

MacNee W. Is Chronic Obstructive Pulmonary Disease an Accelerated Aging Disease? Annals of the American Thoracic Society, 2016, 13 Suppl 5: S429-s437.

Maldonado F, Bartholmai BJ, Swensen SJ, et al. Are airflow obstruction and radiographic evidence of emphysema risk factors for lung cancer? A nested case-control study using quantitative emphysema analysis. Chest, 2010, 138: 1295-1302.

Molina JR, Adjei AA, Jett JR. Advances in chemotherapy of non-small cell lung cancer. Chest, 2006, 130: 1211-1219.

Mouronte-Roibas C, Leiro-Fernandez V, Fernandez-Villar A, et al. COPD, emphysema and the onset of lung cancer. A systematic review. Cancer Lett, 2016, 382: 240-244.

Negrini S, Gorgoulis VG, Halazonetis TD. Genomic instability-an evolving hallmark of cancer. Nat Rev Mol Cell Bio, 2010, 11: 220-228.

Oda Y, Wehrmann B, Radig K, et al. Expression

of growth factors and their receptors in human osteosarcomas. Immunohistochemical detection of epidermal growth factor, platelet-derived growth factor and their receptors: its correlation with proliferating activities and p53 expression. General & diagnostic pathology, 1995, 141: 97-103.

Oelsner EC, Carr JJ, Enright PL, et al. Per cent emphysema is associated with respiratory and lung cancer mortality in the general population: a cohort study. Thorax, 2016, 71: 624-632.

Otsubo K, Goto H, Nishio M, et al. MOB1-YAP1/TAZ-NKX2.1 axis controls bronchioalveolar cell differentiation, adhesion and tumour formation. Oncogene, 2017, 36: 4201-4211.

Owens DS, Budoff MJ, Katz R, et al. Aortic Valve Calcium Independently Predicts Coronary and Cardiovascular Events in a Primary Prevention Population (vol 5, pg 619, 2012). Jacc-Cardiovasc Imag, 2012, 5: 859-859.

Pagano E, Filippini C, Di Cuonzo D, et al. Factors affecting pattern of care and survival in a population-based cohort of non-small-cell lung cancer incident cases. Cancer Epidemiol, 2010, 34: 483-489.

Park H, Li ZX, Yang XO, et al. A distinct lineage of CD4 T cells regulates tissue inflammation by producing interleukin 17. Nat Immunol, 2005, 6: 1133-1141.

Patz EF, Goodman PC, Bepler G. Current concepts-Screening for lung cancer. New Engl J Med, 2000, 343: 1627-1633.

Pedersen JH, Ashraf H, Dirksen A, et al. The Danish Randomized Lung Cancer CT Screening Trial-Overall Design and Results of the Prevalence Round. Journal of Thoracic Oncology, 2009, 4: 608-614.

Pletcher MJ, Tice JA, Pignone M, et al. Using the coronary artery calcium score to predict coronary heart disease events-A systematic review and meta-analysis. Archives of internal medicine, 2004, 164: 1285-1292.

Post PN, Kil PJM, Hendrikx AJM, et al. Comorbidity in patients with prostate cancer and its relevance to treatment choice. Bju Int, 1999, 84: 652-656.

Rahman I, Adcock IM. Oxidative stress and redox regulation of lung inflammation in COPD. Eur Respir J, 2006, 28: 219-242.

Razzak R, Bedard ELR, Kim JO, et al. MicroRNA expression profiling of sputum for the detection of early and locally advanced non-small-cell lung cancer: a prospective case-control study. Curr Oncol, 2016, 23: E86-E94.

Rocha CM, Barros AS, Gil AM, et al. Metabolic profiling of human lung cancer tissue by 1H high resolution magic angle spinning (HRMAS) NMR spectroscopy. J Proteome Res, 2010, 9: 319-332.

Rocha CM, Carrola J, Barros AS, et al. Metabolic Signatures of Lung Cancer in Biofluids: NMR-Based Metabonomics of Blood Plasma. J Proteome Res, 2011, 10: 4314-4324.

Rossi A, Gaibazzi N, Dandale R, et al. Aortic valve sclerosis as a marker of coronary artery atherosclerosis: a multicenter study of a large population with a low prevalence of coronary artery disease. Int J Cardiol, 2014, 172: 364-367.

Sanchez-Salcedo P, Berto J, de-Torres JP, et al. Lung Cancer Screening: Fourteen Year Experience of the Pamplona Early Detection Program (P-IELCAP). Arch Bronconeumol, 2015, 51: 169-176.

Sasco AJ, Secretan MB, Straif K. Tobacco smoking and cancer: a brief review of recent epidemiological evidence. Lung cancer (Amsterdam, Netherlands), 2004, 45: S3-S9.

Schwartz AG, Lusk CM, Wenzlaff AS, et al. Risk of Lung Cancer Associated with COPD Phenotype Based on Quantitative Image Analysis. Cancer Epidem Biomar, 2016, 25: 1341-1347.

Shapiro SD, Goldstein NM, Houghton AM, et al. Neutrophil elastase contributes to cigarette smokeinduced emphysema in mice. Am J Pathol, 2003, 163: 2329-2335.

Shin B, Shin S, Chung MJ, et al. Different histological subtypes of peripheral lung cancer based on emphysema distribution in patients with both airflow limitation and CT-determined emphysema. Lung cancer (Amsterdam, Netherlands), 2017, 104: 106-110.

Smith BM, Pinto L, Ezer N, et al. Emphysema detected on computed tomography and risk of lung cancer: A systematic review and meta-analysis. Lung cancer (Amsterdam, Netherlands), 2012, 77: 58-63.

Sogaard M, Thomsen RW, Bossen KS, et al. The impact of comorbidity on cancer survival: a review. Clinical epidemiology, 2013, 5: 3-29.

Sverzellati N, Cademartiri F, Bravi F, et al. Relationship and Prognostic Value of Modified Coronary Artery Calcium Score, FEV1, and Emphysema in Lung Cancer Screening Population: The MILD Trial. Radiology, 2012, 262: 460-467.

Swensen SJ, Jett JR, Hartman TE, et al. Lung cancer screening with CT: Mayo Clinic experience. Radiology, 2003, 226: 756-761.

Takahashi H, Ogata H, Nishigaki R, et al. Tobacco smoke promotes lung tumorigenesis by triggering IKKbeta- and JNK1-dependent inflammation. Cancer Cell, 2010, 17: 89-97.

Tammemagi CM, Neslund-Dudas C, Simoff M, et al. Impact of comorbidity on lung cancer survival. Int J Cancer, 2003, 103: 792-802.

Tang XN, Shigematsu H, Bekele BN, et al. EGFR tyrosine kinase domain mutations are detected in histologically normal respiratory epithelium in lung cancer patients. Cancer Research, 2005, 65: 7568-7572.

Turner MC, Chen Y, Krewski D, et al. Chronic obstructive pulmonary disease is associated with lung cancer mortality in a prospective study of never smokers. Am J Resp Crit Care, 2007, 176: 285-290.

Ubhi BK, Riley JH, Shaw PA, et al. Metabolic profiling detects biomarkers of protein degradation in COPD patients. Eur Respir J, 2012, 40: 345-355.

Utsunomiya H, Yamamoto H, Kunita E, et al. Combined presence of aortic valve calcification and mitral annular calcification as a marker of the extent and vulnerable characteristics of coronary artery plaque assessed by 64-multidetector computed tomography. Atherosclerosis, 2010, 213: 166-172.

Vaeth PAC, Satariano WA, Ragland DR. Limiting comorbid conditions and breast cancer stage at diagnosis. J Gerontol a-Biol, 2000, 55: M593-M600.

Van Pottelberge GR, Mestdagh P, Bracke KR, et al. MicroRNA Expression in Induced Sputum of Smokers and Patients with Chronic Obstructive Pulmonary Disease. Am J Resp Crit Care, 2011, 183: 898-906.

Vermaelen K, Brusselle G. Exposing a deadly alliance: Novel insights into the biological links between COPD and lung cancer. Pulm Pharmacol Ther, 2013, 26: 544-554.

Vestbo J, Hurd SS, Agusti AG, et al. Global Strategy for the Diagnosis, Management, and Prevention of Chronic Obstructive Pulmonary Disease GOLD Executive Summary. Am J Resp Crit Care, 2013, 187: 347-365.

Volzke H, Haring R, Lorbeer R, et al. Heart valve sclerosis predicts all-cause and cardiovascular mortality. Atherosclerosis, 2010, 209: 606-610.

Wang H, Yang L, Zou LN, et al. Association between Chronic Obstructive Pulmonary Disease and Lung Cancer: A Case-Control Study in Southern Chinese and a Meta-Analysis. Plos One, 2012, 7.

Wang S, Wong ML, Hamilton N, et al. Impact of Age and Comorbidity on Non-Small-Cell Lung Cancer Treatment in Older Veterans. Journal of Clinical Oncology, 2012, 30: 1447-1455.

Wang Y, Midthun DE, Wampfler JA, et al.

Trends in the Proportion of Patients With Lung Cancer Meeting Screening Criteria. Jama-J Am Med Assoc, 2015, 313: 853-855.

Wen T, Gao L, Wen ZM, et al. Exploratory investigation of plasma metabolomics in human lung adenocarcinoma. Mol Biosyst, 2013, 9: 2370-2378.

Whitlock MC, Yeboah J, Burke GL, et al. Cancer and Its Association With the Development of Coronary Artery Calcification: An Assessment From the Multi-Ethnic Study of Atherosclerosis. J Am Heart Assoc, 2015, 4.

Wood DE, Eapen GA, Ettinger DS, et al. Lung Cancer Screening. J Natl Compr Canc Ne, 2012, 10: 240-265.

Yamamoto H, Shavelle D, Takasu J, et al. Valvular and thoracic aortic calcium as a marker of the extent and severity of angiographic coronary artery disease. Am Heart J, 2003, 146: 153-159.

Yang P, Sun Z, Krowka MJ, et al. Alpha1-antitrypsin deficiency carriers, tobacco smoke, chronic obstructive pulmonary disease, and lung cancer risk. Archives of internal medicine, 2008, 168: 1097-1103.

Yasmeen S, Xing GB, Morris C, et al. Comorbidities and Mammography Use Interact to Explain Racial/Ethnic Disparities in Breast Cancer Stage at Diagnosis. Cancer, 2011, 117: 3252-3261.

Young RP, Duan F, Greco E, et al. Lung Cancer-Specific Mortality Reduction With CT Screening: Outcomes According To Airflow Limitation In The Acrin Nlst Sub-Study (n = 18, 475). Am J Resp Crit Care, 2016, 193.

Young RP, Duan FH, Chiles C, et al. Airflow Limitation and Histology Shift in the National Lung Screening Trial The NLST-ACRIN Cohort Substudy. Am J Resp Crit Care, 2015, 192: 1060-1067.

Young RP, Hopkins RJ, Christmas T, et al. COPD prevalence is increased in lung cancer, independent of age, sex and smoking history. Eur Respir J, 2009, 34: 380-386.

Youssef G, Budoff MJ. Coronary artery calcium scoring, what is answered and what questions remain. Cardiovascular diagnosis and therapy, 2012, 2: 94-105.

Yuan M, Li QG. Lung Cancer and Risk of Cardiovascular Disease: A Meta-analysis of Cohort Studies. Journal of cardiothoracic and vascular anesthesia, 2018, 32: e25-e27.

Zanon M, Pacini GS, de Souza VVS, et al. Early detection of lung cancer using ultra-low-dose computed tomography in coronary CT angiography scans among patients with suspected coronary heart disease. Lung cancer (Amsterdam, Netherlands), 2017, 114: 1-5.

Zhao B, Han H, Chen J, et al. MicroRNA let-7c inhibits migration and invasion of human non-small cell lung cancer by targeting ITGB3 and MAP4K3. Cancer Lett, 2014, 342: 43-51.

Zhu WY, Zhou KY, Zha Y, et al. Diagnostic Value of Serum miR-182, miR-183, miR-210, and miR-126 Levels in Patients with Early-Stage Non-Small Cell Lung Cancer. Plos One, 2016, 11.

Zurawska JH, Jen R, Lam S, et al. What to Do When a Smoker's CT Scan Is "Normal"? Implications for Lung Cancer Screening. Chest, 2012, 141: 1147-1152.

第三篇　老年肺癌的治疗

第四章

老年肺癌治疗的总体策略

第一节　老年肺癌术前评估及围术期管理

随着老年人口的增加，老年患者进行手术的情况也逐步增多；老年患者的许多疾病如肿瘤、髋部骨折、严重骨关节炎等，其首选治疗仍是手术。对于肺癌，在疾病早期进行手术切除病灶，仍是治疗的首选。对于肺癌本身手术的适应证、麻醉及手术具体的类型等内容，本书另有章节介绍，本章主要围绕围术期的风险评估、干预以及其他围术期常见的内科及老年问题进行阐述。

一、手术决策的制订

老年患者手术发生不良事件的风险较高，美国的数据显示，有31.9%的老年人在其死亡前的1年之内进行过手术，因此对于老年人的手术不应只考虑疾病本身的因素，在衡量手术获益方面，除了考虑传统的疾病结局之外，也需要考虑老年患者的预期寿命、功能状态、生活质量等方面的因素（Kwok et al，2011；Schlitzkus et al，2015）。

老年患者的脏器功能衰退、患有多种慢性疾病、药物代谢方面的改变、生理储备减少、衰弱等多方面问题，均会增加手术的风险，患者能否安全的进行手术，手术后患者是否能够恢复，手术对其生活质量影响如何，患者有多大的可能性因为手术本身的并发症而危及生命，均需要在术前予以考虑。因而，在做出肺癌手术的决策时，

也应从全人考虑，不能只看肿瘤能否切除或只关注近期疗效，而更要考量患者的预期生存期、有无共病；是否获益要看远期结局，是否延长了患者的健康预期寿命、可以维持患者术前的功能状态，避免手术带来生活依赖和生活质量下降。对于老年患者的多方面问题，需要包括内科/老年科在内的多学科团队来进行个体化的评估和管理（Schlitzkus et al，2015）。

二、术前评估及管理

老年患者进行术前评估，其目的是发现潜在的风险，并通过积极的干预来尽量减少其发生不良事件的风险。对于很多稳定的慢性情况，过多的评估干预并不能改善慢病情况，反而增加术前的等候时间，而对于肺癌的手术常常不能长时间等待，因此，诸如稳定的冠心病、慢性代偿性的心力衰竭、控制良好的房颤、慢性肾功能不全等，一般不需要去做特殊的术前检查来评估慢病本身的情况。特殊的术前检查，只有当该检查结果可能会对手术策略有影响时，才需要考虑进行。

美国老年医学学会（American Geriatrics Society，AGS）和美国外科医生协会（American College of Surgeons，ACS）在2012年联合颁布了老年手术患者最佳术前评估的专家指导意见（practice guideline），强调对于老年手术患者的术前评估应涵盖更多方面（表4-4-1）（Chow et al，2012）。

表4-1-1　老年手术患者最佳术前评估清单

详细的病史和体格检查之外，还应包括：

☐评估患者的认知能力，以及其了解所行手术的能力

☐筛查抑郁

☐鉴别发生术后谵妄的风险因素

☐筛查酗酒或滥用药物情况

☐对于非心脏手术的患者，参照指南进行术前的心脏状况评估

☐评估发生术后肺部并发症的风险因素，并采取适合的预防措施

☐记录功能状态和跌倒史

☐进行衰弱的评估

☐评估患者的营养状况，如存在营养风险，应在术前予以干预

☐准确并详细的记录用药情况，可进行适当的围术期调整，监测多重用药

☐在明确手术所可能达到的治疗效果的前提下，了解患者的治疗目标和期望值

☐了解患者的家庭和社会支持情况

☐进行适合的术前评估检查

（一）非心脏手术心血管风险评估及处理流程

欧洲心血管病协会（European Society of Cardiology，ESC）及美国心脏病/心脏协会（American College of Cardiology/American Heart Association，ACC/AHA），均颁布了术前心脏评估的指南，可指导老年患者术前的心脏评估及干预。相关指南均通过心脏疾病、活动耐量、手术风险、心血管风险因素等来综合评判风险、制订干预策略（图4-1-1）（Kristensen et al，2014）。

（二）呼吸系统风险评估及处理

肺癌手术为胸腔手术，更容易发生术后呼吸系统的并发症。容易发生术后肺部并发症的个体危险因素包括：COPD、健康状况较差、日常生活不能自理、心功能不全、肥胖、目前仍在吸烟、谵妄、体重减轻、酗酒、吞咽障碍等。

可采取的预防措施包括：术前戒烟，术前采用诱导型肺计量器锻炼呼吸肌，并学会呼吸控制和咳嗽的技巧；尤其是肺癌术后，可能胸廓活动受限，咳嗽需要通过收缩腹肌进行，应在术前进行练习；如术前有肺内分泌物，可进行胸部理疗、适当咳嗽、体位引流、拍背、雾化、祛痰等，以清除肺内分泌物。

（三）其他内科方面的评估

1. 肾　老年人血肌酐水平不能反映老年人的真实肾功能；应使用 Cockcroft-Gault 公式来估算肌酐清除率（CrCl）；决定药物剂量。虽然计算肾功能的公式很多，也有通过 eGFR 来评价肾功能的。但目前药物剂量调整，大多依据 CrCl 来制定，故在调整药物剂量时，仍建议以 CrCl 为标准。

2. 内分泌系统　糖尿病患者口服降糖药物应注意进食情况，应根据患者进食量的变化随时调整药物剂量，以避免低血糖；围术期应监测血糖情况，在患者不能经口进食时临时予胰岛素控制血糖。对于肾上腺皮质功能低下或长期服用激素的患者，围术期应临时补充"应激"剂量的激素。

3. 消化系统　有消化道出血或溃疡病史的患者，应警惕应激性溃疡引起出血的风险；可预防性使用抑酸药或胃黏膜保护剂。

4. 血栓风险　肿瘤患者本身就有高凝倾向，应注意患者是否有卧床少动或制动的情况，是否有脱水，以及其他高凝倾向；建议进行下肢的主动及被动活动，以预防血栓。

（四）老年综合征方面的评估与干预

1. 营养状态　可采用 NRS 2002 发现营养风险予以干预。有营养风险或者已经发生术前营养不良者（NRS2002 ≥ 3 分），优先考虑口服营养制剂（Oral Nutritional Supplement，ONS）。如果患者进食较差时间较长（超过 5 天），在营养干预的初始阶段应警惕再喂养综合征（Refeeding Syndrome）。

2. 谵妄　识别发生术后谵妄的风险因素，包括认知和行为的异常（认知功能下降、痴呆、疼痛、抑郁、酗酒、睡眠剥夺）、疾病相关（包括共病或严重的疾病、肾功能不全、贫血、低氧）、代谢相关（营养不良、脱水、电解质紊乱）、功能障碍（包括失能、活动受限、视力或听力的损害）以及药物因素（多重用药并使用精神类药物，如苯二氮䓬类、抗胆碱能药物、抗组胺药物）、年龄因素（≥ 70 岁）、尿潴留、便秘、使用导尿管等。AGS 新发布的术后谵妄干

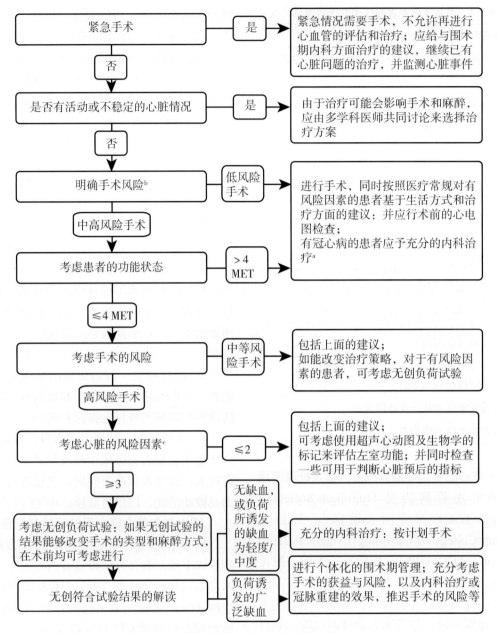

图 4-1-1 非心脏手术的心血管评估干预流程

[a] 充分的内科治疗是指针对心血管的二级预防治疗；血压控制稳定；如已经服用 β 受体阻滞剂和他汀类药物，应持续服用；对于有冠心病的患者，可考虑至少在术前 2 天加用 β 受体阻滞剂，并且在术后持续使用，以达到目标心率：静息状态下 60 ~ 70 bpm，且收缩压应 > 100 mmHg；心力衰竭患者可考虑术前加用 ACEI；血管手术患者可考虑术前加用他汀类药物

[b] 肺癌手术，如为胸腔镜肿瘤剔除手术，考虑为胸腔内小手术，则为中等风险；如为肺叶切除，则考虑为高风险手术。

[c] 心脏风险因素：曾有或目前有代偿性心力衰竭、有缺血性心脏病病史、脑血管病病史、糖尿病、肾功能不全

图引自 2014 ESC/ESA 指南（Kristensen et al，2014）

预指南，更强调通过多学科的团队、采取综合的干预措施来预防谵妄的发生（张宁 等，2015）。

3．抑郁　可通过 GDS、PHQ-9、HAD、SDS 等抑郁筛查工具进行筛查。对于发现的抑郁状态，予以干预。

4．痴呆　很多老年患者存在认知功能下降或早期痴呆，在手术住院前没有被发现。应询问家属患者日常生活状态有无异常，可采用 Mini-Cog 或 MMSE 等筛查工具。对于可疑痴呆的患者应采取预防谵妄的措施。

5．药物　老年患者往往有多重用药（用药数量≥5 种），术前对应对全部用药进行核查，纠正或择期纠正不合理用药。应考虑常用的止痛药物（NSAIDs 或阿片类）与现有药物之间可能的不良反应。许多植物药物制剂可增加手术出血风险，如银杏叶、姜、蒜、人参、圣约翰草等制剂，应在术前停用。5- 羟色胺再摄取抑制剂（SSRIs）也可增加手术出血风险，但并不建议术前停用该类药物，除非常规药物核查发现并不需要该类药物治疗。

6．衰弱　衰弱（frailty）反映了老年患者对抗应激能力的下降，也属于老年综合征的范畴。近年的研究显示，衰弱的老年患者，围术期更容易发生各种不良临床事件（如心脑血管意外、感染、血栓、谵妄等），衰弱是手术不良并发症的独立风险因素（Ambler et al，2015；Revenig et al，2015）。目前常用的衰弱评估方法，包括 FRAIL 问卷、CFS 评分等，可方便临床快速筛查出可能有衰弱的老年患者。应在术前识别出衰弱的老年患者，充分评估患者是否能够通过手术获益；如决定手术，则需充分交代风险，并通过多学科团队采取综合措施来干预潜在的问题，预防可能的不良事件。

三、术后的评估管理

老年患者术后的管理同样遵循老年医学的全人、个体化、团队的干预模式。其目标是预防和早期发现并干预潜在的临床问题，促进功能的恢复，尽量维持老年患者的生活质量。

（一）术后的内科问题

1．心血管　对于有心血管风险的患者，术后止痛可能会掩盖心肌缺血的症状，对高风险病人应监测心电图或心肌酶的情况，早期发现可能存在的心肌缺血。老年患者应注意避免血压骤降引起脏器供血相对不足，对于衰弱的老年人可允许血压偏高、容量略多，以保证脏器灌注。

老年患者同时也有心脏储备功能下降，心肌缺血、心律失常、术后肺部感染和容量过多也可诱发心力衰竭，所以应准确记录并监测每日出入量，并及时根据情况进行调整。很多老年患者术后胸闷的主诉，有时难以单从症状判断是手术本身的反应、肺部感染、还是心衰等问题，可通过心电图、BNP 检测、血象、胸片等检查协助判断。

2．糖尿病　糖尿病患者术后应密切监测血糖，临时静滴或皮下注射胰岛素控制血糖，直到患者可以正常进食再逐步恢复术前的降糖治疗。除 ICU 患者外，允许老年患者在术后血糖稍高。

3．血栓预防　肺栓塞后果严重，应予以警惕。术后早期让患者下地活动较为重要，对于老年患者难以在术后早期活动的，可考虑进行腿部按摩，或鼓励患者进行收缩小腿肌肉的运动。

（二）疼痛控制

疼痛控制不佳，可诱发谵妄，也会影响老年患者的康复活动；应定期使用疼痛评分来了解术后的疼痛情况，予以及时干预；使用阿片类止痛药物，应提前使用药物预防便秘。

患者自控镇痛（patient-controlled analgesia，PCA）是目前常用的术后止痛方式，但是老年患者可能存在没有正确使用 PCA 的情况，需要引起注意、加强宣教；国外调查显示，有 38% 的老年患者不知道正确的用药频率，86% 的老年患者使用 PCA 的频率小于正常频率的 1/4（Brown et al，2015）。然而对于老年患者，使用止痛药物同样应注意避免过度，过度使用止痛药物、过度抑制，会使老年患者活动减少、影响正常睡眠节律、增加谵妄和感染的风险，尤其是有衰弱或谵妄风险的老年人，应注意观察这部分老年患者的精神状态，避免用药过度。

（三）预防 / 治疗谵妄

除前文所述的识别危险因素、多学科团队综合干预外，对于医务人员的教育、慎用相关的药物、优化疼痛控制等也是推荐的防治手段；对于谵妄而言，预防措施同样有治疗效果，治疗谵妄，应以干预诱因为主；而对于谵妄本身的症状，非药物的干预应优先考虑，只有当谵妄症状影响到患者或他人的安全时，才考虑使用精神类药物来控制谵妄症状。（张宁 等，2015）

（四）医疗的连续性

老年患者有共病，身体机能下降，在术后的较长时间内可处于脆弱的状态，需要持续的医疗、康复、营养等多方面的管理，以避免发生不良事件、避免再住院。而且，肺癌术后，常需要后续的治疗跟进，因此，在老年患者术后出院时，应考虑其后续医疗的连贯性，予以相应的安排指导，以获得更好的医疗效果。

四、小结

目前国际上针对老年患者的围术期管理更加强调以患者为中心的、紧密的多学科团队的模式（interdisciplinary team）；强调多学科的沟通、紧密合作、共同决策、共同管理（朱鸣雷 等，2018）；采用标准化的流程，从术前到术后进行综合的管理，可获得较好的效果。

（朱鸣雷　刘晓红）

参考文献

朱鸣雷，黄宇光，刘晓红，等.老年患者围术期管理北京协和医院专家共识.协和医学杂志，2018，9（1）：36-41.

张宁，朱鸣雷，*刘晓红.美国老年医学会发布防治老年患者术后谵妄临床指南解读.中华老年医学杂志，2015，33（1）：1-2.

Ambler GK, Brooks DE, Al Zuhir N, et al. Effect of frailty on short- and mid-term outcomes in vascular surgical patients. Br J Surg, 2015, 102（6）：638-45.

Brown A, Boshers B, Chapman LF, et al. Do Elderly Patients Use Patient-Controlled Analgesia Medication Delivery Systems Correctly? Orthop Nurs, 2015, 34（4）：203-8.

Chow WB, Rosenthal RA, Merkow RP, et al. American College of Surgeons National Surgical Quality Improvement Program；American Geriatrics Society. Optimal preoperative assessment of the geriatric surgical patient：a best practices guideline from the American College of Surgeons National Surgical Quality Improvement Program and the American Geriatrics Society. J Am Coll Surg，2012，215（4）：453-66.

Kristensen SD, Knuuti J, Saraste A, et al. 2014 ESC/ESA Guidelines on non-cardiac surgery：cardiovascular assessment and management：The Joint Task Force on non-cardiac surgery：cardiovascular assessment and management of the European Society of Cardiology（ESC）and the European Society of Anaesthesiology（ESA）. Eur Heart J. 2014 Sep 14；35（35）：2383-431

Kwok AC, Semel ME, Lipsitz SR, et al. The intensity and variation of surgical care at the end of life：a retrospective cohort study. Lancet, 2011，378（9800）：1408-13.

Revenig LM, Canter DJ, Kim S, et al. Report of a Simplified Frailty Score Predictive of Short-Term Postoperative Morbidity and Mortality. J Am Coll Surg，2015，220（5）：904-11.

Schlitzkus LL, Melin AA, Johanning JM, et al. Perioperative management of elderly patients. Surg Clin North Am, 2015，95（2）：391-415.

第二节　老年肺癌的化疗

一、老年小细胞肺癌的化疗

小细胞肺癌（small cell lung cancer, SCLC）约占所有肺癌病例的15%。不同于其他类型的肺癌，小细胞肺癌恶性程度高，进展快，往往早期即出现疾病进展，但其是最具化疗敏感性的实体肿瘤类型之一。肺癌的五年生存率为16.9%，小细胞肺癌的5年生存率仅为6.6%，对于局限性小细胞肺癌，5年生存率为12.1%，而广泛期小细胞肺癌的5年生存率仅为1.6%。美国国家综合癌症网（NCCN）推荐同步放化疗是局限期小细胞肺癌的标准治疗方案，对同步放化疗反应良好的患者应该接受预防性的全脑照射。对于广泛期小细胞肺癌，推荐单独化疗，而放射治疗可以缓解转移部位的症状。一项早期随机试验中证明与安慰剂组相比，化疗（口服环磷酰胺）组可显著延长广泛期小细胞肺癌患者的生存期（Green et al，1969）。随后的研究表明，联合化疗比单药化疗更能延长广泛期小细胞肺癌的生存期（Girling et al，1996，Pujol et al，2000，Rossi et al，2012）。近20年来，指南推荐了含铂双药化疗：顺铂联合依托泊苷或卡铂联合依托泊苷，为广泛期小细胞肺癌患者的一线化疗方案，接受这两组方案治疗的试验患者的中位生存期为9.5个月，两组治疗之间的生存数据没有显著差别（Hanna et al，2006，Okamoto et al，2007，Lee et al，2009）。一项对19个临床试验的荟萃分析发现，顺铂联合依托泊苷与卡铂联合依托泊苷相比，前者的肿瘤客观反应率（即肿瘤缩小率）更高，这使得一些临床医生更倾向于使用前者，然而需要注意的是，肿瘤客观反应率并不能预测小细胞肺癌的后续生存时间（Imai et al，2015）。此外，同样的荟萃分析显示，顺铂联合依托泊苷治疗的患者临床毒性明显高于卡铂联合依托泊苷治疗的患者。最近的一项对四个临床试验的荟萃分析发现，这两种方案的存活率没有差异，毒性也没有明显差异。所以，指南推荐顺铂联合依托泊苷或卡铂联合依托泊苷是治疗小细胞肺癌最常用的两种方案。对于复发性小细胞肺癌，有多种化疗方案可供选择，包括拓扑替康。其他治疗方案还包括环磷酰胺、多柔比星和长春新碱（CAV方案）等。

大型随机对照试验结果对治疗指南有很大影响，但与真实世界中的患者相比，临床试验通常纳入更年轻、基础状态更好的患者。老年患者在小细胞肺癌中所占的比例在日渐增高，约30%～40%的小细胞肺癌患者在诊断时年龄超过70岁，年龄较大的患者通常伴有更多的基础合并症，故标准化疗方案对这部分患者的毒性也更大。然而，由于这部分老年患者经常被排除在临床试验之外，所以目前尚无针对小细胞肺癌老年患者的标准治疗方案。

1. 局限期小细胞肺癌的化疗 根据既往临床试验和荟萃分析的结果，对于局限期小细胞

肺癌患者，和单纯化疗或序贯放化疗相比，同步放化疗疗效更佳（Fried et al，2004，Pijls-Johannesma et al，2007）。目前，对这部分患者的标准治疗方案是同步放化疗，在反应良好的情况下给予预防性全脑照射。但对于老年患者来说，可能由于严重的合并症、多药治疗、功能受限或器官功能下降而产生更多的毒性反应，这也是老年患者和那些有严重合并症的患者在临床试验中被排除在外的原因之一。这意味着这些研究的结果可能不适于应用到伴有严重合并症的老年患者中。接受强化治疗的局限期小细胞肺癌患者比例随着年龄的增长而下降，这与预期的毒性较大、患者预期寿命短或患者及其家属拒绝治疗有关。局限期小细胞肺癌患者的生存率随着年龄的增长而下降，其原因可能是由以下几个因素造成的：由于合并症而增加死亡的风险，由于治疗并发症而增加死亡风险，或由于较不积极的治疗而死于癌症本身。此外，肺癌患者与吸烟相关，这意味着，与同龄的普通人群相比，他们更容易患上与吸烟相关的慢性阻塞性肺疾病（COPD）或心血管疾病，这种合并症也可能导致更高的死亡率。所以对于老年局限期小细胞肺癌患者治疗方案的研究对提高这部分患者的生存期和生活质量至关重要。

加拿大一项研究指出75岁及以上的局限期小细胞肺癌接受化疗的比例为80%（Ludbrook et al，2003）。所有年龄段的局限期小细胞肺癌患者中，75%～80%的患者对化疗可达到完全缓解或部分缓解（Hermes et al，2011，Siu et al，1996）。Siu等（1996）从两项随机试验中收集了88名年龄在70岁以上的小细胞肺癌患者的数据，结果表明与年龄＜70岁的患者相比，尽管年龄≥70岁患者接受化疗的总剂量较低，但两组人群客观缓解率相当。Maryska等（2014）回顾性分析了1997—2004年在荷兰诊断为局限性小细胞肺癌的75岁或75岁以上患者的人群数据（n=368），分析其治疗方案、疗效和副作用。结果显示75岁及以上的老年患者中只有年龄＜80岁（75～79岁）且完整接受4周期化疗的患者才有和既往临床试验相当的客观缓解率，而75～79岁年龄组中只有34%的患者完整接受了至少4个周期的化疗。随着年龄的增

长，接受化疗的患者数量明显减少（80岁以上的占49%，75～79岁的占63%）。虽然只选择相对健康的老年人进行化疗，但近70%的患者出现毒性反应，半数以上的患者因不良反应而早期终止化疗。研究中所有接受治疗患者的平均生存时间是6.7个月，但生存时间因治疗方案和治疗完成程度的不同而不同（同步放化疗的患者：13.5个月，单纯化疗的患者：7.1个月，最佳支持治疗的患者：2.9个月，接受至少4周期化疗的患者：11.5个月，接受少于4周期化疗的患者：3.6个月），几乎一半接受化疗的老年患者出现血液学毒副作用（47%），没有完成至少4个周期化疗的患者中有24%是因血液学毒性而提前终止化疗。总体来说，在老年局限期小细胞肺癌患者中，虽然毒副作用发生率较高，许多患者不能完成完整周期的化疗，但接受化疗和（或）放化疗的患者总生存期明显提高，同步放化疗可提高部分局限期小细胞肺癌患者的生存期，然而，在老年患者中，由于治疗相关副作用的研究有限，准确筛选出适合且能够耐受同步放化疗的老年患者至关重要。

虽然局限期小细胞肺癌患者的标准治疗方案是同步放化疗，几项荟萃分析（Fried et al，2004，Pijls-Johannesma et al，2007，De Ruysscher et al，2006，Spiro et al，2006）报告也说明，早期开始胸部放疗是有利的，但对于老年患者，由于其往往有大量吸烟史和多种基础合并症，需更加谨慎考虑治疗相关的毒副反应的发生。Syukuya等（2013）在20名老年（年龄≥75岁）局限期小细胞肺癌患者中只筛选了5名患者接受同步放化疗，在这5名老年患者中有2名（40%）由于严重的毒副作用而终止治疗，提示大多数老年局限期小细胞肺癌患者的治疗安全性问题尤其值得关注。Okamoto等（2006）报道，在老年局限期小细胞肺癌患者中，在依托泊苷联合顺铂方案的第一个周期加同期胸部放疗导致发热性中性粒细胞减少（8/12）的发生率增高（Lu et al，2013）。所以对于老年患者，由于顾忌同步放化疗的副作用，许多研究者倾向于序贯放化疗。一项 I / II 期临床试验评估了年龄≥70岁老年局限期小细胞肺癌患者接受卡铂联合伊立替康化疗，继而序贯接受胸部放疗的疗效和安全性分析。结果表明卡铂联合伊立替康诱导化疗序贯胸部放疗对这部分患者疗效显著，且耐受良好，仅有少部分患者发生了放射性肺炎或放射性食管炎，所有3级或3级以上不良事件的患者均在治疗或调整药物剂量后有所改善，且无治疗相关死亡事件的发生。

小细胞肺癌是一种对化疗非常敏感的肿瘤，即使是小剂量的化疗，通过化疗也可以看到症状的快速改善。由于老年患者可能更加重视在有限的生命中高质量的生活，所以，对于可接受化疗和（或）放疗患者的识别是至关重要的，包括那些能够耐受至少四个治疗周期化疗的患者，以及那些能够通过化疗获得相关症状缓解的患者。对于这些患者，如果基础状态良好，可尝试同步放化疗，如果基础状态较差，可尝试单纯化疗，甚至减量剂量的化疗以改善症状，延长生存期，以期在有限的预期寿命中得到相对较好的生活质量。

2. 广泛期小细胞肺癌的化疗　随着全球老龄化趋势日益明显，老年人小细胞肺癌的发病率和死亡率也呈上升趋势，化疗是小细胞肺癌患者的主要治疗方案之一。在过去30年中，依托泊苷联合顺铂方案一直被认为是经典的一线标准化疗方案（Lu et al，2013；McKeage et al，2001）。然而，与非老年患者相比，老年患者器官功能容易受损，尤其是肾功能和骨髓功能，加之顺铂的肾毒性、耳毒性、神经毒性、胃肠道毒性以及治疗诱导的耐药性，老年小细胞肺癌患者和有基础合并症的患者可能不能耐受以顺铂为基础的化疗方案。因此，大多数老年患者不适合顺铂化疗，卡铂可能是一个合适的替代方案。Rossi等（2012）报道的荟萃分析显示，与含顺铂的化疗方案相比，含卡铂的化疗方案对小细胞肺癌患者的毒性更小，但疗效差异无统计学意义。70岁以上接受顺铂联合依托泊苷治疗的小细胞肺癌患者出现致死性副反应发生率高达10%。因此，我们推测使用卡铂为主的化疗方案治疗老年小细胞肺癌也许更合适。所以NCCN指南批准卡铂（CBP）可以替代顺铂联合依托泊苷作为小细胞肺癌的标准化疗方案，但由于卡铂对骨髓的抑制作用以及顺铂与卡铂之间的交叉耐药程度较高，其临床应用和疗效也有限。洛铂

（LBP）是第三代铂类抗癌药物，2005 年在中国上市被批准用于包括小细胞肺癌在内的多种癌症的治疗。多项临床研究表明，洛铂替代顺铂作为单一药物或联合依托泊苷（EL）和联合伊立替康（IL）对治疗小细胞肺癌患者有帮助，其不良反应发生率明显降低，且耐受性良好（Guo et al，2012；Noda et al，2002）。药代动力学（PK）研究表明洛铂由肾小球上皮细胞以原态形式排泄到尿液中，游离铂清除率与肌酐清除率呈线性正相关（相关系数 $r = 0.91$）。与洛铂治疗相关的血小板减少症评分的对数（log SF）与游离铂曲线下面积（AUC）呈线性正相关，相关系数 $r = 0.72$。这些发现进一步表明，洛铂相关的血小板减少是一个剂量依赖的副作用。因此，可以根据患者肌酐清除率（Ccr）调整洛铂的初始剂量，并根据上一周期不良反应的严重程度调整后续洛铂的剂量，因此可以通过"剂量个体化"有效地预防血小板减少。从理论上讲，洛铂更适合老年小细胞肺癌患者。一项研究表明，洛铂在 Ccr $> 60 \sim 80$ ml/min 的老年小细胞肺癌患者中化疗剂量为 20 mg/m²，在 Ccr > 100 ml/min 的老年小细胞肺癌患者中化疗为 30 mg/m²，对于 Ccr $\geqslant 60$ ml/min 的老年（年龄 $\geqslant 65$ 岁）小细胞肺癌患者来说，可从以洛铂为基础的化疗中获益。但需要进一步的研究来评估那些肾功能下降/受损（Ccr < 60 ml/min）患者的洛铂使用剂量和疗效（Cheng et al，2019）。

一项回顾性队列研究（Caprario et al，2013）分析了 1992 年至 2001 年诊断为小细胞肺癌的年龄在 65 岁及以上的 10 428 例老年患者的数据，结果表明在所有患者中，其中 67.1% 患者接受了化疗，41.6% 患者接受了顺铂联合依托泊苷方案的治疗。是否接受化疗与年龄呈负相关；年龄最大的患者接受化疗的可能性不到年龄最小的患者的一半。另外，合并症评分较高的患者与接受化疗的可能性降低有关，猜测其可能与较差的体能状态评分相关。多因素 Cox 回归模型分析表明，化疗对患者生存率有显著影响，风险比为 $0.37 \sim 0.47$。顺铂联合依托泊苷化疗可显著降低死亡风险（HR = 0.37）。长春新碱和其他化疗方案也可降低死亡风险比（HR = 0.47）。这些风险比远远优于接受化疗的转移性非小细胞肺癌

患者的风险比（$0.78 \sim 0.85$）。这也恰好证明了小细胞肺癌对化疗的高反应性。但尽管如此，绝大多数患者还是复发了，这可以从这一研究队列中较差的中位生存期得到证实。该研究中患者的中位生存期仅为 7 个月，而随机对照试验中对照组局限期小细胞肺癌患者中位生存期可达 17 个月，广泛期小细胞肺癌患者的中位生存期可达 8.9 个月，推测低生存率与该队列中的老年患者和合并症较多的患者有关。总体来说，化疗可以提高所有年龄组和分期的小细胞肺癌患者的生存率。另一项回顾性研究分析了 1995 年至 2009 年间 67 岁及以上的广泛期小细胞肺癌患者的数据，比较了卡铂联合依托泊苷和顺铂联合依托泊苷治疗疗效和住院率，结果发现两组患者的生存数据无统计学差异：顺铂联合依托泊苷组为 35.7 周，卡铂联合依托泊苷组 35.9 周。风险比为 1（95% CI，$0.91 \sim 1.09$）；半年死亡率也无统计学差异：顺铂联合依托泊苷为 35%，卡铂联合依托泊苷为 34%。但卡铂联合依托泊苷组的患者住院率显著下降（平均 $1 \sim 2$ 次，优势比 = 0.76，95% 置信区间：$0.65 \sim 0.9$）。说明在这部分患者中，两组治疗方案疗效相当，但卡铂联合依托泊苷组患者的住院率降低。此外，尽管指南推荐顺铂联合依托泊苷治疗小细胞肺癌更有效，但在本研究中，许多临床医生已经在用卡铂联合依托泊苷治疗老年广泛期小细胞肺癌患者。接受卡铂联合依托泊苷治疗的患者比例从 1995 年的 68% 上升到 2002 年的 82%，2009 年达到 78%。说明在针对老年患者中，临床医生在考虑疗效的前提下，也更慎重地考虑治疗相关副反应的问题。

以往的临床试验表明，对于老年或体能状态评分较差的小细胞肺癌患者，双药联合化疗，包括减量或将总剂量分多次给药的顺铂联合依托泊苷，对这部分患者是安全有效的（Souhami et al，1997；Murray et al，1998）。随后，日本临床小组报告了一项 III 期临床试验的结果，表明对于老年或体能状态评分较差的广泛期小细胞肺癌患者，除了依托泊苷联合卡铂外，将总剂量分多次给药的顺铂联合依托泊苷也是可选的治疗方案（Okamoto et al，2007）。此外，一项意大利的随机多中心 II 期临床研究报道，在老年广泛期小细胞肺癌中，可以予标准剂量顺铂联合依托泊苷治

疗，同时预防性给予粒细胞集落刺激因子来格司亭（Ardizzoni et al，2005）。

一些研究发现，伊立替康对老年小细胞肺癌患者有效。也有临床试验发现卡铂联合伊立替康方案治疗小细胞肺癌疗效可期（Okamoto et al，2006；Misumi et al，2014）。此外，其他研究人员也发现卡铂联合伊立替康方案对任何年龄阶段的小细胞肺癌患者均表现出良好的疗效和可接受毒副反应（Schmittel et al，2011；Hermes et al，2008；Sato et al，2001）。Schmittel 等（2011）开展了一项Ⅲ期临床试验以比较卡铂联合伊立替康和卡铂联合依托泊苷在广泛期小细胞肺癌中的疗效，结果发现虽然两组的主要研究终点无进展生存期无显著变化，但伊立替康组总生存期略优于依托泊苷组。另一项研究分析了在挪威的广泛期小细胞肺癌患者中卡铂联合伊立替康和卡铂联合依托泊苷两组方案的疗效和安全性，结果发现伊立替康组的患者总生存期明显提高，且生活质量略高于依托泊苷组的患者。基于相似的临床疗效，以及伊立替康组患者更好的生活质量，我们推测，可能伊立替康更适合老年小细胞肺癌患者的化疗。

目前，对于小细胞肺癌老年患者尚无标准治疗，个体化治疗报道也较少。因此，积极评价并筛选适合老年患者的具有高效、低毒、无交叉耐药等特点的化疗药物及其制订个体化给药方案具有重要价值。在真实世界的研究中，化疗可以延长老年肺癌患者的生存期，且在临床实践中，相比于顺铂，临床医生似乎更倾向于应用副反应更小的含卡铂的化疗方案，另外，洛铂也是可选方案之一；对于老年患者，可以通过减少药物剂量、分多次给药或预防性给予相应药物来对抗副反应的发生；伊立替康可能是老年广泛期小细胞肺癌患者可选的化疗药物之一。

二、老年非小细胞肺癌的化疗

肺癌是癌症相关死亡的主要原因，其发病的风险随着年龄的增长而显著增加。非小细胞肺癌（non-small-cell lung cancer，NSCLC）占肺癌患者的85%，大部分的非小细胞肺癌患者在确诊时已是晚期，对于无驱动基因突变的患者，化疗

是其治疗的基础。肺癌患者确诊时的平均年龄为70岁，随着人口老龄化的加剧，非小细胞肺癌老年患者数量不断增加，已成为世界性的公共卫生问题。老年患者往往有吸烟和与年龄相关的多种合并症，即使是那些看起来器官功能正常的老年患者，接受化疗后出现严重毒副反应的发生率也很高，较多的基础疾病和老年综合征使对老年晚期非小细胞肺癌患者的治疗决策复杂化，因此越来越受到人们的关注。

对于非小细胞肺癌患者来说，含铂双药化疗方案是标准的一线化疗方案，但由于对一些年龄较大、体能状态评分较差的患者，往往与细胞毒性化疗相关的毒性风险增加有关，其潜在危险性包括基础合并症、多药治疗和（生理）器官功能下降，包括肾、肝和骨髓功能受损等，故老年患者接受化疗的机会随着年龄的增长而显著减少。许多大型随机临床试验排除了这部分老年患者；Sacher 等分析了 248 个针对进展期非小细胞肺癌患者的Ⅲ期临床试验，在前 100 名研究中，33% 的研究将老年患者（年龄＞65 岁或＞75 岁）排除在外（Sacher et al，2013）。在 164 个美国西南肿瘤协作组的临床试验中，只有 39% 的试验纳入了年龄＞65 岁的患者（Hutchins et al，1999）。因此，有限的循证数据使得为这些患者制订适当的治疗方更加困难，医生不得不依赖于亚组分析或从年轻患者中的数据分析推断出可能适合老年患者的治疗方案。由于老年患者的异质性很大，与年轻患者相比，其预后和治疗效果取决于更多的变量，如基础合并症和体能状态评分等，所以个体化治疗方案对这部分患者尤其重要。目前，在普通肿瘤学领域，"典型肺癌患者"正在发生变化，对于其诊断和治疗尚无指导方针或基本原则，以下为对老年肺癌化疗方案进行文献综述。

（一）非小细胞肺癌姑息性化疗药物的选择

非小细胞肺癌患者的姑息性化疗一直是研究的一个主要领域，对于接受姑息性化疗的患者，不仅要关注生存期，生活质量也是临床试验的一个重要终点。化疗被批准作为老年非小细胞肺癌患者的一种治疗方法。一些前瞻性试验已经明确证实了单药化疗对 70 岁以上高龄晚期非小细胞肺癌患者的疗效。意大利的一项研究（ELVIS）

中（The Elderly Lung Cancer Vinorelbine Italian Study Group，1999），在老年晚期非小细胞肺癌患者中，与最佳支持治疗相比，长春瑞滨单药可提高这部分患者的生存率，多中心意大利老年人肺癌研究（MILES）（Gridelli et al，2003）显示，吉西他滨组的中位总生存期几乎与长春瑞滨组相当。随后，WJTOG9904 试验（Kudoh et al，2006）表明，与服用长春瑞滨的患者相比，多西他赛治疗的患者有更高的缓解率和更长的无进展生存期。然而，总生存期的差异没有统计学意义，严重的中性粒细胞减少症在多西紫杉醇中更为常见。也有研究表明，顺铂联合多西他赛与单药多西他赛相比，没有显示出任何生存优势。对20 世纪 90 年代参加化疗临床试验的老年肺癌患者的亚组分析表明，70 岁以上的晚期肺癌患者中，与最佳支持治疗相比，接受单药比长春瑞滨化疗可提高患者的生存率和生活质量（QoL）（Gridelli et al，2001）。随后的研究未能证明单药化疗（如吉西他滨、长春瑞滨和紫杉醇）或非含铂双药化疗之间的差异性，但所有数据均表明年龄并不能作为晚期非小细胞肺癌患者化疗的限制因素（Gridelli et al，2003；Kudoh et al，2006）。

在一些晚期非小细胞肺癌患者的 III 期临床试验中，对 70 岁以上患者的亚组进行回顾性分析，结果表明，含铂双药化疗可能是老年肺癌患者的合适选择。CALGB 9730 试验（Lilenbaum et al，2005）的患者中有 27% 的患者年龄在 70 岁及以上，该试验首次证明，以铂为基础的化疗可提高年龄 ≥ 70 岁的非小细胞肺癌患者的生存率。ECOG 5592 试验（Langer et al，2002）对86 例老年非小细胞肺癌患者数据进行亚组分析，年龄在 70 ~ 75 岁之间接受含铂双药化疗患者的中位总生存期为 8.5 个月 [95% 置信区间（CI），5.9 ~ 9.7 个月]，大于 75 岁的患者其中位总生存期为 9.9 个月（95% CI，4.9 ~ 12.5 个月）。此外，在老年患者中也进行了含铂化疗方案的前瞻性试验。2011 年，IFCT-0501 试验评估了含铂化疗对老年人群（≥ 70 岁）的疗效（Quoix et al，2011）。他们将平均年龄 77 岁且体能状态评分为0 ~ 2 分的患者随机分为两组，一组患者接受卡铂（AUC = 6，第 1 天给药）联合紫杉醇（90 mg/m^2，

第 1、8、15 天给药）每 4 周一次给药；另一组患者接受单药长春瑞滨（25 mg/m^2，第 1、8 天给药）或单药吉西他滨（1150 mg/m^2，第 1、8 天给药）每 3 周一次给药；该研究结果显示，与单药治疗相比，含铂双药治疗具有显著的生存优势（中位生存期分别为 10.3 个月和 6.2 个月；$P < 0.0001$），但毒副作用发生率也随之增加，最常见的 3 ~ 4 级不良反应为中性粒细胞减少（48.4%）和虚弱（10.3%）。因此，目前的指南推荐使用含卡铂的联合化疗方案治疗体能状态评分良好（0 ~ 1 分）的老年非小细胞肺癌患者（Pallis et al，2014；Socinski et al，2013 a）。目前尚无前瞻性试验证明含顺铂的双药化疗方案在老年人群中有生存获益。基于这些试验结果，单药治疗（多西他赛、吉西他滨或长春瑞滨）可作为没有已知驱动突变的老年晚期非小细胞肺癌患者的一线治疗，如患者基础状态好，能够耐受更强的治疗的话，含卡铂的含铂双药治疗可能是一个可行的选择。

近年来，临床医生和研究者也致力于发现疗效更好、副作用更少的化疗药物应用于老年非小细胞肺癌患者。白蛋白紫杉醇是一种蛋白结合制剂，旨在提高紫杉醇的治疗疗效，其最初被批准用于晚期乳腺癌的治疗。在一项晚期非小细胞肺癌的 III 期随机对照试验中，与紫杉醇（200 mg/m^2）和卡铂（AUC = 6）每 3 周一次相比，白蛋白紫杉醇（每周 100 mg/m^2）联合卡铂（AUC = 6）治疗组的患者有更好的疗效，且安全可耐受，从而获得食品和药品监督管理局的批准用于治疗晚期非小细胞肺癌患者（Socinski et al，2012）。之后 Socinski 等（Socinski et al，2013 b）报道了白蛋白紫杉醇针对老年患者（n = 156；占纳入人群的 15%）的亚组分析结果，结果显示与紫杉醇联合卡铂相比，白蛋白紫杉醇联合卡铂显著改善了患者的总生存期（中位 OS：19.9 个月 vs. 10.4 个月；风险比：0.58，95% CI：0.39 ~ 0.88）。在白蛋白紫杉醇组的老年患者中，中性粒细胞减少（$P = 0.02$）、神经病变（$P = 0.001$）和关节痛（$P = 0.03$）的发生率明显减少，但贫血发生率较高（$P = 0.007$）。70 岁以上的老年患者中白蛋白紫杉醇治疗组具有更高的生活治疗问卷评分（Langer et al，2015）。基于此结果，对于老年患

者来说，与紫杉醇相比，白蛋白紫杉醇可能是更好的选择。

1. 非鳞非小细胞药物的选择　培美曲塞是一种抗叶酸的抗肿瘤药物，它通过阻断细胞复制所必需的依赖叶酸的代谢过程发挥作用，可靶向作用于胸苷酸合成酶、二氢叶酸还原酶和甘氨酸酰胺核糖核苷酸甲酰转移酶。对于晚期非鳞状非小细胞肺癌，培美曲塞/顺铂联合化疗诱导化疗，然后培美曲塞维持方案具有良好的临床疗效。与多西紫杉醇单药治疗相比，培美曲塞对非小细胞肺癌的疗效相当，且副作用明显减少，并被证实对非鳞状细胞肺癌尤其有效；亚组分析显示，对于年龄≥70岁的老年患者，与多西紫杉醇治疗组相比，接受培美曲塞治疗的患者拥有更长的无进展生存期（4.6个月 vs. 2.9个月）和总生存期（9.5个月 vs. 7.7个月）（Hanna et al，2004；Weiss et al，2006）。因此，对于老年非鳞非小细胞肺癌患者来说，毒副作用更小的培美曲塞可能是更合适的选择。

贝伐珠单抗是一种与血管内皮生长因子结合的重组人源化IgG1单克隆抗体，通过结合血管内皮生长因子，阻断肿瘤血管生成，抑制肿瘤的发生发展。贝伐珠单抗已被批准与标准铂类化疗联合使用，或在化疗后作为维持治疗用于无驱动基因突变的非鳞非小细胞肺癌患者中（Sandler et al，2006；Reck et al，2009；Petrioli et al，2015）。然而，这种治疗方案也与治疗相关的毒性和死亡风险的增加有关，这就对贝伐珠单抗在老年患者中治疗的可行性提出了质疑。Ramalingam等（2008）对ECOG4599试验中年龄≥70岁的患者（224例）进行了亚组分析中，结果表明接受卡铂（AUC=6）加紫杉醇（200 mg/m²）加贝伐珠单抗（15 mg/kg）治疗的患者并没有更优的生存结果（11.3个月 vs. 12.1个月；$P=0.4$），且3～4级不良反应发生率增加（87 vs. 61%；$P<0.001$），包括7例（6.8%）治疗相关的死亡事件。此外，老年患者3～4级的中性粒细胞减少、出血和蛋白尿的发生率高于<70岁的患者（Ramalingam et al，2008）。在一项结合了ECOG4599和PointBreak试验的子集分析中，对于年龄>75岁的患者，贝伐珠单抗似乎对于延长OS和PFS效果有限，但对于

75岁以下的所有年龄层亚组的患者，贝伐珠单抗均可延长其生存期（风险比：0.78；05% CI：0.68～0.89），提示年轻患者更能从贝伐珠单抗治疗中获益（Langer et al，2016）。Zhu等（2012）对4168名老年非小细胞肺癌患者进行了回顾性多变量分析，发现与单纯使用卡铂联合紫杉醇治疗的患者相比，加用贝伐珠单抗并没有使患者获得生存获益。一项前瞻性研究（Fukuda et al，2019）分析了培美曲塞对比培美曲塞加贝伐珠单抗治疗老年非鳞非小细胞肺癌患者的随机Ⅱ期研究结果发现培美曲塞联合贝伐珠单抗在客观反应率（25%～55% vs. 13%～25%）和无进展生存期（4.8～5.5个月 vs. 3.3～5.4个月）方面均比单药培美曲塞更好，但单药培美曲塞组患者的总体生存期（16.0～18.2个月 vs. 11.6～16.4个月）优于联合治疗组的方案。其原因可能是因为老年患者的身体素质和器官功能下降，导致联合化疗对老年患者毒性太大，所以没有导致更长的总体生存时间。在毒性方面，培美曲塞加贝伐珠单抗组白细胞减少和中性粒细胞减少（骨髓毒性）的发生率较高。80%的患者出现中性粒细胞减少，其中55%的患者为3级或4级，而培美曲塞单药治疗组3级和4级中性粒细胞减少的发生率仅为20%。培美曲塞加贝伐珠单抗组有5例（25%）患者出现口腔炎，其中1例在第1、2个周期均为1级，在第3个周期加重至3级，同时出现3级厌食和疲劳，导致治疗在第3个周期终止，而培美曲塞组无一例出现口腔炎。贝伐珠单抗特有的不良反应出血倾向和蛋白尿，发生率不高。所以对于年龄≥75岁的非鳞非小细胞肺患者，在培美曲塞单药治疗的基础上联合贝伐珠单抗并不能延长这部分患者的总生存期，且联合治疗会加重患者的不良反应；所以与培美曲塞联合贝伐珠单抗相比，单药培美曲塞治疗有可能是这部分患者更合适的治疗方案。但此研究仅有40例患者，结果还需进一步证实。也有研究认为，在真实世界中，对于老年非鳞非小细胞肺癌患者，含贝伐珠单抗的方案比非贝伐珠单抗方案具有临床优势（Xing et al，2018）。所以，也需要仔细筛选老年非鳞非小细胞肺癌患者中贝伐珠单抗的受益人群。

Zukin等（2013）开展了一项Ⅲ期临床试

验，将 205 例体能状态评分为 2 分的晚期非小细胞肺癌患者（后来修改为非鳞非小细胞肺癌）随机分为两组，一组接受卡铂（AUC = 5）和培美曲塞（500 mg/m²）每 3 周一次，共 4 个周期治疗；另一组接受单药培美曲塞（500 mg/m²）每 3 周一次，共 4 个周期治疗。结果表明，与培美曲塞单药治疗相比，培美曲塞联合卡铂治疗组有 4 个月的中位生存获益，1 年生存率提高了 18%（分别为 9.3 个月 vs. 5.3 个月的中位总生存期和 40.1% vs. 21.9% 的 1 年生存率；风险比：0.62；95% CI：0.46 ~ 0.83）。在 70 岁以上的患者中（占研究队列人群的 35%），中位生存时间分别为 9.9 个月和 5.3 个月（危险比：0.49；95% CI：0.29 ~ 0.82）。与培美曲塞单药治疗相比，联合治疗方案的 3 级或 4 级不良反应略有增加，其中最常见的是贫血（11.7% vs. 3.9%）和中性粒细胞减少（6.8% vs. 1.0%）。此外，在联合治疗组中，有 4 例（3.9%）患者分别因肾衰竭、败血症、肺炎和血小板减少症而意外死亡。所以，与单药培美曲塞相比，含铂双药治疗可延长老年非小细胞肺癌患者的生存期，但需特别关注其不良反应。

2．鳞状非小细胞肺癌药物的选择 对于晚期鳞状非小细胞肺癌，多西他赛联合铂类是标准的一线化疗方案，推荐剂量为多西他赛 75 mg/m²，每 3 周一次。然而，这一方案中性粒细胞减少发生率较高。Kim 等（2012）研究表明，多西他赛联合顺铂 60/60 mg/m² 治疗的有效率并不低于 75/60 mg/m²，联合剂量的减少为晚期非小细胞肺癌患者提供了更好的安全性。Du 等（Okamoto et al，2007；Guo et al，2012）的研究表明，多西他赛周疗可显著减少严重中性粒细胞减少症（包括发热性中性粒细胞减少症）的发生率。基于此，一项开放、单臂的 Ⅱ 期临床试验评估了多西他赛 4 周一疗程（25 mg/m²，第 1、8、15 天给药，每 4 周一周期）在老年（年龄 > 70 岁）鳞状细胞肺癌的疗效和安全性。结果表明客观缓解率和疾病控制率分别为 16.7% 和 66.7%，中位 PFS 和 OS 分别为 3.1 个月和 3.3 个月。然而，其 3 ~ 4 级不良反应，尤其是中性粒细胞减少症的发生率显著降低。虽然 4 周一疗程的西他赛方案可以安全地应用于基础状态较差的老年患者，但疗效低于标准疗程的多西他赛方案，抗癌效果较差。

3．维持治疗 对一线化疗有效的患者进行维持化疗旨在延长化疗效果，进一步改善总生存期，同时维持甚至改善生活质量。一项针对 75 岁以上老年患者的日本多中心 Ⅱ 期临床试验（Tamiya et al，2016）评估了培美曲塞（500 mg/m²）- 卡铂（AUC = 5）诱导治疗后培美曲塞（500 mg/m²）维持治疗的安全性和有效性。研究人员发现，在 34 名患者中，1 年总生存率为 58%（95% CI：42.9 ~ 78.4%），3 ~ 4 级血液学毒性（15% ~ 20% 的患者）和感染风险（15%）的发生率显著增加。Ⅲ 期临床试验 PARAMOUNT 将 539 名对 4 周期的培美曲塞（500 mg/m²）联合顺铂（75 mg/m²）治疗有效的非鳞非小细胞肺癌患者随机分为两组，一组接受培美曲塞（每 3 周 500 mg/m²）维持治疗，另一组接受安慰剂治疗，结果发现培美曲塞维持治疗组患者耐受良好（平均接受治疗的周期：7.9 个），且延长了患者的总生存期（风险比：0.78；95% CI：0.64 ~ 0.96）（Gridelli et al，2014）。对 70 岁及以上的患者进行亚组分析，发现虽然接受培美曲塞维持治疗的患者的生存率提高了 11%（P = 0.63），但没有统计学差异，且有更高的 3 ~ 4 级治疗相关不良反应发生，主要包括贫血、中性粒细胞减少和疲劳。综上，维持治疗似乎并不能延长老年非小细胞肺癌患者的总生存期，且可增加不良反应的发生率。

4．80 岁以上非小细胞肺癌患者的化疗 对于年龄在 80 岁以上的非小细胞肺癌患者来说，这一人群对于化疗的治疗信息更少，甚至在针对老年肺癌患者的临床试验中，年龄 ≥ 80 岁的患者也只占少数。在一项意大利老年肺癌三臂多中心研究试验中，年龄 ≥ 80 岁的患者在 698 例可评估患者中仅占 3.3%（23 例）（Gridelli et al，2003）。Owonikoko 等（2007）使用 SEER 数据库研究了年龄 ≥ 80 岁的老年肺癌患者的社会负担及预后，但仍然缺乏体能状态评分、并发症和化疗对生存结果影响的数据。在一项回顾性研究中分析了年龄 ≥ 80 岁晚期非小细胞肺癌患者的临床资料，通过与 75 ~ 79 岁晚期非小细胞肺癌患者的临床资料对比，评价化疗对 ≥ 80 岁晚期非小细胞肺癌患者的疗效和毒副作用。结果表明：首先，与年龄在 75 ～ 79 岁之间的患者相比，年龄 ≥ 80 岁的晚期非小细胞肺癌患者中体能状态评分较好的患者更倾向于选择支持治疗，这一趋势表明，对于年龄 ≥ 80 岁的患者，我们在选择治疗方案时，在很大程度上考虑了年龄因素；其次，年龄 ≥ 80 岁、体能状态评分良好、接受化疗的患者中位生存期约为 8 个月，这与接受单药化疗的年龄 ≥ 70 岁的患者的中位生存期相当；另外，年龄 ≥ 80 岁体能状态评分良好的患者生存率与年龄 75 ～ 79 岁体能状态评分良好患者的生存期无显著差异（8 个月 vs. 9 个月）；最后，使用单药长春瑞滨、多西他赛化疗的患者耐受性较好；3 级或 4 级血液学毒性是最常见的不良事件，在 75 ～ 79 岁和 ≥ 80 岁的患者中发生率无差别，而对于非血液学毒性，年龄在 75 ～ 79 岁和 ≥ 80 岁的患者均可耐受（Tamiya et al，2011）。但鉴于年龄 ≥ 80 岁（"老老人"）非小细胞肺癌患者的化疗结果缺乏前瞻性数据，这些患者接受化疗的风险和获益尚不确定。

5. 体能状态评分差的老年非小细胞肺癌患者的化疗　对体能状态评分较差的老年晚期非小细胞肺癌患者进行化疗的研究更少，化疗对这些患者的作用还不清楚。需要注意的是，参加临床试验的老年患者是经过精心挑选的人群，在临床试验中选择的老年患者可能比真实世界人群中的老年患者更能耐受化疗。在临床实践中，老年患者是一个异质性更大的群体，如基线器官功能障碍，合并症较多等，单凭体能状态评分不足以解释老年患者内部的异质性，所以在体能状态评分较差的老年非小细胞肺癌患者中识别出可耐受化疗并从中获益的人群至关重要。之前报道的一项队列研究显示，大约 40% 的肺癌患者（其中许多是老年人，被排除在临床试验之外）的体能状态评分为 2 分（Buccheri et al，1996）。一项回顾性研究分析了 59 例年龄 ≥ 75 岁且体能状态评分 ≥ 2 分的非小细胞肺癌患者的数据，结果显示在这部分患者中，化疗组的中位总生存期优于最佳支持治疗组；与单药化疗或含铂双药化疗的治疗方案选择相比，化疗周期更能影响患者的总生存期；含铂双药化疗组的客观反应率和中位无进展生存期

均优于单药化疗组，但两组患者总生存期无显著差别；此外，低白蛋白血症不仅是化疗早期终止的危险因素，也是化疗组患者的独立预后因素（Ikeda et al，2017）。一项对临床试验的荟萃分析提示即使在体能状态评分较差的患者中，与最佳支持治疗相比，化疗仍可延长这部分患者的总生存期（Burdett et al，2010）。在老年非小细胞肺癌患者接受单药化疗和含铂双药化疗的随机对照试验中，只有 IFCT-0501 试验显示体能状态评分为 2 分的患者可从卡铂联合每周紫杉醇化疗中获益，而其他试验并没有显示这部分患者接受含铂双药化疗有更优的生存数据（Abe et al，2015；Chen et al，2008；Lou et al，2010），但在真实世界中，患者异质性更高，因此 IFCT-0501 的结果不能完全适用于体能状态评分较差的老年患者。尽管对于那些渴望积极治疗的患者，含铂双药化疗仍然比单药化疗更受推荐（推荐级别：2B 级），但这部分患者更容易出现含铂双药化疗相关的副作用和死亡事件，而且，对于标准的含铂双药化疗方案在体能状态评分较差的老年非小细胞肺癌患者中的疗效，其证据有限。基于以上数据，对于体能状态评分较差的晚期非小细胞肺癌患者，应考虑选择患者可耐受的合理的化疗方案，尽可能多地延续治疗周期。

（二）同步放化疗药物的选择

约 30% 的非小细胞肺癌患者在发病时处于 Ⅲ 期，Ⅲ 期非小细胞肺癌的治疗是基于一系列临床试验，但一般纳入的都是年轻患者。对于局部晚期且不能手术的非小细胞肺癌患者，最初采用单纯放射治疗，其长期生存率只有 5%（Ramnath et al，2013）；为了提高疾病控制率和生存率，后来出现了序贯放化疗，直至同步放化疗。随着治疗强度的升级，总生存期也有所提高，但治疗相关的毒副作用发生率和死亡率也相应提高（Non-small Cell Lung Cancer Collaborative Group，1995）。而在老年患者中，对于治疗疗效和副作用的权衡常常更加具有挑战性。具有里程碑意义的 Ⅲ 期临床试验 RTOG 9410 研究（Curran et al，2011）将不可切除的 Ⅱ 期或 Ⅲ 期非小细胞肺癌患者随机分为 2 组，一组接受同步放化疗，化疗方案为顺铂联合依托泊苷或长春新碱；另一组接受序贯化放疗，化疗方案为顺铂联合长春新碱，结

果表明同步治疗组的 5 年总体生存率明显高于序贯治疗组（16% 和 13% vs. 10%，$P = 0.046$）。但这项研究中患者的平均年龄为 61 岁。随后，一项对 6 个随机对照临床试验进行的荟萃分析证实，序贯化放疗和同步放化疗的 5 年生存率分别是 10.6% 和 15.1%（危险比 = 0.84；95% CI：0.74 ~ 0.95，$P = 0.004$），同步放化疗的局部区域进展显著减少，但远处进展无统计学差异。然而，同步放化疗的副作用更大，特别是 3 级以上急性食管炎的发生率显著高于序贯治疗的患者（18% vs. 4%，$P < 0.001$），但放射性肺炎发生率相似（Auperin et al，2010）。所以，对于体能状态评分良好的患者，化疗和放疗联合治疗（同步或序贯）的疗效优于单纯放疗，同步化疗和放疗是标准治疗，具有更好的治疗疗效；但目前还不太清楚的是，对基础状态较差的局限期老年非小细胞肺癌患者进行积极治疗的获益风险比。

一项大型回顾性研究（Qin et al，2019）探讨了年龄 ≥ 70 岁的 N3 期 Ⅲ B 非小细胞肺癌患者接受同步放化疗与单纯化疗的生存率差异，在这项研究中，单纯接受化疗的腺癌患者明显多于接受同步放化疗的患者 [1127（56.4%）vs. 3529（45.4%）]；鳞状细胞癌的情况正好相反，接受同步放化疗的患者比接受单纯化疗的患者多 [2912 例（37.5%），545 例（27.3%）]；预后分析的结果表明 ≥ 70 岁的患者中，与单纯化疗（12.4 个月）相比，接受同步放化疗的老年患者（15.0 个月）生存率有所提高（$P < 0.001$）。所以，临床医生不应因为年龄大而不推荐这部分患者行同步放化疗的机会。

非小细胞肺癌协作组荟萃分析分析了 6 个随机对照试验纳入的 1205 名患者的数据，比较了序贯放化疗和同步放化疗的疗效，发现接受同步放化疗的患者有明显的生存优势（危险比 = 0.84；95%CI：0.74 ~ 0.95），5 年生存率增加了 4.5%（Auperin et al，2010）。然而，接受同步放化疗患者发生 3 ~ 4 级放射性食管炎的发生率是接受序贯治疗患者的近 5 倍（18% vs. 4%）。血液毒性发生率在不同的试验中变化太大，无法评估。虽然老年患者（年龄 ≥ 70 岁）在同步治疗组和序贯治疗组所占的比例只有 13% 和 19%，但结果并未因年龄或体能状态评分而有所差异。

北中央区癌症治疗组的亚组分析也表明，接受同步放化疗的老年患者具有相似的 5 年生存率（14.7%）和不良反应发生率（食管炎：18.6%）；同样，同步放化疗的血液学毒性（85.3%）明显高于单独放疗（5.4%）的患者。多项对接受同步放化疗的老年（年龄 ≥ 70 岁）非小细胞肺癌Ⅲ期患者的预后分析表明，与年轻患者相比，老年患者接受同步放化疗疗效相似，但副反应（血液学和肺炎）发生率更高。然而，Stinchcombe 等分析了 1990 年至 2012 年间进行的 16 项临床试验的患者数据，评估了老年ⅢA/B 期非小细胞肺癌患者接受同步放化疗的疗效和安全性，结果表明与年轻患者相比，年龄 ≥ 70 岁的患者生存期缩短，且 3 级以上不良反应发生率增加。

Miller 等（2018）的一项大型队列研究也支持Ⅲ期老年非小细胞肺癌患者接受同步放化疗。他们通过查询基于 1500 个中心的美国国家癌症数据库（NCDB），回顾性分析了真实世界的结果。他们纳入了 2003 年到 2014 年间 70 岁以上接受超过 59.4 Gy 放疗的老年非小细胞肺癌患者，接受或未接受同步 / 序贯化疗。最终 5023 例患者仅接受放射治疗，18 206 例患者接受同步 / 序贯放化疗。研究结果显示，接受同步 / 序贯放化疗的患者其基线合并症更少，并且更年轻（75.8 岁 vs. 79.4 岁）。在同步 / 序贯放化疗患者中，87% 接受同步放化疗，13% 接受序贯放化疗，接受同步 / 序贯放化疗的患者中位总生存期为 17.2 个月（95% CI：16.6 ~ 17.8），而接受单纯放疗患者的中位总生存期为 12.2 个月（95% CI：11.8 ~ 12.6），具有显著的统计学差异（HR = 0.67，95% CI：0.64 ~ 0.70，$P < 0.001$）；接受序贯放化疗患者的中位总生存期为 20.0 个月（95% CI：19.1 ~ 20.9），而接受同步放化疗患者的中位总生存期为 17.8 个月（95% CI：17.4 ~ 18.2），且具有统计学差异（$P < 0.001$）；年龄偏大、男性、白人、非学术治疗机构、非都市地区、Ⅲ b 期、Charlson/Deyo 评分 > 0 分和单独放疗与总生存期较差相关；接受同步 / 序贯放化疗的患者中，多药化疗（HR = 0.64，95% CI：0.61-0.67，$P < 0.001$）的疗效优于单药化疗（HR = 0.83，95% CI：0.75 ~ 0.92，$P < 0.001$）。但此研究并未提供毒副作用相关的数据，且缺乏体能状态评

分和体重下降情况等体现预后因素的数据。

对于未经选择的体能状态评分差或具有基础合并症的老年患者，含顺铂的同步放化疗的获益风险比可能会降低。对于这些患者，一个可行的策略可能是在同步放化疗方案中使用放射增敏剂量的铂化疗。EORTC 试验（Belderbos et al, 2007）证明，每天在放射治疗前 1 ~ 2 小时给予低剂量顺铂（6 mg/m^2）的治疗方案安全可耐受（< 5% 血液学毒性），客观反应率可达 60.8%，3 年生存率为 29.2%。低剂量卡铂是一种放疗增敏剂，日本临床肿瘤小组进行的一项前瞻性随机临床试验（JCOG）0301 研究中纳入了 200 例不能手术切除的Ⅲ期非小细胞肺癌老年患者（年龄 ≥ 70 岁），研究表明，胸部放疗联合低剂量卡铂（每天 30 mg/m^2）每周给药 5 天，持续 20 天，较单纯放疗（60 Gy）有生存优势（22.4 个月 vs. 16.9 个月，风险比 = 0.68，95%CI：0.47 ~ 0.98；P = 0.0179），2 年无进展生存率和总生存率分别为 18.1% 和 46.3%，放疗联合卡铂组 3 级以上血液学不良反应发生率显著升高，但肺炎发生率两组相似，均为 3% ~ 4%（Atagi et al, 2012；Atagi et al, 2018）。S-1 是一种口服抗癌药物，由替加氟、5- 氯 -2, 4- 二羟基吡啶和氧酸钾按摩尔比为 1：0.4：1 构成。两项Ⅲ期临床试验表明，在晚期非小细胞肺癌患者中，S-1 联合顺铂 / 卡铂和紫杉醇联合顺铂 / 卡铂在总生存期方面无明显差异。临床前研究已证实 S-1 具有放射增敏作用，多项Ⅱ期临床试验研究表明，标准剂量的卡铂（AUC = 5）加 S-1 可与胸部放疗联合，安全可耐受，且疗效可期：6 项研究中位无进展生存期为 9 ~ 20 个月，2 年生存率为 51% ~ 76%（Ichinose et al, 2011；Kaira et al, 2013；Nogami et al, 2015；Sasaki et al, 2018；Taira et al, 2018；Ohyanagi et al, 2009）。一项研究对局部晚期非小细胞肺癌老年患者（年龄 ≥ 70 岁）进行了卡铂 / S-1 联合胸部放疗的Ⅰ/Ⅱ期研究，药物推荐剂量为：卡铂按 AUC = 3 计算剂量，第一天给药（为标准剂量的 60%）；S1 剂量为每天 80 mg/m^2，第 1 ~ 14 天连续给药（标准剂量），并联合胸部放疗，结果表明患者的中位无进展生存期为 16.8 个月，1 年无进展生存率为 57.1%，2 年无进展生存率和总生存率分别为 46.2% 和 59.3%，但放

射性肺炎发生率较高（Niho et al, 2019）。

根据之前的Ⅲ期临床试验研究结果，可联合放疗的化疗方案包括顺铂联合依托泊苷、顺铂或卡铂联合多西他赛以及顺铂联合培美曲塞（Senan et al, 2016；Segawa et al, 2010；Yamamoto et al, 2010；Rusch et al, 2007；Albain et al, 2002；Socinski et al, 2001）。根据文献报道，顺铂联合用药方案出现三级以上不良反应（中性粒细胞减少、血小板减少）的发生率较卡铂高。因此，对于基础状态较差的老年患者，基于紫杉醇联合卡铂的同步放化疗方案可能是更合理的选择。一项Ⅲ期临床研究 PROCLAIM 试验 87 将 598 名患者随机分配到两组，一组接受培美曲塞（500 mg/m^2）和顺铂（75 mg/m^2）每 3 周 1 次治疗，进行 3 个周期，同时接受放疗（60 ~ 66 Gy），然后每 3 周进行培美曲塞巩固治疗，共 4 个周期；另一组患者接受标准同步放化疗方案，即依托泊苷（50 mg/m^2）和顺铂（50 mg/m^2）每 4 周一次，两个周期后接受同步放疗，继而再接受含铂双药巩固化疗，结果表明培美曲塞 / 顺铂治疗组与标准放化疗组无明显生存差异（危险比 = 0.98；95% CI：0.79 ~ 1.2），此试验也因阴性结果而提前终止。然而，培美曲塞组治疗的 3 ~ 4 级毒副作用发生率显著降低（64% vs. 76.8%；P = 0.001）。此研究队列的中位年龄约为 59 岁，所有患者的体能状态评分为 0 ~ 1 分，因此很难对该组合在老年患者中的应用做出结论。但基于较好的安全性，老年虚弱的非鳞非小细胞肺癌患者可能更适合接受耐受性更好的化疗药物，如以培美曲塞为基础的放化疗。

基于以上研究数据的分析，可以得出如下结论：化疗联合放疗（同步 / 序贯）的老年患者的中位总生存期与年轻患者相似，且比接受低强度治疗的老年患者生存时间更长。老年患者中序贯放化疗患者的生存期优于同步放化疗患者，这与年轻患者相反。对于适合进行同步 / 序贯放化疗的患者，如不推荐积极治疗，就缩短了这部分患者的生存期，但临床医生对这种治疗方案最大的担忧是其毒副反应。肿瘤学家对同步 / 序贯放化疗治疗老年非小细胞肺癌有一定程度的怀疑，特别是当遇到严重的不良反应时，这就使人们的判断变得模糊。对不能耐受完整疗程治疗的

老年患者可以酌情缩短同步放化疗的疗程，或对基础状态较差的老年患者可每周使用单药卡铂作联合放疗。

由于同步放化疗相关的毒副作用，对局部晚期、不能手术的老年非小细胞肺癌患者的治疗决策通常具有挑战性。现有的证据表明，同时进行放化疗对老年患者的生存有好处，因此，对于精心挑选的、可能耐受并愿意接受毒性风险的健康老年患者，应保留这种选择。然而，对于年老体弱而无法接受标准治疗方案的患者，可选择使用放射增敏剂量的铂剂或耐受性更好的药物，以提高耐受性。另一种选择是，序贯放化疗可以避免重叠的毒性，这也可能有助于提高耐受性。虽然单独的放射治疗可能对长期生存或治愈几乎没有影响，而且还可导致放疗相关毒性反应（如放射性肺炎、放射性食管炎），但仍有研究显示，对于不适合同步放化疗的患者，它能改善这部分患者的症状，并有部分生存获益。

（三）辅助化疗药物的选择

手术是可切除非小细胞肺癌患者的首选治疗方法，且可显著提高这部分患者的生存率，甚至可达临床治愈。因此，部分基础状态较好、可耐受手术的早期老年患者也会接受手术根治性切除治疗。而对于接受完整手术切除的 IB、Ⅱ 或 ⅢA 期肺癌患者，含铂双药辅助化疗方案是其标准治疗，可以提高这部分患者的生存率（Ettinger et al，2016）。一些回顾性分析的随机研究数据和注册中心数据显示 IB ~ ⅡB 期或 ⅡA ~ ⅢA 期的非小细胞肺癌患者可从辅助化疗中获益（Pepe et al，2007；Wisnivesky et al，2011）。然而，由于老年人的预期寿命有限，这一治疗方案是否适用于老年人一直存在争议。对于老年患者来说，综合考虑辅助化疗的长期效益和治疗相关副作用的短期效益尤其重要。影响非小细胞肺癌术后辅助化疗决策的因素包括年龄、性别、术后住院时间、并发症等。最近的一项研究报道显示在决定是否对手术切除的非小细胞肺癌患者进行术后辅助化疗时，患者年龄是最重要的考虑因素。

目前，确定辅助化疗在老年早期非小细胞肺癌患者中作用的证据仅限于随机对照试验的探索性分析，其中老年患者的数据代表性不足，且多为观察性数据。在对随机试验的荟萃分析

中，辅助化疗提高了 70 岁以上非小细胞肺癌患者的生存率（不管药物剂量和给药周期是否减少），疗效与年轻患者相似（Fruh et al，2008）。然而，另一项研究表明，非小细胞肺癌切除术后的辅助化疗可提高 75 岁以下患者的生存率，但对 75 岁及以上患者生存率无显著提高，提示非小细胞肺癌术后辅助化疗似乎对 75 岁以上患者的预后改善无作用（Malhotra et al，2015）。然而，一项回顾性研究（Yamanashi et al，2017）将 246 名接受手术切除治疗的老年（年龄 ≥ 75 岁）IB ~ ⅢA 期非小细胞肺癌患者随机分为术后辅助治疗组（$n = 102$）和对照组（$n = 44$），结果发现对照组无复发生存率（$P = 0.006$）和总生存率（$P = 0.008$）明显低于术后辅助化疗组。多变量分析发现，辅助化疗是无复发生存（风险比 = 0.594，95% CI：0.396 ~ 0.893，$P = 0.012$）和总体生存（风险比 = 0.616，95% CI：0.397 ~ 0.957，$P = 0.031$）的独立预后因素，提示术后辅助化疗可以改善年龄 ≥ 75 岁非小细胞肺癌患者的预后。最近的几项观察性研究也证实了术后辅助化疗对老年人的生存益处。一项回顾性数据研究显示，65 岁及以上的 Ⅱ 期和 ⅢA 期非小细胞肺癌患者在手术切除后接受辅助化疗，其生存率增加了 20%（危险比 = 0.8；95% CI：0.72 ~ 0.89）。然而，这些患者更有可能发生严重的不良事件，且住院率更高（优势比 = 2.0；95% CI：1.5 ~ 2.6）（Wisnivesky et al，2011）。

在近期的研究中，Wakelee 等（2017）开展了一项随机 Ⅲ 期临床试验（E1505），分析了术后辅助化疗的 NSCLC 中联合或不联合贝伐珠单抗的疗效，结果表明，无论在整体人群还是年龄 > 60 岁的患者中，联合贝伐珠单抗均不能延长患者的总生存期。多项 Ⅲ 期随机对照试验发现，对于可切除的 Ⅱ ~ Ⅲ 期（可能更多的是 IB 期）非小细胞肺癌患者，使用顺铂为基础的辅助化疗具有生存优势，在这些研究中，JBR.10 试验纳入的老年患者最多（32%）（Arriagada et al，2004；Douillard et al，2006；Butts et al，2010）。Pepe 等对该试验进行了年龄分层分析，结果发现虽然在老年患者（年龄 > 65 岁）中接受了减毒剂量的顺铂（每周 18.8 mg/m²）和长春碱（每周 12.7 mg/m²），但辅助化疗仍然有生存优势（危险比 = 0.61；

95% CI：0.38～0.98）。一项顺铂肺癌辅助化疗评估（Lung Adjuvant Cisplatin Evaluation，LACE）的荟萃分析（Non-small Cell Lung Cancer Collaborative Group，1995）纳入了包括 JBR.10 在内的 5 项随机对照试验的患者数据，发现在所有患者中，基于顺铂的辅助化疗 5 年生存率更高，在不同年龄组疗效和副反应均没有显著的统计学差异，表明在老年人中基于顺铂的术后辅助化疗同样有效，且安全可耐受。

Ontario 癌症登记处的一项回顾性研究（Cuffe et al，2012）表明，在 2004 年以后，更多的老年患者接受了辅助化疗（从 3.3% 到 16.2%）。研究人员使用这个时间节点前后患者生存期的差异评估辅助化疗在老年患者中的疗效，结果表明 4 年生存率分别为 47.1% 和 49.9%（P = 0.01）。他们进一步发现，年轻患者和老年患者在治疗后 6 个月的住院率（作为治疗相关毒性的一个指标）没有统计学差异，说明老年人对接受辅助化疗具有良好的耐受性。2005 年前后，美国退伍军人管理局（Veterans Administration）登记处的一项研究发现，老年人接受辅助化疗的比例也出现了类似的增长，其死亡率下降了为 19%（危险比 = 0.81；95% CI：0.71～0.92）。值得注意的是，以卡铂为基础的含铂双药化疗方案（64.6% 的患者）远远高于以顺铂为基础的化疗方案（25.1% 的患者），说明在普通人群中老年患者化疗方案的选择倾向于副反应相对较轻的药物（Ganti et al，2015）。基于这些结果，目前全国综合癌症网络指南推荐所有符合条件的已行手术切除的 Ib-IIIa 期非小细胞肺癌患者，无论年龄大小，均可接受以顺铂为基础的辅助化疗（Ettinger et al，2016）。对于有合并症的患者或可能无法耐受顺铂的患者（通常是老年人）可以选择以卡铂为基础的辅助化疗方案。然而，到目前为止尚无前瞻性研究证实含卡铂的辅助化疗方案的疗效。

在辅助化疗相关的临床试验中，纳入的老年患者大部分可耐受化疗，并可从辅助化疗中受益。由于辅助治疗仅限于身体状况足以接受手术的患者，因此这部分患者可能不能代表大部分的真实世界中的老年非小细胞肺癌患者。因此，在实际工作中临床医生应慎重考虑每一个老年患者接受辅助化疗的获益风险比，应根据患者的具体情况进行个体化治疗。

三、人群筛选和药物剂量调整

（一）人群选择

由于现代医学的快速进步、心血管风险因素的早期识别和积极管理，以及以大量人群为基础的早期癌症筛查工作，长寿已是 21 世纪最重要的社会变化之一。然而，全球人口老龄化的情况也使得癌症的发病率逐年升高，其中肺癌是全球癌症相关死亡的主要原因。因此，在临床工作中，我们将面临越来越多的老年肺癌患者。但许多重要的临床试验招募的老年患者甚少，因此很难将临床试验结果作为老年患者的最佳治疗方案。而在晚期非小细胞肺癌的老年肿瘤患者中，如何正确识别和确定哪些老年患者最有可能受益于更积极的治疗方案（如含铂双药化疗 vs. 单药化疗 vs. 最佳支持治疗），仍然是一个难题。由于年龄不是确定患者最佳治疗方案的理想预测因素，在这一人群中，我们在做出治疗决定时需要考虑很多特有的因素，包括体能状况、肺功能、营养和体重减轻情况等。

有一些特定的评分系统或工具来帮助为老年患者提供合适的管理和治疗方案，如综合老年医学评估系统（Comprehensive Geriatric Assessment，CGA），它是一种通过多因素分析筛选老年患者的方法，包括医学合并症、心理健康、器官功能状态、社会支持和生活环境因素等，这一工具可以帮助作出治疗选择的决策，避免治疗不积极或治疗过度的情况发生。Hurria 等（2011）在一项前瞻性队列研究中，利用 CGA 和其他临床因素（如肿瘤 / 治疗相关的变量、实验室检查结果等）预测各种实体恶性肿瘤的老年（≥ 65 岁）患者（29% 为肺癌）3～5 级不良事件的发生率。Nie 等（Hurria et al，2011；Nie et al，2013；Corre et al，2011）随后通过对 120 名年龄在 65 岁及以上计划接受化疗的患者的分析，验证了该模型在肺癌中的有效性。2013 年在世界肺癌大会中提出的老年指数评估选择（Elderly Selection on Geriatric Index Assessment，ESOGIA）试验（Corre et al，2011）是一项 III 期、随机、多中心的针对年龄 ≥ 70 岁的 IV 期非小细胞肺癌患者的研究。它基于年龄和体能状态评分将患者随机分到含铂双药化疗组和单药化疗组，并基于 GCA 评分将患者随机分到化疗组和最佳支持治疗组。在开始治疗前，CGA 根据几个参数预先将患者分为健康、较虚弱和虚弱三个等级。研究结果显示基于两个分组方法分组的患者，其总生存期无显著统计学意义；然而，在基于 CGA 分组的患者中，毒性反应和不良事件发生率显著降低。此外，在基于 CGA 分组的患者中接受含铂双药化疗方案的比例更高（CGA：109 例 vs. PS/ 年龄：83 例）。接受单药化疗的患者人数基于 CGA 分组的患者中有 73 名患者，基于体能状态评分 / 年龄分组的患者中有 158 名患者。同样的，最近在针对老年晚期非小细胞肺癌患者的 ESOGIAGFPC-GECP 08-02 试验中，虽然基于 CGA 的选择策略是的由于毒性导致的治疗失败显著减少，但并没有显示出患者的生存优势（Corre et al，2016）。

临床常用的体能状态评分是评估非小细胞肺癌患者生理储备和功能状态最常用的方法，也常用于评估患者是否可以耐受化疗。在以往针对老年晚期非小细胞肺癌患者进行的临床试验中，如 ELVIS 和 IFCT-0501 试验，20% ~ 30% 的患者的体能状态评分为 2 分，而对于体能状态评分 ≥ 3 分的患者，几乎没有数据可供参考。鉴于此，目前有一个共识，老年患者的体能状态评分为 2 分，且希望接受治疗时应给予化疗，而体能状态评分 ≥ 3 的老年患者应给予最佳支持治疗，以维持基本的生活质量。但在目前的研究中，由于化疗组和最佳支持治疗组患者的基线特征不同，不能简单地认为化疗能延长体能状态评分较差的老年患者的生存期。一项回顾性研究 65 分析了 59 例年龄 ≥ 75 岁且体能状态评分 ≥ 2 分的非小细胞肺癌患者的数据，在接受化疗的患者中，无论化疗方案如何，体能状态评分为 2 分和体能状态评分 ≥ 3 分的患者，其接受化疗周期的平均次数（均为 2 个周期）、疾病控制率（PS = 2 分患者为 64.7% vs. PS ≥ 3 分患者为 66.7%）和中位总生存期（PS = 2 分患者为 6.50 个月 vs. PS ≥ 3 分患者为 4.00 个月，$P = 0.987$）均无显著差异。这一结果表明体能状态评分还不足以评估一个老年患者是否可耐受化疗。所以，一部分

体能状态评分较差的患者可能从系统性化疗中获益。在老年患者中，体能状态评分极易受多种因素的影响，如肿瘤所致的疼痛，因此不能仅凭体能状态评分做治疗决策。在这一研究中，低白蛋白血症与化疗早期终止显著相关，与 ≥ 3 级非血液学毒性显著相关。另一方面，此研究还发现低蛋白血症与化疗组生存独立相关，无论有无化疗，低蛋白血症患者预后均较差。流行病学研究（Gupta et al，2010；Win et al，2008；Forrest et al，2005；Lai et al，1998；Muers et al，1996；Hespanhol et al，1995；Espinosa et al，1995；Maeda et al，2000）也发现血清白蛋白水平越高，非小细胞肺癌患者的生存期越长。基于此，我们推测在体能状态评分较差的老年 NSCLC 患者中，血清白蛋白水平可能有助于确定哪些患者更有可能从系统性化疗中获益。在 CGA 测评工具中，常用体重指数来评估营养状况，很少用血清白蛋白水平。包括血清白蛋白水平的测评工具，如老年患者化疗危险评估量表（Chemotherapy Risk Assessment Scale for Hige age，CRASH）（Extermann et al，2012），可能更有助于确定哪些患者可能受益于化疗。

（二）药物剂量调整

由于年龄的变化，老年人的心、肝、肾等主要器官的生理功能下降，机体对药物的耐受性明显降低，这可导致药物半衰期的延长。由于合并多种基础病，老年患者接受多药药物治疗的比例较大，这可能导致药物之间的相互作用。除此之外，年龄的增长可能伴随着化学受体活性的改变、身体成分的改变和肝肾功能的受损，肾在药物的代谢和排泄中起着至关重要的作用，这些情况会导致老年人体内药代动力学的变化。与一般人群相比，老年患者存在更高的不良反应发生风险。然而，对于大多数细胞抑制剂，并没有数据表明显著的年龄相关的药代动力学变化。加之我们对在老年患者中，化疗药物的不同药理作用知之甚少，对与年龄有关的化疗暴露变化也缺乏了解。因此，积极制订老年人个体化用药方案具有重要的临床意义。

经典的药代动力学（PK）和药效学（PD）通常涉及多个采样点。不同的生理和病理特征、营养状况、联合药物和遗传因素方面的差异可

能导致同一药物在体内代谢、清除和药理活性
方面的显著个体差异。为了进一步解释临床 PK/
PD 参数的离散程度和分布，确定一个人群参数
的值和变异性，同时研究不同因素（肝肾功能、
年龄、身高、体重、药物组合）的影响，需对
人群进行分析。人群药物动力学／药效学（PPK/
PPD）可以通过收集部分患者的数据建立数学模
型，根据 PPK/PPD 的参数来评估药物的剂量，
作为一种新的药代动力学方法，近年来得到了广
泛的应用。该方法对合理用药和个体化用药具有
重要的科学价值和现实意义。因此，PPK 可能是
为老年人制订个体化用药方案的理想选择，作为
个体化给药的一种临床研究方法，具有广阔的应
用前景。

（梁红格　王孟昭）

参考文献

Abe T, Takeda K, Ohe Y, et al. Randomized Phase III Trial Comparing Weekly Docetaxel Plus Cisplatin Versus Docetaxel Monotherapy Every 3 Weeks in Elderly Patients With Advanced Non-Small-Cell Lung Cancer: The Intergroup Trial JCOG0803/WJOG4307L. Journal of Clinical Oncology, 2015, 33: 575-U565.

Albain KS, Crowley JJ, Turrisi AT, et al. Concurrent cisplatin, etoposide, and chest radiotherapy in Pathologic stage IIIB non-small-cell lung cancer: A Southwest Oncology Group Phase II Study, SWOG 9019. Journal of Clinical Oncology, 2002, 20: 3454-3460.

Ardizzoni A, Favaretto A, Boni L, et al. Platinum-etoposide chemotherapy in elderly patients with small-cell lung cancer: results of a randomized multicenter phase II study assessing attenuated-dose or full-dose with lenograstim prophylaxis--a Forza Operativa Nazionale Italiana Carcinoma Polmonare and Gruppo Studio Tumori Polmonari Veneto (FONICAP-GSTPV) study. J Clin Oncol, 2005, 23: 569-575.

Arriagada R, Bergman B, Dunant A, et al. Cisplatin-based adjuvant chemotherapy in patients with completely resected non-small-cell lung cancer. N Engl J Med, 2004, 350: 351-360.

Atagi S, Kawahara M, Yokoyama A, et al. Thoracic radiotherapy with or without daily low-dose carboplatin in elderly patients with non-small-cell lung cancer: a randomised, controlled, phase 3 trial by the Japan Clinical Oncology Group (JCOG0301). Lancet Oncology, 2012, 13: 671-678.

Atagi S, Mizusawa J, Ishikura S, et al. Chemoradiotherapy in Elderly Patients With Non-Small-Cell Lung Cancer: Long-Term Follow-Up of a Randomized Trial (JCOG0301). Clinical lung cancer, 2018, 19: E619-E627.

Auperin A, Le Pechoux C, Rolland E, et al. Meta-Analysis of Concomitant Versus Sequential Radiochemotherapy in Locally Advanced Non-Small-Cell Lung Cancer. Journal of Clinical Oncology, 2010, 28: 2181-2190.

Belderbos J, Uitterhoeve L, van Zandwijk N, et al. Randomised trial of sequential versus concurrent chemo-radiotherapy in patients with inoperable non-small cell lung cancer (EORTC 08972-22973). European Journal of Cancer, 2007, 43: 114-121.

Buccheri G, Ferrigno D, Tamburini M. Karnofsky and ECOG performance status scoring in lung cancer: A prospective, longitudinal study of 536 patients from a single institution. European Journal of Cancer, 1996, 32a: 1135-1141.

Burdett S, Canc N-SCL. Chemotherapy and supportive care versus supportive care alone for advanced non-small cell lung cancer. Cochrane Db Syst Rev, 2010.

Butts CA, Ding K, Seymour L, et al. Randomized phase III trial of vinorelbine plus cisplatin compared with observation in completely resected stage IB and II non-small-cell lung cancer: updated survival analysis of JBR-10. J Clin Oncol, 2010, 28: 29-34.

Caprario LC, Kent DM, Strauss GM. Effects of

Chemotherapy on Survival of Elderly Patients with Small-Cell Lung Cancer Analysis of the SEER-Medicare Database. Journal of Thoracic Oncology, 2013, 8: 1272-1281.

Chemotherapy in non-small cell lung cancer: a meta-analysis using updated data on individual patients from 52 randomised clinical trials. Non-small Cell Lung Cancer Collaborative Group. BMJ (Clinical research ed), 1995, 311: 899-909.

Chen YM, Perng RP, Shih JF, et al. A phase II randomized study of vinorelbine alone or with cisplatin against chemo-naive inoperable non-small cell lung cancer in the elderly. Lung cancer (Amsterdam, Netherlands), 2008, 61: 214-219.

Cheng Y, Wu L, Liu XQ, et al. Population pharmacokinetics and individualized lobaplatin regimen for the treatment of Chinese small cell lung cancer in the elderly. Medicine, 2019, 98.

Corre R, Chouaid C, Barlesi F, et al. Study ESOGIA-GFPC 08-02: Phase III, randomized, multicenter trial involving subjects over age 70 with stage IV non-small cell lung cancer and comparing a "classical" strategy of treatment allocation (dual-agent therapy based on carboplatin or monotherapy with docetaxel alone), based on performance status and age, with an "optimized" strategy allocating the same treatments according to a simplified geriatric screening scale, plus a more thorough geriatric evaluation if necessary. Journal of Clinical Oncology, 2011, 29.

Corre R, Greillier L, Le Caer H, et al. Use of a Comprehensive Geriatric Assessment for the Management of Elderly Patients With Advanced Non-Small-Cell Lung Cancer: The Phase III Randomized ESOGIA-GFPC-GECP 08-02 Study. Journal of Clinical Oncology, 2016, 34: 1476.

Cuffe S, Booth CM, Peng Y, et al. Adjuvant chemotherapy for non-small-cell lung cancer in the elderly: a population-based study in Ontario, Canada. J Clin Oncol, 2012, 30: 1813-1821.

Curran WJ, Paulus R, Langer CJ, et al. Sequential vs Concurrent Chemoradiation for Stage III Non-Small Cell Lung Cancer: Randomized Phase III Trial RTOG 9410. Journal of the National Cancer Institute, 2011, 103: 1452-1460.

De Ruysscher D, Pijls-Johannesma M, Bentzen SM, et al. Time between the first day of chemotherapy and the last day of chest radiation is the most important predictor of survival in limited-disease small-cell lung cancer. Journal of Clinical Oncology, 2006, 24: 1057-1063.

Douillard JY, Rosell R, De Lena M, et al. Adjuvant vinorelbine plus cisplatin versus observation in patients with completely resected stage IB-IIIA non-small-cell lung cancer (Adjuvant Navelbine International Trialist Association [ANITA]): a randomised controlled trial. Lancet Oncol, 2006, 7: 719-727.

Effects of vinorelbine on quality of life and survival of elderly patients with advanced non-small-cell lung cancer. The Elderly Lung Cancer Vinorelbine Italian Study Group. Journal of the National Cancer Institute, 1999, 91: 66-72.

Espinosa E, Feliu J, Zamora P, et al. Serum-Albumin and Other Prognostic Factors Related to Response and Survival in Patients with Advanced Nonsmall Cell Lung-Cancer. Lung cancer (Amsterdam, Netherlands), 1995, 12: 67-76.

Ettinger DS, Wood DE, Akerley W, et al. NCCN Guidelines (R) Insights: Non-Small Cell Lung Cancer, Version 4.2016 Featured Updates to the NCCN Guidelines. J Natl Compr Canc Ne, 2016, 14: 255-264.

Extermann M, Boler I, Reich RR, et al. Predicting the risk of chemotherapy toxicity in older patients: the Chemotherapy Risk Assessment Scale for High-Age Patients (CRASH) score. Cancer, 2012, 118: 3377-3386.

Forrest LM, McMillan DC, McArdle CS, et al. A prospective longitudinal study of performance status, an inflammation-based score (GPS) and survival in patients with inoperable non-small-cell lung cancer. Brit J Cancer, 2005, 92: 1834-1836.

Fried DB, Morris DE, Poole C, et al. Systematic review evaluating the timing of thoracic radiation therapy in combined modality therapy for limited-stage small-cell lung cancer. J Clin Oncol, 2004, 22: 4837-4845.

Fruh M, Rolland E, Pignon JP, et al. Pooled analysis of the effect of age on adjuvant cisplatin-based chemotherapy for completely resected non-small-cell lung cancer. Journal of Clinical Oncology, 2008, 26: 3573-3581.

Fukuda M, Kitazaki T, Ogawara D, et al. Randomized phase II study of pemetrexed or pemetrexed plus bevacizumab for elderly patients with previously untreated non-squamous non-small cell lung cancer: Results of the Lung Oncology Group in Kyushu (LOGIK1201). Lung cancer (Amsterdam, Netherlands), 2019, 132: 1-8.

Ganti AK, Williams CD, Gajra A, et al. Effect of age on the efficacy of adjuvant chemotherapy for resected non-small cell lung cancer. Cancer, 2015, 121: 2578-2585.

Girling DJ, Thatcher N, Clark PI, et al. Comparison of oral etoposide and standard intravenous multidrug chemotherapy for small-cell lung cancer: A stopped multicentre randomised trial. Lancet (London, England), 1996, 348: 563-566.

Green RA, Humphrey E, Close H, et al. Alkylating agents in bronchogenic carcinoma. Am J Med, 1969, 46: 516-525.

Gridelli C, de Marinis F, Thomas M, et al. Final Efficacy and Safety Results of Pemetrexed Continuation Maintenance Therapy in the Elderly from the PARAMOUNT Phase III Study. Journal of Thoracic Oncology, 2014, 9: 991-997.

Gridelli C, Perrone F, Gallo C, et al. Chemotherapy for elderly patients with advanced non-small-cell lung cancer: The Multicenter Italian Lung Cancer in the Elderly Study (MILES) phase III randomized trial. Jnci-J Natl Cancer I, 2003, 95: 362-372.

Gridelli C. The ELVIS trial: a phase III study of single-agent vinorelbine as first-line treatment in elderly patients with advanced non-small cell lung cancer. Elderly Lung Cancer Vinorelbine Italian Study. Oncologist 2001; 6 Suppl 1: 4-7.

Guo FW, Liao QG, Gao JH, et al. Randomized Comparison of Lobaplatin Plus Etoposide and Cisplatin Plus Etoposide Chemotherapy in Patients with Extensive-Stage Small Cell Lung Cancer. Journal of Thoracic Oncology, 2012, 7: S493-S493.

Gupta D, Lis CG. Pretreatment serum albumin as a predictor of cancer survival: A systematic review of the epidemiological literature. Nutr J, 2010, 9.

Hanna N, Bunn PA, Langer C, et al. Randomized phase III trial comparing irinotecan/cisplatin with etoposide/cisplatin in patients with previously untreated extensive-stage disease small-cell lung cancer. Journal of Clinical Oncology, 2006, 24: 2038-2043.

Hanna N, Shepherd FA, Fossella FV, et al. Randomized phase III trial of pemetrexed versus docetaxel in patients with non-small-cell lung cancer previously treated with chemotherapy. Journal of Clinical Oncology, 2004, 22: 1589-1597.

Hermes A, Bergman B, Bremnes R, et al. Irinotecan plus carboplatin versus oral etoposide plus carboplatin in extensive small-cell lung cancer: A Randomized phase III trial. Journal of Clinical Oncology, 2008, 26: 4261-4267.

Hermes A, Waschki B, Gatzemeier U, et al. Characteristics, treatment patterns and outcomes of patients with small cell lung cancer-A retrospective single institution analysis. Lung cancer (Amsterdam, Netherlands), 2011, 71: 363-366.

Hespanhol V, Queiroga H, Magalhaes A, et al. Survival predictors in advanced non-small cell lung cancer. Lung cancer (Amsterdam, Netherlands), 1995, 13: 253-267.

Hurria A, Togawa K, Mohile SG, et al. Predicting Chemotherapy Toxicity in Older Adults With Cancer：A Prospective Multicenter Study. Journal of Clinical Oncology, 2011, 29：3457-3465.

Hutchins LF, Unger JM, Crowley JJ, et al. Underrepresentation of patients 65 years of age or older in cancer-treatment trials. New Engl J Med, 1999, 341：2061-2067.

Ichinose Y, Seto T, Sasaki T, et al. S-1 plus cisplatin with concurrent radiotherapy for locally advanced non-small cell lung cancer：a multi-institutional phase II trial (West Japan Thoracic Oncology Group 3706). Journal of thoracic oncology：official publication of the International Association for the Study of Lung Cancer, 2011, 6：2069-2075.

Ikeda S, Yoshioka H, Ikeo S, et al. Serum albumin level as a potential marker for deciding chemotherapy or best supportive care in elderly, advanced non-small cell lung cancer patients with poor performance status. Bmc Cancer, 2017, 17.

Imai H, Mori K, Wakuda K, et al. Progression-free survival, post-progression survival, and tumor response as surrogate markers for overall survival in patients with extensive small cell lung cancer. Annals of thoracic medicine, 2015, 10：61-66.

Janssen-Heijnen MLG, Maas HAAM, Koning CCE, et al. Tolerance and benefits of treatment for elderly patients with limited small-cell lung cancer. J Geriatr Oncol, 2014, 5：71-77.

Kaira K, Tomizawa Y, Yoshino R, et al. Phase II study of oral S-1 and cisplatin with concurrent radiotherapy for locally advanced non-small-cell lung cancer. Lung cancer (Amsterdam, Netherlands), 2013, 82：449-454.

Kim KS, Oh IJ, Ban HJ, et al. Comparison of docetaxel/cisplatin dosages of 75/60 and 60/60 mg/m (2) for the treatment of non-small cell lung cancer. Exp Ther Med, 2012, 4：317-322.

Kudoh S, Takeda K, Nakagawa K, et al. Phase III study of docetaxel compared with vinorelbine in elderly patients with advanced non-small-cell lung cancer：Results of the West Japan Thoracic Oncology Group trial (WJTOG 9904). Journal of Clinical Oncology, 2006, 24：3657-3663.

Lai SL, Perng RP. Impact of nutritional status on the survival of lung cancer patients. Zhonghua yi xue za zhi = Chinese medical journal；Free China ed, 1998, 61：134-140.

Langer CJ, Hirsh V, Okamoto I, et al. Survival, quality-adjusted survival, and other clinical end points in older advanced non-small-cell lung cancer patients treated with albumin-bound paclitaxel. Br J Cancer, 2015, 113：20-29.

Langer CJ, Manola J, Bernardo P, et al. Cisplatin-based therapy for elderly patients with advanced non-small-cell lung cancer：Implications of Eastern Cooperative Oncology Group 5592, a randomized trial. Jnci-J Natl Cancer I, 2002, 94：173-181.

Langer CJ, Socinski MA, Patel JD, et al. Isolating the Role of Bevacizumab in Elderly Patients With Previously Untreated Nonsquamous Non-Small Cell Lung Cancer Secondary Analyses of the ECOG 4599 and PointBreak Trials. Am J Clin Oncol-Canc, 2016, 39：441-447.

Lee SM, James LE, Qian W, et al. Comparison of gemcitabine and carboplatin versus cisplatin and etoposide for patients with poor-prognosis small cell lung cancer. Thorax, 2009, 64：75-80.

Lilenbaum RC, Herndon JE, 2nd, List MA, et al. Single-agent versus combination chemotherapy in advanced non-small-cell lung cancer：the cancer and leukemia group B (study 9730). J Clin Oncol, 2005, 23：190-196.

Lou GY, Li T, Gu CP, et al. [Efficacy study of single-agent gemcitabine versus gemcitabine plus carboplatin in untreated elderly patients with stage IIIb/IV non-small-cell lung cancer]. Zhonghua Yi Xue Za Zhi, 2010, 90：100-102.

Lu HY, Wang XJ, Mao WM. Targeted therapies

in small cell lung cancer（Review）. Oncol Lett, 2013, 5: 3-11.

Ludbrook JJ, Truong PT, MacNeil MV, et al. Do age and comorbidity impact treatment allocation and outcomes in limited stage small-cell lung cancer? a community-based population analysis. International journal of radiation oncology, biology, physics, 2003, 55: 1321-1330.

Maeda T, Ueoka H, Tabata M, et al. Prognostic factors in advanced non-small cell lung cancer: elevated serum levels of neuron specific enolase indicate poor prognosis. Jpn J Clin Oncol, 2000, 30: 534-541.

Malhotra J, Mhango G, Gomez JE, et al. Adjuvant chemotherapy for elderly patients with stage I non-small-cell lung cancer > /= 4 cm in size: an SEER-Medicare analysis. Ann Oncol, 2015, 26: 768-773.

McKeage MJ. Lobaplatin: a new antitumour platinum drug. Expert Opin Inv Drug, 2001, 10: 119-128.

Miller ED, Fisher JL, Haglund KE, et al. The Addition of Chemotherapy to Radiation Therapy Improves Survival in Elderly Patients with Stage III Non-Small Cell Lung Cancer. Journal of Thoracic Oncology, 2018, 13: 426-435.

Misumi Y, Nishio M, Takahashi T, et al. A Feasibility Study of Carboplatin Plus Irinotecan Treatment for Elderly Patients with Extensive Disease Small-cell Lung Cancer. Jpn J Clin Oncol, 2014, 44: 116-121.

Muers MF, Shevlin P, Brown J. Prognosis in lung cancer: physicians' opinions compared with outcome and a predictive model. Thorax, 1996, 51: 894-902.

Murray N, Grafton C, Shah A, et al. Abbreviated treatment for elderly, infirm, or noncompliant patients with limited-stage small-cell lung cancer. Journal of Clinical Oncology, 1998, 16: 3323-3328.

Nie XM, Liu D, Li Q, et al. Predicting chemotherapy toxicity in older adults with lung cancer. J Geriatr Oncol, 2013, 4: 334-339.

Niho S, Hosomi Y, Okamoto H, et al. Carboplatin, S-1 and concurrent thoracic radiotherapy for elderly patients with locally advanced non-small cell lung cancer: a multicenter Phase I/II study. Jpn J Clin Oncol, 2019.

Noda W, Nishiwaki Y, Kawahara M, et al. Irinotecan plus cisplatin compared with etoposide plus cisplatin for extensive small-cell lung cancer. New Engl J Med, 2002, 346: 85-91.

Nogami N, Takigawa N, Hotta K, et al. A phase II study of cisplatin plus S-1 with concurrent thoracic radiotherapy for locally advanced non-small-cell lung cancer: the Okayama Lung Cancer Study Group Trial 0501. Lung cancer（Amsterdam, Netherlands）, 2015, 87: 141-147.

Ohyanagi F, Yamamoto N, Horiike A, et al. Phase II trial of S-1 and cisplatin with concurrent radiotherapy for locally advanced non-small-cell lung cancer. Brit J Cancer, 2009, 101: 225-231.

Okamoto H, Naoki K, Narita Y, et al. A combination chemotherapy of carboplatin and irinotecan with granulocyte colony-stimulating factor（G-CSF）support in elderly patients with small cell lung cancer. Lung cancer(Amsterdam, Netherlands）, 2006, 53: 197-203.

Okamoto H, Watanabe K, Kunikane H, et al. Randomised phase III trial of carboplatin plus etoposide vs split doses of cisplatin plus etoposide in elderly or poor-risk patients with extensive disease small-cell lung cancer: JCOG 9702. Brit J Cancer, 2007, 97: 162-169.

Owonikoko TK, Ragin CC, Belani CP, et al. Lung cancer in elderly patients: An analysis of the surveillance, epidemiology, and end results database. Journal of Clinical Oncology, 2007, 25: 5570-5577.

Pallis AG, Gridelli C, Wedding U, et al. Management of elderly patients with NSCLC; updated expert's opinion paper: EORTC Elderly Task Force, Lung Cancer Group and International

Society for Geriatric Oncology. Ann Oncol, 2014, 25: 1270-1283.

Pepe C, Hasan B, Winton TL, et al. Adjuvant vinorelbine and cisplatin in elderly patients: National Cancer Institute of Canada and Intergroup Study JBR.10. Journal of Clinical Oncology, 2007, 25: 1553-1561.

Petrioli R, Francini E, Fiaschi AI, et al. Switch maintenance treatment with oral vinorelbine and bevacizumab after induction chemotherapy with cisplatin, gemcitabine and bevacizumab in patients with advanced non-squamous non-small cell lung cancer: a phase II study. Med Oncol, 2015, 32.

Pijls-Johannesma M, De Ruysscher D, Vansteenkiste J, et al. Timing of chest radiotherapy in patients with limited stage small cell lung cancer: A systematic review and meta-analysis of randomised controlled trials. Cancer Treat Rev, 2007, 33: 461-473.

Pujol JL, Carestia L, Daures JP. Is there a case for cisplatin in the treatment of small-cell lung cancer? A meta-analysis of randomized trials of a cisplatin-containing regimen versus a regimen without this alkylating agent. Br J Cancer, 2000, 83: 8-15.

Qin A, Lusk E, Daignault-Newton S, et al. Chemotherapy and Radiation Versus Chemotherapy Alone for Elderly Patients With N3 Stage IIIB NSCLC. Clinical lung cancer, 2019.

Quoix E, Zalcman G, Oster JP, et al. Carboplatin and weekly paclitaxel doublet chemotherapy compared with monotherapy in elderly patients with advanced non-small-cell lung cancer: IFCT-0501 randomised, phase 3 trial. Lancet (London, England), 2011, 378: 1079-1088.

Ramalingam SS, Dahlberg SE, Langer CJ, et al. Outcomes for elderly, advanced-stage non small-cell lung cancer patients treated with bevacizumab in combination with carboplatin and paclitaxel: analysis of Eastern Cooperative Oncology Group Trial 4599. J Clin Oncol, 2008, 26: 60-65.

Ramnath N, Dilling TJ, Harris LJ, et al. Treatment of Stage III Non-small Cell Lung Cancer Diagnosis and Management of Lung Cancer, 3rd ed: American College of Chest Physicians Evidence-Based Clinical Practice Guidelines. Chest, 2013, 143: E314-E340.

Reck M, von Pawel J, Zatloukal P, et al. Phase III Trial of Cisplatin Plus Gemcitabine With Either Placebo or Bevacizumab As First-Line Therapy for Nonsquamous Non-Small-Cell Lung Cancer: AVAiL. Journal of Clinical Oncology, 2009, 27: 1227-1234.

Rossi A, Di Maio M, Chiodini P, et al. Carboplatin- or cisplatin-based chemotherapy in first-line treatment of small-cell lung cancer: the COCIS meta-analysis of individual patient data. J Clin Oncol, 2012, 30: 1692-1698.

Rusch VW, Giroux DJ, Kraut MJ, et al. Induction chemoradiation and surgical resection for superior sulcus non-small-cell lung carcinomas: Long-term results of Southwest Oncology Group trial 9416 (Intergroup trial 0160). Journal of Clinical Oncology, 2007, 25: 313-318.

Sacher AG, Le LW, Leighl NB, et al. Elderly patients with advanced NSCLC in phase III clinical trials: are the elderly excluded from practice-changing trials in advanced NSCLC? Journal of thoracic oncology: official publication of the International Association for the Study of Lung Cancer, 2013, 8: 366-368.

Sandler A, Gray R, Perry MC, et al. Paclitaxel-carboplatin alone or with bevacizumab for non-small-cell lung cancer. New Engl J Med, 2006, 355: 2542-2550.

Sasaki T, Seto T, Yamanaka T, et al. A randomised phase II trial of S-1 plus cisplatin versus vinorelbine plus cisplatin with concurrent thoracic radiotherapy for unresectable, locally advanced non-small cell lung cancer: WJOG5008L. Brit J Cancer, 2018, 119: 675-682.

Sato M, Ando M, Minami H, et al. Phase I/II and pharmacologic study of irinotecan and carboplatin for patients with lung cancer. Cancer chemotherapy and pharmacology, 2001, 48: 481-487.

Schmittel A, Sebastian M, Fischer von Weikersthal L, et al. A German multicenter, randomized phase III trial comparing irinotecan-carboplatin with etoposide-carboplatin as first-line therapy for extensive-disease small-cell lung cancer. Ann Oncol, 2011, 22: 1798-1804.

Segawa Y, Kiura K, Takigawa N, et al. Phase III Trial Comparing Docetaxel and Cisplatin Combination Chemotherapy With Mitomycin, Vindesine, and Cisplatin Combination Chemotherapy With Concurrent Thoracic Radiotherapy in Locally Advanced Non-Small-Cell Lung Cancer: OLCSG 0007. Journal of Clinical Oncology, 2010, 28: 3299-3306.

Senan S, Brade A, Wang LH, et al. PROCLAIM: Randomized Phase III Trial of Pemetrexed-Cisplatin or Etoposide-Cisplatin Plus Thoracic Radiation Therapy Followed by Consolidation Chemotherapy in Locally Advanced Nonsquamous Non-Small-Cell Lung Cancer. Journal of Clinical Oncology, 2016, 34: 953.

Shukuya T, Takahashi T, Harada H, et al. Chemoradiotherapy for limited-disease small-cell lung cancer in elderly patients aged 75 years or older. Jpn J Clin Oncol, 2013, 43: 176-183.

Siu LL, Shepherd FA, Murray N, et al. Influence of age on the treatment of limited-stage small-cell lung cancer. Journal of Clinical Oncology, 1996, 14: 821-828.

Socinski MA, Bondarenko I, Karaseva NA, et al. Weekly nab-paclitaxel in combination with carboplatin versus solvent-based paclitaxel plus carboplatin as first-line therapy in patients with advanced non-small-cell lung cancer: final results of a phase III trial. J Clin Oncol, 2012, 30: 2055-2062.

Socinski MA, Evans T, Gettinger S, et al. Treatment of stage IV non-small cell lung cancer: Diagnosis and management of lung cancer,

3rd ed: American College of Chest Physicians evidence-based clinical practice guidelines. Chest, 2013, 143: e341S-e368S.a

Socinski MA, Langer CJ, Okamoto I, et al. Safety and efficacy of weekly nab (R) -paclitaxel in combination with carboplatin as first-line therapy in elderly patients with advanced non-small-cell lung cancer. Ann Oncol, 2013, 24: 314-321. b

Socinski MA, Rosenman JG, Halle J, et al. Dose-escalating conformal thoracic radiation therapy with induction and concurrent carboplatin/paclitaxel in unresectable Stage IIIA/B nonsmall cell lung carcinoma-A modified Phase I/II trial. Cancer, 2001, 92: 1213-1223.

Souhami RL, Spiro SG, Rudd RM, et al. Five-day oral etoposide treatment for advanced small-cell lung cancer: Randomized comparison with intravenous chemotherapy. Journal of the National Cancer Institute, 1997, 89: 577-580.

Spiro SG, James LE, Rudd RM, et al. Early compared with late radiotherapy in combined modality treatment for limited disease small-cell lung cancer: a London Lung Cancer Group multicenter randomized clinical trial and meta-analysis. J Clin Oncol, 2006, 24: 3823-3830.

Taira T, Yoh K, Nagase S, et al. Long-term results of S-1 plus cisplatin with concurrent thoracic radiotherapy for locally advanced non-small-cell lung cancer. Cancer chemotherapy and pharmacology, 2018, 81: 565-572.

Tamiya A, Naito T, Ono A, et al. Evaluation of the efficacy and safety of chemotherapy for patients with wet stage IIIB/IV non-small-cell lung cancer aged 80 years old or more. Lung cancer (Amsterdam, Netherlands), 2011, 71: 173-177.

Tamiya M, Tamiya A, Kaneda H, et al. A phase II study of pemetrexed plus carboplatin followed by maintenance pemetrexed as first-line chemotherapy for elderly patients with advanced non-squamous non-small cell lung cancer. Med Oncol, 2016, 33: 2.

Wakelee HA, Dahlberg SE, Keller SM, et al. Adjuvant chemotherapy with or without bevacizumab in patients with resected non-small-cell lung cancer（E1505）：an open-label, multicentre, randomised, phase 3 trial. Lancet Oncol, 2017, 18：1610-1623.

Weiss GJ, Langer C, Rosell R, et al. Elderly patients benefit from second-line cytotoxic chemotherapy：A subset analysis of a randomized phase III trial of pemetrexed compared with docetaxel in patients with previously treated advanced non-small-cell lung cancer. Journal of Clinical Oncology, 2006, 24：4405-4411.

Win T, Sharples L, Groves AM, et al. Predicting survival in potentially curable lung cancer patients. Lung, 2008, 186：97-102.

Wisnivesky JP, Smith CB, Packer S, et al. Survival and risk of adverse events in older patients receiving postoperative adjuvant chemotherapy for resected stages II-IIIA lung cancer：observational cohort study. Brit Med J, 2011, 343.

Xing PY, Mu YX, Wang Y, et al. Real world study of regimen containing bevacizumab as first-line therapy in Chinese patients with advanced non-small cell lung cancer. Thorac Cancer, 2018, 9：805-813.

Yamamoto N, Nakagawa K, Nishimura Y, et al. Phase III Study Comparing Second- and Third-Generation Regimens With Concurrent Thoracic Radiotherapy in Patients With Unresectable Stage III Non-Small-Cell Lung Cancer：West Japan Thoracic Oncology Group WJTOG0105. Journal of Clinical Oncology, 2010, 28：3739-3745.

Yamanashi K, Okumura N, Yamamoto Y, et al. Adjuvant chemotherapy for elderly patients with non-small-cell lung cancer. Asian cardiovascular & thoracic annals, 2017, 25：371-377.

Zhu J, Sharma DB, Gray SW, et al. Carboplatin and paclitaxel with vs without bevacizumab in older patients with advanced non-small cell lung cancer. Jama, 2012, 307：1593-1601.

Zukin M, Barrios CH, Pereira JR, et al. Randomized phase III trial of single-agent pemetrexed versus carboplatin and pemetrexed in patients with advanced non-small-cell lung cancer and Eastern Cooperative Oncology Group performance status of 2. J Clin Oncol, 2013, 31：2849-2853.

第三节 老年肺癌的放疗

肺癌是世界范围内发病率和死亡率最高的恶性肿瘤（Bray et al, 2018），中国也不例外，2015年中国新发肺癌病例约78.7万例，男女发病比例约为2：1，因肺癌死亡人数约63.1万例（郑荣寿 等，2019）。吸烟是肺癌的首要危险因素，85%～90%的肺癌与吸烟相关（Office of the Surgeon G et al, 2004）。肺癌整体预后较差，中国患者的5年生存率仅约19%（Zeng et al, 2018）。肺癌患者常见的症状包括咳嗽、呼吸困难，体重减轻和胸痛（Simoff et al, 2013）。

非小细胞肺癌（non-small cell lung cancer, NSCLC）占所有肺癌的80%以上（Noone et al, 2018）。大部分患者需要综合治疗。放疗在NSCLC治疗中占有重要地位，总的应用率约为64.3%（Tyldesley et al, 2001）。近20年来，随着放疗技术的进步，放疗的应用也越来越广泛（Lu et al, 2019），主要应用于：临床不可手术或拒绝手术的早期患者的根治性放疗，术前或术后患者包含放疗的综合治疗，不能手术的局部晚期患者的同步或序贯放化疗，晚期患者的姑息治疗等。

小细胞肺癌（small cell lung cancer, SCLC）是一种神经内分泌肿瘤，约占肺癌的14%（Govindan et al, 2006）。绝大部分的SCLC都与吸烟有关（Pesch et al, 2012）。SCLC的特点是倍增时间短，生长迅速，诊断时大多数患者为晚期。根据美国退伍军人分期管理系统，SCLC分成了局限期（limited stage, LS）和广泛期（extensive stage, ES）（Jett et al, 2013；Kalemkerian et al, 2013；Micke et al, 2002）。美国国家综合癌症网络（National Comprehensive Cancer Network, NCCN）将美国癌症联合委员会（American Joint Committee on Cancer, AJCC）第8版的TNM分期和退伍军人分期系统进行

整合，以便更好服务于临床（Jett et al，2013；Kalemkerian et al，2013；Micke et al，2002；Amin et al，2016）。局限期约占 1/3，包括Ⅰ～Ⅲ期（任何 T，任何 N，M0），即照射范围可包括在一个靶区内，且能接受足够的照射剂量；但 T3～4 期中因多发肺内转移或肿瘤体积太大，一个放疗计划不能耐受的患者排除在外。广泛期包括Ⅳ期（任何 T，任何 N，M1a/b），及Ⅰ～Ⅲ期中 T3～4 期多发肺内转（Jett et al，2013；Kalemkerian et al，2013；Micke et al，2002；Amin et al，2016）。放疗主要应用于：局限期 SCLC 患者的同步放化疗或序贯放化疗（Pignon et al，1992；Warde et al，1992），治疗效果较好的患者脑预防放疗（Auperin et al，1999；Patel et al，2009）；广泛期 SCLC 患者胸部放疗（Slotman et al，2015；Yee et al，2012），全身相应转移部位姑息放疗缓解症状（Maranzano et al，2009；Lutz et al，2011；Ferrell et al，2011）。

本章的重点是老年人肺癌的放疗，但是如何定义老年人尚无标准，西方国家定义 65 岁及以上年龄为老年，这是传统的退休年龄（Hurria et al，2003）。由于 65 岁以上患者的异质性很明显，因此根据单一年龄因素评估患者是否适合放疗并不合适，而应该对一个人的生理年龄进行更全面的评估。老年病学家使用的生理年龄评估工具包括一个人的功能状态（独立完成家务和社区活动的能力）、存在的内科合并症、营养状况、认知、心理功能、社会支持和药物用量相关的副作用评估。

一、老年非小细胞肺癌放射治疗

（一）老年早期 NSCLC 体部立体定向放疗

根据 AJCC 第 8 版 TNM 分期系统，早期 NSCLC 指淋巴结阴性（N0）的Ⅰ～Ⅱ期。早期 NSCLC 的标准治疗为肺叶切除术（Howington et al，2013）。早期肺癌患者手术治疗 5 年生存率可达到 68%～92%（Goldstraw et al，2016）。但对于一些因基础疾病临床不可手术或拒绝手术的老年患者，放疗是首选的根治性治疗方式（Videtic et al，2017；Donington et al，2012）。放疗的方式包括常规分割放疗与体部立体定向放疗

（stereotactic body radiation therapy，SBRT）等。常规分割放疗与 SBRT 相比，局部失败率高、治愈率低且治疗相关不良反应较多（Armstrong et al，1989；Dosoretz et al，1992；Haffty et al，1988；Kaskowitz et al，1993）。这类患者目前首选 SBRT 治疗，对于手术风险较高仅能耐受亚叶切除术的患者 SBRT 也是合适的治疗选择。所谓 SBRT，指采用一次到数次的外照射，使高剂量精确地聚焦在体部肿瘤上，而肿瘤周围正常组织受照剂量较低。SBRT 也可称为立体消融放疗（stereotactic ablative radiation therapy，SABR）（Videtic et al，2017）。

研究表明，临床不可手术或拒绝手术的老年早期 NSCLC 患者行常规分割放疗，3 年局部控制（local control，LC）约 51%，3 年总生存（overall survival，OS）不超过 30%（表 4-3-1）。后续的一系列前瞻研究结果显示（表 4-3-2），早期 NSCLC 患者行 SBRT，3 年 LC 大于 80%，3 年 OS 43%～60%，中位 OS 33～48 个月，明显优于常规分割放疗（Baumann et al，2009；Bradley et al，2010；Fakiris et al，2009；Lindberg et al，2015；Nagata et al，2012；Taremi et al，2012；Timmerman et al，2006；Timmerman et al，2010）。其中，RTOG 0236 研究共纳入 59 例临床不可手术的病理确诊为 NSCLC 的患者，中位年龄 72.5±8.8 岁，全组患者在 8～14 天内接受 54 Gy/3 次的 SBRT。55 例可评估病例（44 例 T1 及 11 例 T2）的中位随访时间 34.4 个月，仅 1 例出现原发灶局部复发、3 例出现受累肺叶复发，3 年 LC 及 3 年受累肺叶控制率分别为 97.6%（95% CI：84.3～99.7）和 90.6%（95% CI：76.0～96.5）；3 年无进展生存（progression-free survival，PFS）和 3 年 OS 分别为 48.3%（95% CI：34.4～60.8）和 55.8%（95% CI：41.6～67.9），中位 OS 为 48.1 个月。从近期疗效看，SBRT 在临床不可手术的早期 NSCLC 患者可以达到良好的局控和生存（Timmerman et al，2010）。

远期预后方面，2018 年 Timmerman 等更新了 RTOG 0236 研究的 5 年随访结果，OS 为 40%，局部复发率仅 7%（Timmerman et al，2018a）。Sun 等对 PET-CT 分期为Ⅰ期且病理明确的不可手术的 NSCLC 患者进行了长达 7 年以

表4-3-1　临床不可手术的老年早期NSCLC患者行常规分割放疗或SBRT的对比

第一作者（发表年份）	病例数	放疗技术	中位年龄（岁）	放疗方案（Gy/次）	中位生存（月）	3年OS（%）	3年LC（%）
Kaskowitz（1993）	53	常规分割	73（56～86）	63.2/35	21	19	51
Sibley（1998）	156	常规分割	70（46～95）	64/32	24	25*	51#
Wisnivesky（2005）	2374	常规分割	72（49～90）	NA	21	30	NA
Baumann（2009）	57	立体定向	75（59～87）	45/3	41	60	92
Fakiris（2009）	70	立体定向	74（52～88）	60～66/3	32.4	42.7	88.1
Timmerman（2010）	55	立体定向	72（48～89）	54/3	48.1	55.8	97.6

OS，总生存；LC，局部控制；*表示数据为根据文献图标计算所得；#表示数据为粗率；NA，未知

表4-3-2　临床不可手术的老年早期NSCLC患者行SBRT的前瞻性研究结果

第一作者（发表年份）	病例数	中位年龄（岁）	患者分期	处方剂量	主要结果	严重不良反应
Baumann（2009）	57	75（59～87）	T1-2N0M0	67%PTV：45 Gy/3次	3年PFS：52%；3年OS：60%	3～4级：17例；5级：无
Bradley（2010）	91	73（48～89）	Ⅰ/Ⅱ期	外周型：54 Gy/3次；中央型：45 Gy/5次	2年LC：86%	-
Fakiris（2009）	70	74（52～88）	T1-2N0M0（T2≤7 cm）	60-66 Gy/3次	3年LC：88.1%；3年OS：42.7%；中位OS：32.4个月	3～4级：7例；5级：5例（3例肺炎、1例咯血、1例呼吸衰竭）
Lindberg（2015）	57	75（59～87）	T1-2N0M0	67%PTV：45 Gy/3f	5年LC：79%；5年OS：30%；5年肿瘤相关OS：74%	3～4级：17例；5级：无
Nagata（2012）	100	78（50～91）	T1N0M0	48 Gy/4次 4～8天	3年PFS：49.8%；3年LPFS：52.8%；3年OS：59.9%	3级：27例；4级：2例；5级：无
Taremi（2012）	108	74（50～89）	T1-2N0M0	外周型：48 Gy/4次 或54-60 Gy/3次；中央型：50～60 Gy/8～10次	4年LC：89%；4年肿瘤相关OS：77%	3级：4例；4～5级：无
Timmerman（2006）	70	70（51～86）	T1-2N0M0（T2≤7 cm）	T1：60 Gy/3次；T2：66 Gy/3次 1～2周	2年LC：95%；2年OS：56%；中位OS：33个月	3～4级：8例；5级：6例（4例细菌性肺炎、1例因治疗后心包积液、1例咯血）
Timmerman（2010）	55	72（48～89）	T1-2N0M0	54 Gy/3次 1.5～2周	3年LC：97.6%；3年PFS：48.3%；3年OS：55.8%；中位OS：48.1个月	3级：7例；4级：2例；5级：无

RR，总反应率；LC，局部控制；OS，总生存；PFS，无进展生存；LPFS，局部无进展生存

上的随访。这一前瞻性研究共得到 65 例患者的可分析数据，均接受 50 Gy/4 次的 SBRT。全组中位随访时间 7.2 年，在治疗结束后中位 14.5 个月（4.3 ～ 71.5 个月）时有 18 例出现疾病复发，5 例为局部复发、8 例为区域复发、8 例远处转移，其中 2 例患者为同时出现 2 或 3 种复发情况。全组患者 5 年、7 年 PFS 分别为 49.5% 和 38.2%；相应的 OS 分别为 55.7% 和 47.5%；5 年时的局部、区域复发及远处转移率分别为 8.1%、10.9% 及 11.0%；7 年分别为 8.1%、13.6% 和 13.8%。仅 3 例患者出现 3 级不良反应（2 例为皮炎，1 例为胸痛及放射性肺炎）（Sun et al，2017）。

2019 年初发表的 CHISEL 研究是一项 Ⅲ 期多中心随机对照研究，纳入了共来自 14 个中心 101 例病理明确且 PET-CT 分期为 Ⅰ 期（T1 ～ 2aN0M0）的不可手术或拒绝手术的 NSCLC 患者。全组患者东部肿瘤协作组（Eastern Cooperative Oncology Group，ECOG）评分为 0 ～ 1 分，以 2 : 1 的比例随机接受 SBRT（$n = 66$ 例，54 Gy/3 次 /2 周或 48 Gy/4 次 /2 周）或常规分割放疗（$n = 35$ 例，66 Gy/33 次 /6.5 周或 50 Gy/20 次 /4 周）。主要研究终点为局部治疗失败时间（time to local treatment failure），局部治疗失败指原发灶进展或内靶体积周边 1.5 cm 区域内出现新发病灶。由于入组时间较长，研究决定最终分析数据的时间为最后 1 例患者入组后 2 年。结果显示，SBRT 组和常规分割放疗组出现局部治疗失败的例数分别为 9 例（14%）和 11 例（31%），局部治疗失败的中位时间分别为 2.1 年（1.2 ～ 3.6 年）和 2.6 年（1.6 ～ 3.6 年），2 年 LC 分别为 89% 和 65%，在局部控制方面 SBRT 组显著优于常规分割放疗组（HR = 0.32；95% CI：0.13 ～ 0.77；$P = 0.0077$）。此外，SBRT 组患者的总生存优于常规分割放疗组（中位 OS 两组分别为 5 年和 3 年；2 年 OS 两组分别为 77% 和 59%；HR = 0.53；95%CI：0.30 ～ 0.94；$P = 0.027$）。全组患者无治疗相关的死亡事件发生，仅 1 例 SBRT 组患者出现 4 级呼吸困难，两组 3 级不良反应分别为 7 例和 2 例，无显著差异（Ball et al，2019）。综上，SBRT 是临床不可手术或拒绝手术的老年早期 NSCLC 患者的首选治疗手段。

对于可手术的老年早期 NSCLC 患者，是否可以选择 SBRT 技术尚有争议。在不加选择的人群中，Onishi 等回顾了来自全日本 20 个中心共 2226 例 Ⅰ 期（ⅠA 期 1601 例，ⅠB 期 625 例）NSCLC 患者行 SBRT 的治疗数据。共 1658 例患者有明确病理诊断，中位年龄 77 岁，全组放疗总剂量为 32 ～ 70 Gy（大部分为等中心剂量）/3 ～ 12 次，中位 BED 为 107 Gy（58 ～ 150 Gy）。中位随访 32 个月，全组 3 年 OS 及 3 年肿瘤相关 OS 分别为 72% 和 85%；T1、T2 肿瘤 3 年局部无进展生存（local progression-free survival，LPFS）分别为 87% 和 72%（Onishi et al，2013）。Shirvani 等一项基于美国国家癌症研究所的监测、流行病学和最终结果的数据库（Surveillance，Epidemiology，and End Results，SEER）数据库的关于 Ⅰ 期 NSCLC 患者接受根治性治疗的回顾性研究，比较了 2003 至 2009 年间 9093 例 66 岁以上（中位年龄 75 岁）的患者行肺叶切除术（7215 例，79.4%）、亚肺叶切除术（1496 例，16.5%）、或 SBRT（389 例，4.2%）后的生存情况。未调整的疗后 90 天死亡率在两个手术组之间无显著差异（4.0% 和 3.7%，$P = 0.79$），而 SBRT 组显著低于肺叶切除组（1.3%，$P = 0.008$）；匹配分析提示 SBRT 组与肺叶切除组患者的 OS 相似（HR = 1.01；95% CI：0.74 ～ 1.38）（Shirvani et al，2014）。Crabtree 等的一项回顾性研究分析了接受手术或 SBRT 的 Ⅰ 期 NSCLC 患者数据，462 例接受手术的患者相比于 76 例行 SBRT 的患者，年龄更小，伴随疾病更少，肺功能更好。研究对 57 例手术高风险患者与 57 例 SBRT 患者行匹配分析，中位年龄 65 岁（51 ～ 89），在 3 年 LPFS（88% vs. 90%）、3 年 PFS（77% vs. 86%）以及 3 年 OS（54% vs. 38%）方面均未见显著差异（Crabtree et al，2010）。上述大宗病例回顾性研究显示，SBRT 可以达到较好的局控和生存，不失为手术高风险患者的一项替代治疗。

Onishi 等回顾分析了在 14 个中心接受 SBRT 的 87 例 Ⅰ 期 NSCLC 拒绝手术的患者，中位年龄 74 岁。全组等中心总剂量为 45 ～ 72.5 Gy/3 ～ 10 次，中位 BED 为 116 Gy（100 ～ 141 Gy）。ⅠA 期及 ⅠB 期患者 5 年 LC 分别为 92%

和 73%，5 年 OS 分别为 72% 和 62%（Onishi et al，2011）。

JCOG 0403 研究是评价 T1N0M0 可手术或不可手术的 NSCLC 患者行 SBRT 的前瞻性 Ⅱ 期临床研究。全组 65 例患者均有明确病理，SBRT 等中心剂量 48 Gy/4 次，3 年 OS 为 76%，3 年 PFS 为 69%，3 级不良反应仅为 6 例（Nagata et al，2015）。前瞻性 RTOG 0618 研究纳入中位年龄 72.5 岁（54 ～ 88 岁）、无严重合并症且病理明确的周围型早期 NSCLC 的患者，全组患者第 1 秒用力呼气容积占预测值百分比的中位值为 72.5%（38% ～ 136%），肺一氧化碳弥散功能占预测值百分比的中位值为 68%（22% ～ 96%）。全组 26 例可评估人群在 1.5 ～ 2 周内接受 54 Gy/3 次的 SBRT，随访期间仅 1 例出现原发肿瘤复发。全组 4 年 LC 为 96%，4 年 PFS 和 OS 分别为 57% 和 56%，中位 OS 为 55.2 个月。2 例患者发生治疗相关的 3 级不良反应，未见更高级别不良反应（Nagata et al，2015；Timmerman et al，2018 b）。但由于可手术患者拒绝参与等因素，严格设计的随机对照研究整体入组缓慢。于是 Chang 等合并分析了两项提前关闭的独立的前瞻性 Ⅲ 期随机对照研究的数据。研究纳入临床 T1-2a（< 4 cm）N0M0 可手术的 NSCLC 患者，使其 1 ∶ 1 随机接受 SBRT 或肺叶切除术 + 纵隔淋巴结清扫（或取样）。纳入分析的 58 例患者中，31 例行 SBRT，27 例行手术治疗。结果首次得到 SBRT 组的 3 年 OS 优于手术组，两组分别为 95% 和 79%（HR = 0.14；95% CI：0.017 ～ 1.190；P = 0.037），但在 3 年 PFS 中仅得到延长的趋势，两组分别为 86% 和 80%（HR = 0.69；95% CI：0.21 ～ 2.29；P = 0.54）。SBRT 组中 1 例出现局部复发，4 例区域淋巴结复发，1 例远处转移；手术组中 1 例出现区域淋巴结复发，2 例远处转移。在小样本量且随访时间较短的情况下，这一研究得到了 SBRT 近期疗效不劣于手术的结果（Chang et al，2015）。

综上所述，对于临床不可手术或拒绝手术的老年早期 NSCLC 患者，SBRT 是首选治疗手段。

（二）老年局部晚期非小细胞肺癌的综合治疗

局部晚期非小细胞肺癌（locally advanced non-small cell lung cancer，LANSCLC）是指肿瘤侵犯肺尖部或纵隔重要结构，或已伴有纵隔淋巴结（N2）或锁骨上淋巴结（N3）转移，且完善影像学或病理学检查未发现有远处转移的非小细胞肺癌。按照 AJCC 第 7 版肺癌分期标准，LANSCLC 包括 ⅢA 和 ⅢB 期非小细胞肺癌；而按照 AJCC 第 8 版肺癌分期标准，LANSCLC 则包括淋巴结阳性的 Ⅱ ～ Ⅲ 期非小细胞肺癌（Goldstraw et al，2016）。据统计，LANSCLC 约占 NSCLC 的 30%（Ettinger et al，2017）。然而既往 LANSCLC 的治疗效果并不理想，ⅢA 期的 5 年 OS 为 15 ～ 36%，而 ⅢB 期仅为 19%（Goldstraw et al，2016；Yoon et al，2017）。根据 NCCN 指南推荐，手术切除及纵隔淋巴结清扫（或活检）术是可手术的 T1-4N0-1（包括同一肺叶内或同侧不同肺叶内多发结节的 T3、T4）患者的首选治疗；而对于不能手术的 LANSCLC 患者，首选根治性同步放化疗，但对于老年患者，应根据患者的生理年龄进行更全面的评估后选择同步放化疗或者序贯放化疗，以下列举文献数据包含部分老年人数据。

1. 可手术的 LANSCLC 的术后放疗 对于可手术的 LANSCLC 患者，单纯手术治疗预后不佳，30% ～ 70% 的单纯手术治疗的患者会出现复发或死亡（Ponn et al，2005）。Arriagada 等于 2010 年在 Lancet 上发表的一篇荟萃分析，共纳入了关于辅助化疗的 34 项随机对照研究、共 8447 例 Ⅰ ～ Ⅲ 期 NSCLC 术后患者。结果显示，辅助化疗将 5 年 OS 提高了 4%（95% CI：3 ～ 6）即从 60% 提高至 64%；其中对于 Ⅲ 期 NSCLC 患者，可将其 5 年 OS 从 30% 提高至 35%（Arriagada et al，2010 a）。Arriagada 等于同年发表的另一项前瞻性随机对照研究亦得到了相似的结论，辅助化疗对比单纯手术切除，5 年无疾病生存（disease-free survival，DFS）可提高 5%（P = 0.02）（Arriagada et al，2010b）。由于辅助化疗在疾病控制和整体预后方面显示出了较好的结果，因此推荐对于可手术的 LANSCLC 患者，标准治疗方式为手术切除联合辅助化疗。

为了进一步提高局部控制和总生存，PORT 逐渐被应用于 LANSCLC 的术后治疗中。近些年的研究分析表明，对于可手术的 LANSCLC 患者，PORT 仅适用于 pN2 或切缘阳性（R1 或

R2）的情况。ANITA 研究是一项关于 ⅠB ~ ⅢA 期 NSCLC 患者 R0 切除术后行辅助化疗的随机对照研究。对研究数据的亚组分析显示，对于 pN1 的患者，辅助化疗后加用 PORT 患者的中位 OS 为 46.6 个月，5 年 OS 为 40%，远低于单纯辅助化疗组的 93.6 个月和 56.3%；而对于 pN2 的患者，辅助化疗后加用 PORT 患者的中位 OS 为 47.4 个月，5 年生存率为 47.4%，远高于单纯辅助化疗组的 23.8 个月和 34%。从而说明辅助化疗加 PORT 不适用于 pN1 患者，而适用于 pN2 患者（Douillard et al，2008）。Robinson 等的一项回顾性研究也证实了对于 pN2 的 NSCLC 患者，PORT 可提高患者整体疗效。这项研究共回顾了 4483 例 R0 切除术后病理证实 pN2 且完成辅助化疗的 NSCLC 患者，中位年龄 64 岁（19 ~ 89），根据是否接受过 PORT 将其分为 PORT 组和非 PORT 组。分析结果显示，PORT 组的中位 OS 和 5 年 OS 分别为 45.2 个月和 39.3%，显著高于非 PORT 组的 40.7 个月和 34.8%（$P = 0.014$）（Robinson et al，2015）。由此可见，PORT 在辅助化疗的基础上进一步提高了 R0 切除术后 pN2 患者的总生存。更多的 PORT 研究结果见表 4-3-3。

为了对比可手术的 LANSCLC 术后序贯放化疗与同步放化疗之间的疗效，Francis 等在 2018 年发表了一项回顾性研究的结果。这项研究首先从美国国家癌症数据库（National Cancer Database，NCDB）中筛选出术后病理分期为 pT1-3、术后接受辅助放化疗（包括同步放化疗，和先化疗再放疗亦即序贯放化疗）的 NSCLC 患者，然后将患者分为 2 组，第 1 组为 R0 切除术

后病理证实为 pN2 的患者，第 2 组为 R1 或 R2 切除术后病理证实为 pN0-2（并且除外 pT1N0）的患者。最终共纳入 1024 例患者，其中第 1 组共 747 例，中位年龄 63.6（+9.6）岁，第 2 组共 277 例，中位年龄 63.6（+9.0）岁。研究结果表明，第 1 组中术后序贯放化疗患者的中位 OS 为 58.8 个月，术后同步放化疗患者的中位 OS 为 40.4 个月，两者具有显著差异（$P < 0.001$）；第 2 组患者中术后序贯放化疗患者的中位 OS 为 42.6 个月，而术后同步放化疗患者的中位 OS 为 38.5 个月，两者无显著差异（$P = 0.42$）（Francis et al，2018）。从而说明对于 R0 切除术后 pN2 的 LANSCLC 患者，术后序贯放化疗较术后同步放化疗具有更好的疗效，可显著延长患者中位 OS。因此对于 R0 切除术后 pN2（包括Ⅰ~Ⅱ期术后升期）的 LANSCLC 患者，术后应行序贯化疗及放疗，放疗应在化疗完成之后。

对于 R1 或 R2 切除的 LANSCLC 患者，由于术后仍有残存的肿瘤，因此预后较差。Hancock 等对 NCDB 在 2003—2006 年期间 3102 例切缘阳性的 NSCLC 患者数据进行分析，结果显示，与 R0 切除的患者相比，R1 切除的患者预后显著更差，Ⅲ期患者的 5 年 OS 分别仅为 33% 和 19%（$P < 0.0001$）（Hancock et al，2015）。因此对于切缘阳性（R1 或 R2 切除）的 LANSCLC 患者，应建议行同步放化疗，对于老年患者，需要严格进行身体状况评分及生理年龄全面的评估后再决定是否同步放化疗。

2. 不能手术的 LANSCLC 的放化疗 不能手术包括不可手术切除（如 T3-4 侵犯重要结构或 N2-3）或因基础疾病、患者意愿等原因而无

表4-3-3 可手术的LANSCLC患者行PORT大宗病例研究

研究	研究设计	样本量	分期	治疗	5 年 OS
Robinson（2015）	回顾性	4483	pN2（R0 切除）	术后化疗 +PORT vs. 术后化疗	39.3% vs. 34.8%（$P = 0.014$）
Corso（2015）a	回顾性	30552	Ⅱ ~ Ⅲ A 期（肺叶或全肺切除术后）	PORT vs. 术后观察	N0：48.0% vs. 37.7%（$P = 0.009$） N1：34.8% vs. 39.4%（$P < 0.001$） N2：34.1% vs. 27.8%（$P < 0.001$）
Mikell（2015）	回顾性	2115	pN2（R0 切除）	术后化疗 +PORT vs. 术后化疗	39.8% vs. 34.7%（$P = 0.048$）

OS，总生存；PORT，术后放疗

法手术的情况。根治性同步放化疗是不能手术的Ⅱ期（淋巴结阳性）及Ⅲ期 NSCLC 患者的标准治疗方式。一般状态较差或无法耐受同步放化疗的老年患者可以选择序贯放化疗或单纯放疗。放疗为不可切除的肿瘤提供局部治疗，而化疗不但可以减少或防止肿瘤微转移扩散，还可以作为放疗的增敏剂提高放疗疗效。关于放疗及化疗的先后顺序问题，近些年开展了很多相关研究。

O'Rourke 等进行的 meta 分析共纳入了 19 项研究，比较了同步放化疗与序贯放化疗或单纯放疗治疗 LANSCLC 的疗效。研究结果显示，同步放化疗将死亡风险降低 30.0%，2 年 OS 绝对值提高 10.0%，虽然急性食管炎的发生率增加，但是晚期食管炎发生率无明显差别（O'Rourke et al，2010）。因此说明了同步放化疗优于序贯放化疗或单纯放疗。

RTOG 9410 研究共随机纳入了 610 例不可手术切除的Ⅱ～Ⅲ期 NSCLC 患者，将其分为：①序贯放化疗组：化疗方案为顺铂 100 mg/m² 第 1、29 天，长春碱 5 mg/m² 每周 1 次，连用 5 周；放疗在第 50 天开始，采用常规分割方案，总剂量 63 Gy。②标准同步放化疗组：化疗方案同前；放疗于化疗第 1 天同步开始，采用常规分割方案，总剂量 63 Gy。③超分割同步放化疗组：化疗方案为顺铂 50 mg/m² 第 1、8、29、36 天，依托泊苷 50 mg 每周第 1、2、5、6 天，连用 10 周；放疗于化疗第 1 天同步开始，采用超分割方案，总剂量 69.6 Gy，1.2 Gy/f，每日两次。研究结果显示，标准同步放化疗组的 OS 为 17 个月，5 年 OS 为 16%，显著优于序贯放化疗组的 14.6 个月和 10% 以及超分割同步放化疗组的 15.6 个月和 13%（P = 0.04），从而奠定了此类患者同步放化疗为根治性治疗的基础（Curran et al，2011）。

（三）肺上沟瘤的综合治疗

肺上沟瘤（superior sulcus tumor，SST），也常称为 Pancoast 瘤，在所有肺癌中比例不到 5%（Komaki et al，1981；Arcasoy et al，1997），初诊多为 T3 ～ 4，患者 5 年 OS 约 40%（Nagle et al，2013）。相比于其他 NSCLC，SST 的生物学行为更倾向于局部侵犯而非远处的淋巴或血行播散（Marulli et al，2016）。术前放化疗联合手术治疗一直是 SST 有效的治疗手段，可手术的 SST 患者 2 年 OS 可达到 50% 左右，5 年 OS 达 44% ～ 56%（Kunitoh et al，2008；Rusch et al，2007）。

可手术的 SST 推荐术前同步放化疗联合手术的综合治疗，放疗需按根治剂量进行计划设计以防患者不能按计划手术。不可手术的 SST 多为肿瘤侵犯椎体超过 50%，臂丛神经受侵犯，食管、心脏或气管受侵犯等，此外在因基础疾病或患者意愿等不能手术的情况下，首选根治性同步放化疗（Hotta et al，2016），并推荐 Durvalumab 作为其后的巩固维持治疗。

（四）晚期 NSCLC 患者的放疗

初诊 NSCLC 患者中Ⅳ期的患者比例逐渐上升，至 2006 年已达将近 40%（Morgensztern et al，2010）。常见转移部位包括脑、骨、肝、肺、肾上腺等（Halperin et al，2008），晚期 NSCLC 的标准治疗手段必须基于全身系统治疗。

1. 寡转移 NSCLC 患者的放疗　目前考虑对一般情况良好（ECOG 0 ～ 1 分）、预期生存时间在 6 个月以上、预计原发灶可控或已控的寡转移 NSCLC 患者，建议行清除转移灶为目的的根治性局部治疗。早在 1995 年，Hellman 等提出了"寡转移（oligometastases）"的概念，即全身转移灶数目不超过 5 个，并指出：在原发灶可控的前提下，对所有病灶分别通过局部治疗手段进行清除，有可能改善整体预后甚至治愈疾病（Hellman et al，1995）。寡转移灶可在初诊时已经出现或治疗后短期内发生（通常指治疗结束后 ≤ 6 个月），二者均为同时性（synchronous）寡转移；亦可在初诊非Ⅳ期患者经治疗维持无进展状态一定时间后（通常大于 6 个月）发生，即异时性（metachronous）寡转移。对于寡转移灶的局部治疗可以在全身治疗后以巩固疗效，也可在全身治疗前以减小肿瘤负荷、提高局部控制。

三项Ⅱ期随机对照研究（表 4-3-4）。其中，Gomez 等的研究纳入 49 例经标准一线系统治疗后无疾病进展的晚期 NSCLC 患者，全身转移灶数目不超过 3 个，患者随机 1∶1 分组。结果显示局部治疗组患者 PFS 显著优于对照（P = 0.0054），且不良反应可耐受（3 级不超过 20%，无更高级别不良反应发生）（Gomez et

表4-3-4   寡转移NSCLC患者行局部放疗的II期随机对照研究

第一作者，发表年份	研究设计	样本量	治疗方案	中位 PFS（月）	P 值	中位 OS（月）	P 值	不良反应
Gomez（2016）	局部治疗	25	立体定向放疗、大分割放疗、同步放化疗、手术	11.9	0.0054	NA	NA	3 级：2 例食管炎、1 例贫血、1 例气胸、1 例腹痛
	维持 / 观察	24	维持 / 观察	3.9		NA		3 级：1 例乏力、1 例贫血
Iyengar（2018）	局部 + 维持治疗	14	放疗：21 ～ 27 Gy/次、26.5 ～ 33.0 Gy/3 次、30.0 ～ 37.5 Gy/5 次、45 Gy/15 次（仅适于原发灶）	9.7	0.01	NA	NA	3 级 4 例；4 级 无；5 级 3 例。均与局部放疗无关
	仅维持治疗	15	维持治疗	3.5		17		3 级 2 例；4 级 1 例；5 级 6 例
Palma（2019）	局部 + 支持治疗	66	仅转移灶行局部立体定向放疗	12	0.001	41	0.09	≥ 2 级：30%（乏力、呼吸困难、肌肉关节痛、骨痛、其他疼痛）；5 级：3 例（放射性肺损伤、肺脓肿、治疗相关十二指肠穿孔修补术后硬膜下出血）
	仅支持治疗	33	支持治疗	6		28		≥ 2 级：9%；5 级：无

PFS，无进展生存；OS，总生存；NA，未知

al，2016）。Iyengar 等的研究对比了全身转移灶个数不超过 5 个的晚期 NSCLC 患者在维持化疗前加不加局部治疗（原发灶行 SBRT 或大分割放疗，转移灶行立体定向放疗）对预后的影响。研究纳入 29 例患者（14 例在局部治疗组）后，由于中期分析得到了局部治疗组 PFS 的显著改善（$P = 0.01$）而提前关闭，且不良反应与对照组相仿（Iyengar et al，2018）。Palma 等近期报道了 COMET 研究的结果，研究共纳入 99 例具有 1 ～ 5 个转移灶且原发肿瘤控制良好的患者，原发肿瘤为肺癌者共 18 例。全组患者按 1 ∶ 2 随机分组，接受单纯支持治疗或支持治疗联合局部立体定向放疗，中位随访 27 个月。结果显示，联合局部治疗组患者的中位 OS（$P = 0.09$）及中位 PFS（$P = 0.001$）均显著优于单纯支持治疗

组；然而 2 级及以上的不良反应亦显著增多（$P = 0.022$）（Palma et al，2019）。

综上，相比于维持治疗或支持治疗，体力状态良好的寡转移 NSCLC 患者行局部治疗（放疗或手术）可以改善生存，但需要注意对不良反应的严格控制。

2. 晚期 NSCLC 患者的胸部放疗   随着精确放疗技术的发展，晚期 NSCLC 患者胸部原发灶的局部治疗得到了越来越多的尝试，两项回顾性病例匹配分析研究结果显示（表 4-3-5），原发灶局部治疗（手术或放疗）可显著提高患者的 OS，倾向评分匹配后差异仍具有统计学意义（Parikh et al，2014；Sheu et al，2014）。其中 Sheu 等的研究中，针对 69 例接受局部治疗的患者进行了亚组分析，指出体力状态良好的患

表4-3-5 寡转移NSCLC患者胸部原发灶局部治疗的病例匹配分析研究

第一作者, 发表年份	样本量	接受局部 治疗例数	说明	原发灶和（或）转 移灶局部治疗方案	结果
Parikh （2014）	186	85	转移灶个数 1～5个	手术、大分割或常 规分割放疗（中位 BED 76.6 Gy）	接受局部治疗的患者有生存优势： 中位 OS，19个月 vs. 16个月，调整后 HR 0.65，95% CI：0.43～0.99，$P = 0.043$
Sheu （2014）	90	69	全组初诊时明确 寡转移，转移灶 个数1～3个； 其中60例进入病 例匹配分析	手术、大分割或常 规分割放疗	接受局部治疗的患者有生存优势： 中位 OS，27.1个月 vs. 13.1个月，调整后 HR 0.37，95% CI：0.20～0.70，$P ≤ 0.01$ 中位 PFS，11.3个月 vs. 8.0个月，调整 后 $P = 0.10$

BED，生物等效剂量；OS，总生存；PFS，无进展生存

者 OS 更佳（HR = 0.40；95% CI：0.21～0.75；$P = 0.03$），非脑/肾上腺单发转移的患者 PFS 更佳（HR = 0.22；95% CI：0.07～0.77；$P = 0.02$）（Sheu et al，2014）。可见，经过全身治疗患者疾病得到控制的前提下，局部治疗可以为寡转移 NSCLC 患者带来生存获益，但现有证据水平不高，需要前瞻性Ⅲ期随机对照研究的证实；

姑息减症的胸部放疗常用于改善肿瘤所致咯血、胸痛、上腔静脉压迫综合征等症状或体征。参考胸部姑息放疗专家共识（Rodrigues et al，2012），姑息治疗方案（包括全身系统治疗）需根据患者的一般状况、现有症状、疾病分期、肺功能、治疗体积、消瘦情况及其治疗意愿等进行制定。目前无统一治疗方案及剂量的推荐，高剂量或长程胸部放疗（如不低于 30 Gy/10次）可以更好的改善生存和症状，尤其对于体力状态好的患者（Koshy et al，2015；Rodrigues et al，2011；Fairchild et al，2008）。对于体力状态较差的患者，大分割短程放疗更合适（如 17 Gy/2次），可以达到与长程放疗相仿的疼痛缓解作用，但可能需要同一部位多次照射（Medical Research Council Lung Cancer Working Party，1992；Cross et al，2004）。

3. 晚期 NSCLC 患者脑转移的放疗　肺癌脑转移发生率为 40%～55%，主要症状为头痛、肢体无力、偏瘫等（石远凯 等，2017）。肺癌脑转移患者预后差，自然平均生存时间仅 1～2 个月（石远凯 等，2017），有症状脑转移患者的中位 OS 相比于无症状患者明显更差（Flannery et al，2008）。脑转移的治疗方法包括手术治疗、全脑放疗（whole brain radiotherapy，WBRT）、立体定向放射外科（stereotaxic radio surgery，SRS）、全身系统治疗、肾上腺皮质激素的使用以降低颅内压减轻脑水肿以及支持治疗等。

根据颅内病灶多寡将脑转移分为局限性和广泛性。局限性脑转移不再仅指具有 1～3 个颅内转移灶，而是根据颅内转移灶（和术腔）的总数量和总体积而判定，取决于具体的临床情况（Yamamoto et al，2014）。对于局限性脑转移患者，尤其是单发脑转移，首先考虑行 SRS 或手术切除；术后，若全身疾病控制良好则推荐对术腔以及其他转移灶行 SRS，也可考虑 WBRT；若全身疾病较广泛且控制不佳可考虑术后 WBRT 或姑息/最佳支持治疗。广泛性脑转移患者若占位效应明显时仍可考虑手术切除，但对于一般状况良好且转移灶总体积较小的患者应考虑行转移灶 SRS 及术腔 SRS。

对于体力状态良好的单发脑转移患者，尽早行手术切除转移灶是其标准治疗手段（Mintz et al，2007）。前瞻性随机对照研究比较了针对单发脑转移灶在传统的 WBRT 前加不加局部手术治疗的疗效（Mintz et al，1996；Patchell et al，1990；Vecht et al，1993）。Patchell 等的研究显示，手术切除比单纯 WBRT 显著降低颅内病灶的局部复发（20% vs. 52%，$P < 0.02$）；但颅内其他部位复发两组间无差别（Patchell et al，1990）。因此对于体力状态较好的单发脑转移患者，建议可手术者尽早切除病灶以减轻占位效应。回顾性

研究认为具有 1 ~ 3 个转移灶的患者均可以从手术切除中获得生存益处（Paek et al，2005；Stark et al，2005）。

脑转移灶切除术后仍有较高的复发率（1 ~ 2 年局部复发约 50%），术后放疗是必要的。Patchell 等的研究纳入 95 例单发脑转移且完全切除的患者，按术后是否行 WBRT 随机分组。术后放疗组相比于单纯手术组显著降低肿瘤复发率（18% vs. 70%，P < 0.001），且显著降低神经死亡（14% vs. 44%，P = 0.003）；但未观察到 OS 的优势（Patchell et al，1998）。术后 SRS 是 WBRT 之外的更优选择，不仅可达到与术后 WBRT 相仿的总生存，并且在改善局部控制的同时，有效保护认知功能。Mahajan 等报道了单中心随机分组比较术后 SRS 或观察的疗效，SRS 组的 1 年局部控制更好（P = 0.015），且两组间的不良反应和治疗相关死亡无显著差异（Mahajan et al，2017）。Brown 等的 NCCTG N107C/CEC3 研究比较了术后 SRS 和 WBRT 对生存和认知功能的影响。研究共纳入 194 例脑转移灶切除术后的患者，SRS 组（12 ~ 20 Gy）98 例，WBRT 组（30 Gy/10 次或 37.5 Gy/15 次）96 例。SRS 组患者无论在 6 个月认知功能下降方面（P < 0.00031），还是在出现认知功能下降时间方面（P < 0.001），都有更优异的表现。但两组患者的 OS 和不良反应方面均无显著差异（Brown et al，2017）。因此脑转移灶切除术后需进一步对术腔进行放疗，SRS 优于 WBRT。

EORTC22952-26001 研究比较了 1 ~ 3 个脑转移灶行手术切除或 SRS 后是否行辅助 WBRT，全组 359 例患者中，199 例行 SRS 治疗（其中 99 例行 WBRT），160 例手术治疗（其中 81 例行 WBRT）。全组行 WBRT 的患者 PFS 稍长于观察组（4.6 个月 vs. 3.4 个月，P = 0.02）；且颅内病灶进展率显著低于观察组（48% vs. 78%，P < 0.001）。患者行 WBRT 显著降低了 2 年颅内病灶复发率（手术组 59% 降至 27%，P < 0.001；SRS 组 31% 降至 19%，P = 0.040），以及颅内病灶新发率（手术组 42% 降至 23%，P = 0.008；SRS 组 49% 降至 33%，P = 0.023）（Kocher et al，2011）。因此，无论行 SRS 还是手术切除，进一步加用 WBRT 均不能改善患者的生存，仅可改善颅内病灶局部控制，然而这可能导致一定的认知功能损伤和生活质量下降。

综上所述，参考 2019 年 NCCN 指南（National Comprehensive Cancer Network.，2019），对于局限性脑转移患者：①患者体力状态良好，首选 SRS 或手术切除；②若脑转移灶切除术后全身疾病状态控制良好，建议行术腔及其他转移灶 SRS 巩固治疗；③不推荐将 WBRT 作为首要的巩固治疗手段。

根据转移灶和术腔的总数量和总体积确定 SRS 剂量，靶区最大边界处的剂量可为 15 ~ 24 Gy；转移灶或术腔较大时需考虑分次的 SRS（Soltys et al，2015）。根据 Soliman 等最新发表的一份共识，术后 SRS 靶区需参考术前 MRI，不论肿瘤的术前位置如何，都要画出整个手术腔的轮廓（Soliman et al，2018）。常用的 SRS 剂量有：16 ~ 20 Gy/ 次、27 Gy/3 次和 30 Gy/5 次（Yamamoto et al，2014；Aoyama et al，2006；Shaw et al，2000）。

4. 晚期 NSCLC 患者骨转移的放疗　放疗可有效缓解骨转移所致疼痛，还可有效预防病理性骨折及脊髓压迫的发生，首选体外放疗；若骨转移为寡转移灶之一，也可以考虑 SBRT（Cox et al，2012；Dunne et al，2018）。由于双膦酸盐可阻止肿瘤细胞由 G2 期和 M 期向 S 期转换，延长肿瘤细胞在放疗敏感的细胞周期的时段，故可常规联用双膦酸盐以增强骨转移灶对放疗的敏感性（Milas et al，1994；Ural et al，2003）。关于放疗剂量和分割方式，Chow 等的一项系统回顾分析了 1986 年至 2006 年间比较单次分割和多次分割的 16 项研究。单次分割组的单次照射剂量多为 8 Gy，也有 10 Gy、12 Gy 或 15 Gy，多次分割的给量方式多为 30 Gy/10 次，也有 30 Gy/6 次、25 Gy/5 次、24 Gy/6 次、22.5 Gy/5 次、20 Gy/4 次、15 Gy/3 次等。两组患者间，病灶总反应率（58% vs. 59%）和病灶完全缓解率（23% vs. 24%）均无显著差异；单次分割组有发生更多病理性骨折（P = 0.75）和脊髓压迫（P = 0.13）的趋势，且其再次治疗的需求是多次分割组的 2.5 倍（95%CI：1.76 ~ 3.56，P < 0.00001）；两组间急性不良反应无差别（Chow et al，2007）。Lutz 等在 2011 年发布的根据 9 项前瞻

随机研究制定的骨转移姑息放疗指南中指出，常用剂量及分割方法有：30 Gy/10 次、24 Gy/6 次、20 Gy/5 次及 8 ～ 10 Gy/1 次。多次分割的方案相比单次分割方案放疗出现病灶再次治疗的可能稍低（8% vs. 20%），但后者对患者及其家属更方便。对于寡转移或形成软组织肿块的骨转移病灶可适当加大放疗剂量（Lutz et al, 2011）。

综上所述，晚期 NSCLC 患者骨转移若处于承重骨或处于非承重骨伴有骨相关事件，推荐行姑息性放疗；寡转移灶可行 SBRT。放疗剂量和分割方式需要根据治疗目的、症状表现及体力状态决定，短程放疗更适用于体力差和或生存预期短的患者。

（五）老年非小细胞肺癌放疗适应证推荐

早期非小细胞肺癌：对于可手术的患者首选肺叶切除术及纵隔淋巴结清扫或活检术，对于临床不可手术或拒绝手术的患者首选 SBRT。

非小细胞肺癌术后放疗：可手术的 LANSCLC 患者：在 R0 切除术后 pN2（包括Ⅰ～Ⅱ期术后升期）的情况下，应在辅助化疗后行 PORT；对于切缘阳性（R1、R2 切除）者，经严格身体状况评分及生理年龄全面的评估，有选择的行同步放化疗或序贯放化疗。

不能手术的局部晚期非小细胞肺癌综合治疗：首选推荐患者行根治性同步放化疗，联合巩固维持免疫治疗；如果经严格身体状况评分及生理年龄全面的评估，患者不能耐受同步放化疗，可以行序贯放化疗或单纯放疗。

肺上沟瘤综合治疗：可手术的肺上沟瘤患者推荐行术前同步放化疗与手术联合治疗；不能手术的患者，经严格身体状况评分及生理年龄全面的评估，有选择地行根治性同步放化疗，联合巩固维持免疫治疗；如果患者不能耐受同步放化疗，可以行序贯放化疗或单纯放疗。

晚期非小细胞肺癌经严格身体状况评分及生理年龄全面的评估，可选择根治性局部放疗及姑息放疗。

二、老年小细胞肺癌放射治疗

（一）局限期 SCLC 的胸部放疗

NCCN 指南推荐对于经纵隔病理分期为 N0

的 T1 ～ 2 的局限期 SCLC（limited-stage small cell lung cancer，LS-SCLC）患者可以优先考虑手术，如果因为内科原因不能手术或拒绝手术，可以采用 SABR 技术联合全身化疗或同步放化疗，其他局限期 SCLC 患者，NCCN 指南推荐首选同步放化疗，并且应在化疗第 1 周期或第 2 周期时即加入放疗。但是对于老年患者能否行同步放化疗需要综合评估。

1. 老年 LS-SCLC 患者选择何种治疗模式 Pignon 等的一项 meta 分析纳入共 13 个随机对照研究 2140 例 LS-SCLC 患者，比较其行放化疗联合治疗与单纯化疗的疗效，中位随访时间 43 个月。放化疗联合与单纯化疗相比，死亡率下降 14%（HR = 0.86；95%CI：0.78 ～ 0.94；$P = 0.001$），3 年总生存（overall survival，OS）获益 5.4±1.4%；在 > 70 岁、55 ～ 70 岁及 < 55 岁三个年龄亚组分别比较放化联合和单纯化疗，55 岁以下患者死亡风险的降低有更明显的趋势（> 70 岁组 HR = 1.07；95%CI：0.70 ～ 1.64；< 55 岁组 HR = 0.72；95%CI：0.56 ～ 0.93）（Pignon et al, 1992），因此 > 70 岁的患者建议严格进行生理年龄全面的评估，再决定采用同步放化疗或序贯放化疗。

一项回顾性研究（INT0096）回顾性分析年龄对生存的影响，381 例 LS-SCLC 接受同步放化疗，化疗采用顺铂（60 mg/m²）第一天，依托泊苷（120 mg/m²）第一至 3 天，放疗 45 Gy/30 次，2 次 / 日，≥ 70 岁的患者与 < 70 岁的患者近期疗效相似，然而 < 70 岁的患者 5 年生存率更有优势，两组患者的生存差异主要发生在治疗开始 6 个月内，老年患者更多死于毒性，主要是 4 或者 5 级血液毒性，然而非血液毒性并无区别。化疗减量的老年患者与未减量的老年患者相比疗效下降（36% 和 92%；$P = 0.0003$），中位生存期更短（6.2 个月和 17.1 个月；$P = 0.0021$）。因此大于 70 岁的患者，作者建议经过选择、身体状况评分好的老年患者建议同步放化疗（Yuen et al, 2000）。

老年患者肺癌的发病率随着年龄的增长而增加，诊断时中位年龄为 70 岁，但老年患者在临床试验中所占比例不足（Hurria et al, 2003），对于在日常生活活动能力方面正常（PS 0 ～ 1），严格进行生理年龄全面的评估后满足要求老年患者，应接受放疗联合化疗的治疗（Corso et al，2015 b；Gridelli et al，2016）。然而因为老年患者骨髓抑制、乏力及器官功能损伤更常见，因此，在治疗过程中必须仔细观察患者避免过度治疗的风险，建议给予老年患者更多的支持及最佳护理。总体而言，老年患者的预后与经分期匹配的年轻患者疗效相似。随机研究显示，在 PS 评分 0～2 的老年患者中，降低化疗强度的单药治疗（如依托泊苷）不如联合化疗（如顺铂联合依托泊苷）（Girling et al，1996；Souhami et al，1997）。

2．老年患者胸部放疗剂量及分割模式的选择　Turrisi 等（1999）的随机对照研究（INT0096）共纳入 417 例 LS-SCLC 患者，随机分为 BID 组及 QD 组，均接受 EP 方案化疗，并于化疗第 1 周期开始同步放疗，BID 组放疗剂量 45 Gy/25 次，1.8Gy/ 次，1 次 / 日，中位年龄 61 岁（30～82 岁），31% 的患者大于 65 岁；QD 组放疗剂量 45 Gy/30 次，1.5Gy/ 次，2 次 / 日，中位年龄 63 岁（34～80 岁），40% 的患者大于 65 岁；中位随访近 8 年。结果显示，两组的中位 OS 分别为 23 个月和 19 个月（P = 0.04），2 年 OS 分别为 47% 和 41%，5 年 OS 分别为 26% 和 16%；2 年无失败生存率分别为 29% 和 24%（P=0.1）；共 11 例治疗相关死亡（BID 组 6 例，QD 组 5 例），3 级食管炎发生率分别为 27% 和 11%，研究结果显示 BID 分割模式优于 QD 组，但此研究不足之处是 QD 方案放疗剂量偏低。因此近年有学者希望提高 QD 放疗剂量改善患者生存，即 CONVERT 研究。

Faivre-Finn 等（2017）发起一项 Ⅲ 期随机对照研究（CONVERT 研究）探索了 LS-SCLC 患者同步放化疗的最佳放疗模式，8 个国家 73 个中心，共纳入 547 例患者，95% 的患者 PS 评分 0～1。根据放疗分割方式不同随机分为两组，BID 组（274 例）为 45 Gy/30 次 /19 天，1.5 Gy/ 次，每日两次，中位年龄 62 岁（29～84 岁），32 例患者大于 70 岁（12%）；QD 组（273 例）为 66 Gy/33 次 /45 天，2 Gy/ 次，每日一次，中位年龄 63 岁（34～81 岁），51 例患者大于 70 岁（19%）；两组患者均接受 4～6 周期 EP 方案同步化疗，

放疗均在化疗开始后第 22 天加入，中位随访时间 45 个月。BID 组和 QD 组的中位 OS 分别为 30 个月和 25 个月，2 年 OS 分别为 56% 和 51%，5 年 OS 分别为 34% 和 31%，两组之间未观察到 OS 显著差异（P = 0.14）。常见的 3～4 级急性不良反应是中性粒细胞减少，BID 组和 QD 组分别为 74% 和 65%，其中 BID 组发生 4 级中性粒细胞减少的概率更高（49% vs. 38%，P = 0.05）；而两组之间放疗相关 3～4 级食管炎（BID 组 19% vs. QD 组 19%，P = 0.85）和放射性肺炎（BID 组 3% vs. QD 组 2%，P = 0.70）的发生率没有显著差异。CONVERT 研究显示 LS-SCLC 患者行超分割放疗或常规分割放疗，生存上没有显著差异，且毒副作用相近。

综上，对于年龄大于 70 岁身体状况评分 0～1 的患者，经过严格筛选评估，可以考虑同步放化疗，TRT 的总剂量可以选择超分割模式 45 Gy/3 周，单次剂量 1.5 Gy，BID；或常规分割模式 60～70 Gy/6～7 周，单次剂量 2.0 Gy，QD。

（二）老年广泛期小细胞肺癌（extensive-stage small cell lung cancer，ES-SCLC）的胸部放疗

Slotman 等（2015）的一项前瞻性随机对照研究（Dutch CREST 研究）纳入了 498 例老年 ES-SCLC 的胸部放疗患者，接受 4～6 周期标准化疗后，随机分为 TRT 组（247 例，放疗剂量 30 Gy/10 次）及对照组（248 例，无放疗），中位随访时间 24 个月，22.9% 的患者年龄 > 70 岁，7.8% 的患者年龄 > 75 岁。两组之间 1 年 OS 无显著差异（放疗组 33% vs. 对照组 28%，P = 0.066）；然而，更新结果显示放疗组的 2 年 OS 明显优于对照组（13% vs. 3%，P = 0.004），6 个月 PFS 亦明显优于对照组，分别为 24% 和 7%（P = 0.001）。

Palma 等（2016）将 Slotman（2015）和 Jeremic B（1999）2 项研究进行荟萃分析，共 604 例 ES-SCLC 患者（302 例接受 TRT，302 例未接受 TRT）均接受铂类为基础的化疗，治疗结束无进展者行 PCI。TRT 的分割模式为 30 Gy/10 次，QD（247 例）或 54 Gy/36 次，BID（55 例）。结果显示接受 TRT 可以改善 ES-SCLC 患者 OS（HR 0.81，95%CI：0.69～0.96，P = 0.014）及 PFS（HR

0.74，95%CI：0.64～0.87，$P < 0.001$），其中≥65岁和<65的患者分别占27.6%、72.4%，中位生存期分别位13.0个月、13.8个月（$P = 313$）。

因此，对于老年 ES-SCLC 患者行巩固性 TRT 是可以推荐的，但仍需要严格进行身体状况评分及生理年龄全面的评估，以区分出可以从中获益的亚群。巩固性 TRT 的剂量及分割模式可选择 30 Gy/10 次、60 Gy/30 次或此范围内的其他剂量分割模式。

（三）老年 ES-SCLC 患者慎重行 PCI

一项纳入 7 个前瞻性随机对照研究的 meta 分析，987 例前期治疗达到 CR 的 SCLC 患者，其中观察组 461 例，中位年龄 59 岁（21～79 岁），26% 的患者≥65 岁，治疗组 526 例（局限期 314 例）接受 PCI（方案为 24～40Gy/8～20 次），中位年龄 59 岁（26～80 岁），25% 的患者≥65 岁。结果显示 PCI 能显著改善生存，3 年 OS 绝对获益 5.4%（15.3% 升高至 20.7%），3 年脑转移累积发生率下降 25.3%（58.6% 降至 33.3%）；接受 PCI 的患者中出现神经精神症状只有 2 例（Auperin et al，1999）。

因此，对于老年 LS-SCLC 经放化疗达到 CR 或 PR 的患者，经严格身体状况评分及生理年龄的全面评估，有选择地推荐患者行 PCI。

欧洲癌症研究与治疗组织（European Organization for Research and Treatment of Cancer，EORTC）进行了一项随机对照研究评估 PCI 的疗效，研究纳入 286 例 ES-SCLC 一线化疗有效的患者，随机分为 PCI 组，中位年龄 62 岁（37～75 岁），25% 的患者≥65 岁。观察组，中位年龄 63 岁（39～75 岁），25% 的患者≥65 岁。结果显示 PCI 降低了脑转移率，延长了生存。PCI 组患者更少出现有症状的脑转移（HR = 0.27；95%CI：0.16～0.44；$P < 0.001$），两组患者脑转移 1 年累积发生率分别为 14.6%（95% CI：8.3～20.9）和 40.4%（95%CI：32.1～48.6）；PCI 组和对照组的中位 PFS 分别为 14.7 周 vs. 12.0 周，中位 OS 分别 6.7 个月 vs. 5.4 个月，1 年 OS 分别为 27.1% vs. 13.3%（Slotman et al，2007）。该研究的不足之处在 PCI 前未进行脑的影像学检查，因此行 PCI 时患者脑转移状态不明确；同时该研究也未规定 PCI 的具体剂量和分割方式。但是该研究结果提示年龄达 75 岁的患者经过全身化疗达 CR 或 PR 后，可以考虑 PCI。

日本近期的一项 III 期随机对照研究与 EORTC 的研究设计相似，PCI 采用 25 Gy/10 次，且要求 PCI 之前必行脑 MRI 检查以排除转移，研究结果却与前述研究相反。研究共入组 224 例含铂方案化疗有效的 ES-SCLC 患者，对前 163 例患者的中期分析提示阴性结果，因而研究提前关闭。最终结果显示，PCI 组（113 例）患者中位 OS 为 11.6 个月，中位年龄 69 岁（43～83 岁），47% 的患者≥70 岁，观察组（111 例）患者中位 OS 为 13.7 个月（HR = 1.27；95% CI：0.96～1.68，$P = 0.094$），中位年龄 63 岁（37～86 岁），46% 的患者大于等于 70 岁；最常见的 3 级及以上不良反应是厌食（6% vs. 2%）、心慌（3% vs. 1%）及下肢肌肉乏力（1% vs. 5%），未见治疗相关死亡事件（Takahashi et al，2017）。此研究结果显示，PCI 不能改善 ES-SCLC 患者的长期生存。此项研究患者年龄超过 70 岁的比例明显高于 EORTC 的研究，占比接近一半。

因此，尽管指南目前推荐对于 ES-SCLC 经全身化疗有效的 PS 评分 0～1 的患者建议可以考虑 PCI 或脑 MRI 密切随访，但是对于年龄 > 70 岁的患者，需要严格进行身体状况评分及生理年龄全面的评估，慎重开展 PCI。常用的 PCI 分割模式为全脑 25 Gy/10 次（2.5 Gy/ 次）。

（石安辉　王维虎）

参考文献

石远凯，孙燕，于金明，等 . 中国肺癌脑转移诊治专家共识（2017 版）. 中国肺癌杂志，2017，20（1）：1-12.

郑荣寿，孙可欣，张思维，等 . 2015 年中国恶性肿瘤流行情况分析 . 中华肿瘤杂志，2019，41（1）：19-28.

A Medical Research Council（MRC）randomised trial of palliative radiotherapy with two fractions or a single fraction in patients with inoperable non-small-cell lung cancer（NSCLC）and poor performance status. Medical Research Council Lung Cancer Working Party . British journal of cancer, 1992, 65 (6): 934-941.

Ahn JS, Ahn YC, Kim JH, et al. Multinational Randomized Phase III Trial With or Without Consolidation Chemotherapy Using Docetaxel and Cisplatin After Concurrent Chemoradiation in Inoperable Stage III Non-Small-Cell Lung Cancer: KCSG-LU05-04 . Journal of clinical oncology: official journal of the American Society of Clinical Oncology, 2015, 33 (24): 2660-2666.

Albain KS, Swann RS, Rusch VW, et al. Radiotherapy plus chemotherapy with or without surgical resection for stage III non-small-cell lung cancer: a phase III randomised controlled trial . Lancet (London, England), 2009, 374 (9687): 379-386.

Amin MB, Greene FL, Byrd DR, et al. AJCC Cancer Staging Manual, 8th edition: Springer International Publishing, 2016: 1-1024.

Antonia S J, Villegas A, Daniel D, et al. Overall Survival with Durvalumab after Chemoradiotherapy in Stage III NSCLC . The New England journal of medicine, 2018, 379 (24): 2342-2350.

Aoyama H, Shirato H, Tago M, et al. Stereotactic radiosurgery plus whole-brain radiation therapy vs stereotactic radiosurgery alone for treatment of brain metastases: a randomized controlled trial . Jama, 2006, 295 (21): 2483-2491.

Arcasoy SM and Jett JR. Superior pulmonary sulcus tumors and Pancoast's syndrome . The New England journal of medicine, 1997, 337 (19): 1370-1376.

Ardizzoni A, Boni L, Tiseo M, et al. Cisplatin-versus carboplatin-based chemotherapy in first-line treatment of advanced non-small-cell lung cancer: an individual patient data meta-analysis . Journal of the National Cancer Institute, 2007, 99 (11): 847-857.

Armstrong JG and Minsky BD. Radiation therapy for medically inoperable stage I and II non-small

cell lung cancer . Cancer Treat Rev, 1989, 16(4): 247-255.

Arriagada R, Auperin A, Burdett S, et al. Adjuvant chemotherapy, with or without postoperative radiotherapy, in operable non-small-cell lung cancer: two meta-analyses of individual patient data . Lancet (London, England), 2010, 375 (9722): 1267-1277.a

Arriagada R, Dunant A, Pignon J P, et al. Long-term results of the international adjuvant lung cancer trial evaluating adjuvant Cisplatin-based chemotherapy in resected lung cancer . Journal of clinical oncology: official journal of the American Society of Clinical Oncology, 2010, 28 (1): 35-42.b

Auperin A, Arriagada R, Pignon JP, et al. Prophylactic cranial irradiation for patients with small-cell lung cancer in complete remission. Prophylactic Cranial Irradiation Overview Collaborative Group . N Engl J Med, 1999, 341 (7): 476-484.

Auperin A, Le Pechoux C, Rolland E, et al. Meta-analysis of concomitant versus sequential radiochemotherapy in locally advanced non-small-cell lung cancer . Journal of clinical oncology: official journal of the American Society of Clinical Oncology, 2010, 28 (13): 2181-2190.

Ball D, Mai GT, Vinod S, et al. Stereotactic ablative radiotherapy versus standard radiotherapy in stage 1 non-small-cell lung cancer (TROG 09.02 CHISEL): a phase 3, open-label, randomised controlled trial . The Lancet. Oncology, 2019, 20 (4): 494-503.

Barnes JB, Johnson SB, Dahiya R S, et al. Concomitant weekly cisplatin and thoracic radiotherapy for Pancoast tumors of the lung: pilot experience of the San Antonio Cancer Institute . American journal of clinical oncology, 2002, 25 (1): 90-92.

Baumann P, Nyman J, Hoyer M, et al. Outcome in a prospective phase II trial of medically inoperable stage I non-small-cell lung cancer patients treated with stereotactic body radiotherapy. J Clin Oncol, 2009, 27（20）：3290-3296.

Bradley JD，El Naqa I，Drzymala R E，et al. Stereotactic body radiation therapy for early-stage non-small-cell lung cancer：the pattern of failure is distant . Int J Radiat Oncol Biol Phys，2010，77（4）：1146-1150.

Bradley J D，Paulus R，Komaki R，et al. Standard-dose versus high-dose conformal radiotherapy with concurrent and consolidation carboplatin plus paclitaxel with or without cetuximab for patients with stage IIIA or IIIB non-small-cell lung cancer（RTOG 0617）：a randomised，two-by-two factorial phase 3 study . The Lancet. Oncology，2015，16（2）：187-199.

Bray F，Ferlay J，Soerjomataram I，et al. Global cancer statistics 2018：GLOBOCAN estimates of incidence and mortality worldwide for 36 cancers in 185 countries . CA Cancer J Clin,2018,68(6)：394-424.

Brower JV，Amini A，Chen S，et al. Improved survival with dose-escalated radiotherapy in stage III non-small-cell lung cancer：analysis of the National Cancer Database . Annals of oncology：official journal of the European Society for Medical Oncology，2016，27（10）：1887-1894.

Brown PD，Ballman KV，Cerhan J H，et al. Postoperative stereotactic radiosurgery compared with whole brain radiotherapy for resected metastatic brain disease（NCCTG N107C/CEC.3）：a multicentre，randomised，controlled，phase 3 trial . The Lancet. Oncology，2017，18（8）：1049-1060.

Chang JY，Senan S，Paul MA，et al. Stereotactic ablative radiotherapy versus lobectomy for operable stage I non-small-cell lung cancer：a pooled analysis of two randomised trials . The Lancet. Oncology，2015，16（6）：630-637.

Chow E，Harris K，Fan G，et al. Palliative radiotherapy trials for bone metastases：a systematic review . Journal of clinical oncology：official journal of the American Society of Clinical Oncology，2007，25（11）：1423-1436.

Choy H，Gerber DE，Bradley JD，et al. Concurrent pemetrexed and radiation therapy in the treatment of patients with inoperable stage III non-small cell lung cancer：a systematic review of completed and ongoing studies . Lung cancer（Amsterdam，Netherlands），2015，87（3）：232-240.

Choy H，Schwartzberg LS，Dakhil SR，et al. Phase 2 study of pemetrexed plus carboplatin，or pemetrexed plus cisplatin with concurrent radiation therapy followed by pemetrexed consolidation in patients with favorable-prognosis inoperable stage IIIA/B non-small-cell lung cancer . Journal of thoracic oncology：official publication of the International Association for the Study of Lung Cancer，2013，8（10）：1308-1316.

Ciuleanu T，Brodowicz T，Zielinski C，et al. Maintenance pemetrexed plus best supportive care versus placebo plus best supportive care for non-small-cell lung cancer：a randomised，double-blind，phase 3 study . Lancet（London，England），2009，374（9699）：1432-1440.

Corso CD，Rutter CE，Wilson LD，et al. Re-evaluation of the role of postoperative radiotherapy and the impact of radiation dose for non-small-cell lung cancer using the National Cancer Database . Journal of thoracic oncology：official publication of the International Association for the Study of Lung Cancer，2015，10（1）：148-155.a

Corso CD，Rutter CE，Park HS，et al. Role of chemoradiotherapy in elderly patients with limited-stage small-cell lung cancer. J Clin Oncol，2015，33：4240-4246.b

Cox B W，Spratt DE，Lovelock M，et al. International Spine Radiosurgery Consortium consensus guidelines for target volume definition in spinal stereotactic radiosurgery . International journal of radiation oncology，biology，physics，2012，83（5）：e597-605.

Crabtree TD，Denlinger CE，Meyers BF，et al.

Stereotactic body radiation therapy versus surgical resection for stage I non-small cell lung cancer . The Journal of thoracic and cardiovascular surgery, 2010, 140（2）: 377-386.

Cross CK, Berman S, Buswell L, et al. Prospective study of palliative hypofractionated radiotherapy （8.5 Gy x 2） for patients with symptomatic non-small-cell lung cancer. International journal of radiation oncology, biology, physics, 2004, 58（4）: 1098-1105.

Curran WJ, Jr., Paulus R, Langer C J, et al. Sequential vs. concurrent chemoradiation for stage III non-small cell lung cancer: randomized phase III trial RTOG 9410 . Journal of the National Cancer Institute, 2011, 103（19）: 1452-1460.

Donington J, Ferguson M, Mazzone P, et al. American College of Chest Physicians and Society of Thoracic Surgeons consensus statement for evaluation and management for high-risk patients with stage I non-small cell lung cancer . Chest, 2012, 142（6）: 1620-1635.

Dosoretz DE, Katin MJ, Blitzer PH, et al. Radiation therapy in the management of medically inoperable carcinoma of the lung: results and implications for future treatment strategies . Int J Radiat Oncol Biol Phys, 1992, 24（1）: 3-9.

Douillard JY, Rosell R, De Lena M, et al. Impact of postoperative radiation therapy on survival in patients with complete resection and stage I, II, or IIIA non-small-cell lung cancer treated with adjuvant chemotherapy: the adjuvant Navelbine International Trialist Association （ANITA） Randomized Trial . International journal of radiation oncology, biology, physics, 2008, 72（3）: 695-701.

Dunne EM, Fraser IM and Liu M. Stereotactic body radiation therapy for lung, spine and oligometastatic disease: current evidence and future directions . Annals of translational medicine, 2018, 6（14）: 283.

Eberhardt WE, Pottgen C, Gauler TC, et al. Phase III Study of Surgery Versus Definitive Concurrent Chemoradiotherapy Boost in Patients With Resectable Stage IIIA （N2） and Selected IIIB Non-Small-Cell Lung Cancer After Induction Chemotherapy and Concurrent Chemoradiotherapy （ESPATUE）. Journal of clinical oncology: official journal of the American Society of Clinical Oncology, 2015, 33（35）: 4194-4201.

Ettinger DS, Wood DE, Aisner DL, et al. Non-Small Cell Lung Cancer, Version 5.2017, NCCN Clinical Practice Guidelines in Oncology. Journal of the National Comprehensive Cancer Network: JNCCN, 2017, 15（4）: 504-535.

Fairchild A, Harris K, Barnes E, et al. Palliative thoracic radiotherapy for lung cancer: a systematic review . Journal of clinical oncology: official journal of the American Society of Clinical Oncology, 2008, 26（24）: 4001-4011.

Faivre-Finn C, Snee M, Ashcroft L, et al. Concurrent once-daily versus twice-daily chemoradiotherapy in patients with limited-stage small-cell lung cancer （CONVERT）: an open-label, phase 3, randomised, superiority trial . Lancet Oncol, 2017, 18（8）: 1116-1125.

Fakiris AJ, McGarry RC, Yiannoutsos CT, et al. Stereotactic body radiation therapy for early-stage non-small-cell lung carcinoma: four-year results of a prospective phase II study . Int J Radiat Oncol Biol Phys, 2009, 75（3）: 677-682.

Feigenberg SJ, Hanlon AL, Langer C, et al. A phase II study of concurrent carboplatin and paclitaxel and thoracic radiotherapy for completely resected stage II and IIIA non-small cell lung cancer . Journal of thoracic oncology: official publication of the International Association for the Study of Lung Cancer, 2007, 2（4）: 287-292.

Ferrell B, Koczywas M, Grannis F, Harrington A. Palliative care in lung cancer. Surg Clin North Am, 2011, 91: 403-417.

Flannery TW, Suntharalingam M, Regine WF, et al. Long-term survival in patients with synchronous, solitary brain metastasis from non-small-cell lung cancer treated with radiosurgery. International journal of radiation oncology, biology, physics, 2008, 72 (1): 19-23.

Francis S, Orton A, Stoddard G, et al. Sequencing of Postoperative Radiotherapy and Chemotherapy for Locally Advanced or Incompletely Resected Non-Small-Cell Lung Cancer . Journal of clinical oncology: official journal of the American Society of Clinical Oncology, 2018, 36 (4): 333-341.

Gandara DR, Chansky K, Albain KS, et al. Consolidation docetaxel after concurrent chemoradiotherapy in stage IIIB non-small-cell lung cancer: phase II Southwest Oncology Group Study S9504 . Journal of clinical oncology: official journal of the American Society of Clinical Oncology, 2003, 21 (10): 2004-2010.

Girling DJ. Comparison of oral etoposide and standard intravenous multidrug chemotherapy for small-cell lung cancer: a stopped multicentre randomised trial. Medical Research Council Lung Cancer Working Party. Lancet 1996; 348: 563-566.

Goldstraw P, Chansky K, Crowley J, et al. The IASLC Lung Cancer Staging Project: Proposals for Revision of the TNM Stage Groupings in the Forthcoming (Eighth) Edition of the TNM Classification for Lung Cancer . J Thorac Oncol, 2016, 11 (1): 39-51.

Gomez DR, Blumenschein GR, Jr., Lee JJ, et al. Local consolidative therapy versus maintenance therapy or observation for patients with oligometastatic non-small-cell lung cancer without progression after first-line systemic therapy: a multicentre, randomised, controlled, phase 2 study . The Lancet. Oncology, 2016, 17 (12): 1672-1682.

Govindan R, Bogart J, Stinchcombe T, et al. Randomized phase II study of pemetrexed, carboplatin, and thoracic radiation with or without cetuximab in patients with locally advanced unresectable non-small-cell lung cancer: Cancer and Leukemia Group B trial 30407 . Journal of clinical oncology: official journal of the American Society of Clinical Oncology, 2011, 29 (23): 3120-3125.

Govindan R, Page N, Morgensztern D, et al. Changing epidemiology of small-cell lung cancer in the United States over the last 30 years: analysis of the surveillance, epidemiologic, and end results database . J Clin Oncol,2006,24(28): 4539-4544.

Gridelli C, Casaluce F, Sgambato A, et al. Treatment of limited-stage small cell lung cancer in the elderly, chemotherapy vs. sequential chemoradiotherapy vs. concurrent chemoradiotherapy: that's the question. Transl Lung Cancer Res, 2016, 5: 150-154.

Haffty BG, Goldberg NB, Gerstley J, et al. Results of radical radiation therapy in clinical stage I, technically operable non-small cell lung cancer . Int J Radiat Oncol Biol Phys, 1988, 15 (1): 69-73.

Halperin EC, Perez CA, Brady LW. Perez and Brady's Principles and Practice of Radiation Oncology. Fifth Edithion. Chapter 48 Lung. Wolters Kluwer Health/Lippincott Williams & Wilkins, 2008

Hancock JG, Rosen JE, Antonicelli A, et al. Impact of adjuvant treatment for microscopic residual disease after non-small cell lung cancer surgery . The Annals of thoracic surgery, 2015, 99 (2): 406-413.

Hanna N, Neubauer M, Yiannoutsos C, et al. Phase III study of cisplatin, etoposide, and concurrent chest radiation with or without consolidation docetaxel in patients with inoperable stage III non-small-cell lung cancer: the Hoosier Oncology Group and U.S. Oncology . Journal of clinical oncology: official journal of the American Society of Clinical Oncology, 2008, 26 (35): 5755-5760.

Hellman S and Weichselbaum RR. Oligometastases. Journal of clinical oncology: official journal of the American Society of Clinical Oncology, 1995, 13 (1): 8-10.

Higgins K, Chino JP, Marks LB, et al. Preoperative chemotherapy versus preoperative chemoradiotherapy for stage III (N2) non-small-cell lung cancer . International journal of radiation oncology, biology, physics, 2009, 75 (5): 1462-1467.

Hotta K, Sasaki J, Saeki S, et al. Gefitinib Combined With Standard Chemoradiotherapy in EGFR-Mutant Locally Advanced Non-Small-Cell Lung Cancer: The LOGIK0902/OLCSG0905 Intergroup Study Protocol . Clinical lung cancer, 2016, 17 (1): 75-79.

Howington JA, Blum MG, Chang AC, et al. Treatment of stage I and II non-small cell lung cancer: Diagnosis and management of lung cancer, 3rd ed: American College of Chest Physicians evidence-based clinical practice guidelines. Chest, 2013, 143 (5 Suppl): e278S- e313S.

Hurria A, Kris MG. Management of lung cancer in older adults. CA Cancer J Clin 2003; 53: 325-341.

Iyengar P, Wardak Z, Gerber D E, et al. Consolidative Radiotherapy for Limited Metastatic Non-Small-Cell Lung Cancer: A Phase 2 Randomized Clinical Trial . JAMA oncology, 2018, 4 (1): e173501.

Jeremic B, Shibamoto Y, Nikolic N, et al. Role of radiation therapy in the combined-modality treatment of patients with extensive disease small-cell lung cancer: A randomized study . J Clin Oncol, 1999, 17 (7): 2092-2099.

Jett JR, Schild SE, Kesler KA, et al. Treatment of small cell lung cancer: Diagnosis and management of lung cancer, 3rd ed: American College of Chest Physicians evidence-based clinical practice guidelines . Chest, 2013, 143 (5 Suppl): e400S-e419S.

Kalemkerian GP, Gadgeel SM. Modern staging of small cell lung cancer. J Natl Compr Canc Netw, 2013, 11: 99-104.

Kaskowitz L, Graham MV, Emami B, et al. Radiation therapy alone for stage I non-small cell lung cancer . Int J Radiat Oncol Biol Phys, 1993, 27 (3): 517-523.

Kelly K, Chansky K, Gaspar L E, et al. Phase III trial of maintenance gefitinib or placebo after concurrent chemoradiotherapy and docetaxel consolidation in inoperable stage III non-small-cell lung cancer: SWOG S0023 . Journal of clinical oncology: official journal of the American Society of Clinical Oncology, 2008, 26 (15): 2450-2456.

Kocher M, Soffietti R, Abacioglu U, et al. Adjuvant whole-brain radiotherapy versus observation after radiosurgery or surgical resection of one to three cerebral metastases: results of the EORTC 22952-26001 study . Journal of clinical oncology: official journal of the American Society of Clinical Oncology, 2011, 29 (2): 134-141.

Komaki R, Roh J, Cox J D, et al. Superior sulcus tumors: results of irradiation of 36 patients . Cancer, 1981, 48 (7): 1563-1568.

Koshy M, Malik R, Mahmood U, et al. Comparative effectiveness of aggressive thoracic radiation therapy and concurrent chemoradiation therapy in metastatic lung cancer . Practical radiation oncology, 2015, 5 (6): 374-382.

Kozower BD, Larner JM, Detterbeck FC, et al. Special treatment issues in non-small cell lung cancer: Diagnosis and management of lung cancer, 3rd ed: American College of Chest Physicians evidence-based clinical practice guidelines . Chest, 2013, 143 (5 Suppl): e369S-e399S.

Kunitoh H, Kato H, Tsuboi M, et al. Phase II trial of preoperative chemoradiotherapy followed by surgical resection in patients with superior sulcus non-small-cell lung cancers: report of Japan Clinical Oncology Group trial 9806 . Journal of clinical oncology: official journal of the American Society of Clinical Oncology,

2008，26（4）：644-649.

Lally B E，Zelterman D，Colasanto JM，et al. Postoperative radiotherapy for stage II or III non-small-cell lung cancer using the surveillance，epidemiology，and end results database . Journal of clinical oncology：official journal of the American Society of Clinical Oncology，2006，24（19）：2998-3006.

Liang J，Bi N，Wu S，et al. Etoposide and cisplatin versus paclitaxel and carboplatin with concurrent thoracic radiotherapy in unresectable stage III non-small cell lung cancer：a multicenter randomized phase III trial . Annals of oncology：official journal of the European Society for Medical Oncology，2017，28（4）：777-783.

Liew M S，Sia J，Starmans MH，et al. Comparison of toxicity and outcomes of concurrent radiotherapy with carboplatin/paclitaxel or cisplatin/etoposide in stage III non-small cell lung cancer . Cancer medicine，2013，2（6）：916-924.

Lindberg K，Nyman J，Riesenfeld Kallskog V，et al. Long-term results of a prospective phase II trial of medically inoperable stage I NSCLC treated with SBRT-the Nordic experience . Acta oncologica（Stockholm，Sweden），2015，54（8）：1096-1104.

Lu T，Yang X，Huang Y，et al. Trends in the incidence，treatment，and survival of patients with lung cancer in the last four decades . Cancer Manag Res，2019，11（943-953.

Lutz S，Berk L，Chang E，et al. Palliative radiotherapy for bone metastases：an ASTRO evidence-based guideline . International journal of radiation oncology，biology，physics，2011，79（4）：965-976.

Mahajan A，Ahmed S，McAleer MF，et al. Post-operative stereotactic radiosurgery versus observation for completely resected brain metastases：a single-centre，randomised，controlled，phase 3 trial . The Lancet. Oncology，2017，18（8）：1040-1048.

Maranzano E，Trippa F，Casale M，et al. 8Gy single-dose radiotherapy is effective in metastatic spinal cord compression：results of a phase III randomized multicentre Italian trial. Radiother Oncol 2009；93：174-179.

Marulli G，Battistella L，Mammana M，et al. Superior sulcus tumors（Pancoast tumors）. Annals of translational medicine，2016，4（12）：239.

Micke P，Faldum A，Metz T，et al. Staging small cell lung cancer：Veterans Administration Lung Study Group versus International Association for the Study of Lung Cancer--what limits limited disease? Lung Cancer，2002，37：271-276.

Mikell JL，Gillespie TW，Hall WA，et al. Postoperative radiotherapy is associated with better survival in non-small cell lung cancer with involved N2 lymph nodes：results of an analysis of the National Cancer Data Base . Journal of thoracic oncology：official publication of the International Association for the Study of Lung Cancer，2015，10（3）：462-471.

Milas L，Hunter NR，Mason KA，et al. Enhancement of tumor radioresponse of a murine mammary carcinoma by paclitaxel . Cancer research，1994，54（13）：3506-3510.

Mintz AH，Kestle J，Rathbone MP，et al. A randomized trial to assess the efficacy of surgery in addition to radiotherapy in patients with a single cerebral metastasis . Cancer，1996，78（7）：1470-1476.

Mintz A，Perry J，Spithoff K，et al. Management of single brain metastasis：a practice guideline . Current oncology（Toronto，Ont.），2007，14（4）：131-143.

Morgensztern D，Ng SH，Gao F，et al. Trends in stage distribution for patients with non-small cell lung cancer：a National Cancer Database survey . Journal of thoracic oncology：official publication of the International Association for the Study of Lung Cancer，2010，5（1）：29-33.

Nagata Y，Hiraoka M，Shibata T，et al. Prospective Trial of Stereotactic Body Radiation

Therapy for Both Operable and Inoperable T1N0M0 Non-Small Cell Lung Cancer: Japan Clinical Oncology Group Study JCOG0403 . International journal of radiation oncology, biology, physics, 2015, 93 (5): 989-996.

Nagata Y, Hiraoka M, Shibata T, et al. Stereotactic Body Radiation Therapy For T1N0M0 Non-small Cell Lung Cancer: First Report for Inoperable Population of a Phase II Trial by Japan Clinical Oncology Group (JCOG 0403) . International Journal of Radiation Oncology · Biology · Physics, 2012, 84 (3): S46.

National Comprehensive Cancer Network. Clinical practice guidelines in oncology (NCCN Guidelines) [R]. Non-Small Cell Lung Cancer, Version 4.2019. Available online at http: //www. nccn.org/

Noone AM, Howlader N, Krapcho M, et al: SEER Cancer Statistics Review, 1975-2015., 2018.

Nyman J, Bergström S, Björkestrand H, et al. MA05.07 Dose Escalated Chemo-RT to 84 Gy in Stage III NSCLC Appears Excessively Toxic: Results from a Randomized Phase II Trial . Journal of Thoracic Oncology, 2018, 13 (10): S373

O' Rourke N, Roque I F M, Farre Bernado N, et al. Concurrent chemoradiotherapy in non-small cell lung cancer . The Cochrane database of systematic reviews, 2010, 6): Cd002140.

Office of the Surgeon G, Office on S, Health: Reports of the Surgeon General, The Health Consequences of Smoking: A Report of the Surgeon General. Atlanta (GA), Centers for Disease Control and Prevention (US), 2004.

Onishi H, Shirato H, Nagata Y, et al. Stereotactic body radiotherapy (SBRT) for operable stage I non-small-cell lung cancer: can SBRT be comparable to surgery? . International journal of radiation oncology, biology, physics, 2011, 81 (5): 1352-1358.

Onishi H, Yoshiyuki S, Yasuo M, et al. Japanese Multi-institutional Study of Stereotactic Body Radiation Therapy for More Than 2000 Patients With Stage I Non-Small Cell Lung Cancer . International Journal of Radiation Oncology · Biology · Physics, 2013, 87 (2): S9-S10.

Paek S H, Audu P B, Sperling M R, et al. Reevaluation of surgery for the treatment of brain metastases: review of 208 patients with single or multiple brain metastases treated at one institution with modern neurosurgical techniques. Neurosurgery, 2005, 56 (5): 1021-1034; discussion 1021-1034.

Palma DA, Olson R, Harrow S, et al. Stereotactic ablative radiotherapy versus standard of care palliative treatment in patients with oligometastatic cancers (SABR-COMET): a randomised, phase 2, open-label trial . Lancet (London, England), 2019,

Palma DA, Warner A, Louie AV, et al. Thoracic Radiotherapy for Extensive Stage Small-Cell Lung Cancer: A Meta-Analysis . Clin Lung Cancer, 2016, 17 (4): 239-244.

Parikh RB, Cronin AM, Kozono DE, et al. Definitive primary therapy in patients presenting with oligometastatic non-small cell lung cancer. International journal of radiation oncology, biology, physics, 2014, 89 (4): 880-887.

Patchell RA, Tibbs PA, Regine WF, et al. Postoperative radiotherapy in the treatment of single metastases to the brain: a randomized trial. Jama, 1998, 280 (17): 1485-1489.

Patchell RA, Tibbs PA, Walsh JW, et al. A randomized trial of surgery in the treatment of single metastases to the brain . The New England journal of medicine, 1990, 322 (8): 494-500.

Patel S, Macdonald OK, Suntharalingam M. Evaluation of the use of prophylactic cranial irradiation in small cell lung cancer. Cancer, 2009, 115: 842-850.

Pesch B, Kendzia B, Gustavsson P, et al. Cigarette smoking and lung cancer--relative risk estimates for the major histological types from a pooled analysis of case-control studies . Int J Cancer, 2012, 131 (5): 1210-1219.

Pignon JP, Arriagada R, Ihde DC, et al. A meta-analysis of thoracic radiotherapy for small-cell lung cancer. N Engl J Med 1992; 327: 1618-1624.

Pless M, Stupp R, Ris H B, et al. Induction chemoradiation in stage IIIA/N2 non-small-cell lung cancer: a phase 3 randomised trial . Lancet (London, England), 2015, 386 (9998): 1049-1056.

Ponn R, Lo Cicero J, Daly BDT. Surgical treatment of non-small cell lung cancer. 6 ed. Philadephia, PA: Lippincott Williams &Wilkins, 2005: 1548-1587

Pourel N, Santelmo N, Naafa N, et al. Concurrent cisplatin/etoposide plus 3D-conformal radiotherapy followed by surgery for stage IIB (superior sulcus T3N0) /III non-small cell lung cancer yields a high rate of pathological complete response . European journal of cardio-thoracic surgery: official journal of the European Association for Cardio-thoracic Surgery, 2008, 33 (5): 829-836.

Robinson CG, Patel AP, Bradley JD, et al. Postoperative radiotherapy for pathologic N2 non-small-cell lung cancer treated with adjuvant chemotherapy: a review of the National Cancer Data Base . Journal of clinical oncology: official journal of the American Society of Clinical Oncology, 2015, 33 (8): 870-876.

Rodrigues G, Macbeth F, Burmeister B, et al. Consensus statement on palliative lung radiotherapy: third international consensus workshop on palliative radiotherapy and symptom control . Clinical lung cancer, 2012, 13 (1):1-5.

Rodrigues G, Videtic GM, Sur R, et al. Palliative thoracic radiotherapy in lung cancer: An American Society for Radiation Oncology evidence-based clinical practice guideline . Practical radiation oncology, 2011, 1 (2): 60-71.

Rusch VW, Giroux DJ, Kraut MJ, et al. Induction chemoradiation and surgical resection for superior sulcus non-small-cell lung carcinomas: long-term results of Southwest Oncology Group Trial 9416 (Intergroup Trial 0160) . Journal of clinical oncology: official journal of the American Society of Clinical Oncology, 2007, 25 (3): 313-318.

Senan S, Brade A, Wang LH, et al. PROCLAIM: Randomized Phase III Trial of Pemetrexed-Cisplatin or Etoposide-Cisplatin Plus Thoracic Radiation Therapy Followed by Consolidation Chemotherapy in Locally Advanced Nonsquamous Non-Small-Cell Lung Cancer . Journal of clinical oncology: official journal of the American Society of Clinical Oncology, 2016, 34 (9): 953-962.

Shaw E, Scott C, Souhami L, et al. Single dose radiosurgical treatment of recurrent previously irradiated primary brain tumors and brain metastases: final report of RTOG protocol 90-05 . International journal of radiation oncology, biology, physics, 2000, 47 (2): 291-298.

Shaw RR, Paulson DL and Kee JL. Treatment of Superior Sulcus Tumor by Irradiation Followed by Resection . Annals of surgery, 1961, 154 (1): 29-40.

Sher DJ, Fidler MJ, Seder CW, et al. Relationship Between Radiation Therapy Dose and Outcome in Patients Treated With Neoadjuvant Chemoradiation Therapy and Surgery for Stage IIIA Non-Small Cell Lung Cancer: A Population-Based, Comparative Effectiveness Analysis . International journal of radiation oncology, biology, physics, 2015, 92 (2): 307-316.

Sheu T, Heymach JV, Swisher SG, et al. Propensity score-matched analysis of comprehensive local therapy for oligometastatic non-small cell lung cancer that did not progress after front-line chemotherapy . International journal of radiation oncology, biology, physics, 2014, 90 (4): 850-857.

Shirvani SM，Jiang J，Chang JY，et al. Lobectomy，sublobar resection，and stereotactic ablative radiotherapy for early-stage non-small cell lung cancers in the elderly . JAMA surgery，2014，149（12）：1244-1253.

Sibley GS，Jamieson TA，Marks LB，et al. Radiotherapy alone for medically inoperable stage I non-small-cell lung cancer：the Duke experience. Int J Radiat Oncol Biol Phys，1998，40（1）：149-154.

Simoff MJ，Lally B，Slade MG，et al. Symptom management in patients with lung cancer：Diagnosis and management of lung cancer，3rd ed：American College of Chest Physicians evidence-based clinical practice guidelines. Chest，2013，143：e455S-497S.

Slotman B，Faivre-Finn C，Kramer G，et al. Prophylactic cranial irradiation in extensive small-cell lung cancer . N Engl J Med，2007，357（7）：664-672.

Slotman BJ，van Tinteren H，Praag JO，et al. Use of thoracic radiotherapy for extensive stage small-cell lung cancer：a phase 3 randomised controlled trial. Lancet，2015，385：36-42.

Soliman H，Ruschin M，Angelov L，et al. Consensus Contouring Guidelines for Postoperative Completely Resected Cavity Stereotactic Radiosurgery for Brain Metastases. International journal of radiation oncology，biology，physics，2018，100（2）：436-442.

Soltys S G，Seiger K，Modlin LA，et al. A Phase I/II Dose-Escalation Trial of 3-Fraction Stereotactic Radiosurgery（SRS）for Large Resection Cavities of Brain Metastases . International Journal of Radiation Oncology · Biology · Physics，2015，93（3）：S38.

Souhami RL，Spiro SG，Rudd RM，et al. Five-day oral etoposide treatment for advanced small-cell lung cancer：randomized comparison with intravenous chemotherapy. J Natl Cancer Inst，1997，89：577-580.

Stark AM，Tscheslog H，Buhl R，et al. Surgical treatment for brain metastases：prognostic factors and survival in 177 patients . Neurosurgical review，2005，28（2）：115-119.

Strauss GM，Herndon JE，2nd，Maddaus MA，et al. Adjuvant paclitaxel plus carboplatin compared with observation in stage IB non-small-cell lung cancer：CALGB 9633 with the Cancer and Leukemia Group B，Radiation Therapy Oncology Group，and North Central Cancer Treatment Group Study Groups . Journal of clinical oncology：official journal of the American Society of Clinical Oncology，2008，26（31）：5043-5051.

Sun B，Brooks ED，Komaki RU，et al. 7-year follow-up after stereotactic ablative radiotherapy for patients with stage I non-small cell lung cancer：Results of a phase 2 clinical trial . Cancer，2017，123（16）：3031-3039.

Suntharalingam M，Paulus R，Edelman MJ，et al. Radiation therapy oncology group protocol 02-29：a phase II trial of neoadjuvant therapy with concurrent chemotherapy and full-dose radiation therapy followed by surgical resection and consolidative therapy for locally advanced non-small cell carcinoma of the lung . International journal of radiation oncology，biology，physics，2012，84（2）：456-463.

Takahashi T，Yamanaka T，Seto T，et al. Prophylactic cranial irradiation versus observation in patients with extensive-disease small-cell lung cancer：a multicentre，randomised，open-label，phase 3 trial . Lancet Oncol，2017，18（5）：663-671.

Taremi M，Hope A，Dahele M，et al. Stereotactic body radiotherapy for medically inoperable lung cancer：prospective，single-center study of 108 consecutive patients . International journal of radiation oncology，biology，physics，2012，82（2）：967-973.

Thomas M，Rube C，Hoffknecht P，et al. Effect of preoperative chemoradiation in addition to preoperative chemotherapy：a randomised trial in stage III non-small-cell lung cancer . The Lancet. Oncology, 2008, 9 (7): 636-648.

Timmerman RD, Hu C, Michalski JM, et al. Long-term Results of Stereotactic Body Radiation Therapy in Medically Inoperable Stage I Non-Small Cell Lung Cancer . JAMA oncology, 2018, 4 (9): 1287-1288.a

Timmerman RD, Paulus R, Pass HI, et al. Stereotactic Body Radiation Therapy for Operable Early-Stage Lung Cancer: Findings From the NRG Oncology RTOG 0618 Trial . JAMA oncology, 2018, 4 (9): 1263-1266.b

Timmerman R, McGarry R, Yiannoutsos C, et al. Excessive toxicity when treating central tumors in a phase II study of stereotactic body radiation therapy for medically inoperable early-stage lung cancer . Journal of clinical oncology: official journal of the American Society of Clinical Oncology, 2006, 24 (30): 4833-4839.

Timmerman R, Paulus R, Galvin J, et al. Stereotactic body radiation therapy for inoperable early stage lung cancer . Jama, 2010, 303 (11): 1070-1076.

Turrisi A T, 3rd, Kim K, Blum R, et al. Twice-daily compared with once-daily thoracic radiotherapy in limited small-cell lung cancer treated concurrently with cisplatin and etoposide . N Engl J Med, 1999, 340 (4): 265-271.

Tyldesley S, Boyd C, Schulze K, et al. Estimating the need for radiotherapy for lung cancer: an evidence-based, epidemiologic approach . Int J Radiat Oncol Biol Phys, 2001, 49 (4): 973-985.

Ural AU, Yilmaz MI, Avcu F, et al. The bisphosphonate zoledronic acid induces cytotoxicity in human myeloma cell lines with enhancing effects of dexamethasone and thalidomide . International journal of hematology, 2003, 78 (5): 443-449.

Vecht C J, Haaxma-Reiche H, Noordijk EM, et al. Treatment of single brain metastasis: radiotherapy alone or combined with neurosurgery? . Annals of neurology, 1993, 33 (6): 583-590.

Videtic G M M, Donington J, Giuliani M, et al. Stereotactic body radiation therapy for early-stage non-small cell lung cancer: Executive Summary of an ASTRO Evidence-Based Guideline . Practical radiation oncology, 2017, 7 (5): 295-301.

Vokes EE, Herndon JE, 2nd, Kelley MJ, et al. Induction chemotherapy followed by chemoradiotherapy compared with chemoradiotherapy alone for regionally advanced unresectable stage III Non-small-cell lung cancer: Cancer and Leukemia Group B . Journal of clinical oncology: official journal of the American Society of Clinical Oncology, 2007, 25 (13): 1698-1704.

Warde P, Payne D. Does thoracic irradiation improve survival and local control in limited-stage small-cell carcinoma of the lung? A meta-analysis. J Clin Oncol, 1992, 10: 890-895.

Wisnivesky JP, Bonomi M, Henschke C, et al. Radiation therapy for the treatment of unresected stage I-II non-small cell lung cancer . Chest, 2005, 128 (3): 1461-1467.

Yamamoto M, Serizawa T, Shuto T, et al. Stereotactic radiosurgery for patients with multiple brain metastases (JLGK0901): a multi-institutional prospective observational study . The Lancet. Oncology, 2014, 15 (4): 387-395.

Yee D, Butts C, Reiman A, et al. Clinical trial of post-chemotherapy consolidation thoracic radiotherapy for extensive-stage small cell lung cancer. Radiother Oncol, 2012, 102: 234-238.

Yoon SM, Shaikh T, Hallman M. Therapeutic management options for stage III non-small cell lung cancer . World journal of clinical oncology, 2017, 8 (1): 1-20.

Yuen AR, Zou G, Turrisi AT, et al. Similar outcome of elderly patients in intergroup trial 0096: cisplatin, etoposide, and thoracic radiother-apy administered once or twice daily in limited stage small cell lung carcinoma. Cancer, 2000, 89: 1953- 60.

Zeng H，Chen W，Zheng R，et al. Changing cancer survival in China during 2003-15：a pooled analysis of 17 population-based cancer registries . Lancet Glob Health，2018，6（5）：e555-e567.

第四节 老年肺癌分子靶向及免疫治疗

一、老年肺癌分子靶向治疗

肺癌是发达国家癌症相关死亡率的主要原因（Torre et al，2015）。随着过去几十年来预期寿命的增加，老年人群中的肺癌发病率也在升高。在临床实践中，大约50%的肺癌患者年龄超过65岁，30%～40%的肺癌患者年龄超过70岁（Gridelli et al，1997）。因为老龄化导致器官功能衰退，并且药代动力学也可能发生变化，临床试验仅纳入了少数的老年患者，试验结果亦无法直接转化应用于老年人群（Aapro et al，2005）。此外，合并疾病可能导致老年人临床缓解的情况产生差异（Pallis et al，2010）。在临床实践中，老年非小细胞肺癌（NSCLC）患者的治疗存在挑战，由于器官功能储备随年龄降低以及合并症的问题，老年患者通常不适合接受积极治疗。一些大型临床试验（SWOG 9509、ECOG 5592、ECOG 1594、CALGB 9730 和 ECOG 4599）显示，非老年与老年 NSCLC 患者之间没有疗效差异，而化疗毒性在老年人群中更加明显（Balducci et al，2000；Kelly et al，2001；Johnson et al，1995；Treat et al，2010；Lilenbaum et al，2005；Tyagi et al，2005）。ELVIS 研究证明长春瑞滨与安慰剂相比的优效结果（Gridelli et al，2001），MILES 研究发现长春瑞滨和吉西他滨单药疗效相似（Gridelli et al，2003），ICFT-0501 研究证明含铂两药方案与长春瑞滨或吉西他滨单药具有更好的生存获益（Quoix et al，2011）。影响老年晚期 NSCLC 治疗选择的因素很多，但是年龄不是单独的决定因素（Socinski et al，2007）。有证据表明化疗和表皮生长因子（EGFR）酪氨酸激酶抑制剂（TKI）治疗时与老年患者生存结局相关的唯一因素是的体能状态（Hickish et al，1998；Kaneda et al，2004），体能状态良好且无重大合并疾病的老年患者可以接受含铂双药化疗，而不仅仅是单药治疗的获益。而对于 EGFR 状态不明的老年患者，TKI 也不比化疗差。老年患者接受化疗后毒性更加明显，TKI 的不良反应相对较小，相比于化疗更为有利，故这些小分子药物对老年患者更具有吸引力。但专门针对在老年人中评价靶向治疗活性的研究仍然不多（Tam et al，2013；Crino et al，2008；Chen et al，2010）。

（一）表皮生长因子酪氨酸激酶抑制剂

表皮生长因子酪氨酸激酶抑制剂 EGFR-TKIs 是一类针对酪氨酸激酶的小分子，对生长因子信号传导和多种正常细胞调节过程发挥重要作用。活化形式的酪氨酸激酶可以增加肿瘤细胞的增殖和生长，诱导抗凋亡，以及促进血管生成和转移（Arora et al，2005）。

EGFR 是由 EGF 和 TNF-α 激活的跨膜酪氨酸激酶受体 ErbB 家族的成员，是 NSCLC 治疗的靶点。有多种阻断 EGFR 信号通路的策略，如将单克隆抗体结合其胞外结构域，或将 EGFR-TKIs 与其胞内结构域结合，例如吉非替尼、厄洛替尼或阿法替尼。对于具有 EGFR 基因突变的晚期 NSCLC，这些新型药物显示出突出的疗效和较好的安全性。尽管老年患者的数据有限，但 EGFR-TKIs 被认为是老年晚期 EGFR 阳性肺癌的标准治疗（Zaarour et al，2015）。

（二）吉非替尼

吉非替尼是一种口服 EGFR-TKI，已进行过大量临床研究，在发现 EGFR 基因突变具有很强的预测作用之后被广泛用于 NSCLC 的治疗（Kris et al，2003；Kim et al，2008）。吉非替尼已在欧洲获批用于肿瘤表达 EGFR 外显子 19 缺失或外显子 21（L858R）突变的转移性 NSCLC 患者的一线治疗（Lynch et al，2004）。研究同时也证实了吉非替尼在白人患者中的有效性和安全性（Douillard et al，2014）。65 岁以上的患者占整个研究人群的 50.9%，而 75 岁以上的患者占 24.5%。客观缓解率（ORR）69.8%，65 岁或以上的患者的客观缓解率高于年轻患者（分别为 74.5% 和 65.5%）。一项在 75 岁或以上患者中进行的回顾性试验显示，总缓解率和疾病控制率分别为 61.2% 和 83.8%，中位无进展生存期

（PFS）和总生存期（OS）分别为 13.2 和 19.0 个月（Kuwako et al，2015）。常见不良反应为皮疹、腹泻和肝功能障碍，皮疹（3.2%）和谷丙转氨酶或谷草转氨酶水平升高为 3 级或 4 级毒性，并且因药物相关的肝功能障碍、肺炎和腹泻停止治疗。

在 IPASS 研究中，比较了吉非替尼与卡铂联合紫杉醇化疗治疗 EGFR 基因突变的晚期肺腺癌患者。吉非替尼组的 PFS 更长。影响 PFS 的唯一临床因素是年龄（< 65 岁：风险比，0.81；95% CI，0.70 ~ 0.95；P = 0.007；≥ 65 岁：风险比，0.58；95% CI，0.45 ~ 0.76；P < 0.001；治疗与年龄的相互作用 P = 0.03）（Mok et al，2009）。

在 WJTOG3405 试验中（未纳入 75 岁以上患者），具有 EGFR 突变的 NSCLC 患者随机接受吉非替尼或顺铂联合多西他赛一线治疗（Mitsudomi et al，2010）。在该试验中，所有患者亚组都受益于吉非替尼，但年龄 < 65 岁与 ≥ 65 岁的患者没有 PFS 的显著差异。

在一项对 75 岁或以上（中位年龄 81.1 岁；范围 75 ~ 94 岁）EGFR 突变阳性的化疗初治 NSCLC 患者进行的单中心回顾性分析中，吉非替尼的总缓解率和疾病控制率分别为 72.7% 和 92.7%。中位 PFS 和 OS 分别为 13.8 个月和 29.1 个月。2 年生存率为 59.5%（Tateishi et al，2013）。在另一项对 71 例 70 岁以上患者的回顾性分析中，接受一线吉非替尼治疗的患者的中位 PFS 为 14.3 个月，总有效率为 73.2%，而化疗分别为 5.7 个月，P < 0.001 和 26.5%，P < 0.001，而吉非替尼治疗的 OS 并没有延长（30.8 个月，26.4 个月，P = 0.42）。本研究中最常见的 AE 也是谷丙转氨酶和（或）谷草转氨酶升高（Morikawa et al，2015）。

体能状态评分较差的老年患者接受吉非替尼治疗也同样获益。有研究还纳入 ECOG3-4 的患者。吉非替尼治疗后客观缓解率为 66%，疾病控制率为 90%，PS 改善率为 79%（P < 0.00005），68% 的基线 PS 3 ~ 4 的患者治疗后 ECOG 达到 PS < 1，中位 PFS 为 6.5 个月，中位生存时间为 17.8 个月，1 年生存率为 63%（Inoue et al，2009）。

（三）厄洛替尼

厄洛替尼是另一种具有口服活性、选择性和可逆性的 EGFR-TKI，对 ECOG 0-3 的晚期 NSCLC 治疗，厄洛替尼表现出优越的疗效和良好的耐受性（Shepherd et al，2005）。

OPTIMAL Ⅲ期研究首次比较了厄洛替尼与标准化疗的有效性和安全性。患者接受厄洛替尼或最多 4 个周期的卡铂联合吉西他滨治疗。厄洛替尼组和卡铂联合吉西他滨组的 PFS 分别为 13.1 个月和 4.6 个月（HR = 0.16；P < 0.001），3 级或 4 级不良反应，化疗组高于厄洛替尼治疗组（分别为 65% 和 17%），尤其是血液学毒性。在这项试验中，65 岁或以上患者在厄洛替尼组中占 23%，在化疗组中占 29%。在亚组分析中，厄洛替尼似乎在 65 岁或以上患者中具有更大的获益（Zhou et al，2011）。EURTAC 是首个在欧洲 EGFR 突变阳性的 NSCLC 患者中评价厄洛替尼与标准化疗一线治疗的试验。患者随机接受厄洛替尼或顺铂（卡铂）联合多西他赛或吉西他滨化疗；接受厄洛替尼治疗的 PFS 为 9.7 个月，而化疗组 PFS 为 5.2 个月，HR = 0.37；P < 0.0001。这项试验中的患者的中位年龄为 65 岁（范围 24 ~ 82 岁）。这项试验中，与年轻患者相比，厄洛替尼似乎对 65 岁以上患者带来了更大的获益，且毒性可接受（Rosell et al，2012）。

在一项评价厄洛替尼与安慰剂一线治疗的试验中入组了因 PS 较差或多种合并疾病而不适合进行标准化疗的 NSCLC 患者。在这项研究中，患者的中位年龄为 77 岁（厄洛替尼组为 72 ~ 82 岁，安慰剂组为 72 ~ 81 岁）。在厄洛替尼组中，ECOG PS 为 2 和 3 的患者分别为 55% 和 29%。安慰剂组的比例也相似。两组的中位 OS 无差异（厄洛替尼 3.7 个月 vs. 安慰剂 3.6 个月；未校正 HR = 0.94；P = 0.46）（Lee et al，2012）。

在日本一项Ⅳ期 POLARSTAR 上市后研究中观察老年 NSCLC 患者接受厄洛替尼治疗。按年龄（< 75 岁、75 ~ 84 岁和 ≥ 85 岁）进行分析，厄洛替尼用于治疗老年患者的有效性和耐受性在数值上并不比年轻患者差。75 岁以下患者的中位 PFS 为 65 天，75 ~ 84 岁患者为 74 天，85 岁以上患者为 72 天。不同年龄亚组中治疗不

良反应中分别有 4.2%、5.1% 和 3.4% 的患者报告了间质性肺病（ILD），而其他毒性（包括皮疹）在各年龄组间相似（Yoshioka et al, 2014）。

既往接受过 1 种或 2 种化疗方案的 75 岁以上晚期或复发性 NSCLC（包括野生型 EGFR）患者接受厄洛替尼治疗。ORR 为 20%，疾病控制率为 62.5%。中位 PFS 为 5.0 个月，中位生存期为 12.2 个月。最常见的毒性为皮肤疾病、疲劳和厌食。32.5% 的患者需要降低剂量（Yamada et al, 2016）。

老年患者会发生更多的急性毒性，这很有可能是由于厄洛替尼的药代动力学改变。在一项单中心前瞻性临床药理学研究中发现 75 岁以上患者中的厄洛替尼平均浓度高出 1.5 倍，而 80 岁以上患者中的厄洛替尼平均浓度甚至翻倍。75 岁以上患者的体重减轻可能解释了厄洛替尼在老年人中的药代动力学和过度的急性毒性（Bigot et al, 2017）。

（四）阿法替尼

阿法替尼是一种具有选择性、口服生物可利用性的第二代 TKI，其不可逆地阻断来自 EGFR（EGFR/ErbBl）、人表皮生长因子受体 2（HER2/ErbB2）和 ErbB4 的信号传导。它具有抗 EGFR 突变的广谱临床前活性（Li et al, 2008；Solca et al, 2012）。阿法替尼已获批用于肿瘤 EGFR 外显子 19 缺失或外显子 21（L858R）替换突变的转移性 NSCLC 患者的治疗。两项Ⅲ期试验分别评估了阿法替尼与标准化疗方案（顺铂联合培美曲塞，和顺铂联合吉西他滨）相比在晚期或转移性 EGFR 突变阳性的 NSCLC 患者一线治疗中的有效性（Sequist et al, 2013；Wu et al, 2014）。

在 LUX-Lung 3 试验中，患者以 2：1 的比例随机接受阿法替尼或顺铂联合培美曲塞治疗，与化疗相比，阿法替尼组的 PFS 更长（分别为 11.1 个月和 6.9 个月，$P = 0.001$），并且外显子 19 缺失和 L858R 突变患者的获益更大。在这项研究中，阿法替尼组中患者的中位年龄为61.5 岁。阿法替尼对各年龄段患者均有积极影响。与化疗相比，阿法替尼还与更好的症状控制以及健康状况和生活质量（QoL）的整体改善有关，尤其是呼吸困难改善，以及至咳嗽和呼吸困难恶化的时间延长。化疗组患者的恶心、呕吐和

疲劳明显，而阿法替尼组腹泻、吞咽困难和口疮明显（Yang et al, 2013）。LUX-Lung 6 试验中的亚裔患者报告了相似的结果，与顺铂联合吉西他滨的 5.6 个月相比，阿法替尼 PFS 增加了 11个月（$HR = 0.28$；$P < 0.0001$），并证明了毒性特征与 LUX-Lung 3 或既往试验一致，但该研究患者年龄较小，范围为 49 ～ 65 岁（Yang et al, 2015）。

LUX-Lung 3/6 的亚组分析，共 220 例年龄 ≥ 65 岁的患者，LUX-Lung 3 组 134 例，LUX-Lung 6 组 86 例（Fein et al, 2016）。与化疗相比，阿法替尼显著改善了这些患者的 PFS。在首次报告的试验中，PFS 为 13.6 个月 vs. 8.2 个月（$P = 0.03$），在 LUX-Lung 6 试验中，PFS 为 13.1 个月 vs. 4.1 个月（$P < 0.0001$）。在年龄 ≥ 65 岁的所有患者中，阿法替尼与化疗的 OS 相似；在携带常见 EGFR 突变的 NSCLC 患者中，阿法替尼与化疗相比表现出改善总生存期的趋势（LUX-Lung 3 ～ 31.6 vs. 24.9 个月，$HR = 0.73$，$P = 0.22$；LUX-Lung 6 ～ 23.2 个月 vs. 19.0 个月，$HR = 0.60$，$P = 0.10$）。尤其是，在 65 岁或以上的 Del19 阳性患者中，在 LUX-Lung 3 分析中发现，与化疗相比，阿法替尼显著改善了 OS（41.5 vs. 14.3 个月，$HR = 0.39$，$P = 0.0073$），并在 LUX-Lung 6 中表现出相似的趋势（34.1 vs. 21.1 个月，$HR = 0.57$；$P = 0.20$）。在 LUX-Lung 3/6 这两项研究中，在 65 岁或以上的接受阿法替尼的患者中最常见 3 级或 4 级 AE 为腹泻（分别为：21%和 8%）、皮疹 / 痤疮（19% 和 9%）、指甲影响（16%，仅在 LUX-Lung 3 中）和口腔炎（10%和 3%）。

阿法替尼对比吉非替尼作为一线治疗用于携带 EGFR 突变的晚期 NSCLC 患者的Ⅱb 期试验结果（LUX-Lung 7）已经发表。这项试验的患者年龄在 30 ～ 89 岁之间，中位年龄为 63 岁。与吉非替尼相比，阿法替尼显著改善了 PFS（分别为 11 和 10.9 个月；$HR = 0.73$；$P = 0.017$）。阿法替尼也提升了 TTF（分别为 13.7 和 11.5 个月；$HR = 0.73$；$P = 0.0073$），而 OS 数据尚未成熟。阿法替尼表现出更好的 ORR（分别为 70%和 56%；$P = 0.0083$）。使用阿法替尼的最常见 3 级或 4 级相关 AE 为腹泻（13%）和皮疹 / 痤

疮（9%），使用吉非替尼则为谷丙转氨酶升高（9%）。然而，在这项试验中，年龄＜65岁的患者似乎获益更多（Park et al，2016）。

一项日本对 10 例中位年龄为 76 岁的低 PS（2 或 3）、表达 EGFR 突变的晚期难治性肺腺癌患者接受阿法替尼的有效性和耐受性进行回顾性研究。患者既往接受了包括吉非替尼和（或）厄洛替尼和化疗多程治疗（中位数 3 线），阿法替尼以 20 或 30 mg/d 的起始剂量给药，随后剂量增加 10 mg，直至最大剂量 40 mg/d。所有患者均接受了至少 30 mg/d 的阿法替尼，其中 8 例患者未接受 40 mg/d 的剂量，患者因 2 级腹泻或临床决定拒绝接受。1 例患者经历 ILD 并停用阿法替尼。总体 ORR 为 11%，中位 PFS 为 3.6 个月，中位 OS 为 5.8 个月，5 例病例的 PS 评分改善（Kashiwahara et al，2016）。还有一篇报告报告了 1 例阿法替尼用于治疗慢性肾病老年患者的病例，起始剂量为 20 mg/d。9 个月后，患者仍在接受治疗，达到部分缓解。阿法替尼治疗未进一步损害肾功能，并且未发生其他严重毒性（Okaushi et al，2017）。

（五）第三代抗 EGFR TKI

众所周知，对第一代 EGFR TKI 治疗的最常见生物耐药形式是 EGFR 基因 20 外显子 T790M 突变，在接受 EGFR-TKIs 后发生疾病进展的患者中有 50%～60% 存在这种突变（Sequist et al，2011；Ji et al，2013；Yu et al，2013）。也有报告发现治疗前有 EGFR T790M 突变作为次要克隆与其他 EGFR 激活突变同时存在（Inukai et al，2006；Li et al，2014；Su et al，2012；Watanabe et al，2015；Costa et al，2014）。第二代 EGFR TKI 最初被开发作为不可逆的 EGFR 抑制剂，希望对 EGFR T790M 介导的耐药达到更高的效力。第二代 EGFR TKI 未能克服 T790M 耐药性很可能与其强效的非突变型 EGFR 选择性（因皮肤和胃肠系统毒性而限制了最大耐受剂量）有关。（Janne et al，2011；Yap et al，2010；Gao et al，2016）多种第三代 EGFR-TKI 目前正在临床试验和开发中，例如非常有前景的奥希替尼或 BI-1482694/HM61713 和 ASP8273。

（六）奥希替尼

奥希替尼是首个获得批准用于治疗 EGFR T790M 突变 NSCLC 的第三代 EGFR-TKI。它是一种具有选择性的口服 EGFR TKI。奥希替尼通过与 C797 氨基酸共价键不可逆地结合，在体外临床相关浓度下，也能抑制 ERBB2、ERBB3、ERBBR4、ACK1 和 BLK 的活性（Cross et al，2014；AstraZeneca Pharmaceuticals）。

在 AURA2 试验，奥希替尼治疗 EGFR T790M 阳性的局部晚期或转移性 EGFR TKI 治疗后疾病进展的成人和老年患者（范围 35～88 岁；中位年龄 64 岁）NSCLC。70% 的患者达到了客观缓解（分别为完全缓解 3%，部分缓解 67%），并且在本研究中观察到的大部分客观缓解在所有亚组中都是一致的，包括 65 岁或以上的患者（其中 70% 达到了客观缓解）。最常见的 3 级和 4 级 AE 为肺栓塞（3% 的患者）、心电图 QT 间期延长和中性粒细胞减少症（各 2% 的患者）、贫血、呼吸困难、低钠血症、谷丙转氨酶升高和血小板减少症（各 1% 的患者）。25% 的患者报告了严重 AE，并且报告了 7 例死亡，但只有 1 例由于 ILD 的死亡被定义为可能与治疗相关（Goss et al，2016）。

在一线 EGFR-TKI 治疗后进展的 EGFR T790M 阳性肺癌患者中检验了奥希替尼与铂类联合培美曲塞相比的有效性。奥希替尼的 PFS 显著长于化疗（分别为 10.1 和 4.4 个月；HR＝0.30；$P < 0.001$），并且 ORR 也是如此（分别为 71% 和 31%；比值比 5.39，$P < 0.001$）。奥希替尼的获益在所有亚组中均得以维持，并且中枢神经系统转移患者的 PFS 持续时间也更长（Mok et al，2017）。

正在进行的比较奥希替尼与吉非替尼或厄洛替尼一线治疗的研究将非常具有意义。（httos：//clinica1tria1s.gov/ct2/show/NCT02296125?term＝flaura&rank＝1 Internet Access of 08 Apr 2017.）研究正在招募年龄 18～100 岁的患者，以 PFS 作为主要终点。基于该患者亚组的良好结果，在相同的背景下，奥希替尼将在现实世界的成人和老年患者（https：//clinicaltrials.gov/ct2/show/NCT02474355?term＝astris&rank＝1 Internet Access of 08 Apr 2017. Osimertinib will be tested in real world adult and senior patients.）以及脑转移患者（https：//clinicaltrials. gov/ct2/show/NCT02972333?term＝

astris&rank = 2 Internet Access of 08 Apr 2017）中进行试验。

（七）ALK 抑制剂

间变性淋巴瘤激酶（ALK）是一种跨膜受体酪氨酸激酶，属于胰岛素受体超家族（Palmer et al，2009）。ALK 参与胚胎神经系统的发育，但出生后其表达减少。近二十种不同的 ALK 融合蛋白已被描述为是各种染色体重排的结果，并与多种疾病的发病机制有关，包括间变性大细胞淋巴瘤、弥漫性大 B 细胞淋巴瘤和炎性肌纤维母细胞瘤（Roskoski et al，2013）。

NSCLC 患者中约 6.7% 可以检测到 ALK 重排与棘皮动物微管相关蛋白 4（EML4），与携带表皮生长因子受体基因突变的患者不同。这种重排产生了具有致癌活性的框内融合蛋白。来自 ALK 融合蛋白的下游信号涉及 Ras/Raf/MEK/ERK1/2 细胞增殖模块和 JAK/STAT 细胞存活途径（Soda et al，2007）。其中 EML4-ALK 融合基因占 NSCLC 的 3% ~ 5%，并且大部分病例为腺癌（Camidge et al，2012）。

（八）克唑替尼

克唑替尼是 ALK、MET 和 ROS1 激酶的口服小分子酪氨酸激酶抑制剂（Christensen et al，2007；Ou et al，2011；Kwak et al，2010；Bergethon et al，2012）。PROFILE 1007 研究中，在一线铂类化疗后进展的局部晚期或转移性 ALK 阳性肺癌患者中克唑替尼疗效优于标准化疗（Shaw et al，2013b）。在安全性分析的所有患者中，65 岁或以上老年患者的数量为 50 例（分别为克唑替尼组 27 例，化疗组 23 例）。老年组与非老年组的 PFS 无显著差异（HR = 0.54；95% CI：0.27 ~ 1.08）。

PROFILE 1014 试验中，在 ALK 阳性非鳞状 NSCLC 初治患者比较了克唑替尼与标准培美曲塞联合顺铂或卡铂化疗。试验入组 343 例患者了解克唑替尼疗效，克唑替尼治疗组的中位年龄为 52 岁（172 例），化疗组为 54 岁（171 例）。在所有患者中，55 例为 65 岁或以上的患者。对于接受化疗的患者，允许在疾病进展后交叉使用克唑替尼。与化疗相比，克唑替尼达到了更好的 PFS（分别为 10.9 个月和 7 个月；HR = 0.45；$P < 0.001$）。克唑替尼的总缓解率也较好，但

OS 无显著差异。在所有亚组中证实了使用克唑替尼的优势，包括 65 岁或以上的患者和 ECOG PS 为 2 的患者。在老年患者中，HR 更加有利于克唑替尼（HR = 0.37；95% CI：0.17 ~ 0.77）（Solomon et al，2014）。

一项国际多中心研究评估了克唑替尼对老年人与非老年人群（< 65 vs. ≥ 65 岁）的毒性特征，回顾性分析了三项研究的数据：PROFILE1001（Ⅰ 期，初治或治疗前患者）、PROFILE 1005（Ⅱ 期，治疗前患者）和 PROFILE 1007。总体样本包括 1255 例患者，其中 199 例（16%）年龄 ≥ 65 岁。与克唑替尼治疗相关的 Ⅲ ~ Ⅳ 级不良事件包括视力障碍、腹泻、外周水肿和呕吐。年龄 ≥ 65 岁的患者的百分比高于年龄 < 65 岁的患者（15% vs. 7%），但该差异无统计学意义（Blackball et al，2013）。

（九）色瑞替尼和阿来替尼

大约 1/3 的 ALK 重排 NSCLC 患者由于 ALK 酪氨酸激酶结构域内的获得性突变或 ALK 融合基因扩增而复发。在其余耐药病例中，ALK 融合基因未变，并且已有多种耐药机制的报道（Katayama et al，2012；Doebele et al，2012；Shaw et al，2013a）。

色瑞替尼是一种高效、选择性 ATP 竞争性 ALK 抑制剂。它还抑制其他酪氨酸激酶受体，例如胰岛素样生长因子 1（IGF1）和胰岛素受体，并且在较高浓度下抑制 ROS1。色瑞替尼获批用于治疗不耐受克唑替尼或在克唑替尼治疗期间疾病进展的转移性 ALK 阳性 NSCLC 患者；一项 Ⅱ 期临床试验证明了显著的抗肿瘤疗效（ORR 为 54.6%；中位缓解持续时间为 7.4 个月）（Marsilje et al，2013）。

阿来替尼是一种高选择性 ALK 抑制剂，获批用于治疗克唑替尼治疗后疾病恶化或不耐受克唑替尼治疗的晚期（转移性）ALK 阳性 NSCLC 患者，阿来替尼具有高度活性，ORR 为 93.5%。最常见 AE 为味觉障碍（30% 的患者）、谷草转氨酶和血胆红素升高（各 28%）、血肌酐升高和皮疹（各 26%）、便秘（24%）和谷丙转氨酶升高（22%）。胃肠系统毒性作用轻度：恶心（13% 的患者）、腹泻（4%）和呕吐（2%）（Seto et al，2014）。

最新的全球Ⅲ期ALEX研究入组303例ALK+NSCLC亚裔和非亚裔患者，随机接受阿来替尼或克唑替尼一线治疗，由研究者评估作为主要终点的PFS。结果显示克唑替尼组的中位PFS为11.1个月，而阿来替尼组34.8个月（HR = 0.43（95% CI，0.32 ~ 0.58）；$P < 0.0001$）。此外，ALEX研究显示，与克唑替尼相比，阿来替尼显著延迟了至中枢神经系统（CNS）进展的时间，显著改善了颅内ORR和缓解持续时间（DOR），以及更有利的AE特征（Camidge et al, 2019）。老年患者的数据源自亚组分析。65岁以下和65岁以上患者的PFS相似，65岁以上患者HR = 0.45（95% CI：0.24 ~ 0.87）。考虑到这种突变通常在年轻患者中更为常见，并且携带这种突变的NSCLC发病率在全球范围内较低，迄今为止，缺乏关于色瑞替尼和阿来替尼用于治疗老年患者的数据。

到目前为止，只有很少的研究对厄洛替尼在老年患者中的应用进行了前瞻性研究，也只有关于吉非替尼和厄洛替尼在老年患者群体中的活性的回顾性研究。

最近的一项荟萃分析报告了老年患者中的EGFR TKI数据。PFS作为治疗有效性的指标是研究的主要结局。汇总分析显示，在EGFR突变的NSCLC中使用EGFR TKI时，PFS总体显著改善（HR = 0.44；95% CI：0.28 ~ 0.69；$P = 0.0004$）。按照年龄亚组的数据分层显示，与年轻患者相比，EGFR TKIs在延长老年患者的PFS方面更有效，HR为0.39（$P = 0.008$）。这项研究的结果表明，EGFR TKIs可显著减缓晚期NSCLC老年患者的疾病进展，是该年龄组的有效治疗选择（Roviello et al, 2017）。

阿法替尼的数据来自亚组分析，显示老年和年轻患者的结果相似，尤其是外显子19缺失的患者的总生存期增加。正在进行的美国Ⅳ期单组研究的结果将非常具有意义，这项研究使用阿法替尼作为表达EGFR Dell9或L858R突变的Ⅳ期或复发性NSCLC老年患者的一线治疗。

克唑替尼在老年患者中应用的了解也来源于大型试验的回顾性或亚组分析。疗效在老年与非老年患者之间相似，但65岁以上患者的AE发生率较高，但差异无统计学意义。考虑到这些药物的靶向突变通常在年轻患者中更为常见，并且携带这种突变的NSCLC发病率在全球范围内较低。

在不久的将来，需要进一步研究来评价老年患者靶向治疗的活性。在前瞻性临床试验中纳入更多的老年人，以便更好地确定有助于治疗决策的因素。

在未来几年，越来越多的NSCLC患者是老年人，EGFR或ALK抑制剂治疗将越来越具有吸引力。关于这些分子的有效性和安全性的前瞻性临床试验应更大程度上针对老年患者。但是，考虑到这些药物的靶向突变通常在年轻患者中更为常见，并且携带ALK易位的NSCLC发病率在全球范围内较低，开展关于新型ALK抑制剂的临床试验可能更困难。

（十）结论

随着预期寿命的增加，老年人群中的肺癌发病率也在升高。患者老龄化通常伴随较高的合并症风险、器官和认知功能下降以及社会支持减少。因此，该人群中的NSCLC治疗具有挑战性。

肺癌是癌症相关死亡的主要原因。肺癌的发病率随年龄的增长而不断上升，但临床试验中的老年病理却占比很少，老年NSCLC患者的治疗在临床实践中存在挑战。由于多器官功能储备随年龄降低和合并多种疾病，治疗这些患者可能非常困难，所以老年患者通常不适合进行积极治疗。然而年龄并不是选择治疗的唯一因素，一些证据表明，与老年人生存结局相关的因素是一般状态。

阻断EGFR途径的小分子似乎在老年患者中整体人群的结果一致。客观而言，与化疗相比，这些靶向药物的毒性特征对老年患者更为有利。类似的考虑也适用于克唑替尼等ALK抑制剂。这些分子靶向药物的不良反应较化疗毒性低，在老年患者治疗选择中特别具有吸引力。

从老年人群中收集详细的肿瘤学数据至关重要。尽管在老年患者占肺癌的绝大多数，但这些患者在临床试验中的代表性并不足。

评估成人所有癌症治疗的Ⅲ期试验总数从2001年至2004年的295项增加到2011年至2014年的569项。在所有Ⅲ期试验中，专门针对老年患者的试验比例在这两个时期并没有增加（5% vs. 5%）。但是，包括老年患者亚组分析的报告比例却增加了两倍（42% vs. 14%）。在156项关于肺癌的Ⅲ期试验中，只有10项专门针对老年患者，42项试验对老年患者进行了亚组分析（Le Saux et al, 2016）。所以今后的研究任重而道远，但即使这样也应该加强老年肿瘤中开展前瞻情况临床研究而不应该仅仅满足于大型临床研究中的部分亚组分析结果。

二、老年肺癌的免疫治疗

近年来，针对程序性死亡1/程序性死亡配体1（PD-1/PD-L1）和（或）细胞毒性T淋巴细胞相关抗原4（CTLA-4）通路的免疫检查点抑制剂改善了晚期NSCLC的治疗。多项前瞻性临床研究（RCT）显示，在一线和随后的治疗中显示出相比于化疗，免疫治疗具有生存期优势（Reck et al, 2016；Gandhi et al, 2018；Hellmann et al, 2018；Brahmer et al, 2015；Borghaei et al, 2015；Rittmeyer et al, 2017；Antonia et al, 2017；Spigel et al, 2017；Popat et al, 2017）。此外，最近的数据也体现出其在放化疗后（Antonia et al, 2017），和新辅助治疗中（Forde et al, 2018）的地位。许多关键RCT的亚组分析显示所有年龄组均有生存期获益，毒性未显著增加，关键试验总结见表4-4-1和表4-4-2。

（一）单药免疫治疗

Checkmate 153是一项研究Nivolumab治疗最佳持续时间的Ⅲ/Ⅳ期试验，在该试验中，既往接受治疗的患者被随机分组接受Nivolumab治疗1年，或直至疾病进展/不可接受的毒性/撤回同意为止（Spigel et al, 2017）。544/1375（40%）例经治患者为≥70岁，123/1375（9%）例患者为PS2，而且很多患者接受了大量预治疗。初步数据显示，所有年龄组的生存期相似；在<70岁的人群中，估计中位OS为9.4个月（95% CI 8.3～10.9），在≥770岁的人群中，估计中位OS为10.3个月（95% CI：8.3～11.6）。与预期一致，PS2患者的估计中位OS较低，为3.9个月（95% CI：3.1～6.3），而PS 0～1患者为10.5个月（95% CI：9.3～11.4）。较高的死亡率和要求中止治疗导致PS2患者的治疗持续时间较短（中位时间1.4个月 vs 3.5个月）。

重要的是，与治疗相关的不良反应（TRAE）发生率在不同年龄组之间相当，在≥70岁与<70岁的患者中分别为90/830（11%）与73/544（13%）（3～4级）。所有亚组中，因毒性而中止治疗的发生率均较低（3% <70岁，4% ≥70岁，3% PS2）。TRAE的频率与ECOG PS 2亚组中相同，PS 2中为13/123（11%），PS 0～1中为146/1230（12%）（3～4级）。在包括PS2在内的所有亚组中，大多数时间点的症状负荷和健康相关生活质量（QoL）均有具有统计学意义的改善。

Checkmate 171（正在进行中）是一项在鳞状NSCLC患者中进行的Nivolumab单组Ⅱ期试验，计划对≥70岁和PS2的患者进行探索性分析（Popat et al, 2017）。279/809例患者（34.5%）为≥70岁，98/809例患者（12%）为PS2。初步数据显示，老年人和总体研究人群中的估计中位OS相似，≥70岁患者为11.2个月（95% CI：7.6～不适用），总体人群为9.9个月（95% CI：8.7～13.1），PS2患者的中位OS降低，为5.4个月（95% CI：3.9～8.3）。在总体研究人群中，第9周时的部分缓解率为14%，≥70的患者中为14%，PS2患者为11%。TRAE发生率相当，总体研究人群中为95/809（12%）例，≥70岁的患者中为38/279（14%），PS2患者中为6/98（6%）。同样，与整体研究人群相比，ECOG PS 2（95% CI：1.8个月，1.2～2.8）患者的中位治疗持续时间较短（95% CI：4.4个月，3.9～4.9）。

2018年ELCC大会上口头报道了单药Pembrolizumab用于治疗PD-L1阳性的老年肺癌患者的一项汇总分析结果（包括KEYNOTE-010、KEYNOTE-024以及KEYNOTE-042研究）。此研究对比了≥75岁与<75岁患者使用Pembrolizumab或化疗的安全性及疗效。三项研究共纳入264例老年肺癌患者（≥75岁），其中149例接受Pembrolizumab治疗。当PD-L1≥1%时，无论年龄是否大于75岁，Pembrolizumab治疗的OS获益均优于化疗组，（≥75岁组与<75岁组HR均为0.76）。当PD-L1≥50%时，老年组OS获益更加明显（HR =

表4-4-1 NSCLC免疫检查点抑制剂试验中的老年患者的亚组分析

试验	年龄（岁）	治疗线数	PS	方案	患者数	中位OS，月（95% CI）	OS的HR（95% CI）	PFS的HR（95% CI）	TRAE（3~4级），n（%）
KEYNOTE-024 (Reck et al, 2016)	< 65	1	0~1	Pembro	141	NR	NR	0.61 (0.40~0.92)	NR
	≥ 65	1	0~1	SOC	164	NR	NR	0.45 (0.29~0.70)	NR
KEYNOTE-189 (Gandhi et al, 2018)	< 65	1	0~1	SOC + Pembro	312	NR	0.43 (0.31~0.61)	0.43 (0.32~0.56)	NR
	≥ 65	1	0~1	SOC + 安慰剂	304	NR	0.64 (0.43~0.95)	0.75 (0.55~1.02)	NR
CHECKMATE-227 (Hellmann et al, 2018)	< 65	1	0~1	Nivo + Ipi / 化疗*	156	NR	NR	0.51 (0.34~0.77)	NR
	≥ 65	1	0~1	Nivo + Ipi / 化疗*	143	NR	NR	0.62 (0.40~0.97)	NR
	≥ 75	1	0~1	Nivo + Ipi / 化疗*	27	NR	NR	0.42 (0.14~1.3)	NR
CHECKMATE-153 (Spigel et al, 2017)	< 70	≥ 2	0~2	Nivo (直至PD**) / Nivo (1年)	830	9.4 (8.3~10.9)	NR	NR	90 (11)
	≥ 70	≥ 2	0~2	Nivo (直至PD***) / Nivo (1年)	544	10.3 (8.3~11.6)	NR	NR	73 (13)
CHECKMATE-171 (Popat et al, 2017)	66 (31~86)	≥ 2	0~2	Nivo	809 (所有患者)	9.9 (8.7~13.1)	NR	NR	95 (12)
单臂，II期	≥ 70	≥ 2	0~2	Nivo	279	11.2 (7.6~NR)	NR	NR	38 (14)

PS, 体能状态；NR, 未报告；HR, 危险比；OS, 总生存；PFS, 无进展生存；CI, 置信区间；Pembro-Pembrolizumab；SOC-标准治疗；Nivo, Nivolumab；Ipi, 伊匹单抗；*Chemo, 化疗（根据组织学分型）；**接受治疗直至出现PD，不可接受的毒性或撤销同意

表4-4-2 既往接受治疗的NSCLC患者中免疫检查点抑制剂试验中ECOG PS为2的患者亚组分析

试验	中位年龄，岁（范围）	治疗线数	PS	方案	患者数	中位OS，月（95% CI）	TRAE率（所有级别），n（%）	TRAE率（3～4级），n（%）
CHECKMATE-153 (Spigel et al, 2017)	67 (29～93)	≥2	0～1	Nivo（直至PD**） Nivo（1年）	1230	10.5 (9.3～11.4)	766 (62)	146 (12)
	69 (45～91)	≥2	2	Nivo（直至PD**） Nivo（1年）	123	3.9 (3.1～6.3)	58 (47)	13 (11)
CHECKMATE-171 (Popat et al, 2017)	66 (31～86)	≥2	0～2	Nivo（所有患者）	809	9.9 (8.7～13.1)	503 (50)	95 (12)
单臂，II期	68 (42～86)	≥2	2	Nivo	98	5.4 (3.9～8.3)	45 (46)	6 (6)

PS，体能状态；OS，总生存；CI，置信区间；TRAE，治疗相关不良事件；Nivo，Nivolumab；PD，疾病进展
** 接受治疗直至出现PD，不可接受的毒性或撤销同意

0.40），其中初治老年患者生存获益亦优于化疗（HR = 0.41）。治疗相关毒性分析表明老年患者对于免疫治疗耐受性良好。

（二）联合免疫治疗

最近，人们对联合免疫治疗的作用产生了兴趣。Checkmate 227 为一项对的晚期期或复发性 NSCLC 患者中进行的比较 Nivolumab 与 Nivolumab 加伊匹单抗与单独化疗（1：1：1）的开放标签 Ⅲ 期试验（Hellmann et al，2018）。尚未报告各年龄组的 TRAE 和有效性的详细亚组分析。然而，正如表 4-4-1 的总结，在 65 岁及以上患者中，联合免疫治疗与化疗相比的 PFS 的 HR 为 0.62（95% CI 0.40 ~ 0.97），尽管不如 65 岁以下患者显著，但仍表现出比单独化疗显著改善的活性。尽管 75 岁或以上患者的 HR 不显著，但由于患者数量较少，置信区间较宽，因此难以对其进行解释。

Keynote-189 为一项在转移性非鳞状 NSCLC 患者中进行的铂类 / 培美曲塞后续培美曲塞维持治疗联合或不联合 Pembrolizumab 的 Ⅲ 期试验（Gandhi et al，2018）。304/616（49.4%）例患者为 65 岁或以上。第一次中期分析显示，Pembrolizumab 联合治疗在所有亚组中均有 OS 获益，在 ≥ 65 岁患者中的 OS 的 HR 为 0.64（95% CI 0.43 ~ 0.95），尽管这低于 < 65 岁的队列。但是，≥ 65 岁患者中的 PFS 的 HR 不显著，HR 为 0.75（95% CI 0.55 ~ 1.02）。

这些试验中纳入的老年患者比例高于历史上的化疗试验，但是对于有足够把握度的亚组分析来说，这个数量仍然太小。总体而言，这些研究表明免疫疗法是有效的，没有比年轻患者中或使用化疗等疗法具有更大的毒性。对于 PS 0 ~ 1 且能够耐受潜在毒性的这些患者而言，免疫疗法是一种重要的治疗策略。来自 checkmate 171/153 的初步数据表明，免疫疗法在 PS2 患者中安全且耐受性良好，具有合理的有效性，尽管生存结局仍然相对较差。需要在这些队列中进行进一步的专门试验，以进一步评估免疫疗法在这些患者中的作用。值得注意的是，两项在 ECOG PS2 患者中进行的免疫治疗专项 2 期试验正在进行当中，一项为在既往经治 NSCLC 中进行的 Pembrolizumab 试验（PEPS-2）（https：//

clinicaltrials.gov/ct2/show/NCT02733159（accessed on 14 May 2018），另一项为一线德瓦鲁单抗试验（MEDI4736）（https：//clinicaltrials.gov/ct2/show/NCT02879617（accessed on 14 May 2018）。

（三）结论

近年来，非小细胞肺癌的治疗取得了重大进展，该领域正在迅速发展。但是，尽管老年患者在我们的病例中占很大比例，但对他们的管理仍然具有挑战性。由于临床试验历来缺乏这些患者的纳入，因此仍然缺乏数据来指导这些患者的最佳管理，并且大部分指导仅基于回顾性分组分析。鉴于良好的耐受性，靶向治疗目前似乎适用于所有患者，并且可能在某些野生型 NSCLC 患者中发挥作用。免疫疗法在老年人群中似乎是可耐受且有效的，并将改变这种疾病的自然史。

（赵　军　王玉艳）

参考文献

A Clinical Trial of Durvalumab（MEDI4736）as 1st Line Therapy in Advanced Non-small Cell Lung Cancer Patients. Available online：https：//clinicaltrials.gov/ct2/show/NCT02879617（accessed on 14 May 2018）.

Aapro MS，Kohne CH，Cohen HJ，et al. Never too old? Age should not be a barrier o enrolment in cancer clinical trials. Oncologist，2005，10（3）：198-204.

Antonia SJ，Villegas A，Daniel D，et al. Durvalumab after Chemoradiotherapy in Stage III Non-Small-Cell Lung Cancer. N. Engl. J. Med，2017，377：1919-1929.

Arora A. Scholar EM. Role of tyrosine kinase inhibitors in cancer therapy. J Pharmacol Exp Ther，2005，315：971-979.

AstraZeneca Pharmaceuticals LP. Wilmington，DE，editor. TAGRISSO（TM）Available online：https：//clinicaltrials.gov/ct2/show/NCT02733159（accessed on 14 May 2018）.

Balducci L，Hardy CL，Lyman GH · Hemopoietic reserve in the older cancer patients：clinical and economic considerations. Cancer Control, 2000, 7: 539-547.

Bergethon K, Shaw AT, Ou SH, et al. ROS1 rearrangements define a unique molecular class of lung cancer. J Clin Oncol, 2012, 30: 863-870.

Bigot F, Boudou-Rouquette P, Arrondeau J, et al. Erlotinib pharmacokinetics: a critical parameter influencing acute toxicity in elderly patients over 75 years-old. Invest New Drugs, 2017, 35: 242. doi: 10.10077sl0637-016- 0400-5.

Blackball F, Shaw A, Janne PA, et al. Crizotinib safety profile in elderly and non-elderly patients with advanced ALK+ non-small cell lung cancer, ProcIASCL: abstr PI.11-017, 2013.

Borghaei H, Paz-Ares L, Horn L, et al. Nivolumab versus Docetaxel in Advanced Nonsquamous Non-Small-Cell Lung Cancer. N. Engl. J. Med. 2015, 373: 1627-1639.

Brahmer J, Reckamp KL, Baas P, et al. Nivolumab versus Docetaxel in Advanced Squamous-Cell Non-Small-Cell Lung Cancer. N. Engl. J. Med, 2015, 373: 123-135.

Camidge DR, Bang YJ, Kwak EL, et al. Activity and safety of crizotinib in patients with ALK-positive nonsmall-cell lung cancer: updated results from a phase 1 study. Lancet Oncol, 2012, 13: 1011-1019.

Camidge DR, Dziadziuszko R, Peters S, et al. Updated Efficacy and Safety Data and Impact of the EML4-ALK Fusion Variant on the Efficacy of Alectinib in Untreated ALK-positive Advanced Non-small-cell Lung Cancer in the Global Phase III ALEX Study. J Thorac Oncol, 2019: S1556-0864 (19)

Chen KY, Chen JH, Shih JY, et al. Octogenarians with advanced non-small cell lung cancer: treatment modalities, surviva, and prognostic factors. J Thorac Oncol, 2010, 5 (1): 82-89.

Christensen JG, Zou HY, Arango ME, et al. Cytoreductive antitumor activity of PF-2341066, a novel inhibitor of anaplastic lymphoma kinase and c-Met, in experimental models of anaplastic large-cell lymphoma. Mol Cancer Ther, 2007, 6: 3314-3322.

Costa C, Molina MA, Drozdowskyj A, et al. The impact of EGFR T790M mutations and BIM mRNA expression on outcome in patients with EGFR-mutant NSCLC treated with erlotinib or chemotherapy in the randomized phase III EURTAC trial. Clin Cancer Res, 2014, 20 (7): 2001-2010.

Crino L, Cappuzzo F, Zatluokal P, et al. Gefitinib versus vinorelbine in chemotherapy-naive elderly patients with advanced non-small-cell lung cancer (INVITE): a randomized, phase II study. J Clin Oncol, 2008, 26 (26): 4253-4260.

Cross DA, Ashton SE, Ghiorghiu S, et al. AZD9291, an irreversible EGFR TKI, overcomes T790M-mediated resistance to EGFR inhibitors in lung cancer. Cancer Discov, 2014, 4 (9): 1046-1061.

Doebele RC, Pilling AB, Aisner DL, et al. Mechanisms of resistace to crizotinib in patients with ALK gene rearranged non-small cell lung cancer. Clin Cancer Res, 2012, 18: 1472-82.

Douillard JY, Ostoros G, Cobo M, et al. First-line gefitinib in Caucasian EGFR mutation-positive NSCLC patients: aphase-IV, open-label, single-arm study. BJC, 2014, 110:55-62.

Fein L, Wu Y-L, Sequist LV, et al. Afatinib versus chemotherapy for EGFR mutation-positive NSCLC patients aged ＞ 65 years: subgroup analysis of LUX-Lung 3/6. J Thor Oncol, 2016, 11 (1 OS), S202-S203, abstract P 1.3 3.

Forde PM, Chaft JE, Smith KN, et al. Neoadjuvant PD-1 Blockade in Resectable Lung Cancer. N Engl J Med, 2018, 378: 1976-1986.

Gandhi L, Rodriguez-Abreu D, Gadgeel S, et al. Pembrolizumab plus Chemotherapy in Metastatic Non-Small-Cell Lung Cancer. N Engl J Med, 2018, 378: 2078-2092.

Gao X, Le X, Costa DB · The safety and efficacy of osimertinib for the treatment of EGFR T790M mutationpositive non-small-cell lung cancer. Expert Rev Anticancer Ther, 2016, 16（4）: 383-390.

Goss G, Tsai CM, Shepherd FA, et al. Osimertinib for pretreated EGFR Thr790Met-positive advanced nonsmall-cell lung cancer（AURA2）: a multicentre, open-label, single-arm, phase 2 study. Lancet Oncol, 2016, 17（12）: 1643-1652.

Gridelli C, Perrone F, Gallo C, et al. Chemotherapy for elderly patients with advanced non-small-cell lung cancer: the Multicenter Italian Lung Cancer in the Elderly Study（MILES）phase III randomized trial. J Natl Cancer Inst, 2003, 95（5）: 362-372.

Gridelli C, Perrone F, Monfardini S · Lung cancer in the elderly. Eur J Cancer, 1997, 33（14）: 2313-2314.

Gridelli C-The ELVIS Trial · A Phase III Study of Single-Agent Vinorelbine as First-Line Treatment in Elderly Patients with Advanced Non-Small Cell Lung Cancer. The Oncologist, 2001, 6（suppl 1）: 4-7.

Han JY, Park K, Kim SW, et al. First-SIGNAL: first-line single-agent iressa versus gemcitabine and cisplatin trial in never-smokers with adenocarcinoma of the lung. J Clin Oncol, 2012, 30: 1122-1128.

Hellmann MD, Ciuleanu TE, Pluzanski A, et al. Nivolumab plus Ipilimumab in Lung Cancer with a High Tumor Mutational Burden. N Engl J Med, 2018, 378: 2093-2104.

Hickish TF, Smith IE, O'Brien ME, et al. Clinical benefit from palliative chemotherapy in non-small-cell lung cancer extends to the elderly and those with poor prognostic factors. Br J Cancer, 1998, 78（1）: 28-33.

https://clinicaltrials.gov/ct2/show/NCT02296125? term = flaura&rank = 1 Internet Access of 08 Apr 2017.

https://clinicaltrials. gov/ct2/show/NCT02972333? term = astris&rank = 2 Internet Access of 08 Apr

2017.

https://clinicaltrials. gov/ct2/show/studv/ NCT02514174? view = record Internet Access of 08 Apr 2017.

https://clinicaltrials.gov/ct2/show/NCT02474355? term = astris&rank = l Internet Access of 08 Apr 2017. Osimertinib will be tested in real world adult and senior patients.

Inoue A, Kobayashi K, Usui K, et al. First-line gefitinib for patients with advanced non-small-cell lung cancer harboring epidermal growth factor receptor mutations without indication for chemotherapy. J Clin Oncol, 2009, 27: 1394-1400.

Inukai M, Toyooka S, Ito S, et al. Presence of epidermal growth factor receptor gene T790M mutation as a minor clone in non-small cell lung cancer. Cancer Res, 2006, 66（16）: 7854-7858.

Janne PA, Boss DS, Camidge DR, et al. Phase I dose-escalation study of the pan-HER inhibitor, PF299804 in patients with advanced malignant solid tumors. Clin Cancer Res, 2011, 17（5）: 1131-1139.

Janne PA, Yang JC-H, Kim DW, et al. AZD9291 in EGFR inhibitor-resistant non-small-cell lung cancer. N Engl J Med, 2015, 372: 1689-1699.

Ji W, Choi CM, Rho JK, et al. Mechanisms of acquired resistance to EGFR-tyrosine kinase inhibitor in Korean patients with lung cancer. BMC Cancer, 2013, 13: 606.

Johnson DH · Phase III trial（E5592）comparing cisplatin plus etoposide with cisplatin plus paclitaxel at two dose levels for treatment of advanced non-small-cell lung cancer. Eastern cooperative oncology group. J Natl InstMonogr, 1995, 19: 61-63.

Kaneda H, Tamura K, Kurata T · Retrospective analysis of the predictive factors associated with the response and survival benefit of gefitinib patients with advanced non-small-cell lung cancer. Lung Cancer, 2004, 46（2）: 247-254.

Kashiwahara K, Semba H, Fujii S, et al. Tolerability and efficacy of afatinib at a low starting dosage in 10 elderly or low performance status patients with advanced refractory non-small-cell lung cancer. Respir Investig, 2016, 54 (6): 468-472.

Katayama R, Shaw AT, Khan TM, et al. Mechanisms of acquired crizotinib resistance in ALK-rearranged lug cancers. Sci Trasl Med, 2012, 4: 120ral7.

Kelly K, Crowley J, Bunn PA, et al. Randomized phase III trial of paclitaxel plus carboplatin versus vinorelbine plus cisplatin in the treatment of patients with advanced non-small-cell lung cancer: a southwest oncology group trial. J Clin Oncol, 2001, 19 (13): 3210-3218.

Kim ES, Hirsh V, Mok T, et al. Gefitinib versus docetaxel in previously treated non-small-cell lung cancer (INTEREST): a randomised phase III trial. Lancet, 2008, 372: 1809-1818.

Kris MG, Natale RB, Herbst RS, et al. Efficacy of gefitinib, an inhibitor if the epidermal growth factor receptor tyrosine kinase, in symptomatic patients with non-small cell lung cancer: a randomized trial. JAMA, 2003, 290: 2149-2158.

Kuwako T, Imai H, Masuda T, et al. First-line gefitinib treatment in elderly patients (aged > 75 years) with non-small cell lung cancer harboring EGFR mutations. Cancer Chemother Pharmacol, 2015, 76 (4): 761-769.

Kwak EL, Bang YJ, Camidge DR, et al. Anaplastic lymphoma kinase inhibition in non-small-cell lung cancer. N Engl Med, 2010, 363: 1693-1703.

Le Saux O, Falandry C, Gan HK, et al. Inclusion of elderly patients in oncology clinical trials. Ann Oncol, 2016, 27: 1799-1804.

Lee SM, Khan I, Upadhyay S, et al. First-line erlotinib in patients with advanced non-small-cell lung cancer unsuitable for chemotherapy (TOPICAL): a double-blind, placebo-controlled, phase 3 trial. Lancet Oncol, 2012, 13: 1161-1170.

Li D, Ambrogio L, Shimamura T, et al. BIBW2992, an irreversible EGFR/HER2 inhibitor highly effective in preclinical lung cancer models. Oncogene, 2008, 27: 4702-4711.

Li H, Hu H, Wang R, et al. Primary concomitant EGFR T790M mutation predicted worse prognosis in nonsmall cell lung cancer patients. Onco Targets Ther, 2014, 7: 513-524.

Lilenbaum RC, Herndon JE 2nd, List MA, et al. Single-agent versus combination chemotherapy in advanced non-small-cell lung cancer: the cancer leukemia group B (study 9730). J Clin Oncol, 2005, 23 (1): 190-196.

Lynch TJ, Bell DW, Sordella R, et al. Activating mutations in the Epidermal Growth Factor Receptor underlying responsiveness of non-small-cell lung cancer to gefitinib. N Engl J Med, 2004, 350: 2129-2139.

Maemondo M, Inoue A, Kobayashi K, et al. Gefitinib or chemotherapy for non-small-cell lung cancer with mutated EGFR. N Engl J Med, 2010, 362: 2380-2388.

Maemondo M, Minegishi Y, Inoue A, et al. First-line gefitinib in patients aged 75 or older with advanced non-small cell lung cancer harboring epidermal growth factor receptor mutations. J Thorac Oncol, 2012, 7: 1417-1422.

Marsilje TH, Pei W, Chen B, et al. Synthesis, structure-activity relationships, and in vivo efficacy of the novel potent and selective anaplastic lymphoma kinase (LAK) inhibitor 5-chloro-N2-(2-iisopropoxy-5-methyl-4-(piperidin-4-yl) phenyl) -N4- (2- (isopropylsulfonyl) phenyl) pyrimidine-2, 3-diamine (LDK378) currently in phase 1 and phase 2 clinical trials. JMed Chem, 2013, 56: 5675-5690.

Mitsudomi T, Morita S, Yatabe Y, et al. Gefitinib versus cisplatin plus docetaxel in patients with non-small- cell lung cancer harbouring mutations of the epidermal growth factor receptor

（WJTOG3405）：an open label，randomised phase 3 trial. Lancet Oncol，2010，11：121-128.

Mok T，Wu YL，Thongprasert S，et al. Gefitinib or carboplatin-pacliaxel in pulmonary adenocarcinoma. N Engl J Med，2009，361：947-557.

Mok TS，Wu YL，Ahn MJ，et al. Osimertinib or platinum-pemetrexed in EGFR T790M-positive lung cancer. N Engl J Med，2017，376（7）：629-640.

Morikawa N，Minegishi Y，Inoue A，et al. First-line gefitinib for elderly patients with advanced NSCLC harboring EGFR mutations. A combined analysis of Noth-East Japan Study Group studies. Expert Opin Pharmacother，2015，16（4）：465-72.

Okaushi S，Hagimoto S，Osawa H，et al. Afatinib for an elderly patient with chronic kidney disease. Eur Ger Med，2017，Vol. 8（2）：104，doi：10.1016/j.eurger.2017.01.006.

Ou S-HI，Kwak EL，Siwak-Tapp C，et al. Activity of crizotinib（PF02341066），a dual MesenchymalEpithelial Transition（MET）and Anaplastic Lymphoma Kinase（ALK）inhibitor，in a non-small cell lung cancer patient with de novo MET amplification. J Thorac Oncol，2011，6：942-946.

Pallis AG，Gridelli C，van Meerbeeck JP，et al. EORTC elderly task force and lung cancer group and international society for geriatric oncology（SIOG）experts' opinion for the treatment of non-small-cell lung cancer in an elderly population. Ann Oncol，2010，21（4）：692-706.

Palmer RH，Vemersson E，Grabbe C，et al. Anaplastic lynphoma kinase：signalling in development and disease. Biochem J，2009，420：345-361.

Park K，Tan EH，O'Byme K，et al. Afatinib versus gefitinib as first-line treatment for patients with EGFR mutation-positive non-small-cell lung cancer（LUX-Lung 7）：a phase 2B，open-label，randomised controlled trial. Lancet Oncol，

2016，17：577-589.

Popat S，Ardizzoni A，Ciuleanu T，et al. Nivolumab in previously treated patients with metastatic squamous NSCLC：Results of a European single-arm，phase 2 trial（CheckMate 171）including patients aged ＞ = 70 years and with poor performance status. Ann Oncol，2017，28，mdx380.006.

Quoix E，Zalcman G，Oster JP，et al. Carboplatin and weekly paclitaxel doublet chemotherapy compared with monotherapy in elderly patients with advanced non-small-cell lung cancer：ICFT-0501 randomised，phase 3 trial. Lancet，2011，378（9796）：1079-1088.

Reck M，Rodriguez-Abreu D，Robinson AG，et al. Pembrolizumab versus Chemotherapy for PD-L1-Positive Non-Small-Cell Lung Cancer. N Engl J Med，2016，375：1823-1833.

Rittmeyer A，Barlesi F，Waterkamp D. Atezolizumab versus docetaxel in patients with previously treated non-small-cell lung cancer（OAK）：A phase 3，open-label，multicentre randomised controlled trial. Lancet，2017，389：E2.

Rosell R，Carcenery E，Gervais R，et al. Erlotinib versus standard chemotherapy as first-line treatment for European patients with advanced EGFR mutation-positive non-small-cell lung cancer（EURTAC）：a multicentre，open-label，randomised phase 3 trial. Lancet Oncol，2012，13：239-246.

Roskoski R Jr. Anaplastic lymphoma kinase（ALK）：structure，oncogenic activation，and pharmacological inhibition. Pharmacol Res，2013，68：68-94.

Roviello G，Zanotti L，Cappelletti MR，et al. Are EGFR tyrosine kinase inhibitors effective in elderly patients with EGFR-mutated non-small cell lung cancer? Clin Exp Med 2017 Apr 8. doi：10.1007/sl0238-017-0460-7. EGFR TKIs significantly reduce diseases progression in elderly.

Sequist LV, Waltman BA, Dias-Santagata D, et al. Genotypic and histological evolution of lung cancer acquiring resistance to EGFR inhibitors. Sci Transl Med, 2011, 3 (75): 75ra26.

Sequist LV, Yang JCH, Yamamoto N, et al. Phase III study of afatinib or cisplatin plus pemetrexed in patients with metastatic lung adenocarcinoma with EGFR mutations. J Clin Oncol, 2013, 31: 3327-3334.

Seto T, Kiura K, Nishio M, et al. CH5424802 (RO5424802) for patients with ALK-rearranged advanced nonsmall-cell lung cancer (AF-001JP study): a single arm, open-label, phase 1-2 study. Lancet Oncol, 2013, 14 (7): 590-598.

Shaw AT, Engelman JA. ALK in lung cancer: past, present and future. J Clin Oncol, 2013, 31: 1105-11.a

Shaw AT, Kim DW, Nakagawa K, et al. Crizotinib versus chemotherapy in advanced ALK-positive lung cancer. N Engl J Med, 2013, 368: 2385-94.b

Shepherd FA, Pereira JR, Ciuleanu T, et al. Erlotinib in previously treated non-small-cell lung cancer. N Engl J Med, 2005, 353: 123-132.

Socinski MA, Crowell R, Hensing TE, et al. Treatment of non-small cell lung cancer, stage IV: ACCP evidence-based clinical practice guidelines, 2nd and. Chest, 2007, 132 (3 Suppl): 277S-289S.

Soda M, Choi YL, Enomoto M, et al. Identification of the transforming EML4-ALK fusion gene in nonsmall-cell lung cancer. Nature, 2007, 448: 561-566.

Solca F, Dahl G, Zoephel A, et al. Target Binding Properties and Cellular Activity of Afatinib(BIBW 2992), an Irreversible ErbB Family Blocker. J Pharmacol Exp Ther, 2012, 343: 342-350.

Solomon BJ, Mok T, Kim D W, et al. First-line crizotinib versus chemotherapy in ALK-positive lung cancer. N Engl J Med, 2014, 371: 2167-77.

Spigel D, Schwartzberg L, Waterhouse D, et al.

Is Nivolumab Safe and Effective in Elderly and PS2 Patients with Non-Small Cell Lung Cancer (NSCLC)? Results of CheckMate 153. J Thorac Oncol, 2017, 12:S1287-S1288.

Stopler P, Marzin K, Naijes H, et al. Afatinib pharmacokinetics and metabolism after oral administration to healthy male volunteers. Cancer Chemother Pharmacol, 2012, 69: 1051-1061.

Su KY, Chen HY, Li KC, et al. Pretreatment epidermal growth factor receptor (EGFR) T790M mutation predicts shorter EGFR tyrosine-kinase inhibitor response duration in patients with non-small-cell lung cancer. J Clin Oncol, 2012, 30 (4): 433-440.

Takahashi K, Saito H, Hasegawa Y, et al. First-line gefitinib therapy for elderly patients with non-small cell lung cancer harboring EGFR mutation: Central Japan Lung Study Group 0901. Cancer Chemother Pharmacol, 2014, 74 (4): 721-727.

Tam TC, Ho JC, Wong MK, et al. Treatment outcomes in elderly with advanced-stage non-small cell lung cancer. Lung, 2013, 191: 645-654.

Tateishi K, Ichiyama T, Hirai K, et al. Clinical outcomes in elderly patients administered gefitinib as first-line treatment in epidermal growth factor receptor-mutated non-small-cell lung cancer: retrospective analysis in a Nagano Lung Cancer Research Group study. Med Oncol, 2013, 30 (1): 450. doi: 10.10077sl2032-012-0450-2.

Torre LA, Bray F, Siegel RL, et al. Global Cancer Statistics, 2012. CA Cancer J Clin, 2015, 65: 87-108.

Treat JA, Gonin R, Socinski MA, et al. A randomized, phase III multicenter trial of gemcitabine in combination with carboplatin or paclitaxel versus paclitaxel plus carboplatin in patients with advanced or metastatic non-small-cell lung cancer. Ann Oncol, 2010, 21 (3): 540-547.

Tyagi P · Bevacizumab, when added to paclitaxel/ carboplatin, prolongs survival in previously untreated patients with advanced non-small-cell lung cancer: preliminary results from the ECOG 4599 trial. Clin Lung Cancer, 2005, 6 (5): 276-278.

Watanabe M, Kawaguchi T, Isa S, et al. Ultrasensitive detection of the pretreatment EGFR T790M mutation in non-small cell lung cancer patients with an EGFR-activating mutation using droplet digital PCR. Clin Cancer Res, 2015, 21 (15): 3552-3560.

Wu YL, Zhou C, Hu CP, et al. Afatinib versus cisplatin plus gemcitabine for first-line treatment of Asian patients with advanced non-small-cell lung cancer harbouring EGFR mutations (LUX-Lung 6): an open-label, randomised phase 3 trial. Lancet Oncol, 2014, 15: 213-222.

Yamada K, Azuma K, Takeshita M, et al. Phase II trial of erlotinib in elderly patients with previously treated non-small cell lung cancer: results of the Lung Oncology Group in Kyushu (LOGiK-0802). Anticancer Res,2016,36 (6): 2881-7.

Yang JCH, Ahn MJ, Kim D-W, et al. Osimertinib in pretreated T790M-positive advanced non-small-cell lung cancer: AURA study phase II extension component. J Clin Oncol, 2017 Feb 21. JCO2016703223. doi: 10.1200/JCO.2016.70.3223.

Yang JCH, Hirsh V, Schuler M, et al. Symptom control and quality of life in LUX-lung 3: a phase IIIstudy of afatinib or cisplatin/pemetrexed in patients with advanced lung adenocarcinoma with EGFR mutations. J Clin Oncol, 2013, 31: 3342-3350.

Yang JCH, Wu YL, Schuler M, et al. Afatinib versus cisplatin-based chemotherapy for EGFR mutationpositive lung adenocarcinoma (LUX-Lung 3 and LUX-Lung 6): the analysis of overall survival data from two randomised, phase 3 trials. Lancet Oncol, 2015, 16: 141-151.

Yap TA, Vidal L, Adam J, et al. Phase I trial of the EGFR and HER2 kinase inhibitor BIBW 2992 in patients with advanced solid tumors. J Clin Oncol, 2010, 28 (25): 3965-3972.

Yoshioka H, Komuta K, Imamura F, et al. Efficacy and safety of erlotinib in elderly patients in the phase IV POLARSTAR surveillance study of Japanese patients with non-small-cell lung cancer. Lung Cancer, 2014, 86: 201-206.

Yu HA, Arcila ME, Rekhtman N, et al. Analysis of tumor specimens at the time of acuired resistance to EGFR-TKI therapy in 155 patients with EGFR-mutant lung cancers. Clin Cancer Res, 2013, 19 (8): 2240-2247.

Zaarour M, Weerasinghe C, Nazha B, et al. Epidermal growth factor receptor tyrosine kinase inhibitors in elderly patients with non-small cell lung cancer. Expert Rev Anticancer Ther 2015; 15 (ll): 1327-1336.

Zhou C, Wu YL, Chen G, et al. Erlotinib versus chemotherapy as first-line treatment for patients with advanced EGFR mutation-positive non-small-cell lung cancer (OPTIMAL, CTONG-0802). Lancet Oncol, 2011, 12: 735-742.

第五章

早期非小细胞肺癌患者的诊治

第一节 手术患者的筛选预评估

一、概述

肺癌最常见于老年人，大约50%的肺癌患者年龄在65岁以上，30%的患者年龄在70岁以上。如不进行治疗，其自然病程的5年生存率低于10%。随着年龄的增加，人体各脏器生理功能减退，基础代谢降低，组织器官萎缩，因此老年肺癌进展、转移相对缓慢。老年肺癌患者往往伴随多种合并症，如高血压、糖尿病、慢性阻塞性肺疾病、严重感染和贫血等，这些合并症成为肿瘤治疗的限制因素，同时影响老年肺癌患者的预后生存。老年患者在了解病情后，常产生悲观、恐惧、焦虑情绪，期待得到关怀和陪护。早期肺癌患者治疗方式以手术治疗为首选。回顾性研究表明，年龄本身并不是手术的禁忌证，严格挑选的患者可表现出具良好的手术耐受性。长期随访70岁以上的老年患者，结果显示老年患者的死亡率和预后与年轻患者相似。早期非小细胞肺癌的标准治疗方案是手术切除和纵隔淋巴结清扫，目前胸腔镜手术（VATS）亦广泛开展治疗肺癌。研究显示，VATS术后创伤小，并发症少，患者恢复快，围术期死亡率低。

二、老年人年龄相关的生理变化

老年人呼吸功能受损，随年龄增长，呼吸系统的生理变化包括胸壁顺应性降低、膈肌偏移减少和椎间盘间隙缩小。随着肺泡结构的丧失，肺弹性后坐力降低，肺泡气体交换面减少；肺进行性萎缩导致呼吸肌无力。肺弹性后坐力和肺顺应性的丧失降低了胸膜内负压，从而阻止了小气道的再通，导致空气滞留和通气不足。在功能上，表现为肺活量和氧分压随着残余容积的增加而逐渐下降。副呼吸肌运动功率的下降和胸壁的僵硬导致FEV1下降。肺力学的生理变化使老年患者对麻醉剂和肌肉松弛剂特别敏感。此外，由于免疫反应减弱，老年患者患呼吸道感染的风险增加（Meyer，2004）。特别是吸烟会引起支气管黏液纤毛功能障碍，增加了感染的易感性（Verra et al，1995；Salathe et al，1996）。年龄的增加也与其他器官系统的下降有关：肾小球滤过率下降，心脏病发病率增加，认知功能障碍发生率增加（Marcantonio et al，1994）。在老年肺癌和青年肺癌中观察到了一些组织学差异。老年患者腺癌发生率较低，鳞状细胞肿瘤发生率较高，后者远期预后较好。此外，老年肺癌似乎在临床上显示出较低的生长速度和转移潜能，其分期与年龄呈明显的反比关系（Teeter et al，1987）。

三、早期老年肺癌手术患者的筛选

早期肺癌患者治疗方式以手术治疗为首选。老年患者由于并发症和手术应激后恢复生理稳态的能力降低，术后并发症增多且死亡率升高。老年患者代表着不同的人群，应该根据生理而不是年龄来进行手术。彻底的术前评估对于确定患者是否适合手术以及预测和避免术后并发症是非常必要的。

四、术前 TNM 分期

根据 TNM 分期系统对每一位非小细胞肺癌患者，尤其是老年患者进行术前评估具有极其重要的意义（Rami-Porta et al，2011）。必须进行全身计算机断层扫描（CT）和正电子发射断层扫描（PET）。根据纵隔淋巴结图，对每一个可疑淋巴结都必须用支气管超声引导的细针抽吸（EBUS-FNA）（Ost et al，2011）或纵隔镜对气管旁、气管前和上锁骨下淋巴结（#2R、#4R、#2L、#4L、#3 和 #7）进行穿刺活检（#2R、#4R、#2L、#4L、#3 和 #7）。内镜超声引导下肺穿刺抽吸术（EUS-FNA）（Caddy et al，2005）、电视胸腔镜检查（Sihoe et al，2004）或左前纵隔切开术（Carbognani et al，1996）可用于鉴别和活检主动脉后肺窗（#5）、锁骨下淋巴结（#7）、食管旁淋巴结（#8）和下肺韧带（#9）淋巴结。锁骨上可疑定位必须通过超声引导的针活检或 Daniels 的手术活检（Sihoe et al，2004）进行检查。

五、心脏风险评估

老年患者肺癌手术切除后心血管并发症的发生率较高。由于这些原因，所有可能接受肺手术的老年患者都必须采集详细的心血管临床病史和心电图。美国心脏协会（AHA）和美国心脏病学会（ACC）已经为非心脏手术的围术期心血管评估发布了容易实现的一致实践指南，为评估所有年龄的患者提供了一个模板（Eagle et al，2002）。AHA/ACC 指南描述了一种逐步评估的方法，通过评估患者症状、临床预测因子和功能能力以及影像资料来确定术前的风险分层。2006 年，Auerbach 和 Goldman 发布了 AHA/ACC 指南的修改版，即修订后的心脏风险指数（The Revised Cardiac Index，RCRI）（Auerbach et al，2006）。RCRI 是通过分析 4315 名接受选择性主要非心脏手术的患者得出并验证的（包括 70 岁以上患者 1473 名）（Lee et al，1999）。6 个

独立的并发症预测指标被纳入该指数：高危手术、缺血性心脏病史、充血性心力衰竭史、脑血管病史、术前胰岛素治疗和术前肌酐水平大于 2.0 mg/dl。0、1、2 或 3 项或以上标准的主要心脏并发症发生率分别为 0.5%、1.3%、4% 和 9%。胸外科手术被定义为高风险手术。

临床病史应着重评估冠状动脉危险因素和体能，包括爬两层楼梯或走一个街区的能力。一般情况下，功能状态差的患者、有 1 ~ 2 个 RCRI 指标的患者或有心绞痛或跛行史的患者应接受无创检查。在胸外科患者中，可能很难确定症状的病因是心脏或肺病理的结果；因此，需要有一个较低的阈值来进行额外的心脏成像和心脏病专家的评估，以协助进行危险分层。

胸科手术患者围术期应用 β 受体阻滞剂进行肾上腺素能修饰，可降低心肌梗死风险，预防术后室上性心动过速。RCRI 标准也被用来确定围术期是否需要 β 受体阻滞剂和他汀类药物来预防心肌梗死或其他心脏并发症。有 2 个或 2 个以上 RCRI 标准的患者（根据定义，接受切除的胸外科患者至少有一个标准），在手术时没有给予其他长期的 β 受体阻滞剂者应该接受 β 受体阻滞剂治疗。对于有某些特定病史的患者，如围术期心肌梗死，β 受体阻滞剂治疗最好持续 1 个月或无限期使用（Auerbach et al，2006）。胸外科手术后常发生室上性心动过速，随着年龄和术前心率的线性增加，术后发生心房颤动的风险为 19%（Roselli et al，2005）。胸外科随机试验确定钙通道阻滞剂或 β 受体阻滞剂可使术后心房颤动的发生率降低 50% ~ 60%；然而，β 受体阻滞剂会增加肺水肿的风险。这两种药物都不会降低死亡率。三项试验表明洋地黄增加了房性心律失常的风险。β 受体阻滞剂和钙通道阻滞剂都能减少术后心房颤动；然而，β 受体阻滞剂由于其更广泛的降低心脏风险的好处而被普遍青睐。

六、肺风险评估

所有接受肺切除手术的患者应进行肺功能检查。肺活量测定法测定的 FEV1 值是确定患者是否适合手术的最常用的测量值。20 世纪 70 年

代从 2000 多名患者中获得的数据显示，FEV1 大于 1.5 L 的肺叶切除术患者的死亡率低于 5%，而肺切除术的 FEV1 大于 2 L 的患者的死亡率低于 5%。老年患者中 FEV1 的绝对值可能发生偏移；一些学着认为 FEV1 预测值超过 80% 才能足以使病人无需进一步的肺试验而接受肺切除术（Wyser et al，1999）。Datta 和 Lahiri 在回顾 1994 年至 2000 年进行的最新肺测量研究时得出结论，在非小细胞肺癌患者中，FEV1 小于 2 L 或预测值低于 60% 的肺切除术后并发症和死亡率会增加，肺叶切除对应的 FEV1 小于 1.6 L，楔形或肺段切除对应的 FEV1 小于 0.6 L（Datta et al，2003）。22% 的患者有长时间的肺漏气（Linden et al，2005）。Ferguson 等在一项 237 名患者的研究中发现，术前一氧化碳扩散容量（DLCO）比 FEV1 更能预测术后死亡率（Ferguson et al，1988）。在这项研究中，低于预测值 60% 的 DLCO 与死亡率增加有关，而 DLCO 低于预测值的 80% 可预测肺并发症的增加。其他研究尚未确认这一数值是术后并发症的重要预测指标（Stephan et al，2000）。DLCO 和肺活量测定可用作辅助测试，尤其是弥漫性实质性疾病或呼吸困难患者（Colice et al，2007）。正式和简单的运动试验评估了诱发生理应激下的心肺系统，并且可以预测术后并发症。Girish 和他的同事前瞻性地研究了在接受胸和上腹部手术的患者中症状有限的楼梯攀登。能爬上七层楼梯的患者无并发症发生，而不能爬一层楼梯的患者中有 89% 出现并发症。不能爬两层楼梯的患者中有 80% 出现并发症。患者的爬楼梯能力与术后住院时间呈负相关（Girish et al，2001）。6 分钟步行试验（6 MWT）测量患者 6 分钟步行距离。6 MWT 比其他步行测试更容易管理，更能反映日常生活活动能力（ADLS）（Solway et al，2001）。虽然爬楼梯和 6 MWT 很容易完成，但在老年患者中的使用可能受到骨科损伤、周围血管功能不全或神经功能障碍的限制。

文献报道（Olsen et al，1974），老年患者术前肺功能评估应包括肺功能测定、肺 DLCO、室动脉血气测量、运动耐受性试验（包括爬楼梯试验和 6 MWT 运动耐受性试验）。FEV1 大于 1 L，其他检查无主要异常（FEV1/FVC > 50%，

DLCO > 50%，动脉血气 PaO_2 > 45 mm Hg，运动耐受性）的患者可以安全地进行手术，包括全肺切除术。对超出这些标准的患者的进一步评估包括氧耗量（VO$_2$ Max）测试和通气 / 灌注扫描，以计算预测的术后肺功能。常规心肺运动试验测定最大耗氧量（VO$_2$ Max）有助于进一步提高边缘肺功能患者的危险程度的分层。VO$_2$ 最大值小于 10 ml/（kg·min），与较高的手术并发症有关（联合资料中总发生率为 26%）。VO$_2$ 最大值为 10 ~ 15 ml/（kg·min），与围术期的中度并发症（8.3%）有关，而大于 15 ml/（kg·min）的患者可进行死亡率可接受的肺切除手术。

预测的术后肺功能可通过解剖估计、通气或灌注扫描等方法计算，或者是定量 CT 扫描。根据解剖估计，预测术后 FEV1（PpoFEV1）按以下公式计算：ppoFEV1 = 术前 FEV1 ×［1-（要切除的功能性或通畅肺段数 / 功能肺段总数）］

例如，术前 FEV1 为 1.5 L，行右上肺叶切除术，则 ppoFEV1 = 1.5 L ×（1–3/19）= 1.25 L。该方程以肺的 19 个解剖肺段为基础：右下叶 5 段，左下叶 5 段，中叶 2 段，右上叶 3 段，左上叶 4 段。应用放射性核素灌注扫描，计算术后 FEV1 的计算公式：ppoFEV1 = 术前 FEV1 × 占术前肺放射活性百分比。文献推荐以 0.8 L 或 0.7 L 作为可接收肺癌手术的 ppoFEV1 下限阈值（Olsen et al，1974；Pate et al，1996）。同时 ppFEV1 可以转化为 ppoFEV1%，文献建议如果以百分比表示时，当 ppoFEV1% < 40% 或 ppoDLCO% < 40% 时，术后并发症会增加。（Ferguson et al，1988；Holden et al，1992；Bolliger et al，1995）。

七、老年肿瘤患者的老年医学评估

选择老年肺癌患者的治疗策略可能是复杂的，因为与年龄有关的器官功能下降、多种并发症、多药问题以及可能存在老年综合征。老年综合评估（CGA）是客观和全面地评估功能状态、综合医疗状况、认知功能、心理状态、社会支持和社会经济问题、营养状况和药物审查等领域的工具。CGA 已被证明可以预测老年癌症患者的并发症和死亡率。美国国家综合癌症网络（NCCN）

的共识指南建议在 65 岁或 65 岁以上的癌症患者中常规使用 CGA（Wildiers et al, 2014）。表 5-1-1 概述了常用的老年评估措施及特征。

八、功能状态

肿瘤学家通常通过主观量表来衡量个体的功能状态，如 ECOG 或 Karnofsky 表现状态量表。然而，在老年人中，评估日常生活活动（activities os daily living，ADL）和工具性日常生活活动能力（Instrumental activities of doaly living，IADL）的评估同样重要，因为它们不仅仅提供了表现状态以外的其他信息（Jolly et al, 2015）。ADL 由在家中独立生活所需的基本自理技能组成，IADL 通常包括在社区独立生活时完成的任务。除了 ADL 和 IADL 外，身体功能的客观测

表5-1-1　老年医学包含的内容及其特征

内容	特征
功能状态	
日常生活能力	步行、洗澡、穿衣、梳理、饮食和自制力
日常生活工具使用能力	购物、使用交通工具、使用电话、管理财务、管理药物、烹饪和清洁
Karnofsky 评分	0 ～ 100 分，由医生评分
自我报告的跌倒次数	不同的时间范围
定时起步	评估步态速度；超过 13 秒即为异常
简易体能状况量表	步态速度、下肢力量和平能能力
共病	
OARS 子量表（身体健康部分）	包括共病的功能影响
Charlson 共病指数	已在癌症患者中验证
累积疾病评定量表（老年医学部分）	包括老年综合征
营养状态	
体重指数	体重除以身高的平方
过去六个月非主动体重减轻百分比	自我报告或从医疗记录中获取
简易营养评估量表	食欲减退、体重减轻、活动能力、心理压力、神经生理问题和体重指数
认知能力	
BOMC 量表	定向力、回忆能力、注意力
MMSE 量表	定向力、注意力、记忆力、语言能力、结构能力和计算能力
简易认知量表	简易筛选测试，回忆能力（文字）和时钟绘图测试
多药性	
服用药物总数	包括处方药、非处方药和补充剂
社交支持和功能	
MOS 量表	深情支持、财物支持、深情支持和社交互动
心理状态	
MHI-17 量表	抑郁和焦虑
老年抑郁量表	抑郁筛查
心理痛苦温度计	可视模拟评分 0 ～ 10

Soto-Perez-de-Celis, Li et al, 2018

量，如步态速度、握力、平衡和腿部力量，都与老年人的总体死亡率和临床结果有关（Cesari et al，2009；Studenski et al，2011）。跌倒史也是老年人总体功能状态的一个显著指标。≥ 65 岁的老年人中，每年有 1/3 以上的人会跌倒，其中大约有一半会再次跌倒（Wildes et al，2015）。两项系统综述确定的老年人患癌症的危险因素包括跌倒病史和依赖性（根据 ADL）（Wildes et al，2015；Sattar et al，2016）。老年人跌倒的原因通常是多因素的，原因包括内在特征（肌肉力量下降、视力受损和平衡不足）、外在原因（药物副作用）或环境因素（家庭地板不平）。

九、共病

共病的发病率随年龄增长而增加。老年癌症患者，尤其是局部和潜在可治愈疾病的老年人，其生存状况更差（Williams et al，2016）。老年人的常见并发症，如心血管疾病、糖尿病和慢性肾功能不全，可增加与癌症治疗有关的并发症的风险。例如，正在接受乳腺癌辅助治疗的老年糖尿病患者住院率和全因死亡率增加，这可能与乳腺癌治疗不足和糖尿病并发症有关。患有糖尿病并发症的老年乳腺癌患者在接受以紫杉醇为基础的化疗后，患周围神经病变的风险是后者的两倍多。另一项研究还表明，在患有显著并发症的老年人中，癌症的治疗效果和完成程度可能会受到影响（Sogaard et al，2013）。共同的医疗条件及其对功能状态的影响应该是老年评估的重要组成部分，在选择癌症治疗方案时，应考虑到这些因素。

十、营养状况

营养不良和体重减轻与老年癌症患者的治疗并发症和死亡率增加有关（Magnuson et al，2016）。例如，营养不良可能导致维生素 D 缺乏，这与骨质疏松和骨折风险增加有关（Bjorkman et al，2009）。营养不良在癌症患者中很常见，已被确定为临床医生在修改癌症治疗方法时考虑到的最相关因素之一。通过微型营养评估工具确定的营养不良是接受化疗的老年人非血液学毒性的独立预测因素（Extermann et al，

2012）。因此，营养评估应始终纳入老年癌症患者的初步老年疾病评估，并在整个治疗期间及其后进行反复评估。

十一、认知

轻度认知障碍、痴呆和精神错乱的风险随着年龄的增长而增加。对认知的充分评估应包括正式的认知评估、患者观察和照顾者的说明。认知受损会影响患者充分理解癌症治疗计划中复杂的决策过程的能力，并可能由于对治疗指令的理解降低和治疗并发症的认知延迟而导致不良事件。识别认知障碍也是相关的，因为它是增加化疗毒性的潜在危险因素，也是住院的老年癌症患者出现精神错乱的主要危险因素。至少有 20% 的老年癌症患者在住院期间出现精神错乱，导致住院时间、费用和死亡率增加（Korc-Grodzicki et al，2014）。认知评估的一个重要组成部分是评估决策能力，个人决策能力的相关组成部分包括：了解有关建议或治疗的相关信息的测试，了解其疾病、治疗和结果的临床情况，理性做出决定，以及交流治疗选择（Appelbaum，2007）。

十二、多药性

据报道，在新诊断为癌症的老年人中，多药的使用可显著增加药物相互作用、不良事件的风险（Prithviraj et al，2012）。多药性可被定义为使用过多的药物、不适当的药物使用或药物重复使用。48% 的患者在开始治疗时使用了五种或五种以上的药物。因此，临床工作者应该在开始治疗前对老年癌症患者的多药进行评估，并停止使用可能不合适的药物。

十三、社会支持和功能

癌症的确诊会对病人的社会生活产生重大影响，老年癌症患者往往会因为健康或情绪问题而减少社会活动（Hurria et al，2011）。法国的一项研究发现，许多患癌症的老年人独居，其他国家也可能是如此（Caillet et al，2011）。这一点尤其令人关切，因为老年人面临更多的挑战。例

如需要照顾者的支持，交通和家庭护理，同时接受复杂的癌症治疗。社会隔离和最低限度的社会支持与癌症死亡率的增加有关（Kroenke et al，2006）。此外，社会隔离是对癌症治疗和化疗毒性产生不良耐受性的一个危险因素，因为这种隔离可能是一种功能性措施，也是一种心理状态的衡量标准。

十四、心理状态

心理困扰、抑郁和焦虑会导致癌症患者的生活质量受损和功能下降。在对 60 名老年癌症患者的研究中，41% 的患者有明显的心理困扰，身体功能受损与抑郁密切相关。抑郁症和焦虑症在癌症患者中也很普遍，而且在患有这种疾病的老年人中常常被诊断不足。虽然老年癌症患者抑郁的患病率在不同的研究中差异很大，但据报道，抑郁的比例高达 30%（Caillet et al，2011）。尽管老年人的焦虑程度比年轻人低，但在 20% 的癌症老年人中，临床上发现了显著的焦虑。心理状态可能影响癌症治疗。老年抑郁症患者往往接受不确定的癌症治疗，总体生存率更差（Goodwin et al，2004）。

十五、筛选工具

几种筛选工具已被设计用来识别从老年医学评估收益的老年癌症患者。临床工作人员在繁忙的临床工作中可以很方便地使用这些工具（Decoster et al，2015）。最广泛使用的筛查工具是 G8（Soubeyran et al，2014）、脆弱老年人调查 -13（Meldon，et al，2003）和佛兰芒版本的分流风险筛查工具（Kenis et al，2014）。一些研究评估了这些筛查工具在肿瘤学中的应用（Owusu et al，2016）。例如，对 70 岁以上患者进行的一项研究评估了 G8 和佛兰芒版本的分流风险筛查工具的效果，并证明这两种工具都确定了功能下降和整体生存较差的患者。在这两种工具中，G8 对总体生存率的预测价值最强（Kenis et al，2014）。在另一项对 ≥ 65 岁乳腺癌患者的研究中，脆弱老年人调查 -13 分被证明是功能下降和总体生存的独立预测因子（Owusu et al，

2016）。国际老年肿瘤学会相关部门审查了 17 种筛查工具后认为这些工具均可以用来确定需要进行全面老年医学评估的患者。

十六、手术治疗及术式的选择

有证据表明，早期肺癌患者可以从外科手术中获益（Rami-Porta et al，2007）。老年肺癌患者经开胸术后肺切除的死亡率明显高于年轻肺癌患者。研究发现，70 岁或以上的患者术后 30 天死亡率为 7.1%，而 60 岁以下的患者为 1.3%，60 ~ 69 岁的患者为 4.1%（Ginsberg et al，1983）。肺叶切除术是能够耐受手术治疗的早期肺癌患者的标准治疗，但保留肺的手术，如解剖肺段切除或楔形切除在非小细胞肺癌的治疗中越来越普遍，特别是在老年患者中（Jaklitsch et al，2004）。肺叶切除术是切除整个肺叶，而局部切除则是切除肺叶的一个亚单位。早期非小细胞肺癌可以通过肺叶切除术或局部切除术。切除时要确保切除所有癌组织，以降低随后转移的风险。而另一方面，清除过度却可能会损害肺功能，这可能会影响到患者健康的许多方面。与年轻人群相比，老年患者的肺弹性和功能已经下降。所以我们的目标是尽可能少地切除肺组织，同时确保尽可能多的切除癌组织。保留肺的手术可以保留肺功能，降低非小细胞肺癌患者的手术并发症和死亡率（Pastorino et al，1991）。然而，这种手术对长期生存和复发的影响是有争议的。在肺癌研究组的多机构随机试验中，T1N0 非小细胞肺癌患者的局部切除与肺叶切除术相比，术后并发症和死亡率均无显著性差异（Ginsberg 1989）。然而，尽管两组之间的生存率没有差异，但局部切除手术的患者复发率高于肺叶切除手术的患者。在另一项研究中，对接受不同手术（肺叶切除、开放楔形切除、VATS 手术和楔形切除）的 T1N0 非小细胞肺癌患者进行分析，肺叶切除术患者的手术死亡率、术后并发症和住院时间均高于有限切除手术患者（Landreneau et al，1997）。有限切除对老年肺癌患者似乎更有前景，因为 I 期疾病患病率较高，局部切除使潜在术后并发症减少。2005 年，Mery 等（2005）通过 SEER 数据库对 14 555 例 I 期及 II 期 NSCLC

回顾性分析发现：71 岁以上人群中，肺叶切除和亚肺叶切除在远期生存率上无差异。2016 年 Razi 等（2016）再次利用 SEER 数据库对 > 75 岁的 T1aN0M0 患者进行了分析，结果显示对于此类患者无论行肺楔形切除、肺段切除还是肺叶切除对生存率均无影响。同样的结论还来自匹兹堡大学研究中心（Kilic et al，2009）：在 > 75 岁的 I 期 NSCLC 患者中，亚肺叶切除能够获得与肺叶切除类似的生存率，且术后并发症的发生率更低。对于手术风险相对较高的老年患者，"妥协性"的亚肺叶切除能够在一定程度上降低手术风险。回顾性研究显示，老年肺癌患者行肺叶切除和亚肺叶切除后 1 年、3 年和 5 年生存率类似（Okami et al，2010；Lin et al，2013；Liu et al，2014），遗憾的是，这些研究结果由于是回顾性研究，故证据级别偏低，同时尚未见前瞻性大规模随机对照研究。

目前尚不存在决定是否行肺叶切除术或局部切除的系统方案，在确定是否接受局部切除或肺叶切除术时最重要的临床相关因素是患者病史和肿瘤本身的特征。与肺叶切除术相比，行局部切除的肿瘤往往较小，且分期较早（Billmeier et al，2011）。然而，局部切除的肿瘤大小的确切阈值取决于肿瘤的来源（Ginsberg et al，1995；Miller et al，2002；Okada et al，2006）。如果肿瘤体积小，侵袭性小，那么局部切除就更有可能移除所有的癌细胞。因此，可以限制复发的风险，同时保留更多的肺。选择局部切除也与并发症和其他因素有关，这些因素可能会增加不良手术结果和降低肺功能。例如，在合并其他肺部疾病、卒中史、吸烟史、老年史、肥胖史和心力衰竭史的患者中，局部切除的可能性更大（Billmeier et al，2011）。手术中须确保患者的心脏和血管能够承受手术带来的伤害，以及在康复过程中出现的功能和循环水平降低。因此，应该评估心脏和血管疾病以及影响两者的吸烟史。肥胖也是一个要考虑的因素，因为可能会降低最大肺活量，特别是在手术和康复中卧位时。与肺切除术相比，局部切除可以切除较少的肺，保留更多的肺功能。因此，在肺功能下降的患者中，不想切除整个肺叶是有道理的。在决定进行肺叶切除或局部切除时，最后考虑的是手术结果。总

的来说，两种术式术后并发症相当（Ginsberg et al，1995）。然而，在局部切除手术中，5 年生存率较低。这一趋势可能与复发增加有关，但也可能与接受局部切除的患者相关的风险因素增加有关。同样，确定手术后复发风险的影响因素对患者和外科医生都很重要。在特殊情况下可以使用普通手术患者中治疗预后的影响因素这些可能包括 1 年后死亡、术后出现需要住院治疗的情况和术后出现严重的器官功能损害以及对患者住院时间和恢复时间的独立影响因素。

在为患者选择最佳治疗方案时，必须仔细评估多种因素。这些因素包括病史、共病、体格检查、人口统计学、患者的观点。Gulack 等（Gulack et al，2016）利用 5749 例全年龄段早期肺癌患者资料以围术期死亡作为研究重点建立了选择肺叶切除还是选择亚肺叶切除术的风险模型，该风险模型包括年龄、慢性阻塞性肺疾病（COPD）、既往脑血管事件、功能状况、近期吸烟情况和手术入路（开胸 /VATS）。针对年龄，作者将 65 岁以下、65 ~ 80 岁、> 80 岁分别赋予危险分 0、3、5。慢性阻塞性肺疾病、既往脑血管事件、依赖性功能状态、近期吸烟史以及开放手术入路分别赋分 2、2、3、1、1。危险评分 ≤ 5 分的患者围术期死亡率无显著性差异（$P >$ 0.05）。危险评分 > 5 分的患者肺叶切除术后围术期死亡率明显高于亚肺叶切除肺段切除，差异有显著性（$P < 0.01$）。通过该风险模型可以看出，> 80 岁以及 65 ~ 80 岁有近期吸烟史的患者进行手术时需选择亚肺叶切除术，其他 65 ~ 80 岁的患者既可以选择肺叶切除术也可以选择亚肺叶切除术，在围术期死亡率上无明显差别。

十七、老年肺癌手术患者筛选流程

综合以上数据，可以按照图 5-1-1 所示流程对老年肺癌手术患者进行筛选。第一步，评估老年肺癌肿瘤分期，明确需要切除的肺组织范围。第二步，根据共病、心肺功能、整体功能和手术范围来判断手术风险。手术风险是一个概率函数，主要取决于肺切除的数量和评估结果。表 5-1-2 根据患者的评估情况提出手术建议，所有考虑胸外科手术的老年患者均应进行 FVC 和

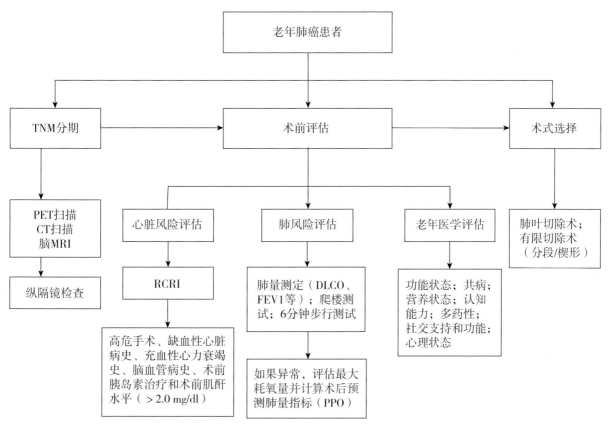

图 5-1-1　老年肺癌手术患者的筛选流程（Bravo-Iniguez et al，2014）

表5-1-2　老年肺癌手术患者术式选择

指标	肺叶切除术	有限切除术（分段 / 楔形）	非手术治疗
肺量测定（FVC% 或 DLCO%PPO）	> 50%PPO	25% ~ 50% PPO	< 25% PPO
6 分钟步行测试（米）	400	60 ~ 400	< 60 或坐轮椅
爬楼测试（层数）	2	< 1	无法上楼
VO$_2$max [ml/（kg·min）]	> 12	10 ~ 12	< 10
Karnofsky 评分	70 ~ 100	30 ~ 60	< 30

PPO，预测术后；VO$_2$max，耗氧量峰值

DLCO 肺功能检查、6 分钟步行测试、楼梯攀登测试以及 Karnofsky 表现状态评估。除表中所示参数，还应结合 CGA 和患者年龄对治疗策略进行进一步筛选和确认。

十八、术后结果预测

（一）术后并发症 / 死亡预测

一些回顾性研究报告了一些临床病理评分系统，如 Charlson 共病指数（CCI）、简化共病评分（SCS）和格拉斯哥预后评分（GPS），以预测老年肺癌患者术后并发症和生存结果（Girones et al，2011，Miyazaki et al，2015；Haruki et al，2017）。Takamochi 等（2011）回顾分析了 409 例接受手术的老年肺癌患者（≥ 70 岁）发现吸烟史、高血压、肾功能不全和肺一氧化碳弥散量（DLCO）与术后并发症紧密相关。Berry 等（2011）分析 193 例 > 80 岁的接受手术的肺癌患者的数据，发现 FEV1 预测值百分比，术式，手术入路（开胸 /VATS）与患者围术期并发症相关，糖尿病史和慢性阻塞性肺病史也与围术期并发症有一定相关性，但未达到统计学差异。作者未分析生物标志物和老年综合评估分数与围术期并发症之间的相关性。Yano 等（2017）开展了一项前瞻性观察研究，在日本 22 家医院收集了 264 例接受完全肺癌手术的老年患者（≥ 75 岁），发现成人共病评定 -27（ACE27）和手术期间出血量与术后并发症紧密相关。日本胸科外科协会（JACS）（Saji et al，2018）在全国范围内开展了多中心前瞻性研究，共招收了 1019 名老年肺癌患者，研究者对接收手术且资料完整的 895 例患者资料用单因素和多因素分析发现性别、老年综合评估中的记忆一项、白蛋白、肺活量以及糖尿病可以预测术后严重并发症，并建立了一套能够预测术后严重并发症的综合危险评分系统，RS = 3*（性别：男性）+2（老年综合评估 7：记忆：YES）+2*（白蛋白：< 3.8 ng/ml）+1*（肺活量 %：< 90）+1*（SCS：糖尿病：YES）。Pages 等（2018）利用法国管理数据库中包括 4438 名老年患者（≥ 80 岁）接受肺癌手术的 97 440 名患者的临床数据，分析了与患者术后院内死亡相关的因素（包括患者年龄、性别、共病、术式）并建立了预测患者院内死亡的回归树，结果发现肺病史、肝病史以及术式对患者院内死亡率影响较大。在无肺病或同时具有肺病和肝病的肺癌患者中，年龄（≥ 80 岁 vs. < 80 岁）对患者院内死亡没有影响，在有肺病无肝病的患者中按照术式分类，在接受肺切除的患者中年龄无影响；在接受局部切除的患者中老年患者院内死亡率较高，但也低于接受肺切除的患者。遗憾的是，该研究并未对其他因素进行分析，未对年龄进行进一步划分。在中国病人群体中，Wang 等（2016）回顾分析了 525 例 70 岁以上接受肺癌肺切除术患者的临床资料背景，建立了一个预测老年肺癌患者术后的手术结果（术后并发症）的临床模型。纳入初步分析的风险因子有年龄、性别、体重指数、美国麻醉医师协会（ASA）分类、共病、吸烟和结核病史、新辅助治疗、肿瘤特征（位置、大小、临床淋巴结状况）、肺切除和淋巴结切除范围及手

术入路。在合并肺部疾病中，肺疾病被定义为肺功能测试中存在异常（FEV1 < 1.0 L 或最大通气量 < 50% 或一氧化碳扩散能力 < 50%）。心脏共病采用胸部改良心脏危险指数（ThRCRI）评估。结果发现美国麻醉医师协会分类（ASA）、肺部疾病、肿瘤大小、肿瘤部位和手术入路是术后并发症的危险因素，作者利用这五个危险因素建立临床预测模型：风险分数（Risk Score）= 1.12*ASA+1.06* 肺部疾病 +0.17* 肿瘤大小 + 0.80* 肿瘤位置 +0.53* 手术入路。其中 ASA 赋值 1 ~ 5，肺疾病赋值 1，肿瘤大小取以厘米为单位的最大直径，肿瘤位于中心赋值 1，手术入路中开胸手术赋值 1。作者还比较并发现该风险模型要优于 Poullis（2013）等和 Kates 等建立的风险模型。Detillon 等（2018）利用 2133 例接收肺癌手术的老年患者的资料，分析了与术后并发症和死亡的相关因素，结果发现，性别、FEV1（%）、DLCO（%）、冠状动脉旁路移植术、糖尿病、COPD、手术入路（开胸 /VATS）和术式与术后并发症相关；年龄、FEV1%、ECOG、充血性心力衰竭与术后死亡相关。

（二）术后长期结果预测

在以往的报告中，长期生存率较低的因素有性别（男性）、术前呼吸困难、下呼吸道保留程度、肺切除、扩大切除和病理 TNM 分期（Rostad et al，2005；Dominguez-Ventura et al，2007；Dell'Amore et al，2013；Dell'Amore et al，2015）。Pawlak 等（2018）回顾分析 166 例波兰 75 ~ 85 岁接受根治性手术的老年肺癌患者的长期随访结果，术后 5 年生存率为 30%，术后 TNM 分级、术后并发症数和需要反复支气管纤维镜检查的阻塞性肺膨胀不全对患者的长期生存影响最大。未发现年龄、性别、ppoFEV1、ppoFVC、共病、COPD、手术入路（开胸 /VATS）、术式对患者长期生存的影响。Onaitis 等（2018）分析了 STS-GTSD 中 29 899 例接受手术治疗的老年肺癌的资料（平均年龄 73 岁，范围 68 ~ 78 岁），Ⅰ ~ Ⅱ 患者占 87%，1、3、5 年生存率分别为 86.7%、67.5% 和 53.2%。在多变量分析模型中，年龄、性别、BMI < 18.5，ASA 和 Zubrod 评分增高、CAD、CVD、CHF、DM、类固醇使用、PVD、急性肾损伤、FEV1（%）

下降、吸烟史等危险因素可以预测长期死亡率。

（陈晋峰 吴 楠）

参考文献

Appelbaum P S. Clinical practice. Assessment of patients' competence to consent to treatment. N Engl J Med, 2007, 357 (18): 1834-1840.

Auerbach A, Goldman L. Assessing and reducing the cardiac risk of noncardiac surgery. Circulation, 2006, 113 (10): 1361-1376.

Berry M F, Onaitis M W, Tong B C, et al. A model for morbidity after lung resection in octogenarians. Eur J Cardiothorac Surg, 2001, 39 (6): 989-994.

Billmeier S E, Ayanian J Z, Zaslavsky A M, et al. Predictors and outcomes of limited resection for early-stage non-small cell lung cancer. J Natl Cancer Inst, 2011, 103 (21): 1621-1629.

Bjorkman M P, Sorva A J, Risteli j, et al. Low parathyroid hormone levels in bedridden geriatric patients with vitamin D deficiency. J Am Geriatr Soc, 2009, 57 (6): 1045-1050.

Bolliger C T, Wyser C, Roser H, et al. Lung scanning and exercise testing for the prediction of postoperative performance in lung resection candidates at increased risk for complications. Chest, 1995, 108 (2): 341-348.

Bravo-Iniguez C, Perez Martinez M, Armstrong K W, et al. Surgical resection of lung cancer in the elderly. Thorac Surg Clin, 2014, 24 (4): 371-381.

Caddy G, Conron M, Wright G, et al. The accuracy of EUS-FNA in assessing mediastinal lymphadenopathy and staging patients with NSCLC. Eur Respir J, 2005, 25 (3): 410-415.

Caillet P, Canoui-Poitrine F, Vouriot J, et al. Comprehensive geriatric assessment in the decision-making process in elderly patients with cancer: ELCAPA study. J Clin Oncol, 2011, 29 (27): 3636-3642.

Carbognani P, Rusca M, Spaggiari L, et al. Mediastinoscopy, thoracoscopy and left anterior mediastinotomy in the diagnosis of N2 non small cell lung cancer. J Cardiovasc Surg (Torino), 1996, 37 (6 Suppl 1): 177-178.

Cesari M, Kritchevsky S B, Newman A B, et al. Added value of physical performance measures in predicting adverse health-related events: results from the Health, Aging And Body Composition Study. J Am Geriatr Soc, 2009, 57 (2): 251-259.

Colice G L, Shafazand S, Griffin J P, et al. Physiologic evaluation of the patient with lung cancer being considered for resectional surgery: ACCP evidenced-based clinical practice guidelines (2nd edition). Chest, 2007, 132 (3 Suppl): 161S-177S.

Datta D, Lahiri B. Preoperative evaluation of patients undergoing lung resection surgery. Chest, 2003, 123 (6): 2096-2103.

Decoster L, Van Puyvelde K, Mohile S, et al. Screening tools for multidimensional health problems warranting a geriatric assessment in older cancer patients: an update on SIOG recommendationsdagger. Ann Oncol, 2015, 26 (2): 288-300.

Dell'Amore A, Monteverde M, Martucci N, et al. Lobar and sub-lobar lung resection in octogenarians with early stage non-small cell lung cancer: factors affecting surgical outcomes and long-term results. Gen Thorac Cardiovasc Surg, 2015, 63 (4): 222-230.

Dell'Amore A, Monteverde M, Martucci N, et al. Early and long-term results of pulmonary resection for non-small-cell lung cancer in patients over 75 years of age: a multi-institutional study. Interact Cardiovasc Thorac Surg, 2013, 16 (3): 250-256.

Detillon D, Veen EJ. Postoperative Outcome After Pulmonary Surgery for Non-Small Cell Lung Cancer in Elderly Patients. Ann Thorac Surg, 2018, 105 (1): 287-293.

Dominguez-Ventura A, Cassivi SD, Allen MS, et al. Lung cancer in octogenarians: factors affecting long-term survival following resection. Eur J Cardiothorac Surg, 2007, 32 (2): 370-374.

Eagle KA, Berger PB, Calkins H, et al. American College of Cardiology/American Heart Association Task Force on Practice. ACC/AHA guideline update for perioperative cardiovascular evaluation for noncardiac surgery—executive summary a report of the American College of Cardiology/American Heart Association Task Force on Practice Guidelines (Committee to Update the 1996 Guidelines on Perioperative Cardiovascular Evaluation for Noncardiac Surgery). Circulation, 2002, 105 (10): 1257-1267.

Extermann M, Boler I, Reich RR, et al. Predicting the risk of chemotherapy toxicity in older patients: the Chemotherapy Risk Assessment Scale for High-Age Patients (CRASH) score. Cancer, 2012, 118 (13): 3377-3386.

Ferguson MK, Little L, Rizzo L, et al. Diffusing capacity predicts morbidity and mortality after pulmonary resection. J Thorac Cardiovasc Surg, 1988, 96 (6): 894-900.

Ginsberg RJ. Limited resection in the treatment of stage I non-small cell lung cancer; an overview. Chest, 1989, 96 (1 Suppl): 50S-51S.

Ginsberg RJ, Hill LD, Eagan RT, et al. Modern thirty-day operative mortality for surgical resections in lung cancer. J Thorac Cardiovasc Surg, 1983, 86 (5): 654-658.

Ginsberg RJ, Rubinstein LV. Randomized trial of lobectomy versus limited resection for T1 N0 non-small cell lung cancer. Lung Cancer Study Group. Ann Thorac Surg, 1995, 60 (3): 615-622; discussion 622-613.

Girish M, Trayner E, Jr., O' Dammann, et al. Symptom-limited stair climbing as a predictor of postoperative cardiopulmonary complications after high-risk surgery. Chest, 2001, 120 (4): 1147-1151.

Girones R, Torregrosa D, Gomez-Codina J, et al. Prognostic impact of comorbidity in elderly lung cancer patients: use and comparison of two scores. Lung Cancer, 2011, 72 (1): 108-113.

Goodwin JS, Zhang DD and Ostir GV, et al. Effect of depression on diagnosis, treatment, and survival of older women with breast cancer. J Am Geriatr Soc, 2004, 52 (1): 106-111.

Gulack BC, Yang CJ, Speicher PJ, et al. A Risk Score to Assist Selecting Lobectomy Versus Sublobar Resection for Early Stage Non-Small Cell Lung Cancer. Ann Thorac Surg, 2016, 102 (6): 1814-1820.

Haruki T, Yurugi Y, Wakahara M, et al. Simplified comorbidity score for elderly patients undergoing thoracoscopic surgery for lung cancer. Surg Today, 2017, 47 (6): 718-725.

Holden DA, Rice TW, Stelmach K, et al. Exercise testing, 6-min walk, and stair climb in the evaluation of patients at high risk for pulmonary resection. Chest, 1992, 102 (6): 1774-1779.

Hurria A, Togawa K, Mohile SG, et al. Predicting chemotherapy toxicity in older adults with cancer: a prospective multicenter study. J Clin Oncol, 2001, 29 (25): 3457-3465.

Jaklitsch MT, Pappas-Estocin A, Bueno R. Thoracoscopic surgery in elderly lung cancer patients. Crit Rev Oncol Hematol, 2004, 49 (2): 165-171.

Jolly TA, Deal AM, Nyrop KA, et al. Geriatric assessment-identified deficits in older cancer patients with normal performance status. Oncologist, 2015, 20 (4): 379-385.

Kenis C, Decoster L, Van Puyvelde K, et al. Performance of two geriatric screening tools in older patients with cancer. J Clin Oncol, 2014, 32 (1): 19-26.

Kilic A, Schuchert MJ, Pettiford BL, et al. Anatomic segmentectomy for stage I non-small cell lung cancer in the elderly. Ann Thorac Surg,

2009，87（6）：1662-1666；discussion 1667-1668.

Korc-Grodzicki B，Downey RJ，Shahrokni A，et al. Surgical considerations in older adults with cancer. J Clin Oncol，2014，32（24）：2647-2653.

Kroenke CH，Kubzansky LD，Schernhammer ES，et al. Social networks，social support，and survival after breast cancer diagnosis. J Clin Oncol，2006，24（7）：1105-1111.

Landreneau RJ，Sugarbaker DJ，Mack MJ，et al. Wedge resection versus lobectomy for stage I（T1 N0 M0）non-small-cell lung cancer. J Thorac Cardiovasc Surg，1997，113（4）：691-698；discussion 698-700.

Lee TH，Marcantonio ER，Mangione CM，et al. Derivation and prospective validation of a simple index for prediction of cardiac risk of major noncardiac surgery. Circulation，1999，100（10）：1043-1049.

Lin L，Hu D，Zhong C，et al. Safety and efficacy of thoracoscopic wedge resection for elderly high-risk patients with stage I peripheral non-small-cell lung cancer. J Cardiothorac Surg，2013，8：231.

Linden PA，Bueno R，Colson YL，et al. Lung resection in patients with preoperative FEV1 < 35% predicted. Chest，2005，127（6）：1984-1990.

Liu T，Liu H，Li Y. Early lung cancer in the elderly：sublobar resection provides equivalent long-term survival in comparison with lobectomy. Contemp Oncol（Pozn），2014，18（2）：111-115.

Magnuson A，Allore H，Cohen HJ，et al. Geriatric assessment with management in cancer care：Current evidence and potential mechanisms for future research. J Geriatr Oncol，2016，7（4）：242-248.

Marcantonio ER，Goldman L，Mangione CM，et al. A clinical prediction rule for delirium after elective noncardiac surgery. JAMA，1994，271（2）：134-139.

Meldon SW，Mion LC，Palmer RM，et al. A brief risk-stratification tool to predict repeat emergency department visits and hospitalizations in older patients discharged from the emergency department. Acad Emerg Med，2003，10（3）：224-232.

Mery CM，Pappas AN，Bueno R，et al. Similar long-term survival of elderly patients with non-small cell lung cancer treated with lobectomy or wedge resection within the surveillance，epidemiology，and end results database. Chest，2005，128（1）：237-245.

Meyer KC. Lung infections and aging. Ageing Res Rev，2004，3（1）：55-67.

Miller DL，Rowland CM，Deschamps C，et al. Surgical treatment of non-small cell lung cancer 1 cm or less in diameter. Ann Thorac Surg，2002，73（5）：1545-1550；discussion 1550-1541.

Miyazaki T，Yamasaki N，Tsuchiya T，et al. Inflammation-based scoring is a useful prognostic predictor of pulmonary resection for elderly patients with clinical stage I non-small-cell lung cancer. Eur J Cardiothorac Surg，2015，47（4）：e140-145.

Okada M，Koike T，Higashiyama M，et al. Radical sublobar resection for small-sized non-small cell lung cancer：a multicenter study. J Thorac Cardiovasc Surg，2006，132（4）：769-775.

Okami J，Ito Y，Higashiyama M，et al. Sublobar resection provides an equivalent survival after lobectomy in elderly patients with early lung cancer. Ann Thorac Surg，2010，90（5）：1651-1656.

Olsen GN，Block AJ，Tobias JA. Prediction of postpneumonectomy pulmonary function using quantitative macroaggregate lung scanning. Chest，1974，66（1）：13-16.

Onaitis MW，Furnary AP，Kosinski AS，et al. Prediction of Long-Term Survival After Lung Cancer Surgery for Elderly Patients in The Society of Thoracic Surgeons General Thoracic Surgery

Database. Ann Thorac Surg, 2018, 105 (1): 309-316.

Ost DE, Ernst A, Lei X, et al. Diagnostic yield of endobronchial ultrasound-guided transbronchial needle aspiration: results of the AQuIRE Bronchoscopy Registry. Chest, 2011, 140 (6): 1557-1566.

Owusu C, Margevicius S, Schluchter M, et al. Vulnerable elders survey and socioeconomic status predict functional decline and death among older women with newly diagnosed nonmetastatic breast cancer. Cancer, 2016, 122 (16): 2579-2586.

Pages PB, Mariet AS, Pforr A, et al. Does age over 80 years have to be a contraindication for lung cancer surgery-a nationwide database study. J Thorac Dis, 2018, 10 (8): 4764-4773.

Pastorino U, Valente M, Bedini V, et al. Limited resection for Stage I lung cancer. Eur J Surg Oncol, 1991, 17 (1): 42-46.

Pate P, Tenholder MF, Griffin JP, et al. Preoperative assessment of the high-risk patient for lung resection. Ann Thorac Surg, 1996, 61 (5): 1494-1500.

Pawlak K, Gabryel P, Kujawska A, et al. Long-term results of surgical treatment of non-small cell lung cancer in patients over 75 years of age. Kardiochir Torakochirurgia Pol, 2018, 15 (2): 65-71.

Poullis M, McShane J, Shaw M, et al. Prediction of in-hospital mortality following pulmonary resections: improving on current risk models. Eur J Cardiothorac Surg, 44 (2): 238-242; discussion 2013, 242-233.

Prithviraj GK, Koroukian S, Margevicius S, et al. Patient Characteristics Associated with Polypharmacy and Inappropriate Prescribing of Medications among Older Adults with Cancer. J Geriatr Oncol, 2012, 3 (3): 228-237.

Rami-Porta R, Ball D, Crowley J, et al. The IASLC Lung Cancer Staging Project: proposals for the revision of the T descriptors in the forthcoming (seventh) edition of the TNM classification for lung cancer. J Thorac Oncol, 2007, 2 (7): 593-602.

Rami-Porta R, Bolejack V, Goldstraw P. The new tumor, node, and metastasis staging system. Semin Respir Crit Care Med, 2011, 32 (1): 44-51.

Razi SS, John MM, Sainathan S, et al. Sublobar resection is equivalent to lobectomy for T1a non-small cell lung cancer in the elderly: a Surveillance, Epidemiology, and End Results database analysis. J Surg Res, 2016, 200 (2): 683-689.

Roselli EE, Murthy SC, Rice TW, et al. Atrial fibrillation complicating lung cancer resection. J Thorac Cardiovasc Surg, 2005, 130 (2): 438-444.

Rostad H, Naalsund A, Strand TE, et al. Results of pulmonary resection for lung cancer in Norway, patients older than 70 years. Eur J Cardiothorac Surg, 2005, 27 (2): 325-328.

Saji H, Ueno T, Nakamura H, Okumura N, et al. A proposal for a comprehensive risk scoring system for predicting postoperative complications in octogenarian patients with medically operable lung cancer: JACS1303. Eur J Cardiothorac Surg, 2018, 53 (4): 835-841.

Salathe M, O'Riordan TG, Wanner A. Treatment of mucociliary dysfunction. Chest, 1996, 110 (4): 1048-1057.

Sattar S, Alibhai SM, Spoelstra SL, et al. Falls in older adults with cancer: a systematic review of prevalence, injurious falls, and impact on cancer treatment. Support Care Cancer, 2016, 24 (10): 4459-4469.

Sihoe AD, Yim AP. Lung cancer staging. J Surg Res, 2004, 117 (1): 92-106.

Sogaard M, Thomsen RW, Bossen KS, et al. The impact of comorbidity on cancer survival: a review. Clin Epidemiol, 2013, 5 (Suppl 1): 3-29.

Solway S, Brooks D, Lacasse Y, et al. A qualitative systematic overview of the measurement properties of functional walk tests used in the cardiorespiratory domain. Chest, 2011, 119（1）: 256-270.

Soto-Perez-de-Celis E, Li D, Yuan Y, et al. Functional versus chronological age: geriatric assessments to guide decision making in older patients with cancer. Lancet Oncol, 2018, 19（6）: e305-e316.

Soubeyran P, Bellera C, Goyard J, et al. Screening for vulnerability in older cancer patients: the ONCODAGE Prospective Multicenter Cohort Study. PLoS One, 2014, 9（12）: e115060.

Stephan F, Boucheseiche S, Hollande J, et al. Pulmonary complications following lung resection: a comprehensive analysis of incidence and possible risk factors. Chest, 2000, 118（5）: 1263-1270.

Studenski S, Perera S, Patel K, et al. Gait speed and survival in older adults. JAMA, 2011, 305（1）: 50-58.

Takamochi K, Oh S, Matsuoka J, et al. Risk factors for morbidity after pulmonary resection for lung cancer in younger and elderly patients. Interact Cardiovasc Thorac Surg, 2011, 12（5）: 739-743.

Teeter SM, Holmes FF, McFarlane MJ. Lung carcinoma in the elderly population. Influence of histology on the inverse relationship of stage to age. Cancer, 1987, 60（6）: 1331-1336.

Verra F, Escudier E, Lebargy F, et al. Ciliary abnormalities in bronchial epithelium of smokers, ex-smokers, and nonsmokers. Am J Respir Crit Care Med, 1995, 151（3 Pt 1）: 630-634.

Wang Y, Wu N, Zheng Q, et al. Prediction of Surgical Outcome by Modeling Based on Risk Factors of Morbidity After Pulmonary Resection for Lung Cancer in Older Adults. Ann Thorac Surg, 2016, 102（3）: 971-978.

Wildes TM, Dua P, Fowler SA, et al. Systematic review of falls in older adults with cancer. J Geriatr Oncol, 2015, 6（1）: 70-83.

Wildiers H, Heeren P, Puts M, et al. International Society of Geriatric Oncology consensus on geriatric assessment in older patients with cancer. J Clin Oncol, 2014, 32（24）: 2595-2603.

Williams GR, Mackenzie A, Magnuson A, et al. Comorbidity in older adults with cancer. J Geriatr Oncol, 2016, 7（4）: 249-257.

Wyser C, Stulz P, Soler M, et al. Prospective evaluation of an algorithm for the functional assessment of lung resection candidates. Am J Respir Crit Care Med, 1999, 159（5 Pt 1）: 1450-1456.

Yano T, Kawashima O, Takeo S, et al. A Prospective Observational Study of Pulmonary Resection for Non-small Cell Lung Cancer in Patients Older Than 75 Years. Semin Thorac Cardiovasc Surg, 2017, 29（4）: 540-547.

第二节 老年肺癌手术的特点

纵观我国肺癌患者年龄分布的历史变化，不难发现随着国内老龄化人口构成逐渐严峻，老年肺癌患者日益增多。从国际方面横向对比，西方国家第二次世界大战后生育高峰的后续效应业已显现，当时的新生儿如今均已进入老年阶段，客观上增加了老年人口比例。相应的，老年肺癌患者也成比例增加。以英国为例，2013—2015年，英国新发肺癌患者中，44%的患者年龄超过75岁（Office for National Statistics on request, 2017）。2016年美国新发肺癌患者中，超过2/3患者年龄超过70岁（Prevention CfDCa, 2016）。肺癌患者老龄化是肿瘤学界面临的严峻问题，对于医疗相关风险较高的手术治疗更是处于风口浪尖。

毋庸置疑，外科手术因其最具有长期治愈的可能性，故一直是早期非小细胞肺癌的首选治疗方案（NCCN Guidelines Version 3, 2019, Non-Small Cell Lung Cancer）。老年肺癌患者是否同样可以从外科手术中受益，是胸外科学界关注的重点问题。早在本世纪初，Van Rens等学者的回顾性研究就发现，年龄范围在65～80岁之间的肺癌患者，术后4年生存率与<65岁的肺癌

患者无明显差异，但术后 5 年生存率低于非高龄患者（38% vs. 44%，$P < 0.0001$）（van Rens et al，2000）。这项研究比较客观地反映了现实情况，老年患者可能会从手术中获得生存益处，但是，老年患者毕竟与非老年患者不同，有着不同于非老年患者的临床特征，其手术特点也不尽相同。如何能从老年肺癌患者中，筛选出适合手术的人群，是肺癌外科专业医生的工作重点。

一、治疗指南依从性降低

Schulkes 等的一项研究将人群分为最高龄组（≥ 85 岁）、中等高龄组（71 ~ 84 岁）和非高龄组（≤ 70 岁），结果发现在最高龄组中，仅有 8% 的患者接受了指南推荐的标准治疗，在中等高龄组有 39% 接受标准治疗，在非高龄组中该比例为 66%（$P < 0.001$）（Schulkes et al，2017）。可见年龄越大，非肿瘤因素对治疗方案的影响程度越高。Cykert 等进行更细致的研究，该研究详细分析了早期非小细胞肺癌患者未按指南建议进行手术治疗的原因。结果显示未进行手术治疗的影响因素包括年龄（$P < 0.001$）、合并症（$P < 0.001$）、医疗保险（$P = 0.001$）及种族（$P = 0.005$）等（Cykert et al，2010）。其中年龄和合并症因素影响最显著，也是老年患者最常具备的危险因素。

在进行术前新辅助化疗的人群中，延迟手术的患者年龄更大。如果将 68 岁作为阈值，年龄大于 68 岁的患者，其延迟手术的风险是低龄患者的 1.37 倍（OR = 1.37；95%CI：1.10 ~ 1.72；$P < 0.006$）（Samson et al，2017）。未能按计划进行治疗的主要原因是治疗不良反应率较非老年患者明显增高。Schild 等在一项同步放化疗的临床试验中观察了老年患者的不良反应，结果发现对于非老年患者，62% 发生 4 级不良反应，而老年组为 81%（$P = 0.007$），其中老年患者 4 级骨髓抑制发生率为 78%，4 级肺炎发生率为 6%，均较非老年患者明显增高（Schild et al，2003）。

二、手术入路的选择

Mcvay 等总结了 159 例 80 岁以上老年肺癌患者的电视辅助胸腔镜手术（video-assisted thoracic surgery，VATS）数据，结果表明术后死亡率为 1.8%，术后并发症率为 18%，最常见的术后并发症为心律失常（McVay et al，2005）。而前面所提到的 Damhuis 等在同时期开展的研究中，术后死亡率为 6.3%，术后并发症发生率为 48%。尽管 Mcvay 等的研究人群均接受肺叶切除术（96%）、双肺叶切除术（2%）或全肺切除术（2%），Damhuis 等的研究人群尚有 28.3% 为亚肺叶切除术（楔形切除术 20.6%，肺段切除术 7.7.%），但由于 Damhuis 的研究全肺切除术比例高（6.6%），胸腔镜手术比例低（仅为 9.2%），故术后死亡率及并发症发生率明显高于 Mcvay 的研究。还有研究者指出，胸腔镜手术可以降低老年肺癌患者术后疼痛程度，减少细胞因子生成，并在术后早期保留更多肺功能（Nagahiro et al，2001）。有鉴于此，Mehta 等的研究表明，胸外科医生更倾向于为老年患者做胸腔镜手术。随着患者年龄增长，每增加 1 岁，腔镜手术比例增加 1%（Tonner et al，2003）。当然，这也不排除选择偏移——只有那些适合胸腔镜手术的老年患者，胸外科医生才更倾向于选择手术治疗。

目前很多数据显示，胸腔镜肺叶 / 肺段切除术较开放手术明显降低术后死亡风险（1.0% vs. 1.9%；OR 0.51；95% CI：0.37 ~ 0.70），并减少术后住院时间（4 天 vs. 6 天；$P < 0.0001$）（Mehta et al，2018）。在老年患者人群中，也有类似的研究结果，Onaitis 等通过回顾性研究分析近 3 万例 65 岁以上老年肺癌患者，也发现胸腔镜手术较开放手术降低长期死亡风险（OR = 0.86；95% CI：0.82 ~ 0.92，$P < 0.001$）（Onaitis et al，2018）。但 Port 等的回顾性研究通过多因素分析认为，胸腔镜手术仅是降低老年肺癌患者术后并发症率的独立因素（OR = 0.35；95% CI：0.15 ~ 0.84；$P = 0.019$），而胸腔镜手术与开放手术的生存率没有显著差异（OR = 0.59；95%CI：0.27 ~ 1.28；$P = 0.183$）（Port et al，2011）。Hristov 等通过倾向评分匹配分析的方法发现，胸腔镜手术可以降低老年肺癌患者术后非癌症特异性死亡率；开放手术是增加非癌症特异性死亡率的独立危险因素，

开放手术可以将非癌症特异性死亡率增加 1.45 倍（HR = 2.45；95%CI：1.18 ～ 5.06；P = 0.016），而同时两种手术入路的癌症特异性死亡风险相当，这客观上造成胸腔镜手术后生存率较开放手术存在优势（Hristov et al，2018）。

尽管存在一定争论，但胸腔镜手术在降低老年肺癌患者术后并发症发生率方面的作用是毋庸置疑的，并且死亡率方面并未显示出劣于开放手术的趋势，故应尽可能为有胸腔镜手术指征的老年肺癌患者完成该入路手术。

三、手术麻醉

在过去的几十年中，麻醉安全性大大提高，麻醉相关死亡率目前已低达 1/200 000 ～ 300 000（Kim et al，2015）。面对患者年龄逐渐增高的趋势，麻醉医生也面临减少麻醉相关并发症率和死亡率，以及减少老年患者术后认知障碍的艰巨任务。多项研究证实硬膜外麻醉可以提高麻醉安全性。Memtsoudis 等回顾性分析了近 80 万例老年骨科患者数据，多因素分析提示硬膜外麻醉可以降低严重并发症率、ICU 入住率及住院时间，并且发现年龄越高，受益越显著（Memtsoudis et al，2014）。然而遗憾的是，对于肺癌患者来讲，绝大多数需要进行全麻手术，使得老年患者无法从麻醉方式的改变中受益。Cai 等的研究观察到，接受异氟烷吸入麻醉的老年患者，术后认知功能优于全静脉麻醉患者（Cai et al，2012）。麻醉技术还可能与术后谵妄相关。Seiber 等通过随机对照研究发现，应用丙泊酚将镇静调控至轻度——双频指数为 80（Bispectral index，BIS），对比镇静至深度（BIS ≤ 50），老年患者术后谵妄可减少 50%（Sieber et al，2010）。术中低血压与老年患者术后卒中、术后认知障碍、急性肾功能损伤、心肌梗死及死亡率升高相关（Brady et al，2013）。麻醉深度过深也会引发术中低血压。因此，英国国家健康与护理卓越研究所推荐术中对高危患者用脑电波监控麻醉深度，还特别强调了老年患者应用此技术的必要性。

对于老年患者，术中即应该开始注意输液量平衡，避免静脉入量过多导致肺水肿（Assaad et al，2013），也要避免因为入量不足导致肾前性肾衰竭（Licker et al，2011）。

四、术后死亡率及并发症升高

尽管老年患者可以从手术中受益，但需要注意的是，该群体术后并发症率和死亡率较普通人群有增高趋势。Ginsberg 教授在他所主导的肺癌研究组（Lung Cancer Study Group）中做了详尽的分析。他发现小于 60 岁的患者术后死亡率为 1.3%，在 60 ～ 69 岁患者人群中，该比例增加为 4.1%，而在大于 70 岁的老年患者中，更是上升至 7.1%（$P < 0.01$）。术后死亡的主要原因包括肺炎、呼吸衰竭、支气管胸膜瘘、脓胸和心肌梗死（Ginsberg et al，1983）。Damhuis 等在 2006 年的一项研究中报道，> 80 岁的老年患者，其术后死亡率接近 10%（Damhuis et al，2006）。可见，老年患者术后死亡率与患者年龄成正相关，随年龄增长，术后死亡率也明显上升。在并发症率方面，Alerto 等总结了 379 位 80 岁以上老年肺癌患者数据，结果表明术后并发症率为 48%，常见的并发症包括房颤、肺炎、需要支气管镜下治疗的呼吸道分泌物潴留等（Dominguez-Ventura et al，2006）。

老年患者术后死亡率上升的原因，是年龄导致的生理改变，还是与年龄相关的其他合并疾病？Ginsberg 教授的研究仅为单因素分析结果，是否有其他独立影响因素，或者与年龄相关的因素同样影响术后并发症率和死亡率？毕竟对于 80 岁以上的老年患者，80% 同时患有至少一种合并症，50% 同时患有两种及两种以上合并症（Tammemagi et al，2004）。在美国退伍军人事务部外科质量改进计划（National Veterans Affairs Surgical Quality Improvement Program）主导的一项前瞻性多中心临床研究中，针对并发症率和死亡率进行了多因素分析，结果发现除了年龄之外，还有另外一些独立因素影响术后死亡率和并发症率，例如签署拒绝心肺复苏同意书（OR = 4.3）、全肺切除术（OR = 3.0）、感觉障碍（OR = 2.7）和呼吸困难（OR = 1.4）（Harpole et al，1999）。但也有专家持不同观点，Bernard 等将年龄、肺功能、手术类型、并发症指数、术前化疗等因素综合到一起时，发现年龄不再是独立影响因素（Bernard et al，2000）。这有可能提示，高龄患者之所以术后死亡率和并发症率增高，其根本原因在于合并症的增加。相比于仅用年龄衡量手术风险，综合患者的肺功能储备，合并症情况和营养状况更适合作为筛选老年患者手术适应证的理想指标（Harpole et al，1999；Bernard et al，2000；Castillo et al，2018）。

有人可能会质疑 Ginsberg 教授的数据在当今医疗条件下的可重复性，毕竟在过去的 35 年中，胸外科手术技术及围术期护理发生了巨大的变化和长足的进步。的确，医学的进步在胸外科围术期安全性方面有着明显体现。美国胸外科学会普胸外科数据库（Society of Thoracic Surgeons General Thoracic Surgery Database，STS GTSD）2002 年 1 月至 2008 年 6 月的数据表明，总患者人群术后死亡率为 2.2%，患者年龄每增长 10 岁，术后死亡风险增加 84%，（95% 置信区间 1.58 ～ 2.15，$P < 0.001$），严重并发症增加 23%（95% CI 1.18 ～ 1.32，$P < 0.001$）（严重并发症指气管切开、再次气管插管、机械通气大于 48 小时、成人呼吸窘迫综合征、支气管胸膜瘘、肺栓塞、肺炎、再次手术、心肌梗死、需要治疗的下肢深静脉血栓形成、需要治疗的房颤、肾功能不全、输血、败血症、乳糜胸以及喉返神经麻痹）。这一数据对比 Ginsberg 教授当年的结果有显著改善。不仅如此，美国胸外科学会还在此基础上不断完善，到 2012 年 1 月至 2014 年 12 月，GTSD 数据表明，年龄每增长 10 岁，术后死亡风险增加 64%（95%CI：1.44 ～ 1.87；$P < 0.001$），严重并发症增加 13%（95% CI：1.08 ～ 1.19；$P < 0.001$）（Fernandez et al，2016）。这提示我们，外科手术及围术期护理质量确实在逐年提升。但老年患者的术后死亡率和并发症率仍值得胸外科医生关注，尤其老年患者的术后死亡率问题比并发症率更为突出，这体现了老年患者出现并发症后，更易出现生命危险的特点。

五、老年肺癌患者术后并发症特征

在现代医学中，很多循证医学证据来源于标准、严格的临床试验，这无疑是医学的进步。然而，我们不能忽视一个问题：在临床试验中，为了保证入组条件的均一性和可控性，老年患者往往不满足入组条件，无法进入临床试验，这就导致一个现象——最为复杂的老年患者的病生理特征及对治疗的反应情况，恰恰是我们最不了解的。这也是现实世界和临床试验的客观差距。在关注老年肺癌患者手术相关问题时，我们尤其要注重这一点。

（一）呼吸系统并发症

肺癌作为呼吸系统恶性肿瘤，其切除手术显然会对呼吸系统产生重要影响。肺不张、肺炎、成人呼吸窘迫综合征（ARDS）、低氧血症、持续漏气、胸腔内残腔等均为呼吸系统并发症。即使健康老年人，其肺功能亦较年轻时明显下降，至 70 岁时，肺功能甚至降至 30 岁时的一半（Tonner et al，2003）。由于弹性蛋白丢失，肺泡组织弹性下降，静态弹性回缩力下降，导致肺泡表面积缩小，肺活量降低，二氧化碳弥散功能亦随之下降。再加上肌肉强度变弱，脊柱变形，各方面均影响老年人肺功能（Sprung et al，2006）。特别是在老年肺癌患者接受手术之后，代谢需求增加，循环系统容量正平衡，术后通气血流比失衡，使得肺功能代偿能力有限体现得更加明显，表现为呼吸系统并发症增加，术后康复进程迟缓。以成人呼吸窘迫综合征（ARDS）为例，年龄小于 70 岁的肺癌患者，术后罹患 ARDS 后，死亡率为 25.4%，而对于年龄大于 70 岁的老年肺癌患者，该比例骤增至 50% 以上（Ely et al，2002）。鉴于老年患者的生理特征，Manku 等发现即使出院之后，呼吸系统术后并发症仍然使死亡率持续增加，尤其是在术后 3 个月内（Manku et al，2003）。

（二）肺不张

由于绝大部分胸外科手术需要全麻单肺通气，术后肺复张成为老年患者术后康复的第一关。术后胸壁功能改变，麻醉药物残留效应，无法下地活动，困倦等因素均可阻碍老年患者肺癌术后深呼吸运动，引发呼吸系统换气功能异常，增加了术后肺不张及其他呼吸系统并发症风险（Sieber et al，2011）。胸壁功能改变从麻醉开始时就已经发生，并可持续至术后相当长的时间。原因包括：第一，疼痛限制胸壁肌肉自主运动；

第二，手术异常刺激传入神经元，使得呼吸肌神经反射减弱；第三，手术破坏呼吸肌组织，直接影响其胸壁运动（Sprung et al，2006）。

（三）肺炎

肺炎是老年肺癌患者术后呼吸系统的常见并发症（Detillon et al，2018），虽然有报道称发病率仅有3%（Saji et al，2018），但却是引发术后死亡的常见病因（Meriggi et al，2006）。根据 Meriggi 等的报道，由于老年患者支气管黏膜纤毛运输功能降低，呼吸肌力量减弱，老年肺癌患者术后肺炎发病率高于非老年患者。术前FEV1% 和 DLCO% 指标低，慢性阻塞性肺疾病史与术后肺炎发病率增高相关（Ferguson et al，2008）。切除范围广是术后肺炎的高危因素，较小范围的手术能够更好地储备肺功能（Jaklitsch et al，2003）。Port 等研究发现胸腔镜手术可以降低术后肺炎风险（Port et al，2011）。Kachare 等发现，胸腔镜手术由于创伤较小，术后疼痛减轻，术后早期肺功能保留更多，这些都会使患者更容易实现深呼吸，并有利于痰液排出及术后早期下地活动，这对老年患者是尤为重要的（Kachare et al，2011）。

（四）术后机械通气时间延长

由于呼吸系统基础疾病增多，肌肉组织萎缩等因素，老年肺癌患者术后呼吸衰竭，需要机械通气的比例明显增多（Sevransky et al，2003）。Ely 等的前瞻性研究试图阐明年龄是否是术后需要更长机械通气时间的危险因素。结果发现，在其他因素均衡的前提下，老年患者需要机械通气的时间与非老年患者无明显差异。作者建议年龄不应该限制老年患者机械通气决策的制订（Ely et al，1999）。但是，该研究并非是我们不关注老年患者术后机械通气问题的理由，因为现实世界中，老年患者人群中其他基础疾病与非老年患者并非是匹配的。换言之，即便是因为基础疾病导致了老年患者术后机械通气时间延长，但作为这些基础疾病的载体——老年患者，仍然是亟须关注的对象（LF T，1996）。并且，在老年患者人群中，需要长期依赖机械通气（每天＞6小时，＞21天）的比例明显高于非老年患者人群（Kleinhenz et al，2000）。

（五）误吸

对于老年肺癌术后患者，误吸也同样需要特别注意。进入老年之后，口咽部保护性反射减弱，呼吸肌强度及咳嗽反射减弱，呼吸道清除能力下降，增加了误吸的风险。如果老年患者同时合并吞咽障碍、帕金森病或其他神经系统疾病，会进一步增加老年患者的误吸风险（Sprung et al，2006）。老年患者常疏于口腔卫生护理，造成口咽部细菌定植，成为误吸的病原菌来源（PE M，2001）。

（六）循环系统并发症

手术会刺激交感神经自主神经系统。手术创伤信号通过传入神经输入，激活下丘脑，导致肾上腺髓质分泌肾上腺素增多，及突触前神经末梢释放去甲肾上腺素增多（HK，1997）。交感神经自主神经系统可以直接支配心肌和血管系统，引起血压增高、心率加快和心律失常（DB，2004）。心脏交感神经的直接激活可以激发冠状动脉收缩，循环系统儿茶酚胺可以导致高凝状态，增加了心肌缺血的风险。

（七）心血管不良事件

经历了几十年的努力工作，研究者总结出老年人循环系统呈现以下特点：①内皮功能失调；②动脉硬化；③左心室顺应性下降；④左心室与动脉协调功能下降；⑤压力感受器反射和自主神经反射功能下降（Dai et al，2015）。血管内皮功能失调，会降低血管内皮对血管活性物质的反应，在血管受到损伤时，血管收缩能力下降，增加手术出血风险（Allen M，2017）。动脉钙化和血管胶原弹性下降均导致左心室后负荷增大，增加左心室做功，冠脉血流需求增加，相对地增加了冠脉缺血程度，增加心肌梗死风险。Kamiyoshihara 等的研究指出，70岁以上患者中5% 有缺血性心脏病病史（Kamiyoshihara et al，2000）。Osaki 等报道12% 的老年患者有缺血性心脏病病史（Osaki et al，1994），Hanagiri 报道的比例为17%（Hanagiri et al，1999）。在这样的病生理基础上进行胸外科手术，会进一步增加心脏负荷，增加血管内皮不稳定性，增加心血管意外发生率。Mangano 等的研究发现，在高危患者人群中，术后发生心肌缺血的比例为41%，而心肌缺血患者发生缺血事件（包括心源性死亡、心肌梗死和不稳定型心绞痛）的风险增加 8.2 倍（95% CI 2.0 ～ 42.0；$P < 0.004$）（Mangano et al，1990）。心脏风险指数被广泛应用于术前心脏风险评估（Hoerks et al，2009；Poldermans et al，2008；2009 ACCF/AHA focused update on perioperative beta blockade），它包含以下六个危险因素：缺血性心脏病、充血性心力衰竭、脑血管疾病、高危手术、需胰岛素控制的糖尿病肌酐水平超过 2 mg/dl。从这些指标不难看出，老年患者人群仍然是高危人群。对于有高危因素的老年患者，术前应做到充分风险评估。对于长期服用的心脏病药物，例如他汀类降脂药，美托洛尔、高血压药物等，建议继续服用至术前（Sieber et al，2011），以维持基础疾病稳定，或听从心内科专家指导。

（八）水及电解质平衡紊乱

水及电解质平衡也是老年肺癌患者围术期需要特别关注的问题。随年龄增长，老年人机体含水量下降 10% ～ 15%，细胞外液与细胞内液比率增加（Allison et al，2004）。再加上老年人肾小球滤过率下降，使得老年人更易暴露于水潴留风险之中。胸外科手术后由于生理应激，脑垂体后叶释放抗利尿激素，通过肾浓缩尿液，促进水潴留。抗利尿激素水平增高的维持时间根据手术创伤大小及有无并发症而变化，通常会持续 3 ～ 5 天（Desborough et al，2000）。此外，交感神经传出激活，刺激肾小球旁器（又称球旁复合体）的球旁颗粒细胞释放肾素（又称血管紧张素原酶），肾素促进血管紧张素 II 产生，促进肾上腺皮质释放醛固酮，增加远端肾小管对 NaCl 和水的重吸收。加之老年患者血管硬化，更易导致机体对血容量变化的调节失衡（El-Sharkawy et al，2014）。水钠潴留延迟老年患者术后康复，并可能产生不良预后（Arieff AI，1999）。所以，围术期液体管理直接关系到老年患者的生存结局。据英国 1999 年的一项数据统计报道，老年患者术后容量过多，是可避免术后死亡的最主要原因（Callum et al，1999）。监测老年患者术后出入量是十分必要的。一项 meta 分析显示，改良后的液体管理方案，可以使术后并发症率降低 41%，住院时间缩短 3.4 天（Varadhan et al，2010）。

（九）肺水肿

肺水肿是一种严重影响生命安全的术后呼吸及循环系统并发症。虽然肺水肿发病机制并不明确，但可以观察到，肺水肿常发生于有心脏病基础以及术后容量负荷过大的患者。Arieff 等的一项有关术后肺水肿的研究发现，所有发生肺水肿的患者，术后静脉输液量均超过 67 ml/（kg·d）（Arieff AI，1999）。此外，复张性肺水肿也是常见的病因。而老年肺癌手术患者，正是心脏病、容量调节功能下降及手术需要肺复张过程的高危人群。肺水肿可能在肺复张后立即发生，伴有呼吸困难，粉红色泡沫样痰等症状，也有少数情况下延迟数小时发生（Willms，1988）。这就要求我们在老年肺癌患者麻醉恢复过程中给予更长时间的观察。老年患者不只增加水潴留风险，同时，脱水风险也明显增加。老年患者由于行动受限无法及时摄入饮用水，为了减少排便频率或避免尿失禁而主动限制饮水量，或者由于利尿剂药效而排尿过多，客观上都增加了老年患者脱水的风险。脱水量达到机体含水量的 2%，即可出现躯体、神经以及认知障碍（Grandjean et al，2007）。

（十）神经系统并发症

1. 抑郁 / 焦虑   据统计，成人抑郁 / 焦虑状态比例约 15% ～ 20%，老年人比例更高。一项骨科研究显示，患者术前处于抑郁 / 焦虑状态比例为 20.3% ～ 33.6%（Duivenvoorden et al，2013）。抑郁在老年患者围术期非常普遍，如果患者既往有过抑郁病史，则术后发生率更高。研究显示抑郁与严重并发症及出院后需转诊至医学康复中心密切相关（Yesavage et al，1982）。在一项关于冠状动脉旁路移植手术的生存分析中，在平衡了年龄、性别、糖尿病、吸烟、左室射血分数、心肌梗死病史等因素后，抑郁患者死亡率明显增高（Blumenthal et al，2003）。

2. 谵妄   老年患者术后发生谵妄比例明显增高。Sasajima 等的研究显示，老年患者（平均年龄 71.6 岁）术后发生谵妄的比例为 42%（Sasajima et al，2000）。多因素分析显示谵妄与认知障碍有较强的相关性。高龄（OR = 1.14；95% CI：1.07 ～ 1.22），既往认知障碍（OR = 1.32；95% CI：1.06 ～ 1.64），抑郁（OR = 3.67；

95% CI：1.12 ~ 12.02），教育水平较低（OR = 3.59；95% CI：1.14 ~ 11.25）和术前血钠异常（OR = 4.32；95% CI：1.01 ~ 18.38）均为发生术后谵妄的危险因素（Galanakis et al，2001）。Marcantonio 等研究发现，术后发生谵妄与严重并发症，术后死亡，住院时间延长及出院后需转诊至医学康复中心等密切相关（Marcantonio et al，1994）。

3. 疼痛　术后疼痛可能限制老年患者术后活动及深呼吸运动，从而增加术后呼吸系统并发症，故术后镇痛治疗十分重要。为了避免出现上述疼痛引发的相关并发症，有学者甚至认为开胸术后镇痛是强制性的，特别是针对老年患者。但在镇痛治疗中，尤其是术后早期，需要注意有些镇痛药物有抑制呼吸的副作用。患者自控硬膜外镇痛常被视为术后镇痛的标准方法。但由于尿潴留、低血压、肌无力、恶心、呕吐等副作用，限制了患者自控硬膜外镇痛在胸外科手术方面的应用，特别是在老年患者中的应用。椎旁神经阻滞是很好的替代方法，它既可以达到与硬膜外镇痛相似的躯体和交感神经阻滞作用，又可以明显降低低血压等副作用（Joshi et al，2008）。随着微创手术技术的发展，术后镇痛逐渐从较大面积的镇痛范围转变为局部而持续的镇痛需求，更加彰显出肋间神经阻滞的优势。Rice 等的研究显示，肋间神经阻滞有着与硬膜外镇痛同等的效果，且副作用更轻（Rice et al，2015）。

（十一）营养状况

早在 20 世纪 30 年代，医学家就已发现营养状况影响外科手术预后（HO S，1936），老年患者更是如此。在手术前，需要全面了解老年患者的营养状况，包括饮食习惯，最近是否有体重下降等。由于白蛋白半衰期为 18 ~ 20 天，故不能十分精准地判断老年患者即时的营养状况（Allen M，2017）。前白蛋白半衰期更短，可以成为更精准的评价指标，但应该注意前白蛋白水平可能受炎症等影响因素干扰（Tempel et al，2015）。其实，即使老年患者体重维持不变，其机体也呈现出脂肪含量增加，肌肉含量下降的趋势。术后体力下降伴随活动受限，是老年患者显著的术后功能表现（Watters et al，1993）。因此，维持老年患者术后营养状况，维持其肌肉强

度，对术后康复大有裨益。甚至，营养状况欠佳还会引发术后呼吸系统等并发症增多（Lunardi et al，2012）。Geisler 等的研究显示，前白蛋白低于 10 mg/dl 与死亡率及并发症率增高明显相关（Cohen et al，2013）。Lin 等报道前白蛋白低于 18 mg/dl 可以预测感染性并发症（Yu et al，2015）。以体质指数（bodymass index，BMI）作为预测指标时，Matsuoka 等发现老年肺癌患者体质指数 < 18.5 kg/m^2 或 > 25 kg/m^2 都是术后预后不良的预测因素，说明不但要保证老年患者营养摄入量，还应保证其营养均衡（Matsuoka et al，2018）。

（十二）虚弱状态

老年人的生理储备下降，或可将该状态称之为虚弱（frailty）。虚弱是一种与年龄相关的机体脆弱状态，其表现在各个生理系统储备功能下降，例如应对日常生活或者急性应激性刺激的能力下降（QL X，2011）。虚弱有不同的人为定义，一种是 Fried 等定义的：1 年内体重下降 10 磅（1 磅 ≈ 0.49 kg）以上、自诉乏力、握力下降、行走速度减缓和仅胜任低体力活动（Fried et al，2001）。另一种定义内涵更为广泛，将认知障碍、情绪障碍、感知障碍、社会认同感降低、慢性疾病和失能作为虚弱综合征的一部分（Rockwood et al，2005）。Dasgupta 和 Makary 先后报道，虚弱与术后并发症发生率升高、住院时间延长和出院后需转诊至医学康复中心相关（Dasgupta et al，2009；Makary et al，2010）。老年患者中 10.4% 处于虚弱状态，还有 31.3% 的老年患者临近虚弱状态（Makary et al，2010）。可见虚弱是老年患者中较普遍的状态。利用虚弱评价指标筛选目标人群，可以达到降低术后并发症率和死亡率的作用（Kim et al，2015）。

六、老年肺癌手术风险评估

从上述各方面，可见老年肺癌手术的风险和难点所在。如何在手术切除肿瘤以期达到良好的远期生存的同时，又尽可能地降低围术期并发症及死亡风险，提高术后生活质量，是胸外科医生在治疗老年患者时所面临的最大挑战。为此，很多学者致力于开发并建立胸外科手术风险模型，

希望能够对患者的手术风险进行量化评估，把握手术适应证的同时筛选出高危患者，通过改变治疗策略，加强围术期管理等方法降低患者的手术风险，以达到良好的手术效果。

目前文献报道的关于肺切除手术风险模型多以普通人群为研究对象，围术期死亡作为预测指标。例如，Kozower等基于美国胸外科学会普胸外科数据库111个医疗中心的18 800例患者数据建立了肺癌手术风险评估模型，能够对严重并发症和围术期死亡风险进行预测（Kozower et al，2010）。Falcoz等基于15 183例患者的临床数据建立了Thoracoscore模型，旨在对普通胸外科术后死亡风险进行评价（Falcoz et al，2007）。另外，来自挪威的Strand等学者依据国家癌症登记中心的数据开发的肺癌切除手术预测模型，对患者术后30 d的死亡风险进行了评估（Strand et al，2007）。类似的，Berrisford等纳入了欧洲胸外科数据库（the European Thoracic Surgery Database）14个国家27个医学中心的3 426例患者数据，建立了普通肺切除手术和肺癌切除手术两个风险模型（Berrisford et al，2005）。除此之外，Kates等针对65岁以上肺癌患者的手术风险预测模型是目前极少数关注于老年肺癌的模型之一（Kates et al，2009）。该研究从美国国家生存数据、流行病学及最终结果数据库（the National Surveillance，Epidemiology and End Results，SEER）筛选出了14 297例65岁以上的肺癌患者。入组患者的围术期死亡率为4.6%。作者通过回归分析认为年龄、肿瘤大小、性别、多肺叶切除、病理分期和合并症是影响手术风险的因素，同时建立了风险模型。该模型能够评估老年肺癌患者的手术死亡风险，但并没有涉及围术期并发症的发生风险以及远期预后等方面的评价。值得一提的是，我国学者亦在老年肺癌术后并发症及死亡风险预测方面作出积极贡献（Wang et al，2016）。我国学者建立的老年肺癌术后风险预测模型能够预测患者术后并发症率和死亡率，经过内部检验具有良好的预测能力和区分度，相比既往肺切除手术风险模型在老年肺癌患者中应用更有优势。但该模型尚需多中心独立大样本检验。建立并运用更加精准的风险评估和预测模型，降低老年患者肺癌术后并发症率和死亡率的研究方向，在未来相当长的一段时间内仍是胸外科学界的努力方向。

七、小结

随着老年人预期寿命逐渐延长，老年肺癌患者手术指征的判断和手术利弊的权衡也在不断变化。就像我们无法为老年的年龄界限做严格的限定一样，老年患者的肺癌手术特点也需要在实践中不断总结。我们需要在控制术后并发症率/死亡率和提高手术局部控制率这两个方面寻找适宜的平衡点，兼顾老年患者的术后生活质量和生存时间。只有这样，才能真正让手术这种治疗模式在老年肺癌领域发挥最大的作用。

（阎　石　吴　楠）

参考文献

Allen M. Thoracic Surgery in Older Patients. Curr Geri Rep，2017，6：122-126.

Allison SP，DN L. Fluid and electrolytes in the elderly. Curr Opin Clin Nutr Metab Care，2004，7（1）：27-33.

American College of Cardiology Foundation/American Heart Association Task Force on Practice Guidelines，American Society of Echocardiography，American Society of Nuclear Cardiology. 2009 ACCF/AHA focused update on perioperative beta blockade. J Am Coll Cardiol，2009，54（22）：2102-2128.

Arieff AI. Fatal Postoperative Pulmonary Edema. Chest，1999，115（5）：1371-1377.

Assaad S，Popescu W，Fluid AP. Management in thoracic surgery. Curr Opin Anaesthesiol，2013，26（1）：31-39.

Bernard A，Ferrand L，Hagry O，et al. Identification of Prognostic Factors Determining Risk Groups for Lung Resection. Ann Thorac Surg，2000，70（4）：1161-1167.

Berrisford R，Brunelli A，Rocco G，et al. The European Thoracic Surgery Database project：modelling the risk of in-hospital death following lung resection. European Journal of Cardio-Thoracic Surgery, 2005, 28 (2): 306-311.

Blumenthal JA, Lett HS, Babyak MA, et al. Depression as a risk factor for mortality after coronary artery bypass surgery. Lancet, 2003, 362 (9384): 604-609.

Brady K, CW H. Intraoperative hypotension and patient outcome: does "one size fit all?". Anesthesiology, 2013, 119 (3): 495-497.

Cai Y, Hu H, Liu P, et al. Association between the apolipoprotein E4 and postoperative cognitive dysfunction in elderly patients undergoing intravenous anesthesia and inhalation anesthesia. Anesthesiology, 2012, 116 (1): 84-93.

Callum KG, Gray AJ, Hoile RW, et al. Extremes of age: the 1999 report of the national confidential enquiry into perioperative deaths. London: National Confidential Enquiry into Perioperative Deaths. 1999.

Castillo M. An overview of perioperative considerations in elderly patients for thoracic surgery: demographics, risk/benefit, and resource planning. Curr Opin Anaesthesiol, 2018, 31 (1): 1-5.

Cohen JG, Kiet T, Shin JY, et al. Factors associated with publication of plenary presentations at the Society of Gynecologic Oncologists annual meeting. . Gynecol Oncol, 2013, 128 (1): 128-131.

Cykert S, Dilworth-Anderson P, Monroe MH, et al. Factors associated with decisions to undergo surgery among patients with newly diagnosed early-stage lung cancer. JAMA, 2010, 303 (23): 2368-2376.

D B. Endocrine and metabolic response to surgery. Contin Educ Anaesth Crit Care Pain, 2004, 4 (5): 144-147.

Dai X, Hummel SL, Salazar JB, et al. Cardiovascular physiology in the older adults. J Geriatr Cardiol, 2015, 12 (3): 196-201.

Damhuis R, Coonar A, Plaisier P, et al. A case-mix model for monitoring of postoperative mortality after surgery for lung cancer. Lung

Cancer, 2006, 51 (1): 123-129.

Dasgupta M, Rolfson DB, Stolee P, et al. Frailty is associated with postoperative complications in older adults with medical problems. Arch Gerontol Geriatr, 2009, 48 (1): 78-83.

Desborough JP. The stress response to trauma and surgery. British Journal of Anaesthesia, 2000, 85 (1): 109-117.

Detillon D, Veen EJ. Postoperative Outcome After Pulmonary Surgery for Non-Small Cell Lung Cancer in Elderly Patients. Ann Thorac Surg, 2018, 105 (1): 287-293.

Dominguez-Ventura A, Allen MS, Nichols FC 3rd, et al. Lung cancer in octogenarians: factors affecting morbidity and mortality after pulmonary resection. Ann Thorac Surg, 2006, 82 (4): 1175-1179.

Duivenvoorden T, Vissers MM, Verhaar JA, et al. Anxiety and depressive symptoms before and after total hip and knee arthroplasty: a prospective multicentre study. Osteoarthritis Cartilage, 2013, 21 (12): 1834-1840.

El-Sharkawy AM, Sahota O, Maughan RJ, et al. The pathophysiology of fluid and electrolyte balance in the older adult surgical patient. Clin Nutr, 2014, 33 (1): 6-13.

Ely EW, Evans GW, EF H. Mechanical ventilation in a cohort of elderly patients admitted to an intensive care unit. Ann Intern Med, 1999, 131 (2): 96-104.

Ely EW, Wheeler AP, Thompson BT, et al. Recovery rate and prognosis in older persons who develop acute lung injury and the acute respiratory distress syndrome. Ann Intern Med, 2002, 136 (1): 25-36.

Falcoz PE, Conti M, Brouchet L, et al. The Thoracic Surgery Scoring System (Thoracoscore): risk model for in-hospital death in 15, 183 patients requiring thoracic surgery. J Thorac Cardiovasc Surg, 2007, 133 (2): 325-332.

Ferguson MK, WT V. Diffusing capacity predicts morbidity after lung resection in patients without obstructive lung disease. Ann Thorac Surg, 2008, 85 (4): 1158-1164; .

Fernandez FG, Kosinski AS, Burfeind W, et al. The Society of Thoracic Surgeons Lung Cancer Resection Risk Model: Higher Quality Data and Superior Outcomes. Ann Thorac Surg, 2016, 102 (2): 370-377.

Fried LP, Tangen CM, Walston J, et al. Frailty in older adults: evidence for a phenotype. J Gerontol A Biol Sci Med Sci, 2001, 56 (3): M146-156.

Galanakis P, Bickel H, Gradinger R, et al. Acute confusional state in the elderly following hip surgery: incidence, risk factors and complications. Int J Geriatr Psychiatry, 2001, 16 (4): 349-355.

Ginsberg RJ, Hill LD, Eagan RT, et al. Modern thirty-day operative mortality for surgical resections in lung cancer. J Thorac Cardiovasc Surg, 1983, 86 (5): 654-658.

Grandjean AC, Grandjean NR. Dehydration and cognitive performance. J Am Coll Nutr, 2007, 26 (5 Suppl): 549S-554S.

HK. Multimodal approach to control postoperative pathophysiology and rehabilitation. Br J Anaesth, 1997; 78 (5): 606-617.

Hanagiri T, Muranaka H, Hashimoto M, et al. Results of surgical treatment of lung cancer in octogenarians. Lung Cancer, 1999, 23 (2): 129-133.

Harpole DH Jr, DeCamp MM Jr, Daley J, et al. Prognostic models of thirty-day mortality and morbidity after major pulmonary resection. J Thorac Cardiovasc Surg, 1999, 117 (5): 969-979.

HO S. Percentage of weight loss: a basic indicator of surgical risk in patients with chronic peptic ulcer. JAMA, 1936, 106: 458.

Hoeks SE, op Reimer WJ, van Gestel YR, et al. Preoperative cardiac risk index predicts long-term mortality and health status. Am J Med, 2009, 122 (6): 559-565.

Hristov B, Eguchi T, Bains S, et al. Minimally Invasive Lobectomy Is Associated With Lower Noncancer-specific Mortality in Elderly Patients: A Propensity Score Matched Competing Risks Analysis. Ann Surg, 2018, doi: 10.1097/SLA.0000000000002772.

Jaklitsch MT, Mery CM, Audisio RA. The use of surgery to treat lung cancer in elderly patients. Lancet Oncol, 2003 Aug, 4 (8): 463-71.

Joshi GP, Bonnet F, Shah R, et al. A systematic review of randomized trials evaluating regional techniques for postthoracotomy analgesia. Anesth Analg, 2008, 107 (3): 1026-1040. .

Kachare S, Dexter EU, Nwogu C, et al. Perioperative outcomes of thoracoscopic anatomic resections in patients with limited pulmonary reserve. The Journal of Thoracic and Cardiovascular Surgery, 2011, 141 (2): 459-462.

Kamiyoshihara M, Kawashima O, Ishikawa S. Long-term results after pulmonary resection in elderly patients with non-small cell lung cancer. J Cardiovasc Surg (Torino), 2000, 41 (3): 483-486.

Kates M, Perez X, Gribetz J, et al. Validation of a model to predict perioperative mortality from lung cancer resection in the elderly. Am J Respir Crit Care Med, 2009, 179 (5): 390-395.

Kim S, Brooks AK, Groban L. Preoperative assessment of the older surgical patient: honing in on geriatric syndromes. Clin Interv Aging, 2015, 10: 13-27.

Kleinhenz ME, CY L. Chronic ventilator dependence in elderly patients. Clin Geriatr Med, 2000, 16 (4): 735-756.

Kozower BD, Sheng S, O'Brien SM, et al. STS database risk models: predictors of mortality and major morbidity for lung cancer resection. Ann Thorac Surg, 2010, 90 (3): 875-881; discussion 881-873.

LF T. Failure to wean: exploring the influence of age-related pulmonary changes. . Crit Care Nurs Clin North Am, 1996, 8 (1): 7-16.

Licker M，Cartier V，Robert J，et al. Risk factors of acute kidney injury according to RIFLE criteria after lung cancer surgery. Ann Thorac Surg，2011，91（3）：844-850.

Lunardi AC，Miranda CS，Silva KM，et al. Weakness of expiratory muscles and pulmonary complications in malnourished patients undergoing upper abdominal surgery. Respirology，2012，17（1）：108-113.

Makary MA，Segev DL，Pronovost PJ，et al. Frailty as a predictor of surgical outcomes in older patients. J Am Coll Surg. 2010；901-908；210(6)：901-908.

Mangano DT，Browner WS，Hollenberg M，et al. Association of perioperative myocardial ischemia with cardiac morbidity and mortality in men undergoing noncardiac surgery. The Study of Perioperative Ischemia Research Group. N Engl J Med，1990，323（26）：1781-1788.

Manku K，Bacchetti P，JM L. Prognostic significance of postoperative in-hospital complications in elderly patients. I. Long-term survival. Anesth Analg，2003，96（2）：583-589.

Marcantonio ER，Goldman L，Mangione CM，et al. A clinical prediction rule for delirium after elective noncardiac surgery. JAMA，1994，271（2）：134-139.

Matsuoka K，Yamada T，Matsuoka T，et al. Significance of Body Mass Index for Postoperative Outcomes after Lung Cancer Surgery in Elderly Patients. World J Surg，2018，42（1）：153-160.

McVay CL，Pickens A，Fuller C，et al. VATS anatomic pulmonary resection in octogenarians. . Am Surg，2005，71（9）：791-793.

Mehta H，Osasona A，Shan Y，et al. Trends and Outcomes of Thoracoscopic Lobectomy or Segmentectomy：A National Surgical Quality Improvement Project Analysis. Seminars in thoracic and cardiovascular surgery，2018，30（3）：350-359.

Memtsoudis SG，Rasul R，Suzuki S，et al. Does the impact of the type of anesthesia on outcomes differ by patient age and comorbidity burden? Reg Anesth Pain Med，2014，39（2）：112-119.

Meriggi F，Zaniboni A. Non-small-cell lung cancer in the elderly. Crit Rev Oncol Hematol，2006，57（2）：183-190.

Nagahiro I，Andou A，Aoe M，et al. Pulmonary function，postoperative pain，and serum cytokine level after lobectomy：a comparison of VATS and conventional procedure. . Ann Thorac Surg，2001，72（2）：362-365.

NCCN Guidelines Version 3.2019 Non-Small Cell Lung Cancer. Available from：https：// wwwnccnorg/professionals/physician_gls/pdf/ nsclpdf.

Office for National Statistics on request 2017. Available from：https：//wwwonsgovuk/ peoplepopulationandcommunity/healthandsocialcare/ conditionsanddiseases/bulletins/ cancerregistratio nstatisticsengland/previous Releases.

Onaitis MW，Furnary AP，Kosinski AS，et al. Prediction of Long-Term Survival After Lung Cancer Surgery for Elderly Patients in The Society of Thoracic Surgeons General Thoracic Surgery Database. Ann Thorac Surg，2018，105（1）：309-316.

Osaki T，Shirakusa T，Kodate M，et al. Surgical treatment of lung cancer in the octogenarian. Ann Thorac Surg，1994，57（1）：188-192.

PE M. Aspiration pneumonitis and aspiration pneumonia. N Engl J Med，2001，344（9）：665-671.

Poldermans D，Hoeks SE，HH F. Pre-operative risk assessment and risk reduction before surgery. J Am Coll Cardiol，2008，51（20）：1913-1924.

Port JL，Mirza FM，Lee PC，et al. Lobectomy in octogenarians with non-small cell lung cancer：ramifications of increasing life expectancy and the benefits of minimally invasive surgery. Ann Thorac Surg，2011，92（6）：1951-1957.

Prevention CfDCa 2016. Available from：https：// www.cdc.gov/cancer/lung/statistics/.

QL X. The frailty syndrome：definition and natural

history. Clin Geriatr Med, 2011, 27 (1): 1-15.

Rice DC, Cata JP, Mena GE, et al. Posterior Intercostal Nerve Block With Liposomal Bupivacaine: An Alternative to Thoracic Epidural Analgesia. Ann Thorac Surg, 2015, 99 (6): 1953-1960.

Rockwood K, Song X, MacKnight C, et al. A global clinical measure of fitness and frailty in elderly people. CMAJ, 2005, 73 (5): 489-495.

Saji H, Ueno T, Nakamura H, et al. A proposal for a comprehensive risk scoring system for predicting postoperative complications in octogenarian patients with medically operable lung cancer: JACS1303. Eur J Cardiothorac Surg, 2018, 53 (4): 835-841.

Samson P, Crabtree TD, Robinson CG, et al. Defining the Ideal Time Interval Between Planned Induction Therapy and Surgery for Stage IIIA Non-Small Cell Lung Cancer. Ann Thorac Surg, 2017, 103 (4): 1070-1075.

Sasajima Y, Sasajima T, Uchida H, et al. Postoperative delirium in patients with chronic lower limb ischaemia: what are the specific markers? . Eur J Vasc Endovasc Surg, 2000, 20 (2): 132-137.

Schild SE, Stella PJ, Geyer SM, et al. The outcome of combined-modality therapy for stage III non-small-cell lung cancer in the elderly. Journal of clinical oncology: official journal of the American Society of Clinical Oncology, 2003, 21 (17): 3201-3206.

Schulkes KJG, Pouw CAM, Driessen EJM, et al. Lung Cancer in the Oldest Old: A Nation-Wide Study in The Netherlands. Lung, 2017, 195 (5): 627-634.

Sevransky JE, EF H. Respiratory failure in elderly patients. Clin Geriatr Med, 2003, 19 (1): 205-224.

Sieber FE, Barnett SR. Preventing postoperative complications in the elderly. Anesthesiology clinics. 2011; 29 (1): 83-97.

Sieber FE, Zakriya KJ, Gottschalk A, et al. Sedation depth during spinal anesthesia and the development of postoperative delirium in elderly patients undergoing hip fracture repair. Mayo Clin Proc, 2010, 85 (1): 18-26.

Sprung J, Gajic O, DO. W. Review article: age related alterations in respiratory function-anesthetic considerations. Can J Anaesth, 2006, 53 (12): 1244-1257.

Strand TE, Rostad H, Damhuis RA, et al. Risk factors for 30-day mortality after resection of lung cancer and prediction of their magnitude. Thorax, 2007, 62 (11): 991-997.

Tammemagi CM, Neslund-Dudas C, Simoff M, et al. In lung cancer patients, age, race-ethnicity, gender and smoking predict adverse comorbidity, which in turn predicts treatment and survival. J Clin Epidemiol, 2004, 57 (6): 597-609.

Tempel Z, Grandhi R, Maserati M, et al. Prealbumin as a serum biomarker of impaired perioperative nutritional status and risk for surgical site infection after spine surgery. J Neurol Surg A Cent Eur Neurosurg, 2015, 76 (2): 139-143.

Tonner P · Physiologic changes in the elderly. Best Pract Res Clin Anesthesiol, 2003, 17 (2): 163-177.

van Rens MT, de la Rivière AB, Elbers HR, et al. Prognostic assessment of 2, 361 patients who underwent pulmonary resection for non-small cell lung cancer, stage I, II, and IIIA. Chest, 2000, 117 (2): 374-379.

Varadhan KK, DN L. A meta-analysis of randomised controlled trials of intravenous fluid therapy in major elective open abdominal surgery: getting the balance right. . Proc Nutr Soc, 2010, 69 (4): 488-498.

Wang Y, Wu N, Zheng Q, et al. Prediction of Surgical Outcome by Modeling Based on Risk Factors of Morbidity After Pulmonary Resection for Lung Cancer in Older Adults. Ann Thorac Surg, 2016, 102 (3): 971-978.

Watters JM, Clancey SM, Moulton SB, et al.

Impaired recovery of strength in older patients after major abdominal surgery. Ann Surg，1993，218（3）：380-390.

Willms D. Pulmonary edema due to upper airway obstruction in adults. Chest，1988，94（5）：1090-1092.

Yesavage JA，Brink TL，Rose TL，et al. Development and validation of a geriatric depression screening scale：a preliminary report. J Psychiatr Res，1982-1983，17（1）：37-49．

Yu PJ，Cassiere HA，Dellis SL，et al. H. Impact of Preoperative Prealbumin on Outcomes After Cardiac Surgery. JPEN J Parenter Enteral Nutr，2015，39（7）：870-874.

第三节　术后辅助治疗的原则及特点

肺癌术后的辅助治疗是在根治性切除后给予全身或局部的巩固治疗，其原理是肺内原发灶切除之后，患者体内仍可能有潜在的微小转移病灶，成为其日后复发的主要风险，而通过术后辅助治疗，可有效地清除以上微小病灶，从而延长患者的术后无疾病生存期和总生存期。术后辅助治疗包括系统性治疗和局部治疗两种方式，前者包括辅助化疗、靶向治疗以及免疫治疗等，后者主要是指纵隔放疗。本节着重讲述各种常用辅助治疗的研究进展。

一、术后辅助化疗

（一）术后辅助化疗的适应证

早在 1995 年，非小细胞肺癌协作组（Non-Small Cell Lung Cancer Collaborative Group）在《英国医学杂志》（British Medical Journal，BMJ）上发表了一项大型荟萃分析，收集了 1961—1991 年间 52 项随机对照研究的 9387 例肺癌患者，结果显示术后含铂方案辅助化疗可以降低 13% 的死亡风险，5 年生存获益率为 5%，初步确定了含铂方案在 NSCLC 辅助化疗中的地位（Non-small Cell Lung Cancer Collaborative Group，1995）。此后的 10 年间，全球范围内共

开展了包括 JBR10、ALCPI、ANITA、IALT 以及 BLT 等 5 项大型Ⅲ期前瞻性临床研究，对比以长春瑞滨联合顺铂方案为主的辅助治疗与单纯手术在Ⅰ～ⅢA 期肺癌术后患者中的作用，以证实其在生存方面的获益（Winton et al，2005；Scagliotti et al，2003；Douillard et al，2006；Arriagada et al，2004；Waller et al，2004）。2008 年，LACE 对于以上 5 个研究进行荟萃分析，共纳入 4584 例患者，结果显示术后辅助化疗在总体患者中可降低 11% 的死亡风险，5 年生存期的绝对获益率为 5.4%，其中对Ⅱ～ⅢA 期患者死亡风险均降低 17%，而在ⅠA 期患者中呈现相反的结果（辅助化疗使死亡风险增加 40%），从而奠定了 4 周期含铂方案在Ⅱ～ⅢA 期肺癌术后辅助化疗的基础，使其成为标准的辅助治疗方案。该研究同时也说明体力状况（PS 评分）较好的患者疗效更佳，而化疗疗效与性别、年龄、组织病理类型、手术方式、计划放疗、顺铂计划总剂量之间无相关性（Pignon et al，2008）。2010 年另一篇发表在柳叶刀杂志上的大型荟萃分析纳入 8447 例肺癌术后患者，再次证实辅助化疗使患者死亡风险降低 14%（$P < 0.0001$），5 年生存的绝对获益率增加 4%（从 60% 升至 64%）（Arriagada et al，2010）。而对于ⅠB 期患者的术后辅助化疗方面，2008 年发表在 JCO 杂志上的 CALGB 9633 研究共纳入 344 例ⅠB 肺癌切除术后患者，中位随访时间 74 个月，研究证实术后辅助化疗并未显著延长患者生存期（$P = 0.12$），而只有肿瘤直径≥ 4 cm 的患者可以从中获益（$P = 0.043$）（Strauss et al，2008）。而在第 8 版肺癌分期中，大于 4 cm 的肿瘤已被重新定义为 T2b，因此肿瘤分期至少应为ⅡA 期。

目前在肺癌分期与术后辅助化疗中，比较公认的是①Ⅱ、Ⅲ期患者常规推荐术后辅助化疗；②ⅠA 期患者不推荐辅助化疗；③化疗均推荐以顺铂为基础的方案。而对于ⅠB 期患者是否应接受辅助化疗尚存在争议：尽管 CALGB 9633 研究未能证实术后辅助化疗在ⅠB 期肺癌中的有效性，一项纳入 16 项研究 4656 例ⅠB 期肺癌患者的荟萃分析发现术后辅助化疗可以显著延长患者的无疾病生存期（HR = 0.64；$P < 0.001$）和总生存期（HR = 0.74；$P = 0.005$）（He et al，

2015）；王嘉等回顾性分析了基于第 8 版的 569 例 IB 肺癌患者术后生存影响因素，证实术后辅助治疗显著延长患者的 5 年生存期（$P = 0.021$）（Wang et al，2019）；Park 等回顾性总结 119 例 T2aN0 的 IB 期患者，同样发现辅助化疗可以显著延长患者的术后 5 年无疾病生存期（74.0% vs. 51.3%，$P = 0.011$）和总生存期（88.2% vs. 64.7%，$P = 0.010$）（Park et al，2013）；此外另有一项针对于 360 例 IB 期鳞癌的回顾性分析证实术后辅助化疗显著延长患者的总生存期（HR = 0.56，$P = 0.017$），而在ⅠA 期肺鳞癌患者中术后辅助化疗的作用并不明显（$P = 0.783$）（Xu et al，2018）。因此，虽然目前缺乏大规模前瞻性临床研究证实术后辅助化疗在 IB 期肺癌患者中的有效性，同时 ASCO 也不推荐辅助化疗作为 IB 期患者术后的常规治疗方案，然而多项回顾性研究和荟萃分析已经说明其在该部分人群中的潜在获益可能。

另一方面，Ryo Maeda 等曾对 434 例 IB 期肺癌患者进行回顾性分析影响患者术后生存的因素，统计学证实脉管癌栓（HR = 1.622，$P = 0.010$）和胸膜侵犯（HR = 1.499，$P = 0.011$）是预后较差的独立影响因子（Maeda et al，2011）；2018 年发表于 JTCVS 的一项回顾性研究纳入 2633 例Ⅰ期肺癌患者，其中 222 例存在脉管癌栓，多因素分析证实脉管癌栓是术后无疾病生存期（HR = 2.06，$P < 0.001$）和总生存期（HR = 2.04，$P < 0.001$）的独立不良预后因素，而倾向性评分发现辅助化疗可以显著性降低Ⅰ期伴有脉管癌栓的肺癌患者术后复发（HR = 0.33，$P = 0.002$）和死亡的风险（HR = 0.30，$P = 0.009$）（Wang et al，2018）。另有一项回顾性分析总结 800 例Ⅰ期肺癌患者的倾向性评分研究，其中有 191 例患者接受了术后辅助化疗，统计学分析证实浸润成分大于 2 cm 的肿瘤（$P = 0.015$）和淋巴管受侵（$P = 0.05$）的患者在接受辅助化疗后可以获得显著延长的无疾病生存期（Tsutani et al，2014）。一项发表于 Annals of surgery 的研究分析 2657 例肺癌患者，发现脉管癌栓和脏层胸膜侵犯是患者术后复发的危险因素，其显著性尤其表现在 1601 例未经术后辅助化疗的Ⅰ期患者中（Neri et al，2014）。另一项研究说明脏层胸膜侵犯在肿瘤 > 3 cm 的患者中预后更差，提示在 IB 期患者中如肿瘤较

大同时伴有脏层胸膜侵犯时应考虑术后辅助化疗（Jiang et al，2015）。此外，腺癌亚型中的微乳头成分同样提示不良的预后因素，有研究显示随着腺癌病理组织中微乳头成分的增加（< 5%，5% ~ 30% 和 > 30%），Ⅰ期肺癌患者预后逐渐变差（89.3%、76% 和 48.1%），并且具有统计学差异（$P < 0.001$）（Tsubokawa et al，2016）。因此，NCCN 指南中作为 2A 类证据提示具有高危因素的 IB（T2aN0）和 2A（T2bN0）期肺癌患者推荐接受术后辅助化疗，这些高危因素包括：分化差的肿瘤（包括神经内分泌肿瘤）、脉管癌栓、脏层胸膜侵犯、肿瘤直径 > 4 cm，楔形切除和不确定的淋巴结转移情况（Nx）。然而以上任何一个高危因素并不建议作为患者术后辅助化疗适应证的唯一原因，而应在肿瘤内科医生的指导下综合评估决定。

（二）术后辅助化疗的开始时间与化疗方案的选择

对于多数肿瘤而言辅助化疗的开始时间一般在手术后 4 周左右，然而由于肺癌患者多为高龄，既往长期吸烟而合并多种内科疾病，术后出现各种并发症的风险也更高，因此肺癌患者恢复到术前的体力状态的时间也较其他肿瘤更长一些，那么是否延长术后辅助化疗的开始时间会对辅助化疗的效果甚至患者的术后生存产生影响，是否存在最佳的辅助化疗时间？2011 年在 JAMA 杂志上发表的荟萃分析纳入了 10 项研究共 15410 例结直肠癌术后的患者，发现术后辅助化疗的开始时间每拖后 4 周，患者术后的无疾病生存期（HR = 1.14）和总生存期（HR = 1.14）都会随之下降，说明辅助化疗开始时间的延长的确会对结直肠癌患者的生存产生不利影响，因此建议术后 8 周之内应开始术后辅助化疗（Biagi et al，2011）。另一项发表在 BMC Cancer 杂志上的荟萃分析纳入 34097 例乳腺癌患者，同样证实延长患者术后辅助化疗的开始时间与预后较差存在相关性（HR = 1.15）（Yu et al，2013），其他研究也证实对于Ⅱ~Ⅲ期的乳癌患者，三阴性乳腺癌，以及 HER-2 阳性需要赫塞汀治疗的患者，术后辅助化疗的开始时间 > 61 天的预后要明显差于术后 30 天开始的患者，提示乳腺癌术后同样需要尽早开始辅助化疗（Gagliato et al，

2014）。然而，在肺癌术后的辅助化疗中的几项研究结果却并非如此：一项发表于 JAMA 的研究纳入 12 437 例肺癌术后患者，统计学分析发现术后 50 天开始的化疗比早开始或晚开始的化疗死亡风险更低一些，但是并未达到统计学差异（$P = 0.23$），而延长术后开始辅助化疗的时间没有增加肺癌患者的死亡风险（HR = 1.037，$P = 0.27$），对于术后恢复较慢的患者，即使辅助化疗开始时间延长至术后 4 个月仍然可以从中获益（Salazar et al，2017）。同样的研究结果在我国学者的报道中也发现术后 5 周之内开始辅助化疗与 5 周之后开始辅助化疗并无生存差异（Liu et al，2017），而即使是在病期较晚的ⅢA 期患者术后，辅助化疗的开始时间早晚同样对患者术后生存影响不大（Zhu et al，2016）。因此以上研究均提示在肺癌患者中，术后辅助化疗可能并无最佳开始时间，患者可待一般状况恢复后再开始辅助化疗，以降低非肿瘤相关死亡率。

在化疗方案选择方面，ECOG1594 研究证实 4 种含铂方案化疗对于晚期肺癌的客观缓解率和生存方面并无差异（Schiller et al，2002），而几项大型前瞻性临床研究证实长春瑞滨联合铂类在肺癌患者术后辅助化疗中的有效性，使其成为辅助化疗的经典方案。目前肺癌 NCCN 指南中对于术后辅助化疗的推荐方案仍是以顺铂为基础，可以联合长春瑞滨（NP）、依托泊铂苷（EP）、吉西他滨（GP）、多西他塞（DP）和培美曲塞（PP）等药物，而对于不能耐受顺铂的患者可以选择卡铂替代，联合紫杉醇、吉西他滨或培美曲塞。此外，由于 JMDB 研究结果显示，顺铂联合培美曲塞方案一线治疗晚期非小细胞肺癌的总生存期不劣于顺铂联合吉西他滨，其中腺癌和大细胞癌亚组分析中培美曲塞组总生存期优于吉西他滨组，并且具有统计学意义，而在安全性方面 PP 方案较 GP 方案具有更低的骨髓抑制（Scagliotti et al，2008），一项回顾性研究对比了培美曲塞联合顺铂方案与其他含铂化疗方案在肺腺癌术后辅助化疗中的作用，结果发现培美曲塞组较其他三代化疗药物组患者具有更长的术后无疾病生存期（$P = 0.0079$），并且具有更低的毒副作用（Zhai et al，2017）。因此对于肺腺癌患者术后给予培美曲塞联合顺铂方案辅助化疗可能具有更好的临床效果。

（三）化疗毒性与老年肺癌的辅助化疗

LACE 研究统计了除 IALT 的 4 项研究共 1190 例接受化疗的患者，其中 3 ~ 4 级毒性反应总发生率为 66%，而 5 项研究全部 4 级毒性反应的总发生率为 32%，其中最常见的反应为中性粒细胞减少，包括 9% 的 3 级毒性和 28% 的 4 级毒性，化疗相关的死亡率为 0.9%，因此在全部化疗组中，14% 的患者仅接受 1 周期化疗，10% 的患者接受了 2 周期化疗，另有 9% 的患者拒绝化疗，化疗顺应性下降的原因主要是患者的拒绝，毒性反应以及化疗中患者死亡或疾病进展。在 2390 例患者死亡的原因分析中，尽管化疗使肺癌相关死亡降低（5 年生存绝对获益 6.9%），其导致的非肿瘤相关性死亡也随之增加（HR = 1.36，$P = 0.004$）。一项基于 JBR10 的研究分析发现全肺切除及老年患者术后辅助化疗的顺应性明显减低，这可能与其术后一般状况及生活质量的改变影响了患者对药物毒性的耐受有关（Alam et al，2005）。

尽管以上研究提示辅助化疗存在不可忽视的毒性，那么老年肺癌患者是否能从该治疗中获益？一项 2015 年发表在 Cancer 杂志的文章回顾性总结了 7593 例ⅠB ~ ⅢA 期肺癌患者，其中 2897 例为年龄大于 70 岁，高龄患者接受术后辅助化疗仅为非高龄患者的一半（$P < 0.0001$），而且更多的高龄患者接受了联合卡铂方案的化疗（$P < 0.0001$），然而生存分析发现年龄大于 70 岁的老年肺癌患者可以和小于 70 岁的患者从术后辅助化疗中获得相似的生存获益（HR = 0.79 vs. 0.81），提示辅助化疗对老年患者同样有效（Ganti et al，2015）。另一项研究回顾性分析了 2781 例年龄 > 65 岁的Ⅱ期肺癌术后患者，其中 784 例接受了术后辅助化疗，多因素分析证实接受术后辅助化疗的患者可以获得显著性的生存获益（HR = 0.84；$P = 0.0002$）（Berry et al，2015）。此外，一项 SEER 数据库分析 3289 例肿瘤直径 > 4 cm 淋巴结阴性（T2bN0）且年龄 > 65 岁的老年肺癌，结果同样证实术后辅助化疗可以显著延长患者的总生存期（HR = 0.82）（Malhotra et al，2015）。Wisnivesky JP 分析了 3324 例年龄 > 65 岁的Ⅱ ~ ⅢA 期肺癌术后患者，证实术后辅助化疗可以使患者术后生存获益（HR = 0.78），但是发现该获益只存在于 < 70 岁以及 70 ~ 79 岁年龄组，而不是在年龄 > 80 岁的患者中（HR = 1.33）（Wisnivesky et al，2011）。LACE 研究中发现非肿瘤死亡的老年患者居多，而老年患者第一次使用顺铂的剂量和总剂量均较低，化疗周期数也较少，因此综合以上研究结果，老年患者在没有增加毒性的同时可以从辅助化疗中获益，不能仅仅因为年龄这个单一因素来限制老年患者术后辅助化疗，尤其是 65 ~ 80 岁之间的老年肺癌患者。

二、术后辅助靶向治疗

（一）辅助靶向治疗早期研究的开展与回顾性分析

多项大型前瞻性临床研究证实以表皮生长因子受体酪氨酸激酶抑制剂（EGFR-TKIs）为主导的肺癌靶向治疗在晚期肺癌的治疗中具有显著效果，而其在术后辅助治疗的研究和探索也从未停止过。

2013 年发表于 JCO 杂志的 BR19 研究首先探讨例 IB ~ ⅢA 期肺癌术后辅助吉非替尼的疗效。患者在常规接受术后辅助放化疗后随机分为辅助吉非替尼 2 年组和安慰剂对照组，计划入组 1242 例患者，然而该研究在 2002—2005 年间入组 503 例后即提前关闭，吉非替尼组中位治疗时间 4.8 个月，生存分析提示辅助吉非替尼治疗对比安慰剂并未显著延长患者术后无疾病生存（P = 0.15）和总生存期（P = 0.14）。由于该研究开展较早，因此仅入组 15 例 EGFR 基因突变患者和较短的辅助治疗时间可能是研究呈阴性结果的主要原因（Goss et al，2013）。另一项早期开展的辅助靶向治疗是 RADIANT 研究，共有 973 例 IB ~ ⅢA 期 EGFR 组化染色阳性或 FISH 扩增的肺癌患者入组，随机分为辅助厄洛替尼 2 年组和安慰剂对照组，结果显示辅助厄洛替尼组并未较安慰剂组显示出更长的无疾病生存期（50.5 个月 vs. 48.2 个月，P = 0.324），而在 161 例 EGFR 突变患者中，辅助厄洛替尼组显示出 DFS 延长的趋势（46.4 个月 vs. 28.5 个月，P = 0.039），但是在分层等级测试中并没有统计学差异，因此

该研究结果仍提示术后辅助厄洛替尼治疗不能延长 EGFR 表达阳性的肺癌患者无疾病生存期，而对于 EGFR 突变阳性亚组是否有效还需进一步探索和研究（Kelly et al，2015）。尽管以上两项大型Ⅲ期临床研究并未证实辅助靶向治疗的效果，发表于 2019 年 JCO 杂志上的 SELECT 研究为辅助靶向治疗提供了证据。这是一项早在 2008 年 1 月开展的Ⅱ期单臂临床研究，共入组 I ~ ⅢA 期 EGFR 突变阳性患者 100 例，患者在结束标准辅助化疗后给予辅助厄洛替尼治疗 2 年，观察患者的无疾病生存期。尽管半数左右的患者需要厄洛替尼减量，并且只有 69% 的患者完成了 2 年的辅助靶向治疗，其 88% 的 2 年 DFS 仍然明显好于相同病期历史数据的 76%，5 年的 OS 为 86%，随访中共有 40 例患者复发，而只有 4 例患者为服药过程中复发，自辅助厄洛替尼停药至复发的中位时间是 25 个月，而复发后再次口服厄洛替尼患者的中位无进展生存期是 13 个月。尽管该研究入组例数较少且为单臂辅助治疗研究，入组患者中有 45% 的患者为 I 期，但是仍证实给予 EGFR 突变阳性患者辅助厄洛替尼治疗可以延长术后 2 年无疾病生存期，并为辅助靶向治疗研究的进一步开展和探索最佳靶向治疗模式提供了依据（Pennell et al，2019）。

在早期开展的一系列前瞻性研究同时，多项回顾性研究也在探索辅助靶向治疗的效果：Memorial Sloan-Kettering Cancer Center（MSKCC）曾于 2011 年发表在 JTO 杂志上的文章回顾性总结了 2002—2008 年间 167 例 EGFR 基因突变阳性的肺癌术后患者，其中 56 例（33%）接受了围术期靶向治疗，统计学分析发现辅助靶向治疗可以延长患者 2 年 DFS（89% vs. 72%，P = 0.06），这与 SELECT 研究结果较为接近（Janjigian et al，2011），由于该研究在 DFS 上并未达到统计学差异，MSKCC 在次年再次于 JTO 杂志发表回顾性文章，将 EGFR 突变检测扩增至 1118 人，其中 222 例肺癌术后患者存在 EGFR 基因突变，这次统计学分析证实术后辅助 EGFR-TKI 治疗较未辅助治疗患者可以显著延长无疾病生存期（HR = 0.43，P = 0.001），并且在总生存期上也有获益趋势（D'Angelo et al，2012）。2015 年发表于 Clinical Lung Cancer 的文章回顾性总结了

257 例 I 肺癌术后患者，31 例接受术后辅助靶向治疗，其中 27 例为未经辅助化疗的单药辅助靶向治疗，研究结果发现即使单药辅助靶向治疗仍然可以较传统辅助化疗组显著延长患者术后无疾病生存期（$P = 0.038$）（Lv et al，2015）；2016年 CHEST 的一项荟萃分析纳入 5 项临床研究共计 1960 例肺癌术后患者，证实在 EGFR 突变的人群中辅助靶向治疗的 3 年 DFS 绝对获益率为9.5%（HR = 0.48，63.8% vs. 54.3%），并且可能使总生存期获益（HR = 0.72），研究还提出生存获益可能存在于辅助靶向治疗大于 18 个月的患者（Huang et al，2016）。因此尽管早期开展的前瞻性研究并未证实辅助靶向治疗优于安慰剂组，一系列回顾性分析已经说明其在肺癌术后辅助治疗中的潜在效果。

（二）我国开展辅助靶向治疗的阳性结果与最佳辅助治疗模式的探讨

PIONEER 研究发现亚裔人群肺癌 EGFR 基因突变阳性率约为 51.4%，明显高于欧美高加索人群（Shi et al，2014），因此近年来我国在 EGFR 突变患者术后辅助靶向治疗的临床研究中取得一系列成果，为该治疗模式的广泛应用提供了有力支持。2014 年王思愚教授发表于 *Annals of Surgical Oncology* 杂志的小型 II 期前瞻性临床研究入组 60 例 EGFR 突变阳性的 IIIA 期 N2 的肺癌患者，术后常规给予 4 周期培美曲塞 + 卡铂方案化疗，然后随机分组为辅助吉非替尼 6 个月组和观察对照组，研究结果显示辅助吉非替尼治疗可以显著延长患者术后无疾病生存期（39.8 个月 vs. 27.0 个月，$P = 0.014$），而术后 2 年总生存期也有获益（92.4% vs. 77.4%，$P = 0.076$）。尽管该研究入组例数较少，辅助吉非替尼仅为 6 个月，但却是首个证实辅助靶向治疗在生存上显著获益的前瞻性随机对照研究（Li et al，2014）。随后吴一龙教授开展的 III 期临床研究 ADJUVANT 共入组 222 例 EGFR 突变阳性的 II ～ IIIA 期肺癌术后患者，随机分组为辅助吉非替尼 2 年组和辅助 NP 方案化疗 4 周期组，中位随访时间 36.5 个月，研究结果证实辅助吉非替尼组较化疗组有显著延长的术后无疾病生存期（28.7 个月 vs. 18 个月，$P = 0.0054$），而且较化疗组具有更低的治疗毒副作用和顺应性，该研究

发表于 2018 年的 *Lancet Oncology* 杂志，首次以前瞻性研究证实单药辅助靶向治疗在术后生存上好于传统化疗，因此是术后辅助靶向治疗的重要循证医学证据（Zhong et al，2018）。同年王长利教授发表的 II 期临床研究 EVAN 再次证实辅助靶向治疗的有效性：该研究入组 EGFR 突变阳性的 IIIA 期 N2 患者 102 例，随机分为辅助厄洛替尼 2 年组和 NP 方案化疗组，中位随访时间 33 个月，研究结果显示辅助厄洛替尼组 2 年无疾病生存率显著好于化疗组（81.4% vs. 44.6%，$P = 0.0054$），并且毒副作用同样低于化疗组（Yue et al，2018）。尽管以上研究入组患者均较少，目前缺乏大规模前瞻性随机对照研究的循证医学证据，因此其研究结果尚不能改变国际肺癌辅助治疗的规范和指南，但是术后辅助靶向治疗的理念已逐步被接受和认可，尤其对于病期较晚的局部进展期肺癌术后患者，以及辅助化疗顺应性下降的全肺切除患者或高龄肺癌术后患者，辅助靶向治疗可作为化疗后的序贯治疗方式或单药辅助治疗方式，从而在改善患者生活质量的同时延长患者无复发生存期，甚至总生存期。

由于靶向治疗在作用机制上不同于传统化疗，并且在驱动基因突变阳性的患者中具有高效性和低毒性，其在肺癌辅助治疗中的应用也有更多问题值得探讨：

问题一，辅助靶向治疗是否应在化疗后序贯使用，还是可以选择单药靶向治疗替代化疗？目前欧美国家在辅助靶向治疗上仍持谨慎态度，几乎开展的全部前瞻性和回顾性研究均采用完成标准放化疗后序贯靶向治疗，以期最大限度地延长患者的无疾病生存期，并且可以避免少部分患者对靶向治疗原发耐药而导致疾病短期进展的不良后果。2018 年 ASCO 会议报道 NEJ009 研究入组 80 例 EGFR 突变阳性的 IIIB ～ IV 期初治患者，随机分组为吉非替尼联合培美曲塞 + 卡铂组（化疗 4 ～ 6 周期后维持吉非替尼 + 培美曲塞单药）和单药吉非替尼组，研究结果证实联合治疗组患者具有显著延长的 PFS（20.9 个月 vs.11.2 个月）和 OS（52.2 个月 vs.38.8 个月），提示在晚期 EGFR 突变的人群中一线联合使用化疗 + 靶向治疗可能使患者生存进一步获益。然而该研究是否会在术后辅助治疗中取得相同结果还不明

确,一方面晚期患者肿瘤负荷较大,考虑患者的PS评分状况,把好的治疗手段尽量先用可能延长患者生存,但是早期肺癌患者行根治性手术后肿瘤负荷已经非常低,该联合治疗模式的优势是否存在值得思考;另一方面联合治疗组患者使用了培美曲塞维持治疗,既往研究已经证实该治疗可以使患者的生存获益,然而该维持治疗模式并不适合术后辅助治疗,因此在缺少培美曲塞维持治疗的情况下联合治疗的生存优势是否还能如此显著值得研究;此外联合治疗模式的毒副作用明显增加,其3~5级毒性反应高达65.1%,明显高于吉非替尼单药组(31.4%),并且致1例患者死亡(0.6%),治疗疗效与治疗安全性之间尚需进一步平衡。因此目前仍需要开展辅助化疗+靶向治疗对比单药辅助靶向治疗的临床研究,以评估术后辅助化疗的必要性。

问题二:辅助靶向治疗的时间应为多长?既往研究显示辅助吉非替尼6个月即可获得生存获益,而回顾性研究分析辅助靶向治疗时间应>18个月,目前多数临床研究将辅助靶向治疗时间设定为2年,在SELCET研究中4例患者在服药过程中出现复发,存在原发或继发耐药可能,而在停药后复发的患者再次口服靶向药物仍可获得较长时间的RFS,提示该治疗仍然有效,因此辅助靶向治疗是否应该延长尚不确定,而实际上靶向治疗耐药的个体差异性较大,如何确定最佳治疗时间需要更多的病例入组分析,而考虑到靶向治疗的中位耐药时间为9~14个月,因此辅助靶向治疗的时间至少应为1年。目前杨跃教授正在开展的ICOMPARE研究(NCT01929200)对比Ⅱ~ⅢA期肺癌辅助埃克替尼治疗1年组和2年组的生存情况,可以对这一问题给予初步解答。

问题三:哪些患者适合术后辅助靶向治疗?靶向治疗在EGFR突变人群中的有效率约为71.2%~83%,但是仍有约20%的人群存在原发耐药,因此对于该部分人群应避免给予辅助靶向治疗,其耐药的原因可能在于肿瘤内部存在异质性,尽管切除的肿瘤标本基因检测存在EGFR突变,但是可能瘤体内其他肿瘤细胞克隆并未突变,甚至发生微转移灶的肿瘤细胞并未突变,有研究显示肿瘤内部突变的异质性会降低对靶向药

物的反应(Taniguchi et al,2008),因此对肺癌原发病灶EGFR基因的突变丰度检测以及循环血EGFR基因突变检测可能对辅助靶向治疗的效果提供参考和预测;此外已有报道证实BIM deletion等原因可导致EGFR突变人群产生对EGFR-TKI原发耐药(Ng et al,2012),因此对原发灶进行基因测序可能获得更多突变信息,从而协助筛选真正可能从辅助靶向治疗中获益的人群,使辅助靶向治疗更加个体化。

综上所述,尽管术后辅助靶向治疗尚未在临床中成为国际标准治疗方案,越来越多的前瞻性和回顾性研究证实了其在术后辅助治疗中的有效性和优势,并且已经开始应用于临床实践中,随着正在开展的ALCHEMIST、ADAURA、EVIDENCE等研究结果的公布,会有更多的靶向药物应用于肺癌患者的辅助治疗中,通过对最佳辅助治疗模式的进一步探索,这一治疗方案将会使更多的突变人群获益。

三、术后辅助放疗

术后辅助放疗是在根治性手术切除后给予纵隔区域照射,属于局部治疗的另一种方式,目的是清除局部可能残留的病灶。1998年发表于柳叶刀杂志的一项荟萃分析纳入2128例肺癌术后患者,其中1056例接受术后辅助放疗,生存分析提示辅助放疗使OS从55%降至48%,亚组分析提示这种放疗对生存的不利影响主要发生在Ⅰ~Ⅱ期N0-N1的患者,而对于ⅢA期N2患者的影响并不清楚(PORT Meta-analysis Trialists Group,1998)。随着放疗技术的不断进步,2014年的一篇荟萃分析探讨了术后辅助放疗对ⅢA期N2患者的意义,该研究分别纳入11项(2387例)和8项(1677例)Ⅲ期临床研究分析辅助放疗对患者总生存期和局部复发情况的影响,研究结果发现辅助放疗可以使ⅢA期N2患者局部复发率降至10%,而5年生存率增加了13%(Billiet et al,2014)。2015年,Robinson等在JCO杂志上发表文章总结4483例ⅢA期N2患者,统计学分析提示辅助放疗可以显著延长患者5年生存率(39.3% vs. 34.8%,$P=0.014$),证实术后辅助放疗对该病期患者的有效性(Robinson

et al，2015）；相似结果发表于同年的 JTO 杂志
上：Corso 等总结了 30 552 例 Ⅱ ～ ⅢA 期肺癌
术后患者，其中共有 3430 例接受了术后辅助放
疗，研究结果证实辅助放疗对病理 N0 和 N1 患
者的术后生存仍为负面影响，而使 N2 患者的生
存获益（P 值均小于 0.001），研究还指出辅助放
疗的总剂量最好控制在 45 ～ 54 Gy（Corso et al，
2015）。根据以上研究结果，目前肺癌 NCCN 指
南对于 N0 或 N1 的患者不推荐术后辅助放疗，
而对于 N2 的患者推荐在手术切除并完成辅助化
疗后给予辅助放疗。

四、小结

根据以上全部研究结果及临床实践总结，目
前针对于可手术的老年肺癌患者术后辅助治疗原
则总结为以下几点：

1．Ⅱ ～ ⅢA 期肺癌术后推荐含铂方案辅助
化疗，腺癌推荐培美曲塞方案，ⅠA 期及年龄＞
80 岁的患者不推荐辅助化疗。

2．ⅠB 期患者不常规推荐辅助化疗，如有
脉管癌栓、胸膜侵犯、微乳头成分及肿瘤直径
＞ 3 cm 等高危因素，建议肿瘤内科医师参与评估。

3．N2 患者推荐辅助化疗结束后给予辅助纵
隔区域放疗。

4．EGFR 基因突变阳性或 ALK 阳性患者可
在完成辅助放化疗后给予辅助靶向治疗 1 ～ 2 年。

5．高龄患者术后恢复缓慢，可延后辅助化
疗的开始时间，如不能耐受辅助放化疗，可根据
基因突变情况给予单药辅助靶向治疗。

老年肺癌患者多因一般状况较差、合并多种
内科疾病、术后恢复时间较长等原因，其术后辅
助治疗的顺应性往往较年轻患者减低，目前正在
开展的多项术后辅助靶向治疗及免疫治疗等临床
研究结果的公布会为老年肺癌患者的辅助治疗提
供更多选择方案，在提高患者术后生存的同时降
低治疗的毒性反应，保证患者的生活质量，使老
年肺癌的术后辅助治疗更加实用化、精准化、个
体化。

（吕　超　吴　楠）

参考文献

Alam N，Shepherd FA，Winton T，et al. Compliance with post-operative adjuvant chemotherapy in non-small cell lung cancer. An analysis of National Cancer Institute of Canada and intergroup trial JBR.10 and a review of the literature. Lung Cancer，2005，47（3）：385-394.

Arriagada R，Auperin A，Burdett S，et al. Adjuvant chemotherapy，with or without postoperative radiotherapy，in operable non-small-cell lung cancer：two meta-analyses of individual patient data. Lancet，2010，375（9722）：1267-1277.

Arriagada R，Bergman B，Dunant A，et al. The International Adjuvant Lung Cancer Trial Collaborative Group：Cisplatin-based adjuvant chemotherapy in patients with completely resected non-small cell lung cancer. N Engl J Med，2004，350（4）：351-360.

Berry MF，Coleman BK，Curtis LH，et al. Benefit of adjuvant chemotherapy after resection of stage Ⅱ（T1-2N1M0）non-small cell lung cancer in elderly patients. Ann Surg Oncol，2015，22（2）：642-648.

Biagi JJ，Raphael MJ，Mackillop WJ，et al. Association between time to initiation of adjuvant chemotherapy and survival in colorectal cancer：a systematic review and meta-analysis. JAMA，2011，305（22）：2335-2342.

Billiet C，Decaluwé H，Peeters S，et al. Modern post-operative radiotherapy for stage III non-small cell lung cancer may improve local control and survival：a meta-analysis. Radiother Oncol，2014，110（1）：3-8.

Chemotherapy in non-small cell lung cancer：a meta-analysis using updated data on individual patients from 52 randomised clinical trials. Non-small Cell Lung Cancer Collaborative Group. BMJ，1995，311（7010）：899-909.

Corso CD，Rutter CE，Wilson LD，et al. Reevaluation of the role of postoperative radiotherapy and the impact of radiation dose for non-small-cell lung cancer using the National Cancer Database. J Thorac Oncol, 2015, 10 (1): 148-155.

D'Angelo SP, Janjigian YY, Ahye N, et al. Distinct clinical course of EGFR-mutant resected lung cancers: results of testing of 1118 surgical specimens and effects of adjuvant gefitinib and erlotinib. J Thorac Oncol, 2012, 7 (12): 1815-1822.

Douillard JY, Rosell R, De Lena M, et al. Adjuvant vinorelbine plus cisplatin versus observation in patients with completely resected stage IB-IIIA non-small cell lung cancer (Adjuvant Navelbine International Trialist Association [ANITA]): A randomised controlled trial. Lancet Oncol, 2006, 7 (9): 719-727.

Gagliato Dde M, Gonzalez-Angulo AM, Lei X, et al. Clinical impact of delaying initiation of adjuvant chemotherapy in patients with breast cancer. J Clin Oncol, 2014, 32 (8): 735-744.

Ganti AK, Williams CD, Gajra A, et al. Effect of age on the efficacy of adjuvant chemotherapy for resected non-small cell lung cancer. Cancer, 2015, 121 (15): 2578-2585.

Goss GD, O'Callaghan C, Lorimer I, et al. Gefitinib versus placebo in completely resected non-small-cell lung cancer: results of the NCIC CTG BR19 study. J Clin Oncol, 2013, 31 (27): 3320-3326.

He J, Shen J, Yang C, et al. Adjuvant Chemotherapy for the Completely Resected Stage IB Nonsmall Cell Lung Cancer: A Systematic Review and Meta-Analysis. Medicine (Baltimore), 2015, 94 (22): e903.

Huang Q, Li J, Sun Y, et al. Efficacy of EGFR Tyrosine Kinase Inhibitors in the Adjuvant Treatment for Operable Non-small Cell Lung Cancer by a Meta-Analysis. Chest, 2016, 149 (6): 1384-1392.

Janjigian YY, Park BJ, Zakowski MF, et al. Impact on disease-free survival of adjuvant erlotinib or gefitinib in patients with resected lung adenocarcinomas that harbor EGFR mutations. J Thorac Oncol, 2011, 6 (3): 569-575.

Jiang L, Liang W, Shen J, et al. The impact of visceral pleural invasion in node-negative non-small cell lung cancer: a systematic review and meta-analysis. Chest, 2015, 148 (4): 903-911.

Kelly K, Altorki NK, Eberhardt WE, et al. Adjuvant Erlotinib Versus Placebo in Patients With Stage IB-IIIA Non-Small-Cell Lung Cancer (RADIANT): A Randomized, Double-Blind, Phase III Trial. J Clin Oncol, 2015, 33 (34): 4007-4014.

Li N, Ou W, Ye X, et al. Pemetrexed-carboplatin adjuvant chemotherapy with or without gefitinib in resected stage III A-N2 non-small cell lung cancer harbouring EGFR mutations: a randomized, phase II study. Ann Surg Oncol, 2014, 21 (6): 2091-2096.

Liu Y, Zhai X, Li J, et al. Is there an optimal time to initiate adjuvant chemotherapy to predict benefit of survival in non-small cell lung cancer? Chin J Cancer Res, 2017, 29 (3): 263-271.

Lv C, An C, Feng Q, et al. A Retrospective Study of Stage I to III a Lung Adenocarcinoma After Resection: What Is the Optimal Adjuvant Modality for Patients With an EGFR Mutation? Clin Lung Cancer, 2015, 16 (6): e173-181.

Maeda R, Yoshida J, Ishii G, et al. Poor prognostic factors in patients with stage IB non-small cell lung cancer according to the seventh edition TNM classification. Chest, 2011, 139 (4): 855-861.

Malhotra J, Mhango G, Gomez JE, et al. Adjuvant chemotherapy for elderly patients with stage I non-small-cell lung cancer ≥ 4 cm in size: an SEER-Medicare analysis. Ann Oncol, 2015, 26 (4): 768-773.

Neri S, Yoshida J, Ishii G, et al. Prognostic impact of microscopic vessel invasion and visceral pleural invasion in non-small cell lung cancer: a retrospective analysis of 2657 patients. Ann Surg, 2014, 260 (2): 383-388.

Ng KP, Hillmer AM, Chuah CT, et al. A common BIM deletion polymorphism mediates intrinsic resistance and inferior responses to tyrosine kinase inhibitors in cancer. Nat Med, 2012, 18 (4): 521-528.

Park SY, Lee JG, Kim J, et al. Efficacy of platinum-based adjuvant chemotherapy in T2aN0 stage Ⅰ B non-small cell lung cancer. J Cardiothorac Surg, 2013, 8: 151.

Pennell NA, Neal JW, Chaft JE, et al. SELECT: A Phase Ⅱ Trial of Adjuvant Erlotinib in Patients With Resected Epidermal Growth Factor Receptor-Mutant Non-Small-Cell Lung Cancer. J Clin Oncol, 2019, 37 (2): 97-104.

Pignon JP, Tribodet H, Scagliotti GV, et al. Lung adjuvant cisplatin evaluation: a pooled analysis by the LACE Collaborative Group. J Clin Oncol, 2008, 26 (21): 3552-3559.

Postoperative radiotherapy in non-small-cell lung cancer: systematic review and meta-analysis of individual patient data from nine randomised controlled trials. PORT Meta-analysis Trialists Group. Lancet, 1998, 352 (9124): 257-263.

Robinson CG, Patel AP, Bradley JD, et al. Postoperative radiotherapy for pathologic N2 non-small-cell lung cancer treated with adjuvant chemotherapy: a review of the National Cancer Data Base. J Clin Oncol, 2015, 33 (8): 870-876.

Salazar MC, Rosen JE, Wang Z, et al. Association of Delayed Adjuvant Chemotherapy With Survival After Lung Cancer Surgery. JAMA Oncol, 2017, 3 (5): 610-619.

Scagliotti GV, Parikh P, von Pawel J, et al. Phase Ⅲ study comparing cisplatin plus gemcitabine with cisplatin plus pemetrexed in chemotherapy-naive patients with advanced-stage non-small-cell lung cancer. J Clin Oncol, 2008, 26 (21): 3543-3551.

Scagliotti GV, Roldano F, Torri V, et al: Randomized study of adjuvant chemotherapy for completely resected stage Ⅰ,Ⅱ, or Ⅲ A non-small cell lung cancer. J Natl Cancer Inst, 2003, 95 (19): 1453-1461.

Schiller JH, Harrington D, Belani CP, et al. Comparison of four chemotherapy regimens for advanced non-small-cell lung cancer. N Engl J Med, 2002, 346 (2): 92-98.

Shi Y, Au JS, Thongprasert S, et al. A prospective, molecular epidemiology study of EGFR mutations in Asian patients with advanced non-small-cell lung cancer of adenocarcinoma histology (PIONEER). J Thorac Oncol, 2014, 9 (2): 154-162.

Strauss GM, Herndon JE 2nd, Maddaus MA, et al. Adjuvant paclitaxel plus carboplatin compared with observation in stage IB non-small-cell lung cancer: CALGB 9633 with the Cancer and Leukemia Group B, Radiation Therapy Oncology Group, and North Central Cancer Treatment Group Study Groups. J Clin Oncol, 2008, 26 (31): 5043-5051.

Taniguchi K, Okami J, Kodama K, et al. Intratumor heterogeneity of epidermal growth factor receptor mutations in lung cancer and its correlation to the response to gefitinib. Cancer Sci, 2008, 99 (5): 929-935.

Tsubokawa N, Mimae T, Sasada S, et al. Negative prognostic influence of micropapillary pattern in stage IA lung adenocarcinoma. Eur J Cardiothorac Surg, 2016, 49 (1): 293-299.

Tsutani Y, Miyata Y, Kushitani K, et al. Propensity score-matched analysis of adjuvant chemotherapy for stage I non-small cell lung cancer. J Thorac Cardiovasc Surg, 2014, 148 (4): 1179-1185.

Waller D, Peake MD, Stephens RJ, et al. Chemotherapy for patients with non-small cell lung cancer: the surgical setting of the Big Lung Trial. Eur J Cardiothorac Surg, 2004, 26 (1): 173-182.

Wang J, Wu N, Lv C, et al. Should patients with stage IB non-small cell lung cancer receive adjuvant chemotherapy? A comparison of survival between the 8th and 7th editions of the AJCC TNM staging system for stage IB patients. J

Cancer Res Clin Oncol, 2019, 145 (2): 463-469.

Wang S, Xu J, Wang R, et al. Adjuvant chemotherapy may improve prognosis after resection of stage I lung cancer with lymphovascular invasion. J Thorac Cardiovasc Surg, 2018, 156 (5): 2006-2015.e2.

Winton T, Livingston R, Johnson D, et al. Vinorelbine plus cisplatin vs. observation in resected non-small-cell lung cancer. N Engl J Med, 2005, 352 (25): 2589-2597.

Wisnivesky JP, Smith CB, Packer S, et al. Survival and risk of adverse events in older patients receiving postoperative adjuvant chemotherapy for resected stages II-IIIA lung cancer: observational cohort study. BMJ, 2011, 343: d4013.

Xu J, Wang S, Zhang B, et al. Adjuvant chemotherapy improves survival in surgically resected stage IB squamous lung cancer. Ann Thorac Surg, 2018, S0003-4975 (18) 31669-31672.

Yu KD, Huang S, Zhang JX, et al. Association between delayed initiation of adjuvant CMF or anthracycline-based chemotherapy and survival in breast cancer: a systematic review and meta-analysis. BMC Cancer, 2013, 13: 240.

Yue D, Xu S, Wang Q, et al. Erlotinib versus vinorelbine plus cisplatin as adjuvant therapy in Chinese patients with stage IIIA EGFR mutation-positive non-small-cell lung cancer (EVAN): a randomised, open-label, phase 2 trial. Lancet Respir Med, 2018, 6 (11): 863-873.

Zhai X, Zheng Q, Yang L, et al. Impact of platinum/pemetrexed combination versus other platinum-based regimens on adjuvant chemotherapy in resected lung adenocarcinoma. Sci Rep, 2017, 7 (1): 1453.

Zhong WZ, Wang Q, Mao WM, et al. Gefitinib versus vinorelbine plus cisplatin as adjuvant treatment for stage II-IIIA (N1-N2) EGFR-mutant NSCLC (ADJUVANT/CTONG1104): a randomised, open-label, phase 3 study. Lancet

Oncol, 2018, 19 (1): 139-148.

Zhu Y, Zhai X, Chen S, et al. Exploration of optimal time for initiating adjuvant chemotherapy after surgical resection: A retrospective study in Chinese patients with stage IIIA non-small cell lung cancer in a single center. Thorac Cancer, 2016, 7 (4): 399-405.

第四节 不可手术老年患者的治疗选择

一、早期不可手术老年非小细胞肺癌患者的治疗选择

2015年我国因肺癌死亡人数约为63.1万例,死亡率为45.87/10万(郑荣寿 等,2019)。随着人均寿命延长,老年肺癌的比例亦越来越高。手术是早期非小细胞肺癌(non-small cell lung cancer, NSCLC)的根治性治疗手段,5年生存率21%~58%(Pallis et al, 2010)。但是,20%~30%老年肺癌患者常合并有慢性阻塞性肺疾病、高血压、糖尿病等多种内科基础疾患不能耐受手术,或拒绝手术,为手术及综合治疗带来重重障碍。放射治疗作为老年肺癌的一种主要治疗方式,主要包括:①常规放射治疗(external beam radiotherapy, EBRT),早期肺癌局部控制率(local control rate, LC)55%~70%%,总生存率为20%~50%,局部3年复发率高达29%~57%(Boily et al, 2015);②立体定向体部放射治疗(stereotactic body radiation therapy, SBRT),又称立体定向消融治疗(stereotactic ablative radiotherapy, SABR),是一种替代EBRT技术,剂量高、精度高,作为一种无创性治疗,已经成为早期非小细胞肺癌不能手术治疗患者的标准治疗(Zheng et al, 2018),可提高靶区生物有效剂量,同时减少对周围正常组织的毒性,转化为改善局部控制率和存活率(Folkert et al, 2017)。SABR局控率为85%~96%,3年总生存率为48%~91%。老年人储备功能较低,合并症较多,SABR毒性小、局控率高,对于早期不能手术的老年肺癌是有吸引力的治疗选

择（Mihai et al，2018）。目前绝大多数高证据级别的随机对照临床试验将老年患者排除在外，最终导致尚无老年肿瘤诊治指南，对这类年龄超过70岁的特殊人群，合理的抗肿瘤治疗策略尤为关键。因此，对于早期不可手术的老年 NSCLC 患者是否可以使用先进放疗技术改善局部控制率和总生存率？

（一）SBRT 对比手术在局控率和生存率的差异

美国 Crabtree 等（2014）对早期非小细胞肺癌的外科治疗与立体定向体部放射治疗进行短期结果比较。共有 462 名患者接受了手术，平均年龄 66 岁；76 名接受了 SBRT，平均年龄 75 岁。手术患者年龄较轻（$P < 0.001$），并发症评分更低（$P < 0.001$），肺功能较好（1 秒钟用力呼气量和肺部一氧化碳扩散）（$P < 0.001$）。ⅠA 期手术组的 5 年生存率为 55%，SBRT 组 3 年生存率为 32%，3 年局控率手术组 vs. SBRT 组为 96% vs. 89%（$P = 0.04$）。ⅠB 期 3 年局控率无显著性差异（$P = 0.89$），手术组 vs. SBRT 组局部无复发率分别为：88% vs. 90%，无病生存率分别为：77% vs. 86%，3 年总生存率分别为 54% vs. 38%，均无统计学差异。日本临床肿瘤学组 0403（Nagata et al，2015）研究 T1N0M0 Ⅰ期非小细胞肺癌不能手术的患者 100 例，行 SBRT 治疗，剂量：48 Gy/4F，和 64 例手术治疗患者相比，3 年生存率分别为：59.9% 和 76.5%。3 级毒性为：12 例和 5 例。Schonewolf 等（2019）对 186 例Ⅰ期（CT1-2aN0M0），平均年龄 71.5 岁，（不能手术占 82%）给予生物有效剂量（BED）100 Gy/3-5F，2 年和 5 年的局控率为 95.6% 和 93.7%。与可手术患者相比，不可手术患者与可手术患者比较了 5 年期局控率（93.1%vs 96.7%；$P = 0.49$）、淋巴结失败率（31.4% vs 11.0%；$P = 0.12$）、远处失败率（12.2% vs. 10.4%；$P = 0.98$）无显著差异。肿瘤特异生存率（80.6% vs. 91.0%；$P = 0.45$），和 OS（34.2% vs. 45.3%；$P = 0.068$）。英国 Soldà 等（2013）系统回顾了 45 个研究 3771 名Ⅰ期 NSCLC 患者接受 SABR 治疗，平均年龄 > 70 岁，2038 名接受手术治疗；SBRT 和手术组 2 年生存率分别为 70% vs. 68%，2 年局控率为 91% vs. 88%，两组 OS，PFS 没有区别。美国

Kong（Zheng et al，2014）比较Ⅰ期 NSCLC 立体定向体部放疗（SBRT）与手术治疗的疗效，搜索从 2000 年到 2012 年 PubMed、MEDLINE、EMABASE 和 Cochrane 广泛图书馆数据库资料，包括 40 项 SBRT 研究（4850 例）和 23 项手术研究（7071 例）。SBRT 患者中位年龄 74 岁，手术患者中位年龄 66 岁。平均 1、3、5 年 SBRT 总生存率为 83.4%、56.6%、41.2%；相比肺叶切除手术患者平均 1、3、5 年总生存率分别为 92.5%、77.9%、66.1%，以及局部肺切除的平均 1、3、5 年总生存率分别为 93.2%、80.7%、71.7%。美国国家数据库（Arnold et al，2017）对 616 例Ⅰ期 ≥ 90 岁非小细胞肺癌（肿瘤 < 4 cm）的最新分析：分成三组，局部治疗组（手术切除或 SBRT202 例）其他疗法（常规放射疗法、化学疗法 207 例）和观察组（207 例），接受局部治疗中位生存时间（34.9 个月）显著高于接受常规放疗或化疗的患者（20.6 个月）或观察患者（11.8 个月），5 年 OS 分别为 22.7%、12.8% 和 8.3%。亚组分析手术切除组（75 例）与 SBRT（127 例）的中位生存时间 38.1 个月和 31.6 个月（$P = 0.3276$），5 年 OS 分别为 26.2% 和 20.4%，SBRT 和手术的 OS 和 PFS 相似。SBRT 在局控率和生存率不逊于手术切除，对早期老年不能手术切除或者拒绝手术患者，SBRT 是一个很好的选择。

（二）有严重合并症早期非小细胞肺癌患者能耐受 SBRT

加拿大 Palma 等（2012）对 176 例Ⅰ期非小细胞肺癌同时罹患严重慢性阻塞性肺疾病（COPD）Ⅲ～Ⅳ级患者进行 SBRT 或手术治疗，中位年龄 70 岁，FEV1 ≤ 40%，SBRT 剂量：60 Gy/3-8F，平均总生存时间（OS）为 32 月。精准 3 年局部控制为 89%，1 年和 3 年总生存率（OS）分别为 79% 和 47%。COPD 严重程度与 OS 相关（$P = 0.01$）。SBRT 和手术治疗后 30 天平均死亡率为 0% vs. 10%。SBRT 和手术治疗局部控制均为 89%。SBRT 和手术后精准 1 年、3 年 OS 为 79% ～ 95% vs. 45% ～ 86%、43% ～ 70% vs. 31% ～ 66%。Baumann 等（2008）回顾 SBRT 治疗不能手术Ⅰ期非小细胞肺癌的患者，合并有 COPD 和心血管疾病（CVD），中位年龄为 75 岁，平均剂量为 45 Gy/3F，局部控制率为 88%，

12 例患者（21%）出现 3 级毒性。FEV1% 没有明显下降。CVD 组肺纤维化和胸腔积液发生率分别为 9/17（53%）和 8/17（47%）对比 COPD 组分别为 13/40（33%）和 5/40（13%）。3 级毒性反应发生率低，无 4 级或 5 级毒性反应。Guckenberger（2012）对 1998—2010 年 483 例早期非小细胞肺癌行 SBRT 的肺功能进行分析，平均年龄 74 岁，中位放疗剂量 54 Gy/3F，疗前肺功能：FEV1 为 29% ~ 109%，一氧化碳弥散量（DLCO）5.5 ~ 19.1 ml/（min·mmHg）。2 年和 3 年 OS 分别为：60% 和 48%。肺功能与 OS 相关，DLCO > 11.2 ml/（min·mmHg）和 ≤ 11.2 ml/（min·mmHg）3 年 OS 分别为：66% 和 42%（P = 0.0009），放射性肺炎 Ⅱ 级、Ⅲ 级分别为 7%、2%。图像引导的放射治疗（Image-guided radiotherapy，IGRT）在即使是有严重的慢性阻塞性肺疾病和心血管疾病合并症患者使用也是安全有效的。

（三）SBRT 改善不能手术的早期老年肺癌患者局部控制率和总生存率

美国 Chang 等（2015）分析 2 个随机 Ⅲ 期临床试验（STARS：NCT00840749 和 ROSEL：NCT00687986），分析 58 例 T1-2a（4 cm）N0M0，非小细胞肺癌患者，年龄 > 70 岁，按 1：1 比例随机分配给 SABR 组 31 例，手术组（肺叶切除伴纵隔淋巴结清扫或活检）27 例。SABR 剂量：周围型病灶为 54 Gy/3F，中央型病灶为 50 Gy/4F（STARS 研究）和 60 Gy/5F（ROSEL 研究），中位随访时间：SABR 组 40.2 个月和手术组为 35.4 个月。3 年总生存率 SABR 组和手术组分别为：95% vs. 79%，P = 0.037）。3 年无复发生存率为 86% vs. 80%（P = 0.54）。

RTOG 0236（Robert et al，2010）报道北美 2 个多中心研究，活检证实的周围型 T1 ~ T2、N0、M0 非小细胞肿瘤 55 例（T1 肿瘤 44 例，T2 肿瘤 11 例），平均年龄 72 岁。直径 < 5 cm。SABR 剂量：54 Gy/3F，中位随访 34.4 个月。3 年原发灶控制率为 97.6%（95% CI：84.3% ~ 99.7%）3 年肺内控制率为 90.6%（95% CI：76% ~ 96.5%）和 3 年区域控制率为 87.2%（95% CI：71%），3 年无病进展生存率和总生存率分别为 48.3%（95% CI：34.4% ~ 60.8%）和 55.8%（95% CI：

41.6% ~ 67.9%）。中位总生存期为 48.1 个月。治疗相关的 3 级不良事件报告 7 例（12.7%），4 级有 2 例（3.6%，4.5%）。RTOG 0236 Ⅱ 期试验的长期数据（Ohn et al，2013）：5 年局控率 80%，总体 5 年生存率为 40%。5 年原发性肿瘤、肺内肿瘤和区域淋巴结失败率分别为 7%、20% 和 38%。治疗相关的 3 级、4 级和 5 级不良事件的报告分别为 27%、4% 和 0%。瑞典 Baumann（Pia et al，2009）报道 57 例 T1N0M0（70%）和 T2N0M0（30%）老年早期非小细胞肺癌，SBRT 剂量 45 Gy/3F，3 年无进展生存率为 52%。1 年、2 年、3 年总生存率分别为 86%、65%、60%；1 年、2 年、3 年与肿瘤相关生存率分别为 93%、88%、88%。中位随访 35 个月（范围 4 ~ 47 个月），死亡 27 例（47%）。T1 和 T2 期生存率无差异。3 年的局部控制率是 92%。T2 患者（41%）的失败率（局部、区域复发或远处转移）比 T1（18%）肿瘤患者显著增加（P = 0.027）。美国梅奥医学中心（Hobbs et al，2018）回顾分析 FDG-PET 分期 282 例早期非小细胞肺癌患者，2 年总生存率为 70.4%（95% CI：64.5% ~ 76.8%），2 年无病生存率为 51.2%（95% CI：44.9% ~ 58.5%）。2 年累计复发率局部为 4.9%（95% CI：2.6% ~ 8.3%），淋巴结复发率为 9.8%（95% CI：6.3% ~ 14.2%），同侧肺复发率为 10.8%（95% CI：7.0% ~ 15.5%）。对侧肺复发率为 6.0%（3.3% ~ 9.8%），肺内转移为 9.7%（95% CI：6.3% ~ 14.0%），以及其他部位转移为 26.1%（95% CI：20.4% ~ 32.0%）。SUVmax 较高与复发率显著相关 [风险比 1.29（95% CI：1.05 ~ 1.59）；P = 0.02]，也与任何复发或死亡的复合结果相关 [风险比 1.23（95% CI：1.05 ~ 1.44）；P < 0.01]。SBRT 剂量分别为 48 Gy/4F、54 Gy/3F、50 Gy/5F 三组，两年累计局部复发率分别为 1.7%（95% CI：0.3% ~ 5.6%）、3.7%（95% CI：0.7% ~ 11.4%）和 15.3%（95% CI：5.9% ~ 28.9%）（P = 0.02）；而且与肿瘤大小相关（P = 0.02）。采用 SBRT 治疗早期非小细胞肺癌疾病控制效果良好，局部复发风险与 FDG-PETsuvmax 与 SBRT 剂量 50 Gy/5F 相关。Giuliani 等（Guckenberger et al，2012）筛选 5 个机构 1083 例早期非小细胞肺癌患者，中位年龄 75 岁，年龄 < 70 岁的患者 305 例（28%），

70 ～ 79 岁的患者 448 例（41%）和 ≥ 80 岁患者 330 岁（30%）。三组患者 2 年 OS 分别为：73.6% vs. 67.2% vs. 63.3%（$P < 0.01$），2 年局部复发率分别为 4.2% vs. 5.4% vs. 3.7%，（$P = 0.7$），区域复发率分别为 10.4% vs. 7.8% vs. 5.3%，（$P = 0.1$），远处转移 12.2% vs. 7.7% vs. 9.5%（$P = 0.2$）。3 级肺炎发生率在年龄 < 70 岁、70 ～ 79 岁、≥ 80 岁的患者分别为 1.3%、1.6%、1.5%（$P = 1.0$）。日本北海道 Onishi 等（2011）回顾 SBRT 的治疗效果。从 1995 年到 2004 年，Ⅰ 期可手术但拒绝手术的 NSCLC 患者 87 例，平均年龄 74 岁，T1N0M0 65 例；T2N0M0 22 例。SBRT 剂量 45 ～ 72.5 Gy/ 3 ～ 10F，中位 BED 为 116 Gy（范围为 100 ～ 141 Gy）。中位随访时间 55 个月，T1 和 T2 肿瘤 5 年的累积局部控制率分别为 92% 和 73%。2 级以上肺部并发症 1 例（1.1%）。Ⅰ A 和 Ⅰ B 的五年总生存率分别为 72% 和 62%，SBRT 有较高的原发肿瘤控制率、较低的复发率，治疗疗效值得肯定。

（四）SBRT 治疗早期非小细胞肺癌生物有效剂量（BED）

韩国 Jeon 等（2018）报道 53 例 Ⅰ 期不能手术或拒绝手术非小细胞肺癌患者行 SABR 治疗，年龄中位数为 74 岁。SABR 剂量为 50 Gy/5-8F，BED（$\alpha/\beta = 10$）中位数为 105.6 Gy（60 ～ 160.53 Gy）。1 年和 3 年局部控制率为 91.7% 和 85.1%。3 年总生存率 63.3%，无进展生存率 47.5%。3 年局部控制率与生存率按肿瘤大小分类，在 T1 期为 61.8% 和 45%，T2a 期为 61.8% 和 45%。$BED_{10} \leq 100$ Gy 的 3 年局部和区域控制率分别为 79.4% 和 69.4%。比较 $BED_{10} > 100$ Gy，3 年局部和区域控制率分别为 89.1% 和 100%（$P = 0.526，0.004$）。Onishi 等（Onishi et al, 2011）使用日本多机构数据库 87 例 Ⅰ 期 NSCLC 患者中位年龄 74 岁，T1N0M0 65 例，T2N0M0 22 例，总剂量为 45 ～ 72.5 Gy/3 ～ 10F，计算的生物有效剂量（BED）中位数为 116 Gy（范围 100 ～ 141 Gy），T1 和 T2 肿瘤 5 年局部控制率分别为 92% 和 73%。2 级以上肺部并发症 1 例（1.1%）。Ⅰ A 期和 Ⅰ B 期亚组的 5 年总生存率分别为 72% 和 62%。SABR 的放疗剂量，生物等效剂量 $BED_{10} > 100$ Gy 以上有较高局部控制率，尤其对 T2a 的患者。

（五）SBRT 比较常规放疗

SBRT 广泛应用之前，不可手术的早期 NSCLC 多采用常规分割放疗（conventionally fractionated radiation therapy，CFRT），受设备和技术影响，CFRT 治疗早期患者 5 年生存率为 55% ～ 70%。Haque 等（2018）检索了美国国家癌症数据库（NCDB）2004—2015 年经组织学证实的接受根治性 CFRT 或 SBRT 治疗的早期（cT1-2aN0M0）NSCLC 患者，23 088 例患者符合纳入标准，2286 例（10%）患者接受了 CFRT 治疗，> 65 岁超过 87%，放疗剂量 60 ～ 70 Gy/30 ～ 35F；20 802 例（90%）接受了 SBRT 治疗，> 65 岁超过 77%，SBRT 组剂量：25 ～ 34 Gy/1F，45 ～ 60 Gy/3F，48 ～ 50 Gy/4F，50 ～ 55 Gy/ 5F 或者 60 ～ 70 Gy/8 ～ 10F。非洲裔美国人、低收入人群、城市人口、合并症较多、非学术中心医院就诊、肿瘤较大、鳞癌患者未进行 SBRT 的概率相对较大。中位随访 44.6 个月，接受 SBRT 治疗的患者中位生存时间较高（38.8 个月 vs. 28.1 个月，$P < 0.001$）。亚组分析显示 T2、Charlson 合并症评分 2 ～ 3、鳞癌患者 SBRT 治疗显著延长了生存期。Cox 多变量分析显示 SBRT 是影响生存的独立相关因素（$P < 0.001$）。中国台湾 Tu 等（2017）比较 2007—2013 年 238 名早期 NSCLC 患者行 SBRT 和 CFRT 治疗，平均年龄 77 岁，SABR 剂量为：25 ～ 34 Gy/1 F；或 45 ～ 60 Gy/3 F；或 48 ～ 50 Gy/4 F；50 ～ 55 Gy/5 F；或 60 ～ 70 Gy/8 ～ 10 F。CFRT 剂量为：60 ～ 70 Gy/30 ～ 35 F。5 年 OS 分别为：31% vs. 20%（$P = 0.0008$）。总生存率（OS）在接受 SABR 治疗的患者之间没有显著差异。Prezzano 等（2019）回顾了基于 PubMed 电子数据库的前瞻性临床试验的早期不能手术的非小细胞肺癌患者，2005 年至 2018 年的 19 个临床研究中，共计 1434 名周围型和中心型患者行 SBRT 治疗，3 年的总生存率为 43% ～ 95%，3 年局部控制率高达 98%。SBRT 治疗后 3 年的远处转移高达 33%，3 ～ 4 级毒性为 10% ～ 30%，很少有治疗相关死亡。两组间结果无差异。常规分次放射治疗和 SBRT，中心型和周围型肺肿瘤，或不能手术和可手术的患者之间疗效无明显差异。SBRT 仍然是早期不能手

术 NSCLC 的合理选择，SBRT 显示出良好的局部和区域控制，且毒性反应与手术相当。减少了分次治疗被证明安全有效。远处转移是失败的常见原因，可考虑选择化疗。对早期不能手术的非小细胞肺癌，SBRT 可替代 CFRT。

（六）SBRT 对周围型和中心型肺癌的治疗

周围型指：肺段以下支气管直到细小支气管的肺癌，距离肺门 > 2 cm。RTOG 0915 临床研究（Videtic et al, 2015）：比较不能手术的早期周围型非小细胞肺癌立体定向放射治疗（SBRT）2 种剂量，经活检证实周围型（距中央支气管树 2 cm）T1 或 T2、N0 的 84 例患者，随机分成 SABR 34 Gy/1F 和 48 Gy/4F 2 组放疗。2 年生存率分别为 61.3%（95% CI：44.2% ～ 74.6%）和 77.7%（95% CI：62.5% ～ 87.3%）。2 年无病生存率 56.4%（95% CI：39.6% ～ 70.2%）和 71.1%（95% CI：55.5% ～ 82.1%）。1 年原发灶控制率为 97%（95% CI：84.2% ～ 99.9%）和 92.7%（95% CI：80.1% ～ 98.5%）。3 级毒性反应为 > 17% 和 10%。SBRT 治疗周围型病灶更安全，剂量更高，毒副作用更低。与周围型相比，中心型 / 超中心型被定义为离支气管树、大血管、食管、心脏 2 cm 以内，气管、心包、臂丛或椎体，椎管 1 cm 内。邻近或侵犯肺门、支气管树、食管、心脏、奇静脉、臂丛神经、大血管、脊髓、膈神经和喉返神经等，应用 SBRT 治疗超中心肺癌风险极高。美国 Chang 等（2008）报道 SBRT 治疗 27 例中心型 / 超中心型的非小细胞肺癌（NSCLC）。其中 I 期 13 例，孤立性复发性 14 例。所有患者均接受基于四维计算机断层扫描的计划，放疗剂量：40 Gy/4 F 和 50 Gy/4 F。结果：中位随访 17 个月（6 ～ 40 个月），20 例治疗局部剂量为 100%PTV 50 Gy。7 例患者局部剂量为 40 Gy，3 例局部复发。I 期病变中纵隔淋巴结转移 1 例（7.7%），远处转移 2 例（15.4%）。复发病例中纵隔淋巴结转移 3 例（21.4%），远处转移 5 例（35.7%）。复发病例中，4 例（28.6%）发展为 2 级肺炎，I 期病变未发生 2 级肺炎。3 例（11.1%）出现 2 ～ 3 级皮炎和胸壁疼痛。1 例臂丛神经病变，均未出现食管炎。Murrell 等（2018）报道超中心型的 I 期不能手术非小细胞肺癌，予 50 Gy/5F、

60 Gy/8F、60 Gy/15F 三种不同剂量，肿瘤控制率分别为 92.9%、92.4%、52.0%，近端支气管毒性 ≥ 4 级为 68%、44%、2%。食管或肺部毒性的风险都 < 5%，综合考虑，剂量 60 Gy/8F 是最适合的方法。无论采用哪种分割模式，核心是肿瘤周围危及器官不超量，同时肿瘤生物等效剂量（BED）≥ 100。RTOG0813（Tekatli et al, 2015）研究了 2008 年至 2013 年治疗的 80 例中心型非小细胞肺癌和 PTV 近端支气管树（PBT）< 2 cm，用 VMAT 的 SABR 治疗，剂量 7.5 Gy×8 F。96% 的患者 95%PTV 为 60 Gy/8 F。最大剂量 D_{max} ≥ 60 Gy，近端支气管树有 40% 患者，主动脉的有 26.3% 的患者，心脏有 55% 患者，气管有 1.3% 的患者。食管最大 D_{max} 为 58 Gy。平均肺 V5 Gy 和 V20 Gy 分别为 21% 和 8%。27 例超过 PBT D_{max}。3 年生存率为 53%，与同期接受 SABR 治疗的 252 例周围型肿瘤的 3 年生存率为 57% 相比（P = 0.369）并不差，危及器官可耐受。5 个中心对 765 例早期非小细胞患者进行 SBRT，中位年龄 75 岁，放疗剂量 18 Gy/3 F。距离近端支气管树（PBT）1 cm 组有 55% 的患者和距离近端支气管树（PBT）1 ～ 2 cm 组有 27% 的患者，周围型 18% 的患者。中位生存时间为 42.7 个月，非癌症死亡中位数为 57.3 个月。距离 PBT 1 cm 组非肿瘤死亡显著高于其他组（危险比为 3.175，P < 0.001），距离 PBT 2 cm 组非肿瘤死亡与周围组相比无显著差异（P = 0.53）（Stam et al, 2019）。SBRT 治疗中心型较周围型肺癌有显著风险，应避免采用 3 次分割剂量。考虑应用 4 ～ 5 次分割或增加到 6 ～ 15 次数大分割治疗来减轻晚期放疗毒性反应（Bryan et al, 2018）。

（七）SBRT 治疗不可手术的局部治疗复发患者

对于不可手术局部治疗后复发患者，SBRT 可作为肿瘤挽救性治疗手段（Bryan et al, 2018）5% ～ 40% 的 NSCLC 患者接受明确的标准治疗后出现局部肿瘤复发。美国 Chang（Sun et al, 2017a）进行了前瞻性临床试验，组织学和 PET 证实的 I 期非小细胞肺癌 65 例患者，平均年龄 70 岁，SABR 治疗剂量为 50 Gy/4F，随访 7 年，5 年局部、区域和远处复发率分别为 8.1%、

10.9% 和 11.0%；7 年局部、区域和远处复发率分别为 8.1%、13.6% 和 13.8%；5 年和 7 年无病进展率分别为 49.5% 和 38.2%，5 年和 7 年生存率分别为 55.7% 和 47.5%。3 例（4.6%）患者有 3 级治疗相关不良事件。前瞻性研究显示局限期非小细胞肺癌 SABR 后控制好和毒性低。局部复发与远处转移是失败的主要原因。Chang 等（Sun et al，2017b）继续报道 59 例 NSCLC 在肺实质的孤立复发和转移患者，病灶 ≤ 3 cm，患者平均年龄为 70 岁，年龄（范围 45 ~ 86 岁），SABR 治疗剂量：50 Gy/4F，5 年的局部、区域和远程失败率分别为 5.2%、10.3% 和 22.4%；3 年和 5 年 PFS 为 46.2%VS 41.1%；3 年和 5 年生存期分别为 63.5% 和 56.5%。SABR 治疗后中位中性粒细胞 / 淋巴细胞比率 3.44（范围，1.39 ~ 14.19），该比值低被认为可以预测有较差的生存率。立体定向消融放射治疗（SABR）局部控制率高，毒性小，已成为复发或继发性非小细胞肺癌一种替代的局部治疗方法。

（八）SBRT 的支持治疗

老年非小细胞肺癌患者耐受性差，储备能力差，并发症多，SBRT 期间可能需要更多的支持性治疗才能顺利完成治疗。爱尔兰 Mihai 等（2018）回顾 200 例 75 ~ 93 岁的患者行 T1-T3 N0 M0 NSCLC SBRT 治疗结果：所有患者均完成规定的 SABR 疗程。然而，至少 29 例患者因并发症和治疗反应不得不中断放射治疗，经支持治疗后完成放疗。中位生存期 31.6 个月，1 年、3 年生存率分别为 80.7% 和 44.4%。局部的 1 年和 3 年的控制率分别为 97.6%、83.5%。美国 Mihai 等（Conibear et al，2018）回顾性分析对 200 例的 T1-T3N0M0 非小细胞肺癌高龄老年（75 岁 ~ 93 岁）患者接受 SABR 治疗。但是至少 29 例患者治疗中断。中位随访 20.9 个月。中位生存期为 31.6 个月，1、3 年生存率分别为 80.7% 和 44.4%。1 年和 3 年局部的控制率分别为 97.6%、83.5%。需要对高龄 NSCLC 的患者加强支持治疗，使其能连续不中断治疗，确保疗效。

（九）SBRT 治疗的毒性反应（Chen et al，2017）

1. 放射性肺炎（RP）　美国 Matthew 报道

（Koshy et al，2015）2003—2006 年国家数据库 T1-T2N0M0 非小细胞肺癌 498 例 SBRT 治疗，剂量分别为 20 Gy/3F、12 Gy/4F、18 Gy/3F、15 Gy/3F 和 16 Gy/3F。分成 BED（a/b = 10）≥ 150 Gy 和 BED < 150 Gy。3 年生存率（生存期）55% vs. 46%，T1 期 3 年生存率（61% vs. 60%）。在 T2 期 3 年生存率（37%vs. 24%，P = 0.01）。多变量独立分析死亡率因素为：女性、T2 期肿瘤、BED（a/b = 10）≥ 150 Gy、SABR 剂量参数（肺 V20 ≤ 6.5%）和平均肺剂量 4.5 Gy 被发现是与死亡率降低相关的指标。RTOG 0236.（Xu et al，2014；Robert et al，2010）报道早期非小细胞肺癌不能手术的患者原发性肿瘤控制（30% ~ 40%）和高死亡率（3 年生存率20% ~ 35%）。局部区域失败和远地转移率分别为 12.8% 和 20%。22% 的患者在 3 个月内发生了 3 级或更高的不良反应，包括肺功能下降、低血钙或肺炎。Onishi 等（2018）回顾有肺间质改变（PIC）在 SBRT 治疗 I 期 NSCLC 后出现放射性肺炎。共有 242 名患者，88% 为男性，平均年龄为 77 岁（55 ~ 92 岁）。SBRT 总剂量为 40 ~ 70 Gy/4 ~ 10F 共 4 ~ 25 天。1 年、2 年和 3 年生存率（OS）分别为 82.1%、57.1% 和 42.6%。6.9% 的患者出现致死性 RP。肺活量 < 70%，肺 V20Gy > 10%，PS 评分 2 ~ 4，鳞状细胞癌，T2 分期，SBRT 前定期使用类固醇，FEV1 < 70% 等因素与生存率预后较差相关。致死性放射性肺炎发生在有间质性病变 SBRT 后。

2. 胸壁疼痛和（或）肋骨骨折　美国 NEAL E（Dunlap et al，2010）预测胸壁疼痛和（或）肋骨骨折的风险的剂量 - 体积参数，60 例患者非小细胞肺癌立体定向体部放疗 3 ~ 5 次后胸壁疼痛。周围型肺病变位于胸壁的 2.5 cm 以内，最小点剂量为 20 Gy；中位区间严重疼痛和（或）骨折的发生时间为 7.1 个月。胸壁毒性的风险符合中位数有效浓度 - 剂量 - 反应模型。接收 30 Gy 的胸壁体积预测严重的 CW 疼痛和（或）肋骨骨折（R2 = 0.9552）。照射体积 30 cm³ 是出现严重的疼痛和（或）肋骨骨折的阈值。连续毒性相关的胸壁 35 cm³ 接受 30 Gy/3F 放疗发展严重胸壁疼痛和（或）肋骨骨折的风险是 30%。

3. 心脏毒性　Reshko 等（Leonid et al，2018）

报道，SBRT 放疗剂量对肺癌患者心脏的影响。患者均于 2007—2017 年早期非小细胞肺癌患者进行了肺部病灶 SBRT，均未行化学和手术治疗。77% 的患者接受了 SBRT 剂量为 48 Gy/4F，其他患者的放疗剂量为 40 Gy/4F ～ 60 Gy/8F。肿瘤与心脏边界的范围均在 6 cm 之内。平均随访 35 个月。平均心脏剂量（MHD）为 1.90 Gy（范围：0.04 ～ 11.00 Gy）和左侧前降支（LAD）平均最大剂量为 5.67 Gy（范围：0.04 ～ 48.60 Gy）。上叶肿瘤患者的 MHD 和心脏 D0.03cc 明显高于其他肺叶肿瘤的患者（3.31 Gy：1.15 Gy，$P < 0.0001$；41.06 Gy：29.51 Gy；$P = 0.00034$）。未观察到中央型肺癌与周围型肺癌的 MHD 或心脏 D0.03cc 存在显著差异（$P = 0.84$ 和 $P = 0.27$）。心脏和肿瘤之间的距离与 MHD 呈弱相关（$r = -0.61$，$P \leq 0.0001$）。PTV 大小与 MHD 呈弱相关（$r = 0.41$，$P = 0.0004$）。先前有心脏病患者放射治疗后心脏事件增加（$P = 0.039$）。因为心脏病史可能会影响辐射所致心脏病的发生并可能会影响患者的生存。

4. 食管毒性　用 SBRT 治疗，范围从轻度食管炎到狭窄、穿孔和（或）气管食管瘘。为指导立体定向消融放射治疗（SABR）的安全使用，需要剂量 - 体积参数。Abelson 报道（Abelson et al，2012）SABR 治疗肺癌，平均年龄 65 岁，肿瘤距离食管 > 1 cm，SBRT 治疗后 3 个月化疗，最初由紫杉醇 + 卡铂化疗两个周期，后改用吉西他滨，患者出现气管食管瘘和最终致命的咯血。

5. 大血管损伤　中央型肿瘤行 SBRT 增加了中央血管结构的照射，特别是主动脉。采用更长时间的随访和更大样本量的研究来探索并存疾病、放射技术、不良事件、总生存之间的关系是非常必要的。对于肿瘤临近心脏或心包、大血管、气管，SBRT 可给予 4 ～ 5 次分割。放疗医生应根据前瞻性临床试验规定的剂量限制（Bryan et al，2018），综合考虑标准治疗手段、分割原则，根据病灶部位、距离胸壁的距离等因素制定分割方案，评估危及器官组织如脊髓、食管、气管、心脏、胸壁及臂丛神经等的放疗耐受剂量。

手术切除仍是 Ⅰ 期 NSCLC 的标准治疗方式。对于不能手术或拒绝手术的早期 NSCLC，特别是 N0 患者，如果行 SBRT 治疗，要经过胸外科医生参与多学科讨论（Bryan et al，2018）后开展治疗。SBRT 采用图像引导技术是大剂量、少分次、短疗程放疗来达到肿瘤消融目的，在安全性、有效率、治疗精度、时间和经济成本等方面都有优势。

二、Ⅱ 期 NSCLC 老年患者的放疗

对于 Ⅱ 期 NSCLC 老年患者手术仍是最好的治疗选择，但因高龄、拒绝手术以及伴发糖尿病、心肺功能不全等原因，不能手术患者可选择放化疗（Albano et al，2018）。另外，即使接受了手术切除的 Ⅱ 期中，仍有 15% 的患者因术后复发或手术切缘阳性等需辅助放疗。

ASTRO（Videtic et al，2017）指南推荐对肿瘤 > 5 cm、既往行肺叶切除术、有胸壁侵犯 T3 肿瘤，同时肺内多发病灶，放疗后挽救治疗等有条件使用 SABR 的建议。荷兰 Tekatli 等（2017）用立体定向消融放疗（SABR）肿瘤直径 ≥ 5 cm（范围 5.1 ～ 10.4）非小细胞肺癌，入组 63 例患者，T2N0 占 81%，T3N0 占 18%。随访 54.7 个月，中位生存期为 28.3 个月。2 年无病生存率为 82.1%，2 年局控率、区域控制率和远处控制率分别为：95.8%，93.7% 和 83.6%。远处转移 10%。≥ 3 级毒性反应占 30%，其中放射性肺炎 19%。美国国家癌症数据库对 201 例非小细胞肺癌患者的资料进行分析（Verma et al，2017），平均年龄 77 岁，中位肿瘤大小为 5.5 cm。cT2a、cT2b、cT3 分别占 24.9%、53.2%、21.9%。SBRT 剂量 50 Gy/4F，中位生存期为 25.1 个月。15% 患者接受化疗。接受化疗有较长的生存期（中位数 30.6 vs. 23.4 个月；$P = 0.027$）。在多变量分析中，化疗仍然独立地与生存期相关（HR = 0.57；$P = 0.039$）。Cleveland 诊所（Woody et al，2015）探讨 40 例原发肿瘤直径 > 5 cm 的非小细胞肺癌（NSCLC）SBRT 的疗效。年龄中位数为 76 岁，中位 Karnofsky 评分为 80（范围：60 ～ 90），中第 1 秒用力呼气量（FEV1）是 1.41 L（范围：0.47 ～ 3.67 L），中位一氧化碳弥散量（DLCO）为 47%（范围：29% ～ 80%）。中位数 SBRT 剂量为 50 Gy/5F。

18 个月局控率、区域局控率、无病生存率和生存期率分别为 91.2%、64.4%，34.6% 和 59.7%。32.5% 远程转移是失败的主要模式。3 级以上毒性反应 7.5%。RTO0618（Timmerman et al，2018）单臂 II 期试验，33 例患者经手术活检证实，周围型 T1 ～ T2，N0、M0 非小细胞肺癌，直径 5 cm。SBRT 处方剂量为 54 Gy/3F。15 例（58%）男性；中位年龄 72.5 岁（54 ～ 88 岁）。4 年原发肿瘤控制率和区域控制率均为 96%（95% CI：83% ～ 100%）；4 年无病生存率和总生存率分别为 57%（95% CI：36% ～ 74%）和 56%（95% CI：35% ～ 73%）。中位总生存期为 55.2 个月。治疗相关 3、4 和 5 级不良反应分别为 2、0 和 0 例。对于肿瘤直径 > 5 cm 的患者，SBRT 也是一种合适的选择，需要根据危及器官限量来优化最佳的方案（Bryan et al，2018）。对肿瘤负荷较高的患者加用化疗有较高的局部控制率和生存率。

随肿瘤体积增大淋巴结转移风险也增大，对于高危肿瘤的辅助化疗可提高生存率（OS）（Seok et al，2014）。Kann 等（2019）回顾 T1-3N0M0 NSCLC 高危患者 SBRT 后行含铂方案的辅助化疗（adjuvant systemic therapy，ST），SBRT + ST 54 例比较 SBRT（$n = 1269$），SBRT+ST 患者年龄较轻（中位年龄：70 vs. 77 岁，$P < 0.001$），肿瘤较大（> 3 cm：38.9% vs. 21.6%，$P = 0.02$），且 T 分 期 更 高（T2 ～ 3：42.6% vs. 22.5%，$P = 0.002$）。与 SBRT 患者相比，SBRT+ST 患者 2 年期局部远处失败率（regional-distant failure，RDF）较低（3.1% vs. 16.9%，$P = 0.02$）。在多变量分析中，SBRT+ST 与降低 RDF 相关（HR = 0.15；95% CI：0.04 ～ 0.62），有改善 PFS 的趋势（HR = 0.70；95%CI：0.48 ～ 1.03），但是 OS 没有改善（HR =0.74；95%CI：0.49 ～ 1.11）。SBRT + ST 改善 RDF 和 PFS。SEER 数据显示（Komiya et al，2019）AJCC 第 6 版（T2；3 ～ 7 cm）6075 例患者和第 7 版（T2a；3 ～ 5 cm，T2b；5 ～ 7 cm）3138 例患者，> 70 岁患者占 66%，化疗与较轻年龄，男性，非腺癌，病理分级较高相关。在 AJCC 第 6 版 T2 组（19.9% vs. 15.8%，$P = 0.0023$）和 在 AJCC 第 7 版 T2b 组（5 ～ 7 cm）（20.9% vs. 13.6%，$P = 0.0046$），化疗组对比不化疗组的 5 年

总生存期明显延长但对 AJCC 7th T2a（3 ～ 5 cm）患者没有差别（24.3% vs. 21.1%，$P = 0.4369$）。多变量分析也显示化疗是 AJCC 第 6 版 T2 和 AJCC 第 7 版 T2b 中一个独立的预后因素。辅助化疗减少早期非小细胞肺癌的复发率，提高疗效。

对于同侧肺门淋巴结受累，不能手术的 N1 非小细胞肺癌老年患者标准治疗是使用常规分割放疗和基于铂类方案的化疗（CRT）（Mcdonald et al，2017）。Dudani 等（2018）回顾了 2002 年至 2012 年 3 个学术性癌症中心 158 例 II 期非小细胞肺癌由于各种原因不能接受手术，中位年龄 74 岁（50 ～ 91 岁），44% 为女性，68%PS 评分为 0 ～ 1 分。T2b ～ T3 N0 占 55%，N1 占 45%。不能手术最常见的原因是肺储备不足（27%）和合并症（24%）。所有患者均接受常规放射治疗，放疗中位剂量 60 Gy（48 ～ 75 Gy）。73% 的患者单独放疗；24% 的患者同步和 3% 的患者序贯放化疗（CRT）。在多变量分析中，老年患者（≥ 70 岁）（OR = 0.28；95% CI：0.11 ～ 0.70；$P = 0.006$）和查尔森合并症评分较高（> 5）的患 者（OR = 0.34；95% CI：0.13 ～ 0.90；$P = 0.03$）或白细胞计数正常（< 10×10^9/L）的患者（OR = 0.26；95%CI：0.09 ～ 0.73；$P = 0.01$）接受 CRT 的可能性较小。结果 74% 的患者死亡。平均 OS 为 22.9 个月（范围 17.1 ～ 26.6 个月）。多因素分析证实 CRT 患者 OS 明显长于单独 RT 治疗的患者（39.1 vs. 20.5 个月；$P = 0.0019$）。与单纯放疗相比，CRT 治疗与存活率显著延长相关。与序贯化疗相比，同步化疗的疗效并不清楚。在 1200 多例 I ～ III 期 NSCLC 行 CRT 治疗，5 年总生存率比序贯治疗提高 4.5%，而急性食管反应从 4% 显著增加到 18%。2000 多名患者 NSCLC 患者加速放疗 5 年总生存率与常规分割治疗比较提高 2.5%。Sampath 等（2015）分析同步或序贯放化疗治疗的 II 期 NSCLC 568 名患者，放疗剂量 ≥ 59 Gy，中位生存期为 20.5 个月（95% CI：18 ～ 23 个月），5 年生存率 16%。放疗剂量 > 60 Gy 中位生存率为 21 个月，高于放疗剂量 59 ～ 60 Gy 的 16.5 个月（$P = 0.6$）。II 期非小细胞肺癌患者的最终化疗和放疗：这是第一份关于接受 CRT 作为最终治疗的 II 期非小细胞肺癌患者结局的报告。存活率接近历史

第三阶段试验的第三阶段 CRT 患者。由于老龄化人口的增加，可能与 Ⅱ 期不可手术患者的增加平行，因此本研究可在审查治疗方案时提供有用的信息。Baardwijk 报道（Baardwijk et al，2010）一项前瞻性的单臂研究，166 例 Ⅰ 期至 Ⅱ 期不能手术患者和 Ⅲ 期非小细胞肺癌，平均年龄 69 岁，PS 评分 0 ~ 2 分，FEV1 $\geqslant$ 30%，Ⅰ 期 29%，Ⅱ 期 10%。先行诱导化疗吉西他滨（1250 mg/m^2，d1，8 天）与顺铂（75 mg/m^2，d1）或卡铂（AUC = 5，d1），每 21 天一个周期，共 3 周期。化疗后放疗中位剂量为 64.8 Gy±11.4 Gy，分割 25 天 ±5.8 天，平均肺剂量为 19 Gy；最大脊髓剂量为 54 Gy。平均 OS 为 21.0 个月，平均 1 年生存率为 68.7%，2 年生存率为 45.0%。多变量分析显示 GTV 大小与 OS 降低显著相关（$P < 0.001$）。不良反应包括：急性反应（3 级，21.1%；4 级，2.4%）和晚期毒性反应（3 级，4.2%；4 级，1.8%）。Bott 等（2016）对美国国家癌症数据库 NSCLC 肺门淋巴结转移 N1 患者，指南建议可手术切除和对不可手术，肿瘤 < 7 cm（T1/T2），临床上 N1 淋巴结阳性行放化疗 CRT（化疗和放疗 > 45 Gy）都是适当的治疗。20 366 例患者符合研究标准入组，63% 接受了充分的治疗（手术切除 48%，CRT 15%）。6% 的患者术前诱导化疗，4% 接受术前放射治疗。辅助放疗用在术后病理切缘阳性者（病理边缘阴性者 42% vs. 15%，$P < 0.001$）。其余患者接受的治疗不足（23%）或未接受治疗（14%）。单变量分析，接受不充分或不接受治疗的患者年龄较大，非高加索，收入较低和较高并发症指数。接受适当治疗的患者与接受不充分或不接受治疗的患者相比，总生存率（OS）有所提高（中位数 OS = 34.0 vs. 11.7 个月，$P < 0.001$）。在接受充分治疗的患者中，逻辑回归分析包括在学术机构治疗、高加索人和年收入超过 35 000 美元等因素与手术切除相关。年龄增大和 T2 分期与非手术治疗相关。在 2308 对接受手术或 CRT 的患者倾向评分匹配后，手术治疗与 CRT 相比有较长的中位 OS（34.1 vs. 22.0 个月，$P < 0.001$）。术后病理淋巴结阳性患者，53% 接受辅助化疗。这组患者 OS 显著延长（中位 OS = 48.2 个月）（95% CI：45.0 ~ 51.4）vs.31.7 个 月（95% CI：29.1 ~ 34.3），P

< 0.001]。Ⅱ 期不可手术的 NSCLC 老年患者根据自身 PS 和合并症情况选择同步放化疗或序贯放化疗。

此外，Ⅱ 期老年不能手术 NSCLC 患者可采用 SBRT 联合靶向治疗。Pan 等（2013）评估了 122 名老年 NSCLC 患者，肿瘤大小平均 5.6 cm，SBRT 剂量 36 ~ 48 Gy/8 ~ 12F。分为 3 组：A 组（吉非替尼 +SBRT，35 例）；B 组（单用 SBRT，45 例）；C 组（吉非替尼，42 名患者）。A、B、C 三组有效率（RR）分别为：68.6%、51.1%、40.5%（A 组 vs. B 组，$P = 0.014$）；平均 OS 分别为：15.5 个月、9.6 个月、10.3 个月（A 组 vs. B 组和 C 组，$P = 0.002$ 和 $P = 0.017$）；PFS 分别为：7.8 个月、5.3 个月、5.1 个月（A 组 vs. B 组和 C 组，$P = 0.018$ 和 $P = 0.013$）；联合治疗在 PFS 和 OS 可行且效果较好。

对于不可手术的老年非小细胞肺癌患者，应坚持以个体化治疗为原则，在严格评估老年状态和分析治疗风险的基础上，兼顾肿瘤控制和生活质量，制订最佳的临床治疗方案。由于老年人身体机能的下降，治疗过程中周围重要组织器官受到放射损伤将难以恢复，要选择精确度高、组织损伤少的精确放射治疗，SBRT 是一种有效、能耐受的可选择治疗方法，推荐 T1-3N0 不能手术患者选择 SBRT，可以从中获益；对于不能手术的 N1 患者，建议常规放疗加或不加化疗。进一步疗效仍需随机临床试验证实。

（李东明　吴　楠）

参考文献

郑荣寿，孙可欣，张思维，等 . 2015 年中国恶性肿瘤流行情况分析 . 中华肿瘤杂志，2019，41（1）：19-28.

Abelson JA，Murphy JD，Loo Jr BW，et al. Esophageal tolerance to high-dose stereotactic ablative radiotherapy. Diseases of the Esophagus，2012，25（7）：623-629.

Albano D，Bilfinger T，Nemesure B. 1-，3-，and 5-year survival among early-stage lung cancer patients treated with lobectomy vs SBRT. 2018，

Volume 9：65-71.

Arnold B N，Thomas D C，Rosen J E，et al. Effectiveness of local therapy for stage I non-small-cell lung cancer in nonagenarians. Surgery，2017，162（3）：640-651.

Baardwijk A V，Wanders S，Boersma L，et al. Mature Results of an Individualized Radiation Dose Prescription Study Based on Normal Tissue Constraints in Stages I to III Non-Small-Cell Lung Cancer. Journal of Clinical Oncology，2010，28（8）：1380-1386.

Baumann P，Nyman J，Hoyer M，et al. Stereotactic body radiotherapy for medically inoperable patients with stage I non-small cell lung cancer-A first report of toxicity related to COPD/CVD in a non-randomized prospective phase II study. Radiotherapy and Oncology，2008，88（3）：359-367.

Boily G，Filion É，Rakovich G，et al. Stereotactic Ablative Radiation Therapy for the Treatment of Early-stage Non-Small-Cell Lung Cancer：CEPO Review and Recommendations. Journal of Thoracic Oncology，2015，10（6）：872-882.

Bott MJ，Patel AP，Verma V，et al. Patterns of care in hilar node-positive（N1）non-small cell lung cancer：A missed treatment opportunity?. The Journal of Thoracic and Cardiovascular Surgery，2016，151（6）：1549-1558.

Bryan J，Megan E，Erin B，et al.Stereotactic Body Radiotherapy for Early-Stage Non-Small-Cell Lung Cancer：American Society of ClinicalOncology Endorsement of the American Society for Radiation Oncology Evidence-Based Guideline. J Clin Oncol，2018，Mar 1；36（7）：710-719.

Chang JY，Balter PA，Dong L，et al. Stereotactic Body Radiation Therapy in Centrally and Superiorly Located Stage I or Isolated Recurrent Non-Small-Cell Lung Cancer. International Journal of Radiation Oncology · Biology · Physics，2008，72（4）：967-971.

Chang JY，Senan S，Paul MA，et al. Stereotactic ablative radiotherapy versus lobectomy for operable stage I non-small-cell lung cancer：a pooled analysis of two randomised trials. The Lancet Oncology，2015，16（6）：630-637.

Chen H，Senan S，Nossent E J，et al. Treatment-Related Toxicity in Patients With Early-Stage Non-Small Cell Lung Cancer and Coexisting Interstitial Lung Disease：A Systematic Review. International Journal of Radiation Oncology · Biology · Physics，2017，98（3）：622-631.

Conibear J，Chia B，Ngai Y，et al. Study protocol for the SARON trial：a multicentre，randomised controlled phase III trial comparing the addition of stereotactic ablative radiotherapy and radical radiotherapy with standard chemotherapy alone for oligometastatic non-small cell lung cancer. BMJ Open，2018，8（4）：e20690.

Crabtree T D，Puri V，Robinson C，et al. Analysis of first recurrence and survival in patients with stage I non-small cell lung cancer treated with surgical resection or stereotactic radiation therapy. The Journal of Thoracic and Cardiovascular Surgery，2014，147（4）：1183-1192.

Dudani S，Zhu X，Yokom DW，et al. Radical Treatment of Stage II Non-small-cell Lung Cancer With Nonsurgical Approaches：A Multi-institution Report of Outcomes. Clinical Lung Cancer，2018，19（1）：e11-e18.

Dunlap NE，Cai J，Biedermann GB，et al. Chest Wall Volume Receiving ＞ 30 Gy Predicts Risk of Severe Pain and/or Rib Fracture After Lung Stereotactic Body Radiotherapy. International Journal of Radiation Oncology · Biology · Physics，2010，76（3）：796-801.

Folkert MR，Timmerman RD. Stereotactic ablative body radiosurgery（SABR）or Stereotactic body radiation therapy（SBRT）. Advanced Drug Delivery Reviews，2017，109：3-14.

Guckenberger M，Kestin LL，Hope AJ，et al. Is There a Lower Limit of Pretreatment Pulmonary Function for Safe and Effective Stereotactic Body Radiotherapy for Early-Stage Non-small Cell

Lung Cancer? Journal of Thoracic Oncology, 2012, 7 (3): 542-551.

Haque W, Verma V, Polamraju P, et al. Stereotactic body radiation therapy versus conventionally fractionated radiation therapy for early stage non-small cell lung cancer. Radiotherapy and Oncology, 2018, 129 (2): 264-269.

Hobbs CJ, Ko SJ, Paryani NN, et al. Stereotactic Body Radiotherapy for Medically Inoperable Stage I-II Non-Small Cell Lung Cancer: The Mayo Clinic Experience. Mayo Clinic Proceedings: Innovations, Quality & Outcomes, 2018, 2 (1): 40-48.

Jeon W, Ahn S, Kim Y, et al. Correlation of biologically effective dose and the tumor control in Stage I (< 5 cm) non-small cell lung cancer with stereotactic ablative radiotherapy: a single institutional cohort study. Japanese Journal of Clinical Oncology, 2018, 48 (2): 144-152.

Kann BH, Miccio JA, Stahl JM, et al. Stereotactic body radiotherapy with adjuvant systemic therapy for early-stage non-small cell lung carcinoma: A multi-institutional analysis. Radiotherapy and Oncology, 2019, 132: 188-196.

Komiya T, Chaaya G, Powell E. Addition of chemotherapy improves overall survival in patients with T2N0M0 non-small cell lung cancer undergoing definitive radiation therapy: An analysis of the SEER database. Radiotherapy and Oncology, 2019, 131: 75-80.

Koshy M, Malik R, Weichselbaum RR, et al. Increasing Radiation Therapy Dose Is Associated With Improved Survival in Patients Undergoing Stereotactic Body Radiation Therapy for Stage I Non-Small-Cell Lung Cancer. International Journal of Radiation Oncology · Biology · Physics, 2015, 91 (2): 344-350.

Leonid B, Noah S, Geoffrey D, et al. Cardiac radiation dose distribution, cardiac events and mortality in early-stage lung cancer treated with stereotactic body radiation therapy (SBRT). J Thorac Dis, 2018, 10 (4): 2346-2356.

Mcdonald F, De Waele M, Hendriks LEL, et al. Management of stage I and II nonsmall cell lung cancer. European Respiratory Journal, 2017, 49 (1): 1600764.

Mihai A, Milano M T, Santos A, et al. Treatment completion, treatment compliance and outcomes of old and very old patients treated by dose adapted stereotactic ablative radiotherapy (SABR) for T1-T3N0M0 non-small cell lung cancer. Journal of Geriatric Oncology, 2018.

Murrell DH, Laba JM, Erickson A, et al. Stereotactic ablative radiotherapy for ultra-central lung tumors: prioritize target coverage or organs at risk? Radiation Oncology, 2018, 13 (1).

Nagata Y, Hiraoka M, Shibata T, et al. Prospective Trial of Stereotactic Body Radiation Therapy for Both Operable and Inoperable T1N0M0 Non-Small Cell Lung Cancer: Japan Clinical Oncology Group Study JCOG0403. International Journal of Radiation Oncology · Biology · Physics, 2015, 93 (5): 989-996.

Ohn A, Matthew G, Andrew C, et al. Treatment of Stage I and II Non-small Cell Lung Cancer Diagnosis and Management of Lung Cancer, 3rd ed: American College of Chest PhysiciansEvidence-Based Clinical Practice Guidelines. CHEST 2013; 143 (5) (Suppl): e278S-e313S.

Onishi H, Shirato H, Nagata Y, et al. Stereotactic Body Radiotherapy (SBRT) for Operable Stage I Non-Small-Cell Lung Cancer: Can SBRT Be Comparable to Surgery? International Journal of Radiation Oncology · Biology · Physics, 2011, 81 (5): 1352-1358.

Onishi H, Yamashita H, Shioyama Y, et al. Stereotactic Body Radiation Therapy for Patients with Pulmonary Interstitial Change: High Incidence of Fatal Radiation Pneumonitis in a Retrospective Multi-Institutional Study. Cancers, 2018, 10 (8): 257.

Pallis AG, Gridelli C, van Meerbeeck JP, et al. EORTC Elderly Task Force and Lung Cancer

Group and International Society for Geriatric Oncology（SIOG）experts'opinion for the treatment of non-small-cell lung cancer in an elderly population. Annals of Oncology, 2010, 21（4）：692-706.

Palma D, Lagerwaard F, Rodrigues G, et al. Curative Treatment of Stage I Non-Small-Cell Lung Cancer in Patients With Severe COPD：Stereotactic Radiotherapy Outcomes and Systematic Review. International Journal of Radiation Oncology · Biology · Physics, 2012, 82（3）：1149-1156.

Pan D, Wang B, Zhou X, et al. Clinical study on gefitinib combined with γ-ray stereotactic body radiation therapy as the first-line treatment regimen for senile patients with adenocarcinoma of the lung（final results of JLY20080085）. Molecular and Clinical Oncology, 2013, 1（4）：711-715.

Pia Baumann, Jan Nyman, Morten Hoyer, et al.Outcome in a Prospective Phase Ⅱ Trial of Medically Inoperable Stage I Non-Small-Cell Lung Cancer Patients Treated With Stereotactic Body Radiotherapy. J Clin Oncol 2009, 27：3290-3296.

Prezzano KM, Ma SJ, Hermann GM, et al. Stereotactic body radiation therapy for non-small cell lung cancer：A review. World Journal of Clinical Oncology, 2019, 10（1）：14-27.

Robert T, Rebecca P, James G, et al. Stereotactic Body Radiation Therapy for Inoperable Early StageLung Cancer. JAMA, 2010 March 17, 303（11）：1070-1076. doi：10.1001/jama.2010.261.

Sampath S, Hall M, Schultheiss TE.Definitive chemotherapy and radiotherapy in patients with stage II non-small cell lung cancer：A population-based outcomes study. Lung Cancer, 2015 Oct, 90（1）：61-64.

Schonewolf C A, Heskel M, Doucette A, et al. Five-year Long-term Outcomes of Stereotactic Body Radiation Therapy for Operable Versus Medically Inoperable Stage I Non-small-cell Lung Cancer：Analysis by Operability, Fractionation Regimen, Tumor Size, and Tumor Location. Clinical Lung Cancer, 2019, 20（1）：e63-e71.

Seok Y, Yang HC, Kim TJ, et al. Frequency of Lymph Node Metastasis According to the Size of Tumors in Resected Pulmonary Adenocarcinoma with a Size of 30 mm or Smaller. Journal of Thoracic Oncology, 2014, 9（6）：818-824.

Soldà F, Lodge M, Ashley S, et al. Stereotactic radiotherapy（SABR）for the treatment of primary non-small cell lung cancer；Systematic review and comparison with a surgical cohort. Radiotherapy and Oncology, 2013, 109（1）：1-7.

Stam B, Kwint M, Guckenberger M, et al. Subgroup Survival Analysis in Stage I-II NSCLC Patients With a Central Tumor Partly Treated With Risk-Adapted SBRT. International Journal of Radiation Oncology · Biology · Physics, 2019, 103（1）：132-141.

Sun B, Brooks ED, Komaki RU, et al. 7-year follow-up after stereotactic ablative radiotherapy for patients with stage I non-small cell lung cancer：Results of a phase 2 clinical trial. Cancer, 2017, 123（16）：3031-3039.a

Sun B, Brooks E D, Komaki R, et al. Long-Term Outcomes of Salvage Stereotactic Ablative Radiotherapy for Isolated Lung Recurrence of Non-Small Cell Lung Cancer：A Phase II Clinical Trial. Journal of Thoracic Oncology, 2017, 12（6）：983-992.b

Tekatli H, van T Hof S, Nossent EJ, et al. Use of Stereotactic Ablative Radiotherapy（SABR）in Non-Small Cell Lung Cancer Measuring More Than 5 cm. Journal of Thoracic Oncology, 2017, 12（6）：974-982.

Tekatli H, Senan S, Dahele M, Slotman BJ1, Verbakel WF2.Stereotactic ablative radiotherapy（SABR）for central lung tumors：Plan quality and long-term clinical outcomes. . Radiother Oncol, 2015 Oct, 117（1）：64-70. doi：10.1016/j.radonc.2015.09.028.

Timmerman R D, Paulus R, Pass H I, et al.

Stereotactic Body Radiation Therapy for Operable Early-Stage Lung Cancer. JAMA Oncology, 2018, 4 (9): 1263.

Tu C, Hsia T, Fang H, et al. A population-based study of the effectiveness of stereotactic ablative radiotherapy versus conventional fractionated radiotherapy for clinical stage I non-small cell lung cancer patients. Radiology and Oncology, 2017, 52 (2): 181-188.

Verma V, Mcmillan MT, Grover S, et al. Stereotactic Body Radiation Therapy and the Influence of Chemotherapy on Overall Survival for Large (≥ 5 Centimeter) Non-Small Cell Lung Cancer. Inter-national Journal of Radiation Oncology · Biology · Physics, 2017, 97 (1): 146-154.

Videtic GMM, Donington J, Giuliani M, et al. Stereotactic body radiation therapy for early-stage non-small cell lung cancer: Executive Summary of an ASTRO Evidence-Based Guideline. Practical Radiation Oncology, 2017, 7 (5): 295-301.

Videtic GMM, Hu C, Singh AK, et al. A Randomized Phase 2 Study Comparing 2 Stereotactic Body Radiation Therapy Schedules for Medically Inoperable Patients With Stage I Peripheral Non-Small Cell Lung Cancer: NRG Oncology RTOG 0915 (NCCTG N0927). International Journal of Radiation Oncology · Biology · Physics, 2015, 93 (4): 757-764.

Woody NM, Stephans KL, Marwaha G, et al. Stereotactic Body Radiation Therapy for Non-Small Cell Lung Cancer Tumors Greater Than 5 cm: Safety and Efficacy. International Journal of Radiation Oncology · Biology · Physics, 2015, 92 (2): 325-331.

Xu L, Madong H, Ten Y, et al., Efficacy of stereotactic radiotherapy and surgical treatment for early non-small cell lung cancer: a meta analysis. Journal of Xinjiang medical university, 2014, 37 (5): 524-530.

Zheng X, Schipper M, Kidwell K, et al. Survival Outcome After Stereotactic Body Radiation Therapy and Surgery for Stage I Non-Small Cell Lung Cancer: A Meta-Analysis. International Journal of Radiation Oncology · Biology · Physics, 2014, 90 (3): 603-611.

Zheng Y, Shi A, Wang W, et al. Posttreatment Immune Parameters Predict Cancer Control and Pneumonitis in Stage I Non-Small-Cell Lung Cancer Patients Treated With Stereotactic Ablative Radiotherapy. Clinical Lung Cancer, 2018, 19 (4): e399-e404.

第六章

局部晚期非小细胞肺癌患者的诊治

第一节　可手术患者的术后辅助治疗

肺癌是目前世界上以及我国发病率和死亡率最高的恶性肿瘤。非小细胞肺癌（non-small cell lung cancer，NSCLC）占所有肺癌的80%～85%，其中65岁以上患者占50%以上，70岁以上患者占30%～40%（Govindan et al，2006；Cesare et al，2005）。

在临床实践中，通常将≥70岁的患者定义为老年患者，而WHO对此年龄界限也给予了认可。随着年龄的增加，人体的心肺储备能力、肝肾功能及骨髓造血能力均有不同程度的下降，合并的疾病明显增加，治疗的耐受性有所下降，因此老年患者是一个特殊的群体。

目前在老年NSCLC患者的治疗中仍存在不少误区，许多老年NSCLC患者没有接受化疗。此外，肺癌临床研究入组老年患者的比例明显较低。美国西南肿瘤协作组（Southwest Oncology Group，SWOG）报道，在临床试验招募的研究对象，大于65岁的老年NSCLC患者只占25%。因此，有些临床试验得出的结果并不适合老年患者的状况，所以如何在临床实践中更好地指导老年患者的治疗，仍需进一步探讨（Owonikoko et al，2010）。

局部晚期非小细胞肺癌是指已伴有纵隔淋巴结（N2）或锁骨上淋巴结（N3）转移，侵犯肺尖部和纵隔重要结构（T4），用现有的检查方法未发现有远处转移的非小细胞肺癌。按照第8版国际肺癌分期标准，局部晚期NSCLC为ⅢA期、ⅢB期和ⅢC期肺癌，占NSCLC的30.0%左右。目前，这部分NSCLC的治疗效果并不理想，ⅢA期的5年生存率为15.0%～23.0%，ⅢB期仅为6.0%～7.0%（Moutain et al，1997；Früh et al. 2008）。

从治疗学的观点看，局部晚期NSCLC可分为可切除和不可切除两大类。对于可手术患者，完全性手术切除联合术后辅助治疗仍然是治疗的主要模式。术后辅助治疗是外科根治性切除的重要补充，有助于改善患者生存。近年来，随着分子靶向治疗、免疫治疗和放化疗技术的提高及其在术后辅助治疗中的应用，局部晚期NSCLC的治疗有了较大的进步。

随着社会的发展，人口老龄化日益明显。以铂类为基础的联合化疗是晚期肺癌辅助化疗的标准治疗方法，然而对于老年患者来说由于其肝肾功能较差，往往难以承受铂类的毒性，加之铂类的消化道反应较为严重也使得许多老年患者不愿意进行化疗治疗，同时老年患者肿瘤生长也有其规律和特点。随着年龄增长老年患者常常存在许多正常生理和器官功能的衰退，导致其对化疗耐受性相对降低。例如胃肠功能差导致口服药物的吸收不良，肝酶代谢功能减退导致药物代谢和转化功能下降，进而增加了不同药物之间相互作用的风险，而且因为大多数化疗药物经由肾排泄，肾血流量、肾小球滤过率及肌酐清除率等指标所提示的肾排泄能力下降亦可导致药物清除能力降低。从而使药物排泄能力下降，血药浓度偏高，因此在用药过程中需要充分把握药物的剂量，保证治疗的安全性。此外老年患者免疫功能较弱、骨髓造血功能低下也影响其治疗。老年患者也存在较高比例的并发疾病，例如慢性阻塞性肺疾病、心脑血管性疾病和糖尿病等；同时老年患者还存在一些老年特有的现象，例如抑郁等精神状态、认知程度、家庭和社会支持等（Owonikoko et al. 2010）。

如何有效治疗，减少治疗过程中发生的不良反应成为临床中及研究时备受关注的问题。既往针对老年肺癌患者临床研究相对较少，至今尚未有治疗老年肺癌 NSCLC 的最佳治疗方案，但众多临床试验证实，老年人术后能够接受适当的化疗，可延长生存期，耐受性尚可。这些研究多数来自于大型临床研究的亚组分析、回顾性分析等，涉及老年局部晚期 NSCLC 患者术后辅助化疗双药治疗或单药治疗疗效及安全性分析。

一、辅助化疗

可手术局部晚期非小细胞肺癌的常规治疗方案

（一）双药联合化疗

非小细胞肺癌是肺癌最常见的组织类型，包括鳞癌、腺癌、大细胞癌。外科手术切除是治疗可手术的 NSCLC 最好方法，但仅 20% 左右肺癌患者就诊时适宜手术，按 1997 年国际分期，ⅠA 期术后 5 年生存率为 61%，ⅠB 期为 38%，ⅡA 期为 34%，ⅡB 期为 24%，ⅢA 期为 13%，ⅢB 期为 5%。手术治疗失败的主要原因是术中局部切除不彻底、术前已有潜在的转移灶和多个播散的微小转移灶导致局部复发和远处转移，而且术后患者机体免疫功能降低。ⅠA、ⅠB、Ⅱ期和ⅢA 期 NSCLC 的远处转移率分别为 15%、30%、40% 和 60%。理论上，化疗能够在一定程度上消灭术后残存的微小转移灶，从而减低复发风险，提高患者术后生存期（Mountain et al. 1997）。

合理、系统、有效的多学科综合治疗，包括化疗可以使死亡危险比降低，有助于延长生存期。《非小细胞肺癌术后辅助治疗中国胸外科专家共识（2018 版）》指出对于局部晚期 NSCLC，尤其是可手术切除的ⅢA 期患者，完全手术切除

联合术后辅助化疗仍然是治疗的主要模式。ⅢB 期基本失去了手术治疗的机会。作为肺癌多学科综合治疗的一种重要模式，术后辅助治疗是外科根治性切除的重要组成部分。

可手术非小细胞肺癌术后辅助化疗可延长患者的生存期。1995 年非小细胞肺癌协作组对 1 394 例 NSCLC 患者的荟萃分析结果显示，与单纯手术组相比，手术加铂类为基础的辅助化疗可使 5 年生存率提高 5%，虽然两组之间总生存期（overall survival，OS）并未达到统计学差异（HR = 0.87；95% CI：0.74 ～ 1.02；P = 0.08），但提示术后含铂辅助化疗可能有效（Alberti et al，1995）。2008 年，LA-CECG 荟萃分析纳入 5 项临床研究，共 4584 例 NSCLC 患者，中位随访时间为 5.2 年。结果发现，辅助化疗的 OS 显著延长（HR = 0.89；95% CI：0.82 ～ 0.96；P = 0.005），死亡风险下降 11%，5 年生存获益增加 5.4%。相似的结果是化疗组无病生存期（disease free survival，DFS）也显著延长（HR = 0.84，95% CI：0.78 ～ 0.91；P < 0.001）（Govindan et al 2006）。而 LA-CECG 亚组分析显示，与观察组相比，Ⅲ期 NSCLC 患者术后长春瑞滨 / 顺铂方案辅助化疗的获益最大（5 年生存率提高 14.7%），其次是Ⅱ期（5 年生存率提高 11.6%），Ⅰ期无显著获益（5 年生存率提高 1.8%）（Douillard et al，2010）。2010 年 NSCLCCG 荟萃分析包括了 26 项随机研究，共纳入 8 447 例 NSCLC 患者。结果发现，与单纯手术组相比，手术加化疗组 5 年生存率提高了 4%（64% vs. 60%，HR = 0.86；95% CI：0.81 ～ 0.92；P < 0.001）（Awiagada et al 2010）。2010 年，我国的一项术后 NSCLC 辅助化疗的临床试验，包括了 150 例Ⅲa-N2 NSCLC 患者，随机分为化疗组和观察组，中位随访时间为 29 个月，化疗组 OS 和 DFS 均显著优于观察组（OS——HR = 1.466；95% CI：1.017 ～ 2.114；P = 0.037。DFS——HR = 1.560；95% CI：1.064 ～ 2.287；P = 0.037）（Ou, et al 2010）。

术后辅助化疗的方案包括长春瑞滨（或培美曲塞、紫杉醇、多西他赛、吉西他滨）与铂类联合。2008 年 LA-CECG 荟萃分析包括了 5 个含铂化疗方案的随机研究，共纳入 4 584 例

NSCLC 患者，根据术后辅助化疗方案将所有患者分为两组，比较了顺铂/长春瑞滨和以铂类为基础的非长春瑞滨的化疗方案的优劣。结果显示，与其他化疗方案相比，顺铂/长春瑞滨化疗方案延长 OS（HR = 0.80；95% CI：0.70 ~ 0.91；$P < 0.001$, interaction $P = 0.04$）和 DFS（HR = 0.75；95% CI：0.67 ~ 0.85；$P < 0.001$，interaction $P = 0.02$）趋势更加明显（Dignon et al 2008）。相较于长春瑞滨/铂类方案，其他三代化疗药物为基础的方案在驱动基因阴性的晚期 NSCLC 治疗中疗效确切，专家一致推荐其用于ⅠB ~ ⅢA 期根治术后 NSCLC 适宜人群的辅助化疗，近年来常用的一线化疗方案疗效相近，近年来有关老年 NSCLC 患者术后辅助化疗的研究大多来源于大型临床研究中的亚组分析，具有一定的局限性，但即使这样我们仍然能够从中获取一些有意义的信息供临床参考。Martin Früh（2008）等发现，总体来讲，老年患者术后接受辅助化疗的生存获益较非老年人没有显著差别，老年患者第一次使用顺铂的剂量和总剂量较低，化疗周期数也较少，老年患者在没有增加毒性的同时可能会在辅助化疗中获益，Sinead Cuffe（2012）等也证实了这一观点。我们几年前的回顾性临床研究分析表明 65 岁上下的 NSCLC 术后辅助化疗生存时间没有差别（Xiaoyu et al 2016；Yixiang et al 2016）。但这些回顾性研究中并没有大于 80 岁的老年患者的资料。Juan P. Wisnivesky 等在真实数据的分析中发现：80 岁以上的老年患者在术后接受辅助化疗生存上不获益（Wisnivesky et al 2011）。北美 E1505 Ⅲ期临床试验入组对象是接受根治手术的ⅠB（肿瘤直径 > 4 cm）、Ⅱ、ⅢA 期的 NSCLC 患者，随机分为单纯化疗组及化疗 + 贝伐珠单抗（15 mg/kg，每 3 周一次），化疗随机选择 NP、TP、GP 这 3 种方案，其中顺铂采用 75 mg/m²，每 3 周重复，术后辅助化疗至少进行 6 ~ 12 周，本试验正在进行中，最终目标是纳入 1500 例患者，联合贝伐珠单抗组生存风险比（survival HR）达 0.79。另外，JBR.19 试验纳入了超过 500 例完全手术的ⅠB、Ⅱ或ⅢA 期 NSCLC 患者，随机分为吉非替尼及安慰剂组。但遗憾的是，由于吉非替尼在局部晚期及晚期 NSCLC 的维持治疗试验中得到了阴性结果，

而造成此试验不得不宣告停止。

梁平等（2010）回顾性研究了 2007 年 8 月至 2009 年 12 月在中国医学科学院肿瘤医院内科肺癌中心病房接受顺铂方案辅助化疗的 42 例术后老年非小细胞肺癌（65 岁及以上）的数据。结果显示老年肺癌患者术后辅助顺铂方案化疗主要骨髓毒性为粒细胞下降，其次是贫血，但老年非小细胞肺癌患者手术后辅助含顺铂方案化疗的骨髓毒性可以耐受。栾丽伟等（2012）对 2007 年 1 月至 2011 年 7 月 32 例（男 27 例，女 5 例，平均年龄 68.5 岁）在黑龙江鸡西市人民医院接受治疗的老年晚期非小细胞肺癌患者应用 TP 方案化疗的资料进行回顾性分析，结果显示 32 例疗效 CR3 例、PR14 例、SD12 例、PD3 例，有效率为 53.1%，提示应用 TP 化疗方案治疗老年非小细胞肺癌，疗效满意，毒副作用较小，根据老年患者个体情况，可作为老年非小细胞肺癌化疗的选择，是安全有效的化疗方案。济宁市第一人民医院肿瘤科李婕（2015）利用前瞻性研究法分析了高龄肺癌患者术后化疗方案的可行性，并对于不同化疗方案进行对比。300 例非小细胞肺癌术后接受化疗的高龄患者，随机分为实验组（予以吉西他滨 + 顺铂）或对照组（予以长春瑞滨 + 顺铂），所有患者均化疗 4 个疗程。对比两组患者化疗前后治疗情况。两组患者化疗 4 个周期后的 CD4⁺ 和 CD4⁺/CD8⁺ 均显著高于治疗前，$P < 0.01$；实验组化疗 4 个周期后各指标均优于对照组 $P < 0.05$。两组患者化疗不良反应发生率无显著差异，$P > 0.05$，因此该研究结果提示对于高龄肺癌患者予以术后采取 GP 方案化疗，优于 NP 方案。

单纯化疗虽仍为基石，但已达到了疗效瓶颈，因此，寻求新的治疗药物和手段变得更加紧迫，如抗血管生成治疗。

贝伐珠单抗联合化疗在晚期非鳞非小细胞肺癌上具有显著疗效，但是在可手术的局部晚期非小细胞肺癌中的疗效还不明确。一项全球多中心、开放标签的Ⅲ期随机临床试验 E1505，研究了可手术非小细胞肺癌辅助化疗中加入贝伐珠单抗对患者生存期的影响（Wakelee et al，2017）。试验入组了 1501 例根治性切除的ⅠB（≥ 4 cm）~ ⅢA 期非小细胞肺癌，且行

标准术后含铂双药辅助化疗的患者（ⅠB～ⅢA期，其中ⅢA/N2期患者占26%）。受试者随机分为两组，对照组仅接受术后辅助化疗，共4周期；试验组在接受术后辅助化疗的基础上，从第一周期术后辅助化疗开始即加用贝伐珠单抗，每21天一次，共1年。其中化疗方案为含顺铂（75 mg/m²，第1天，每21天1周期）的双药，另一药物根据研究者判断可选择长春瑞滨（30 mg/m²，第1天和第8天），或吉西他滨（1200 mg/m²，第1天和第8天），或多西紫杉醇（75 mg/m²，第1天），或培美曲塞（500 mg/m²，第1天）。主要研究终点指标为总生存期。患者中位随访时间为50.3个月，两组患者的总生存期分别为未达到和85.8个月（风险比 = 0.99；P = 0.90）；两组患者的无病生存期差异也无统计学意义（风险比 = 0.99；P = 0.95）

E1505研究这项耗时10年的Ⅲ期临床试验显示，术后化疗联合贝伐珠单抗与术后化疗相比，不能延长总生存期和无病生存期。即使亚组分析也未能发现非鳞癌组有生存获益。而且，联合贝伐珠单抗方案的毒性更大。E1505研究的结论是：贝伐珠单抗在非小细胞肺癌术后辅助治疗中没有地位。此研究提示研究者，不能简单地将晚期抗肿瘤治疗方案应用于局部晚期非小细胞肺癌的辅助治疗，需要更多的研究来进行探索。

但是E1505研究也存在一些问题。①缺乏预测有效性的标志物：在E1505研究启动的2007年，晚期非小细胞肺癌正大步进入精准医学时代。然而很遗憾，贝伐珠单抗无类似EGFR-TKIs那样有可预测疗效的肿瘤标志物/驱动基因，至今未找到抗血管生成药物的预测性生物标志物。因此，研究者无法筛选出贝伐珠单抗的有效人群，虽然有E4599的非鳞癌优势人群可供参考，也未能考虑如IPASS研究般富集潜在有效人群（腺癌）。②入组人群分期差异较大，入组和随访时间长：入组ⅠB～ⅢA期差异这么大的分期，且ⅢA期患者占比较少，导致需要极大的样本量和很长的入组/随访时间才能得到研究结果。③漫长的研究时间也是一个不确定因素。我们难以预测一个10年后才能获得结论的研究，因为新的高效药物出现，更精准的人群选择，从而使研究原设计要回答的问题大打折扣。

E1505研究的结果提示贝伐珠单抗在辅助治疗研究中需要一个预测性肿瘤标志物，贝伐珠单抗在辅助治疗中的作用还需要进一步的研究。

总之，从国内外的临床研究中可以得到以下初步结论：年龄并不能作为术后辅助化疗的绝对禁忌，65～80岁之间NSCLC老年患者术后辅助化疗疗效与非老年患者相似，80岁以上患者不主张术后辅助化疗，对于不适合接受含顺铂方案的患者可以为其选择含卡铂的双药方案。

（二）单药化疗

尽管部分老年患者可以从含铂双药的化疗方案中获益，但总有部分80岁以下老年人确实又不太适合接受含铂双药化疗（马双莲 等，2013；Owonikoko, et al, 2010），特别是含有顺铂的化疗方案，从临床的实际操作中可以进行相应的调整。这些人可以选择单药化疗，目前针对老年晚期NSCLC的治疗方案为第3代细胞毒性药物单药治疗，包括长春瑞滨（NVB）、吉西他滨（GEM）、紫杉醇或多西他赛（朱文婷 等，2010）。

老年患者的治疗应把握度，防止过度治疗给患者带来的伤害。对老年晚期及一般状况差（PS 2）的非小细胞肺癌化疗方案建议：

1. 培美曲塞　500 mg/m²，静脉滴注d1，每21天重复1次，共化疗4周期。

2. 吉西他滨　800～1000 mg/m²，静脉滴注，d1、8，每21天重复1次，共化疗4周期。

3. 紫杉醇或多西他赛　每21～28天重复1次，共化疗4周期。

二、放疗联合化疗

（一）放疗联合化疗杀伤肿瘤细胞的理论基础

放化疗联合可通过影响多个肿瘤发生的相关因素来达到杀伤肿瘤细胞的目的，具有协同互补，增效增敏作用，其理论基础如下：化疗可以使细胞周期再分布，放射治疗主要杀伤处于G2、M期的癌细胞，其次为G1后期，对S期、G0期作用弱，甚至有些放射抵抗，而化疗可作用于各期癌细胞，主要位于S期，这正属于放疗不敏感期，因此化疗可使肿瘤细胞同时进入对放疗更敏感的 G2、M 期，使放疗更有效杀死肿瘤，起到协同互补的作用；顺铂是常用的放射治疗增敏药物，为放射治疗专家广泛应用，且疗效肯定，含铂方案的同步放疗优于序贯放化疗模式。紫杉醇是一种周期特异性广谱抗癌药，主要通过与微管亚单位可逆或不可逆结合，产生异常多倍体细胞，致细胞凋亡，并有抗血管生成作用。临床前期相关研究表明其放射治疗增敏机制复杂，并非单一的 G2+M 期阻滞机制，还可通过诱导凋亡，促进乏氧细胞再氧合，抑制肿瘤细胞再增殖；化疗可以降低乏氧细胞的比例，化疗先杀灭对化疗敏感的细胞，缩小了肿瘤容量，使局部血供得到改善，乏氧细胞减少，放射敏感性增强。另外，化疗后肿瘤缩小，可使放射治疗的靶区缩小，减少正常组织损伤，放疗并发症减少；化疗可抑制肿瘤细胞的再增殖，干扰亚致死性损伤和潜在致死性损伤修复，影响 DNA 修复基因的功能。铂类可以阻断放疗致肿瘤细胞的 DNA 双链断裂的再修复；放疗属于局部治疗，主要杀死局部肿瘤细胞，但单纯放疗不能控制远处转移，化疗属于全身性治疗，对局部肿瘤，存在于血道、淋巴道内的转移灶，亚临床病灶有一定杀伤作用，可防止远处转移，但单纯化疗不能控制体积大的局部肿瘤，因此两者联合使用，可起到协同互补，增效作用。

同步放化疗是Ⅲ期非小细胞肺癌的标准治疗，与序贯放化疗比较可显著降低患者的死亡风险、延长总生存。既往有大剂量递增研究尝试使用各种方式提高肿瘤放疗剂量，结果显示，放疗剂量每增加 1 Gy，5 年局控率就可以提高 1.25%，表明提高局部放疗强度有望进一步改善患者生存。

然而，与放疗联用的最佳化疗方案国际上一直未有定论。目前同步放化疗中最为常用的两种方案是 EP 方案和 PC 周疗方案。前者应用早，欧洲较为常用，可全量与放疗联用，相对方便和经济；后者在美国被广泛使用，是Ⅳ期患者单纯化疗的标准方案之一，但同步放化疗时因副作用大需减量且每周使用。

（二）局部晚期非小细胞肺癌同步放化疗中化疗方案的选择

局部晚期非小细胞肺癌（LANSCLC）以往的标准治疗是单纯放疗，中位生存期约为 9 个月，2 年生存率 10%～15%，5 年生存率为 5%。20 世纪 90 年代开始，Dillman、Sause、Le Chevalier 等发表了多篇放化疗序贯治疗的研究，5 年生存率 8%～17%，较单纯放疗的生存率有了明显提高。放疗与化疗在 LANSCLC 的联合运用，在理论上有其诱人之处，因为在企图消除远处微小转移灶的同时也要求控制原发病灶。联合放疗和化疗的可能优点包括：①放疗的剂量反应曲线斜率的变化；②修复抑制，或亚致死性修复累积量降低；③潜在的致死性损伤恢复能力下降；④细胞动力学干扰，即增殖状态和细胞周期敏感性阶段的细胞比例的增加；⑤肿瘤体积下降和血液供应改善，导致再氧合和修复，增加了对放疗和化疗的敏感性；⑥增加了药物的运输和摄取。

LA-NSCLC 的同步放化疗研究起步很早，1962 年已有临床研究报告，1988—1992 年多个研究中心关于顺铂同步放化疗的随机临床研究结果使同步放化疗研究真正开始活跃。LANSCLC 同步放化疗研究至今，治疗的多个环节都有Ⅲ期临床研究结果，同步放化疗的临床效果和不良反应都得到更广泛的认识和接受，目前已经作为新的标准治疗方法被 NCCN 治疗指南采用和推荐。由于同步放化疗涉及的放化综合治疗之间的相互作用，采用不同化疗方案无疑会对临床研究结果产生影响。不同化疗方案的 LANSCLC 同步放化疗Ⅱ/Ⅲ期临床研究综述如下。

1. 铂类研究　顺铂作为铂类药物的代表，和放疗的相互作用研究的最为广泛。Wheeler 和 Spencer 发表的一个回顾性研究报告，在几个应用人类肿瘤细胞培养及荷瘤动物的实验中，顺铂能增强电离辐射的细胞毒作用。和放疗同时运用，顺铂能引起较强的相加效应。它也能抑制亚致死损伤的修复，高剂量下它是乏氧细胞增敏剂，但常用的临床剂量不可能得到显著的乏氧细胞增敏作用。顺铂也会增加正常组织的放射反应。

1988 年 Soresi 报告了放疗＋顺铂的随机分组研究结果，提示放疗＋顺铂 15 mg/m^2 每周组和单纯放疗组的中位生存分别为 16 个月和 10 个月，但无统计学差异；局部复发率分别为 12/25 和 23/39（$P = 0.053$），认为放疗合并顺铂有提高疗效的趋势。1992 年 Schaake Koning 等报告的 EORTC 研究组应用单药顺铂合并放疗进行同步放化疗研究。其目的是试图应用顺铂的放射增敏作用提高局部控制率。研究分 3 组，放疗 + 顺铂 30 mg/m^2 每周 1 次；放疗 + 顺铂 6 mg/m^2 每日 1 次；单纯放疗。放疗方案均为分段放疗（先给予 30 Gy/10f 放疗，休息 2 周，最后给予 25 Gy/10f 完成治疗）。该研究结果显示综合治疗组局部控制率和生存率均优于单纯放疗组。尽管采用的分段放疗方案并不常规，EROTC 研究作为放疗合并顺铂病例数最大的 III 期临床结果还是得到广泛认可。放疗合并卡铂的方案也有随机分组研究报告，但是均未能提示卡铂的放射增敏作用。

2. 紫杉醇或紫杉醇 + 铂类　在肺癌的治疗中，紫杉醇是新药中研究最多的和放疗联合的药物。有研究显示检测 A375 黑色素瘤和 S549 肺癌细胞两组细胞的放射增敏最低浓度 3 nmol/L，达到可测出的效应所需的最低时限是 18 小时。停止使用紫杉醇后，放射增敏性很快消失，认为长时间输注紫杉醇比大剂量使用更有可能引起放疗增敏并延长细胞毒性反应。

紫杉醇 / 卡铂方案是 LANSCLC 的同步放化疗研究的热点，多个研究中心报告同步放化疗临床研究的结果。Carter 研究通过比较诱导化疗 + 同时放化疗 ± 巩固化疗来评价巩固化疗的作用。入组患者为不能手术的 IIIA/B 期非小细胞肺癌，先给予紫杉醇 / 卡铂方案化疗 2 个周期，然后患者接受紫杉醇 + 卡铂每周方案化疗同时合并放疗，放疗剂量 66.6 Gy/37 次。完成上述治疗后在进行随机分为观察组和巩固化疗组（紫杉醇 70 mg/m^2 每周方案，连续 6 个月）。入组患者 220 例，119 例进入随机分组，观察组和随机治疗组有效率为 71%vs.63%，中位生存期分别为 26.9 月和 16.1 个月，3 年生存率分别为 34% 和 23%。观察组优于巩固治疗组。结论在患者完成诱导化疗 + 同时放化疗后，继续接受巩固化疗不利于改善生存率。

3. EP 方案　目前同步放化疗的化疗方案的选择，推荐 EP 方案。II 期临床研究比较 EP 方案和 PC 方案同期放化疗治疗 LANSCLC，结果显示 EP 组 OS 和 DFS 优于 PC 组，但是 3 ~ 4 级血液学毒性 EP 组为 78.1%，PC 组 51.5%，

$P = 0.05$。培美曲塞与卡铂或顺铂联合同步放疗后以培美曲塞巩固治疗预后良好的不可手术 IIIA/B 期 NSCLC 患者的 II 期研究显示，培美曲塞联合顺铂同步方案与 EP 方案同步化疗对比总生存未见差异，但是培美曲塞联合顺铂同步方案 3-4 级毒性反应低于 EP 组。

III 期非小细胞肺癌同步放化疗的最佳化疗方案未有定论。美国华盛顿大学 Santana-Davila 等报告的研究显示，III 期非小细胞肺癌，预后变量分析后，EP 方案治疗和 TC 方案治疗患者总体生存相似，但 EP 方案治疗相关的并发症较多。(JCO, 2014.)。研究者对在美国退伍军人健康管理局中采用 EP 方案化疗或者 TC 方案化疗的两类患者的治疗结果进行了比较。研究者甄选 2001 年至 2010 年间采用 EP 方案或者 TC 方案联合同步放疗的患者，结果显示，共有 1842 例患者入组，EP 方案化疗者为 27%（499 例）。在 Cox 比例风险模型中，EP 方案治疗与生存优势不相关（HR = 0.97；95% CI：0.85 ~ 1.10），倾向评分匹配队列（HR = 1.07；95% CI：0.91 ~ 1.24），或倾向评分调整模型（HR = 0.97；95% CI：0.85 ~ 1.10）。

在工具变量分析中，该中心采用 EP 方案治疗的时间占总治疗时间大于 50% 与小于 10% 的患者在生存优势上没有差异（HR = 1.07；95% CI：0.90 ~ 1.26）。EP 方案治疗的患者，与 TC 方案治疗的患者相比，有更多的住院次数（分别 2.4 vs. 1.7 次住院，$P < 0.001$），门诊就诊人数（分别 17.6 vs. 12.6 人次，$P < 0.001$），感染性并发症（47.3% vs. 39.4%，$P = 0.0022$），急性肾疾病 / 脱水（30.5% vs. 21.2%，$P < 0.001$），黏膜、食管炎（18.6% vs. 14.4%，$P = 0.0246$）。

中国医学科学院肿瘤医院王绿化对 LA-NSCLC 患者对比 EP 方案与 PC 方案同步放疗，显示 EP 组的总生存优于 PC 组，且 EP 组没有增加肿瘤相关性死亡，该研究发表于《肿瘤学年鉴》(Ann Oncol, 2017)。

该研究为我国放疗领域肺癌治疗首个大型、多中心临床研究。研究者比较了同步放疗 EP 方案（依托泊苷联合顺铂）与 PC 方案（卡铂联合紫杉醇），在局部晚期非小细胞肺癌（LA-NSCLC）患者中的疗效。2007 年至 2011 年，总

计 191 例患者符合入组条件并完成治疗（EP 组 95 例，PC 组 96 例），中位随访时间 73 个月。EP 组的 3 年总生存（OS）率明显高于 PC 组（$P = 0.024$）；EP 组中位 OS 期为 23.3 个月，比 PC 组延长 2.6 个月（$P = 0.095$）。毒副作用方面，2 级及以上放射性肺炎发生率在 PC 组明显高于 EP 组（$P = 0.036$），而 EP 组 3 级及以上放射性食管炎发生率更高（$P = 0.009$）。亚组分析结果显示在 PC 组是否完成同步化疗对生存影响非常小（$P = 0.701$），多因素分析亦得到相似的结果（HR = 0.97；95% CI：0.63 ~ 1.50）；同样，是否完成巩固化疗对生存无影响（$P = 0.874$），多因素分析校正后的 HR 为 1.19（95% CI：0.86 ~ 1.66）。研究结果提示，EP 方案要较 PC 方案能够为患者带来更多的生存获益。

（三）同步放化疗的毒性

化疗与放疗同时应用增加了对肿瘤的疗效，同时会在一定程度上增加副作用，主要表现为食管急性副作用的增加，多数研究显示 3 ~ 4 级放射性食管炎的发生率为 14% ~ 37%，而日本肺癌研究组的放射性食管炎发生率低于欧美报告的现象，提示亚洲患者的食管放射耐受性较好的可能性。不同的化疗方案之间放射性肺炎（1% ~ 19%），含紫杉醇的发生率似乎更高（4% ~ 19%），而顺铂 / 依托泊苷及顺铂 / 长春瑞滨研究的发生率似乎更低 0% ~ 7%，血液学毒性的报道发生率不一，除西日本肺癌组和 CALGB9431 外，血小板的毒性 4% ~ 16%，基本一致。

（四）老年患者放化疗联合治疗的选择

治疗副作用是放化疗同步治疗的主要问题，因此多数临床研究对患者的一般情况要求较高。杜克大学医学中心 Thomas E. Stinchcombe 博士在 JCO 上发表文章称，与年轻患者相比，老年患者使用同步放化疗相比于年轻患者有更差的 OS，治疗期间具有更高的死亡率（Stinchcombe T，et al 2017）。德国埃森大学医院的 Eberhardt 教授针对 Stinchcombe 等关于老年 NSCLC 患者行同步放化疗是否值得商榷的问题的回顾性分析，以"如何选择老年Ⅲ期非小细胞肺癌患者的最佳治疗策略"为题发表了他的见解（Eberhardt W，et al 2017）。来自日本的 Dr Shinji Atagi 等比

较了放疗加卡铂化疗和单独放射治疗用于局部晚期 NSCLC 老年患者的生存时间差异，研究结果发表在柳叶刀肿瘤上。纳入受试者为不能手术切除，且年龄大于 70 岁的Ⅲ期 NSCLC 患者，受试者被随机纳入到化疗组（60 Gy + 小剂量的卡铂（30 mg/m²）或单纯放疗组。放化疗组和单纯放疗组的中位总生存时间分别为 22.4 个月（95% CI：16.5 ~ 33.6）和 16.9 个月（13.4 ~ 20.3）（HR = 0.68；95.4% CI：0.47 ~ 0.98，分层 log-rank 检验单侧 $P = 0.0179$）。放化疗组相比单纯放疗组，3 ~ 4 级的血液学毒性更为常见，包括白细胞减少 [分别为 61（63.5%）和 0]，中性粒细胞减少症 [分别为 55（57.3%）和 0]，血小板减少 [分别为 28（29.2%）和 2（20%）]。3 级感染放化疗组 [12 例（12.5%）] 比单纯放疗组 [4 例（4.1%）] 更为多见。3 ~ 4 级肺炎和晚期肺毒性两组发生率相似。

（五）放化疗联合治疗后的免疫巩固治疗

近年来，针对晚期非小细胞肺癌患者的免疫治疗（包括但不局限于 PD-1/PD-L1 抑制剂）在整体治疗体系中占有越来越重要的地位，已经从二线治疗向一线治疗转变，并不断扩大自己的适应证人群，大幅度提高了该部分患者的总生存期。之前的大部分研究，更多的聚焦在晚期转移性非小细胞肺癌的研究中，近期的多个研究显示，对于可手术切除的局部晚期的非小细胞肺癌患者，免疫治疗在术前或者术后的应用同样发挥了重要的作用。

细胞免疫疗法是继手术、放疗和化疗之后的第四种肿瘤治疗方法，目前主要包括四大类：过继细胞免疫治疗、肿瘤疫苗、非特异性免疫刺激以及免疫检验点单克隆抗体，主要包括 iAPA、CIK、DC、NK、PD-1/PD-L1 免疫检查点抑制剂、CTLA4 免疫检查点抑制剂等几大疗法。对于非小细胞肺癌的治疗，传统手术、放化疗依然占有相当大的市场，但是由于其局限性及较强的毒副作用，正在逐步被更为精准的靶向治疗及免疫治疗所取代。如今，免疫治疗在肿瘤综合治疗中已经具有不可替代的地位，其中术后进行免疫治疗更是重要一环。术后免疫治疗的作用是杀死手术所不能切除的肉眼不可见的癌细胞，进而达到巩固疗效，减少癌细胞的转移与复发的目的，并恢

复手术造成的免疫损伤，最终提升患者的整体生存率。

对于无手术机会的局部晚期的非小细胞肺癌患者，被誉为"海啸"的Ⅲ期PACIFIC研究的中期分析结果提示，对于无法手术切除的局部晚期（Ⅲ期）非小细胞肺癌患者，在接受标准含铂的同步放化疗（CRT）后，未发生疾病进展患者中，Durvalumab（PDL1单抗）维持治疗对比安慰剂，PFS显著延长了11.2个月（16.8个月 vs. 5.6个月）。在亚组分析中发现65岁以下组无论PFS、OS均获益，但对于65岁的患者PFS、OS有获益的倾向。获益在另一项类似的LUN 14-179研究中，在完成放化疗（卡铂/紫杉醇、顺铂/依托泊苷、或顺铂/培美曲塞+59-66.6 Gy XRT）4～8周后，疾病未进展的患者接受Pembrolizumab治疗（200 mg IV q3wk）最长达一年（Durm GA, et al, 2018）。我们可以看到，该研究的结果与PACIFIC的结果非常相近。无论是中位TMDD，PFS还是12个月及18个月的无疾病进展率都非常相似。也正是基于上述的研究，目前NCCN指南已经批准对于无手术机会的局部晚期的非小细胞肺癌患者在根治性放化疗后使用PD-1/PD-L1免疫检查点抑制剂进行后续维持治疗。深入分析上述两个临床试验，可能是因为同步放化疗后会引起肿瘤局部微环境改变，增加肿瘤抗原释放和递呈，为免疫检查点抑制剂发挥作用创造便利。除上述两个研究外，还有其他研究显示（刘晓丽等，2019；Atonia SJ, et al, 2017；Kataoka Y, et al, 2017），放疗联合PD-1/PD-L1抑制剂有协同作用，这也提示我们在术后的维持治疗中是否可以适当考虑与放化疗进行联合，从而提高整体治疗的有效率，但是较强的毒副作用仍然是首当其冲的问题。

尽管这么多关于Ⅲ期NSCLC患者治疗策略的临床试验，可以对现有疗法进行理性创新的决定性临床试验却很少。并且，在这些较大样本的试验中，尤其是早年的试验，将70岁以上老年患者纳入队列研究的试验少之又少。原因很容易理解，老年患者更容易合并心血管疾病和肺部疾病。一些老年患者的发病与吸烟直接相关，再加上老年患者器官功能障碍、减退的较多，他们对于激进的联合诊疗方法不容易耐受。

为了获得对老年患者治疗策略的客观证据，最近一些年开展了很多临床量表和调查问卷评估。对于老年NSCLC患者选择治疗策略来说，这些试验提供了很好的指导作用。

Stinchcombe等应用北美的大型协作临床试验数据库分析了年龄对Ⅲ期NSCLC患者生存数据的影响（Stinchcombe et al, 2017）。该研究入组了3600名16个临床试验中的Ⅲ期NSCLC患者，包括832名患者确诊时为70岁以上，2768人小于70岁。这是迄今为止最大样本量的关于肺癌重要临床试验年龄相关因素的研究。研究的主要发现是：Ⅲ期NSCLC接受同步放化疗后，老年患者的总生存（OS）有意义的低于非老年患者，而无进展生存（PFS）则与非老年患者类似，但老年患者的治疗相关毒性更大（3～4度毒性发生率更大，更多治疗相关死亡，更多人不能耐受治疗而终止）。Stinchcombe等研究的结论为：70岁以下的NSCLC患者同步放化疗的毒性-效果比是明显可以接受的。但是，对于70岁以上的老年患者来说，这个比值的结果往好的方向说，也只能说是值得商榷的。

所以，对于每个患者的个体化治疗策略必须经过风险和获益的详细讨论。老年患者对于同步放化疗后发生潜在高并发风险应该知情，再对可能存在的长期临床获益进行权衡。

Stinchcombe教授的研究也存在一些问题：

第一，其纳入的大部分试验都为1990年之前的研究，而现在接受同步治疗的患者可耐受性远远更好，支持治疗手段也远胜以往。现在有更早的静脉营养，更强力的止吐剂、抑酸剂，放疗靶区的放射野更为精准，食管黏膜受量远远降低，还有很多有效的并发症治疗方法。放疗技术在最近的10～15年有了飞跃进展，明显降低了危及器官受量，降低了放射性食管炎的发生率。Eberhardt教授称，年龄作为单独的因素预测患者的生存结局可能过于简单。

第二，将年龄简单地二分为70岁以上和70岁以下对于这一复杂问题进行评估也过于简单。对患者临床资料的详尽分析，将并发症量表，Charlson评分，个体高危并发症风险（如肺功能下降、心律失常、血栓形成、肾功能下降、糖尿病、肝功异常等）的因素考虑进去才更为合适。

老年患者的综合评估应该进行前瞻性的研究。已经存在的老年患者评分系统涵盖了老年患者的不同问题，包括社会功能、自理能力等，该领域应该进一步详细讨论。这些因素可能对多学科治疗的确定具有更大的指导意义。并且，对于治疗效果和毒性的性价比的权衡也有很大的意义。应该开展对治疗相关毒性和第二原发肿瘤的发生率进行详细随访的前瞻研究。不幸的是，因为 Stinchcombe 研究的局限性，这些问题也未得到解决。

Ⅲ期老年患者的前瞻性试验可能对临床决策有帮助。关于老年患者的生活质量分析现在十分少见，也应该开展这方面前瞻性研究帮助医生作出决定。建议开展以老年患者生活质量为主要研究终点的临床试验，但这似乎不太切合实际。因为一般临床试验都会以创新治疗方法是否可以带来生存获益为目的，这也成为了Ⅲ期 NSCLC 老年患者治疗选择循证医学证据发展的一大障碍。

三、辅助靶向治疗

随机临床试验已证明，老年 NSCLC 患者可以从单药化疗中获益。但是全身化疗带来的骨髓抑制风险等毒副作用，对于老年患者仍然带来很大的挑战。所以，有效而副作用小的治疗方法可能更适合老年患者。近些年来，分子靶向药物的出现为老年晚期 NSCLC 患者提供了治疗策略。

（一）老年 NSCLC 患者的分子靶向治疗

分子靶向治疗是指在肿瘤分子生物学的基础上，利用肿瘤组织或细胞的特异性结构分子作为靶点，使用某些能与这些靶分子特异集合的抗体或配体等，特异性地阻断肿瘤细胞的生长，促使肿瘤细胞凋亡，从而实现精准靶向治疗，在发挥抗肿瘤作用的同时减少对正常细胞的不良反应。目前，针对 NSCLC 的靶向治疗药物主要包括血管内皮生长一组受体抑制剂（如贝伐珠单抗）、小分子 EGFR-酪氨酸激酶抑制剂（tyrosine kinase inhibitor，TKI）（如吉非替尼和厄洛替尼等）、间变性淋巴瘤激酶（anaplastic lymphoma kinase，ALK）抑制剂（如克唑替尼等），以及其他单靶点或者多靶点抑制剂、单克隆抗体等。

EGFR-TKIs（如吉非替尼和厄洛替尼等）已被证明可显著改善 EGFR 突变阳性晚期 NSCLC 患者的生存，已被广泛应用于临床；并且由于 EGFR-TKIs 对肿瘤细胞的高选择性，因此不良反应相对较轻、耐受性较好，还可显著改善患者的 QOL 等，也成为老年晚期 NSCLC 患者较好的选择。

（二）局部晚期老年 NSCLC 患者的术后辅助靶向治疗

对于晚期 NSCLC 患者，不能进行手术切除，靶向治疗可以给适应证患者带来显著的生存获益，因而获得了广泛的应用；对于可手术患者的辅助治疗，目前已经发现，术后辅助放化疗能够提高患者的生存期，但是仍然会出现局部复发或远处转移，远期生存率低。以针对 EGFR、ALK 的分子靶向药物，是否能够用于辅助治疗也逐渐成为了人们关注的重点，虽然还没进入常规的临床实践，但目前已经有多项研究结果发布，期待分子靶向治疗能够给更多患者带来获益。

NCIC CTG BR19 是吉非替尼与安慰剂随机、双盲、对照术后辅助治疗 NSCLC（ⅠB～ⅢA）的Ⅲ期临床试验，计划入组 1160 例，术后随机分组进行吉非替尼 250 mg 每天一次或安慰剂治疗，疗程 2 年，试验开始于 2002 年 9 月，2005 年 4 月提前终止，实际入组 503 例，主要终点指标为 OS 和 DFS（Goss et al，2013）。

503 例患者中，有 359 例进行了 $EGFR$ 突变检测，其中 344 例患者为野生型，只有 15 例（4%）患者存在 $EGFR$ 突变。在 344 例 $EGFR$ 野生型患者中，吉非替尼组没有 DFS（HR = 1.28；95% CI：0.92 ～ 1.76；$P = 0.14$）和 OS（HR = 1.24；95% CI：0.90 ～ 1.71；$P = 0.1799$）的获益；同样，在 15 例 $EGFR$ 突变型患者中，也没有看到吉非替尼组在 DFS（HR = 1.84；95% CI：0.44 ～ 7.73；$P = 0.40$）和 OS（HR = 3.16；95% CI：0.61 ～ 16.45；$P = 0.15$）的获益。对于年龄大于 65 岁的老年肺癌患者，发现患者的生存期更短，同时仍然没有观察到吉非替尼相对与化疗的优势。

2007 年开始的 RADIANT 研究选择性入组 EGFR IHC/FISH 阳性的ⅠB～ⅢA期 NSCLC 病例，厄洛替尼辅助治疗 2 年（Kelly et al，2015）。

研究共随机入组 973 例患者。2014 年 ASCO 报告显示，厄洛替尼辅助治疗并不能延长总体患者的 DFS。分析显示 EGFR IHC/FISH 和 KRAS 对于 OS 和 DFS 均无预测作用。针对 EGFR 基因突变（19Del 和 L858R）的 161 例患者的亚组分析显示，厄洛替尼组的中位 DFS（46.4 个月 vs. 28.5 个月，HR = 0.61；P = 0.0391）更长。中位 OS 目前仍未达到。RADIANT 研究提示 EGFR IHC/FISH 阳性并非 EGFR-TKI 有效的预测因子，低效的预测方法导致所选择的人群 EGFR-TKI 治疗效率低，最终 RADIANT 研究得到阴性结果。

事后的探索性分析发现，患者的年龄，比如是否大于 65 岁，还有其他的因素比如分期、抽烟等对于结果都没有影响。

同样是 2007 年，MSKCC 发起了一项厄洛替尼辅助治疗早期可切除的 EGFR 突变阳性 NSCLC 患者的单臂、多中心、Ⅱ期研究—SELECT 研究（Joel et al, 2012）。2014 年报告时入组 100 例患者。EGFR 突变、ⅠA ～ⅢA 期 NSCLC 术后接受常规辅助化疗或放化疗后，口服厄洛替尼 150 mg/d 2 年。主要终点指标为 2 年 DFS。中位随访时间为 3.4 年（17 ～ 74 个月）。2 年 DFS 为 89%（与历史对照的 76% 相比，P = 0.0047），但中位 DFS 时间未达到。研究提示 EGFR 突变阳性 NSCLC 患者行 2 年厄洛替尼辅助治疗是可行的。2 年 DFS 率分别为：Ⅰ期 96%，Ⅱ期 78%，ⅢA 期 91%。Ⅱ期患者 2 年 DFS 劣于Ⅲ期患者。有学者因此认为，提示相对早期的患者获益可能不明显。另外，厄洛替尼的毒性也不小，11% 的患者因为毒性在 1 个月内停药，有 40% 的患者需要减量（24% 调整至 100 mg，16% 调整至 50 mg），但仍然有 69% 的患者完成超过 22 个月的辅助治疗。研究提示 100 mg/d 可能是更合适的起始剂量。

SELECT 研究是首个报告 EGFR 突变患者可能从辅助厄洛替尼治疗中获益的前瞻性研究。但该研究只是Ⅱ期单臂研究，在没有随机对照研究长期随访结果之前，仍难以确定 TKI 术后治疗能否使该类患者获益。

由中国人主导的两项 EGFR-TKIs 术后辅助治疗的重大研究（ADJUVENT 研究和 EVAN 研究），已经取得了非常好的结果，证实了 EGFR-TKIs 在术后辅助治疗中为患者带来的获益。

ADJUVANT 研究是比较术后靶向辅助治疗和术后辅助化疗的随机、开放、Ⅲ期研究，该研究纳入 220 例Ⅱ～ⅢA 期 EGFR 阳性 NSCLC 患者，按照 1：1 比例随机进入靶向治疗组和化疗组，其中靶向治疗组：吉非替尼 250 mg/d，治疗周期为 24 个月；化疗组：长春瑞滨 25 mg/m^2，d1、d8，顺铂 75 mg/m^2，d1，每 3 周为 1 个周期，共 4 个周期。到数据截止时，吉非替尼组中位治疗时间 21.9 个月，化疗组中位疗周期为 4 个周期。中位随访 36.5 个月（0.1 ～ 62.8 个月）。吉非替尼组与化疗组的中位 DFS 分别为 28.7 个月对比 18.0 个月，有统计学差异，疾病复发和死亡风险降低 40%（HR = 0.60；P = 0.005），吉非替尼可显著延长患者 DFS 达 10.7 个月。吉非替尼组 3 年 DFS 率显著优于化疗组（34.0% vs. 27.0%，P = 0.013）。

ADJUVANT 是关于肺癌辅助靶向治疗的首个大型Ⅲ期随机对照临床研究，开创了 EGFR-TKI 辅助治疗非小细胞肺癌（NSCLC）的先河，首次证明Ⅱ～ⅢA 期（N1-N2）伴 EGFR 敏感突变的 NSCLC 患者术后 EGFR-TKI 辅助治疗 2 年的无瘤生存期（DFS）显著获益，开创了肺癌 EGFR-TKI 辅助治疗先河。

EVAN 研究是第一个比较厄罗替尼与化疗作为ⅢA 期 EGFR 突变 NSCLC 患者的辅助治疗疗效与安全性的多中心随机Ⅱ期研究，该研究入组 94 例 NSCLC 患者，按照 1：1 比例随机分组，其中厄罗替尼组：150 mg/d，治疗周期为 2 年；化疗组：长春瑞滨 25 mg/m^2，d1、d8，顺铂 75 mg/m^2，d1，每 3 周为 1 个周期，共 4 个周期。实验组（特罗凯组）的两年 DFS 率达到了 81%，三年 DFS 率也有 54%，对照组（化疗）两年和三年 DFS 率则分别只有 44% 和 19.8%，两组间的差异是非常显著的。在中位生存时间方面，实验组与传统化疗组比较，增加了接近一倍。EVAN 研究发现，无论患者年龄是否大于 65 岁，都能同样观察到靶向治疗相对化疗的获益。

EVAN 和 ADJUVANT 的阳性结果将奠定术后辅助靶向治疗的基础，对于术后辅助靶向治疗、尤其是ⅢA 期的患者是完全可以使用的；两项研究均已证明同一个观点，EGFR-TKI 术后辅

助治疗 *EGFR* 突变的 NSCLC 患者是安全有效的可行方案。

总的来看，现在 TKIs 用于 EGFR 敏感突变 NSCLC 患者新辅助或术后辅助治疗，还没有进入常规的临床实践或者写入临床诊治指南，有待更多循证医学证据的支持和验证，开展更多的前瞻性随机对照研究。NSCLC 辅助靶向治疗合适人群的筛选及辅助治疗时间均有待确定，辅助靶向治疗与辅助化疗或辅助或两者联合的比较也有待深入研究。

（李俭杰）

参考文献

曹膃，陈晓霞，周彩存，等，老年晚期非小细胞肺癌治疗进展，肿瘤，Vol.35，579-583，2015.

黄萍萍，赵大海．肺癌的免疫治疗进展．国际呼吸杂志，2017，37（8）：625-629.

李婕．高龄肺癌患者术后化疗方案的可行性分析．临床肺科杂志，2015（1）：122-124，128.

梁平，李峻岭，米玉玲，等．42 例老年非小细胞肺癌术后辅助含顺铂方案化疗骨髓毒性分析．第四届老年肿瘤学大会论文集，2010：88-89.

刘晓丽，李莉，于金明，等，放疗联合免疫检查点抑制剂治疗非小细胞肺癌研究进展．肿瘤综合治疗电子杂志，2019，04：15-23.

卢红阳，蔡菊芬，毛伟敏，等，非小细胞肺癌辅助靶向治疗研究进展，肿瘤学杂志 2014 年第 20 卷第 1 期，64-67.

栾丽伟，金鑫，张杰等．老年晚期非小细胞肺癌患者化疗疗效分析．中国医药指南，2012，07：128-129.

马双莲，丁玥．临床肿瘤护理学．北京：北京大学医学出版社，2013：66-69.

王敬慧，张树才．老年晚期非小细胞肺癌的靶向治疗，中国老年肿瘤学大会 cgos 学术年会，2009.

叶联华，黄云超，王昆，等，细胞因子诱导的杀伤细胞免疫治疗对非小细胞肺癌患者术后免疫功能的影响．中国胸心血管外科临床杂志，2008，15（2）：96-100.

周建美，鲁琪，沈喻，等，分子靶向治疗药物治疗老年非小细胞肺癌临床研究进展，现代实用医学，2016，28（2）：279-280.

朱文婷，许灿龙，朱世杰．老年晚期非小细胞肺癌不同化疗方案的疗效及不良反应观察．// 第三届国际中医、中西医结合肿瘤学术交流大会暨第十二届全国中西医结合肿瘤学术大会论文集．中日友好医院，2010：886-893.

Alberti W，Anderson G，Bartolucci A，et al.Chemotherapy in non-small cell lung cancer：a meta-analysis using updated data on individual patients from 52 randomised clinical trials. Non-small Cell Lung Cancer Collaborative Group. BMJ，1995，311（7010）：899-909.

Arriagada R，Auperin A，Burdett S，et al. Adjuvant chemotherapy，with or without post operative radiotherapy，in operable non small cell lung cancer：two meta-analyses of individual patient data. Lancet，2010，375（9722）：1267-1277.

Atagi，Shinji，Kawahara，et al. Thoracic radiotherapy with or without daily low-dose carboplatin in elderly patients with non-small-cell lung cancer：a randomised，controlled，phase 3 trial by the Japan Clinical Oncology Group（JCOG0301）. Lancet Oncology，2012，13（7）：671-678.

Atonia SJ，Villegas A，Daniel D，et al. Durvalumab after Chemoradiotherapy in Stage III Non-small-cell lung cancer. N Engl J Med，2017，377（20）：1919.

Cesare Gridelli，Matti Aapro，Andrea Ardizzoni，et al. Treatment of Advanced Non-Small-Cell Lung Cancer in the Elderly：Results of an International Expert Panel. J Clin Oncol，2005，23（13）：3125-3137.

Dillman R O，Seagren S L，Propert K J，et al.A randomized trial of induction chemotherapy plus high-dose radiation versus radiation alone in stage III non-small-cell lung cancer. The new England Journal of Medicine，1990，323（14）：940-945.

Douillard J Y, Tribodet H, Aubert D, et al. Adjuant cisplatin and vinorelbine for completely resected non-small cell lung cancer: subgroup analysis of the Lung Adjuvant Cisplatin Evaluation. J Thorac Oncol, 2010, 5 (2): 220-228.

Durm GA, Althouse SK, Sadiq AA, et al.Phase II trial of concurrent chemoradiation with consolidation pembrolizumab in patients with unresectable stage III non-small-cell lung cancer: Hoosier Cancer Research Network LUN14-179, American Society of Clinical Oncologymeeting (ASCO), 2018 J Clin Oncol, 2018, 36 (15-suppl): 8500.

Eberhardt W, How Shoud We Choose the Best Therpy for Elderly Patients with Stage III Non-small-cell Lung Cancer? Journal of Clinical Oncology, 2017, 35 (25): 2860-2862.

Forde PM, Chaft JE, Smith KN, et al. Neoadjuvant PD-1 Blockade in Resectable Lung Cancer. N Engl J Med, 2018, 378 (21): 1976-1986.

Früh M, Rolland E, Pignon JP, et al. Pooled Analysis of the Effect of Age on Adjuvant Cisplatin-Based Chemotherapy for Completely Resected Non–Small-Cell Lung Cancer. Journal of Clinical Oncology, 2008, 26 (21): 3573-3581.

Goss GD, O'Callaghan C, Lorimer I, et al. Gefitinib versus placebo in completely resected non-small-cell lung cancer: results of the NCIC CTG BR19 study. J Clin Oncol, 2013, 31: 3320-3326.

Govindan R, Page N, Morgensztern D et al. Changing epidemiology of small-cell lung cancer in the United States over the last 30 years: analysis of the surveillance, epidemiologic, and end results database. J Clin Oncol,2006,24(28): 4539-4544.

Hui R, Garon EB, Goldman JW, et al. Pembrolizumab as first-line therapy for patients with PD-L1-positive advanced non-small cell lung cancer: a phase 1 trial. Annals of Oncology,

2017, 28 (4): 874-881.

Joel WN, Nathan AP, Ramaswamy G, et al. The SELECT stuely: a multicenter phase 11 trial of adjuvant erlotinib in vesecteal epiacrmal growth factor receptor (EGFR) mutation-pusitive non-small cell lung cancer (NSCLC) [J]. J Chin Oncol, 2012, 30 (suppl): 7010.

Kataoka Y, Ebi N, Fujimoto D, et al.Prior radiotherpy does not predict nivolumab response in non-small-cell lung cancer : a retrospective cohort study.Ann Oncol, 2017, 28 (6): 1402.

Kelly K, Altorki NK, Eberhardt WE, et al. Adjuvant erlotinib versus Placebo in patients with stage Ⅰ B-Ⅲ A non-small-cell lung cancer (RADIANT): A randomized, double-blind, phase Ⅲ trial [J]. J Chin Oncol,2015,33 (34): 4007-4014.

Le Chevalier T, Arriagada R, Quoix E, et al. Radiotherapy alone versus combined chemochery and radiotherpy in unresectable non-small-cell lung cancer : first analysis of randomized trial in 353 patients [see comment citation in Medline], J Natl Cancer Inst, 1991, 83: 417-23.

Liang J, Bi N, Wu S, et al. Etoposide and Cisplatin vs Paclitaxel and Carboplatin With Concurrent Thoracic Radiotherapy in Unresectable Stage III Non-Small Cell Lung Cancer: A Multicenter Randomized Phase III Trial. Annals of Oncology, 2017, 28 (4): 777-783.

Mountain CF. Revisions in the international system for staging lung cancer. Chest, 1997, 111 (6): 1710-1717.

Ou W, Sun H-b, Ye X, et al. Adjuvant carboplatin-based chemotherapy in resected stage IIIA-N2 non-samll cell lung cancer.J Thorac Oncol, 2010, 5 (7): 1033-1041.

Owonikoko TK, Ragin CC, Belani CP, et al. Lung cancer in elderly patients: an analysis of the surveillance, epidemiology, and end results data-base. J Clin Oncol, 2010, 25 (35): 5570-5577.

Pascale T, Laurent G, Arnaud B, et al. Durvalumab

after chemoradiotherapy in stage III non-small cell lung cancer. Journal of Thoracic Disease，2018，10（S9）：S1032-S1036.

Pignon JP，Tribodet H，Scagliotti GV，et al. Lung adjuvant cisplatin evaluation：a pooled analysis by the LACE Collaborative Group.J Clin Oncol，2008，26（21）：3552-3559.

placebo in patients with stage IB-IIIA non-small-cell lung cancer（RADIANT）：a randomized, double-blind，phase III trial. J Clin Oncol，2015，33：4007-4014.

Santana-Davila R，Devisetty K，Szabo A，et al. Cisplatin and Etoposide Versus Carboplatin and Paclitaxel With Concurrent Radiotherapy for Stage III Non-Small-Cell Lung Cancer：An Analysis of Veterans Health Administration Data. Journal of Clinical Oncology，2015，33（6）：567-574.

Sause WT，Scott C，Taylor S，et al.Radiation Therapy Oncology Group（RTOG）88-08 and Eastern Cooperative Oncology Group（ECOG）4588：prelimimary results of a phase III tria in regionally advanced，unresectable non-small-cell lung cancer .J Natl Cancer Inst 1995；87：198-205.

Schaake-Koning C，Maat B，Van Houtte P，et al. Radiotherpy combined with low-dose cis-diammine dichloroplatinum（II）（CDDP）in inoperable nonmetastatic non-small-cell lung cancer（NSCLC）：a randomized three arm phase II study of the EORTC Lung Cancer and Radiotherpy Cooperative Groups. International journal of radiation oncology，biology，physics，1990，19（4），967-72.

Senan S，Brade A，Wang LH，et al. PROCLAIM：Randomized Phase III Trial of Pemetrexed-Cisplatin or Etoposide-Cisplatin Plus Thoracic Radiation Therapy Followed by Consolidation Chemotherapy in Locally Advanced Nonsquamous Non-Small-Cell Lung Cancer. Journal of Clinical Oncology Official Journal of the American Society of Clinical Oncology，2016，34（9）：

953-960.

Sinead Cuffe，Christopher M Booth，Yingwei Peng，et al. Adjuvant Chemotherapy for Non-Small-Cell Lung Cancer in the Elderly：A Population-Based Study in Ontario，Canada. Journal of Clinical Oncology Official Journal of the American Society of Clinical Oncology，2012，30（15）：1813-1821.

Soresi E，Clerici M，Grilli R，et al. A randomized clinical trial comparing radiation therapy V radiation therapy plus cis-dichlorodiammine platinum（ii）in the treatment of locally advanced non-small-cell lung cancer.seminars in oncology，1988（6 Suppl 7），20-25.

Stinchcombe T，Zhang Y，Vokes E，et al. Pooled analysis of individual patient data on concurrent chemoradiotherapy for stage III non-small-cell lung cancer in elderly patients compared with younger patients who participated in US national cancer institute cooperative group studies-eScholarship. Journal of Clinical Oncology，2017，35（25）：2885-2891.

Wakelee HA，Dahlberg SE，Keller SM，et al. Adjuvant chemotherapy with or without bevacizumab in patients with resected non-small-cell lung cancer（E1505）：an open-label，multicentre，randomised，phase 3 trial. Lancet Oncol，2017，18：1610-1623.

Wang J，Zhou Z，Liang J，et al. Intensity-Modulated Radiation Therapy May Improve Local-Regional Tumor Control for Locally Advanced Non-Small Cell Lung Cancer Compared With Three-Dimensional Conformal Radiation Therapy. Oncologist，2016，21（12）：1530–1537.

Wheeler R H，Spencer S . Cisplatin plus radiation therapy. Journal of Infusional Chemotherapy，1995，5（2）：61-67.

Wisnivesky JP，et al.Survival and risk of adverse event s in older patients receiving post operative adjuvant chemotheraoy for resected stage II-IIIA lung cancer：Observational cohort study. BMJ，

2011，343：d4013

Yue D，Xu S et al. Erlotinib versus vinorelbine plus cisplatin as adjuvant therapy in Chinese patients with stage IIIA EGFR mutation-positive non-small-cell lung cancer（EVAN）：a randomised, open-label，phase 2 trial. Lancet Respir Med，2018 Nov，6（11）：863-873.

Zhai Xiaoyu，Yang Lu，Chen Sipeng，et al. Impact of age on adjuvant chemotherapy after radical resection in patients with non-small cell lung cancer. Cancer Medcine，2016，5（9）：2286-2293.

Zhong WZ，Wang Q，Mao WM，et al, Gefitinib versus vinorelbine plus cisplatin as adjuvant treatment for stage II-IIIA（N1-N2）EGFR-mutant NSCLC（ADJUVANT/CTONG1104）：a randomised, open-label，phase 3 study. Lancet Oncol，2018，19：139-148.

Zhu Yixiang，Zhai Xiaoyu，Chen Sipeng，et al. Exploration of optimal time for initiating adjuvant chemotherapy after surgical resection：A retrospective study in Chinese patients with stage IIIA non-small cell lung cancer in a single center. Thoracic Cancer 7，2016，399-405.

第二节　不可手术患者的治疗决策

针对不能手术的局部晚期非小细胞肺癌（LA-NSCLC），同步放化疗是目前指南推荐的标准治疗。针对化疗方案、放疗剂量、诱导及巩固治疗，近年来开展了多项研究，取得了很多进步。

2010 年发表的一项 meta 分析共纳入了 7 项随机对照研究。分析表明同步放化疗与序贯放化疗相比，可将患者的 5 年 OS 从 10.6% 提高至 15.1%（HR = 0.84），5 年局部疾病进展率从 35% 降至 28.9%，但却不能降低远处疾病进展率（HR 1.04）。此外，同步放化疗发生 3 级及以上放射性食管炎的比例较高，可高达 18%，但毒性反应的高发生率在临床上是可以接受并可采取措施预防及治疗的（Auperin et al，2010）。

同步放化疗之前需要诱导化疗吗？ Vokes 等开展的 CALGB 39801 研究共纳入了 184 例不可手术的 III 期 NSCLC 患者，随机分为仅同步放化疗组（A 组）和诱导化疗后同步放化疗组（B 组）。同步放化疗方案中，化疗采用紫杉醇（紫杉醇）50 mg/m² + 卡铂 AUC = 2 每周方案（qw），胸部放疗剂量为 66 Gy/33 次。诱导化疗采用紫杉醇（紫杉醇）200 mg/m² + 卡铂 AUC = 6，第 1 天给药，每 3 周 1 次。研究结果显示：B 组患者的中位 OS 和 2 年 OS 分别为 14 个月和 31%，而 A 组患者分别为 12 个月和 29%，两组之间无显著差异。毒副作用方面，B 组在诱导化疗期间出现 3 ～ 4 级中性粒细胞减低的患者比例为 18% ～ 20%，而在同步放化疗期间 A 组和 B 组出现 3 ～ 4 级放射性食管损伤和呼吸困难的患者比例无统计学差异。从而表明同步放化疗前予 2 周期诱导化疗加重了治疗不良反应，而并未进一步提高疗效（Vokes et al，2007）。因此不建议在同步放化疗前加用诱导化疗。

同步放化疗之后需要巩固性化疗吗？ SWOG 9504 研究共纳入了 IIIB 期 NSCLC 患者 83 例，患者首先接受胸部放疗（放疗总剂量为 61 Gy）同步依托泊苷（50 mg/m²，d1 ～ 5，29 ～ 33）+ 顺铂（50 mg/m²，d1、8、29、36）方案化疗后 4 ～ 6 周，接受 3 周方案（q3w）多西他赛巩固化疗 3 周期，其中第 1 周期多西他赛剂量为 75 mg/m² d1，第 2、3 周期剂量递增至 100 mg/m² d1。研究结果显示患者中位 OS 为 26 个月，3 年 OS 为 38%，显著高于所有历史对照组，提示同步放化疗后应用多西他赛巩固化疗可能给 IIIB 期 NSCLC 患者带来获益（Gandara et al，2003）。然而 Hanna 等开展的相关临床研究则不支持同步放化疗后予多西他赛巩固化疗。该研究的同步化疗方案与 SWOG 9504 研究相同，同步放疗总剂量为 59.4 Gy，每次 1.8 Gy，对于同步放化疗后无进展的患者将其随机分为多西他赛巩固治疗组和观察组，巩固治疗方案为多西他赛 75 mg/m² d1，q3w，共 3 周期。结果显示巩固治疗组的中位 OS 为 21.5 个月，3 年 OS 为 27.6%。而观察组的中位 OS 和 3 年 OS 分别为 24.1 个月和 27.6%，两组之间无显著差异（Hanna et al，2008）。2015 年发表的一项我国与韩国共同参与的多中心 III 期随机对照研究结果亦不支持巩固化疗。该研究共纳入了 420 例不可手术切除的 III 期 NSCLC

患者，其中 80% 为ⅢB 期，将患者随机分为观察组（只做同步放化疗）和巩固化疗组（同步放化疗后行巩固化疗），其中胸部同步放疗总剂量为 66 Gy/33 次，同步化疗方案为多西他赛 20 mg/m²+ 顺铂 20 mg/m²，qw，共 6 周。巩固化疗方案为多西他赛 35 mg/m²+ 顺铂 35 mg/m²，第 1、8 天给药，q3w，共 3 周期。研究结果显示观察组与巩固化疗组的中位 PFS 分别为 8.1 个月和 9.1 个月（$P = 0.36$），中位 OS 分别为 20.6 个月和 21.8 个月（$P = 0.44$），ORR 分别为 38.4% 和 43.1%（$P = 0.33$），两组之间均无显著差异，故建议对于这类患者仅行同步放化疗仍为标准治疗方式（Ahn et al，2015）。

综上所述，目前的临床研究只证实了不能手术的 LA-NSCLC 患者行同步放化疗的有效性，而对于同步放化疗之前的诱导化疗及之后的巩固化疗目前无更多证据支持。

术前放化疗优于术前化疗吗？Higgins 等回顾分析了 101 例病理证实的Ⅲ期（N2）NSCLC 患者的资料，根据其术前治疗模式分为放化疗组和化疗组，结果显示放化疗组的纵隔病理完全缓解（pathologic complete response，pCR）率为 65%，显著高于化疗组的 35%（$P = 0.01$），但是两组之间的 OS、DFS 和 LC 无显著差异，提示术前放化疗具有较高的 pCR 率，但对总生存无显著提高（Higgins et al，2009）。Thomas 等进行的前瞻性随机对照研究也得到了类似的结论。研究从 1995 年至 2003 年共纳入了 524 例ⅢA ～ ⅢB 期 NSCLC 患者，将其随机分为实验组，即 3 周期依托泊苷 / 顺铂（etoposide/cisplatin，EP）方案化疗 + 同步放化疗 + 手术，和对照组，即 3 周期 EP 方案化疗 + 手术 + 术后放疗。研究结果显示，实验组的纵隔降期率（46% vs. 29%，$P = 0.02$）和病理反应率（60% 和 20%，$P < 0.0001$）均显著高于对照组，但两组之间的 1 年、3 年、5 年 PFS 和 OS 均无显著差异。亚组分析显示，接受全肺切除术的患者中，实验组和对照组的治疗相关死亡率分别为 14% 和 6%，但两组之间无统计学差异（Thomas et al，2008）。这项研究结果说明对于可手术的Ⅲ期 NSCLC 患者，手术前在化疗的基础上增加同步放化疗可以提高纵隔淋巴结降期率和病理反

应率，但对总生存无影响。需要注意的是，行术前放化疗后应避免行全肺切除术，以减少治疗相关死亡事件的发生。关于术前放化疗的更多研究详见表 6-2-1。综合目前的研究结果，术前放化疗可用于 LA-NSCLC 具有较小 N2 淋巴结且拟行肺叶切除术的患者。

一、放疗剂量的选择

放疗剂量是不是越高越好？RTOG 0617 多中心Ⅲ期随机对照研究比较了 LA-NSCLC 同步放化疗标准剂量组（60 Gy）与高剂量组（74 Gy）的疗效，同步化疗方案为每周紫杉醇 45 mg/m²+ 卡铂 AUC = 2，放疗采用调强放疗或三维适形放疗。标准剂量组共纳入 313 例（其中 147 例联合西妥昔单抗治疗），高剂量组共纳入 231 例（其中 110 例联合西妥昔单抗治疗），中位随访时间为 22.9 个月。研究结果显示，标准剂量和高剂量放疗组的中位 OS 分别为 28.7 个月和 20.3 个月（$P < 0.01$）。该研究认为同步化疗时提高放疗剂量，因其治疗相关死亡率较高而于患者的预后无益（Bradley et al，2015）。Brower 等对 NCDB 在 2004—2012 年间的 33 566 例ⅢA 期和ⅢB 期 NSCLC 患者的治疗数据进行回顾性分析时发现，在一定范围内，随着放疗剂量的增加，可延长患者的中位 OS。放疗剂量为 59.4 ～ 60 Gy 组（$n = 6987$）、66 Gy 组（$n = 4542$）、70 Gy 组（$n = 4093$）和≥ 71 Gy 组的中位 OS，分别为 18.8 个月、21.1 个月、22.0 个月和 21.0 个月。其中，66 Gy 组、70 Gy 组和≥ 71 Gy 组三者间无显著差异，而以上三组与 59.4 ～ 60 Gy 组的患者预后差异具有统计学意义（P 值分别为：0.0058、< 0.0001 和 0.0030）。此外，放疗剂量≥ 71 Gy 患者的生存获益未能继续增加。这项研究表明，接受 60 Gy 以上剂量的放疗可改善 LA-NSCLC 的预后，但是≥ 71 Gy 放疗的生存结果与 66 ～ 70 Gy 并无明显差异（Brower et al，2016）。再考虑到增加放疗剂量可能影响患者的生活质量，甚至可能增加治疗相关死亡率，故目前推荐的 LA-NSCLC 根治性放疗剂量为 60 ～ 70 Gy。PLANET 研究是一项关于 LA-NSCLC 患者行同步放化疗比较不同放疗剂量的Ⅱ期随机

表6-2-1　不可手术的LA-NSCLC患者行术前放化疗后的研究

研究	研究设计	样本量 n	分期	治疗	化疗方案	放疗方案	OS	中位OS（月）	PFS	中位PFS（月）
Thomas (2008)	III期RCT	524	IIIA/B (N2~3)	诱导化疗+诱导放疗+手术 vs. 诱导化疗+手术	诱导化疗：顺铂/依托泊苷；同步化疗：卡铂/长春瑞滨	总剂量45 Gy，每次1.5 Gy，日2次	5年：21% vs. 18% (P=0.97)	15.7 vs. 17.6	5年：16% vs. 14% (P=0.87)	12.8 vs. 11.6 (P=0.67)
Pless (2015)	RCT	232	IIIA (N2)	诱导放化疗+手术 vs. 诱导化疗+手术	顺铂/多西他赛	总剂量44 Gy，每次2 Gy	NA	37.1 vs. 26.2	NA	9.5 vs. 10
Albain (2009)	III期RCT	396	IIIA (N2)	诱导放化疗+手术 vs. 根治性同步放化疗	顺铂/依托泊苷	根治性放化疗：总剂量由45 Gy推量至61 Gy	5年：27.2% vs. 20.3% (P=0.1)	23.6 vs. 22.2 (P=0.24)	5年：22.4% vs. 11.1% (P=0.017)	12.8 vs. 10.5 (P=0.017)
Suntharalingam (2010)	II期前瞻性单臂研究	60	IIIA/B (N2~3)	诱导放化疗+手术	卡铂/紫杉醇	总剂量50.4 Gy	1年：77%	26.6	1年：52%	13.1
Eberhardt (2015)	III期RCT	246	IIIA/B (N2~3)	诱导化疗+诱导放化疗+根治性放化疗推量+手术 vs. 诱导化疗+诱导放化疗+手术	诱导化疗：顺铂/紫杉醇；诱导放化疗：顺铂/长春瑞滨	诱导放化疗45 Gy，每次1.5 Gy，日2次，对于根治性放化疗，总剂量推量至65~71 Gy	5年：40% vs. 44% (P=0.34)	NA	5年：35% vs. 32% (P=0.75)	NA

RCT，随机对照研究；OS，总生存；PFS，无进展生存；NA，未知

对照研究。研究于 2011 年开始，拟纳入 126 例 ⅢA/B 期 NSCLC 患者，将其随机分为 A 组和 B 组，其中 A 组放疗方案总剂量 68 Gy，每次 2 Gy，5 次 / 周，共 6.5 周，B 组放疗方案总剂量 84 Gy，每次 2 Gy，6 次 / 周，共 6.5 周。两组均给予 1 周期诱导化疗及 2 周期同步化疗，化疗方案均为：顺铂 75 mg/m^2 d1+ 长春瑞滨 25 mg/m^2 d1、d8，q21d。该研究在 2018 年世界肺癌大会上公布的初步研究结果显示，A 组和 B 组的中位 PFS 分别为 28 个月和 11 个月，中位 OS 分别为 45 个月和 17 个月。不良反应方面，B 组 3 度及以上放射性食管炎的发生率为 22%，食管穿孔的发生率为 17%，5 度放射性肺炎的发生率为 11%，均高于 A 组，表明放疗剂量提高至 84 Gy 并没有改善患者预后，并且不良反应显著增加（Nyman et al，2018）。因此目前 NCCN 指南推荐的 LA-NSCLC 根治性放疗剂量为 60 ~ 70 Gy。

术前放疗剂量方面，Sher 等的一项大型回顾性研究共纳入了 1047 例术前放化疗后行手术切除治疗的 ⅢA 期 NSCLC 患者，按照术前放疗剂量将其分为 3 组：36 ~ 45 Gy 组（低剂量组，233 例）、45 ~ 54 Gy 组（标准剂量组，584 例）和 54 ~ 74 Gy 组（高剂量组，230 例）。研究结果显示，所有患者的中位 OS、3 年 OS 和 5 年 OS 分别为 34.9 个月、48% 和 37%。单因素分析显示，标准剂量组患者的中位 OS 为 38.3 个月，显著优于低剂量组和高剂量组（31.8 个月和 29 个月，P = 0.0089），且在多因素分析中进一步得到证实（Sher et al，2015）。因此，对于可手术切除的 ⅢA 期 NSCLC 患者，其术前放疗剂量推荐为 45 ~ 54 Gy。

而对于术后放疗，根据研究结果显示，目前推荐的标准术后放疗剂量为 50 ~ 54 Gy，每次 1.8 ~ 2 Gy（Robinson et al，2015；Feigenberg et al，2007；Lally et al，2006）。对于高危区域，如淋巴结包膜外侵或切缘阳性的区域，建议局部补量。

二、同步化疗方案的选择

LA-NSCLC 患者行同步放化疗，最佳的同步化疗方案在国际上尚未有定论。临床常用的同步

化疗方案多为基于顺铂或卡铂，目前常用的 2 种方案分别为：依托泊苷联合顺铂方案（etoposide/cisplatin，EP）；紫杉醇联合卡铂方案（paclitaxel/carboplatin，PC）。其中 EP 方案应用较早，欧洲较为常用，而 PC 方案在美国较为常用，但因同步放化疗时不良反应较大而需要减量应用。

2007 年 Ardizzoni 等发表了一项对比基于顺铂或卡铂的方案作为同步化疗方案治疗进展期 NSCLC（ⅢB ~ Ⅳ 期）患者疗效的 meta 分析。该研究共纳入了 9 项 Ⅱ ~ Ⅲ 期临床研究，涵盖了 2968 例患者，中位随访时间为 1021 天。分析结果显示，顺铂组患者的疾病客观缓解率为 30%，卡铂组为 24%，两者具有统计学差异（OR = 1.37；P < 0.001）。多因素分析显示，在非鳞 NSCLC 患者及使用三代化疗药物治疗的患者中，基于卡铂的化疗方案较基于顺铂的化疗方案具有更高的死亡率（分别为 HR = 1.12；95% CI：1.01 ~ 1.23 和 HR = 1.11；95% CI：1.01 ~ 1.21）。不良反应方面，基于顺铂的化疗方案更常见严重恶心、呕吐和中性粒细胞减低，而基于卡铂的化疗方案更常见严重血小板减低。该研究结果表明与卡铂相比，基于顺铂的同步化疗方案治疗效果更佳（Ardizzoni et al，2007）。

Liew 等的回顾性研究结果表明同步 PC 方案与同步 EP 方案对于 LA-NSCLC 患者来说具有近似的疗效。该研究共纳入了 75 例 Ⅲ 期 NSCLC 患者（PC 组 44 例，EP 组 31 例），其中 PC 组患者中位年龄较大（71 岁 vs. 63 岁，P = 0.0006），中位随访 51.6 个月。结果显示，PC 组与 EP 组在 PFS（12 个月 vs. 11.5 个月，P = 0.700）及 OS（20.7 个月 vs.13.7 个月，P = 0.989）方面均无显著差异；EP 组 3 级及以上中性粒细胞减低（39% vs. 14%，P = 0.024）和血小板减低（10% vs. 0，P = 0.039）的发生率较 PC 组均显著升高。该研究结果提示 PC 方案具有与 EP 方案近似的疗效，但血液学毒性较 EP 方案显著减低，因此适用于同步放化疗，尤其是年龄较大患者的同步放化疗（Liew et al，2013）。同时 PC 方案也可应用在术后或不能手术的 NSCLC 患者的序贯放化疗中（Strauss et al，2008）。

2017 年，我国王绿化教授团队发表了一项全国多中心的 Ⅲ 期前瞻性随机对照研究，比较

了 EP 方案和 PC 方案同步放疗在不可手术的 Ⅲ期 NSCLC 患者中的治疗疗效。该研究共纳入了 191 例患者（EP 组 95 例，PC 组 96 例，均完成治疗），中位随访时间 73 个月。研究结果显示，EP 组的 3 年 OS 明显高于 PC 组（41.1% vs. 26.0%，$P = 0.024$）；EP 组中位 OS 为 23.3 个月，比 PC 组延长 2.6 个月（HR = 0.76；$P = 0.095$）。不良反应方面，PC 组 2 级及以上放射性肺炎的发生率要显著高于 EP 组（33.3% vs. 18.9%，$P = 0.036$），而 EP 组 3 级及以上放射性食管炎的发生率更高（20.0% vs. 6.3%，$P = 0.009$）。该研究明确了 EP 方案同步放化疗较 PC 方案疗效更好，且毒副反应更小，并且 EP 方案药物价格较很多三代化疗药物更便宜，更适合我国国情及推广（Liang et al，2017）。

培美曲塞是一种较新的多靶点化疗药物，部分 Ⅱ 期研究显示放疗联合培美曲塞 / 顺铂方案对 Ⅲ 期非鳞非小细胞肺癌安全有效（Ciuleanu et al，2009；Choy et al，2015；Choy et al，2013；Govindan et al，2011），Senan 等在 2008 年开展了一项名为 PROCLAIM 的 Ⅲ 期随机对照优效性研究，该研究由于中期分析时数据表现出的无效性而提前终止。最终共入组 598 例 ⅢA/B 期不可手术的非鳞 NSCLC 患者，其中 301 例接受胸部放疗（66 Gy/33 次）同步培美曲塞 + 顺铂化疗并行 4 周期单药培美曲塞巩固化疗，对照组 297 例行胸部放疗同步 EP 方案化疗后行 EP、长春瑞滨 + 顺铂或培美曲塞 + 卡铂方案 2 周期巩固化疗。结果发现，两组在主要研究终点 OS（培美曲塞组 26.8 个月，对照组 25.0 个月）、次要研究终点 PFS（培美曲塞组 11.4 个月，对照组 9.8 个月）以及 ORR（培美曲塞组 35.9%，对照组 33%）等方面均无统计学差异。培美曲塞组所有的 3 ~ 4 级药物相关性不良反应发生率均显著低于 B 组（64.0% vs. 76.8%，$P = 0.001$），包括中性粒细胞减低（24.4% vs. 44.5%，$P = 0.001$）（Senan et al，2016）。该研究结果说明对于不可切除的局部晚期非鳞 NSCLC，培美曲塞 / 顺铂同步放疗并未能超越传统 EP 方案，但由于其毒性低，因此也推荐用于非鳞 NSCLC 的同步化疗。

三、放疗联合靶向治疗及免疫治疗

RTOG 0617 研究的亚组分析显示，对于 LA-NSCLC 患者，同步放化疗同时应用西妥昔单抗治疗的患者中位生存期为 25 个月，而未应用西妥昔单抗治疗的患者中位生存期为 24 个月。毒性方面，应用西妥昔单抗治疗患者出现 3 级及以上不良反应的发生率为 86%，而未应用的患者仅为 70%（$P < 0.0001$）。该研究说明同步放化疗联合西妥昔单抗治疗并未提高患者的生存，反而增加了患者毒性反应（Bradley et al，2015）。考虑到毒性反应较大，因此不建议 LA-NSCLC 患者在同步放化疗同时应用靶向治疗。

SWOG S0023 研究是一项 Ⅲ 期多中心随机对照研究，评估 LA-NSCLC 同步放化疗后吉非替尼维持治疗的价值。入组的 LA-NSCLC 患者未行基因突变检测，全组患者首先接受同步放化疗，放疗总剂量为 61 Gy，每次 1.8 ~ 2.0 Gy，同步 2 周期 EP 方案化疗，具体为：依托泊苷 50 mg/m^2 d1-5+ 顺铂 50 mg/m^2 d1-8，每 28 天 1 周期。同步放化疗结束后予多西他赛 75 mg/m^2 d1 q3w 巩固化疗 3 周期。巩固化疗后全面评估无疾病进展的患者，随机分为吉非替尼维持治疗组和安慰剂组。最终共观察患者 243 例，结果显示吉非替尼组和安慰剂组的中位生存期分别为 23 个月和 35 个月（$P < 0.05$），因吉非替尼相关死亡的比率分别为 2% 和 0%（Kelly et al，2008）。研究结论表明，在未经选择的 LA-NSCLC 患者，同步放化疗后吉非替尼维持治疗并不能提高生存，且生存的下降与肿瘤进展相关，与吉非替尼的毒性无关。但该研究未对入组患者进行基因选择，未来研究方向是根据已知突变结果选择不同的靶向治疗药物作为放疗后的巩固治疗。我国医学科学院肿瘤医院正在开展一项对具有 EGFR 基因突变的 Ⅲ 期 NSCLC 患者行同步放化疗后予埃克替尼维持治疗的临床研究（NCT03396185），目前尚未得到初步结果。

RECEL 研究是我国进行的一项前瞻性、多中心 Ⅱ 期随机对照研究，研究拟纳入 100 例不可手术的伴有 EGFR 19 或 21 外显子突变的 ⅢA ~ ⅢB 期 NSCLC 患者，将其随机分为放疗同步厄洛替尼组和同步化疗组，两组的放疗方案均为 60 ～ 66 Gy/30 ～ 33 次每 6 ～ 7 周一次，其中厄洛替尼给药方案为 150 mg/d，同步化疗方案为：依托泊苷 50 mg/m^2 d1-5、d29-33+ 顺铂 50 mg/m^2 d1、8、29、36。厄洛替尼组在放疗结束后继续服用厄洛替尼 150 mg/d 维持治疗最长 2 年，化疗组无维持治疗。主要研究终点为 PFS，但研究因入组缓慢提前关闭。初步结果显示厄洛替尼组和化疗组的 PFS 分别为 21.3 个月和 6.2 个月，两组之间具有显著差异（$P < 0.001$）。该研究提示对于携带基因突变的不可手术的 LANSCLC 患者，放疗同步靶向治疗相比同步化疗可能会延长 PFS，但其优势目前仍缺乏进一步证据，需要更多大型 III 期随机对照研究进行探索。

免疫治疗方面，2018 年世界肺癌大会上公布了 PACIFIC 研究的最新结果。该研究是一项 III 期随机、双盲、安慰剂对照的国际多中心临床研究，患者按 2 ：1 随机分组至 Durvalumab 组与安慰剂组，旨在评估 Durvalumab 作为巩固治疗，用于接受了标准含铂方案同步放化疗后，未发生疾病进展的 III 期不可手术 NSCLC 患者的疗效与安全性。研究共纳入 702 例患者，主要终点为 PFS 和 OS。截至 2018 年的研究结果显示，Durvalumab 对比安慰剂显著延长患者的 OS，两组的中位 OS 分别为未达到和 28.7 个月（$P = 0.0025$），12 个月 OS 于两组分别为 83.1% 和 75.3%，24 个月 OS 则分别为 66.3% 和 55.6%（$P = 0.005$）。而 PFS 数据显示，Durvalumab 组相比于安慰剂组观察到显著的 PFS 获益，两组的中位 PFS 分别为 17.2 个月和 5.6 个月（HR = 0.51，95% CI：0.41 ～ 0.63）（Hotta et al，2016）。基于该研究结果，目前 NCCN 指南推荐 Durvalumab 用于不能手术的 LANSCLC 同步放化疗后的巩固治疗。

（石安辉）

参考文献

Ahn J S，Ahn Y C，Kim J H，et al. Multinational Randomized Phase III Trial With or Without Consolidation Chemotherapy Using Docetaxel and Cisplatin After Concurrent Chemoradiation in Inoperable Stage III Non-Small-Cell Lung Cancer：KCSG-LU05-04 . Journal of clinical oncology：official journal of the American Society of Clinical Oncology，2015，33（24）：2660-2666.

Albain K S，Swann R S，Rusch V W，et al. Radiotherapy plus chemotherapy with or without surgical resection for stage III non-small-cell lung cancer：a phase III randomised controlled trial. Lancet（London，England），2009，374（9687）：379-386.

Ardizzoni A，Boni L，Tiseo M，et al. Cisplatin-versus carboplatin-based chemotherapy in first-line treatment of advanced non-small-cell lung cancer：an individual patient data meta-analysis. Journal of the National Cancer Institute，2007，99（11）：847-857.

Auperin A，Le Pechoux C，Rolland E，et al. Meta-analysis of concomitant versus sequential radiochemotherapy in locally advanced non-small-cell lung cancer. Journal of clinical oncology：official journal of the American Society of Clinical Oncology，2010，28（13）：2181-2190.

Bradley JD，Paulus R，Komaki R，et al. Standard-dose versus high-dose conformal radiotherapy with concurrent and consolidation carboplatin plus paclitaxel with or without cetuximab for patients with stage IIIA or IIIB non-small-cell lung cancer（RTOG 0617）：a randomised，two-by-two factorial phase 3 study. The Lancet. Oncology，2015，16（2）：187-199.

Brower JV，Amini A，Chen S，et al. Improved survival with dose-escalated radiotherapy in stage III non-small-cell lung cancer：analysis of the National Cancer Database. Annals of oncology：official journal of the European Society for Medical Oncology，2016，27（10）：1887-1894.

Choy H，Gerber DE，Bradley JD，et al. Concurrent pemetrexed and radiation therapy in the treatment of patients with inoperable stage III non-small cell lung cancer：a systematic review of completed and ongoing studies. Lung cancer (Amsterdam, Netherlands), 2015, 87 (3): 232-240.

Choy H, Schwartzberg LS, Dakhil SR, et al. Phase 2 study of pemetrexed plus carboplatin, or pemetrexed plus cisplatin with concurrent radiation therapy followed by pemetrexed consolidation in patients with favorable-prognosis inoperable stage ⅢA/B non-small-cell lung cancer . Journal of thoracic oncology: official publication of the International Association for the Study of Lung Cancer, 2013, 8 (10): 1308-1316.

Ciuleanu T, Brodowicz T, Zielinski C, et al. Maintenance pemetrexed plus best supportive care versus placebo plus best supportive care for non-small-cell lung cancer: a randomised, double-blind, phase 3 study. Lancet (London, England), 2009, 374 (9699): 1432-1440.

Eberhardt WE, Pottgen C, Gauler TC, et al. Phase Ⅲ Study of Surgery Versus Definitive Concurrent Chemoradiotherapy Boost in Patients With Resectable Stage ⅢA (N2) and Selected ⅢB Non-Small-Cell Lung Cancer After Induction Chemotherapy and Concurrent Chemoradiotherapy (ESPATUE) . Journal of clinical oncology: official journal of the American Society of Clinical Oncology, 2015, 33 (35): 4194-4201.

Feigenberg SJ, Hanlon AL, Langer C, et al. A phase Ⅱ study of concurrent carboplatin and paclitaxel and thoracic radiotherapy for completely resected stage Ⅱ and ⅢA non-small cell lung cancer. Journal of thoracic oncology: official publication of the International Association for the Study of Lung Cancer, 2007, 2 (4): 287-292.

Gandara DR, Chansky K, Albain KS, et al. Consolidation docetaxel after concurrent chemoradiotherapy in stage ⅢB non-small-cell lung cancer: phase Ⅱ Southwest Oncology Group Study S9504 . Journal of clinical oncology: official journal of the American Society of Clinical Oncology, 2003, 21 (10): 2004-2010.

Govindan R, Bogart J, Stinchcombe T, et al. Randomized phase Ⅱ study of pemetrexed,

carboplatin, and thoracic radiation with or without cetuximab in patients with locally advanced unresectable non-small-cell lung cancer: Cancer and Leukemia Group B trial 30407. Journal of clinical oncology: official journal of the American Society of Clinical Oncology, 2011, 29 (23): 3120-3125.

Hanna N, Neubauer M, Yiannoutsos C, et al. Phase Ⅲ study of cisplatin, etoposide, and concurrent chest radiation with or without consolidation docetaxel in patients with inoperable stage Ⅲ non-small-cell lung cancer: the Hoosier Oncology Group and U.S. Oncology. Journal of clinical oncology: official journal of the American Society of Clinical Oncology, 2008, 26 (35): 5755-5760.

Higgins K, Chino JP, Marks LB, et al. Preoperative chemotherapy versus preoperative chemoradiotherapy for stage Ⅲ (N2) non-small-cell lung cancer . International journal of radiation oncology, biology, physics, 2009, 75 (5): 1462-1467.

Hotta K, Sasaki J, Saeki S, et al. Gefitinib Combined With Standard Chemoradiotherapy in EGFR-Mutant Locally Advanced Non-Small-Cell Lung Cancer: The LOGIK0902/OLCSG0905 Intergroup Study Protocol. Clinical lung cancer, 2016, 17 (1): 75-79.

Kelly K, Chansky K, Gaspar LE, et al. Phase Ⅲ trial of maintenance gefitinib or placebo after concurrent chemoradiotherapy and docetaxel consolidation in inoperable stage Ⅲ non-small-cell lung cancer: SWOG S0023. Journal of clinical oncology: official journal of the American Society of Clinical Oncology, 2008, 26 (15): 2450-2456.

Lally BE, Zelterman D, Colasanto JM, et al. Postoperative radiotherapy for stage Ⅱ or Ⅲ non-small-cell lung cancer using the surveillance, epidemiology, and end results database. Journal of clinical oncology: official journal of the American Society of Clinical Oncology, 2006,

24 (19)：2998-3006.

Liang J，Bi N，Wu S，et al. Etoposide and cisplatin versus paclitaxel and carboplatin with concurrent thoracic radiotherapy in unresectable stage Ⅲnon-small cell lung cancer：a multicenter randomized phase Ⅲtrial. Annals of oncology：official journal of the European Society for Medical Oncology，2017，28 (4)：777-783.

Liew MS，Sia J，Starmans MH，et al. Comparison of toxicity and outcomes of concurrent radiotherapy with carboplatin/paclitaxel or cisplatin/etoposide in stage Ⅲ non-small cell lung cancer . Cancer medicine，2013，2 (6)：916-924.

Nyman J，Bergström S，Björkestrand H，et al. MA05.07 Dose Escalated Chemo-RT to 84 Gy in Stage Ⅲ NSCLC Appears Excessively Toxic：Results from a Randomized Phase Ⅱ Trial. Journal of Thoracic Oncology，2018，13 (10)：S373

Pless M，Stupp R，Ris HB，et al. Induction chemoradiation in stage ⅢA/N2 non-small-cell lung cancer：a phase 3 randomised trial. Lancet (London，England)，2015，386 (9998)：1049-1056.

Robinson CG，Patel AP，Bradley J D，et al. Postoperative radiotherapy for pathologic N2 non-small-cell lung cancer treated with adjuvant chemotherapy：a review of the National Cancer Data Base. Journal of clinical oncology：official journal of the American Society of Clinical Oncology，2015，33 (8)：870-876.

Senan S，Brade A，Wang LH，et al. PROCLAIM：Randomized Phase Ⅲ Trial of Pemetrexed-Cisplatin or Etoposide-Cisplatin Plus Thoracic Radiation Therapy Followed by Consolidation Chemotherapy in Locally Advanced Nonsquamous Non-Small-Cell Lung Cancer. Journal of clinical oncology：official journal of the American Society of Clinical Oncology，2016，34 (9)：953-962.

Sher DJ，Fidler MJ，Seder CW，et al. Relationship Between Radiation Therapy Dose and Outcome in Patients Treated With Neoadjuvant Chemoradiation Therapy and Surgery for Stage ⅢA Non-Small Cell Lung Cancer：A Population-Based，Comparative Effectiveness Analysis. International journal of radiation oncology，biology，physics，2015，92 (2)：307-316.

Strauss GM，Herndon JE，2nd，Maddaus MA，et al. Adjuvant paclitaxel plus carboplatin compared with observation in stage ⅠB non-small-cell lung cancer：CALGB 9633 with the Cancer and Leukemia Group B，Radiation Therapy Oncology Group，and North Central Cancer Treatment Group Study Groups. Journal of clinical oncology：official journal of the American Society of Clinical Oncology，2008，26 (31)：5043-5051.

Suntharalingam M，Paulus R，Edelman MJ，et al. Radiation therapy oncology group protocol 02-29：a phase Ⅱ trial of neoadjuvant therapy with concurrent chemotherapy and full-dose radiation therapy followed by surgical resection and consolidative therapy for locally advanced non-small cell carcinoma of the lung. International journal of radiation oncology，biology，physics，2012，84 (2)：456-463.

Thomas M，Rube C，Hoffknecht P，et al. Effect of preoperative chemoradiation in addition to preoperative chemotherapy：a randomised trial in stage Ⅲ non-small-cell lung cancer. The Lancet. Oncology，2008，9 (7)：636-648.

Vokes EE，Herndon JE，2nd，Kelley MJ，et al. Induction chemotherapy followed by chemoradio-therapy compared with chemoradiotherapy alone for regionally advanced unresectable stage ⅢNon-small-cell lung cancer：Cancer and Leukemia Group B. Journal of clinical oncology：official journal of the American Society of Clinical Oncology，2007，25 (13)：1698-1704.

第七章

晚期非小细胞肺癌患者的诊治

第一节 老年肿瘤化疗风险的系统评估

恶性肿瘤患者中大于70岁的患者超过50%，与65岁以下人群相比，70岁以上人群发生肿瘤的风险增加11倍，肿瘤相关死亡风险增加16倍（Smith et al，2009）。大多数老年肿瘤患者会选择化疗，而化疗不良反应在老年患者中却又很常见，约53%的老年患者在化疗过程中可发生3～5级不良反应，其中化疗相关死亡率达2%（Hurria et al，2011）。一项对1371例晚期非小细胞肺癌（non-small cell lung cancer，NSCLC）患者的前瞻性研究分析了老年患者化疗不良反应的程度，结果显示65～74岁患者出现化疗不良反应的比例为42%，而55岁以下患者仅为30.6%（Chrischilles et al，2010）。因此，预测老年肿瘤患者的化疗不良反应非常重要，这有助于对老年患者开展个体化治疗。本节将深入探讨老年肿瘤患者化疗不良反应的预测问题，介绍老年肿瘤患者化疗不良反应的评估方法。

一、老年人药物代谢的特点

众所周知，实际年龄不等于生理年龄，即使同一年龄层中不同个体之间的健康储备功能也有很大差异。随着年龄增长，身体总水分含量下降，水溶性药物的分布体积下降，尤其在低白蛋白血症和贫血时，这种影响更加明显。在衰老过程中，器官的储备功能降低，造成心、肝、肾功能下降，经肝、肾代谢的药物不良反应也增加。老年肿瘤患者多伴有慢性合并疾病，因合并疾病而服用的多种药物也可引起药物之间的相互作用，从而对化疗药物的代谢产生影响（Mancini et al，1998）。例如，抗生素引起的腹泻、阿片类药物引起的便秘，可干扰口服化疗药物的吸收；许多药物通过细胞色素P-450酶代谢，阿片类、抗精神病药物及某些抗肿瘤药物之间的相互作用也影响抗肿瘤药物在体内的代谢。此外，老年人干细胞储备量减少，正常组织更容易受到化疗不良反应的影响，使机体对全身化疗的不良反应更加敏感。除生理因素的影响外，老年患者还面临着心理、社会和卫生保健等多方面的复杂问题，这些均可影响患者对化疗的反应。

二、化疗药物不良反应的分类

（一）血液系统不良反应

骨髓抑制是化疗最常见的不良反应，包括：白细胞减少、中性粒细胞减少，血小板减少和贫血。老年肿瘤患者的血液不良反应风险更大。前瞻性临床试验显示，淋巴瘤患者应用CHOP方案（环磷酰胺＋多柔比星＋长春新碱＋泼尼松）治疗时，年龄≥60岁是中性粒细胞减少的独立危险因素；年龄与4级中性粒细胞减少、中性粒细胞减少相关感染和死亡的风险增加明确相关（Zinzani et al，1999）。在对65岁以上乳腺癌患者应用CMF方案（环磷酰胺、甲氨蝶呤、氟尿嘧啶），或70岁以上NSCLC患者应用吉西他滨联合长春瑞滨方案的研究中发现，年龄是骨髓抑制的危险因素（Crivellari et al，2000；Feliu et al，1999）。化疗最初几个周期出现中性粒细胞减少及相关并发症的风险最高，所以老年患者在第一个化疗周期就需考虑预防性使用集落刺激因子（Kuderer et al，2003）。

（二）非血液系统不良反应

化疗相关的非血液系统不良反应表现有以下几类：

（1）全身症状：如疲乏、发热、过敏反应、局部血管刺激、出汗、体重改变、脱发。

（2）心脏不良反应：如心律失常、心肌缺血/梗死、心肌酶升高、心搏骤停、高/低血压、左心室舒张功能障碍、心肌炎。

（3）胃肠道不良反应：胃肠炎、恶心、呕吐、口腔黏膜炎、厌食症、腹泻、便秘。

（4）肝不良反应：转氨酶升高、胆囊炎、胰腺炎、肝功能下降。

（5）感染。

（6）神经不良反应：外周神经炎、耳鸣、耳聋、嗜睡、幻觉、假性脑膜炎、认知障碍、中枢神经系统血管缺血、癫痫。

（7）肾不良反应：肾小管坏死、膀胱炎、肾衰竭、电解质紊乱。

（8）肺不良反应：肺纤维化、肺间质改变。

（9）性腺损害：不孕不育、卵巢功能衰竭。

（10）第二原发肿瘤。

老年患者化疗更易出现黏膜炎症，如膀胱炎、胃炎、口腔炎等（Balducci et al，2000 a）。在含氟尿嘧啶方案治疗大肠癌的研究中，高龄对于频繁严重的腹泻和口腔炎有预测作用（Jacobson et al，2001）。多柔比星累积剂量 > 450 mg/m² 时，蒽环类药物的心脏不良反应风险随着年龄的增加而增加（Balducci et al，2000 b）。

三、预测老年患者化疗不良反应的评估模型

预测老年患者化疗相关不良反应的风险对指导临床治疗有重要意义。药代动力学模型可有效评估药物不良反应，但临床实践可行性低。通过临床症状、体征和辅助检查量化其化疗不良反应风险，成为预测老年患者化疗不良反应评估模型

的研究方向。卡氏评分（Karnofsky performance status，KPS）、美国东部肿瘤协作组体力状态评分（Eastern CooperativeOncology Group performance status，ECOG PS）是常用的评估患者功能状态、预测化疗耐受性的工具，但 KPS、ECOG PS 等不能综合评估老年患者。Repetto 等（2002）研究发现，在 ECOG PS 评分好的老年肿瘤患者中仍有 37.7% 有日常活动受限。以下为几种较成熟的老年患者化疗不良反应评估新工具。

（一）老年病学评估工具

老年病学评估工具（comprehensive geriatric assessment，CGA）是预测老年人群疾病发生率和死亡率的系列评估工具，同样可以预测老年肿瘤患者的预后，指导临床治疗。CGA 从社会、身体、心理等多方面对老年患者进行综合评价。该工具包含体力功能状态 [测评工具：ECOG PS、日常活动能力量表（activities of daily living，ADL）]、日常生活工具使用量表（instrumental activities of daily living，IADL）（Graf et al，2009）、简易体能状况量表（short physical performance battery，SPPB）]、心理状态 [测评工具：老年抑郁量表（geriatric depression scale，GDS）、住院焦虑与抑郁量表（hospital anxiety and depression scale，HADS）]、社会经济状况 [测评工具：经济、交通及照顾的需求评估、医学预后调查 - 社会支持（medical outcomes survey social support，MOS. SS）]、用药史 [测评工具：用药量和药物相互作用、Beer 标准]、认知情况 [测评工具：简易智能精神状态检查量表（mini-mental status examination，MMSE）、简易心理状况问卷（short portable mental status questionnaire，SPMSQ）、Montreal 认知评估（Montreal cognitive assessment，MoCA）]、营养状况 [测评工具：体重下降、体重指数、简易营养评估表（mini-nutritional assessment，MNA）（Guigoz et al，2006）] 和合并症 [测评工具：Charlson 合并症指数量表、老年人疾病累计评分量表（cumulative illness rating scale-geriatrics，CIRS-G）] 等多个评价项目（Mohile et al，2013）。综合各部分结果可预测化疗风险，判断患者预后。但 CGA 内容复杂，评价耗时费力，更希望简化评估手段，提高阳性预测值。Overcash 等（2005）通过老年肿瘤患者 CGA 评

估数据库设计了简化版 CGA（aCGA），包括 ADL 的 3 个问题、IADL 的 4 个问题、MMSE 的 4 个问题和 GDS 的 4 个问题。如果 aCGA 评估结果中患者有任何 ADL 或 IADL 的异常，则需评估完整版 ADL 和 IADL；如果有 2 项抑郁指标改变，需评估完整版 GDS；如果认知方面得分 ≤ 6，则行完整版 MMS 评估。Kellen 等（2010）验证了 aCGA 的敏感性，认为 aCGA 在功能评估中的敏感性很高。

目前还需更多研究明确 CGA 评估系统中的最佳工具模型，达到提前干预改善预后的目标。Kanesvaran 等（2011）评价了 CGA 对总生存率的影响，最后确定独立影响总生存率的 CGA 因素：低白蛋白、ECOG PS ≥ 2、抑郁症积极检查、进展期疾病、营养不良和高龄。一项前瞻性研究对老年肿瘤患者进行 CGA 评估，并依此制定化疗方案，结果显示 20.8% 的原始肿瘤治疗方案在 CGA 评估后修改了其治疗强度（Caillet et al，2011）。另一多中心前瞻性研究评估了 CGA 参数对预测化疗严重不良反应发生的准确性，结果显示与总生存期密切相关的独立危险因素为抑郁、国际妇产科联盟（International Federation of Gynecology and Obstetrics，FIGO）分期 IV 期及同时服用 6 种不同药物。该研究认为在评估老年患者预后因素时应包括 CGA（Freyer et al，2005）。

（二）化疗方案毒性指数

化疗方案毒性（published toxicity，MAX2）指数能够比较不同化疗方案的不良反应，该指数是通过包含至少 20 例使用同一方案化疗患者的已发表文章算出。MAX2 = [最频发的 4 级血液学不良反应 %+ 最频发的 3/4 级非血液学不良反应（脱发除外）%]/2，其结果在 0 ～ 1 之间，可判断化疗方案的不良反应（Extermann et al，2002）。MAX2 评分与化疗不良反应风险有较高的关联性。Janssen-Heijnen 等（2011）研究显示，患者使用 MAX2 指数 < 0.20 的化疗方案后，若第 1 周期未发生中性粒细胞减少，患者在随后的化疗中出现 4 级中性粒细胞减少的风险小于 5%，出现中性粒细胞减少相关发热或感染的风险小于 1.5%。MAX2 指数、年龄和第 1 程化

疗后出现中性粒细胞减少是随后化疗周期中出现 4 级中性粒细胞减少的独立危险因素。不同标准化疗方案的 MAX2 指数如下：5-FU/LV q4-5w（Mayo）（0.166）、AC（0.223）、CAF（0.291）、卡培他滨 2500（0.121）、CHOP（0.341）、顺铂 / 多西他赛 75/75（0.251）、顺铂 / 依托泊苷 75-80/100 q3w（0.337）、顺铂 / 吉西他滨 d1，8 q3w（0.117）、顺铂 / 培美曲塞（0.079）、顺铂 / 紫杉醇 75/135-24 h（0.477）、CMF po（0.207）、 每周多西他赛（0.041）、ECF（0.149）、FOLFIRI（0.075）、FOLFOX4（0.119）、FOLFOX 6（0.172）、吉西他滨 1 g 3/4w（0.077）、吉西他滨 FDR 1.5 g 3/4 w（0.193）、吉西他滨 / 依立替康（0.125）、吉西他滨 / 培美曲塞 d8（0.239）、依立替康 q3W（0.226）、培美曲塞（0.042）、紫杉醇 80 每周（0.08）、XELOX（0.134），MAX2 指数可有效评价不同方案化疗不良反应。

（三）高龄患者化疗风险评估量表评分

由 Martine 等（Extermann et al，2012）开发的高龄患者化疗风险评估量表（chemotherapy risk assessment score for high-age patients，CRASH），是第一个针对老年肿瘤患者的化疗不良反应预测评估工具。该研究显示预测血液学不良反应的指标包括 IADL 得分、乳酸脱氢酶（lactate dehydrogenase，LDH）水平、舒张压、化疗不良反应（Chemotox）。预测非血液学不良反应的指标包括 ECOG 评分、MMSE 评分、MNA 评分和 Chemotox。CRASH 得分将化疗风险的等级分为四类，通过上述各指标累积数值可分别评价血液学不良反应评分（H 评分）：低（0 ～ 1）分、中低（2 ～ 3）分、中高（4-5）分、高（6）分；或非血液学不良反应（NH）：低（0 ～ 2）分、中低（3 ～ 4）分、中高（5 ～ 6）分、高（7 ～ 8）分）；也可将两部分结果相加（Chemotox 只加 1 次）评估总体化疗不良反应：低（0 ～ 3 分）、中低（4 ～ 6 分）、中高（7 ～ 9 分）、高（＞ 9 分）。作为针对化疗不良反应预测的新工具，CRASH 评分为个体化治疗提供客观评估依据。当然该评分系统还需要在不同人群中反复评价，加以验证和改进。

（四）癌症与衰老研究组化疗不良反应评估工具

癌症与衰老研究组（Cancer and Aging Research Group，CARG）化疗不良反应评估工具是由Hurria等（2011）进行的多中心前瞻性研究制定的，其预测不良反应风险增加的基线因素包括：年龄≥72岁、癌症类型、化疗药物、实验室检测和身体功能状态。根据CARG结果将化疗不良反应风险程度分为低危（0～5）、中危（6～9）、高危（10～19）3类。同时CARG研究还得出与传统临床评估完全不同的结论：KPS水平与化疗不良反应的风险预测无关。CARG结果对于干预性研究有很大帮助，可保护老年癌症患者的基础功能和健康状况。但CARG评分同样有其局限性：它主要用于预测3～5级化疗不良反应风险，而临床发现2级不良反应对老年患者也有很大影响。此外不同肿瘤类型可能有不同的不良反应预测因子，所以针对特定肿瘤类型的具体治疗方案还需要更深入的研究。目前尚缺乏前瞻性研究验证CARG的不良反应预测能力。上述预测化疗不良反应风险的评估工具为老年肿瘤患者化疗方案选择和剂量调整提供参考依据。CGA系统目前应用最多，它从多个角度对老年患者进行综合评估，掌握患者的全面情况，有助于在多学科综合治疗讨论中协助制订治疗方案的选择，同时多个研究也证实了CGA在评估患者预后中的重要地位。但由于评估内容复杂、费时费力，目前研究多建议采用CGA中的部分项目对老年患者进行评估。CRASH评分是继CGA后建立的评估工具，它不但结合了评价化疗方案不良反应的MAX2指数，同时其评估项目简单易行，通过量化结果预测老年肿瘤患者化疗不良反应并可指导治疗。CARG评估工具是在CGA基础上总结提炼而成，同CRASH一样，CARG评估工具简单明了、易于临床应用。但目前CRASH和CARG评分缺乏相关临床验证研究，故尚需研究证实其可靠性。

衰老增加肿瘤患者对化疗不良反应的易感性。根据化疗风险评估工具指导临床治疗，预测患者化疗风险，对老年肿瘤患者至关重要。选取低毒高效化疗方案，是老年肿瘤研究的一个重要方向。在评估化疗相关的个人风险和获益时，对老年肿瘤患者需要考虑更多因素，其评估过程也更复杂。临床医生应对老年患者的功能和治疗情况进行更全面的评估。

（安彤同）

参考文献

Balducci L，Corcoran MB. Antineoplastic chemotherapy ofthe older cancer patient.Hematol Oncol Clin North Am，2000，14（1）：193-212.a

Balducci L，Extermann M.Management of cancer in the older person：a practical approach. Oncologist，2000，5（3）：224.237.b

Caillet P，Canoui-Poitrine F，Vouriot J，et al. Comprehensive geriatric assessment in the decision-making process inelderly patients with cancer：ELCAPA study.J Clin OncoI，2011，29（27）：3636-3642.

Chrischilles EA，Pendergast JF，Kahn KL，et a1．Adverseevents among the elderly receiving chemotherapy for advancednon-small-cell lung cancer．J Clin Oncol，2010，28（4）:620—627．

Crivellari D，Bonetti M，Castiglione-Gertsch M，et al.Burdens and benefits of adjuvant cyclophosphamide，methotrexateand fluorouracil and tamoxifen for elderly patients withbreast cancer：the International Breast Cancer Study Grouptrial Ⅳ.J Clin Oncol，2000，18（7）：1412-1422.

Extermann M，Chen H，Cantor AB，et a1. Predictors of tolerance to chemotherapy in older cancer patients：a prospective pilot study. Eur J Cancer，2002，38（11）：1466-1473.

Extermann M，Boler I，Reich RR，et al. Predicting the riskof chemotherapy toxicity in older patients：the ChemotherapyRisk Assessment Scale for High-Age Patients（CRASH）score.Cancer，2012，1 18（13）：3377-3386.

Feliu J，Lopez Gomez L，Madronal C，et a1. Gemcitabineplus vinorelbine in non-small cell lung carcinoma patients age70 years or older or patients who cannot receive cisplatin.Cancer, 1999, 86 (8): 1463-1469.

Freyer G, Geay JF, Touzet S, et a1. Comprehensive geriatricassessment predicts tolerance to chemotherapy and survival inelderly patients with advanced ovarian carcinoma: a GINECOstudy. Ann Oncol, 2005, 16 (11): 1795-1800.

Graf C.The Lawton Instrumental Activities of Daily Living (IADL) Scale. Medsurg Nurs, 2009, 18 (5): 315-316.

Guigoz Y. The Mini Nutritional Assessment (MNA) reviewof the literature-What does it tell ns.J Nutr Health Aging, 2006, 10 (6): 466-487.

Hurria A, Togawa K, Mohile SG, et al.Predicting chemotherapytoxicity in older adults with cancer: a prospective multicenter study . J Clin Oncol, 2011, 29 (25): 3457-3465.

Jacobson SD, Cha S, Sargent DJ, et a1. Tolerability, doseintensity and benefit of 5FU based chemotherapy for advancedcolorectal cancer (CRC) in the elderly: a North CentralCancer Treatment Group study. Proc Am Soe Clin Oncol, 2001, 20: 587.

Janssen Heijnen ML, Extermann M, Boler IE. Can first cycleCBCs predict older patients at very low risk of neutropeniaduring further chemotherapy. Crit Rev Oncol Hematol, 2011, 79 (1): 43-50.

Kanesvaran R, Li H, Koo KN, et a1. Analysis of prognosticfactors of comprehensive geriatric assessment and developmentof a clinical scoring system in elderly Asian patients withcancer .J Clin Oncol, 2011, 29 (27): 3620-3627.

Kellen E, Bulens P, Deckx L, et a1. Identifying an accuratepre-screening tool in geriatric oncology. Crit RevOncol Hematol, 2010, 75 (3): 243.248.

Kuderer NM, Cosler L, Crawford J, et a1.Mortality and economic impact of hospitalization with febrile neutropenia inpatients with breast cancer: analysis of a nationwide database. Proc Am Soc Clin Oncol, 2003, 22: 27.

Mancini I, Bruera E. Constipation in advanced cancer patients.Support Care Cancer,1998,6(4): 356-364.

Mohile SG, Magnuson A.Comprehensive geriatric assessment in oncology .Interdiscip Top Gerontol, 2013, 38: 85.103.

Overcash JA, Beckstead J, Extermann M, et al.The abbreviated comprehensive geriatric assessment (aCGA): a retrospectiveanalysis. Crit Rev Oncol Hematol, 2005, 54 (2): 129-136.

Repetto L, Fratino L, Audisio RA, et al. Comprehensive geriatric assessment adds information to Eastern Cooperative Oncology Group performance status in elderly cancer patients: an Italian Group for Geriatric Oncology Study. J Clin Oncol, 2002, 20 (2): 494-502.

Smith BD, Smith GL, Hurria A, et a1.Future of cancer incidence in the United States: burdens upon an aging, changing nation. J Clin Oncol, 2009, 27 (17): 2758-2765.

Zinzani PL, Storti S, Zaccaria A, et al.Elderly aggressive-histology non-Hodgkin's lymphoma: first-line VNCOP-B regimen experience on 350 patients. Blood, 1999, 94 (1): 33-38.

第二节 一线化疗方案的选择

一、概述

非小细胞肺癌作为肺癌的主要病理类型，其治疗策略在过去的十年发生了巨大变化。在精准治疗时代，即使对老年或PS2的患者，分子靶向治疗也已经极大地改变了那些具有基因突变患者的预后。这些突变包括表皮生长因子受体（EGFR）的敏感突变，以及间变淋巴瘤激酶（ALK）和ROS1的融合。与传统化疗相比，靶向治疗毒副作用更小，疗效更加突出。但是在日常临床实践中，对于那些没有驱动基因的患者，化疗仍然是标准的治疗方案。

肺癌被认为是一种老年病，超过2/3的患者年龄超过 65 岁（界定老年的标准）（Chen et al，2016；Siegel et al，2017）。虽然在大部分研究中，年龄并非一个预后因素（Chen et al，2016；Siegel et al，2017），但年龄的确与某些治疗相关毒性反应有关，而这些并发症却又限制了某些药物，如顺铂或多柔比星的应用，因此老年与高的并发症发生率有关（表 7-2-1）。年龄不是一个预测因素，绝大多数治疗可用于老年人，并取得同等的疗效。因此，在日常的临床实践中，老年患者既面临治疗不足的问题，同时也面临治疗过度的风险。

体力状况评分（ECOG）为 2 的非小细胞肺癌患者占整体的 30% ~ 40%（Buccheri et al，1996；Lilenbaum et al，2008）。在很多研究中，PS 状况是一个预后因素，也是许多毒性反应的预测因素。PS 状况同时也是疗效的预测因素，在 PS2 的患者中许多治疗的疗效不如 PS1-0 的患者，包括有效率以及生存期。PS 状况由两方面的因素决定：肿瘤相关的症状和与肿瘤无关的并发症。但是，没有任何研究表明 PS2 的患者比 PS1 的患者有更多的并发症（表 7-2-2）。

目前，年龄和 PS 状况是决定化疗方案应用的两个关键因素。年龄是一个离散的变量，而 PS 状况则难以重复性评估。其他预后因素指数并没有用于老年和 PS2 的患者，比如 Glasgow 预后评估量表只能用于评估 C 反应蛋白和血浆蛋白等。

针对老年及 PS2 患者的临床试验往往都考虑预防性使用生长因子（如粒细胞集落刺激因子，G-CSF），升血药（如铁、叶酸、维生素 B_{12} 和促红素等）等，以避免潜在的毒性。

二、老年非小细胞肺癌患者的治疗

（一）联合化疗

根据 ASCO、ESMO 及我国卫健委制定的治疗指南，所有患者（无论年龄）如没有 EGFR 敏感突变或 ALK 基因重排，且 PS 评分 0 ~ 1，推荐两药的联合方案，含铂方案优于非铂的两药方案，包括：多西他赛 / 吉西他滨 / 紫杉醇 / 长春瑞滨 / 白蛋白紫杉醇 / 培美曲塞，联合顺铂或卡铂。由于组织学特异性，培美曲塞只被推荐用于非鳞非小细胞肺癌。

早期考虑单药化疗方案用于老年患者的临床治疗，但是基于近期的临床研究，目前指南所推荐的联合方案。（IFCT）-0501（Intergroupe Francophone de Cancerologie Thoracique）研究证实含铂双药方案较单药方案在老年患者中具有生存优势。该研究试验纳入了 451 名年龄 ≥ 70 岁的患者，随机接受每周紫杉醇（90 mg/m²）联合卡铂方案，对比单药吉西他滨或长春瑞滨。联合方案明显优于单药方案，生存期（OS）（10.3 个月 vs. 6.2 个月；HR=0.64；95% CI：0.52 ~ 0.78；$P < 0.0001$），无进展生存期（PFS）（6.0 个月 vs. 2.8 个月；HR = 0.51；95% CI：0.42 ~ 0.62；$P < 0.0001$），一年生存率（44.5% vs 25.4%；$P < 0.0001$）均占优。联合方案更容易出现的中性粒细胞减少（≥ 3 级）、粒细胞减少性发热、

表7-2-1　老年晚期非小细胞肺癌Ⅲ期临床研究

研究	方案	患者（n）	OS（月）	PFS（月）	RR（%）
ELVIS（The Elderly Lung Cancer Vinorelbine Italian Study Group. 1999）	最佳支持治疗	78	21 周	NR	NA
	VNR	76	28 周 HR=0.65；95% CI：0.45 ~ 0.93	NR	19.7
WJTOG 9904（Kudoh et al，2006）	Doc	89	14.3	5.5	22.7

续表

研究	方案	患者（n）	OS（月）	PFS（月）	RR（%）
	VNR	91	9.9	3.1	9.9
			HR=0.78	HR=0.61	
			95% CI：0.56 ~ 1.09	95% CI：0.45 ~ 0.82	
Karampeazis 等（2011）	Doc	66	6.1	2.3[a]	12.1
	VNR	64	3.9	1.9[a]	14.1
Frasci 等（2000）	VNR	60	18 周	NR	22
	Gem+VNR	60	29 周	NR	15
			HR=0.48		
			95% CI：0.29 ~ 0.79		
MILES（Gridelli et al，2003）	VNR	233	36	18	18
	Gem	233	28	17	16
	Gem+VNR	222	30	19	21
			VNR：HR=1.17		
			95% CI：0.95 ~ 1.44		
			Gem：HR=1.06		
			95% CI：0.86 ~ 1.29		
Karampeazis 等（2016）	Gem	52	12.2	2.6	15.4
	Doc + Gem	54	14.6	3.4	26
IFCT-0501（Quoix et al，2011）	VNR or Gem	226	6.2	2.8	10.2
	PCL+CBP	225	10.3	6.0	27.1
			HR=0.64	HR=0.51	
			95% CI：0.52 ~ 0.78	95% CI：0.42 ~ 0.62	
JCOG0803（Abe et al，2015）	Doc	137	14.8	4.4	24.6
	Doc+CDDP	139	13.3	4.7	34.4
			HR=1.18	HR=0.92	
			95% CI：0.83 ~ 1.69	95% CI：0.71 ~ 1.20	
Tsukada 等（2015）	Weekly Doc	63	10.7	3.7	26.2
	Doc+CDDP	63	17	6.2	55
MILES-3/MILES4（Gridelli et al，2017）	Gem/Pem	268	7.5	3.0	8.5
	Gem/Pem+CDDP	263	9.6	4.6	15.5
			HR=86	HR=0.76	
			95% CI：0.70 ~ 1.04	95% CI：0.63 ~ 0.92	

注：PFS，无进展生存期；RR，有效率
NSCLC，非小细胞肺癌；OS，总生存期；PFS，无进展生存期；RR，有效率；ELVIS，the Elderly Lung Cancer Vinorelbine Italian Study；WJTOG，West Japan Thoracic Oncology Group；MILES，the multicentre Italian Lung Cancer in the Elderly Study；IFCT，Intergroupe Francophone de Cancerologie Thoracique；JCOG，Japan Clinical Oncology Group；BSC，最佳支持治疗；VNR，长春瑞滨；Doc，多西他赛；Gem，吉西他滨；Pem，培美曲塞；PCL，紫杉醇；CBP，卡铂；CDDP，顺铂；HR，相对危险比；CI，置信区间；NR，未报道
[a] 至疾病进展时间

表7-2-2　晚期非小细胞肺癌PS2患者Ⅲ期研究

研究	方案	患者（n）	OS（月）	PFS（月）	RR（%）	1年OS（%）
ECOG1599（Langer et al，2007）	PCL + CBP	49	6.2	3.5	14	19
	Gem + CDDP	54	6.9	3.0	23	25
Reynolds 等（2009）	Gem	85	5.1	2.7	16.4	21.2
	Gem + CBP	85	6.7	3.8	43.0	31.3
CAPPA-2（Morabito et al，2013）	Gem	28	3.0	1.7	4	NR
	Gem + CDDP	28	5.9	3.3[a]	18	NR
Langer 等（2008）	PPX + CBP	199	7.9	3.9[a]	20	31
	PCL + CBP	201	8.0	4.6[a]	37	31
O'Brien 等（2008）	PPX	191	7.3	2.9	11	26
	Gem or VNR	190	6.6	3.6[a]	15	26
Zukin 等（2013）	Pem	102	5.3	2.8	10.5	21.9
	Pem + CBP	103	9.3	5.8	24	40.1

NSCLC，非小细胞肺癌；PS，体力状态；OS，总生存期；PFS，无进展生存期；RR，有效率；ECOG, Eastern Cooperative Oncology Group；CAPPA-2, Cisplatin Added to Gemcitabine in Poor Performance Advanced NSCLC patients-PS2；VNR，长春瑞滨；Gem, 吉西他滨；Pem，培美曲塞；PCL，紫杉醇；CBP，卡铂；CDDP，顺铂；PPX，聚谷氨酸紫杉醇；HR，相对危险比；NR，未报道
[a] 至疾病进展时间

血小板减少、贫血及有症状的神经毒性，但是生活质量并没有明显影响（Quoix et al，2011）。在一项日本北部肺癌协作组开展的临床研究中，联合方案 [每周紫杉醇（70 mg/m^2）联合卡铂] 与单药多西他赛（60 mg/m^2）比较，明显提高了客观有效率（ORR）（54% vs. 24%），延长了 PFS（6.6 个月 vs. 3.5 个月）。通常在所有年龄组中，每周方案的紫杉醇联合卡铂不是标准方案，但是在上述研究中 3 ~ 4 级的神经毒性及关节痛，联合方案均优于单药方案。这也是为什么每周方案更多的用于老年患者。但是在另一些Ⅲ期研究中发现，对老年 NSCLC，多西他赛联合铂类药物的生存期并不优于单药多西他赛三周方案（Abe et al，2015；Tsukada et al，2015）。

在一项多中心Ⅱ期研究中（Tamiya et al，2016），评估了老年患者应用培美曲塞联合卡铂，并以培美曲塞维持治疗的方案（$n = 34$）。研究达到了主要研究终点，一年生存率为 58%。ORR、PFS、OS 分别为 41.2%、5.7 个月、和 20.5 个月，不劣于全组人群的数据。最常见的 3 级以上的毒性包括：白细胞减少（23.5%）、中性粒细胞减少（55.9%）、贫血（35.3%）、血小板减少（20.6%）。研究报道出现 3% 的间质性肺病。近期一篇包括三项随机对照研究的荟萃分析发现，在东亚的老年患者中，培美曲塞联合铂类药物与其他含铂两药方案比较，明显提高了 ORR（32.8% vs. 7.5%），而 PFS（6.47 个月 vs. 6.24 个月）和 OS（16.33 个月 vs. 13.77 个月）有延长的趋势（Tamiya et al，2016）。而且培美曲塞组 ≥ 3 级的治疗相关毒性更低。

已经开展针对老年患者应用吉西他滨联合卡铂的临床研究。联合方案与吉西他滨单药比较，有相似的 1 年（32% vs. 31%）、2 年（14% vs. 12%）生存率和中位生存期（9.8 个月 vs. 9.9 个月）（Lou et al，2010）。2017 年 ASCO 会议上还报道了另外两项临床研究 [the Multicentre Italian Lung Cancer in the Elderly Study（MILES）3 and 4]，在老年患者中比较含顺铂（60 mg/m^2，d1）的两药方案，对比单药培美曲塞（500 mg/m^2，d1）或吉西他滨（1200 mg/m^2，d1、8）（Gridelli et al，2014；Gridelli et al，2017）。联合分析中发现，联合方案与单药方案比较，延长了 PFS（4.6 个月

vs 3.0 个月；HR = 0.76；95% CI：0.63 ~ 0.92；P = 0.005），提高了 ORR（15.5% vs. 8.5%，P = 0.02），但是没有延长 OS（9.6 个月 vs. 7.5 个月；HR=0.86；95% CI：0.70 ~ 1.04；P = 0.14）。联合治疗组的患者出现了更明显的血液学毒性及乏力。研究发现卡铂联合方案与顺铂比较有更好的耐受性，除非顺铂采用较低的剂量（如：60 mg/m² MILES 3 及 4）。在老年非小细胞肺癌中，Cochrane 系统发现含卡铂的联合方案更具有生存优势（Santos et al, 2015）。

给老年患者中带来希望的化疗药物是白蛋白紫杉醇。Socinski 等的研究发现，在亚组分析中，每周白蛋白紫杉醇联合卡铂方案用于老年（≥ 70 岁）患者与传统的紫杉醇组比较明显延长了 OS（19.9 个月 vs. 10.4 个月，P = 0.009）（Socinski et al, 2012）。近期，另一项针对 ≥ 70 岁老年患者的随机研究比较了每周的白蛋白紫杉醇（100 mg/m²）联合卡铂方案，对比单药白蛋白紫杉醇（100 mg/m²，q21d），主要研究终点为大于 2 级的外周神经毒性和大于 3 级的肌肉力，发现两组毒性相当（75% vs. 77.1%），但联合治疗组虽然延长了 PFS（3.9 个月 vs. 7.0 个月；HR= 0.49；95% CI：0.30 ~ 0.79；P = 0.003），提高了 ORR（23.9% vs. 40.3%，P = 0.037），但并没有延长 OS（15.2 个月 vs. 16.2 个月；HR = 0.76；95% CI：0.46 ~ 1.26；P = 0.292）。

人们还对非铂方案在老年 NSCLC 的应用也进行了探索。一项大型的 Ⅲ 期研究（The Multicentre Italian Lung Cancer in the Elderly Study，MILES）中并没有显示吉西他滨联合长春瑞滨对比单药方案具有生存优势（Gridelli et al, 2003）。中位生存期分别为 36、28 和 30 周，中位 PFS 分别为 18、17 和 19 周，1 年生存率分别为 38%、28% 和 30%。联合方案的血小板下降和肝损害明显多于单药长春瑞滨，与单药吉西他滨相比，白细胞减少、呕吐、乏力、化疗药物渗漏损伤、心脏毒性和便秘均更多见于联合方案。

在 Frasci 等的研究中（2000；2001），纳入了 240 名 ≥ 70 岁的老年非小细胞肺癌患者，随机接受吉西他滨联合长春瑞滨或单药长春瑞滨。在入组 120 例患者后，经过中期分析后决定试验

关闭，因为联合治疗组有明显的生存优势。联合治疗组明显提高了 ORR（22% vs. 15%）、延长中位生存期（29 周 vs. 18 周，P < 0.01）、提高了 1 年生存率（30% vs. 13%，P < 0.01），且生活质量没有明显恶化（Frasci et al, 2000；Frasci et al, 2001）。在 Frasci 的研究中，单药长春瑞滨的中位生存期（18 周）与 MILES 研究（30 周）明显不同，反而更接近于 ELVIS（21 周）研究中的最佳支持治疗组（BSC）（Gridelli et al, 2003；Frasci et al, 2000；The Elderly Lung Cancer Vinorelbine Italian Study Group et al, 1999）。在三项研究中，患者的临床特征并没有明显不同。但是 Frasci 等的研究（长春瑞滨 30 mg/m² + 吉西他滨 1200 mg/m²，d1、8，q21d）与 MILES（长春瑞滨 25 mg/m² 吉西他滨 1000 mg/m²，d1、8，q21d）比较，采用了更高的化疗剂量。这可能可以解释两项研究结果的差别，虽然既往的一项随机 Ⅱ 期研究并没有发现更高的剂量可以带来更好的疗效，仅增加了神经毒性（Gridelli et al, 2000）。

（二）单药化疗

一些重要的研究已证实单药方案对于老年患者的可行性以及必要性。针对老年晚期 NSCLC 第一个专门为老年患者设计的随机临床研究 ELVIS 研究中患者随机接受最佳支持治疗或单药长春瑞滨化疗，与最佳支持治疗比较，长春瑞滨显著延长了中位生存期（28 周 vs. 21 周，P = 0.03），提高了 1 年生存率（32% vs. 14%）。长春瑞滨虽然具有治疗相关毒性，但是 QoL 研究结果仍然更加倾向于使用单药长春瑞滨。目前长春瑞滨已有口服制剂，其疗效及毒性与静脉制剂相当（Kanard et al, 2004；Gridelli et al, 2004；Chen et al, 2012；Camerini et al, 2015）。在日本西部胸部肿瘤协作组的一项研究中（WJTOG 9904），多西他赛单药（60 mg/m²，q21d）与长春瑞滨比较，明显延长了 PFS（5.5 个月 vs. 3.1 个月；P < 0.001），提高了 ORR（22.7% vs. 9.9%，P = 0.019），但 OS 未见明确差别。多西他赛组 3 ~ 4 级的白细胞减少更加明显（82.9% vs. 69.2%，P = 0.031）。尽管如此，疾病相关症状却得到了改善（Kudoh et al, 2006）。多西他赛每周方案与 3 周方案比较

未见明显优势。一项Ⅲ期研究比较了每周多西他赛（38 mg/m²，d1、8，q21d）与单药长春瑞滨，未见生存优势，该研究因入组缓慢而被终止（Karampeazis et al，2011）。紫杉醇每周方案显示出与3周方案的优势。一些Ⅱ期研究显示老年患者应用紫杉醇每周方案的中位TTP为5～5.2个月，生存期10.3～12个月，安全性可接受（Fidias et al，2001；Rossi et al，2008）。目前FDA仅批准紫杉醇在老年患者中采用联合铂类药物的方案。

（三）化疗联合抗血管治疗

虽然贝伐珠单抗（商品名：Avastin）联合卡铂/紫杉醇方案已经被批准作为晚期非鳞非小细胞肺癌的标准一线方案，但是否能用于老年患者仍存在争议。ECOG4599和BEYOND（在中国进行的贝伐珠单抗联合卡铂/紫杉醇一线治疗晚期或复发的非鳞非小细胞肺癌的多中心Ⅲ期随机研究）研究的亚组分析显示老年患者（≥65岁）应用贝伐珠单抗联合卡铂/紫杉醇并没有明显的生存获益，仅增加了不良反应（Ramalingam et al，2008；Zhou et al，2015）。SEER数据库对4168例年龄≥65岁的老年患者的分析中也见到了类似的结果（Zhu et al，2012）。但是针对包括623例老年患者（≥65岁）的SAiL（Safety of Avastin in Lung）研究，以及一项针

对1013例老年患者（≥65岁）的真实世界研究（ARIES）中，加入贝伐珠单抗后所有年龄组均具有相似的临床获益和可接受的毒性（Laskin et al，2012；Wozniak et al，2015）。包含ECOG4599和PointBreak研究的荟萃分析显示，贝伐珠单抗联合卡铂/紫杉醇明显提高了年龄≥65岁老年患者的OS（在研究中也纳入了培美曲塞联合贝伐珠单抗的方案），但是这种生存获益并没有延伸到年龄≥75岁的患者，≥75岁的患者出现了更多3级以上的毒性。

另一些研究也评估了新型抗血管药物的有效性和安全性，包括Ramucirumab（一种抗VEGFR-2的lgG1单抗）和Nintedanib（抗VEGFR-2的小分子抑制剂）（Garon et al，2014；Doebele et al，2015；Reck et al，2014）。亚组分析显示对于老年患者在多西他赛的基础上加用Ramucirumab或Nintedanib，并无明显生存获益。一项近期的荟萃分析涉及11项随机研究，共3709名老年患者，结果显示抗血管药物仅对PFS（HR = 0.88；95% CI：0.78～1.00；P = 0.053）具有轻度影响，但并没有提高OS（HR = 0.99；95% CI：0.90～1.10；P = 0.89）（Tian et al，2016）。因此根据目前的研究结果，尚缺乏充分的证据支持抗血管药物用于老年晚期非小细胞肺癌患者（表7-2-3）。

表7-2-3　晚期非细胞肺癌血管生成抑制剂相关研究中的老年亚组分析

研究	年龄（岁）	方案	患者（*n*）	OS（月）	PFS（月）
ECOG4599（Ramalingam et al，2008）	70	Bev + PC	111	11.3	5.9
	65	PC	113	12.1	4.9
Zhu 等（2012）		Bev + PC	318	9.7	NR
		PC（2006-7）	1184	8.9	NR
		PC（2002-5）	2666	8.0	NR
	> 65	Bev + SOC			a
SaiL（Laskin et al，2012）			623	14.6	8.2[a]
	65	Bev + SOC	1589	14.6	7.6
ARIES（Wozniak et al，2015）	65	Bev + SOC	1013	12.1	6.8
	< 65	Bev + SOC	954	14.2	6.4
BEYOND（Zhou et al，2015）	65	Bev+ PC	53	HR=0.96	HR=0.47

续表

研究	年龄（岁）	方案	患者（*n*）	OS（月）	PFS（月）
	70	PC		95%CI：0.50 ~ 1.85	95% CI：0.24 ~ 0.89
REVEL（Garon et al，2014）		Ram + Doc	127	HR=1.07	HR=0.94
	65	Doc	125	95% CI：0.80 ~ 1.43	95% CI：0.73 ~ 1.22
LUM-Lung 1（Reck et al，2014）		BIBF1120 + Doc	90	HR=0.82	HR=0.96
		Doc	96	95% CI：0.58 ~ 1.15	95% CI：0.61 ~ 1.52

NSCLC，非小细胞肺癌；OS，总生存期；PFS，无进展生存期；ECOG，Eastern Cooperative Oncology Group；SaiL，Safety of Avastin in Lung；Bev，贝伐珠单抗，PC，紫杉醇＋卡铂；SOC，标准化疗方案；Ram，ramucirumab；Doc，多西他赛；HR，相对危险比；CI，置信区间；NR，未报道

ᵃ 至疾病进展时间

（安彤同）

参考文献

Abe T，Takeda K，Ohe Y，et al. Randomized phase Ⅲ trial comparing weekly docetaxel plus cisplatin versus docetaxel monotherapy every 3 weeks in elderly patients with advanced non-small-cell lung cancer：the intergroup trial JCOG0803/WJOG4307L. J Clin Oncol，2015，33（6）：575e81.

Buccheri G，Ferrigno D，Tamburini M. Karnofsky and ECOG performance status scoring in lung cancer：a prospective，longi-tudinal study of 536 patients from a single institution. Eur J Cancer，1996，32A（7）：1135e41.

Camerini A，Puccetti C，Donati S，et al. Metronomic oral vinorelbine as first-line treatment in elderly patients with advanced non-small cell lung cancer：results of a phase Ⅱ trial（MOVE trial）. BMC Cancer，2015，15：359.

Chen W，Zheng R，Baade PD，et al. Cancer statistics in China，2015. CA Cancer J Clin，2016，66（2）：115e32.

Chen YM，Tsai CM，Fan WC，et al. Phase II randomized trial of erlotinib or vinorelbine in chemo-naive，advanced，non-small cell lung cancer patients aged 70 years or older. J Thorac Oncol，2012，7（2）：412e8.

Doebele RC，Spigel D，Tehfe M，et al. Phase 2，randomized，open-label study of ramucirumab in combination with first-line pemetrexed and platinum chemotherapy in patients with nonsquamous，advanced/metastatic non-small cell lung cancer. Cancer，2015，121（6）：883e92.

Effects of vinorelbine on quality of life and survival of elderly patients with advanced non-small-cell lung cancer. The Elderly Lung Cancer Vinorelbine Italian Study Group. J Natl Cancer Inst，1999，91（1）：66e72.

Fidias P，Supko JG，Martins R，et al. A phase Ⅱ study of weekly paclitaxel in elderly patients with advanced non-small cell lung cancer. Clin Cancer Res，2001，7（12）：3942e9.

Frasci G，Lorusso V，Panza N，et al. Gemcitabine plus vinorelbine versus vinorelbine alone in elderly patients with advanced non-small-cell lung cancer. J Clin Oncol，2000，18（13）：2529e36.

Frasci G，Lorusso V，Panza N，et al. Gemcitabine plus vinorelbine yields better sur-vival outcome than vinorelbine alone in elderly patients with advanced non-small cell lung cancer. A Southern Italy Cooper-ative Oncology Group（SICOG）phase Ⅲ trial. Lung Cancer，2001，34（Suppl. 4）：

S65e9.

Garon EB, Ciuleanu TE, Arrieta O, et al. Ramucirumab plus docetaxel versus placebo plus docetaxel for second-line treatment of stage IV non-small-cell lung cancer after disease progression on platinum-based ther-apy（REVEL）: a multicentre, double-blind, randomised phase 3 trial. Lancet, 2014, 384 (9944): 665e73.

Gridelli C, Frontini L, Perrone F, et al. Gemcitabine plus vinorelbine in advanced non-small cell lung cancer: a phase II study of three different doses. Gem Vin Investigators. Br J Cancer, 2000, 83 (6): 707e14.

Gridelli C, Manegold C, Mali P, et al. Oral vinorelbine given as monotherapy to advanced, elderly NSCLC patients: a multicentre phase II trial. Eur J Cancer, 2004, 40 (16): 2424e31.

Gridelli C, Morabito A, Cavanna L, et al. Efficacy of the addition of cisplatin to single-agent first-line chemotherapy in elderly patients with advanced non-small cell lung cancer (NSCLC): a joint analysis of the multicenter, randomized phase III MILES-3 and MILES-4 studies. J Clin Oncol, 2017, 35 (suppl; abstr 9002) .

Gridelli C, Perrone F, Gallo C, et al. Chemo-therapy for elderly patients with advanced non-small-cell lung cancer: the Multicenter Italian Lung Cancer in the Elderly Study（MILES）phase III random-ized trial. J Natl Cancer Inst, 2003, 95 (5): 362e72.

Gridelli C, Rossi A, Di Maio M, et al. Rationale and design of MILES-3 and MILES-4 studies: two randomized phase 3 trials comparing single-agent chemotherapy versus cisplatin-based doublets in elderly patients with advanced nonesmall-cell lung cancer. Clin Lung Cancer, 2014, 15 (2): 166e70.

Kanard A, Jatoi A, Castillo R, et al. Oral vinorelbine for the treatment of metastatic non-small cell lung cancer in elderly patients: a phase II trial of efficacy and toxicity. Lung Cancer, 2004, 43 (3): 345e53.

Karampeazis A, Vamvakas L, Agelidou A, et al. Docetaxel vs. vinorelbine in elderly patients with advanced nonesmall-cell lung cancer: a hellenic oncology research group randomized phase III study. Clin Lung Cancer, 2011, 12 (3): 155e60.

Karampeazis A, Vamvakas L, Kotsakis A, et al. Docetaxel plus gemcita-bine versus gemcitabine in elderly patients with advanced non-small cell lung cancer and use of a geriatric assessment: lessons from a prematurely closed Hellenic Oncology Research Group randomised phase III study. J Geriatr Oncol, 2016.

Kudoh S, Takeda K, Nakagawa K, et al. Phase III study of docetaxel compared with vinorelbine in elderly patients with advanced non-small-cell lung cancer: results of the West Japan Thoracic Oncology Group Trial（WJTOG 9904）. J Clin Oncol, 2006, 24 (22): 3657e63.

Langer C, Li S, Schiller J, et al. Randomized phase II trial of paclitaxel plus carboplatin or gemcitabine plus cisplatin in Eastern Cooperative Oncology Group performance status 2 non-small-cell lung cancer patients: ECOG 1599. J Clin Oncol, 2007, 25 (4): 418e23.

Langer CJ, O'Byrne KJ, Socinski MA, et al. Phase III trial comparing paclitaxel poliglumex (CT-2103, PPX) in combination with car-boplatin versus standard paclitaxel and carboplatin in the treatment of PS 2 patients with chemotherapy-naive advanced non-small cell lung cancer. J Thorac Oncol, 2008, 3 (6): 623e30.

Laskin J, Crino L, Felip E, et al. Safety and efficacy of first-line bevacizumab plus chemo-therapy in elderly patients with advanced or recurrent non-squamous non-small cell lung cancer: safety of avastin in lung trial (MO19390). J Thorac Oncol, 2012, 7 (1): 203e11.

Lilenbaum RC, Cashy J, Hensing TA, et al. Prevalence of poor performance status in lung cancer patients: implications for research. J Thorac Oncol, 2008, 3 (2): 125e9.

Lou GY, Li T, Gu CP, et al. Efficacy study of single-agent gemcitabine versus gemcitabine plus carboplatin in untreated elderly patients with stage Ⅲb/Ⅳ non-small-cell lung cancer. Zhonghua Yi Xue Za Zhi, 2010, 90 (2): 100e2.

Morabito A, Gebbia V, Di Maio M, et al. Randomized phase Ⅲ trial of gemcitabine and cisplatin vs. gemcitabine alone in patients with advanced non-small cell lung cancer and a performance status of 2: the CAPPA-2 study. Lung Cancer, 2013, 81 (1): 77e83.

O'Brien ME, Socinski MA, Popovich AY, Bondarenko IN, Tomova A, Bilynsky BT, et al. Randomized phase Ⅲ trial comparing single-agent paclitaxel Poliglumex (CT-2103, PPX) with single-agent gemcitabine or vinorelbine for the treatment ofPS 2 patients with chemotherapy-naive advanced non-small cell lung cancer. J Thorac Oncol, 2008, 3 (7): 728e34.

Quoix E, Zalcman G, Oster JP, et al. Carboplatin and weekly paclitaxel doublet chemotherapy compared with monotherapy in elderly patients with advanced non-small-cell lung cancer: IFCT-0501 randomised, phase 3 trial. Lancet, 2011, 378 (9796): 1079e88.

Ramalingam SS, Dahlberg SE, Langer CJ, et al. Outcomes for elderly, advanced-stage non small-cell lung cancer patients treated with bevacizumab in combination with carboplatin and paclitaxel: analysis of EasternCooperative Oncology Group Trial 4599. J Clin Oncol, 2008, 26 (1): 60e5.

Reck M, Kaiser R, Mellemgaard A, et al. Docetaxel plus nintedanib versus docetaxel plus placebo in patients with previously treated non-small-cell lung cancer (LUME-Lung 1): a phase 3, double-blind, rando-mised controlled trial. Lancet Oncol, 2014, 15 (2): 143e55.

Reynolds C, Obasaju C, Schell MJ, et al. Randomized phase III trial of gemcitabine-based chemo-therapy with in situ RRM1 and ERCC1 protein levels for response prediction in non-small-cell lung cancer. J Clin Oncol, 2009, 27

(34): 5808e15.

Rossi D, Dennetta D, Ugolini M, et al. Weekly paclitaxel in elderly patients (aged 70 years) with advanced non-small-cell lung cancer: an alternative choice? Results of a phase Ⅱ study. Clin Lung Cancer, 2008, 9 (5): 280e4.

Santos FN, de Castria TB, Cruz MR, et al. Chemotherapy for advanced non-small cell lung cancer in the elderly popula-tion. Cochrane Database Syst Rev, 2015, 10. CD010463.

Siegel RL, Miller KD, Jemal A. Cancer statistics, 2017. CA Cancer J Clin 2017;67 (1): 7e30.

Socinski MA, Bondarenko I, Karaseva NA, et al. Weekly nab-paclitaxel in combination with carboplatin versus solvent-based paclitaxel plus carboplatin as first-line therapy in patients with advanced non-small-cell lung cancer: final results of a phase Ⅲ trial. J Clin Oncol, 2012, 30 (17): 2055e62.

Tamiya M, Tamiya A, Kaneda H, et al. A phase Ⅱ study of pemetrexed plus carboplatin followed by maintenance pemetrexed as first-line chemotherapy for elderly patients with advanced non-squamous non-small cell lung cancer. Med Oncol, 2016, 33 (1): 2.

Tian RH, Wu X, Liu X, et al. The role of angiogenesis inhibitors in the treatment of elderly patients with advanced non-small-cell lung cancer: a meta-analysis of eleven randomized controlled trials. J Cancer Res Ther, 2016, 12 (2): 571e5.

Tsukada H, Yokoyama A, Goto K, et al. Randomized controlled trial comparing docetaxel-cisplatin combination with weekly docetaxel alone in elderly patients with advanced non-small-cell lung cancer: Japan Clinical Oncology Group (JCOG) 0207 dagger. Jpn J Clin Oncol, 2015, 45 (1): 88e95.

Wozniak AJ, Kosty MP, Jahanzeb M, et al. Clinical outcomes in elderly patients with advanced non-small cell lung cancer: results from ARIES, a bevacizumab observational cohort study. Clin Oncol R Coll Radiol, 2015, 27（4）：187e96.

Zhou C, Wu YL, Chen G, et al. BEYOND：A randomized, double-blind, placebo-controlled, multicenter, phase III study of first-line carboplatin/paclitaxel plus bev-acizumab or placebo in Chinese patients with advanced or recurrent nonsquamous non-small-cell lung cancer. J Clin Oncol, 2015, 33（19）：2197e204.

Zhu J, Sharma DB, Gray SW, et al. Carboplatin and paclitaxel with vs without bevacizumab in older patients with advanced non-small cell lung cancer. JAMA, 2012, 307（15）：1593e601.

Zukin M, Barrios CH, Pereira JR, et al. Randomized phase Ⅲ trial of single-agent pemetrexed versus carboplatin and pemetrexed in pa-tients with advanced non-small-cell lung cancer and Eastern Cooperative Oncology Group performance status of 2. J Clin Oncol, 2013, 31（23）：2849e53.

第三节　二线化疗及后线治疗

一、化疗

二线驱动基因阴性标准化疗方案为单药多西他赛，基于 TAX-320 等研究（Frances et al, 2000），多西他赛 75 mg/m^2 q3w 已被证实为二线治疗的金标准。但是并未提供老年患者亚组数据。培美曲塞因其低毒特点广泛应用于肺癌，在 JMEI 研究中（Hanna et al, 2004），培美曲塞二线 500 mg/m^2 q3w 对比单药多西他赛 75 mg/m^2 q3wk 显示出了更低的毒性和相当的疗效，并且，在其后续老年亚组分析（年龄＞70 岁）中显示，这一部分老年患者有生存获益的趋势，中位生存时间：培美曲塞 vs. 多西他赛为 9.5 个月 vs. 7.7 个月（HR=0.86；95% CI：0.53 ～ 1.42）（Weiss et al, 2006）。白蛋白紫杉醇因其药物结构特性，与传统紫杉醇相比具有高效低毒的特性，在 KTOSG-1301 研究中（Sakata et al, 2016），41 例经治患者，采用每周一次白蛋白紫杉醇 100 mg/m^2，结果为

总体 PFS 5 个月，其中腺癌患者 5 个月，鳞癌患者 2.8 个月，中位 OS 为 13 个月。尽管该研究也没有老年亚组的数据，但是该研究 41 例患者中位年龄 68 岁，为老年患者后线化疗提供了一定的参考依据。

二、抗血管生成治疗——雷莫芦单抗

基于 REVEL 研究（Garon et al, 2014），雷莫芦单抗 10 mg/kg 联合多西他赛 75 mg/m^2 q3w 为二线肺癌标准治疗方案之一，主要研究终点为 OS，雷莫芦单抗联合多西他赛与安慰剂联合多西他赛，OS 分别为 10.5 个月 vs. 9.1 个月，（HR=0.86；95% CI：0.75 ～ 0.98；$P = 0.023$）。并且在其后续的组织学分析中，无论腺癌鳞癌生存期都有延长，其中腺癌和非鳞癌分析具有统计学意义。对于老年患者亚组分析中发现，对于 70 岁以上患者，研究组和对照组分别为 127 例与 125 例，但是两年龄组之间 HR = 1.07（95% CI：0.80 ～ 1.43），即老年患者对于此项治疗并未获益。

安罗替尼是新一代多靶点口服 VEGFR TKI。针对 NSCLC 三线及以后的 ALTER 0303 研究中（Han et al, 2018），入组患者为三线及以后患者，如有驱动基因突变则需至少经过一线 TKI 治疗和一线化疗。安罗替尼 12 mg 口服，QD，研究按照 2：1 入组，安罗替尼组 294 例，安慰剂组 143 例。研究主要终点为总生存时间，次要终点包括 PFS 等。研究结果发现，中位生存时间：安罗替尼 vs. 安慰剂为 9.6 个月 vs. 6.3 个月，HR = 0.68（95% CI：0.54 ～ 0.87；$P = 0.002$），PFS：5.4 个月 vs. 1.4 个月（95% CI：0.19 ～ 0.31；$P < 0.001$）。在此研究中对老年患者进行了较为细致的分层，基线人群中，安罗替尼腺癌组的 61 ～ 69 岁人群占比 37.7%，70 岁以上人群为 6.14%，鳞癌 61 ～ 69 岁人群占比 57%，70 岁以上人群为 4.2%。研究给出了合并腺癌鳞癌的亚组结果：在 61 ～ 69 岁亚组中，安罗替尼对比安慰剂 OS 的 HR = 0.83（95% CI：0.55 ～ 1.27），PFS 的 HR = 0.26（95% CI：0.17 ～ 0.40）；在 70 岁以上亚组中安罗替尼对比安慰剂 OS 的 HR = 0.34（95% CI：0.12 ～ 0.94），PFS 的 HR = 0.22（95% CI：0.07 ～ 0.64）。在这两个老年亚组中安罗替

尼治疗三线及以后患者有生存获益的趋势。

三、免疫治疗

免疫治疗的诞生改变了驱动基因阴性患者二线治疗的格局。

（一）纳武利尤单抗

Checkmate-017、Checkmate-057 研究分别为纳武利尤单抗针对二线鳞癌 / 非鳞癌的三期临床研究。

Checkmate-017 研究中，二线及以后患者纳武利尤单抗 3 mg/kg q2wk （$n = 135$）对比多西他赛 75 mg/m^2 q3wk （$n = 137$）治疗二线及以后鳞状 NSCLC 达到了主要终点 OS 为：9.2 个月 vs. 6.0 个月，（HR = 0.59；95% CI：0.44 ～ 0.79；$P < 0.001$），OS 老年亚组患者中两种治疗间对比也有部分获益：65 ～ 75 岁亚组中（研究组对照组分别占各自总人数 33%，34%），与对照组相比的 HR = 0.56 （95% CI：0.34 ～ 0.91），在 75 岁以上亚组中（研究组对照组分别占各自总人数 8%，13%）HR = 1.85 （95% CI：0.76 ～ 4.51）（Brahmer et al，2015）。

Checkmate-057 中，二线及以后患者纳武利尤单抗 3 mg/kg q2wk （$n = 292$）对比多西他赛 75 mg/m^2 q3wk （$n = 290$）治疗二线及以后非鳞 NSCLC 也达到了主要终点 OS 为：12.2 个月 vs. 9.4 个月 （HR = 0.73；95% CI：0.59 ～ 0.89）$P = 0.002$）。OS 老年亚组在两种治疗间对比也有部分获益：在 65 ～ 75 岁亚组中（研究组对照组分别占各自总人数 30%，39%），与对照组相比的 HR=0.63 （95% CI：0.45 ～ 0.89），在 75 岁以上亚组中（研究组对照组分别占各自总人数 7%，8%）HR = 0.90 （95% CI：0.43 ～ 1.87）（Borghaei et al，2015）。

Checkmate-078 为探索亚洲人群纳武利尤单抗二线治疗对比标准多西他赛的Ⅲ期研究，二线及以后患者纳武利尤单抗 3 mg/kg q2wk （$n = 338$）对比多西他赛 75 mg/m^2 q3wk （$n = 166$）治疗二线及以后 NSCLC 也达到了主要终点 OS 为：12.0 个月 vs. 9.6 个月，HR=0.68 （97.7 CI：0.52 ～ 0.90；$P = 0.0006$）。老年亚组两组间 OS 对比也有获益：在 65 岁及以上亚组中（研究组对照组分别占各自总人数 25.7%，24%），与对照组相比的 HR = 0.50 （Wu et al，2019）。

（二）帕博利珠单抗

Keynote-010 为探索帕博利珠单抗二线治疗对比标准多西他赛的研究 （Herbst et al，2016），二线及以后患者帕博利珠单抗 2 mg/kg 或 10 mg/kg q3wk （$n = 344$，346）对比多西他赛 75 mg/m^2 q3wk （$n = 343$）治疗二线及以后非鳞 PD-L1 表达 ≥ 1% 的 NSCLC，研究达到了主要终点 OS 为：14.0 个月 （2 mg）/12.7 个月 （10 mg） vs. 8.5 个月，2 mg 组 HR = 0.71，95% CI：0.58 ～ 0.88；$P = 0.0008$。10 mg 组 HR = 0.61，95% CI：0.49 ～ 0.75；$P < 0.0001$。老年亚组两种治疗间对比 OS 也有获益趋势（研究组 2 mg 与 10 mg 合并分析）：在 65 岁及以上亚组中，与对照组相比的 HR = 0.76 （95% CI：0.57 ～ 1.02）。

（三）阿特珠单抗

OAK 试验为探索阿特珠单抗二线治疗 NSCLC 对比标准多西他赛的疗效的Ⅲ期研究 （Rittmeyer et al，2017）。在 OAK 研究中，二线及以后患者阿特珠单抗 1200 mg （$n = 425$）对比多西他赛 75 mg/m^2 q3wk （$n = 425$）治疗二线及以后非鳞 NSCLC 也达到了主要终点 OS 为：13.8 个月 vs. 9.6 个月，HR=0.73 （95% CI：0.62 ～ 0.87）；$P = 0.0003$，OS 老年亚组两组间对比也有部分获益：在超过 65 岁亚组中（研究组对照组分别占各自总人数 45%、49%），与对照组相比的 PFS 为 14.1 个月 vs 9.2 个月，HR = 0.66 （95% CI：0.52 ～ 0.83）。

靶向治疗见第四章第四节。

（四）小结

目前专门针对老年 NSCLC 后线治疗的研究或分析很少，但是随着老年患者逐渐增多，未来预期所占比例会逐年升高，而既往研究中老年患者所占太小，又缺少专门针对老年患者的临床研究，造成占患者最大比例的患者却缺少循证治疗的依据，各种指南更加适合于比例较少的非老年患者，所以进行专门针对老年患者的研究势在必行。

（赵　军）

参考文献

Borghaei H，Paz-Ares L，Horn LN，et al. Nivolumab versus Docetaxel in Advanced Nonsquamous Non-Small-Cell Lung Cancer. N Engl J Med，2015，373：1627-39.

Brahmer J，Reckamp KL，Baas PN，et al. Nivolumab versus Docetaxel in Advanced Squamous-Cell Non-Small-Cell Lung Cancer. N Engl J Med，2015，373：123-35.

Frances AS，Janet D，Rodryg R，et al. Prospective Randomized Trial of Docetaxel Versus Best Supportive Care in Patients With Non-Small-Cell Lung Cancer Previously Treated With Platinum-Based Chemotherapy. Journal of Clinical Oncology，2000，18（5）：pp 2095-2103.

Garon EB，Ciuleanu TE，Arrieta O，et al. Ramucirumab plus docetaxel versus placebo plus docetaxel for second-line treatment of stage IV non-small-cell lung cancer after disease progression on platinum-based therapy（REVEL）：a multicentre，double-blind，randomised phase 3 trial. Lancet，2014，384：665-673.

Han B，Li K，Wang QJ，et al. Effect of Anlotinib as a Third-Line or Further Treatment on Overall Survival of Patients With Advanced Non-Small Cell Lung Cancer：The ALTER 0303 Phase 3 Randomized Clinical Trial. JAMA Oncol，2018，4（11）：1569-1575.

Hanna N，Shepherd FA，Fossella FV，et al. Randomized phase III trial of pemetrexed versus docetaxel in patients with non-small-cell lung cancer previously treated with chemotherapy. J Clin Oncol，2004，22：1589-1597

Herbst RS，Baas P，Kim DW，et al. Pembrolizumab versus docetaxel for previously treated，PD-L1-positive，advanced non-small-cell lung cancer（KEYNOTE-010）：a randomised controlled trial. Lancet，2016，387：1540-1550.

Rittmeyer A，Barlesi F，Waterkamp D，et al. Atezolizumab versus docetaxel in patients with previously treated non-small-cell lung cancer（OAK）：a phase 3，open-label，multicentre randomised controlled trial. Lancet，2017，389：255-265.

Sakata S，Saeki S，Okamoto I，et al. Phase II trial of weekly nab-paclitaxel for previously treated advanced non-small cell lung cancer：Kumamoto thoracic oncology study group（KTOSG）trial 1301. Lung Cancer，2016 Sep，99：41-45.

Weiss GJ，Langer C，Rosell R，et al. Elderly patients benefit from second-line cytotoxic chemotherapy：a subset analysis of a randomized phase III trial of pemetrexed compared with docetaxel in patients with previously treated advanced non-small-cell lung cancer. J Clin Oncol，2006 Sep，20；24（27）：4405-4411.

Wu YL，Lu S，Cheng Y，et al. Nivolumab Versus Docetaxel in a Predominantly Chinese Patient Population With Previously Treated Advanced NSCLC：CheckMate 078 Randomized Phase III Clinical Trial. J Thorac Oncol，2019 Jan 17，pii：S1556-0864（19）30020-6.

第四节　老年非小细胞肺癌的常见驱动基因

一、老年肺癌的驱动基因

肺癌是目前世界上癌症相关死亡的主要原因（Bray et al，2018），并且与其他许多类型的肿瘤一样，肺癌的发病率随着年龄的增长而增加（Matsuda et al，2008）。随着我们对遗传学、表观遗传学及蛋白组学等多个学科层面上的深入理解，肺癌的分子学特征具有复杂性和异质性。肺癌的发展是一个多步骤过程，包括多种多样的基因遗传学与表观遗传学的异常。多种遗传因素的改变导致包括表皮生长因子受体（EGFR）、KRAS、HER2、BRAF、ALK 等癌基因的激活和 P53、PTEN 等抑癌基因的失活，这在肺癌的发生发展过程中尤为重要。目前，肺癌中超过 50% 的驱动突变基因已确定（Sequist et al，2011；Yip et al，2013）。老龄化将成为未来的全球问题，既往的研究表明 EGFR 等基因突变与患者多种临床病理因素之间存在相关性，明确这些基因突变与年龄的关系，对知道老年肺癌的临床治疗有着重要意义。

（一）EGFR

表皮生长因子受体（epidermal growth factor receptor，EGFR）基因位于第 7 号染色体 p13 ~ q22 区，全长 200 000 bp，由 28 个外显子组成，共编码 1186 个氨基酸。该基因编码的酪氨酸激酶，属于一种跨膜蛋白受体，为 ErbB 家族成员之一。由细胞外的配体结合区、跨膜区及细胞内的酪氨酸激酶活性区域组成（Prenzel et al，2001）。EGFR 通过与配体表皮生长因子（EGF）或转化生长因子 α（TGFα）结合后，产生同源性或者异源性二聚化作用，从而激活酪氨酸激酶结构域（Scagliotti et al，2004；Yarden et al，2001）。EGFR 可诱导的信号转导通路具有多重生物学作用，包括 PI3K/AKT/mTOR 通路、RAS/RAF/MAPK 通路和 JAK/STAT 通路等（Scagliotti et al，2004；Yarden et al，2001；Sordella et al，2004）。研究表明，EGFR 与恶性肿瘤细胞的增殖、存活、分化、新生血管形成、侵袭和转移等有关（Sordella et al，2004）。其他增强 EGFR 信号通路的机制包括 EGFR 蛋白的高表达或基因扩增（Dahabreh et al，2010；Okabe et al，2007）。

EGFR 突变率在不同人种中存在显著差异。在未选择的西方患者中 EGFR 的突变率为 10% ~ 15%（Shigematsu et al，2005a；Eberhard et al，2008；Russell et al，2013），而在亚裔人群中则为 30% ~ 40%（Kosaka et al，2004；Tokumo et al，2005；Yoshida et al，2007）。在 NSCLC 中，EGFR 突变热点主要位于酪氨酸激酶区 ATP 结合位点的编码区，多数集中在 18-21 外显子，其中最为常见的突变为位于 19 外显子的缺失突变（约占所有突变的 45%），其中 delE746-A750 位点基因突变最为常见。另一种最常见的 EGFR 突变为位于 21 外显子的 L858R 点突变（约占 EGFR 突变的 40%）。然而，一项队列研究发现，在澳大利亚早期肺癌患者中，14% 的 EGFR 突变位于 18 外显子，而 L858R 突变仅占 EGFR 突变的 29%（Yip et al，2013）。此外，还有

一些较少见的突变包括外显子 20 的插入突变（5% ~ 10%）、21 外显子的 L861Q 点突变（约 2%）和 19 外显子的插入突变（约占 1%），有一些位点的突变仍然表现出对 EGFR TKI 的敏感，而其余的往往与 EGFR 酪氨酸激酶抑制剂耐药相关（Tam et al，2006；Yamamoto et al，2009）。

EGFR 突变并不仅仅发生于年轻、不吸烟的女性患者中（Tokumo et al，2005）。但也很少发生在单纯的肺鳞癌中（Rekhtman et al，2012；Ohtsuka et al，2007），一项研究通过对 188 例肺鳞癌患者的全基因组分析发现，其中仅有 2 例存在 EGFR 突变，且都是 L861Q 位点突变（Cancer Genome Atlas Research，2012）。此外，一项日本的研究发现，年龄小于 80 岁的患者（年轻组，49.6%）EGFR 突变率显著高于 80 岁或以上患者（老年组，24.1%）（$P = 0.008$）（Nishii et al，2014）。此外，老年组有 EGFR 突变（100%）的患者 5 年总生存率有高于 EGFR 野生型（66.2%）的趋势，但该差异无统计学意义。

（二）ALK

间变性淋巴瘤激酶（anaplastic lymphoma kinase，ALK）最早发现于间变性大细胞淋巴瘤（ALCL）中的一个亚型，是由 1620 个氨基酸组成的跨膜蛋白，属于胰岛素受体家族。2007 年由日本学者鉴定出了棘皮动物微管相关蛋白 4（EML4）-ALK 基因重排（Koivunen et al，2008；Soda et al，2007；Choi et al，2008）。这种重排是由于 2 号染色体短臂的转位，导致 13 号内含子 EML4 与 ALK 的 19 号内含子发生融合形成（Soda et al，2007）。由于 EML4 基因的不同，目前已报道出现多种不同的 EML4-ALK 融合基因，其中最常见的类型是 EML4 外显子 1-13 和 ALK 外显子 20-29 的融合（Koivunen et al，2008；Choi et al，2010；Shaw et al，2011）。除了 EML4-ALK 融合基因外，最近发现了一些不同的融合基因，如 KIF5B（驱动蛋白家族成员 5b）、TFG（TRK- 融合基因）和 KLC-1（驱动蛋白轻链 1）等，但所占比例均较低（Rikova et al，2007；Takeuchi et al，2009）。在体外实验中，致癌的 EML4-ALK 融合蛋白具有活化激酶的作用；在体内实验中，表达 EML4-ALK 融合蛋白的小鼠可形成肺腺癌且应用 ALK 抑制剂后肿瘤

负荷明显减轻（Soda et al，2008）。ALK 的下游信号通路包括 RAS/RAF/MAPK1、PI3K/AKT 和 JAK3-STAT3 等，这些通路与细胞增殖、存活、分化及凋亡等密切相关（Shaw et al，2011）。

ALK 重排在 NSCLC 中的发生率约为 4%（Solomon et al，2009），在不吸烟或少量吸烟的女性肺腺癌患者中更为常见（Koivunen et al，2008；Selinger et al，2013；Rodig et al，2009；Sakairi et al，2010；Shaw et al，2009；Wong et al，2009），ALK 重排几乎均发生在肺腺癌患者中（Shaw et al，2009）。亦有研究发现 ALK 重排多发生于较为年轻的患者中（Inamura et al，2008）。ALK 重排多数情况下不与 EGFR 或 KRAS 等突变相共存（Yip et al，2013；Selinger et al，2013；Wong et al，2009；Inamura et al，2009），但也有与 EGFR 突变共存的病例报道，这可能为 TKI 耐药现象的机制之一（Koivunen et al，2008；Sasaki et al，2011；Sholl et al，2013；Tiseo et al，2011）。

（三）ROS1

ROS1 是一种原癌基因，位于 6 号染色体 q22，包含 44 个外显子，属于酪氨酸激酶胰岛素受体基因，其结构由胞内酪氨酸激酶活性区、跨膜区及胞外区 3 部分组成，编码跨膜酪氨酸激酶受体，ROS1 与 ALK 的蛋白激酶域具有较高的同源性，但 ALK 和 ROS1 重排很少发生在同一肿瘤中（Chin et al，2012）。ROS1 参与多种下游信号转导通路的激活，包括 PI3K/AKT/mTOR 通路、STAT3 通路和 RAS/MAPK/ERK 通路等调控细胞的增殖与存活（Chin et al，2012）。2007 年在大规模筛查肺癌酪氨酸激酶活性过程中，ROS1 融合基因被首次发现）（Rikova et al，2007）。在后续开展的两项大型研究中，应用 FISH 实验技术检测肺腺癌中 ROS1 重排的发生率分别为 2.6%（Bergethon et al，2012）和 1.2%（Takeuchi et al，2012）。随后，多种参与融合的伴侣基因被报道，包括 FIG、KDELR2、LRIG3、TPM3、EZR、SDC4、SLC34A2 和 CD74 等，虽体外实验和动物实验均证实 ROS1 融合基因具有致癌作用，但 ROS1 融合基因致癌的具体作用机制尚未清楚（Rikova et al，2007；Takeuchi et al，2012；Govindan et al，2012）。有意思的是，

ROS1 重排的临床及病理特征与 ALK 重排相似（Shaw et al，2009），也是在年轻、非吸烟者或亚洲种族中更常见（Bergethon et al，2012）。细胞实验证实克唑替尼对存在 ROS1 融合基因的肺癌细胞株具有明显的抑制作用，随后的临床试验亦证实 ROS1 阳性的肺癌患者对激克唑替尼敏感（Bergethon et al，2012）。

（四）MET

促癌基因 MET 位于 7 号染色体的 q21-q31 上，编码细胞表面受体酪氨酸激酶，其天然配体为肝细胞生长因子（HGF），故又称为 HGF 受体（Sadiq et al，2013）。与配体肝细胞生长因子结合后，MET 发生二聚作用和激酶活化，并激活多种下游信号通路，包括 RAS/RAF/MEK/MAPK 通路、PI3K/AKT 通路和 c-SRC 激酶通路，从而促进肿瘤细胞增殖、生长、迁移和血管生成等（Sadiq et al，2013）。上述过程中，MET 扩增激活并维持了 PI3K/AKT 通路，而避开了 EGFR-TKI 的靶点 EGFR 通路，导致 EGFR-TKI 耐药，在获得性 EGFR-TKI 耐药的患者中 MET 扩增激活的发生率约占 20%（Engelman et al，2007；Bean et al，2007；Cappuzzo et al，2009），由此也提示了抑制 MET 可能是克服 TKI 抵抗的一种方法。

MET 基因异常形式有突变、扩增、重排和过表达。在接受治疗的 NSCLC 患者中，大约 1% ～ 7% 的患者出现 MET 基因扩增（Bean et al，2007；Cappuzzo et al，2009；Onozato et al，2009；Go et al，2010），而另一研究发现约有 21% 的患者存在基因扩增（Beau-Faller et al，2008）。与肺腺癌相比，肺鳞癌中 MET 拷贝数增加更为常见，且与 KRAS 突变相互独立（Onozato et al，2009；Beau-Faller et al，2008）。MET 基因扩增可导致 MET 蛋白表达过量，激活下游信号转导通路。MET 基因在体外被证实是通过基因扩增，并与受体磷酸化，激活 PI3K/AKT 通路，从而达到致癌作用（Engelman et al，2007；Lutterbach et al，2007）。而 MET 突变也很少见，仅在 3% ～ 5% 的肺腺癌患者中出现过。MET 14 外显子的跳跃性突变通过降低 MET 蛋白泛素化障碍，增加 MET 的稳定性，从而持续激活下游的信号转导通路，最终具有致癌作用。

小分子 Met 抑制剂（如克唑替尼）通过作用于 Met 受体，抑制 Met 自身磷酸化，阻止酪氨酸激酶的激活，进而抑制其下游细胞信号的转导，抑制肿瘤细胞的产生和转移，同时抑制肿瘤血管新生等作用，从而达到抑制肿瘤的目的。

（五）RET

RET 基因位于 10 号染色体的 q11，包含 21 个外显子，编码受体酪氨酸激酶，分为胞外的配体结合区、跨膜区域及胞内的酪氨酸激酶区域 3 个部分，通过配体与受体结合，刺激胞内磷酸化，激活下游信号传导通路，调节细胞增殖（Ferrara et al，2018）。RET 基因的融合突变是由 10 号染色体上的臂间倒位而最终形成新的融合基因，最终诱导细胞过度增殖，而促进肿瘤的形成（Machens et al，2009）。RET 融合基因被认为与多种肿瘤的发生相关，如甲状腺乳头状癌和髓样癌、乳腺癌、非小细胞肺癌等（Wells et al，2009）。Yokota 等（2012）对 371 例非小细胞肺癌术后病理标本进行分析发现，具有 RET 融合基因突变的肺腺癌主要位于 KIF5B 的 12 号和 15 号外显子。一项应用全转录组测序的研究发现，肺腺癌中 KIF5B-RET 的融合率为 1%～2%（Kohno et al，2012；Lipson et al，2012），且 RET 融合突变与 EGFR、KRAS 和 ALK 等其他驱动基因突变相互排斥。近期一项对不吸烟或轻度吸烟者的高选择性队列研究发现，在 EGFR、KRAS、ALK、人表皮生长因子受体 2、BRAF 和 ROS1 等驱动基因均为野生型的肺腺癌患者中，有 10/159（6.3%）的患者出现 RET 基因突变（Lipson et al，2012），重要的是，多靶点激酶抑制剂对此类患者有效，而且体外实验发现表达 KIF5B-RET 融合的细胞系对 RET 抑制剂敏感（Kohno et al，2012；Lipson et al，2012）。

Wang 等（2012）对具有 RET 融合突变的患者临床特点进行分析显示，RET 融合突变常见于年龄 ≤ 65 岁、不吸烟、小肿瘤伴淋巴结转移、低分化的实体瘤等亚型中。而另一项 Cai 等（2013）的研究也发现，RET 突变多聚集于较为年轻（＜ 65 岁）的肺腺癌患者中。

（六）BRAF

BRAF 基因最早被发现于人类尤因肉瘤中（Ikawa et al，1988），该基因位于染色体 7q34，编码丝氨酸 / 苏氨酸蛋白激酶，此酶是 KRAS 下游的效应蛋白，并能激活参与调节细胞增殖和生长的 MAP 信号转导通路（Davies et al，2002）。活化的 BRAF 可使下游调节因子 MEK2 和 MEK1 磷酸化，而 MEK 磷酸化进而激活下游底物 ERK1 和 ERK2，从而调节细胞内的生物学过程（Downward et al，2003）。

BRAF 最常见的突变为 CR3 激酶结构域的第 15 外显子第 1799 位核苷酸上 T 突变为 A，从而导致其编码的缬氨酸变为谷氨酸（即 V600E）（Wan et al，2004），V600E 突变是肺腺癌常见的 BRAF 突变类型，约占 50%，其次为第 11 外显子的 G469A 突变（约占 35%）和第 15 外显子的 D594G 突变（约占 10%）（Imielinski et al，2012；Marchetti et al，2011）。

BRAF 基因突变常见于黑色素瘤、甲状腺癌等疾病中（Davies et al，2002），而在 NSCLC 中发生率仅为 3%（Davies et al，2002；Marchetti et al，2011；Schmid et al，2009；Brose et al，2002；Naoki et al，2002；Paik et al，2011）。Marchetti 等对 1046 例 NSCLC 患者的术后病理进行分析发现，BRAF 突变率为 3.5%，其中 BRAFV600E 突变发生率为 56.8%，多发生于女性、不吸烟的患者中，非 V600E 的 BARF 基因突变与目前或既往吸烟患者有关，即均有吸烟史（Marchetti et al，2011；Paik et al，2011）。Li 等（2014）对我国 5125 例 NSCLC 患者的基因突变进行了回顾性分析发现，BRAF 突变率约为 0.5%，且均为 V600E 突变，最多见于女性，但与年龄及吸烟史无关。

达拉非尼是一种选择性 BRAFV600E 突变抑制剂，曲美替尼是 MEK1/2 可逆性抑制剂，主要通过对 MEK 蛋白的作用抑制细胞增殖。多项研究（Planchard et al，2016；Odogwu et al，2018）显示上述药物在 BRAFV600E 突变 NSCLC 患者中效果显著。

（七）HER2

人类表皮生长因子受体 2 基因（HER2/ERBB2）编码膜结合糖蛋白 - 酪氨酸激酶，是 ERBB 受体家族成员之一，与 EGFR 区域相关。其与其他 ERBB 受体成员不同的是，它不依赖配体结合，而是与 HER 家族其他成员配体结合形成二聚体（Tzahar et al，1996），活化后可启动 PI3K-AKT-mTOR 和 RAS-RAF-MEK-ERK 等通路，促进肿瘤细胞的增殖和分化（Graus-Porta et al，1997）。HER2 基因的变异仅发生在小部分肺癌患者中，其中 HER2 过度表达者约占 20%，基因扩增者约占 2%（Heinmoller et al，2003），基因突变者占 1.6% ~ 4%（Shigematsu et al，2005b；Tomizawa et al，2011；Stephens et al，2004）。HER2 基因突变以 20 外显子的插入突变（A775_G776insYVMA）最常见（Shigematsu et al，2005b）。大多数可以检测出 HER2 基因异常改变的肺腺癌患者均为 EGFR 和 KRAS 野生型（Shigematsu et al，2005b；Stephens et al，2004），同时在相关研究中发现 HER2 基因异常与女性、亚洲人种、非吸烟状态等因素相关，这与 EGFR 突变肿瘤的临床特点类似。Pillai 等（2017）报告的一项研究显示，在 920 例晚期肺癌患者中，约 3%（24 例）的患者携带 HER2 基因 20 外显子插入突变，靶向 HER2 治疗能明显改善该部分患者的生存期。此外，这部分人群中从不吸烟者占 71%，中位年龄为 62 岁。

（八）KRAS

RAS 基因最早在两种鼠肉瘤病毒中被发现，是 NSCLC 中最为常见的突变原癌基因。RAS 蛋白为膜结合型的 GDP（二磷酸鸟苷）/GTP（三磷酸鸟苷）结合蛋白，在正常的细胞中，RAS 蛋白与 GDP 结合处于非活性状态，而当上游的生长因子受体激活时，RAS 蛋白与 GTP 结合而转为活性状态。当基因突变时改变了 GTP 酶的蛋白活性，而 RAS 蛋白通过 GTP 酶活性的失调引起 RAS 信号通路的结构性活化，随后激活 MAPK、RAS/RAF/MEK/MAPK 和 PI3K/AKT 等下游若干信号转导通路，从而引起细胞的增殖、分化和生长（Brose et al，2002）。

KRAS 基因是 RAS 基因家族中人类肿瘤相关的三种原癌基因（KRAS、NRAS 和 HRAS）之一，其位于 12 号染色体上，有 4 个编码外显子和一个 5' 端非编码外显子，编含有 189 个氨基酸的 RAS 蛋白，在调控细胞增殖、分化和生长的信号转导通路的调控中起着关键作用（Downward et al，2003）。RAS/RAF/MEK/MAPK 信号转导级联通路在肺癌中发挥重要作用，在多种突变的基因通路中，突变的基因最多见的为 KRAS。

在非小细胞肺癌中 KRAS 基因突变频率为 5% ~ 34%（Loprevite et al，2007；Giaccone et al，2006）。而 HRAS 和 NRAS 基因在非小细胞肺癌中的突变率极低（Rodenhuis et al，1992）。多项研究显示，与 EGFR 基因突变类似，非小细胞肺癌患者中 KRAS 基因突变的差别与患者的种族、性别、组织学分型及吸烟史有关。与亚裔人相比，西方人肺腺癌患者 KRAS 基因突变率更高（Shigematsu et al，2005a；Kosaka et al，2004；Tam et al，2006；Mao et al，2010）。而在肺腺癌未吸烟患者中，KRAS 基因突变率仅为 0 ~ 15%（Riely et al，2008；Subramanian et al，2008）。在肺腺癌中，KRAS 癌基因突变是最常见的变异类型，发生率为 25% ~ 40%（Sequist et al，2011；Yip et al，2013；Rodenhuis et al，1992；Riely et al，2008；Ding et al，2008）。而在肺鳞癌和小细胞肺癌中 KRAS 突变极为罕见（Rekhtman et al，2012；Rodenhuis et al，1992）。一项对 188 例肺鳞癌患者的基因组研究分析发现，仅有 1 例患者存在 KRAS 突变（Cancer Genome Atlas Research，2012）。肺腺癌中的 KRAS 基因突变多为点突变，主要集中于 2 号外显子的第 12 位密码子（G12C、G12D、G12V）及第 13 位密码子（G13D），较少见于 13 号外显子的 61 位密码子上（Q61Q）（Downward et al，2003；Rodenhuis et al，1992）。同时 KRAS 基因突变在男性吸烟患者中也较为常见（Tam et al，2006；Ding et al，2008）。在吸烟的患者中最常见的 KRAS 突变是由 G → T 颠换引起的（84%），而 G → A 颠换突变在非吸烟患者中很普遍（Riely et al，2008）。

KRAS 基因变异与驱动基因突变是相一致的，但往往与驱动基因 EGFR 和 ALK 突变相互排斥（Yip et al，2013；Tam et al，2006），只有少数情况下出现两者同时存在（Schmid et al，2009）。由于 KRAS 基因是 EGFR 下游的一个信号通路，突变的 KRAS 基因不依赖于上游 EGFR 的活化即可激活下游通路，从而可引起 EGFR 酪氨酸激酶抑制剂（TKIs）如吉非替尼或厄洛替尼耐药（Linardou et al，2008）。此外，有研究表明不同的 KRAS 基因突变对不同的临床结局具有预测意义。BATTLE 研究的数据表明与其他突变或野生型 KRAS 相比，G12C 型或 G12V 型突变的患者具有更短的疾病无进展生存期，预后较差（Ihle et al，2012）。虽然肺癌中高频率的 KRAS 突变可作为理想的治疗靶点，然而相关靶向药物的临床试验却不尽如人意，目前尚无成功的靶向 KRAS 药物应用于临床。

二、小结

确定肺癌中不同组织形态学表型的驱动基因，对肺癌患者的个体化治疗至关重要。而现今的测序技术为癌基因和抑癌基因在肺癌中的认识提供了更为精细的视角（Cancer Genome Atlas Research et al，2012；Wu et al，2011；Lee et al，2010；Pleasance et al，2010）。肺癌中一系列潜在的靶点基因变异逐步被发现，虽然多种基因突变与患者种族、性别、是否吸烟等不同临床病理因素之间存在相关性，但目前尚未发现老年肺癌极具特异性的驱动基因。老年肺癌与非老年肺癌基因突变情况基本类似。肺癌疗效的改善亟须更多的识别以往较少的驱动基因突变及靶向治疗耐药后靶点的探索，而基因组学分析或许会在机制方面提出极为重要的见解以指导临床优化治疗策略，进而提出合理的治疗方法。

（王玉艳）

参考文献

Bean J，Brennan C，Shih JY，et al. MET amplification occurs with or without T790M mutations in EGFR mutant lung tumors with acquired resistance to gefitinib or erlotinib. Proc Natl Acad Sci USA，104：20932-20937，2007.

Beau-Faller M，Ruppert AM，Voegeli AC，et al：MET gene copy number in non-small cell lung cancer：molecular analysis in a targeted tyrosine kinase inhibitor naive cohort. J Thorac Oncol，2008，3：331-339.

Bergethon K，Shaw AT，Ou SH，et al. ROS1 rearrangements define a unique molecular class of lung cancers. J Clin Oncol，2012，30：863-870.

Bray F，Ferlay J，Soerjomataram I，et al. Global cancer statistics 2018：GLOBOCAN estimates of incidence and mortality worldwide for 36 cancers in 185 countries. CA Cancer J Clin，2018，68：394-424.

Brose MS，Volpe P，Feldman M，et al. BRAF and RAS mutations in human lung cancer and melanoma. Cancer Res，2002，62：6997-7000.

Cai W，Su C，Li X，et al. KIF5B-RET fusions in Chinese patients with non-small cell lung cancer. Cancer，2013，119：1486-1494.

Cancer Genome Atlas Research N. Comprehensive genomic characterization of squamous cell lung cancers. Nature，2012，489：519-525.

Cappuzzo F，Marchetti A，Skokan M，et al. Increased MET gene copy number negatively affects survival of surgically resected non-small-cell lung cancer patients. J Clin Oncol，2009，27：1667-1674.

Chin LP，Soo RA，Soong R，et al. Targeting ROS1 with anaplastic lymphoma kinase inhibitors：a promising therapeutic strategy for a newly defined molecular subset of non-small-cell lung cancer. J Thorac Oncol，2012，7：1625-1630.

Choi YL，Soda M，Yamashita Y，et al. EML4-ALK mutations in lung cancer that confer resistance to ALK inhibitors. N Engl J Med，2010，363：1734-1739.

Choi YL，Takeuchi K，Soda M，et al. Identification of novel isoforms of the EML4-ALK transforming gene in non-small cell lung cancer. Cancer Res，2008，68：4971-4976.

Dahabreh IJ，Linardou H，Siannis F，et al. Somatic EGFR mutation and gene copy gain as predictive biomarkers for response to tyrosine kinase inhibitors in non-small cell lung cancer. Clin Cancer Res，2010，16：291-303.

Davies H，Bignell GR，Cox C，et al. Mutations of the BRAF gene in human cancer. Nature，2002，417：949-954.

Ding L，Getz G，Wheeler DA，et al. Somatic mutations affect key pathways in lung adenocarcinoma. Nature，2008，455：1069-1075.

Downward J. Targeting RAS signalling pathways in cancer therapy. Nat Rev Cancer，2003，3：11-22.

Eberhard DA，Giaccone G，Johnson BE，et al. Biomarkers of response to epidermal growth factor receptor inhibitors in Non-Small-Cell Lung Cancer Working Group：standardization for use in the clinical trial setting. J Clin Oncol，2008，26：983-994.

Engelman JA，Zejnullahu K，Mitsudomi T，et al. MET amplification leads to gefitinib resistance in lung cancer by activating ERBB3 signaling. Science，2007，316：1039-1043.

Ferrara R，Auger N，Auclin E，et al. Clinical and Translational Implications of RET Rearrangements in Non-Small Cell Lung Cancer. J Thorac Oncol，2018，13：27-45.

Giaccone G，Gallegos Ruiz M，Le Chevalier T，et al. Erlotinib for frontline treatment of advanced non-small cell lung cancer：a phase II study. Clin Cancer Res，2006，12：6049-6055.

Go H，Jeon YK，Park HJ，et al. High MET gene copy number leads to shorter survival in patients with non-small cell lung cancer. J Thorac Oncol，2010，5：305-313.

Govindan R，Ding L，Griffith M，et al. Genomic landscape of non-small cell lung cancer in smokers and never-smokers. Cell，2012，150：1121-1134.

Graus-Porta D，Beerli RR，Daly JM，et al. ErbB-2，the preferred heterodimerization partner of all ErbB receptors，is a mediator of lateral signaling. EMBO J，1997，16：1647-1655.

Heinmoller P，Gross C，Beyser K，et al. HER2 status in non-small cell lung cancer：results from patient screening for enrollment to a phase II study of herceptin. Clin Cancer Res，2003，9：5238-5243.

Ihle NT，Byers LA，Kim ES，et al. Effect of KRAS oncogene substitutions on protein behavior：implications for signaling and clinical outcome. J Natl Cancer Inst，2012，104：228-239

Ikawa S，Fukui M，Ueyama Y，et al. B-raf，a new member of the raf family，is activated by DNA rearrangement. Mol Cell Biol，1988，8：2651-2654.

Imielinski M，Berger AH，Hammerman PS，et al. Mapping the hallmarks of lung adenocarcinoma with massively parallel sequencing. Cell，2012，150：1107-1120.

Inamura K，Takeuchi K，Togashi Y，et al. EML4-ALK fusion is linked to histological characteristics in a subset of lung cancers. J Thorac Oncol，2008，3：13-17.

Inamura K，Takeuchi K，Togashi Y，et al. EML4-ALK lung cancers are characterized by rare other mutations，a TTF-1 cell lineage，an acinar histology，and young onset. Mod Pathol，2009，22：508-515.

Kohno T，Ichikawa H，Totoki Y，et al. KIF5B-RET fusions in lung adenocarcinoma. Nat Med，2012，18：375-377.

Koivunen JP，Mermel C，Zejnullahu K，et al. EML4-ALK fusion gene and efficacy of an ALK kinase inhibitor in lung cancer. Clin Cancer Res，2008，14：4275-4283.

Kosaka T，Yatabe Y，Endoh H，et al. Mutations of the epidermal growth factor receptor gene in lung cancer：biological and clinical implications. Cancer Res，2004，64：8919-8923.

Lee W，Jiang Z，Liu J，et al. The mutation spectrum revealed by paired genome sequences from a lung cancer patient. Nature，2010，465：473-477.

Li S，Li L，Zhu Y，et al. Coexistence of EGFR with KRAS，or BRAF，or PIK3CA somatic mutations in lung cancer：a comprehensive mutation profiling from 5125 Chinese cohorts. Br J Cancer，2014，110：2812-2820.

Linardou H，Dahabreh IJ，Kanaloupiti D，et al. Assessment of somatic k-RAS mutations as a mechanism associated with resistance to EGFR-targeted agents：a systematic review and meta-analysis of studies in advanced non-small-cell lung cancer and metastatic colorectal cancer. Lancet Oncol, 2008, 9: 962-972.

Lipson D, Capelletti M, Yelensky R, et al. Identification of new ALK and RET gene fusions from colorectal and lung cancer biopsies. Nat Med, 2012, 18: 382-384.

Loprevite M, Tiseo M, Chiaramondia M, et al. Buccal mucosa cells as in vivo model to evaluate gefitinib activity in patients with advanced non small cell lung cancer. Clin Cancer Res, 2007, 13: 6518-6526.

Lutterbach B, Zeng Q, Davis LJ, et al. Lung cancer cell lines harboring MET gene amplification are dependent on Met for growth and survival. Cancer Res, 2007, 67: 2081-2088.

Machens A, Lorenz K, Dralle H: Constitutive RET tyrosine kinase activation in hereditary medullary thyroid cancer: clinical opportunities. J Intern Med, 2009, 266: 114-125.

Mao C, Qiu LX, Liao RY, et al. KRAS mutations and resistance to EGFR-TKIs treatment in patients with non-small cell lung cancer: a meta-analysis of 22 studies. Lung Cancer, 2010, 69: 272-278.

Marchetti A, Felicioni L, Malatesta S, et al. Clinical features and outcome of patients with non-small-cell lung cancer harboring BRAF mutations. J Clin Oncol, 2011, 29: 3574-3579.

Matsuda T, Marugame T, Kamo K, et al. Cancer incidence and incidence rates in Japan in 2002: based on data from 11 population-based cancer registries. Jpn J Clin Oncol, 2008, 38: 641-648.

Naoki K, Chen TH, Richards WG, et al. Missense mutations of the BRAF gene in human lung adenocarcinoma. Cancer Res, 2002, 62: 7001-7003.

Nishii T, Yokose T, Miyagi Y, et al. Clinicopathological features and EGFR gene mutation status in elderly patients with resected non-small-cell lung cancer. BMC Cancer, 2014, 14: 610.

Odogwu L, Mathieu L, Blumenthal G, et al. FDA Approval Summary: Dabrafenib and Trametinib for the Treatment of Metastatic Non-Small Cell Lung Cancers Harboring BRAF V600E Mutations. Oncologist, 2018, 23: 740-745.

Ohtsuka K, Ohnishi H, Fujiwara M, et al. Abnormalities of epidermal growth factor receptor in lung squamous-cell carcinomas, adenosquamous carcinomas, and large-cell carcinomas: tyrosine kinase domain mutations are not rare in tumors with an adenocarcinoma component. Cancer, 2007, 109: 741-750.

Okabe T, Okamoto I, Tamura K, et al. Differential constitutive activation of the epidermal growth factor receptor in non-small cell lung cancer cells bearing EGFR gene mutation and amplification. Cancer Res, 2007, 67: 2046-2053.

Onozato R, Kosaka T, Kuwano H, et al. Activation of MET by gene amplification or by splice mutations deleting the juxtamembrane domain in primary resected lung cancers. J Thorac Oncol, 2009, 4: 5-11.

Paik PK, Arcila ME, Fara M, et al. Clinical characteristics of patients with lung adenocarcinomas harboring BRAF mutations. J Clin Oncol, 2011, 29: 2046-2051.

Pillai RN, Behera M, Berry LD, et al. HER2 mutations in lung adenocarcinomas: A report from the Lung Cancer Mutation Consortium. Cancer, 2017, 123: 4099-4105.

Planchard D, Kim TM, Mazieres J, et al. Dabrafenib in patients with BRAF (V600E) -positive advanced non-small-cell lung cancer: a single-arm, multicentre, open-label, phase 2 trial. Lancet Oncol, 2016, 17: 642-650.

Pleasance ED, Stephens PJ, O'Meara S, et al. A small-cell lung cancer genome with complex signatures of tobacco exposure. Nature, 2010, 463: 184-190.

Prenzel N, Fischer OM, Streit S, et al. The epidermal growth factor receptor family as a central element for cellular signal transduction and diversification. Endocr Relat Cancer, 2001, 8: 11-31.

Rekhtman N, Paik PK, Arcila ME, et al. Clarifying the spectrum of driver oncogene mutations in biomarker-verified squamous carcinoma of lung: lack of EGFR/KRAS and presence of PIK3CA/AKT1 mutations. Clin Cancer Res, 2012, 18: 1167-1176.

Riely GJ, Kris MG, Rosenbaum D, et al. Frequency and distinctive spectrum of KRAS mutations in never smokers with lung adenocarcinoma. Clin Cancer Res, 2008, 14: 5731-5734.

Rikova K, Guo A, Zeng Q, et al. Global survey of phosphotyrosine signaling identifies oncogenic kinases in lung cancer. Cell, 2007, 131: 1190-1203.

Rodenhuis S, Slebos RJ. Clinical significance of ras oncogene activation in human lung cancer. Cancer Res, 1992, 52: 2665s-2669s.

Rodig SJ, Mino-Kenudson M, Dacic S, et al. Unique clinicopathologic features characterize ALK-rearranged lung adenocarcinoma in the western population. Clin Cancer Res, 2009, 15: 5216-5223.

Russell PA, Barnett SA, Walkiewicz M, et al. Correlation of mutation status and survival with predominant histologic subtype according to the new IASLC/ATS/ERS lung adenocarcinoma classification in stage III (N2) patients. J Thorac Oncol, 2013, 8: 461-468.

Sadiq AA, Salgia R: MET as a possible target for non-small-cell lung cancer. J Clin Oncol, 2013, 31: 1089-1096.

Sakairi Y, Nakajima T, Yasufuku K, et al. EML4-ALK fusion gene assessment using metastatic lymph node samples obtained by endobronchial ultrasound-guided transbronchial needle aspiration. Clin Cancer Res, 2010, 16: 4938-4945.

Sasaki T, Koivunen J, Ogino A, et al. A novel ALK secondary mutation and EGFR signaling cause resistance to ALK kinase inhibitors. Cancer Res, 2011, 71: 6051-6060.

Scagliotti GV, Selvaggi G, Novello S, et al. The biology of epidermal growth factor receptor in lung cancer. Clin Cancer Res, 2004, 10: 4227s-4232s.

Schmid K, Oehl N, Wrba F, et al. EGFR/KRAS/BRAF mutations in primary lung adenocarcinomas and corresponding locoregional lymph node metastases. Clin Cancer Res, 2009, 15: 4554-4560.

Selinger CI, Rogers TM, Russell PA, et al. Testing for ALK rearrangement in lung adenocarcinoma: a multicenter comparison of immunohistochemistry and fluorescent in situ hybridization. Mod Pathol, 2013, 26: 1545-1553.

Sequist LV, Heist RS, Shaw AT, et al. Implementing multiplexed genotyping of non-small-cell lung cancers into routine clinical practice. Ann Oncol, 2011, 22: 2616-2624.

Shaw AT, Solomon B. Targeting anaplastic lymphoma kinase in lung cancer. Clin Cancer Res, 2011, 17: 2081-2086.

Shaw AT, Yeap BY, Mino-Kenudson M, et al. Clinical features and outcome of patients with non-small-cell lung cancer who harbor EML4-ALK. J Clin Oncol, 2009, 27: 4247-4253.

Shigematsu H, Lin L, Takahashi T, et al. Clinical and biological features associated with epidermal growth factor receptor gene mutations in lung cancers. J Natl Cancer Inst, 2005, 97: 339-346a.

Shigematsu H, Takahashi T, Nomura M, et al. Somatic mutations of the HER2 kinase domain in lung adenocarcinomas. Cancer Res, 2005b, 65: 1642-1646.

Sholl LM, Weremowicz S, Gray SW, et al. Combined use of ALK immunohistochemistry and FISH for optimal detection of ALK-rearranged lung adenocarcinomas. J Thorac Oncol, 2013, 8: 322-328.

Soda M, Choi YL, Enomoto M, et al. Identification of the transforming EML4-ALK fusion gene in non-small-cell lung cancer. Nature, 2007, 448: 561-566.

Soda M, Takada S, Takeuchi K, et al. A mouse

model for EML4-ALK-positive lung cancer. Proc Natl Acad Sci USA，2008，105：19893-19897.

Solomon B，Varella-Garcia M，Camidge DR. ALK gene rearrangements：a new therapeutic target in a molecularly defined subset of non-small cell lung cancer. J Thorac Oncol，2009，4：1450-1454.

Sordella R，Bell DW，Haber DA，et al. Gefitinib-sensitizing EGFR mutations in lung cancer activate anti-apoptotic pathways. Science，2004，305：1163-1167.

Stephens P，Hunter C，Bignell G，et al. Lung cancer：intragenic ERBB2 kinase mutations in tumours. Nature，2004，431：525-526.

Subramanian J，Govindan R：Molecular genetics of lung cancer in people who have never smoked. Lancet Oncol，2008，9：676-682.

Takeuchi K，Choi YL，Togashi Y，et al. KIF5B-ALK，a novel fusion oncokinase identified by an immunohistochemistry-based diagnostic system for ALK-positive lung cancer. Clin Cancer Res，2009，15：3143-3149.

Takeuchi K，Soda M，Togashi Y，et al. RET，ROS1 and ALK fusions in lung cancer. Nat Med，2012，18：378-381.

Tam IY，Chung LP，Suen WS，et al. Distinct epidermal growth factor receptor and KRAS mutation patterns in non-small cell lung cancer patients with different tobacco exposure and clinicopathologic features. Clin Cancer Res，2006，12：1647-1653.

Tiseo M，Gelsomino F，Boggiani D，et al. EGFR and EML4-ALK gene mutations in NSCLC：a case report of erlotinib-resistant patient with both concomitant mutations. Lung Cancer，2011，71：241-243.

Tokumo M，Toyooka S，Kiura K，et al. The relationship between epidermal growth factor receptor mutations and clinicopathologic features in non-small cell lung cancers. Clin Cancer Res，2005，11：1167-1173.

Tomizawa K，Suda K，Onozato R，et al. Prognostic

and predictive implications of HER2/ERBB2/neu gene mutations in lung cancers. Lung Cancer，2011，74：139-144.

Tzahar E，Waterman H，Chen X，et al. A hierarchical network of interreceptor interactions determines signal transduction by Neu differentiation factor/neuregulin and epidermal growth factor. Mol Cell Biol，1996，16：5276-5287.

Wan PT，Garnett MJ，Roe SM，et al. Mechanism of activation of the RAF-ERK signaling pathway by oncogenic mutations of B-RAF. Cell，2004，116：855-867.

Wang R，Hu H，Pan Y，et al. RET fusions define a unique molecular and clinicopathologic subtype of non-small-cell lung cancer. J Clin Oncol，2012，30：4352-4359.

Wells SA，Jr.，Santoro M. Targeting the RET pathway in thyroid cancer. Clin Cancer Res，2009，15：7119-7123.

Wong DW，Leung EL，So KK，et al. The EML4-ALK fusion gene is involved in various histologic types of lung cancers from nonsmokers with wild-type EGFR and KRAS. Cancer，2009，115：1723-1733.

Wu JY，Yu CJ，Chang YC，et al. Effectiveness of tyrosine kinase inhibitors on "uncommon" epidermal growth factor receptor mutations of unknown clinical significance in non-small cell lung cancer. Clin Cancer Res，2011，17：3812-3821.

Yamamoto H，Toyooka S，Mitsudomi T：Impact of EGFR mutation analysis in non-small cell lung cancer. Lung Cancer，2009，63：315-321.

Yarden Y，Sliwkowski MX：Untangling the ErbB signalling network. Nat Rev Mol Cell Biol，2001，2：127-137.

Yip PY，Yu B，Cooper WA，et al. Patterns of DNA mutations and ALK rearrangement in resected node negative lung adenocarcinoma. J Thorac Oncol，2013，8：408-414.

Yokota K，Sasaki H，Okuda K，et al. KIF5B/RET fusion gene in surgically-treated adenocarcinoma of the lung. Oncol Rep，2012，28：1187-1192.

Yoshida K，Yatabe Y，Park JY，et al. Prospective validation for prediction of gefitinib sensitivity by epidermal growth factor receptor gene mutation in patients with non-small cell lung cancer. J Thorac Oncol，2007，2：22-28.

第五节　老年非小细胞肺癌分子靶向治疗

一、EGFR 基因突变

（一）EGFR 基因突变靶向治疗的选择

表皮生长因子受体（epidermal growth factor receptor，EGFR）是一种含有 486 个氨基酸，分子量为 170 kDa 的受体蛋白，由胞外配体结合区、疏水跨膜结构区及胞内激酶区三部分组成。（Carpenter et al，1979）EGFR 在不同类型肿瘤的发病机制和发展进程中均扮演重要角色，因此，它被认为是抗肿瘤治疗中重要的靶标。表皮生长因子受体酪氨酸激酶抑制剂（EGFR tyrosine kinase inhibitors，EGFR-TKIs）通过与 ATP 竞争性结合胞内的配体结合位点，阻断下游信号的激活，从而抑制细胞的增殖、分化及血管形成，促进细胞凋亡（Janmaat et al，2003）。

（二）EGFR 突变晚期 NSCLC 的治疗

1. 一线治疗　第一代 EGFR-TKIs- 吉非替尼和厄洛替尼用于竞争性阻断三磷腺苷与酪氨酸激酶（TK）结构域的结合。2003 年，吉非替尼因其 9% ～ 12% 的有效率而成为首个被批准用于未经选择的经治或复发的 NSCLC 患者的治疗。（Thatcher et al，2005；Kris et al，2003）厄洛替尼随后在 2007 年被批准用于类似的适应证（Shepherd et al，2005）。然而之后多项临床研究结果显示，EGFR-TKIs 联合传统含铂化疗方案一线治疗未经选择的患者，并未改善该群体的生存（Giaccone et al，2004a；Gatzemeier et al，2007；Giaccone et al，2004b；Herbst et al，2005）。而在人们发现 EGFR 基因突变可以作为预测因素之前，有研究发现腺癌、亚裔、女性和不吸烟等患者可从 EGFR-TKIs 治疗中获益更多。

随着对潜在的敏感人群的认识，多项Ⅲ期临床研究将 EGFR-TKIs 作为单一治疗方案与传统含铂两药联合化疗方案进行了比较，以探索有效的治疗结果。

共有 8 项Ⅲ期随机对照临床研究证实 EGFR-TKIs 对具有 EGFR 基因突变的晚期肺癌治疗中疗效显著。其中，具有里程碑式意义的为 IPASS 研究，其研究目的为对比吉非替尼与传统含铂方案（紫杉醇 + 卡铂）在晚期肺癌患者中的疗效。研究纳入了来自东亚地区的 1217 例初治的、不吸烟或既往少量吸烟的、晚期肺腺癌患者，对其中 437 例肿瘤组织标本通过一代测序方法检测 EGFR 基因突变状态，结果显示 60% 的患者伴有 EGFR 突变。在 EGFR 突变患者中，吉非替尼组中位 PFS 显著延长（9.5 个月 vs. 6.3 个月，HR=0.48，$P < 0.0001$）。与此相反，在 EGFR 野生型患者中，吉非替尼 PFS 及 ORR 均不如化疗组。据此，EGFR 突变状态可作为重要的预测因素，有助于筛选吉非替尼一线治疗的获益人群。（Mok et al，2009）上述结果在第二项Ⅲ期临床研究——First-SIGNAL 研究中得到证实，该研究同样在不吸烟的、初治的晚期非小细胞肺癌患者中比较吉非替尼与标准化疗（吉西他滨 + 顺铂）的疗效差异（Han et al，2012）。尽管这两项研究未能显示总生存（OS）方面的差异，但吉非替尼治疗 EGFR 突变患者显示出更高的有效率和更长的 PFS。这两项研究表明，在初治患者是否选择 EGFR-TKIs 治疗的决策中，肿瘤的基因状态（如突变的活化状态）比临床特征（如从不或轻度吸烟者、女性、腺癌和（或）亚裔）更为重要。

因此，后续仅在 EGFR 基因突变患者中进行开展涉及吉非替尼和厄洛替尼的大型Ⅲ期随机对照临床研究（WJTOG3405、NEJ002、OPTIMAL、EURTAC 和 ENSURE 等），并且这些研究一致显示：与化疗相比，EGFR-TKIs 应用于 EGFR 突变患者可使患者获得更高的有效率、更长的 PFS 及更好的生活质量等（Inoue et al，2013；Maemondo et al，2010；Rosell et al，2012；Mitsudomi et al，2010；Wu et al，2015；Zhou et al，2015）。基于上述研究结果、后续的一项在未经筛选人群中的Ⅲ期临床研究及两项 meta

分析（Gridelli et al，2012；Gao et al，2012），指南仅建议将 EGFR-TKIs 作为 EGFR 突变 NSCLC 患者的一线治疗。所有的随机试验和荟萃分析均未得出一线应用 EGFR-TKIs 可改善总生存期（OS）的结论，原因可能是患者病情进展后的治疗或交叉至 EGFR-TKIs 的混杂影响。鉴于 EGFR-TKIs 可以有效延迟疾病的进展，且具有良好的耐受性及改善生活质量方面的优势，建议晚期腺癌患者接受治疗前均进行 EGFR 基因检测，对于 EGFR 突变的患者首选 EGFR-TKIs 治疗。

一项Ⅱ期临床研究对 EGFR-TKIs 在老年患者中的应用进行了探索。该研究受试者均为年龄 ≥ 70 岁的初治晚期 NSCLC 患者，入组患者均接受厄洛替尼 150 mg 每日 1 次的靶向治疗直至疾病进展或显著不能耐受的毒性，其中位生存时间为 10.9 个月（95% CI：7.8 ～ 14.6 个月），1 年及 2 年生存率分别为 46% 和 19%（Jackman et al，2007）。该研究表明在初治老年晚期非小细胞肺癌患者中单药厄洛替尼治疗具有良好的效果。此外，TOPICAL 研究（Lee et al，2012）为一项对比厄洛替尼与安慰剂在晚期初治非小细胞肺癌患者中疗效的双盲、随机Ⅲ期临床研究，入组患者均为不宜接受化疗患者（ECOG 评分 ≥ 2 分或合并多种疾病，或两者兼具），其中，两组中均有 63% 的患者年龄 ≥ 75 岁。入组患者随机接受厄洛替尼或安慰剂治疗。研究结果显示，厄洛替尼组与安慰剂组的中位生存时间不具显著差异（3.7 个月 vs. 3.6 个月，$P = 0.46$），但相较于安慰剂组，厄洛替组的中位 PFS（2.8 个月 vs. 2.6 个月，$P = 0.019$）与 ORR 均有显著改善。同时该研究发现，厄洛替尼第一周期治疗出现皮疹的老年晚期 NSCLC 患者具有更好的疗效，中位总生存时间可达 6.2 个月，中位 PFS 可达 3.4 个月。据此，对于 ECOG 评分 ≥ 2 分或合并症较多的老年晚期 NSCLC 患者应用 EGFR TKIs 仍可获益。IPASS、IFUM、EURTAC 和 OPTIMAL 等四项关于第一代 TKIs（吉非替尼和厄洛替尼）的临床研究入组了部分年龄大于 65 岁的老年患者（占总患者的 23% ～ 50%）（Mok et al，2009；Rosell et al，2012；Zhou et al，2011；Douillard et al，2014）。亚组分析的结果表明，TKIs 治疗似乎在老年患者（> 65 岁）中有更大的获益，老年

组风险比（HR）更低。虽然吉非替尼的耐受性良好，但其在老年人群中的回顾性研究发现肝功能异常和皮疹是较为常见的不良反应（Morikawa et al，2015；Takahashi et al，2014）。而对于厄洛替尼，已经有研究表明老年患者可能发生更多的不良反应且需要减少剂量（Takahashi et al，2014；Yamada et al，2016）。在厄洛替尼药代动力学分析显示，血药浓度在老年患者（> 75 岁）中显著增加，较年轻患者高 1.5 ～ 2 倍。而这与不良反应更加明显相关（100% vs. 61%，所有级别），发生急性限制性毒性的患者中有 5/6 为大于 75 岁患者（Bigot et al，2017）。上述结果可以通过老年人群中的药代动力学的改变来解释，特别是与低体重、肝肾功能降低等有关（Bigot et al，2017）。因此，仍需开展研究探索在老年患者中最佳药物剂量。

NEJ003 研究入组患者为 PS 为 0 ～ 2 且年龄大于 75 岁，其结果显示，吉非替尼组的缓解率为 74%，中位 PFS 为 12.3 个月，1 年及 2 年生存率分别为 83.9% 和 58.1%（Maemondo et al，2012）。

第二代 EGFR-TKIs 是不可逆的 EGFR 突变基因抑制剂，可以抑制 ERBB 家族的 3 个激酶成员（EGFR/HER1、HER2 和 HER4）。阿法替尼，一个 ERBB 受体家族的二代 EGFR 抑制剂。LUX-Lung 3（Sequist et al，2013）和 LUX-Lung 6（Wu et al，2014）两项Ⅲ期临床研究对比了阿法替尼与比顺铂＋培美曲塞或顺铂＋吉西他滨标准双药联合化疗在一线治疗伴有 EGFR 突变的晚期 NSCLC 的疗效，其中 LUX-Lung 3 研究共纳入 345 名患者，主要研究终点为无进展生存期。阿法替尼组和化疗组中位总生存均为 28.2 个月（HR = 0.88；95% CI：0.66 ～ 1.17，$P = 0.39$），但在 19 号外显子缺失的患者中，阿法替尼组总生存优于化疗组（33.3 个月 vs. 21.1 个月，HR = 0.54；95% CI：0.36 ～ 0.79；$P = 0.0015$）。研究结论与一代 EGFR-TKI 效果相似，阿法替尼显著提高了 PFS，再一次证明 EGFR-TKIs 在突变患者一线治疗中的地位。该研究并未对入组患者做具体限定，阿法替尼组最大年龄为 86 岁，此外，随后的一项ⅡB 期临床研究首次对第二代 EGFR-TKIs 阿法替尼和第一代 EGFR-TKIs 吉非替尼作

为一线方案治疗伴有 EGFR 突变晚期 NSCLC 患者的疗效和安全性评估进行了直接比较（Park et al，2016；Paz-Ares et al，2017）。结果显示阿法替尼组有更高的 ORR 和更长的 PFS。虽然总生存的改善无统计学差异，但可观察到阿法替尼有延长的趋势。LUX-Lung 3、LUX-Lung 6 及 LUX-Lung 7 研究的亚组分析显示（Wu et al，2018），阿法替尼除改善了老年组中 EGFR 19 号外显子缺失的患者的总生存期（OS）以外，仅改善了老年患者（＞ 65 岁）组其他患者的无进展生存期（PFS）但未改善总生存期（OS）。约有一半的老年患者发生了 3/4 级不良反应，其中腹泻和皮疹最为常见。

　　Ⅲ 期 ARCHER 1050 研究评估了另一种二代 EGFR-TKIs Dacomitinib 与吉非替尼一线治疗 EGFR 突变的晚期 NSCLC 患者的疗效和安全性（Wu et al，2017）。结果显示，Dacomitinib 的 PFS 显著优于吉非替尼组，dacomitinib 组和吉非替尼组的中位 PFS 分别为 14.7 个月（95% CI：11.1 ～ 16.6）和 9.2 个月（95% CI：9.1 ～ 11.0），HR = 0.59（95% CI：0.47 ～ 0.74），$P < 0.0001$。这一研究结果支持 Dacomitinib 用于 EGFR 突变的晚期 NSCLC 一线治疗，为患者提供了一个新的治疗选择。

　　奥希替尼为第三代不可逆性 EGFR-TKIs，AURA I 期及其扩展队列研究（Ramalingam et al，2018）结果显示，总体人群的客观缓解率（ORR）达 77%，160 mg 剂量组的中位 PFS 为 19.3 个月，80 mg 剂量组的中位 PFS 达 22.1 个月。远远优于既往一代 TKIs 吉非替尼和厄洛替尼或二代 TKIs 用于一线治疗的 RR 及 PFS 结果。基于其对 EGFR 敏感突变和 T790M 耐药突变均有更好的作用及临床前期的初步结果（Cross et al，2014），一项对比三代奥希替尼和一代 EGFR-TKIs（厄洛替尼／吉非替尼）一线治疗 EGFR 突变的晚期 NSCLC 的 Ⅲ 期临床研究——FLAURA 研究目前正在进行中。根据 2018 年公布的初步数据，奥希替尼与标准 EGFR-TKIs 相比具有显著疗效，PFS 可达 18.9 个月，而对照组为 10.2 个月，显著延长中位无进展生存时间，进展后分析不同终点发生的时间显示，奥希替尼组较标准 EGFR-TKI 组在至研究治疗终止或死亡时间（TDT）、TFST（至首次后线治疗或死亡时间）、PFS2（至二线无进展生存）及 TDTKI（至任何 EGFR-TKI 治疗终止或死亡时间）方面均有不同程度的改善。奥希替尼安全性与一代药物相当，且有更低的 3 级以上不良反应，但总生存数据目前尚未公布。基于此，NCCN 指南已将奥希替尼列为 EGFR 19del/21-L858R 突变患者的首选治疗。

　　2. 二线／三线治疗　EGFR-TKIs 对于 EGFR 突变的 NSCLC 的疗效几乎毋庸置疑。尽管有着较高的初始反应率，但获得性耐药的发生也是治疗过程的必经阶段。经分析后发现，40% ～ 60% 经过一代 EGFR-TKIs 治疗后失败是由于 EGFR 出现了二次突变——T790M，这一突变导致产生耐药（Arcila et al，2011；Camidge et al，2014）。动物模型和体外试验均已证实二代 EGFR-TKIs 对具有 EGFR 敏感突变和 T790M 突变都是有效的，有望克服 T790M 突变所致的耐药（Engelman et al，2007；Li et al，2008）。因其与酪氨酸激酶的不可逆结合使之对 EGFR 的抑制作用更加彻底，从而预期能达到更好的临床疗效。然而，因二代 TKI 也可作用于 EGFR 野生型的正常细胞，易出现皮疹、腹泻等严重不良反应，从而极大地限制了临床上有效剂量的使用，从而导致对于 T790M 阳性肿瘤的临床疗效的不尽如人意（Miller et al，2012）。

　　LUX-Lung1 和 LUX-Lung4 研究对比了阿法替尼与安慰剂在经一代 EGFR-TKI 治疗失败或进展的晚期 NSCLC 患者中的疗效（Miller et al，2012；Katakami et al，2013）。LUX-Lung1 研究共纳入 585 名一代 EGFR-TKIs 获得性耐药的腺癌患者，在最佳支持治疗的同时分别给予每天 50 mg 阿法替尼或安慰剂治疗。结果显示阿法替尼治疗组的疗效优于安慰剂组，缓解率分别为为 7% 和 0.5%，无进展生存期为 3.3 个月和 1.1 个月（HR=0.38；$P < 0.0001$），然而，这些获益并未转换成生存期的延长。阿法替尼组和安慰剂组的中位生存期分别为 10 个月和 12 个月。LUX-Lung 4 研究中客观缓解率（ORR）为 8.2%，无疾病进展生存期为 4.4 个月，但有 29% 的患者停药。

　　其他二代 EGFR-TKI 药物，如达克替尼

（Dacomitinib）和来那替尼（Neratinib）等也在经治的晚期 NSCLC 患者中开展了相关研究。一项 II 期、非随机临床研究对来那替尼在三组晚期 NSCLC 患者中的缓解率（RR）进行了比较和评估（Sequist et al，2010）。A 组为携带敏感 EGFR 突变的患者（n = 91），B 组为 EGFR 野生型患者（n = 48），C 组为依据腺癌病史及吸烟史选取的未经 EGFR-TKIs 治疗的患者（N = 28）。A、B 两组患者均曾接受为期 12 周的厄洛替尼或吉非替尼治疗。在全部 158 名患者中缓解率仅为 2%（A 组 3.4%；B 组 0%；C 组 0%）。总体人群的中位 PFS 为 15.3 周，三组间没有显著差异（A、B、C 组分别为 15.3 周、16.1 周和 9.3 周）。值得注意的是，4 名携带 18 号外显子 G719X 突变的患者中有 3 名患者达到部分缓解，1 名患者病情稳定达 40 周。在第一组接受来那替尼 320 mg（每日剂量）的 39 名患者中，腹泻是最为常见的不良反应，3 级腹泻的发生率高达 50%，减量后发生率降低为 25%。来那替尼在既往 TKIs 获益或未经治疗的晚期 NSCLC 患者中有效率较低，原因可能是剂量限制性毒性所致的生物利用度不足。在罕见突变患者中所观察到的有效性，强调了在靶向药物试验中获得完整遗传信息的重要性。上述研究结果大大降低了来那替尼在 NSCLC 中的研究热情。

在最初的几个 I 期研究中（Takahashi et al，2012；Park et al，2014），达克替尼确定了 45 mg 的每日剂量，并展现出了近似于一代 EGFR-TKI 的疗效，预示其应用前景良好。随后的两项 II 期研究表明达克替尼在二线治疗中具有令人期待的效果（Ramalingam et al，2012；Reckamp et al，2014）。ARCHER 1028 研究对比了达克替尼和厄洛替尼在既往经化疗失败的未经 TKIs 治疗的 NSCLC 中的疗效，结果显示达克替尼组较厄洛替尼组无进展生存期（PFS）更长（中位 PFS 2.8 个月 vs. 1.91 个月；HR=0.66），客观有效率与疾病控制率更高（分别为 5.3% vs. 17% 和 14.9% vs. 29.8%），但总生存期无显著差异。然而，在后续开展的达可替尼治疗既往经治的晚期 NSCLC 的 III 期临床研究中并未达主要研究终点。ARCHER 1009 研究（Ramalingam et al，2014）对比了达克替尼和厄洛替尼在二线及以上治疗晚期 NSCLC 的疗效，两组 PFS 均为 2.6 个月，未能显著改善疾病无进展生存期，未能达到研究的主要终点。而 BR.26 研究（Ellis et al，2014）表明，与安慰剂相比，达克替尼未能显著延长总生存期（OS），未能达到主要研究终点。

二代 EGFR-TKIs 治疗 T790M 突变的失败促使了三代 EGFR-TKIs 的开发，三代药物可通过与 C797 共价键不可逆地结合抑制 EGFR 突变和 EGFR 突变 /T790M，对 ErbB 家族的其他信号通路也有一定的抑制作用。其中，奥希替尼（AZD9291）是第一个获批的第三代 TKI。此外，仍有多个三代 EGFR-TKIs 正在研究过程中，如 Rociletinib（CO-1686）、Olmutinib（HM61713）、ASP8273、EGF816 和 PF-0674775 等（Sequist et al，2015；Zhang et al，2018）。

与其他 I 期研究一样，AURA 研究最初设计为奥希替尼在第一代 EGFR-TKIs 治疗进展后的晚期 NSCLC 患者中进行，该研究整体人群的客观缓解率（ORR）为 51%。在 127 例明确检测出 T790M 突变阳性的患者中 ORR 为 61%，中位无进展生存期（PFS）为 9.6 个月；即使在未检测到突变的 61 例患者中 ORR 仍有 21%，中位 PFS 为 2.8 个月（Janne et al，2015）。在两项涉及 411 例 EGFR TKIs 治疗后疾病进展的晚期 NSCLC 患者的单臂临床研究中，奥希替尼分别取得了 57% 和 61% 的客观缓解率（Yang et al，2017；Goss et al，2016），2015 年美国 FDA 加速批准奥希替尼用于二线治疗 EGFR T790M 突变的 NSCLC 患者。后续的 AURA3 研究评估了奥希替尼与含铂两药化疗方案二线治疗 419 例 EGFR-TKIs 治疗后进展的 EGFR T790M 突变的局部晚期或转移性 NSCLC 患者的疗效和安全性。研究发现安全性数据与既往试验保持一致，且与铂类联合培美曲塞组相比，奥希替尼组患者的中位无进展生存时间明显延长，分别为 4.4 个月 vs. 10.1 个月，达到了主要研究终点。此外，奥希替尼组的客观缓解率（ORR）明显优于化疗组（71% vs. 31%），与化疗相比疾病控制率（DCR），也显著改善。在 144 例中枢神经系统转移（CNS）的患者中，奥希替尼组的中位无进展生存期较化疗组明显延长（8.5 个月 vs. 4.2 个月，HR=0.32）。AURA3 和 FLAURA 研究均入组了高龄患者（两研究中奥希替尼组的年龄范围分别为 35 ～ 88 岁和 25 ～ 85 岁）（Mok et al, 2017；Soria et al, 2018），且在所有年龄亚组中均观察到了获益。此外，各年龄组的不良反应发生率相当，腹泻和皮疹是最常见的不良反应。3/4 级不良反应较少，有 1% ～ 2% 的患者出现食欲下降、QTc 间期延长和腹泻。

Rociletinib 是另一种被研发用于 EGFR T790M 突变 NSCLC 的第三代 EGFR TKIs。Ⅰ/Ⅱ期临床研究中，Rociletinib 的剂量限制性毒性仅为高血糖。46 例 T790M 突变阳性的肿瘤患者的 ORR 为 59%，而 17 例 T790M 突变阴性的肿瘤患者的 0RR 为 29%（Sequist et al, 2015）。然而，2016 年美国 FDA 肿瘤药物顾问委员会对两项 Rociletinib 治疗晚期 EGFR T790M 突变患者的研究数据（早期 TIGER X 和 TIGER 2 研究）进行了汇总分析发现，接受 Rociletinib（500 ～ 750 mg 每日两次）治疗的 325 例伴有 EGFR-T790M 突变 NSCLC 的客观缓解率（ORR）为 30.2%。500 mg 剂量组（$n = 79$）患者的 ORR 和中位缓解持续时间分别为 23% 和 9.1 个月，625 mg 剂量组（$n = 170$）患者的 ORR 和中位缓解持续时间分别为 32% 和 8.8 个月，750 mg 剂量组（$n = 76$）分别为 33% 和 7.3 个月。此外，另一项对 400 例患者的安全性分析显示，因不良反应（AE）所导致的停药、中断治疗和减低剂量的发生率分别为 11.8%、55.8% 和 50.8%，共有 74% 的患者停药、中断治疗及减低剂量治疗。最常见的不良反应为高血糖，发生率为 58%，其中 34% 为 3/4 级，1% 的患者停药。36% 的患者出现 QTc 间期延长，12% 的患者达 3/4 级，3% 的患者停药（Dhingra et al, 2016）。上述分析发现，Rociletinib 治疗的客观缓解率低于此前所公布的数据，同时其药物相关不良反应严重。基于 Rociletinib 的疗效、剂量及副作用，FDA 肿瘤药物顾问委员会投票否决了 Rociletinib 用于 EGFR 靶向治疗经治的转移性 EGFR T790M 的非小细胞肺癌（NSCLC）患者治疗的快速审批。

EGF816 是另外一个第三代 EGFR TKI。一项入组 132 例 T790M 突变的 NSCLC 患者的Ⅰ期临床研究的最新结果显示，在 7 个剂量组（75 ～ 350 mg）中客观有效率为 44%，疾病控制率

（DCR）和中位无进展时间分别为 91% 和 9.2 个月（Tan et al, 2016）。

根据结果，奥希替尼似乎处于领先地位。然而，三代 EGFR TKIs 带来明显获益的同时，肿瘤耐药问题仍未一劳永逸地得以解决——奥希替尼也会产生耐药（Chabon et al, 2016；Kim et al, 2015；Niederst et al, 2015；GR et al, 2015；Planchard et al, 2015；Piotrowska et al, 2015；Thress et al, 2015）。C797S 突变为 EGFR 酪氨酸激酶 ATP 结合区域 Cys797 位点上的丝氨酸取代半胱氨酸的单突变（C797S），是在 T790M 耐药突变基础上使用奥希替尼后出现的第 3 次突变，破坏了第三代 TKI 与 Cys797 的共价键结合，从而产生耐药（Niederst et al, 2015）。值得注意的是，C797S 突变往往出现于奥希替尼治疗 6 ～ 17 个月后（Thress et al, 2015）。

EAI045 是一种别构抑制剂，它可以选择性地抑制 EGFR 耐药突变，而对野生型无效（Jia et al, 2016）。西妥昔是针对 EGF 受体的 IgG1 单克隆抗体，它能够通过靶向 EGF 受体的胞外部分阻断配体的结合及二聚体化（Goldstein et al, 1995；Li et al, 2005）。对于 EGFR 突变的 NSCLC 患者应用西妥昔单抗并无明显获益，并且在体外细胞试验中发现单药对于 EGFR L858R/T790M 突变或 19 号外显子 /T790M 突变无抑制作用（Cho et al, 2013）。然而研究发现，将 EAI045 与西妥昔单抗联合应用于携带 L858R/T790M/C797S 突变的肺癌小鼠中时，可观察到肿瘤的明显缩小（Jia et al, 2016）。对于 EAI045 的后续研究结果，我们拭目以待。

（三）TKIs 对 EGFR 突变早期 NSCLC 的辅助治疗

手术是目前早中期 NSCLC 患者的首选治疗手段，对于有高危因素的ⅠB 期及Ⅱ～ⅢA 期肺癌术后患者，含铂两药联合化疗是标准术后辅助治疗方案，但辅助化疗仅能使 5 年无肿瘤生存率提高 4% ～ 5%（Burdett et al, 2015）。EGFR-TKIs 目前已经是 EGFR 敏感突变的晚期 NSCLC 患者一线治疗方案，多项辅助 TKI 治疗 EGFR 基因突变阳性的 NSCLC 术后患者的临床研究正在探索靶向治疗能够用于辅助治疗，使其获得更好的生存获益。

BR.19 试验是一项大型多中心、前瞻、随机对照的 III 期研究，入组根治术后的 I B ～ III A 期 NSCLC 患者，其中部分患者接受了术后辅助化疗 (Goss et al, 2013)。入组患者随机分为 2 年的吉非替尼辅助治疗或应用安慰剂。原计划入组 1160 例患者，但由于 ISEL 试验的阴性结果 (Thatcher et al, 2005)，BR.19 试验入组工作于 2005 年停止，共入组 503 例，所有患者均接受了指定的治疗方式。随访 4.7 年后的结果显示，两组之间的 OS (HR = 1.24；95% CI：0.94 ～ 1.64；P = 0.14) 与 DFS (HR = 1.22；95% CI：0.93 ～ 1.61；P = 0.15) 并无显著统计学差异；亚组分析显示，对 344 例 EGFR 野生型及 15 例 EGFR 突变的肺癌患者应用吉非替尼靶向治疗后的 DFS 及 OS 差异均无统计学意义。

斯隆 - 凯特琳癌症纪念中心 (Memorial Sloan Kettering Cancer Center，MSKCC) 对 167 例 EGFR 突变的 I ～ III 期根治术后肺腺癌患者进行了回顾性分析，并对接受辅助 EGFR TKI (吉非替尼或厄洛替尼) 治疗的 56 名患者与接受传统化疗的 111 名患者进行了比较 (Janjigian et al, 2011)。结果显示：TKI 辅助治疗组与传统含铂两药化疗组的 2 年无病生存率分别为 89% 和 72% (P = 0.06)，两组的 2 年总生存率分别为 96% 和 90% (P = 0.296)。这揭示了辅助 EGFR TKIs 治疗可能使术后早期 NSCLC 患者获益。2012 年开展的一项 III 期临床研究中，对其中的 286 名 EGFR 突变患者的亚组分析显示，86 例术后接受厄洛替尼或吉非替尼靶向治疗的患者较未予 TKIs 治疗组具有更低的复发率和死亡率及更长的 DFS (HR = 0.43；95% CI：0.26 ～ 0.72；P = 0.001)，并有 OS 改善的趋势 (D'Angelo et al, 2012)。

为了进一步明确早期肺癌患者术后应用 EGFR TKI 辅助靶向治疗是否获益，2015 年 Kelly 等 (Kelly et al, 2015) 开展了一项针对 I B ～ III A 期术后 NSCLC 患者的随机、双盲的 III 期临床研究 (RADIANT)，主要研究终点为 DFS，次要终点为 OS。该研究共入组 973 例患者，这些患者均有 EGFR 表达阳性和 (或) EGFR 扩增。患者以 2 ：1 随机分组接受 2 年厄洛替尼或安慰剂治疗。结果显示，在总体人群中，接受厄洛替尼或安慰剂组中位 DFS 无显著差异 (50.5 个月 vs. 48.2 个月，P = 0.324)，而在 161 例有 EGFR 突变的患者中，厄洛替尼组 DFS 优于对照组 (46.4 个月 vs. 28.5 个月，P = 0.039)，最终该结果未被认为有统计学差异。而在 RADIANT 试验进行期间，相较于 EGFR 蛋白表达抑或 EGFR 基因扩增，越来越多的证据表明 EGFR 突变才是更为重要的决定因素。SELECT 研究 (Pennell et al, 2019) 是一项单臂的 II 期临床研究，入组人群为术后 EGFR 突变的 I ～ III A 期 NSCLC 患者。患者术后接受常规化疗和 (或) 放疗后口服厄洛替尼 150 mg 每日一次持续 2 年。研究共入组了 100 例 EGFR 突变患者，在中位 5.2 年的随访时间内，2 年无病生存率为 88% (95% CI：80% ～ 93%)，相较于传统对照 (76%)，有显著更高的 DFS 率 (P = 0.0047)。I 期、II 期和 III A 期患者，2 年 DFS 分别为 96%、78% 和 91%，中位 DFS 和 OS 尚未达到。5 年 DFS 为 56% (95%CI：45% ～ 66%)；5 年 OS 率为 86% (95%CI：77% ～ 92%)。该研究前瞻性的评估了厄洛替尼辅助治疗的疗效和安全性，结果显示出 EGFR TKIs 在 NSCLC 术后辅助治疗中所具有的可能前景。

2017 年，吴一龙等 (Zhong et al, 2018) 发表的 ADJUVANT 研究 (CTONG1104) 为吉非替尼对比长春瑞滨 + 顺铂辅助治疗 II ～ III A 期 (N1-N2) EGFR 敏感突变型非小细胞肺癌的 III 期临床试验。该研究对 NSCLC 术后辅助 EGFR TKIs 靶向治疗的效果进行了评价。研究主要终点为 DFS。结果显示，与化疗相比，吉非替尼组可将 DFS 延长 10.7 个月 (28.7 个月 vs. 18.0 个月，HR = 0.60，P = 0.0054)。吉非替尼组 3 年 DFS 率较化疗组提高了 7 个百分点 (34% vs. 27%)。虽然目前该研究的 OS 数据尚不成熟，但 ADJUVANT 研究揭示了吉非替尼有望成为 EGFR 突变敏感的 NSCLC (N1-N2 期) 患者术后辅助治疗的潜在治疗选择。王长利等报道的 EVAN 研究 (Yue et al, 2018) 结果再次证实了术后辅助靶向治疗的可行性。该研究为首个比较厄洛替尼与化疗在 EGFR 突变 III A 期 NSCLC 患者术后辅助治疗中的疗效和安全性的多中心随机 II 期研究。厄洛替尼组患者接受 150 mg 每日一次，持续治疗 2 年；长春瑞滨联合顺铂化疗组患者接受每 3 周为 1 周期，共 4 周期的化疗。研究达到了主要研究终点，厄洛替尼组 2 年 DFS 率显著提高（81.4% vs. 44.6%，$P = 0.0054$），中位 DFS 较化疗组的 21.0 个月延长至 42.4 个月（HR = 0.268；95% CI：0.136 ～ 0.531，$P < 0.001$）。虽然目前 OS 数据尚不成熟，但能观察到厄洛替尼组呈获益趋势。ADJUVANT 与 EVAN 研究均显示 EGFR TKIs 术后辅助靶向治疗的可行性，为 NSCLC 术后辅助靶向治疗提供了依据。

（四）新辅助治疗

随着转化性研究的不断深入，基于 ADJUVANT 及 EVAN 研究结果（Zhong et al，2018；Yue et al，2018），EGFR TKIs 在ⅢA/N2 期 EGFR 突变的 NSCLC 患者术后辅助靶向治疗优于化疗，激发了人们对新辅助靶向治疗的探索。

吴一龙在 2018 ESMO 报道了 CTONG1103 研究（Zhong et al，2015）的最新结果，该研究为一项对比厄洛替尼与传统含铂双药化疗作为ⅢA/N2 期 NSCLC 新辅助治疗的疗效及安全性多中心随机对照Ⅱ期研究。研究共入组 72 例受试者，随机分配至厄洛替尼新辅助（42 天）+ 辅助（1 年）组和化疗新辅助（2 周期）/ 辅助（2 周期）组，主要研究终点为客观有效率（ORR）。数据分析显示，厄洛替尼组 ORR 较化疗组更优（54.1% vs. 34.3%），且在切除率及淋巴结降期率方面也具有一定优势。研究发现厄洛替尼组将患者中位 PFS 延长至 21.5 个月，显著优于吉西他滨 / 顺铂化疗组的 11.9 个月（$P = 0.00003$）。目前 OS 数据尚未成熟，仍待未来 PFS 数据的更新及 OS 数据的公布。该项研究为 EGFR-TKIs 新辅助治疗增添了新的证据，但有待未来能够开展更大型的Ⅲ期研究进一步确证上述结果。

（五）小结

随着 EGFR 突变的发现和 EGFR TKIs 在治疗方面取得的巨大成绩，NSCLC 的治疗模式已由传统的细胞毒性化疗药物治疗转向分子靶向治疗，开启了精准治疗模式的新时代。EGFR TKIs 治疗已成为 EGFR 突变患者标准的一线治疗方法。对于 EGFR 突变早期患者的术后辅助靶向治疗及局部晚期患者的新辅助治疗亦有望为患者带来更多获益。然而靶向治疗在临床治疗中显出独特优势的同时仍有耐药等问题的存在，对耐药机制进行更深层次的探索及新一代靶向治疗药物的研发迫在眉睫。而对于老年 NSCLC 的治疗仍面临诸多挑战，老年患者通常合并多种其他疾病，且存在身体状况、营养状况欠佳等问题，目前关于这一群体的靶向治疗的临床证据尚不充足，亟待进一步的探索与验证。

（王玉艳）

二、ALK 基因突变

在中国，肺癌的发生率一直居高不下，其发病年龄高峰在 60 ～ 79 岁之间，超过一半的患者年龄在 70 岁以上，而这部分老年人，其年龄是治疗方案制定时需要考虑的一个重要的方面。主要是由于年龄导致的生理变化、合并疾病等，可能会与治疗，尤其是毒性反应较大的化疗之间存在复杂的相互作用。而随着靶向治疗"攻城拔寨"，越来越多的靶向药物由于其"高效低毒"的特性，成为老年患者的首选。除了常见的 EGFR 基因，间变性淋巴瘤激酶（anaplastic lymphoma kinase，ALK）基因融合型肺癌患者由于对 ALK 抑制剂的缓解率高，受到越来越多的关注和研究，成为一个此药物不可忽视的治疗群体。

2007 年 Soda 等和 Rikova 等分别发现肺癌中存在 EML4-ALK 融合基因变异现象，且该基因变异具有致癌性，明确了 EML4-ALK 融合基因是肺癌的驱动基因之一（Rikova et al. 2007）。2009 年 Shaw 等将 ALK 基因重排阳性的肺癌列为非小细胞肺癌（Non-small cell lung cancer，NSCLC）的一个特定分子亚型，通常在 EGFR 或 KRAS 基因突变外单独发生（Shaw et al. 2009）。ALK 基因与棘皮动物微管相关蛋白 4（echinoderm microtubule associated protein-like4，EML4）等基因发生融合，形成新的变异基因，从而影响基因表达，导致肿瘤细胞的增殖。ALK 融合在 NSCLC 患者中发生的频率为 3% ～ 7%，主要发生在肺腺癌、年轻（有研究表明，在年龄小于 51 岁的患者中，发生 ALK 重排的概率高达 18.5%）、不吸烟或轻度吸烟患者中（Soda et al，2007；Inamura et al，2008），有研究发现 60

岁以下患者 ALK 异位发生率约 5.9%，而在 70 岁以上患者中的发生率约 2.5%，而多项 ALK 抑制剂的临床研究中，65 岁以上的患者只占 16% 左右（Fumagalli et al，2019）。即使发生率较低，但 ALK 抑制剂的高疗效仍然使得 ALK 成为 NSCLC 患者治疗的一个重要作用靶点。

（一）诊断

适合 ALK 融合基因诊断的肿瘤标本，包括各种组织标本和细胞学标本。组织标本包括手术切除、经支气管镜活检、经皮肺穿刺活检、淋巴结切除或穿刺活检、其他转移部位切除或穿刺活检标本等。对于恶性胸腔积液、恶性心包积液等标本，在细胞数量充足条件下可制备细胞学标本蜡块（Zhou et al，2015）。另外，对于组织标本较少的患者，也可以行外周血标本进行 ALK 基因融合状态的评估，但相关技术的灵敏度和特异度均不是很高，而且缺乏相关标准。

目前已发现 21 种 EML4-ALK 的融合形式，除了与 EML4 基因融合，ALK 还可能与 TFG、KIF5B、KLC1、PTPN3、STRN 等其他基因发生融合，因此 ALK 融合变异的诊断是存在一定难度的。目前针对 ALK 基因融合的常用检测方法有以下 3 种：荧光原位杂交（Fluorescent in situ hybridization，FISH）、Ventana 免疫组织化学法（Immunohistochemistry，IHC）和基于聚合酶链反应（Polymerase chain reaction，PCR）扩增基础上的技术（Shackelford et al，2014）。这三种方法都可以用于 ALK 阳性 NSCLC 的诊断，国内推荐使用 CFDA 批准的诊断试剂和方法进行诊断。FISH 目前仍然是诊断 ALK 基因融合的金标准，现国内批准的是雅培公司的 FISH 分离探针试剂盒（VysisALK Break Apart FISH Probe Kit），可用于 ALK 基因融合的诊断。分别用橘红色及绿色的探针标记 ALK 基因的 3' 及 5' 端，在存在 ALK 基因融合的肿瘤细胞中，橘红色和绿色信号相互分离（间隔 ≥ 2 个信号直径）或绿色信号缺失，而无 ALK 融合基因的肿瘤细胞中，两种信号重叠为黄色或间隔 < 2 个信号直径。最终，FISH 阳性的判定标准为单个视野中的 50 个肺癌细胞中至少有 25 个存在分离信号或绿色信号缺失，或者两个不同视野中的 100 个肺癌细胞中至少有 15 个存在分离信号或绿色信号缺失。

当然，FISH 检测 ALK 融合基因的存在也有不足。首先，FISH 检测对于操作和判读技术要求较高，而且 FISH 检测的成本昂贵，很多机构通常不具备进行 FISH 检测的能力。其次，由于大部分晚期 NSCLC 患者只能提供小标本，很难保证每个视野存在 50 个以上的肿瘤细胞进行判读。再次，FISH 检测只能明确 ALK 基因存在断裂及重排，但无法明确具体融合变异体。此外，研究发现存在少数 ALK FISH 阴性、IHC 阳性的患者，也能从克唑替尼治疗中明显获益，这也对 FISH 结果的判读提出一定的疑问。目前，国内外批准用于诊断 ALK 阳性 NSCLC 的是由罗氏公司开发的 Ventana anti-ALK 抗体诊断试剂盒，与 FISH 结果的吻合率达到 95% 以上，结果判读的可重复性大于 95%，目前已经广泛应用于临床 ALK 阳性非小细胞肺癌的诊断。Ventana 试剂盒使用了基于非内源性半抗原、信号扩增多聚体和辣根过氧化物酶（HRP）系统的染色信号放大技术，大大提高了检测的敏感性。而且其结果采用简单易行的二分类方法（即仅为阳性和阴性两种），阳性即可诊断为 ALK 阳性 NSCLC，减少了判读误差。

虽然 Ventana 试剂盒操作简便，结果准确，价格便宜，但 Ventana IHC 需要专门的自动化染色仪器，而国内一部分检测实验室还没有相关设备，一定程度上限制它的广泛使用。在条件缺乏的地区，可以采用常规 IHC 方法进行初筛，推荐使用的抗体包括 D5F3（Cell Signaling 公司）和 5A4（Abcam 公司），敏感性和特异性分别达到了 100% 和 95% ～ 99%（Mino-Kenudson，et al，2010）。初筛阳性或可疑阳性的患者需进行 FISH、Ventana 或 PCR 方法进行确认。

目前我们所提到的 PCR 方法主要是反转录聚合酶链反应，即 RT-PCR（Reverse transcriptase polymerase chain reaction），RT-PCR 检测方法的优势是快速、简便，更重要的是它能检测出与 ALK 发生融合的变体类型，RT-PCR 的检测结果与 FISH 检测的阳性吻合率和阴性吻合率分别达到 98.4% 和 94.6%。目前 CFDA 已批准厦门艾德生物技术有限公司的可用于临床的 ALK 融合基因检测的试剂盒（EML4-ALK 融合基因检测试剂盒），该试剂盒可检测 7 种不同的 EML4-

ALK 融合基因型，基本涵盖了常见的 EML4-ALK 融合基因型。但 RT-PCR 也有它的不足之处，其一，因为 RT-PCR 使用的 RNA 标本容易降解，对 RNA 质量要求较高，最终结果假阴性率会比较高；其二，目前在 NSCLC 中已发现了超过 20 种 ALK 融合变体，而且仍有未知融合变体的存在，所以，无法检测所有未知的融合型，限制了 RT-PCR 在 ALK 融合基因诊断中的应用。

随着基因检测方法的发展，以及检测标本的宽泛性，近年来二代测序（Next-generation sequencing，NGS）的方法越来越广泛，其不仅可以同时检测多个基因的变异情况或肿瘤突变负荷（Tumor mutation burden，TMB），节约了标本，而且大大缩短了患者等待结果的时间，所以 NCCN 指南目前也推荐使用 NGS 同时进行 EGFR 和 ALK 等基因的检测。NGS 虽然具有很多优势，但 NGS 检测样本的质控、数据的解析等一系列问题还没有明确的规范，而且目前 NGS 的收费还比较高。

上述方法各有优缺点，考虑到临床实践的可操作性，"中国 ALK 阳性非小细胞肺癌专家诊断共识"推荐，在条件缺乏的地区可采用手动免疫组织化学法（手动 -IHC）进行 ALK 阳性 NSCLC 患者的筛查，IHC 检测阳性的患者必须接受 FISH、PCR 或 Ventana IHC 三种中的任何一种方法检测，以进一步确诊。

（二）治疗

由于老年 NSCLC 中 ALK 基因变异发生率较低，只有少数患者接受 ALK 抑制剂治疗，而针对老年患者设计的临床研究更少，数据有限。本章节针对这部分临床数据对 ALK 抑制剂的疗效以及不良反应做一阐述。

1. 一代靶向药 克唑替尼（Crizotinib）是靶向于 ALK、MET、ROS1 多个基因酪氨酸激酶区的小分子口服药物，是第一个被 FDA 批准的作用于 ALK 阳性局部晚期或转移性 NSCLC 的 ALK 抑制剂。

PROFILE1001、1005、1007 以及 1014 研究是一系列针对克唑替尼进行的临床研究，但是入组的老年患者数量有限，主要原因包括 ALK 阳性 NSCLC 在老年患者中发生率更低以及临床研究严格的纳入标准，比如要求正常的脏器及骨髓

功能，ECOG 评分 0 ~ 1 分，这都限制了老年患者的入组。

PROFILE1001 研究（Kwak et al，2010）并未根据年龄进行分层分析，PROFILE1005 研究（Blackhall et al，2017）对于老年患者接受克唑替尼治疗的信息量会更大一些。该研究入组患者年龄跨度从 21 岁至 86 岁，而且包含相当一部分 ECOG 2 分的患者。最终结果分析发现，老年患者（≥ 65 岁，占入组总人数的 14%）有效率为 65%，与 < 65 岁的患者疗效相当（有效率 60%）。

PROFILE1007 是第一项对既往接受过含铂双药治疗的 ALK 阳性 NSCCLC，二线治疗比较克唑替尼和化疗（培美曲塞或多西他赛）无进展生存期（Progression-free survival，PFS）的 III 期随机对照临床研究（Shaw et al，2013），其中 65 岁以上老年患者占比 15%（50/347）。整体人群中，与单药化疗相比，克唑替尼可显著延长 PFS（7.7 个月 vs. 3.0 个月），然而，在这项研究对老年患者的补充分析中，二线或三线接受克唑替尼治疗后，与化疗相比，PFS 获益更加明显，虽然并的风险比（Hazard ratio，HR）与化疗相比较小，但无统计学意义（HR=0.54；95% CI：0.27 ~ 1.08）。

PROFILE1014 研究旨在对比克唑替尼与培美曲塞 / 铂类双药化疗用于一线 ALK 阳性 NSCLC 患者的疗效（Solomon et al，2014），整体人群分析结果显示克唑替尼组的 ORR、PFS、总生存（overall survival，OS）皆显著优于化疗组。在老年人群的亚组分析中发现，相较于 65 岁以下的年轻患者，老年患者的 HR 值更突出（HR=0.37，95% CI：0.17 ~ 0.77 vs. 0.51，95% CI：0.38 ~ 0.68）。对比 PROFILE1007 研究的结果来看，似乎 ALK 阳性老年患者越早接受克唑替尼治疗生存获益越大。

由于老年患者身体状态及脏器功能的特殊性，对老年患者的治疗决策需要权衡药物的疗效及不良反应，靶向治疗也是一样。克唑替尼作为一种口服的多靶点小分子抑制剂，常见不良反应包括消化道反应（恶心、呕吐、腹泻）、视觉障碍（闪光、重影、光线明适应障碍）以及肝功能损伤（转氨酶升高）、水肿、疲劳等，在上述

临床研究中（PROFILE1001、1005、1007），发现克唑替尼相关的Ⅲ～Ⅳ级不良反应在老年患者中发生率更高（15% vs. 7%），但两者并无统计学差异。除此之外，老年患者可能由于其体质的异常出现继发于消化道反应的脱水、电解质异常，这部分患者的治疗耐受性可能还有待商榷。另外，老年患者可能还会出现视觉障碍引起的跌倒，而且由于老年患者可能合并各种包括青光眼、白内障等眼科疾病，所以这部分患者的比例增高。此外，很多老年患者合并许多慢性疾病如糖尿病、高血压等，肾小球滤过率基线就偏低，克唑替尼可能出现继发性肾毒性（Brosnan et al，2014），但是这类毒性随着停药可以逆转。

2．二代靶向药

（1）色瑞替尼（Ceritinib）：色瑞替尼是第二代口服小分子 ALK 酪氨酸激酶抑制剂，可以对 ALK 通路自身磷酸化以及下游 STAT3 产生抑制作用。体外研究显示其对 ALK 的抑制能力约为克唑替尼的 20 倍，所以其可以作为克唑替尼治疗耐药后的选择。由于其在克唑替尼耐药后或未经克唑替尼治疗的 ALK 阳性患者中的出色结果，色瑞替尼 2018 年 5 月 31 日正式在中国获批，为国内 ALK 阳性晚期非小细胞肺癌患者提供新的治疗选择。

与克唑替尼类似，色瑞替尼在老年人群中的疗效和安全性的数据有限。其Ⅰ期临床研究中纳入了日本局部晚期或转移性 ALK 重排的 NSCLC 患者，19 名患者中只有 2 名年龄在 65 岁以上，研究结束时年龄方面仍未达到终点仍未达到研究终点（Nishioi et al，2015）。ASCEND-1 研究中，入组患者年龄在 22 ～ 80 岁之间，但其 ECOG 评分及肝肾功能要求可能限制了一大部分老年患者，最终该研究并未根据年龄分层分析。

ASCEND-4 研究随机对照了色瑞替尼和含铂方案化疗对 ALK 阳性 NSCLC 患者一线治疗的疗效（Soria et al，2017），其中 65 岁以上的老年患者占研究人群的 22%（82/376），按年龄分层的亚组分析中，色瑞替尼在年轻（HR=0.58；95% CI：0.42 ～ 0.80）及老年患者（HR=0.45；95% CI：0.24 ～ 0.86）中均可使 PFS 的延长，而在老年患者中这种优势似乎更加明显。

与 ASCEND-4 研究类似，ASCEND-5 研究是在二线治疗中比较了色瑞替尼和化疗的疗效（Shaw et al，2017），老年患者同样占比 22%（53/231）。生存分析中，老年患者同样从色瑞替尼治疗中的生存获益比年轻患者更明显（HR=0.26；95% CI：0.12 ～ 0.58 vs. HR=0.53；95% CI：0.37 ～ 0.77）。另外，该研究根据体力状况评分（PS）分层分析，发现 PS 为 0 的患者生存优势更大（HR = 0.38；95% CI：0.24 ～ 0.60 vs. HR = 0.63；95%CI：0.41 ～ 0.97）。

上述临床研究中，老年患者对色瑞替尼耐受性尚可，类似于克唑替尼，胃肠道不良事件（如恶心、呕吐、腹泻或便秘）及乏力很常见，严重的不良反应包括肺炎、间质性肺病、3 ～ 4 级肝功能损伤等。类似的，老年患者仍然面对着可能脱水的风险，而老年患者因合并症需要长期服用的药物（比如 CYP3A 的诱导剂、抑制剂或是底物）可能与色瑞替尼发生相互作用，增加或减少药物的代谢，从而影响疗效或不良反应。

以上研究并没有针对老年患者或体力状态差的患者，而 ASCEND-8 研究对色瑞替尼在给药剂量、给药方式等方面进行了创新性的探索，可以给一些老年患者接受色瑞替尼治疗的指导（Cho et al，2017）。该研究中对比了色瑞替尼 750 mg 空腹口服（标准剂量）及 450 mg 低脂餐时口服、600 mg 低脂餐时口服的药代动力学、安全性和疗效等。与临床试验的标准剂量 750 mg 空腹相比，色瑞替尼 450 mg 随餐服用时血药浓度与之相当，消化道不良反应显著改善，而由于耐受性提高，其生存反而有更多获益的趋势。

（2）阿来替尼（Alectinib）：阿来替尼是一类高选择性二代 ALK 抑制剂，靶点较为集中，主要抑制 ALK 基因守门员突变 L1196M 突变，这一突变是克唑替尼耐药后的主要突变位点，而对 ROS1 并不起作用。

阿来替尼的Ⅱ期临床研究中，对其中 43 名患者的后续分层分析中，年龄、ECOG 评分等层面阿来替尼的疗效未见明显差异，但是缺乏根据年龄进行的毒性分析（Yang et al，2017）。后续 Gadgeel 及 Ou 等进行的Ⅰ/Ⅱ期临床研究提示（Gadgeel et al，2018；Ou et al，2018），对于克唑替尼耐药或不耐受的患者，阿来替尼耐受性良好，且在中枢神经系统转移患者中具有良好的疗效。但这两项研究均没有按年龄分层。鉴于在克唑替尼耐药性疾病中的疗效，2015 年 12 月 FDA 批准阿来替尼用于克唑替尼不耐受或进展后的晚期 NSCLC。

阿来替尼的Ⅲ期研究（ALEX 研究）对比了 ALK 阳性的晚期 NSCLC 患者一线分别接受阿来替尼及克唑替尼的疗效及生存（Peters et al，2017），发现阿来替尼组的总体缓解率超过了克唑替尼组（82.9% vs. 75.5%），而阿来替尼组中位 PFS 历史性地达到了 34.8 个月，足足提高了 3 倍（克唑替尼组 10.9 个月）。另外，阿来替尼降低了患者出现脑转移的概率（4.6% vs. 31.5%），而在脑或脑膜转移患者中，阿来替尼也同样有治疗效果（中位 PFS 27.7 个月 vs. 7.7 个月），相当于给患者戴上了一个"安全帽"。其中，对于老年患者的分析看到，超过 65 岁的患者同样能从阿来替尼中获益，这种获益并没有因为年龄产生差异（HR=0.45；95% CI：0.24 ～ 0.87 vs. HR=0.48；95% CI：0.34 ～ 0.70）。

在日本和针对亚裔人群进行的 J-ALEX、ALESIA 研究（Gainor et al，2017；Peters et al，2017）对总人群分析，这两项研究与 ALEX 研究结果类似，都达到了研究的初始终点，提示阿来替尼在一线治疗中，疗效及生存均超越克唑替尼。其中，J-ALEX 研究入组了 24 例 75 岁以上老年患者（11%，24/207），结果分析，阿来替尼未见到超越克唑替尼的疗效（HR=0.28；95% CI：0.06 ～ 1.19），但是亚组分析中老年患者病例数少，两者之间是否真的有差异需要开展进一步相关研究。

与克唑替尼不同，阿来替尼的副作用主要体现在内分泌方面，主要包括贫血（20%）、胆红素升高（15%）、体重增加（10%）、肌肉骨骼疼痛（7%）等，而消化道反应如恶心、呕吐、腹泻等比克唑替尼发生率低很多，3 ～ 4 级不良反应约为 26%（克唑替尼约为 52%）。但阿来替尼在老年人中的耐受性数据尚不完善，所以在老年人群中我们还是需要谨慎选择。

（3）布加替尼（Brigatinib）：布加替尼是另一种二代 ALK 抑制剂，对于 L1196M 以及 G1269S 的突变有亲和作用，同时对于 ROS1 也有一定的抑制作用。在临床前数据中，我们发现相对于 ALK 阴性的细胞系，布加替尼对 ALK 阳性细胞系具有 100 倍的选择性。

对于包含接受过克唑替尼治疗以及未经 ALK 抑制剂治疗的患者，布加替尼的总体有效率高达 73%。布加替尼的早期临床研究显示，克唑替尼进展后的患者，即使存在脑转移，经布加替尼治疗后，也可以达到很高的疗效。

ALTA Ⅱ期研究中对于接受克唑替尼进展的 NSCLC 随机接受两种不同方案布加替尼（一组 90 mg Qd，另外一组由 90 mg Qd 口服 7 天增量到 180 mg Qd）的治疗（Kim et al，2017），发现使用布加替尼作为克唑替尼耐药后的治疗方案，尤其是对脑转移的控制和治疗具有明显的效果，而 90 mg 治疗一周后加量至 180 mg 维持，不仅脑部效果较好（中位 PFS 为 16.6 个月），整体治疗的 PFS 也较长。该研究中 24% 患者超过 65 岁（但是可惜的是，以上布加替尼的临床研究并没有根据年龄分层的结果，老年患者能否从布加替尼治疗中明显获益不得而知。而毒性方面，布加替尼整体不良反应率不超过 40%，比克唑替尼耐受程度高。主要不良反应包括恶心、腹泻、头痛、咳嗽等，3 级以上的不良反应包括有机酸磷酸激酶升高、肺炎以及脂肪酶升高。其中，早期发生的肺炎（中位发生时间约为 2 天）发生率约为 6%，而老年患者中的发生率更高（HR=0.28；95% CI：0.09 ～ 0.84）。

3. 三代靶向药

（1）劳拉替尼（Lorlatinib）：为克服前代 ALK 抑制剂的耐药性和血脑屏障，三代 ALK 抑制剂劳拉替尼应运而生。与前代 TKI 相比，劳拉替尼更有效、更具选择性、更具穿透力，可以克服前代 ALK 抑制剂的获得性耐药突变，特别是 ALK G1202R 耐药突变。2018 年 11 月劳拉替尼获美国 FDA 批准，用于治疗克唑替尼治疗进展后或至少一种 ALK 抑制剂治疗进展后；或阿来替尼 / 色瑞替尼作为首个 ALK 抑制剂治疗进展后的 ALK 阳性转移性非小细胞肺癌患者。

一项全球进行的关于劳拉替尼的Ⅱ期临床研究（Solomon et al，2018），纳入了 ALK 阳性的晚期 NSCLC 患者，接受或未接受过克唑替尼治疗，根据既往治疗情况将患者分为 6 个队列，在 30 例初治患者中，有 27 例患者疾病得到客观缓解（90%；95% CI：73.5 ~ 97.9%），其中 3 例患者基线存在可测量的 CNS 转移灶，2 例患者观察到客观的颅内缓解（66.7%；95% CI：9.4 ~ 99.2）。即使接受过克唑替尼的治疗，劳拉替尼仍然可以达到接近 70% 的缓解率（69.5%；95% CI：56.1 ~ 80.8%），而多线 ALK 抑制剂治疗后，劳拉替尼也可以达到接近 40% 的有效率。但是可惜的是对于老年患者，目前数据尚不完善，我们无法得知是否其与年轻人能同样获益。

所有患者中最常见的劳拉替尼相关的不良事件是高胆固醇血症（81%，其中 16% 为 3 ~ 4 级）和高甘油三酯血症（60%，其中 16% 为 3 ~ 4 级）。同样，老年人的毒性分析数据也尚不完善，我们无法得知老年患者对于劳拉替尼的耐受性如何，但是老年患者大多合并高血压、高血脂、高血糖等基础病变，这有可能加重血脂异常，导致胰腺炎等其他疾病的发生。

（三）耐药后的治疗

ALK 重排是 NSCLC 中较为少见的一类分子亚型，而且在老年患者发生率更低，但是这一独特分子亚型的患者包括老年患者均在晚期 NSCLC 中获得了最长时间的生存，因此这类患者被称为"钻石患者"。虽然群体患者生存时间明显延长，但这部分患者还是碰到耐药的窘境。ALK 酪氨酸激酶抑制剂耐药机制主要分为：① ALK 通路依赖的耐药：包括明确 ALK 激酶域的突变和 ALK 扩增；②非 ALK 通路依赖的：包括旁路激活所引起的耐药（如 IGF-R2、BRAF、PI3K、MAPK 等）；或 ALK 野生型耐药，即未检测到激酶域突变等，机制不明的耐药。

ALK 抑制剂分为一、二、三代，药物不同，各自产生的耐药机制也不尽相同。比如一代 ALK 抑制剂克唑替尼，部分患者耐药是由于药物暴露浓度不够引起的疾病进展；而二、三代抑制剂耐药主要与 ALK 通路及相关旁路的基因变异有关。而与之对应的耐药后的治疗选择也不一样。

1．使用克唑替尼的患者在缓慢进展的情况下持续或增量使用克唑替尼，仍可能继续临床获益，有研究报道，克唑替尼中位 PFS 约为 11 个月，大部分患者治疗后更多表现为缓慢进展和局部进展，这部分患者耐药后持续使用克唑替尼仍能获得超过 16 个月的 PFS（Ou et al，2014）。

2．继发 ALK 突变的可选择对应的二、三代 ALK 抑制剂；比如克唑替尼的主要耐药原因为 ALK 扩增以及 L1196M 突变，可以选择二 / 三代抑制剂（Gainor et al，2015）。色瑞替尼 / 阿来替尼等二代药物导致的耐药机制主要是 ALK G1202R 突变，可以选择三代抑制剂劳拉替尼，但如果患者二代药物治疗进展后，未发现激酶区域突变，则难以从三代抑制剂中获益（Shaw et al，2019）。

3．旁路激活的可以使用相应的基因抑制剂，比如有 BRAF 突变的可以选择维罗非尼等 BRAF 抑制剂。

综上所述，老年患者虽然 ALK 重排发生率低，但一旦存在该基因重排，则可以从 ALK 抑制剂中长期获益，这一点，与年轻患者并无二致，而且毒性反应也在可耐受范围内，所以，对于老年患者，我们依然需要进行建立在基因检测基础上的精准治疗。

（陈含笑）

参考文献

Arcila ME，Oxnard GR，Nafa K，et al. Rebiopsy of lung cancer patients with acquired resistance to EGFR inhibitors and enhanced detection of the T790M mutation using a locked nucleic acid-based assay. Clin Cancer Res，2011，17：1169-1180.

Bigot F，Boudou-Rouquette P，Arrondeau J，et al. Erlotinib pharmacokinetics：a critical parameter influencing acute toxicity in elderly patients over 75 years-old. Invest New Drugs，2017，35：242-246.

Blackhall F，Ross Camidge，Shaw AT，et al. Final results of the large-scale multinational trial PROFILE 1005：efficacy and safety of crizotinib in previously treated patients with advanced/metastatic ALK-positive non-small-cell lung cancer. ESMO Open，2017，2（3）：e000219.

Brosnan，EM，Weickhardt AJ，Lu X，et al.

Drug-induced reduction in estimated glomerular filtration rate in patients with ALK-positive non-small cell lung cancer treated with the ALK inhibitor crizotinib. Cancer, 2014, 120 (5): 664-674.

Burdett S, Pignon JP, Tierney J, et al. Adjuvant chemotherapy for resected early-stage non-small cell lung cancer. Cochrane Database Syst Rev, 2015, CD011430.

Camidge DR, Pao W, Sequist LV: Acquired resistance to TKIs in solid tumours: learning from lung cancer. Nat Rev Clin Oncol 11: 473-81, 2014

Carpenter G, Cohen S: Epidermal growth factor. Annu Rev Biochem, 1979, 48: 193-216.

Chabon JJ SA, Newman AM, Lovejoy AF, et al. Inter-and intra-patient heterogeneity of resistance mechanisms to the mutant EGFR selective.

Cho BC, Kim DW, Bearz A, et al. ASCEND-8: A Randomized Phase 1 Study of Ceritinib, 450 mg or 600 mg, Taken with a Low-Fat Meal versus 750 mg in Fasted State in Patients with Anaplastic Lymphoma Kinase (ALK)-Rearranged Metastatic Non-Small Cell Lung Cancer (NSCLC). J Thorac Oncol, 2017, 12 (9): 1357-1367.

Cho J, Chen L, Sangji N, et al. Cetuximab response of lung cancer-derived EGF receptor mutants is associated with asymmetric dimerization. Cancer Res, 2013, 73: 6770-6779.

Cross DA, Ashton SE, Ghiorghiu S, et al. AZD9291, an irreversible EGFR TKI, overcomes T790M-mediated resistance to EGFR inhibitors in lung cancer. Cancer Discov, 2014, 4: 1046-1061.

Dhingra K. Rociletinib: has the TIGER lost a few of its stripes? Ann Oncol, 2016, 27: 1161-1164.

Douillard JY, Ostoros G, Cobo M, et al. First-line gefitinib in Caucasian EGFR mutation-positive NSCLC patients: a phase-IV, open-label, single-arm study. Br J Cancer, 2014, 110: 55-62.

D'Angelo SP, Janjigian YY, Ahye N, et al. Distinct clinical course of EGFR-mutant resected lung cancers: results of testing of 1118 surgical specimens and effects of adjuvant gefitinib and erlotinib. J Thorac Oncol, 2012, 7: 1815-1822.

Ellis PM, Shepherd FA, Millward M, et al. Dacomitinib compared with placebo in pretreated patients with advanced or metastatic non-small-cell lung cancer (NCIC CTG BR.26): a double-blind, randomised, phase 3 trial. Lancet Oncol, 2014, 15: 1379-1388.

Engelman JA, Zejnullahu K, Gale CM, et al. PF00299804, an irreversible pan-ERBB inhibitor, is effective in lung cancer models with EGFR and ERBB2 mutations that are resistant to gefitinib. Cancer Res, 2007, 67: 11924-11932.

Fumagalli C, Catania C, Ranghiero A, et al. Molecular Profile of Advanced Non-Small Cell Lung Cancers in Octogenarians: The Door to Precision Medicine in Elderly Patients. J Clin Med, 2019, 8 (1).

Gadgeel S, Shaw AT, Barlesi F, et al. Cumulative incidence rates for CNS and non-CNS progression in two phase II studies of alectinib in ALK-positive NSCLC. Br J Cancer, 2018, 118 (1): 38-42.

Gainor JF, Shaw AT. J-ALEX: alectinib versus crizotinib in ALK-positive lung cancer. Lancet, 2017, 390 (10089): 3-4.

Gainor JF, Tan DS, De Pas T, et al. Progression-Free and Overall Survival in ALK-Positive NSCLC Patients Treated with Sequential Crizotinib and Ceritinib. Clin Cancer Res, 2015, 21 (12): 2745-2752.

Gao G, Ren S, Li A, et al. Epidermal growth factor receptor-tyrosine kinase inhibitor therapy is effective as first-line treatment of advanced non-small-cell lung cancer with mutated EGFR: A meta-analysis from six phase III randomized controlled trials. Int J Cancer, 2012, 131: E822-9.

Gatzemeier U, Pluzanska A, Szczesna A, et

al. Phase Ⅲ study of erlotinib in combination with cisplatin and gemcitabine in advanced non-small-cell lung cancer: the Tarceva Lung Cancer Investigation Trial. J Clin Oncol, 2007, 25: 1545-1552.

Giaccone G, Gonzalez-Larriba JL, van Oosterom AT, et al. Combination therapy with gefitinib, an epidermal growth factor receptor tyrosine kinase inhibitor, gemcitabine and cisplatin in patients with advanced solid tumors. Ann Oncol, 2004b, 15: 831-838.

Giaccone G, Herbst RS, Manegold C, et al. Gefitinib in combination with gemcitabine and cisplatin in advanced non-small-cell lung cancer: a phase Ⅲ trial--INTACT 1. J Clin Oncol, 2004a, 22: 777-784.

Goldstein NI, Prewett M, Zuklys K, et al. Biological efficacy of a chimeric antibody to the epidermal growth factor receptor in a human tumor xenograft model. Clin Cancer Res, 1995, 1: 1311-1318.

Goss G, Tsai CM, Shepherd FA, et al. Osimertinib for pretreated EGFR Thr790Met-positive advanced non-small-cell lung cancer (AURA2): a multicentre, open-label, single-arm, phase 2 study. Lancet Oncol, 2016, 17: 1643-1652.

Goss GD, O'Callaghan C, Lorimer I, et al. Gefitinib versus placebo in completely resected non-small-cell lung cancer: results of the NCIC CTG BR19 study. J Clin Oncol, 2013, 31: 3320-3326.

Gridelli C, Ciardiello F, Gallo C, et al. First-line erlotinib followed by second-line cisplatin-gemcitabine chemotherapy in advanced non-small-cell lung cancer: the TORCH randomized trial. J Clin Oncol, 2012, 30: 3002-3011.

Han JY, Park K, Kim SW, et al. First-SIGNAL: first-line single-agent iressa versus gemcitabine and cisplatin trial in never-smokers with adenocarcinoma of the lung. J Clin Oncol, 2012, 30: 1122-1128.

Herbst RS, Prager D, Hermann R, et al. TRIBUTE: a phase III trial of erlotinib hydrochloride (OSI-774) combined with carboplatin and paclitaxel chemotherapy in advanced non-small-cell lung cancer. J Clin Oncol, 2005, 23: 5892-5899.

Inamura K, Takeuchi K, Togashi Y, et al. EML4-ALK fusion is linked to histological characteristics in a subset of lung cancers. J Thorac Oncol, 2008, 3 (1): 13-17.

Inoue A, Kobayashi K, Maemondo M, et al. Updated overall survival results from a randomized phase III trial comparing gefitinib with carboplatin-paclitaxel for chemo-naive non-small cell lung cancer with sensitive EGFR gene mutations (NEJ002). Ann Oncol, 2013, 24: 54-59.

Jackman DM, Yeap BY, Lindeman NI, et al. Phase II clinical trial of chemotherapy-naive patients > or = 70 years of age treated with erlotinib for advanced non-small-cell lung cancer. J Clin Oncol, 2007, 25: 760-766.

Janjigian YY, Park BJ, Zakowski MF, et al. Impact on disease-free survival of adjuvant erlotinib or gefitinib in patients with resected lung adenocarcinomas that harbor EGFR mutations. J Thorac Oncol 6: 569-75, 2011

Janmaat ML, Giaccone G: Small-molecule epidermal growth factor receptor tyrosine kinase inhibitors. Oncologist, 2003, 8: 576-586.

Janne PA, Yang JC, Kim DW, et al. AZD9291 in EGFR inhibitor-resistant non-small-cell lung cancer. N Engl J Med, 2015, 372: 1689-1699.

Jia Y, Yun CH, Park E, et al. Overcoming EGFR (T790M) and EGFR (C797S) resistance with mutant-selective allosteric inhibitors. Nature, 2016, 534: 129-132.

Jonathan Wade Goldman, Jean-Charles Soria, Heather A. Wakelee, et al. Updated results from TIGER-X, a phase Ⅰ/Ⅱ open label study of rouiletinib in patients (pts) with advanced, reerrent T790M-positive non-small cell lung cancer (NSCLC). Journal of clinical Oncology

34，no. 15-suppl（May20，216）9045-9045.

Katakami N，Atagi S，Goto K，et al. LUX-Lung 4：a phase Ⅱ trial of afatinib in patients with advanced non-small-cell lung cancer who progressed during prior treatment with erlotinib，gefitinib，or both. J Clin Oncol，2013，31：3335-3341.

Kelly K，Altorki NK，Eberhardt WE，et al. Adjuvant Erlotinib Versus Placebo in Patients With Stage IB-IIIA Non-Small-Cell Lung Cancer（RADIANT）：A Randomized，Double-Blind，Phase III Trial. J Clin Oncol，2015，33：4007-4014.

Kim DW，Tiseo M，Ahn MJ，et al. Brigatinib in Patients With Crizotinib-Refractory Anaplastic Lymphoma Kinase-Positive Non-Small-Cell Lung Cancer：A Randomized，Multicenter Phase Ⅱ Trial. J Clin Oncol，2017，35（22）：2490-2498.

Kim TM，Song A，Kim DW，et al. Mechanisms of Acquired Resistance to AZD9291：A Mutation-Selective，Irreversible EGFR Inhibitor. J Thorac Oncol，2015，10：1736-1744.

Kris MG，Natale RB，Herbst RS，et al. Efficacy of gefitinib，an inhibitor of the epidermal growth factor receptor tyrosine kinase，in symptomatic patients with non-small cell lung cancer：a randomized trial. JAMA，2003，290：2149-2158.

Kwak EL，Bang YJ，Camidge DR，et al. Anaplastic lymphoma kinase inhibition in non-small-cell lung cancer. N Engl J Med，2010，363（18）：1693-1703.

Lee SM，Khan I，Upadhyay S，et al. First-line erlotinib in patients with advanced non-small-cell lung cancer unsuitable for chemotherapy（TOPICAL）：a double-blind，placebo-controlled，phase 3 trial. Lancet Oncol，2012，13：1161-1170.

Li D，Ambrogio L，Shimamura T，et al. BIBW2992，an irreversible EGFR/HER2 inhibitor highly effective in preclinical lung cancer models.

Oncogene，2008，27：4702-4711.

Li S，Schmitz KR，Jeffrey PD，et al. Structural basis for inhibition of the epidermal growth factor receptor by cetuximab. Cancer Cell，2005，7：301-311.

Maemondo M，Inoue A，Kobayashi K，et al. Gefitinib or chemotherapy for non-small-cell lung cancer with mutated EGFR. N Engl J Med，2010，362：2380-2388.

Maemondo M，Minegishi Y，Inoue A，et al. First-line gefitinib in patients aged 75 or older with advanced non-small cell lung cancer harboring epidermal growth factor receptor mutations：NEJ 003 study. J Thorac Oncol，2012，7：1417-1422.

Miller VA，Hirsh V，Cadranel J，et al. Afatinib versus placebo for patients with advanced，metastatic non-small-cell lung cancer after failure of erlotinib，gefitinib，or both，and one or two lines of chemotherapy（LUX-Lung 1）：a phase 2b/3 randomised trial. Lancet Oncol，2012，13：528-538.

Mino-Kenudson M，Chirieac LR，Law K，et al. A novel，highly sensitive antibody allows for the routine detection of ALK-rearranged lung adenocarcinomas by standard immunohistochemistry. Clin Cancer Res，2010，16（5）：1561-1571.

Mitsudomi T，Morita S，Yatabe Y，et al. Gefitinib versus cisplatin plus docetaxel in patients with non-small-cell lung cancer harbouring mutations of the epidermal growth factor receptor（WJTOG3405）：an open label，randomised phase 3 trial. Lancet Oncol，2010，11：121-128.

Mok TS，Wu YL，Ahn MJ，et al. Osimertinib or Platinum-Pemetrexed in EGFR T790M-Positive Lung Cancer. N Engl J Med，2017，376：629-640.

Mok TS，Wu YL，Thongprasert S，et al. Gefitinib or carboplatin-paclitaxel in pulmonary adenocarcinoma. N Engl J Med，2009，361：947-957.

Morikawa N，Minegishi Y，Inoue A，et al. First-line gefitinib for elderly patients with advanced NSCLC harboring EGFR mutations. A combined analysis of North-East Japan Study Group studies. Expert Opin Pharmacother，2015，16：465-472.

Niederst MJ，Hu H，Mulvey HE，et al. The Allelic Context of the C797S Mutation Acquired upon Treatment with Third-Generation EGFR Inhibitors Impacts Sensitivity to Subsequent Treatment Strategies. Clin Cancer Res，2015，21：3924-3933.

Nishio M，Murakami H，Horiike A，et al. Phase Ⅰ Study of Ceritinib（LDK378）in Japanese Patients with Advanced，Anaplastic Lymphoma Kinase-Rearranged Non-Small-Cell Lung Cancer or Other Tumors. J Thorac Oncol，2015，10（7）：1058-1066.

Ou SH，Janne PA，Bartlett CH，et al. Clinical benefit of continuing ALK inhibition with crizotinib beyond initial disease progression in patients with advanced ALK-positive NSCLC. Ann Oncol，2014，25（2）：415-422.

Ou SI，Socinski MA，Gadgeel S，et al. Patient-reported outcomes in a phase Ⅱ，North American study of alectinib in patients with ALK-positive，crizotinib-resistant，non-small cell lung cancer. ESMO Open，2018，3（5）：e000364.

Oxnard. G，Thress K，Paweletz C，et al. Mechanisms of acquired resistance to AZD9291 in EGFR T790M positive lung cancor（abstract）. J Thorac Oncol. 2015；10（ORAL 17.07）.

Park K，Cho BC，Kim DW，et al. Safety and efficacy of dacomitinib in korean patients with KRAS wild-type advanced non-small-cell lung cancer refractory to chemotherapy and erlotinib or gefitinib：a phase Ⅰ/Ⅱ trial. J Thorac Oncol，2014，9：1523-1531.

Park K，Tan EH，O'Byrne K，et al. Afatinib versus gefitinib as first-line treatment of patients with EGFR mutation-positive non-small-cell lung cancer（LUX-Lung 7）：a phase 2B，open-label，randomised controlled trial. Lancet Oncol，2016，17：577-589.

Paz-Ares L，Tan EH，O'Byrne K，et al. Afatinib versus gefitinib in patients with EGFR mutation-positive advanced non-small-cell lung cancer：overall survival data from the phase IIb LUX-Lung 7 trial. Ann Oncol，2017，28：270-277.

Pennell NA，Neal JW，Chaft JE，et al. SELECT：A Phase Ⅱ Trial of Adjuvant Erlotinib in Patients With Resected Epidermal Growth Factor Receptor-Mutant Non-Small-Cell Lung Cancer. J Clin Oncol，2019，37：97-104.

Peters S，Camidge DR，Shaw AT，et al. Alectinib versus Crizotinib in Untreated ALK-Positive Non-Small-Cell Lung Cancer. N Engl J Med，2017，377（9）：829-838.

Piotrowska Z，Niederst MJ，Karlovich CA，et al. Heterogeneity Underlies the Emergence of EGFRT790 Wild-Type Clones Following Treatment of T790M-Positive Cancers with a Third-Generation EGFR Inhibitor. Cancer Discov，2015，5：713-722.

Planchard D，Loriot Y，Andre F，et al. EGFR-independent mechanisms of acquired resistance to AZD9291 in EGFR T790M-positive NSCLC patients. Ann Oncol，2015，26：2073-2078.

Ramalingam SS，Blackhall F，Krzakowski M，et al. Randomized phase II study of dacomitinib（PF-00299804），an irreversible pan-human epidermal growth factor receptor inhibitor，versus erlotinib in patients with advanced non-small-cell lung cancer. J Clin Oncol，2012，30：3337-3344.

Ramalingam SS，Janne PA，Mok T，et al. Dacomitinib versus erlotinib in patients with advanced-stage，previously treated non-small-cell lung cancer（ARCHER 1009）：a randomised，double-blind，phase 3 trial. Lancet Oncol，2014，15：1369-1378.

Ramalingam SS，Yang JC，Lee CK，et al. Osimertinib As First-Line Treatment of EGFR Mutation-Positive Advanced Non-Small-Cell Lung Cancer. J Clin Oncol，2018，36：841-849.

Reckamp KL，Giaccone G，Camidge DR，et al.

A phase 2 trial of dacomitinib（PF-00299804），an oral, irreversible pan-HER（human epidermal growth factor receptor）inhibitor, in patients with advanced non-small cell lung cancer after failure of prior chemotherapy and erlotinib. Cancer, 2014, 120: 1145-1154.

Rikova K, Guo A, Zeng Q, et al. Global survey of phosphotyrosine signaling identifies oncogenic kinases in lung cancer. Cell1, 2007, 31（6）: 1190-1203.

Rosell R, Carcereny E, Gervais R, et al. Erlotinib versus standard chemotherapy as first-line treatment for European patients with advanced EGFR mutation-positive non-small-cell lung cancer（EURTAC）: a multicentre, open-label, randomised phase 3 trial. Lancet Oncol, 2012, 13: 239-246.

Sequist LV, Besse B, Lynch TJ, et al. Neratinib, an irreversible pan-ErbB receptor tyrosine kinase inhibitor: results of a phase Ⅱ trial in patients with advanced non-small-cell lung cancer. J Clin Oncol, 2010, 28: 3076-3083.

Sequist LV, Rolfe L, Allen AR. Rociletinib in EGFR-Mutated Non-Small-Cell Lung Cancer. N Engl J Med, 2015, 373: 578-579.

Sequist LV, Yang JC, Yamamoto N, et al. Phase Ⅲ study of afatinib or cisplatin plus pemetrexed in patients with metastatic lung adenocarcinoma with EGFR mutations. J Clin Oncol, 2013, 31: 3327-3334.

Shackelford RE, Vora M, Mayhall K et al. ALK-rearrangements and testing methods in non-small cell lung cancer: a review. Genes Cancer, 2014, 5（1-2）: 1-14.

Shaw AT, Kim DW, Nakagawa K, et al. Crizotinib versus chemotherapy in advanced ALK-positive lung cancer. N Engl J Med, 2013, 368（25）: 2385-2394.

Shaw AT, Kim TM, Crino L, et al. Ceritinib versus chemotherapy in patients with ALK-rearranged non-small-cell lung cancer previously given chemotherapy and crizotinib（ASCEND-5）: a randomised, controlled, open-label, phase 3 trial. Lancet Oncol, 2017, 18（7）: 874-886.

Shaw AT, Solomon BJ, Besse B, et al. ALK Resistance Mutations and Efficacy of Lorlatinib in Advanced Anaplastic Lymphoma Kinase-Positive Non-Small-Cell Lung Cancer. J Clin Oncol, 2019, JCO1802236.

Shaw AT, Yeap BY, Mino-Kenudson M, et al. Clinical features and outcome of patients with non-small-cell lung cancer who harbor EML4-ALK. J Clin Oncol, 2009, 27（26）: 4247-4253.

Shepherd FA, Rodrigues Pereira J, Ciuleanu T, et al. Erlotinib in previously treated non-small-cell lung cancer. N Engl J Med, 2005, 353: 123-132.

Soda M, Choi YL, Enomoto M, et al. Identification of the transforming EML4-ALK fusion gene in non-small-cell lung cancer. Nature, 2007, 448（7153）: 561-566.

Solomon BJ, Besse B, Bauer TM, et al. Lorlatinib in patients with ALK-positive non-small-cell lung cancer: results from a global phase 2 study." Lancet Oncol, 2018, 19（12）: 1654-1667.

Solomon BJ, Mok T, Kim DW, et al. First-line crizotinib versus chemotherapy in ALK-positive lung cancer. N Engl J Med, 2014, 371（23）: 2167-2177.

Soria JC, Ohe Y, Vansteenkiste J, et al. Osimertinib in Untreated EGFR-Mutated Advanced Non-Small-Cell Lung Cancer. N Engl J Med, 2018, 378: 113-125.

Soria JC, Tan DSW, Chiari R, et al. First-line ceritinib versus platinum-based chemotherapy in advanced ALK-rearranged non-small-cell lung cancer（ASCEND-4）: a randomised, open-label, phase 3 study. Lancet, 2017, 389（10072）: 917-929.

T790M positive lung cancer. J Thorac Oncol 10（suppl）: abstr 1365, 2015.

Takahashi K, Saito H, Hasegawa Y, et al. First-line gefitinib therapy for elderly patients with non-small cell lung cancer harboring EGFR mutation: Central Japan Lung Study Group 0901. Cancer Chemother Pharmacol, 2014, 74: 721-727.

Takahashi T, Boku N, Murakami H, et al. Phase I and pharmacokinetic study of dacomitinib (PF-00299804), an oral irreversible, small molecule inhibitor of human epidermal growth factor receptor-1, -2, and -4 tyrosine kinases, in Japanese patients with advanced solid tumors. Invest New Drugs, 2012, 30: 2352-2363.

Tan DS-W YJ-H, Leighl NB, Riely GJ, et al. Updated results of a phase 1 study of EGF816, a third-generation, mutant-selective EGFR tyrosine kinase inhibitor (TKI), in advanced non-small cell lung cancer (NSCLC) harboring T790M. ASCO Meeting Abstracts, 2016, 34: 9044.

Thatcher N, Chang A, Parikh P, et al. Gefitinib plus best supportive care in previously treated patients with refractory advanced non-small-cell lung cancer: results from a randomised, placebo-controlled, multicentre study (Iressa Survival Evaluation in Lung Cancer). Lancet, 2005, 366: 1527-1537.

Thress KS, Paweletz CP, Felip E, et al. Acquired EGFR C797S mutation mediates resistance to AZD9291 in non-small cell lung cancer harboring EGFR T790M. Nat Med, 2015, 21: 560-562.

Wu YL, Cheng Y, Zhou X, et al. Dacomitinib versus gefitinib as first-line treatment for patients with EGFR-mutation-positive non-small-cell lung cancer (ARCHER 1050): a randomised, open-label, phase 3 trial. Lancet Oncol, 2017, 18: 1454-1466.

Wu YL, Sequist LV, Tan EH, et al. Afatinib as First-line Treatment of Older Patients With EGFR Mutation-Positive Non-Small-Cell Lung Cancer: Subgroup Analyses of the LUX-Lung 3, LUX-Lung 6, and LUX-Lung 7 Trials. Clin Lung Cancer, 2018, 19: e465-e479.

Wu YL, Zhou C, Hu CP, et al. Afatinib versus cisplatin plus gemcitabine for first-line treatment of Asian patients with advanced non-small-cell lung cancer harbouring EGFR mutations (LUX-Lung 6): an open-label, randomised phase 3 trial. Lancet Oncol, 2014, 15: 213-222.

Wu YL, Zhou C, Liam CK, et al. First-line erlotinib versus gemcitabine/cisplatin in patients with advanced EGFR mutation-positive non-small-cell lung cancer: analyses from the phase Ⅲ, randomized, open-label, ENSURE study. Ann Oncol, 2015, 26: 1883-1889.

Yamada K, Azuma K, Takeshita M, et al. Phase Ⅱ Trial of Erlotinib in Elderly Patients with Previously Treated Non-small Cell Lung Cancer: Results of the Lung Oncology Group in Kyushu (LOGiK-0802). Anticancer Res, 2016, 36: 2881-2887.

Yang JC, Ahn MJ, Kim DW, et al. Osimertinib in Pretreated T790M-Positive Advanced Non-Small-Cell Lung Cancer: AURA Study Phase Ⅱ Extension Component. J Clin Oncol, 2017, 35: 1288-1296.

Yang JC, Ou SI, De Petris L, et al. Pooled Systemic Efficacy and Safety Data from the Pivotal Phase Ⅱ Studies (NP28673 and NP28761) of Alectinib in ALK-positive Non-Small Cell Lung Cancer. J Thorac Oncol, 2017, 12 (10): 1552-1560.

Yue D, Xu S, Wang Q, et al. Erlotinib versus vinorelbine plus cisplatin as adjuvant therapy in Chinese patients with stage Ⅲ A EGFR mutation-positive non-small-cell lung cancer (EVAN): a randomised, open-label, phase 2 trial. Lancet Respir Med, 2018, 6: 863-873.

Zhang W, Fan YF, Cai CY, et al. Olmutinib (BI1482694/HM61713), a Novel Epidermal Growth Factor Receptor Tyrosine Kinase Inhibitor, Reverses ABCG2-Mediated Multidrug Resistance in Cancer Cells. Front Pharmacol, 2018, 9: 1097.

Zhong W, Yang X, Yan H, et al. Phase Ⅱ study of biomarker-guided neoadjuvant treatment strategy for ⅢA-N2 non-small cell lung cancer based on epidermal growth factor receptor mutation status. J Hematol Oncol，2015，8：54.

Zhong WZ，Wang Q，Mao WM，et al. Gefitinib versus vinorelbine plus cisplatin as adjuvant treatment for stage Ⅱ - Ⅲ A（N1-N2）EGFR-mutant NSCLC（ADJUVANT/CTONG1104）：a randomised，open-label，phase 3 study. Lancet Oncol，2018，19：139-148.

Zhou C，Wu YL，Chen G，et al. Erlotinib versus chemotherapy as first-line treatment for patients with advanced EGFR mutation-positive non-small-cell lung cancer（OPTIMAL，CTONG-0802）：a multicentre，open-label，randomised，phase 3 study. Lancet Oncol，2011，12：735-742.

Zhou C，Wu YL，Chen G，et al. Final overall survival results from a randomised，phase Ⅲ study of erlotinib versus chemotherapy as first-line treatment of EGFR mutation-positive advanced non-small-cell lung cancer（OPTIMAL，CTONG-0802）. Ann Oncol，2015，26：1877-1883.

Zhou J，Yao H，Zhao J，et al. Cell block samples from malignant pleural effusion might be valid alternative samples for anaplastic lymphoma kinase detection in patients with advanced non-small-cell lung cancer. Histopathology，2015，66（7）：949-954.

第八章

老年小细胞肺癌的诊治

第一节　手术在小细胞肺癌治疗中的地位及作用

一、手术在小细胞肺癌治疗中的发展历程与现状

手术在小细胞肺癌治疗中的发展大致分为三个阶段：第一阶段，20 世纪 70 年代以前，不加区分小细胞肺癌（small cell lung cancer，SCLC）和非小细胞肺癌，笼统认为手术是肺癌治疗的首选；第二阶段：20 世纪 70 年代至 2010 年左右，逐步认为手术治疗并不能使小细胞肺癌患者获益，小细胞肺癌患者接受手术的比率经历了上涨和下降两个阶段，但又充满争议；第三阶段，2010 年以后，SEER 数据库回顾性研究报道，认为手术治疗可使很多局限期小细胞肺癌患者获益，甚至是部分 Ⅲ 期患者，激发了新的争议和讨论，很多学者认为有必要开展新的前瞻性研究。以下对外科治疗在小细胞肺癌治疗中的发展历程做简单回顾。

从 100 多年前手术治疗肺癌开始（Davies et al，1913；Brunn et al，1929），直到 20 世纪 60 年代，人们才把小细胞肺癌和非小细胞肺癌从病理上区别开来，1959 年病理学家 Azzopardi 在光镜下描述病列出小细胞肺癌的六项显著特点（Azzopardi et al，1959）。1968 年，美国退伍军人肺癌研究组（Veterans Administration Lung Cancer Study Group，VALG）将小细胞肺癌分为局限期和广泛期（Zelen et al，1973）。故在 1969

年之前，小细胞肺癌手术治疗的发展其实就是整个肺癌手术的发展史，手术被认为是治疗肺癌乃至小细胞肺癌的首选。

1969 年，英国医学研究协会（Medical Research Council，MRC）对小细胞肺癌手术及放疗的 5 年生存随访发现，放疗组患者的生存优于手术组患者（Miller et al，1969），引起了人们对手术治疗作为小细胞肺癌治疗首选方式的质疑，尤其是 1973 年 Matthews 通过对不完全切除术后 30 天内死亡的患者尸检中发现小细胞肺癌通常为全身广泛转移性疾病（Matthews et al，1973），使人们意识到只占肺癌 10%-15% 的小细胞肺癌是一种生长快、恶性程度高、易于淋巴结转移和全身血行转移的特殊类型肺癌。而由此催生了两项重要的随机对照研究，分别于 1973 年和 1994 年发表在 Lancet 和 Chest 杂志上，是评价手术治疗对小细胞肺癌治疗作用的最高水平循证医学证据，并沿用至今。

1973 年发表的前瞻随机对照研究结果（Fox et al，1973）是 MRC 开展的一项关于手术治疗对比放疗的 10 年随访结果报道，共 144 例患者入组，其中手术组 71 例，放疗组 74 例，两组的中位生存时间分别为 199 天和 300 天（P = 0.04），两年时手术组仅 3 例（4%）存活，放疗组 7 例（10%）存活，10 年时手术组无存活，而放疗组有 3 例患者仍存活，故研究者认为，与放疗相比，手术组患者并不获益。

事实上，早在 1969 年，就发现环磷酰胺单药化疗对小细胞肺癌有效（Green et al，1969），

此后的研究发现联合化疗的反应率更高，包括部分完全缓解的患者，可以获得很长的无病生存期。1979 年 MRC 再次证实局限期小细胞肺癌患者，环磷酰胺联合放疗的生存优于单纯放疗（Medical Research Council Lung Cancer Working Party，1979）。20 世纪 80 年代，EP 方案开始在小细胞肺癌治疗中应用。1987 年，在局限期小细胞肺癌中，胸部放疗联合化疗的有效性优于单纯化疗（Perry et al，1987）。1989 年，世界肺癌研究组（International Association for Study of Lung cancer，IASLC）第一次开始使用 VALG 的两分法分期：局限期和广泛期（Stahel et al，1989）。再后来，20 世纪 90 年代，确立了预防性脑部放射治疗为胸部完全缓解小细胞肺癌的常规治疗（Auperin et al，1999）。

因此，后来 1994 年的随机对照研究（Lad et al，1994）是在使用 5 个周期的 CAV 方案（环磷酰胺、多柔比星及长春新碱）化疗基础上，将患者随机分为手术组和非手术组，两组患者之后均进行胸部放疗和脑部放疗，共入组 146 例患者，其中手术组 70 例，非手术组 76 例，其中手术组的切除率是 83%，有 19% 的患者达到了病理完全缓解。两组间的中位生存期分别为 15.4 个月和 18.6 个月，并无显著的统计学差异（P = 0.78），整体患者的两年生存率为 20%，整个研究认为，手术并不能使大部分小细胞肺癌患者获益。几乎是在这项研究之后，手术切除小细胞肺癌的病例又出现了大幅度减少，与此同时化放疗在小细胞肺癌治疗中占有主导地位。乃至目前，NCCN 指南也只推荐分期为 T1-2N0M0 的小细胞肺癌患者可采取手术治疗，其循证医学证据就来自于 1994 年这项随机对照研究。

直至 2010 年美国 SEER 数据库大宗回顾病例的报道问世，开始使人们重新审视外科治疗在局限期小细胞肺癌治疗中的地位。2010 年，Schreiber 等（2010）回顾分析了 1988—2002 年 SEER 数据库中的局限期小细胞肺癌的病例，共纳入 14 179 例患者，其中手术患者 863 例。结果显示，手术患者的 5 年生存率为 34.6%，中位生存时间为 28 个月，非手术患者 5 年生存率为 9.9%，中位生存时间为 13 个月。分层分析显示，T1-2Nx-N0 期手术患者的 5 年生存率为 44.8%，

中位生存时间 42 个月，而非手术患者的 5 年生存率为 13.7%，中位生存时间 15 个月，两组间差异明显（P < 0.001）；T3-4Nx-N0 期手术患者的 5 年生存率为 26.3%，中位生存时间 22 个月，而非手术患者的 5 年生存率为 9.3%，中位生存时间 12 个月，两组之间同样差距明显（P < 0.001）。比较肺叶、肺段、全肺及非手术患者，中位生存时间分别为 40 个月、23 个月、20 个月和 13 个月（P < 0.001）。当分析不同淋巴结状态及患者预后时，N0、N1 和 N2 患者接受手术和非手术治疗的中位生存时间分别为 42 个月对 15 个月、29 个月对 14 个月、19 个月对 12 个月，组间均差异明显（P < 0.001）。N0、N1 患者并不能从手术联合放疗中获益，但对于 N2 患者，术后放疗较手术能明显提高远期生存（22 个月 vs. 16 个月）。该研究提示，手术联合化放疗的综合治疗模式在小细胞肺癌中明显优于单纯化放疗，对于外科介入小细胞肺癌的治疗有重要的指导意义。

2011 年，Varlotto 等（2011）回顾了 1988—2005 年的 SEER 数据库中 2214 例局限期小细胞肺癌的治疗情况，发现在 2003 年以前，局限期小细胞肺癌所占比例较为固定，占所有小细胞肺癌的 3% ～ 5%，2005 年，该比例上升至 7%。小细胞肺癌外科治疗的高峰出现在 1990 年，当时外科治疗的比率高达 47%，而到 2005 年，外科治疗的比率将降为 16%。接受单纯肺叶或扩大切除术的患者，其中位生存优于亚肺叶切除患者，分别是 50 个月和 30 个月（P = 0.006），更优于单纯放疗的 20 个月中位生存期（P = 0.0001），接受亚肺叶切除的患者治疗效果也优于单纯放疗（P = 0.002）。而手术患者是否接受术后辅助放疗，并未看出显著差异，中位生存为 30 个月对比 28 个月（P = 0.6）。该研究同样得出手术治疗局限期小细胞肺癌优于非手术治疗。

尽管如此，目前 NCCN 诊疗指南仍然只推荐临床分期为 T1-2N0M0 的局限期小细胞肺癌可接受手术治疗，而这部分患者只占所有小细胞肺癌患者不到 5% 的比率，且要求患者在接受治疗前行标准的分期评估，包括胸部和上腹部 CT、脑部 MRI 和全身 PET/CT 检查（Yang CJ et al，2018）。而且在接受手术前，所有患者应接受纵

隔淋巴结的病理评估去除外临床隐匿性淋巴结转移，包括纵隔镜、EBUS-TBNA、EUS-FNA 或胸腔镜在内等手段。根治性手术推荐标准肺叶切除加系统性淋巴结清扫。推荐根治性手术患者术后接受系统性化疗，如果存在淋巴结转移，还需做术后同步或序贯放疗（Yang et al，2016）。对于根治手术后，病理为 T1-2N0M0 的患者是否行预防性脑放疗的获益是有争议的（Auperin et al，1999，Yang Y et al，2018），因为这部分患者脑转移的概率相对是比较低的。然而，对于手术后分期为 ⅡB～Ⅲ 期的患者，推荐在系统辅助治疗基础上行预防性脑放疗，但对于一般情况较差或者存在神经认知功能障碍的患者并不推荐预防性脑放疗（Le Pechoux et al，2009）。

二、手术在小细胞肺癌治疗中存在的问题和未来的方向

第 8 版肺癌 TNM 分期应用以来，虽说小细胞肺癌手术治疗的适应证为 Ⅰ～ⅡA 期局限期小细胞肺癌，但事实上推荐仍局限于 T1-2N0M0 这部分患者，因为部分原来界定为 ⅠB 期的患者在新的分期推荐下升级为 ⅡA 期。指南的推荐并未基于 SEER 的回顾数据作出改变，循证医学证据仍来自于 1994 年发表在 Chest 杂志上的那项前瞻随机对照研究（Lad et al，1994）。

在 1973 年的研究（Fox et al，1973）之后，手术切除小细胞肺癌的病例出现了大幅度减少，化放疗在小细胞肺癌治疗中占有主导地位。但自 TNM 分期系统引入 SCLC 治疗后，手术重新引起大家的关注。20 世纪 80 年代初期，Shields 等回顾性分析了美国退伍军人外科肿瘤组的 SCLC 病例，认为手术可能适合 T1N0M0 患者（Shields et al，1982）。Samir 等的研究也显示，对于 Ⅰ 期 SCLC 患者，单纯手术可使其 5 年生存率达到 57.1%（Shah et al，1992）。而 Shepherd 等的研究发现，化疗后接受辅助性手术的患者可以治愈 Ⅰ 期小细胞肺癌，但是并未在 Ⅱ 期和Ⅲ期患者中观察到生存获益（Shepherd et al，1989）。这些研究激发了大家开始重新评估手术在 SCLC 治疗中的地位。

1994 年的研究发表再次确定了，手术并不能使大部分小细胞肺癌患者获益，仅仅适用于很早期的小细胞肺癌。尽管最高证据级别的随机对照研究几乎将绝大部分局限期小细胞肺癌排除在外科治疗之外，但事实上仍有相当部分的小细胞肺癌接受了手术治疗，原因如下：首先，存在机会性切除，当外周不明肺结节存在时，且患者全身情况可耐受手术的情况下，包括诊断专家和内科专家在内的多学科团队建议这样的患者在不明病理的情况下直接进行根治性切除，这就造成了术后病理存在小细胞肺癌的可能，而且还存在淋巴结转移的可能。其次，部分外科医生并不遵照指南，坚持认为手术可使很多局限期小细胞肺癌获得根治，从美国 SEER 数据库（Schreiber et al，2010）小细胞肺癌接受手术的高峰期也可以看出，手术切除的高峰在 1990 年，手术治疗占 47% 的比率，那时距离 1973 的研究得出手术不宜治疗小细胞肺癌已经过去近 20 年，而 2005 年，受 1994 年研究的影响，该比率下降至 16%。再次，一部分小细胞肺癌为混合型肿瘤，治疗前的穿刺结果并不能确诊为小细胞肺癌，当被切除后，才发现小细胞肺癌成分，仍然属于机会性切除。

并且随着医疗技术的不断改进，越来越多的学者对小细胞外科治疗的适应证再次提出了质疑，部分原因是学者们认为其循证医学证据过于陈旧，因为 20 世纪 CT、PET 等影像技术和纵隔镜、EBUS-TBNA 等活检技术应用受限，导致疾病分期不够准确，手术的地位被低估了。另外，目前治疗的小细胞肺癌的标准一线化疗方案为依托泊苷联合铂类药，其有效率可高达 90% 以上，1994 年的那项研究其药物治疗仍停留在 CAV 方案，其有效率大约为 50% 左右，诱导化疗的低有效性也在一定程度上降低了手术治疗的效果。

基于上述原因，小细胞肺癌可以被手术治愈积累了越来越多的数据支持。多项国内外回顾性研究表明，外科手术可以使 40%～80% 的 Ⅰ 期和 35%～50% 的 Ⅱ 期 SCLC 达到临床治愈，并获得长期生存。这些生存数据的提高显然对手术切除 SCLC 的适应证发出了新的挑战。2004 年 Rostad 等（2004）评估了 2442 例 SCLC 病例，其中大部分患者接受了传统的化疗或同步放化疗，仅 38 例患者接受了手术治疗，结果表明，传统

治疗的Ⅰ期患者5年生存率为11.3%，而手术联合化放疗者5年生存率高达44.9%，研究者认为，对于外周Ⅰ期和Ⅱ期SCLC患者，应行手术治疗。同年，Waddell和Shpherd的研究也支持Ⅰ期患者接受手术治疗，尽管对于手术作为初始治疗还是诱导治疗后的治疗手段还存在争议（Waddell et al，2004）。2005年，一项Ⅱ期临床研究对62例（Ⅰ～ⅢA期）SCLC患者进行了根治性手术，随后这些患者接受了4周期EP方案（依托泊苷/顺铂）化疗，整体3年OS为61%，其中Ⅰ期、Ⅱ期和ⅢA期患者的3年OS分别为68%、56%和13%，ⅢA期患者的局部复发率较高（Tsuchiya et al，2005）。Granetzny等在2006年进行的回顾性研究将95例Ⅰ期和Ⅱ期患者分成两组，一组接受手术联合辅助化疗，另一组接受新辅助化疗联合手术，术后继续给予化放疗。结果显示，新辅助化疗后如果纵隔淋巴结为完全病理学缓解，则接受手术可使这部分患者获益（Granetzny et al，2006）。

从2004年至2011年，作者所在的北京大学肿瘤医院胸外科单手术团队一共为59例小细胞肺癌患者施行了手术治疗。用统计学方法分析患者的无进展生存期（PFS）及总生存期（OS），比较根治性切除和非根治性切除、直接手术和术前化疗组以及不同分期之间的生存差异。59例患者中，54例Ⅰ～Ⅲ期患者是计划行根治性切除的，整体的5年生存率为49%，这其中有42.6%（23/54）的患者做了术前化疗。术前化疗组的根治性切除率为82.6%（19/23），而直接手术组的根治率只占到54.8%（17/31），两组间有统计学差异（$P = 0.032$）。术前化疗组的5年生存率为59%，直接手术组仅为22%，存在统计学差异（$P = 0.041$）。在36例根治性切除（肺叶切除+淋巴结清扫）的患者中，Ⅰ、Ⅱ、Ⅲ期患者的5年生存率分别为59%、53%和26%。对于30例Ⅲ期患者来说，根治性切除组和非根治性切除组患者的5年生存率分别为26%和67%，即根治性切除的Ⅲ期患者生存反而劣于非根治性切除。PFS的分析显示了相同的趋势。我们的研究认为局限期小细胞肺癌如要选择手术治疗，应首先接受术前化疗。完全的外科切除能使Ⅰ期和Ⅱ期小细胞肺癌患者获益。手术并不能使

化疗后顽固性纵隔淋巴结转移的Ⅲ期小细胞肺癌患者生存获益（Zheng et al，2013）。

肺内只有一个孤立病灶的周围型小细胞肺癌通常是在术中或术后才被诊断，周围型孤立性小细胞肺癌占小细胞肺癌病人总数的4%～12%，这些患者通常在胸部CT检查发现外周一个孤立的结节病灶，而且形态上无法和非小细胞肺癌鉴别，支气管镜诊断不了，只有在手术切除后才能确诊，仅有这些患者直接接受手术治疗才是被允许的。推荐小细胞肺癌行术前化疗，如果直接做了手术，术后也需补充辅助化疗，因为无论是术前化疗还是术后化疗，其生存期要比单纯手术患者的生存明显提高。同时，放疗在小细胞肺癌的治疗中也扮演着重要角色，包括胸部放疗和预防性脑照射。作者认为，放化疗联合手术是技术上可完全切除局限期小细胞肺癌的最佳综合治疗模式。

日本学者Takei分析了2004年在日本进行小细胞肺癌手术切除的243例患者，且这些病例中的绝大多数接受了化放疗在内的综合治疗，分析发现所有患者的整体5年生存率为52.6%，随着分期的递进，生存率呈下降趋势，临床ⅢA期和病理ⅢA期患者的5年生存率分别为30.5%和23.4%，这些数据2014年被发表在世界肺癌学会的官方期刊JTO杂志上（Takei et al，2014）。

正如指南推荐的那样，T1-2N0M0的局限期小细胞肺癌是可以从手术切除中获益的，2010以后美国SEER数据库大宗回顾病例的报道问世，使外科专家和很多的肿瘤内科专家开始重新思考手术在局限期小细胞肺癌中的应用可否延展至Ⅱ期和部分Ⅲ期患者。但到目前为止，尚没有非早期局限性小细胞肺癌化疗或化放疗与诱导化放疗联合手术的前瞻随机对照临床试验，作者认为目前应该设计开展这样的大型临床试验。

未来外科治疗小细胞肺癌的发展方向是什么？这是新世纪的肿瘤科医生急需回答的问题。尤其是开展新的多中心随机对照临床试验，重新认识外科手术在局限期小细胞肺癌治疗中的作用和地位迫在眉睫。另外，开展术前新辅助放化疗联合手术治疗部分局限Ⅲ期小细胞肺癌的随机对照研究也有必要。最后，在这个非小细胞肺癌个体化治疗如火如荼开展的年代，小细胞肺癌的个

体化治疗又路在何方？等等。这些问题都有待更多的临床研究结果来回答。

三、老年小细胞肺癌手术治疗的特点

肺癌的发病随年龄增加而增加，尽管诊断肺癌时的中位年龄可达 70 岁，但通常循证医学证据所来源的临床试验却很少包括老年患者（Hurria et al，2003）。年龄相关的慢性疾病常给治疗的耐受性带来负面影响，但当决策患者对治疗的耐受性时，应更多地关注患者的机体状况，而不是年龄本身。NCCN 指南指出，只要老年患者的身体条件允许，同样可以进行标准的联合化疗或放疗（Corso et al，2015；Gridelli et al，2016）。尽管如此，化放疗所带来的骨髓抑制、乏力和器官功能伤害更频繁的发生于老年患者当中，因此老年患者在治疗期间更应该密切监测。对于 PS 评分介于 0 ～ 2 的老年患者来说，单药化疗的效果不如联合化疗（Girling et al，1996，Souhami et al，1997）。最近一项包含了 8637 例的老年小细胞肺癌局限期患者的回顾性研究表明，化放疗的效果优于单纯化疗（Corso et al，2015，Gridelli et al，2016）。整体来说，老年患者和年轻患者在相同分期的情况下，预后是相似的（Okamoto et al，2007，Neubauer et al，2004）（Westeel et al，1998，Okamoto et al，1999）。

尽管如此，对老年小细胞肺癌手术的研究甚少，小细胞肺癌手术的方式和风险需要参考非小细胞肺癌，从外科技术的角度来讲，两者的切除类似。但对于小细胞肺癌来说，中心型较多见，较容易出现肺门或纵隔的淋巴结转移，且很多患者经过术前的化疗或放化疗，从难度上来说，小细胞肺癌的手术会更难，老年小细胞肺癌患者身体储备可能会更差，所以老年小细胞肺癌的手术一方面要满足根治性要求，另一方面要尽可能微创，减少围术期相关并发症。从切除范围来讲，应该首先考虑根治性的要求，目前推荐做常规的叶切除及系统性淋巴结清扫，如果肿瘤为中心型，伴有肺门转移，必要时需行联合肺叶甚至全肺切除。既往的研究表明，肺叶切除优于局部切除，所以要避免只做局部切除（Schreiber et al，2010，Varlotto et al，2011）。但对于尚未接受系统放化疗的老年患者，做全肺切除需慎重，因为术后的低肺功能状态往往不能耐受系统辅助治疗，尤其是潜在具有淋巴结转移的患者，手术切除后如果不能耐受辅助放化疗，手术则预后不佳（Anraku et al，2006）。

文献显示老年肺癌患者（年龄＞65 岁）围术期风险高于一般人群，且术后生活质量明显下降，有数据指出其手术并发症发生率可达 19% ～ 67%，死亡率可达到 2.8% ～ 4.6%。然而，大多数学者并不认为高龄是肺癌患者接受根治性手术治疗的禁忌，对于选择良好的病例，根治性手术切除在老年患者中所带来的生存获益同年轻患者相比并无差异。为此，已有国外学者开发并建立了一系列的手术风险模型，希望能够对患者的手术风险进行量化评估，把握手术适应证的同时筛选出高危患者，通过改变治疗策略，加强围术期管理等方法降低患者的手术风险，以达到良好的手术效果（Owonikoko et al，2007；Palma et al，2010；Jaklitsch et al，2003）。

总而言之，尽管对于局限期小细胞肺癌，手术是否优于同步放化疗尚缺乏科学的随机对照试验，但手术在小细胞肺癌的多种治疗模式（无论是初始治疗，还是补救治疗）中均扮演了重要的角色。NCCN 指南推荐，在手术治疗前须进行严格的分期检查，尤其强调了要进行纵隔淋巴结的病理评估，以排除隐匿性纵隔淋巴结转移；手术方式推荐肺叶切除＋纵隔淋巴结清扫术；术后病理检查如有淋巴结转移则推荐辅助化放疗；对于 T1-2N0M0 的小细胞肺癌患者，首选手术切除，术后给予化疗。作者认为，在目前手术地位尚不完全明确的情况下，Ⅱ期小细胞肺癌患者应先给予诱导化疗或放化疗，如果疗效确切，肿瘤明显缓解，可以考虑手术；对于术后患者，在辅助化放疗结束后，还应继续给予预防性脑照射。此外，Ⅲ期患者经诱导治疗后如果考虑进一步手术，术前必须进行纵隔淋巴结病理评估，如果诱导治疗后病变不缓解或纵隔淋巴结仍为阳性，则应慎重选择手术。

（李少雷）

参考文献

Anraku M, Waddell TK. Surgery for small-cell lung cancer. Semin Thorac Cardiovasc Surg, 2006, 18 (3): 211-216.

Auperin A, Arriagada R, Pignon JP, et al. Prophylactic cranial irradiation for patients with small-cell lung cancer in complete remission. Prophylactic Cranial Irradiation Overview Collaborative Group. N Engl J Med, 1999, 341 (7): 476-484.

Azzopardi JG. Oat-cell carcinoma of the bronchus. J Pathol Bacteriol, 1959, 78: 513-519.

Brunn H. Surgical principles underlying one-stage lobectomy. Arch Surg-Chicago, 1929, 18 (1): 490-515.

Corso CD, Rutter CE, Park HS, et al. Role of Chemoradiotherapy in Elderly Patients With Limited-Stage Small-Cell Lung Cancer. J Clin Oncol, 2015, 33 (36): 4240-4246.

Davies HM. Recent advances in the surgery of the lung and pleura. Brit J Surg, 1913, 1 (2): 228-258.

Fox W, Scadding JG. Medical Research Council comparative trial of surgery and radiotherapy for primary treatment of small-celled or oat-celled carcinoma of bronchus. Ten-year follow-up. Lancet, 1973, 2 (7820): 63-65.

Girling DJ. Comparison of oral etoposide and standard intravenous multidrug chemotherapy for small-cell lung cancer: a stopped multicentre randomised trial. Medical Research Council Lung Cancer Working Party. Lancet, 1996, 348 (9027): 563-566.

Granetzny A, Boseila A, Wagner W, et al. Surgery in the tri-modality treatment of small cell lung cancer. Stage-dependent survival. Eur J Cardiothorac Surg, 2006, 30 (2): 212-216.

Green RA, Humphrey E, Close H, et al. Alkylating agents in bronchogenic carcinoma. Am J Med, 1969, 46 (4): 516-525.

Gridelli C, Casaluce F, Sgambato A, et al. Treatment of limited-stage small cell lung cancer in the elderly,
chemotherapy vs. sequential chemoradiotherapy vs. concurrent chemoradiotherapy: that's the question. Transl Lung Cancer Res, 2016, 5 (2): 150-154.

Hurria A, Kris MG. Management of lung cancer in older adults. CA Cancer J Clin, 2003, 53 (6): 325-341.

Jaklitsch MT, Mery CM, Audisio RA. The use of surgery to treat lung cancer in elderly patients. Lancet Oncol, 2003, 4 (8): 463-471.

Lad T, Piantadosi S, Thomas P, et al. A prospective randomized trial to determine the benefit of surgical resection of residual disease following response of small cell lung cancer to combination chemotherapy. Chest, 1994, 106 (6 Suppl): 320S-3S.

Le Pechoux C, Dunant A, Senan S, et al. Standard-dose versus higher-dose prophylactic cranial irradiation (PCI) in patients with limited-stage small-cell lung cancer in complete remission after chemotherapy and thoracic radiotherapy (PCI 99-01, EORTC 22003-08004, RTOG 0212, and IFCT 99-01): a randomised clinical trial. Lancet Oncol, 2009, 10 (5): 467-474.

Matthews MJ, Kanhouwa S, Pickren J, et al. Frequency of residual and metastatic tumor in patients undergoing curative surgical resection for lung cancer. Cancer Chemother Rep 3, 1973, 4 (2): 63-67.

Miller AB, Fox W, Tall R. Five-year follow-up of the Medical Research Council comparative trial of surgery and radiotherapy for the primary treatment of small-celled or oat-celled carcinoma of the bronchus. Lancet, 1969, 2 (7619): 501-505.

Neubauer M, Schwartz J, Caracandas J, et al. Results of a phase II study of weekly paclitaxel plus carboplatin in patients with extensive small-cell lung cancer with Eastern Cooperative Oncology Group Performance Status of 2, or age > or = 70 years. J Clin Oncol, 2004, 22 (10): 1872-1877.

Okamoto H, Watanabe K, Kunikane H, et al.

Randomised phase Ⅲ trial of carboplatin plus etoposide vs split doses of cisplatin plus etoposide in elderly or poor-risk patients with extensive disease small-cell lung cancer: JCOG 9702. Br J Cancer, 2007, 97 (2): 162-169.

Okamoto H, Watanabe K, Nishiwaki Y, et al. Phase Ⅱ study of area under the plasma-concentration-versus-time curve-based carboplatin plus standard-dose intravenous etoposide in elderly patients with small-cell lung cancer. J Clin Oncol, 1999, 17 (11): 3540-3545.

Owonikoko TK, Ragin CC, Belani CP, et al. Lung cancer in elderly patients: an analysis of the surveillance, epidemiology, and end results database. J Clin Oncol, 2007, 25 (35): 5570-5577.

Medical Research Council Lung Cancer Working Party. Radiotherapy alone or with chemotherapy in the treatment of small-cell carcinoma of the lung. Br J Cancer, 1979, 40 (1): 1-10.

Palma DA, Tyldesley S, Sheehan F, et al. Stage I non-small cell lung cancer (NSCLC) in patients aged 75 years and older: does age determine survival after radical treatment? J Thorac Oncol, 2010, 5 (6): 818-824.

Perry MC, Eaton WL, Propert KJ, et al. Chemotherapy with or without radiation therapy in limited small-cell carcinoma of the lung. N Engl J Med, 1987, 316 (15): 912-918.

Rostad H, Naalsund A, Jacobsen R, et al. Small cell lung cancer in Norway. Should more patients have been offered surgical therapy? Eur J Cardiothorac Surg, 2004, 26 (4): 782-786.

Schreiber D, Rineer J, Weedon J, et al. Survival outcomes with the use of surgery in limited-stage small cell lung cancer: should its role be re-evaluated? Cancer, 2010, 116 (5): 1350-1357.

Shah SS, Thompson J, Goldstraw P. Results of operation without adjuvant therapy in the treatment of small cell lung cancer. Ann Thorac Surg, 1992, 54 (3): 498-501.

Shepherd FA, Ginsberg RJ, Patterson GA, et al.

A prospective study of adjuvant surgical resection after chemotherapy for limited small cell lung cancer. A University of Toronto Lung Oncology Group study. J Thorac Cardiovasc Surg, 1989, 97 (2): 177-186.

Shields TW, Higgins GA, Jr., Matthews MJ, et al. Surgical resection in the management of small cell carcinoma of the lung. J Thorac Cardiovasc Surg, 1982, 84 (4): 481-488.

Souhami RL, Spiro SG, Rudd RM, et al. Five-day oral etoposide treatment for advanced small-cell lung cancer: randomized comparison with intravenous chemotherapy. J Natl Cancer Inst, 1997, 89 (8): 577-580.

Stahel RA, Ginsberg R, Havemann K, et al. Staging and Prognostic Factors in Small-Cell Lung-Cancer-a Consensus Report (Reprinted from Lung-Cancer, Vol 5/4-6, 1989). Management of Small Cell Lung Cancer, 1989: 1-8.

Takei H, Kondo H, Miyaoka E, et al. Surgery for small cell lung cancer: a retrospective analysis of 243 patients from Japanese Lung Cancer Registry in 2004. J Thorac Oncol, 2014, 9 (8): 1140-1145.

Tsuchiya R, Suzuki K, Ichinose Y, et al. Phase Ⅱ trial of postoperative adjuvant cisplatin and etoposide in patients with completely resected stage Ⅰ-Ⅲ a small cell lung cancer: the Japan Clinical Oncology Lung Cancer Study Group Trial (JCOG9101). J Thorac Cardiovasc Surg, 2005, 129 (5): 977-983.

Varlotto JM, Recht A, Flickinger JC, et al. Lobectomy leads to optimal survival in early-stage small cell lung cancer: a retrospective analysis. J Thorac Cardiovasc Surg, 2011, 142 (3): 538-546.

Waddell TK, Shepherd FA. Should aggressive surgery ever be part of the management of small cell lung cancer? Thorac Surg Clin, 2004, 14 (2): 271-281.

Westeel V, Murray N, Gelmon K, et al. New combination of the old drugs for elderly patients with small-cell lung cancer：a phase Ⅱ study of the PAVE regimen. J Clin Oncol, 1998, 16 (5)：1940-1947.

Yang CF, Chan DY, Speicher PJ, et al. Role of Adjuvant Therapy in a Population-Based Cohort of Patients With Early-Stage Small-Cell Lung Cancer. J Clin Oncol, 2016, 34 (10)：1057-1064.

Yang CJ, Chan DY, Shah SA, et al. Long-term Survival After Surgery Compared With Concurrent Chemoradiation for Node-negative Small Cell Lung Cancer. Ann Surg, 2018, 268 (6)：1105-1112.

Yang Y, Zhang D, Zhou X, et al. Prophylactic cranial irradiation in resected small cell lung cancer：A systematic review with meta-analysis. J Cancer, 2018, 9 (2)：433-439.

Zelen M. Keynote address on biostatistics and data retrieval. Cancer Chemother Rep 3, 1973, 4 (2)：31-42.

Zheng Q, Li S, Zhang L, et al. Retrospective study of surgical resection in the treatment of limited stage small cell lung cancer. Thorac Cancer, 2013, 4 (4)：395-399.

第二节　局限期小细胞肺癌放化疗规范和治疗特点

肺癌分为小细胞肺癌（small cell lung cancer, SCLC）和非小细胞肺癌（non-small cell lung cancer, NSCLC）。SCLC 的特点是倍增时间短，生长迅速，早期即出现广泛转移，局限期大约占 1/3（Govindan et al, 2006），SCLC 对放化疗高度敏感，但大多数患者最终还是死于复发，对于局限期 SCLC 患者，通过化疗联合胸部放疗可达到治愈的目的（Pesch et al, 2012），对于广泛期 SCLC 患者，大部分患者通过单纯化疗可减轻症状，提高生存（Jett et al, 2013；Kalemkerian et al, 2011）。局限期患者中位生存时间为 14～20 个月，通过合理治疗后，局限期患者 2 年生存率约 40%。其临床表现都是随着原发灶的发展过程及肿瘤所在部位、肿瘤大小、对支气管的影响、邻近气管是否受侵犯或压迫、远隔脏器是否有转移、是否有异位内分泌等因素出现各种不同的临床表现。SCLC 诊断时平均年龄多为 70 岁，临床上将年龄大于 70 岁的患者称为老年患者，大多数老年患者的治疗预后较差，对治疗的耐受性不佳。耐受性差的风险因素主要涉及：生活功能状态差、合并用药多、身体虚弱、有吸烟史和吸烟相关的众多合并疾病。还有生活状况和功能残疾等一些其他的因素都可能影响治疗的结果。

目前，放疗联合全身化疗是国际公认的局限期小细胞肺癌标准治疗模式。对于老年 SCLC 的治疗，应充分考虑年龄对其预期寿命的影响。随着年龄的增长，老年性疾病负担增加（JF Regnard et al, 1996），多药治疗的现象增加（Chen et al, 2002；Quintanilla et al, 1994），生理功能和功能储备下降（Zhao et al, 2016）。在一般人群中，序贯放化疗优于单纯放疗或单纯化疗（Mitsugu et al, 2015；Jackson et al, 2017；Gridelli et al, 2015）。虽然缺乏老年患者序贯治疗的具体数据，但这种治疗方法比同步放化疗耐受性更好。放疗和手术一样都是局部治疗手段，无需麻醉、开胸或切除重要脏器，而是通过放射线聚焦胸腔内的肿瘤，可以有效地控制局部肿瘤的生长，同时最大限度地保留重要器官的功能，而全身化疗的配合，可以到达局部放疗所未能涉及的区域，清除微小转移灶，还能起到提高放疗敏感性的作用，两者合理联合治疗才能对老年 SCLC 发挥最大的治疗作用。

主要病灶得到了有效控制，才能最大限度地阻止其肿瘤细胞脱落进入淋巴或血液循环，减少远处播散。在局限期小细胞肺癌中，已有确凿的临床证据证明，同步放化疗优于序贯放化疗。对于老年患者，尤其对于年龄大于 70 岁的患者，同步放化疗与序贯放化疗，谁优谁劣目前争议较大（Gridelli et al, 2016），大多数研究认为同步放化疗的疗效优于序贯放化疗，但致死性副作用一般会更高，致死性副作用可能会抵消同步放化疗带来的部分获益。因此，目前我们认为，对于老年患者尤其是年龄大于 70 岁的患者应首选序贯治疗，但到底放疗和化疗孰先孰后呢？如果肺部肿瘤比较大，可先进行 2 周期的化疗，然后序贯放疗，待放疗结束后根据疗效及患者身体状况再决定是否继续化疗；如果肺部肿瘤较小，可先进行局部放疗，然后序贯全身化疗，甚至直接采用同步放化疗。先进行化疗可以使肿瘤缩小到一定程度后，再用放疗来加强对肿瘤的局部控制，以此减轻治疗的毒副作用。需要注意的是，化疗1或2周期后如果肿瘤缩小，宜尽早加上放疗，因为越早有效地控制原发病灶，越有可能给患者带来长期的生存获益。序贯化放疗也可能会有化疗无效而肿瘤继续增大的风险，这种情况更应马上接受放疗，而不是尝试换药继续化疗。总之，对于局限期老年小细胞肺癌患者，放疗参与宜早不宜迟，切莫待到肿瘤负荷太大时才想起放疗，错过了疾病控制的最佳时机。值得注意的是，同步放化疗的治疗强度较大，老年肺癌患者的体质能否耐受同步放化疗，需专业的放疗医师进行评估。在身体条件允许的情况下，应鼓励同步放化疗。但如果无法耐受同步放化疗，则应当考虑序贯放化疗或单纯放疗。

一、同步放化疗优于单纯化疗或放疗

多篇 meta 分析显示对于局限期 SCLC 放疗联合化疗的疗效显著优于单纯化疗。Pierre 等分析了 13 个随机对照研究，包括 2140 例局限期 SCLC 患者，比较了放化疗联合治疗与单纯化疗的疗效，中位随访 43 个月，与单纯化疗相比，放化疗联合治疗的相关死亡风险为 0.86（$P = 0.001$），相应的死亡率下降 14%（$P = 0.001$），3 年总生存获益提高 5.4%；分析还显示 55 岁以下的患者从放疗获益更明显（Yu et al, 2010）。

Warde 等 meta 分析局限期 SCLC 加入胸部放疗是否改善生存和局部控制，加入胸部放疗后 2 年生存的优势比为 1.53（$P < 0.001$），局部放疗提高了 2 年生存率 5.4%；局部控制率的优势比为 3.02（$P < 0.0001$），胸内肿瘤原发灶复发率下降 25.3%；放疗组的治疗相关死亡优势比为 2.54（$P < 0.1$），治疗相关死亡风险增加 1.2%。该分析显示局限期 SCLC 加入胸部放疗可以显著改善生存和局部控制率，但治疗相关死亡略有增加（Foster et al, 2009）。Ⅲ期随机研究（JCOG9104）对比研究了局限期 SCLC 同步放化疗与序贯放化疗疗效和毒副作用，共入组 231

例局限期 SCLC 患者，胸部放疗（TRT）采用方案为 45Gy/1.5Gy/3w bid，随机分为两组，序贯放化疗组和同步放化疗组，化疗均采用依托泊苷/顺铂方案化疗（序贯组每 3 周为 1 周期；同步放化疗组每 4 周为 1 周期），同步放化疗组第 1 周期化疗的第 2 天开始放疗，序贯放化疗组 4 周期化疗后开始放疗，结果显示同步放化疗组生存期显著延长，中位生存时间两组分别为 19.7 个月（序贯放化疗组）和 27.2 个月（同步放化疗组），2、3、5 年生存率序贯放化疗组分别为 35.1%、20.2%、18.3% 和同步放化疗组 54.4%、29.8%、23.7%，副作用方面同步放化疗组血液学毒性更重，同步放化疗组和序贯放化疗组放射性食管炎发生率分别为 9% 和 4%（Takada et al, 2002）。

加拿大国家癌症中心开展的Ⅲ期临床随机研究局限期 SCLC 放疗加入时机的研究，共纳入 308 例患者，化疗方案为环磷酰胺、多柔比星、长春新碱（CAV）和依托泊苷、顺铂（EP）交替使用，各 3 周期，随机分为两组：早放疗组，即在第 1 周期化疗时加入放疗（40Gy/15f/3w）和晚放疗组，即最后 1 周期化疗（第 6 周期化疗）时加入放疗（40 Gy/15f/3w），结果显示两组之间的完全缓解率没有显著差异，但早放疗组的 PFS（$P = 0.036$）和 OS（$P = 0.008$）均显著优于晚放疗组（Murray et al, 1993）。Fried 等 meta 对比分析研究局限期 SCLC 早放疗和晚放疗的疗效，研究结果显示：2、3 年 OS 风险比为 1.17（95% CI：1.02～1.35；$P = 0.03$）和 1.13（95% CI：0.92～1.39；$P = 0.2$），与晚放疗相比，早放疗可显著改善 2 年生存率。以铂类为基础的化疗，与晚放疗组比较，2 年、3 年生存风险比分别为 1.3（95% CI：1.10～1.53；$P = 0.002$）和 1.35（95% CI：1.07～1.70；$P = 0.01$），显示早放疗组优于晚放疗；而以非铂类为基础的化疗两组间 OS 没有差别（Fried et al, 2004）。

Schild 等进行Ⅲ期临床随机对照研究评估局限期 SCLC 采用不同放疗模式的疗效和毒副反应，放疗模式采用 1 天 1 次的常规模式和 1 天 2 次的超分割模式，共纳入 310 例患者，3 周期 EP 方案化疗后未出现进展的 261 例患者随机分为两组，常规放疗组（50.4 Gy/28f）和超分割放疗组（24 Gy/16f，放疗间歇 2.5 周继续完成 24 Gy/16f），中位随访 7.4 年，常规放疗组和超分割放疗组的中位生存时间、5 年 OS 分别为 20.6 个月、21% 和 20.6 个月、22%，组间无显著性差异，两组间局部复发率和远处转移率没有差异。而 3 级以上食管炎发生率超分割放疗组显著高于常规放疗组（P = 0.05），超分割放疗组有 4 例患者出现 5 级毒副作用，而常规放疗组无 5 级毒副反应（Schild et al，2004）。大部分研究中放疗采用常规放疗（1 天 1 次，每次 2.0Gy，总剂量一般不超过 60 Gy）或者超分割放疗（1 天 2 次，每次 1.5Gy，总剂量一般 45 Gy），总剂量较非老年患者低，化疗多采用 EP 方案，顺铂 60 mg/m²，d1 和足叶乙甙 100 mg/m²，d1-3，共 4 周期，化疗剂量亦低于非老年患者（Yuen et al，2000）。

二、同步放化疗规范

（一）治疗前评估资料

（1）血液检查包括血常规、肝肾功能、肿瘤标记物，一般要求 2 周之内；

（2）胸部强化 CT：2 周之内；

（3）全身骨扫描：4 周之内；

（4）肝、锁骨上超声：2 周之内；

（5）头颅增强 MIR，如不能行 MRI 检测可行颅脑强化 CT：2 周之内；

（6）肺功能：4 周之内。

（二）同步放化疗适应证

（1）病理确诊、分期明确的局限期 SCLC；

（2）年龄 < 74 岁、无胃溃疡、糖尿病、高血压；

（3）ECOG 评分 0 ~ 1；

（4）肺功能 FEV1 ≥ 1.5L；

（5）WBC ≥ 3.0×10⁹/L，PLT ≥ 100×10⁹/L，Hb ≥ 100 g/L；

（6）肝功能 AST、ALT 正常，胆红素正常；

（7）肾功能正常；

（8）心电图基本正常。

三、同步放化疗禁忌证

（1）对同步放化疗中的化疗药物过敏；

（2）肝功能不全造成的黄疸、凝血障碍；

（3）不稳定型心绞痛，心肌梗死或心力衰竭并且 6 个月内住院；

（4）急性细菌、真菌感染，COPD 发作，且 3 个月内因此住院；

（5）预期寿命小于 1 年；

（6）年龄 ≥ 75 岁。

四、同步放化疗药物剂量调整

鉴于老年患者体质、新陈代谢特点的影响，同步放化疗时化疗药物剂量应适当减量、单药或改变用药频次。

有研究证实，对于局限期老年肺癌患者，采用标准同步放化疗治疗，大于 70 岁和小于 70 岁患者的 OS 和 PFS 类似，且并未见毒副作用增加（Powell et al，2014）。一篇 meta 分析对于老年局限期肺癌患者放疗参与早晚的研究，与单纯放疗比较，同步放化疗疗效更佳且并未显著增加 3 级以上放射性肺炎和治疗相关性死亡（De Ruysscher et al，2006）。部分研究也证实对于局限期老年肺癌患者，患者对同步放化疗具有较好的耐受力（Li et al，2009；Kuo et al，2012；Pallis et al，2010；Sun et al，2013）。但大多数研究还是主张，应用两药同步放疗治疗老年局限期肺癌（Imai et al，2017；Igawa et al，2018a；Igawa et al，2018b；Hata et al，2017；Goto et al，2016）。大部分研究中放疗采用常规放疗（1 天 1 次，每次 2.0 Gy，总剂量一般不超过 60 Gy）或者超分割放疗（1 天 2 次，每次 1.5 Gy，总剂量一般 45 Gy），总剂量较非老年患者低，化疗多采用 EP 方案，顺铂 60 mg/m²，d1 和足叶乙甙 100 mg/m²，d1-3，共 4 周期，化疗剂量亦低于非老年患者（Yuen et al，2000）。Ardizzoni 等随机比较 EP 方案低剂量组和足量化疗组疗效和患者耐受性，低剂量组：顺铂 25mg/m²，d1-2 和足叶乙甙 60 mg/m²，d1-3，共 4 周期；足剂量组：顺铂 40 mg/m²，d1-2 和足叶乙甙 100 mg/m²，d1-3，共 4 周期。对比研究发现，足剂量组 3 ~ 4 级毒副作用明显高于低剂量，足剂量组疗效亦好于低剂量组，但足剂量组完成预计研究率显著低于低剂量组。美国宾州大学医学院 Stinchcombe 等

（Atagi et al，2012）报告的一项 meta 分析显示，高龄肺癌患者接受两药联合的同步放化疗时总生存的情况较差，治疗相关毒性作用更大，并且治疗期间死亡率更高，建议适当减低化疗剂量。

总之，对于体质较好，无明显化疗禁忌的老年局限期肺癌患者，只要患者体质允许，同步放化疗是其标准治疗，同步化疗方案可采用双药联合治疗，可采用依托泊苷和顺铂，也可以用卡铂代替顺铂。

五、放疗技术和剂量

对于老年局限期肺癌放疗多采用适形调强放疗，累及野照射。Miller 等（2003）研究了 65 例局限期 SCLC 的患者，接受胸部放疗，放疗方案为常规分割，每次 1.8 ～ 2.0 Gy，总剂量约 60 Gy，中位随访时间 16.7 个月，生存患者中位随访 29.6 个月，结果显示 3 年局部失败率、无进展生存率、总生存率分别为 40%、25%、23%，发生 3 级食管炎的 1 例。Bogart 等（2004）评估常规放疗剂量 70 Gy 的可行性，放疗前紫杉醇（175 mg/m² d1）和拓扑替康（1 mg/m² d1-5）诱导化疗 2 周期并粒细胞集落刺激因子支持，随后同步卡铂（AUC = 5 d1）和依托泊苷（100 mg/m² d1-3）同步 CTRT（70Gy/2Gy/7w），达到完全溶解（CR）或大部分缓解（PR）的患者接受全脑预防放疗。结果显示 90% 患者完成治疗方案，1 例治疗相关死亡，3/4 级非血液学毒性发生率 10%，TRT 中或后发生吞咽困难（16%/5%），粒缺性发热（12%/4%），总有效率 92%，中位 OS 为 22.4 个月。

Turrisi 等的随机对照研究（INT0096）共纳入 417 例局限期 SCLC 患者，接受 EP 方案同步放化疗，按放疗分割模式随机分为超分割组，总剂量 45 Gy，1.5 Gy bid，常规放疗组：总剂量 60 Gy，每次 1.8 ～ 2.0 Gy，化疗第 1 周期开始同步放疗，结果显示超分割组中位生存为 23 个月，常规放疗组 19 个月（P = 0.04），5 年生存分别为 26% 和 16%，3 级食管炎发生率分别常分隔组为 27% 和常规组 11%（P < 0.001）（Turrisi et al，1999）。

Turrisi 等进行了每日 1 次的常规分割放疗

（45 Gy/1.8 Gy/25 次 qd）与超分割放疗（45 Gy/1.5 Gy/30 次 bid）的疗效对比，得出在总剂量相等的情况下，三周方案（45 Gy/1.5 Gy bid）优于五周方案（45 Gy/1.8 Gy qd），但该研究的缺点是常规分割放疗总剂量偏低。Schild 等进行的 NCCTG95-20-53 临床试验中，自第 4 周期化疗开始加入胸部超分割放疗，给予 30 Gy/20 次 bid（每日 2 次）后休息 2 周，继续完成总剂量 60 Gy 放疗，76 例中有 64 例完成治疗，中位生存期 22 个月，5 年总生存率 29%，74 例（97%）发生了 3 级及以上的不良反应，61 例（80%）发生了 4 级及以上的不良反应。放疗剂量的提高受到放射性肺炎、放射性食管炎等不良反应的限制。RTOGP0239 临床试验收集 72 例局限期 SCLC 患者，采用同步放化疗，第 1 ～ 22 天给予 1.8 Gy/1 次 qd，第 23 ～ 33 天给予 1.8 Gy/1 次 /bid，中位生存期为 19 个月，2 年总生存率为 36.6%，2 年无进展生存率为 19.7%，急性食管炎发生率为 18%。该研究虽然降低了放疗相关的不良反应，但总生存率并没有得到预期结果。目前的证据表明，超分割方案似乎要优于常规方案，但尚不清楚如果在生物剂量等效的情况下，较高剂量的常规放疗与超分割放疗的疗效是否有差异。CALGB 30904（Salama et al，2013）研究认为常规分割，总剂量 70 Gy 的放疗疗效与 1.5 Gy bid，总剂量 45 Gy 疗效相似，肺耐受性会更好，但与每日 1 次方案相比，3 ～ 4 级食管炎的发病率较高。超分割组和常规放疗组的中位生存期分别为 23 个月和 19 个月（P = 0.04），5 年生存率分别为 26% 和 16%。

放疗最适合的剂量和方案还没有明确，目前可选放疗方案分两种，给予常规分割，总剂量不超 60 Gy，或者给予超分割放疗，1.5 Gy bid，总量 45 Gy，注意严格控制 V20、V5 剂量，V20 一般不超过 30%，V5 一般不超过 60% 剂量，如果超过最高限值，不建议行同步放化疗（Miller et al，2003；Salama et al，2013；Roof et al，2003）。Salama 等（2013）研究报道放射性肺损伤与肺平均体积、V20、V30 密切相关，V20 超过 30% 后发生 3 级及以上放射性肺损伤的概率大于 50%。

注：V20（照射剂量大于 20 Gy 肺体积占正

常肺体积的百分比）

　　V5：依次类推大于 5 Gy

六、放疗参与时机

　　多项 meta 分析和随机对照研究都已证实化疗早期加入胸部放疗要优于化疗晚期加入放疗。1993 年加拿大癌症研究所（Turrisi et al，1999）进行的随机对照研究提示，早放疗组（在化疗第 2 个周期同时开始放疗）患者无进展生存率（$P = 0.036$）及总生存率（$P = 0.006$）均高于晚放疗组（在化疗第 6 周期同时开始放疗），并且进一步分析两组脑转移情况发现早放疗组发生脑转移的危险较晚放疗组低（$P = 0.006$）。De Ruysscher 等（2011）通过 meta 分析提出，从治疗开始到放疗结束时间 < 30 天能显著提高局限期 SCLC 患者的 2 年和 5 年生存率。Spignon 等（Jean-Pierre et al，1992）对 13 项 SCLC 患者的随机对照研究（共纳入 2140 例局限期小细胞肺癌）分析发现，以开始治疗 2 个月为界限，治疗开始 2 个月内加入放疗为早放疗组，大于 2 个月为晚放疗组，发现两组间完全缓解率、中位总生存和中位无进展生存期差异亦无统计学意义。Misumi 等（M2017）对大于 70 岁的老年局限期小细胞肺癌临床研究发现，先给予 4 周期的伊立替康（d1，8，50 mg/m²）和卡铂（d1 AUC 4 或者 5）方案的诱导化疗，然后给予胸部放疗（常规分割：54 Gy/27 f），患者中位无疾病生存和总生存率分别为 11.2 个月和 27.1 个月，患者耐受好，无明显不良反应。美国国立综合癌症网络（NCCN）指南中建议放疗应在化疗的早期加入。但是对一些特殊的临床情况，如肿瘤巨大、合并肺功能损害、阻塞性肺不张，2 个周期化疗后进行放疗是合理的。这样易于明确病变范围，缩小照射体积，使患者能够耐受和完成放疗。

七、放疗靶区的确定

　　在局限期 SCLC 的放疗中尤为重要的是选择一个最佳放射治疗靶区。多项回顾性研究显示，分别根据化疗前的肿瘤或化疗后的肿瘤制定放疗靶区，肿瘤的复发率及生存率无显著差异，

但后者不良反应低。目前多数学者认为诱导化疗后消失的淋巴结区域仍残留有化疗不易清除的肿瘤细胞，应按化疗前的淋巴结区域勾画靶区。既往临床上健侧纵隔淋巴结列入放疗靶区，而健侧锁骨上淋巴结未列入放疗靶区，随着现代研究的发展，包括回顾性和前瞻性的研究，显示省略选择性淋巴结照射发生孤立性淋巴结复发的概率也很低。近几年选择性淋巴结照射的共识正在演变，只有小部分资料显示 SCLC 选择性淋巴结照射是有意义的。前瞻性临床研究中基本上都摒弃了选择性淋巴结照射（包括 CALGB30610/RTOG0538 和 CONVERT）。Ruysscher 等（2000）指出，期待更多的临床数据证明选择性淋巴结照射不太适合应用于局限期的 SCLC。复旦大学研究纳入 108 例局限期 SCLC 患者，给予化疗联合累及野照射，随访 21 个月发现区域外淋巴结转移率（不包括累及野内复发及远处转移）为 4.6%，均为同侧锁骨上淋巴结区域，其中有 4 例患者锁骨上淋巴结转移的同时伴有远处转移，该研究进一步表明选择性淋巴结照射导致的区域外淋巴结转移率很低，累及野照射是切实可行的。Reymen 等（2013）收集 119 例Ⅰ～Ⅲ期 SCLC 患者以预先的 PET-CT 扫描为基础勾画靶区，只有 2 例（1.7%）患者发生了区域外淋巴结转移。

　　北京大学肿瘤医院（2015）一项回顾性分析研究证实常规组（GTV+8 mm 为 CTV，然后考虑 ITV 和 PTV）和省略 CTV 组（GTV 基础上考虑 ITV 和 PTV）总生存率、无进展生存率及局部无复发生存率无明显差异，结论提出在应用 IMRT 放疗时，靶区勾画省略 CTV 是可行的。

　　注：PTV，计划靶体积；GTV，肿瘤靶体积
　　　　ITV，照射靶体积；CTV，临床靶体积

八、脑预防照射

　　同步放化疗或序贯放化疗后 50% ～ 85% 的患者达到完全或大部分缓解，胸内复发明显减少，脑转移逐渐成为肿瘤的主要失败模式。初诊时约 10% 患者伴有脑转移，但在随后的 2 年内 50% 以上的患者会出现脑转移。有随机研究

显示脑预防放疗可以有效降低脑转移的发生率（Auperin et al，1999），但大多数研究没有有力的证据显示生存获益（Arriagada et al，1995）。

一项meta分析（Auperin et al，1999）纳入了7项前瞻性随机研究，共987例SCLC患者，其中461例进入观察组，526例（62例广泛期，314例局限期）接受脑预防放疗，放疗方案采用24～－40 Gy/8-～20 f，结果显示PCI能显著提高患者生存率，3年生存率绝对获益率5.4%（15.3%升高至20.7%），3年脑转移累积发生率下降25.3%（58.6%降至33.3%），副作用轻微，仅2例患者出现神经精神症状。检索SEER数据库发现，对7995例局限期SCLC患者回顾性分析研究，670例行脑预防放疗，中位随访13个月，接受脑预防放疗患者的2、5、10年OS分别为42%、19%、9%，而未接受脑预防放疗患者的2、5、10年OS分别为23%、11%、6%，两组间有显著性差异（P均<0.001）。接受脑预防放疗患者的2、5、10年疾病相关生存率分别为45%、27%、17%，而未接受脑预防放疗患者的2、5、10年疾病相关生存率分别为28%、15%、11%（P均<0.001）。因此，认为脑预防放疗可以显著改善患者总生存和疾病相关生存（Patel et al，2009）。

因此，对于局限期小细胞肺癌如果前期治疗达到完全缓解或大部分缓解的患者，推荐脑预防放疗。

由于全脑预防放疗可能会引起晚期神经相关损伤，有相关研究认为单次剂量超过3 Gy或者预防放疗同步化疗时会增加神经损伤（Le Pechoux et al，2011）。因此，对于一般状况差（如PS3-4）或认知功能缺陷的患者不建议行脑部预防放疗。美金刚是一种N-甲基-D-天冬氨酸受体拮抗剂，可以延缓全脑放疗患者认知功能缺陷的发生，Brown等将全脑放疗的患者随机分为两组，一组放疗期间给予美金刚，另一组放疗期间给予安慰剂，研究发现放疗期间及放疗结束1月两组的3、4级毒性反应相似，但放疗结束6月时美金刚组延迟回忆衰退相对较少（$P=.059$），但没有达到统计学差异，美金刚组出现认知能力下降间隔时间更长（$P=0.01$），6月时认知功能缺陷发生率两组分别为53.8%和

64.9%，美金刚组在2个月、4个月时的执行能力和执行速度显著好于对照组。研究认为美金刚安全可靠，能延缓PCI患者认知功能缺陷的发生（Brown，et al，2013）。因此，脑部预防时可考虑使用美金刚减轻晚期放疗副作用。

PCI常用分割模式为全脑25 Gy/10 f（2.5 Gy/1f）或者44 Gy/22 f，高剂量（如44 Gy/22 f）与低剂量（25 Gy/10 f）相比，患者的预防效果相似，但毒性略增加（Slotman et al，2007）。脑部预防放疗常见的急性毒性反应包括疲劳、头痛、恶心、呕吐等（Wolfson et al，2011）。

（于会明）

参考文献

An C，Jing W，Zhang Y，et al. Thoracic radiation therapy could give survival benefit to elderly patients with extensive-stage small-cell lung cancer.Future Oncol，2017，13（13）：1149-1158.

Ardizzoni A. Platinum-etoposide chemotherapy in elderly patients with small-cell lung cancer：results of a randomized multicenter phase Ⅱ study assessing attenuate-dose or full dose with lenograstim prophylaxis a forza operativa nazionale itlliana carcinoma polmonare and gruppo studio tumori polmonari veneto study.J Clin Oncol，2005，23（3）：569-575.

Arriagada R. Prophylactic cranial irradiation for patients with small-cell lung cancer in complete remission. J Natl Cancer Inst，1995，87（3）：183-190.

Atagi，Shinji，Kawahara，et al. Thoracic radiotherapy with or without daily low-dose carboplatin in elderly patients with small-cell lung cancer：a randomised，controlled，phase 3 trial by the Japan Clinical Oncology Group（JCOG0301）. Lancet Oncology，2012，13（7）：671-678.

Auperin A. Prophylactic cranial irradiation for patients with small-cell lung cancer in complete remission. Prophylactic Cranial Irradiation

Overview Collaborative Group. N Engl J Med, 1999, 341（7）: 476-484.

Bogart JA. 70 Gy thoracic radiotherapy is feasible concurrent with chemotherapy for limited-stage small-cell lung cancer: analysis of Cancer and Leukemia Group B study 39808. Int J Radiat Oncol Biol Phys, 2004, 59（2）: 460-468.

Brown PD. Memantine for the prevention of cognitive dysfunction in patients receiving whole-brain radiotherapy: a randomized, double-blind, placebo-controlled trial. Neuro Oncol, 2013, 15（10）: 1429-1437.

Chen G, MARX A, Wen HC, et al. New WHO histologic classification predicts prognosis of thymic epithelial tumors: a clinicopathologic study of 200 thymoma cases from China.Cancer, 2002, 95: 420-429.

De Ruysscher D, Paris E, Le Pechoux.A meta-analysis of randomised trials using individual patient data on the timing of chest radiotherapy in patients with limited stage small cell lung cancer.J Thoracic Oncology, 2011, 6: S641-S642.

De Ruysscher D, Pijls-Johannesma M, Bentzen SM, et al. Time between the first day of chemotherapy and the last day of chest radiation is the most important predictor of survival in limited-disease small-cell lung cancer. J Clin Oncol, 2006, 24（7）: 1057-1063.

De Ruysscher D, Van Steenkiste J. Chest radiotherapy in limited small cell luney cancer: faets, questions, prospects. Radiother Oncol, 2000, 55: 1-9.

Foster NR. Prognostic factors differ by tumor stage for small cell lung cancer: a pooled analysis of North Central Cancer Treatment Group trials. Cancer, 2009, 115（12）: 2721-2731.

Fried DB. Systematic review evaluating the timing of thoracic radiation therapy in combined modality therapy for limited-stage small-cell lung cancer. J Clin Oncol, 2004, 22（23）: 4837-4845.

Goto K, Ohe Y, Shibata T, et al. Combined chemotherapy with cisplatin, etoposide, and irinotecan versus topotecan alone as second-line treatment for patients with sensitive relapsed small-cell lung cancer（JCOG0605）: a multicentre, open-label, randomised phase 3 trial.Lancet Oncol, 2016, 17（8）: 1147-1157.

Govindan R. Changing epidemiology of small-cell lung cancer in the United States over the last 30 years: analysis of the surveillance, epidemiologic, and end results database. J Clin Oncol, 2006, 24（28）: 4539-4544.

Gridelli C, Casaluce F, Sgambato A, et al. Role of Chemoradiotherapy in Elderly Patients With Limited-Stage Small-Cell Lung Cancer. J Clin Oncol, 2015, 33: 4240-4246.

Gridelli C. Treatment of limited-stage small cell lung cancer in the elderly, chemotherapy vs. sequential chemoradiotherapy vs. concurrent chemoradiotherapy: that's the question. Transl Lung Cancer Res, 2016, 5（2）: 150-154.

Hata A, Katakami N, Hattori Y, et al. Pemetrexed monotherapy for chemo-naïve elderly（aged ≥ 80）patients with non-squamous non-small cell lung cancer: results from combined analysis of two single arm phase Ⅱ studies（HANSHIN002 and 003）.Cancer Chemother Pharmacol, 2017, 79（4）: 689-695.

Igawa S, Shirasawa M, Fukui T, et al. Efficacy of Platinum-Based Chemotherapy for Relapsed Small-Cell Lung Cancer after Amrubicin Monotherapy in Elderly Patients and Patients with Poor Performance Status. Oncology, 2018a, 94（4）: 207-214.

Igawa S, Shirasawa M, Ozawa T, et al. Comparison of carboplatin plus etoposide with amrubicin monotherapy for extensive-disease small cell lung cancer in the elderly and patients with poor performance status. Thorac Cancer, 2018b, 9（8）: 967-973.

Imai H, Sugiyama T, Tamura T, et al. A retrospective study of amrubicin monotherapy for the treatment of relapsed small cell lung cancer in elderly patients. Cancer Chemother Pharmacol, 2017, 80（3）: 615-622.

Jackson MW, Palma DA, Camidge DR, et al. The Impact of Postoperative Radiotherapy for Thymoma and Thymic Carcinoma J Thorac Oncol, 2017, 12 (4): 734-744.

Jean-Pierre Pignon, Rodrigo Arriagada, Daniel C. Ihde et al. A Meta-Analysis of Thoracic Radiotherapy for Small-Cell Lung Cancer. N Engl J Med, 1992, 327: 1618-1624.

Jeremic B. Role of radiation therapy in the combined-modality treatment of patients with extensive disease small-cell lung cancer: A randomized study. J Clin Oncol, 1999, 17 (7): 2092-2099.

Jett JR, et al.Treatment of small cell lung cancer: Diagnosis and management of lung cancer, 3rd ed: American College of Chest Physicians evidence-based clinical practice guidelines. Chest, 2013, 143 (5 Suppl): e400S-e419S

JF Regnard, P Magdeleinat, C Dromer, et al. Prognostic factors and long-term results after thymoma resection: A series of 307 patients, J Thoracic and Cardiovascular Surgery, 1996, 112 (2): 336-384.

Kalemkerian GP. Advances in the treatment of small-cell lung cancer. Semin Respir Crit Care Med, 2011, 32 (1): 94-101.

Kuo YH, Lin ZZ, Yang YY, et al. Survival of patients with small cell lung carcinoma in Taiwan. Oncology, 2012, 82 (1): 19-24.

Le Pechoux C. Clinical neurological outcome and quality of life among patients with limited small-cell cancer treated with two different doses of prophylactic cranial irradiation in the intergroup phase III trial (PCI99-01, EORTC 22003-08004, RTOG 0212 and IFCT 99-01). Ann Oncol, 2011, 22 (5): 1154-1163.

Li J, Chen P, Dai CH, et al. Outcome and treatment in elderly patients with small cell lung cancer: a retrospective study.Geriatr Gerontol Int, 2009, 9 (2): 172-182.

Liang X, Yu H, Yu R, et al. Efficacy of the Smaller targent volume for stage III non-small cell lung cancer treated with intensity-modulated radiotherapy. Mol clin Oneol, 2015, 3 (5): 1172-1176.

Li-Ming X, Zhao LJ, Simone CB 2nd, et al. Receipt of thoracic radiation therapy and radiotherapy dose are correlated with outcomes in a retrospective study of three hundred and six patients with extensive stage small-cell lung cancer. Radiother Oncol, 2017, 125 (2): 331-337.

Luo J, Xu L, Zhao L, et al. Timing of thoracic radiotherapy in the treatment of extensive-stage small-cell lung cancer: important or not?Radiat Oncol, 2017, 12 (1): 42.

Miller KL. Routine use of approximately 60 Gy once-daily thoracic irradiation for patients with limited-stage small-cell lung cancer. Int J Radiat Oncol Biol Phys, 2003, 56 (2): 355-359.

Misumi Y, Okamoto H, Sasaki J, et al. Phase I / II study of induction chemotherapy using carboplatin plus irinotecan and sequential thoracic radiotherapy (TRT) for elderly patients with limited-disease small-cell lung cancer (LD-SCLC): TORG 0604. BMC Cancer,2017,17(1): 377.

Mitsugu Omasa, Hiroshi Date, Takashi Sozu, et al. Postoperative Radiotherapy Is Effective for Thymic Carcinoma but Not for Thymoma in Stage II and III Thymic Epithelial Tumors: The Japanese Association for Research on the Thymus Database Study. Cancer, 2015, 1008-1016.

Murray N. Importance of timing for thoracic irradiation in the combined modality treatment of limited-stage small-cell lung cancer. The National Cancer Institute of Canada Clinical Trials Group. J Clin Oncol, 1993, 11 (2): 336-344.

Pallis AG, Shepherd FA, Lacombe D, et al. Treatment of small-cell lung cancer in elderly patients.Cancer, 2010, 116 (5): 1192-1200.

Palma DA, Warner A, Louie AV, et al. Thoracic Radiotherapy for Extensive Stage Small-Cell Lung Cancer: A Meta-Analysis. Clin Lung Cancer, 2016, 17 (4): 239-244.

Palma DA. Thoracic Radiotherapy for Extensive Stage Small-Cell Lung Cancer：A Meta-Analysis. Clin Lung Cancer，2016，17（4）：239-244.

Patel S，Macdonald OK，Suntharalingam M. Evaluation of the use of prophylactic cranial irradiation in small cell lung cancer. Cancer，2009，115（4）：842-850.

Pesch B，Kendzia B，Gustavsson P，et al

Pesch B. Cigarette smoking and lung cancer--relative risk estimates for the major histological types from a pooled analysis of case-control studies. Int J Cancer，2012，131（5）：1210-1219.

Powell HA，Tata LJ，Baldwin DR，et al. Treatment decisions and survival for people with small-cell lung cancer.Br J Cancer，2014，110（4）：908-915.

Quintanilla Martinez L，Wilkins EJ，Choi N，et al. histologic subclassidication is an independent prognostic factor. Cancer，1994，74：606-617.

Ramaswamy Govindan，Nathan Page，Daniel Morgensztern et al.

Reymen B，van Loon J，van Baardwijk A，et al. P0-0680：Diagnostic delay is an independant prognostic factor in patients treated for stage Ⅰ～Ⅲ small cell lung cancer. Radiotherapy and Oneoloyy，2013：S261.

Roof KS，et al，Radiation dose escalation in limited-stage small-cell lung cancer. Int J Radiat Oncol Biol Phys，2003，57（3）：701-708.

Salama JK，Pang H，Bogart JA，et al. Predictors of pulmonary toxicity in limited stage small cell lung cancer patients treated with induction chemotherapy followed by concurrent platinum-based chemotherapy and 70 Gy daily radiotherapy：CALGB 30904. Lung Cancer，2013，82：436-440.

Schild SE. Long-term results of a phase Ⅲ trial comparing once-daily radiotherapy with twice-daily radiotherapy in limited-stage small-cell lung cancer. Int J Radiat Oncol Biol Phys，2004，59（4）：943-951.

Slotman B. Prophylactic cranial irradiation in extensive small-cell lung cancer. N Engl J Med，2007，357（7）：664-672.

Slotman BJ，van Tinteren H，Praag JO，et al. Use of thoracic radiotherapy for extensive stage small-cell lung cancer：a phase 3 randomised controlled trial. Lancet，2015，385（9962）：36-42.

Sun JM，Ahn YC，Choi EK，et al. Phase Ⅲ trial of concurrent thoracic radiotherapy with either first- or third-cycle chemotherapy for limited-disease small-cell lung cancer.Ann Oncol，2013，24（8）：2088-2092.

Takada M. Phase Ⅲ study of concurrent versus sequential thoracic radiotherapy in combination with cisplatin and etoposide for limited-stage small-cell lung cancer：results of the Japan Clinical Oncology Group Study 9104. J Clin Oncol，2002，20（14）：3054-3060.

Turrisi AT，3rd. Twice-daily compared with once-daily thoracic radiotherapy in limited small-cell lung cancer treated concurrently with cisplatin and etoposide. N Engl J Med，1999，340（4）：265-271.

Wolfson AH. Primary analysis of a phase Ⅱ randomized trial Radiation Therapy Oncology Group（RTOG）0212：impact of different total doses and schedules of prophylactic cranial irradiation on chronic neurotoxicity and quality of life for patients with limited-disease small-cell lung cancer. Int J Radiat Oncol Biol Phys，2011，81（1）：77-84.

Yu JB. Surveillance epidemiology and end results evaluation of the role of surgery for stage I small cell lung cancer. J Thorac Oncol，2010，5（2）：p 215-219.

Yuen AR，Zou G，Turrisi AT，et al. Similar outcome of elderly patients in intergroup trial 0096：Cisplatin，etoposide，and thoracic radiotherapy administered once or twice daily in limited stage small cell lung carcinoma. Cancer，2000，89（9）：1953-1960.

Zhao Y，Shi J，Fan L，et al. Surgical treatment

of thymoma：an 11-year experience with 761 patients.Eur J Cardiothorac Surg，2016，49（4）：1144-1149.

第三节　广泛期小细胞肺癌放化疗规范和治疗特点

随着生活水平提高，人类预计寿命越来越长，老年肺癌患者的比例逐渐增高，根据 Surveillance、Epidemiology、End Results（SEER）的注册数据，在小细胞肺癌中，大约 50% 以上的患者在确诊时年龄超过 65 岁，30% 以上的患者在确诊时年龄超过 70 岁，约 10% 患者确诊时年龄超过 80 岁（Owonikoko et al，2007）。正因如此，小细胞肺癌同许多恶性肿瘤一样已成为威胁老年人健康的一大难题。目前研究（Balducci et al，2000）显示老年小细胞肺癌的总缓解率（overall response rate，ORR）55% ~ 80%。总生存（overall survival，OS）局限期（limited disease，LD）和广泛期（extensive disease，ED）分别为 8 ~ 16 个月和 5 ~ 14 个月。

一、老年小细胞肺癌患者化疗的重要性

多药联合化疗是小细胞肺癌治疗的一个里程碑，LD-SCLC（局限期小细胞肺癌）和 ED-SCLC（广泛期小细胞肺癌）的总有效率分别为 80% ~ 95% 和 60% ~ 80%（Zochbauer et al，1999）。尤其在 ED-SCLC 的治疗中，联合化疗是治疗的基础。

过去许多临床医生认为老年人的脏器功能较差，多数合并有其他疾病，预计生存期较短以及对全身化疗的耐受性差等，使得多数老年小细胞肺癌患者失去全身化疗的机会。但 1996 年就有多篇回顾性的研究数据发表，证明了老年小细胞肺癌患者也可以从全身化疗中获益（Dajczman et al，1996；Siu et al，1996；Nou et al，1996）。研究中将小细胞肺癌患者分为 ≥ 70 岁和 < 70 岁的两组，两组均接受了全身化疗，两组的总有效率和 5 年生存率相似，但 ≥ 70 岁组患者接受化疗药物的剂量相对较小，出现的副作用较多（表8-3-1）。Ueda 等回顾性分析了 10 例 80 岁以上小

细胞肺癌患者，6 例给予卡铂联合依托泊苷方案静脉化疗，2 例给予口服依托泊苷化疗，另外 2 例患者未进行全身化疗（Ueda et al，2002）。结果化疗组 8 例患者的中位生存期为 281 天，其中局限期患者为 358.5 天，广泛期患者为 188 天；而未化疗的 2 例患者在第 60 天时全部死亡。毒性反应方面，口服依托泊苷组没有 3 度及以上的毒性反应出现，联合化疗组 6 例患者中有 3 例出现 3-4 度毒性反应，除 1 例患者死于败血症外，另外 2 例患者均从毒性反应中恢复。进一步分析表明化疗组 5 例患者一般情况改善，8 例患者在接受化疗后肿瘤相关的症状减轻 1 ~ 11 个月。上述研究提示：老年小细胞肺癌患者，包括 80 岁以上高龄患者，接受全身化疗可延长生存期，提高生活质量。

表8-3-1　年龄 ≥ 70 岁和 < 70 岁的两组SCLC患者的疗效比较

	Dajczman[a]	Siu[b]	Nou[c]
入组例数	312	608	345
≥ 70 岁患者的例数	81	88	110
缓解率和 5 年生存率	两组数据相似	两组数据相似	两组数据相似
化疗相关主要毒性的发生率	≥ 70 岁组更高	两组数据相似	≥ 70 岁组更高

a：Dajczman E，1996
b：Siu LL，1996
c：Nou E，1996

西班牙 Spanish Lung Cancer Group（SLCG）曾进行过一项标准剂量依托泊苷联合顺铂对比高剂量表柔比星联合顺铂治疗小细胞肺癌的 Ⅲ 期临床研究（Artal et al，2004），2009 年 Lung Cancer 发表了该研究中 70 岁以上患者的化疗相关疗效与毒性的回顾性分析结果（Safont et al，2009）。研究入组了 338 位年龄 < 70 岁的患者和 64 位年龄 ≥ 70 岁的患者，总的化疗有效率（objective responses）两组相似，局限期的非老年组（< 70 岁）疾病进展时间（time to progression，TTP）比老年组（≥ 70 岁）更长（36 周 vs. 32 周；$P = 0.004$），总生存期（OS）也相对延长（47 周 vs. 42 周；$P = 0.005$），但在

广泛期的非老年组与老年组的 TTP 与 OS 相似；而化疗毒性反应方面，除了广泛期老年组的粒细胞减少性发热的发生率更高（< 70 岁 vs. ≥ 70 岁：4.6% vs. 8.8%；$P = 0.01$）外，其他毒性反应的发生率两组没有明显差异。这项回顾研究还发现：局限期小细胞肺癌的老年组接受的顺铂累积剂量低于非老年组（401 mg/m^2 vs. 508 mg/m^2，$P = 0.01$），但似乎也正因如此，这组老年患者更少发生治疗延迟（10 天 vs. 15 天，$P = 0.05$）。所以该研究的作者认为：年龄可能不是小细胞肺癌患者生存期的预测因素，高龄只是和更多的化疗减量事件相关。2015 年中国学者发表了中国老年小细胞肺癌患者的相关回顾性研究结果（Sujing et al，2015）。研究纳入 2004 年到 2012 年间 247 例年龄 ≥ 65 岁的老年小细胞肺癌患者，中位年龄 70.7 岁（65 ~ 83 岁），中位随访时间：22.0 个月。这项回顾性研究结果显示：局限期老年小细胞肺癌的中位生存期为 22 个月，2 年生存率为 45.0%，3 年生存率为 30.5%。广泛期患者的数据分别 13.4 个月，26.5% 和 13.7%；接受化疗周期 ≥ 4 的患者的中位生存期、2 年及 3 年生存率为：20.7 个月、45.1% 和 29.2%，与之对比的是接受化疗周期 < 4 的患者的中位生存期、2 年及 3 年生存率分别为 11.0 个月、13.5% 和 4.5%；进一步多变量分析发现：广泛期（HR = 3.034，$P < 0.001$）和化疗少于 4 周期（HR = 0.486，$P = 0.003$）是老年小细胞肺癌患者生存期短的独立预后因素，而对于广泛期的老年患者来说，化疗 ≥ 4 周期是生存期的独立预后因素（HR = 0.529，$P = 0.016$）；与上述西班牙的研究结论相似，在我国进行的这项回顾性研究也认为年龄在老年小细胞肺癌患者中并未发现有明确的预后作用。

二、老年广泛期小细胞肺癌的放化疗规范

（一）一线 / 初始化疗方案的选择

NCCN（National Comprehensive Cancer Network）指南推荐体能状态评分（Performance status，PS）为 0-2 的广泛期小细胞肺癌接受一线 / 初始全身化疗；如 PS 评分为 > 2 则需要评价患者体能状态差是否是小细胞肺癌的相关症状

导致，鉴于小细胞肺癌是化疗敏感肿瘤，所以对于小细胞肺癌相关症状导致的 PS > 2 的患者也推荐进行一线 / 初始全身化疗；对于非肿瘤导致 PS > 2 的广泛期小细胞肺癌患者则推荐最佳的个体化支持治疗。而老年患者在治疗期间可能会发生较为频繁的骨髓抑制、乏力及器官储备功能减低的情况，因此在全身化疗开始前应对其进行全面的体能营养状态、心肺功能、骨髓功能、肝肾功能等的评价，对其所患合并症进行合理控制，并密切监护其治疗过程，以避免过度风险的发生。

顺铂（Cisplatin）联合依托泊苷（Etoposide，VP16）的两药方案可以说是小细胞肺癌中最为常用的化疗方案。为了进一步增加疗效，研究者曾尝试了诸多调整，如增加一种化疗药物的三药方案，或是使用更高的化疗剂量，或是改变化疗周期和化疗疗程，或使用其他的化疗方案，但这些研究努力都没有获得期待中更好的效果（Jackman et al，2005；Berghmans et al，2017；Jalal et al，2017；Zhou et al，2013）。

由于老年患者的特殊性，临床上对于老年广泛期小细胞肺癌患者的化疗方案选择常有不同的观点，通常根据以下三种策略制定化疗方案：①应用于指南推荐的常规化疗方案；②减少化疗药物或降低化疗剂量的减毒化疗（Attenuated chemotherapy）方案；③针对老年患者设计耐受性好且有效的化疗方案。

2006 年 HANNA 等发表了北美和澳大利亚伊立替康联合铂类（IP 方案）对比依托泊苷联合铂类（EP 方案）治疗广泛期小细胞肺癌的随机研究结果（Hanna et al，2006），331 例患者按照 2 : 1 的比例随机接受 IP 方案或者 EP 方案化疗，结果：两组患者的客观反应率（objective response rate，ORR）和总生存期（overall survival OS）均无显著性差异。Lara 等在 2009 年发表了 SWOG S0124 研究的结果（LARA et al，2009）。该研究完全重复日本的 JCOG9511 的研究设计，共计 671 例患者入组，接受伊立替康联合顺铂的 IP 方案化疗组和接受依托泊苷联合顺铂的 EP 方案化疗组在 ORR、中位生存期（median survival time，MST）和 OS 方面均没有显著性差异。这一结果不同于 JCOG9511 研究所显示的亚裔人

群中伊立替康联合顺铂的 IP 方案在 ORR 和 OS 方面优于依托泊苷联合顺铂的 EP 方案的结果（Noda et al，2002）。这两项研究纳入患者的最大年龄都达到了 83 岁，显示了伊立替康联合铂类的方案在老年广泛期小细胞肺癌治疗中可能获益，但遗憾的是上述研究均未对入组患者中年龄 > 70 岁的老年人群的例数及疗效进行细节报告和分析。

法国学者 Larive 等在 2002 年发表一项依托泊苷联合卡铂方案（EC 方案）治疗老年广泛期小细胞肺癌的研究（Larive et al，2002），采用依托泊苷 100 mg/m^2 连续 5 天加卡铂 AUC 5 第 1 天化疗，每 28 天为 1 周期。该研究共入组 34 例 70 岁以上患者，中位年龄 73.9 岁，EC 方案的 ORR 为 59%，中位生存期时间为 37 周（3 ~ 76 周）。59% 的治疗周期发生了 3 ~ 4 度白细胞减少，15% 的治疗周期发生了粒细胞缺乏性发热，其中 3 例（9%）患者死于败血症；21% 患者发生 4 度血小板减少，非血液学毒性反应少见。Satoh 等学者也报道 28 例 70 岁以上小细胞肺癌患者接受卡铂和依托泊苷静脉注射方案治疗的研究结果（Satoh et al，2003），其有效率及化疗毒性反应方面与 Larive 等的研究类似，3 ~ 4 度中性粒细胞减少和血小板减少的发生率分别为 14.3% 和 21.4%。两项研究均考虑了老年患者肾功能降低的情况，采用的卡铂剂量参考了之前的研究结果（Okamoto et al，1999；Matsui et al，2001），将卡铂剂量定为 AUC5，而不是 6。研究作者认为：研究采用的方案已接近非老年方案，疗效尚可，但化疗相关毒性反应的发生率也较高，显示老年患者的化疗耐受性较差。在 2016 年发表的一项针对老年小细胞肺癌患者的大规模回顾性研究中，Hatfield 等通过对美国

SEER 数据库中 1995 到 2009 年间超过 69 岁的 831 例接受依托泊苷联合顺铂方案（EP 方案）和 2846 例接受依托泊苷联合卡铂方案（EC 方案）的广泛期小细胞肺癌患者进行 2：1 区间配对分析，一共纳入 778 例 EP 方案和 1502 例 EC 方案老年患者（Hatfield et al，2016）。发现 2 组间生存数据相似，EP 方案和 EC 方案组的总生存期（OS）分别是 35.7 周和 35.9 周，6 个月的生存率分别为 35% 和 34%。EC 方案组的患者治疗后住院比例较 EP 方案组更低（80% vs. 86%，$P < 0.001$）。根据上述研究结果，老年小细胞肺癌患者在顺铂使用有禁忌的情况下，采用卡铂代替顺铂与依托泊苷联合的化疗方案是可行的，但需注意卡铂所带来的较强的血液学毒性反应，化疗期间应加强监测，及时给予相应的支持治疗。

考虑到经典的依托泊苷与铂类联合两药方案可能出现较高的化疗相关毒性反应发生率，有学者提出采用单药化疗方案以期提高老年患者的治疗耐受性。而报告的 5 项相关 II 期临床试验得出的结论并不令人满意，ORR 波动于 22.7% ~ 57% 范围，其中广泛期老年患者的中位生存期为 6.5 ~ 9 个月（表 8-3-2）（Gatzmeier et al，1991；Smit et al，1991；Quoix et al，1991；Tummarello et al，1992；Cascinu et al，1997）。Girling 比较了连续口服依托泊苷单药（100 mg/d）10 天与多药联合化疗（依托泊苷 + 长春新碱 / 环磷酰胺 + 长春新碱 + 多柔比星）在老年小细胞肺癌患者中的疗效，结果该研究由于依托泊苷单药组有效率较低而提前终止（Girling et al，1996）。Souhami 等进行的临床试验得出的结论与 Girling 试验结论相似（表 8-3-3）（Souhami et al，1997）。

2013 年韩国学者曾尝试将 Belotecan 单药

表8-3-2　老年（大于70岁）SCLC患者单药化疗的II期临床试验

研究者	化疗方案	入组例数	缓解率（%）	中位生存期（月）
Gatzmeier（1991）	依托泊苷胶囊	55	56	局限期 7.5，广泛期 6.5
Smit（1991）	依托泊苷胶囊	28	53	8
Quoix（1991）	表柔比星	38	57	—
Tummarello（1992）	Teniposide	24	局限期：62，广泛期：45	局限期 10，广泛期 9
Cascinu（1997）	Teniposide	22	22.7	—

表8-3-3　老年SCLC患者VP-16单药化疗与多药联合化疗的Ⅲ期临床试验

研究者	Girling（1996）Souhami（1997）			
化疗方案	VP-16，口服	EV/CAV	VP-16，口服	PE/CAV
入组例数	171	168	75	80
缓解率（%）	45　51	32.9	46.3	
中位生存期	130 天	183 天	4.8 个月	5.9 个月
1 年生存率（%）	11　13	9.8	19.3	
Ⅲ / Ⅳ度恶心 / 呕吐	-	-	2	14
Ⅲ / Ⅳ度感染	-	-	4	5
≥Ⅱ度血液学毒性	29%	21%	-	-
症状缓解率	41%	46%	-	-

E，VP-16；V，长春新碱；C，环磷酰胺；A，多柔比星；P，卡铂

用于老年（年龄 ≥ 65 岁）小细胞肺癌初治患者的一线化疗（Chang et al，2013）。Belotecan 是一种新的喜树碱类似物，主要通过抑制拓扑异构酶 I 来发挥抑制肿瘤生长的作用。研究共入组 26 名年龄 ≥ 65 岁的初治广泛期小细胞肺癌患者，研究结果显示新药的 ORR 和疾病控制率（disease control rate，DCR）分别是 35% 和 54 %，26 名受试者的中位生存期和中位进展时间分别是 6.4 个月和 2.8 个月；相比于不理想的疗效，Belotecan 的血液学毒性同样无法让人忽视，80.8% 的患者出现了 3 ~ 4 度中性粒细胞减少，15.3% 的患者出现了 3 ~ 4 度血小板减少。尽管研究者认为单药 Belotecan 方案有效、可耐受，可作为依托泊苷联合铂类方案的替代者，但其过高的血液学毒性发生率，使得后续很少再有学者在老年患者中使用该药。2014 年日本学者也完成了另一种单药尝试，同样是针对广泛期的老年小细胞肺癌患者（≥ 70 岁），这是一项氨柔比星单药对比依托泊苷联合卡铂方案（EC 方案）的随机Ⅲ期研究（Ikuo et al，2014），预计入组 130 例年龄 ≥ 70 岁的初治广泛期小细胞肺癌患者，1∶1 随机分入单药化疗和联合化疗组，单药化疗组接受氨柔比星（70 ~ 74 岁剂量：40 ~ 45 mg/m²；≥ 75 岁剂量：40 mg/m²）静点第 1 ~ 3 天，每 3 周为 1 周期，共 4 ~ 6 周期；联合化疗组接受卡铂（AUC 5）静点第 1 天 + 依托泊苷（80 mg/m²）静点第 1 ~ 3 天，每 3 周为 1 周期，共 4 ~ 6 周

期。然而该项研究因氨柔比星单药组出现了 3 例治疗相关性死亡而提前终止，最终只入组了 62 例患者，疗效分析显示：两组的生存期（OS）、客观反应率（Objective response rate）没有显著性差异，分别为 10.9 个月 vs 11.3 个月（$P = 0.7353$）和 74.2%（23/31）vs. 60.0%（18/30）。而毒性反应方面，氨柔比星单药组中 3 度及以上的粒细胞减少性发热和间质性肺病的发生率明显高于 EC 方案组（34.4% vs. 3.3% 和 12.5% vs. 0%）。据此，研究者的结论是：氨柔比星单药在 40 ~ 45 mg/m² 剂量条件下对广泛期老年小细胞肺癌患者来说是毒性反应不可耐受的方案。

上述研究可以看出：有些单药化学治疗老年小细胞肺癌的疗效明显低于联合化疗，而某些化疗药物的毒性则无法达到老年患者安全可耐受的要求，因此对于没有联合化疗禁忌的老年患者单药化疗不应成为其初始治疗的选择。

在老年患者中使用非铂联合化疗方案替代毒副反应比较重的含铂方案也曾经是学者们的另一个研究热点，Hainsworth 等和 Bonn 等都发表过使用非铂联合化疗方案（多西他赛联合吉西他滨或长春地辛联合依托泊苷）治疗老年广泛期小细胞肺癌的研究结果（Hainsworth et al，2004；Bonn et al，2005）。两项研究表明：尽管老年患者对非铂联合化疗方案的耐受性都很好，但研究所选方案的疗效却不尽如人意，而且缺乏相应的与含铂方案对比的数据（表 8-3-4）。因此目前还

表8-3-4 非铂联合化疗方案治疗老年广泛期小细胞肺癌的临床试验

入组年龄（岁）入组例数		化疗方案	缓解率	中位生存期
Hainsworth（2004）> 65	40	多西他赛 + 吉西他滨：23%		4个月
Bonn（2005）> 60	41	长春地辛 + 依托泊苷：43.9%		9.3个月

没有指南推荐老年小细胞肺癌患者使用非铂联合化疗方案。

以前的基础研究发现小细胞肺癌的免疫微环境似乎与其他实体肿瘤不同，小细胞肺癌的瘤肿中很少有淋巴细胞浸润，而且肿瘤细胞的免疫检查点蛋白程序性细胞死亡1配体（Immune-checkpoint protein programmed cell death 1 ligand 1，PD L1）的表达也是低水平的。但同时小细胞肺癌又是基因突变负荷很高的肿瘤，目前的免疫检查点阻断治疗已证实了对小细胞肺癌也有抗肿瘤活性，而且这种抗瘤作用不依赖于PD-L1的表达状态。IMpower133是一项全球、双盲、随机、安慰剂对照的I/III期研究，旨在评估阿特珠单抗（Atezolizumab）联合依托泊苷/卡铂方案治疗初治广泛期小细胞肺癌的有效性和安全性，2018年新英格兰医学杂志上报道了IMpower133的研究结果（Leora et al，2018），近30年来第一次证明在广泛期小细胞肺癌的标准一线化疗基础上，加入PD-L1抑制剂相比单用化疗能改善患者预后。正是这一研究结果促使阿特珠单抗联合化疗成为2019年第1版NCCN指南的广泛期小细胞肺癌的一线治疗首选推荐方案之一。IMpower133研究共纳入403例初治的广泛期小细胞肺癌患者，按1∶1随机接受阿特珠单抗（Atezolizumab 1200mg，每3周一次）联合依托泊苷/卡铂或安慰剂联合依托泊苷/卡铂的治疗，4周期后序贯阿特珠单抗（Atezolizumab）或安慰剂治疗，直至疾病进展或无临床获益。经过13.9个月的中位随访期后，阿特珠单抗（Atezolizumab）联合化疗组的中位OS达到12.3个月（95% CI：10.8 ~ 15.9），而相对的安慰剂联合化疗组的中位OS为10.3个月（95% CI：9.3 ~ 11.3），免疫联合化疗组的死亡风险降低了30%（HR = 0.70；95% CI：0.54 ~ 0.91；$P = 0.0069$），1年生存率在两组分别为51.7%和38.2%。阿特珠单抗联合化疗组与对照组的中位无进展生存期（Progression free survival，PFS）分别为5.2个月（95% CI：4.4 ~ 5.6）和4.3个月（95% CI：4.2 ~ 4.5），疾病进展风险下降超过20%（HR = 0.77；95% CI：0.62 ~ 0.96；$P = 0.017$），1年PFS提高一倍以上（12.6% vs. 5.4%）。这一研究中接受阿特珠单抗联合依托泊苷 + 卡铂方案的受试者年龄范围是28 ~ 90岁，中位年龄是64岁，纳入研究的≥65岁的患者共186例约占到了入组总数403例的46%，其中免疫联合化疗组90例，安慰剂 + 化疗组96例。分层分析结果显示，年龄≥65岁的亚组更能从阿特珠单抗联合化疗的方案中获益，而年龄<65岁的患者似乎存在总体生存获益的不平衡。≥65岁的老年患者中，在阿特珠单抗联合化疗组的OS为12.5个月，安慰剂联合化疗组OS为9.6个月（HR = 0.53；95% CI：0.36 ~ 0.77）。作者对这一观察结果未给出生物学方面的解释，需要进一步分析和更多针对老年患者的相关研究来了解是否存在其他因素的影响。

（二）二线/后续化疗方案的选择

尽管小细胞肺癌是化放疗敏感肿瘤，在接受初始治疗时通常有效率很高，但大多数患者会在初始治疗后复发进展（Hurwitz et al，2009），当这些患者接受二线/后续全身治疗时，中位生存期则明显缩短，大多不足半年，且目前尚无标准二线化疗方案。二线全身治疗能给大多数患者带来的大多是姑息减症效果，二线化疗缓解率的高低取决于复发距初始治疗结束的时间长短（Owonikoko et al，2012）。如果这一间隔时间不足3个月，常认为这类患者是难治性或者耐药复发的小细胞肺癌，这时进行二线化疗的有效率仅为10%左右；如果复发时间距初始治疗结束时间超过3个月，常认为这类患者对治疗是敏感的，预期二线化疗缓解率约为25%；如果患者在初始治疗结束后超过6个月才出现复发转移，则认为其对初始治疗方案是敏感的，建议其二线化疗时可再次使用初始方案治疗（Owonikoko et al，2012；Postmus et al，1987；Jett et al，2013）。基于Ⅱ期试验的结果，目前NCCN指南针对初始治疗结束后间隔不足6个月复发的患者推荐的后续全身治疗药物包括：拓扑替康、伊立替康、紫杉醇、多西他赛、替莫唑胺、那武利尤单抗+/-伊匹木单抗、长春瑞滨、口服依托泊苷等（Lammers et al，2014；Pietanza et al，2012；Cheng et al，2007）。

但对于初始治疗后复发的老年小细胞肺癌患者，目前尚无证据支持这类患者进行二线/后续化疗能生存获益。在一线/初始治疗失败后，老年患者的体能大部分都会出现明显下降，仅能接受最佳支持治疗。对于少部分PS评分<2的患者，可优先考虑入组临床研究。

（三）新药尝试

1. 免疫治疗目前在小细胞肺癌一线治疗中已崭露头角，在二线/后续治疗等方面的研究也紧锣密鼓的进行中。具体内容详见本书：第八章第四节老年小细胞肺癌的免疫治疗。

2. 靶向治疗已成为非小细胞肺癌治疗中重要的不可或缺的组成部分，有些靶向药物，如表皮生长因子受体-酪氨酸激酶抑制剂（epidermal growth factor receptor-tyrosine kinase inhibitor，EGFR-TKI）、间变性淋巴瘤激酶（anaplasticlymphoma kinase，ALK）抑制剂，在非小细胞肺癌中的运用已非常成熟。但过去十余年间靶向治疗在小细胞肺癌治疗领域一直没有突破性的进展。过去5年间随着对小细胞肺癌基础研究的不断深入，新靶点的靶向药物（如：DNA损伤修复的PARP抑制剂、细胞周期抑制剂、表观遗传和Notch信号通路抑制剂）治疗小细胞肺癌的研究逐渐兴起。考虑到靶向治疗低毒高效的特性非常契合老年患者的治疗需要，这些新药研究都备受关注。

聚ADP核糖聚合酶[Poly（ADP-ribose）polymerase，PARP]在小细胞肺癌细胞中大量表达，其主要参与DNA损伤后的修复过程，临床前研究提示：PARP抑制剂可能通过下调关键的DNA修复步骤来增强化疗疗效（Byers et al，2012）。有了临床前研究数据的支持，PARP抑制剂Talazoparib在小细胞肺癌患者中进行了Ⅰ期临床研究，研究报道的单药缓解率为6%，用药≥16周的临床获益率为26%（Johann et al，2017）。而其他PARP抑制剂Veliparib、Olaparib治疗小细胞肺癌的临床研究也正在进行中。

尽管小细胞肺癌是化疗敏感肿瘤，但过早过快出现获得性耐药是小细胞肺癌初始治疗后复发的重要原因。polycomb group（PcG）蛋白是一组通过染色质修饰调控靶基因的转录抑制子，从生化和功能上它可以分成两个主要的核心蛋白复合体PRC1（polycomb repressive complex 1）和PRC2（polycomb repressive complex 2），PRC2主要通过促进局部组蛋白甲基化来抑制基因表达，而Zeste同源物2的增强子（enhancer of zeste homologue 2，EZH2）是PRC2的亚基，同时也是染色质重塑的调节剂，EZH2的上调可以导致化疗药物的获得性耐药（Gardner et al，2015）。小细胞肺癌中EZH2的突变并不常见，但小细胞肺癌中EZH2的表达水平却高于任何其他恶性肿瘤（Poirier et al，2015），因此多个EZH2抑制剂正在进行临床试验，学者们正在试图通过针对EZH2的靶向治疗减少包括小细胞肺癌在内的多种恶性肿瘤获得性耐药的发生，增强和延长化疗疗效。

Notch是一个调控细胞增殖、分化和凋亡的重要信号通路，几乎涉及所有的组织和器官，Notch信号通路由五个配体（DLL1、DLL3-4、Jagged1-2）、四个Notch受体（Notch1-4）、细胞内效应分子及调节分子等组成（Meier et al，2010）。

Delta样蛋白3（Delta-like protein 3，DLL3）是Notch信号通路上的一种抑制性配体，在健康成年人肺组织和肺鳞癌中基本不表达，但在神经内分泌肿瘤中大量表达，约80%小细胞肺癌的癌细胞表面存在DLL3蛋白过表达的现象，且复发耐药的小细胞肺癌表达比例更高达85%（Saunders et al，2015）。Rovalpituzumab tesirine（Rova-T）是新研发的一种抗DLL3的靶向性单克隆抗体-细胞毒药物偶联物，在临床前和早期开放性ⅠA/ⅠB期临床研究中显示出良好的抗小细胞肺癌活性（Rudin et al，2017；Rossi et al，2017）。2018年ASCO（American Society of Clinical Oncology）年会上发表了TRINITY研究（NCT02674568）的结果，这项Ⅱ期多中心、单臂的研究评估了 Rova-T 在三线治疗复发 / 难治性、DLL3 高表达的小细胞肺癌的疗效，研究共入组 177 例肿瘤细胞表达 DLL3 的小细胞肺癌患者，这些患者既往接受过至少 2 种治疗方案，其中至少 1 种为含铂方案。根据研究者评估，Rova-T 治疗的最佳整体缓解率（best overall response，BOR）为 29%（95% CI：22 ~ 36）。（BOR 定义为在接受任何随后的抗癌治疗之前的任何时间内出现的任何完全缓解（complete response，CR）或部分缓解（partial response，PR）。独立审查委员会（Incident Review Committee，IRC）评估的客观缓解率（ORR）为 16%（95% CI：11 ~ 22），中位缓解持续时间为 4.1 个月（95% CI：3.0 ~ 4.2），中位总生存期为 5.6 个月（95% CI：4.9 ~ 6.8），预计的 1 年总生存率为 17.5%（95% CI：10.8 ~ 5.5）。安全性方面，最常见的治疗相关不良反应（treatment-related adverse events，TRAEs）为乏力（38%）、光敏反应（36%）、胸腔积液（32%）、外周性水肿（31%）、食欲下降（30%）、恶心（26%）。尽管这项 II 期研究结果差强人意，但学者们仍在继续致力于 Rova-T 治疗小细胞细胞肺癌的研究。目前还在进行的 III 期 MERU 研究（NCT03033511）正在探索 Rova-T 作为广泛期小细胞肺癌一线铂类化疗后维持治疗的疗效。另外一项 III 期 TAHOE 研究（NCT03061812）则是比较 Rova-T 与拓扑替康方案，治疗一线含铂方案后首次疾病进展的广泛期、存在 DLL3 高表达的小细胞肺癌的疗效。

Tarextumab 是 Notch2 和 Notch3 信号通路上的抗体，在体外试验中已证实其具有抗肿瘤活性（Yen et al，2015）。在一项 Ib 期研究中 tarextumab 联合 EP（依托泊苷 + 顺铂）方案治疗初治广泛期小细胞肺癌的客观有效率为 73%，中位生存期为 10.3 个月，tarextumab 大剂量组 ≥ 12.5 mg/kg 中位生存期可达 16.0 个月。报道中发生率 ≥ 15% 的常见 tarextumab 相关不良反应多为 1 ~ 2 度可逆的不良反应，患者对治疗方案的耐受性良好。相同方案的 II 期随机对照研究正在进行中（Hongyang et al，2018）。

多项针对广泛期小细胞肺癌的靶向治疗临床研究都在进行中（表 8-3-5）。尽管目前小细胞肺癌靶向治疗还未有实质性的突破，而且缺乏老年患者的相关研究数据，但一些新药展现出的低毒高效的潜质为广泛期小细胞肺癌老年患者带来了新的治疗希望。

3. 抗血管生成药物在小细胞肺癌领域的应用取得了无进展生存期（PFS）和客观缓解率（ORR）的提高，但是总体生存期（OS）并没有得到改善。曾有学者尝试使用索拉非尼（Sharma et al，2014）、舒尼替尼（Abdelraouf et al，2016）、贝伐珠单抗（Trafalis et al，2016；Tiseo et al，2017；Pujol et al，2015）这些抗血管生成的靶向药物，有的单独使用，有的是与化疗药物联合使用，也有的是在化疗后维持使用，贝伐珠单抗的研究数据相对较多。

一项意大利进行的多中心、随机、III 期研究探索了依托泊苷 + 顺铂 / 卡铂方案（EP 方案）联合贝伐珠单抗治疗初治、广泛期小细胞肺癌的疗效（Tiseo，et al，2017），EP 方案联合贝伐珠单抗组的患者如初始治疗 6 周期后无进展则进行最多 18 周期的单药贝伐珠单抗维持治疗。结果联合贝伐珠单抗的三药组的无进展生存期（PFS）较单纯 EP 方案组明显延长（6.7 个月 vs. 5.7 个月，$P = 0.030$），而且毒性反应可耐受，但两组的总生存期（OS）为 9.8 个月和 8.9 个月，差异没有统计学意义（$P = 0.112$）。还有类似的 EP 方案联合贝伐珠单抗治疗广泛期小细胞肺癌的研究，则是在初始治疗后给予无进展的患者贝伐珠单抗和口服依托泊苷维持治疗（Petrioli et al，2015），这项单中心、单臂、入组例数仅 22 例的小型研究发现：9 个月的疾病控制率为 36.3%，中位 PFS 为 7.8 个月，而且贝伐珠单抗和口服依托泊苷维持治疗期间 3 ~ 4 度的严重不良反应罕见。也有学者尝试使用紫杉醇联合贝伐珠单抗治疗一线化疗后复发的小细胞肺癌，有趣的是，研究小细胞肺癌化疗敏感复发的学者发现：贝伐珠单抗的加入对化疗敏感复发的二线治疗疗效无益（Jalal et al，2010）；但研究耐药复发的学者则认为：贝伐珠单抗联合紫杉醇方案对这类耐药复发的患者是有效的，化疗的中位 PFS 为 2.7 个月（Mountzios et al，2012）。

帕唑帕尼（pazopanib）是一种抗血管生成的小分子酪氨酸激酶抑制剂，2017 年其二线治

表8-3-5　部分在研的针对广泛期小细胞肺癌的靶向治疗临床研究

治疗方案	治疗靶点	研究名称	研究级别	研究注册号
一线治疗				
Veliparib（plus carboplatin and etoposide）PARP	M14-361/2014-001764-35		Ⅰ/Ⅱ期	NCT02289690
Rova-T（+/-cisplatin and etoposide）DLL3	SCRX001-004		Ⅰ期	NCT02819999
维持治疗				
Olaparib plus cediranib or no maintenance treatment（after cisplatin/carboplatin and etoposide +/-cediranib）PARP；VEGF-RTKs	SUKSES-B		Ⅱ期	NCT02899728
Rova-T plus dexamethasone versus placebo（after cisplatin/carboplatin and etoposide）DLL3	MERU		Ⅲ期	NCT03033511
二线及以上治疗				
Olaparib plus CRLX101（nanoparticle camptothecin）PARP	160107/16-C-0107		Ⅰ/Ⅱ期	NCT02769962
Olaparib plus cediranib	PARP；VEGF-RTKs	NCI-2015-01097/9881	Ⅱ期	NCT02498613
Olaparib plus durvalumab	PARP；PD-L1	MEDIOLA	Ⅰ/Ⅱ期	NCT02734004
Rova-T	DLL3	TRINITY	Ⅱ期	NCT02674568
Rova-T	DLL3	SCRX001-007	Ⅰ期	NCT02874664

疗广泛期小细胞肺癌的小样本研究数据发表，结果帕唑帕尼对于化疗敏感复发的小细胞肺癌有一定疗效，但难治或耐药复发小细胞肺癌组因疗效不佳而提前中止研究（Koiniset al，2017）。2018年帕唑帕尼用于广泛期小细胞肺癌一线化疗后维持治疗的多中心、随机、对照Ⅱ期研究的初步结果发表（Jong et al，2018），研究中共有95例患者随机接受了帕唑帕尼或安慰剂的维持治疗，两组的中位 PFS 分别为3.7个月和1.8个月（HR = 0.44；95% CI：0.29 ~ 0.69；$P < 0.0001$），但研究的生存期数据尚未公布，PFS 优势能否转化为生存获益备受关注。

安罗替尼（Anlotinib）是我国自主研发的高选择性多靶点的酪氨酸激酶抑制剂，其通过作用于 VEGFR、PDGFR 及 FGFR 靶点发挥抗血管生成的作用，同时还可通过 FGFR、C-Kit 靶点抑制肿瘤生长，目前已批准用于晚期非小细胞肺癌的三线治疗。2018 世界肺癌大会（World Conference on Lung Cancer，WCLC）上，安罗替尼用于复发性小细胞肺癌三线及以上治疗的随机Ⅱ期研究（ALTER1202）结果发表。研究共入组 119 例二线及以上治疗后复治的小细胞肺癌患者，其中安罗替尼组 81 例，安慰剂组 38 例，受试者中位年龄 57 岁，≥ 65 岁的老年患者 22 例，安罗替尼组和安慰剂组各 11 例。研究的主要终点为无进展生存期（PFS），安罗替尼组为 4.1 个月，较安慰剂组的 0.7 个月（HR=0.19；95% CI：0.12 ~ 0.32；$P < 0.0001$）显著延长 3.4 个月，而亚组分析显示：≥ 65 岁的老年患者从安罗替尼的治疗中获益较 < 65 岁的亚组更明显（HR=0.11 vs. 0.22）；研究中 25% 患者在入组时存在脑转移，亚组分析发现这部分脑转移患者的 PFS 延长了 3 个月（3.8 个月 vs. 0.8 个月；HR=0.15；$P = 0.003$），而安罗替尼组脑转移患者的疾病进

展风险降低了85%。因数据截止时只有40%的患者发生次要研究终点事件，所以次要研究终点总生存期（OS）数据尚未成熟，但相比安慰剂组，安罗替尼组的OS延长已达2.4个月，有明显获益趋势。安全性方面，安罗替尼组的药物相关主要不良反应（发生率＞10%）是高血压、手足综合征、高甘油三酯血症等，受试者耐受性良好。

综上所述，抗血管生成药物在小细胞肺癌方面已有诸多令人欣喜的表现，当然上述结果大多还需要进一步大样本随机对照研究（randomized controlled trial，RCT）来验证，一些备受瞩目的生存期数据的也尚未公布。到目前为止，抗血管生成药物针对老年小细胞肺癌患者都未取得足够的证据证实对其生存有益，因此包括贝伐珠单抗、安罗替尼在内的抗血管生成药物目前均未被批准用于小细胞肺癌，但其可以改善部分小细胞肺癌的PFS，仍是小细胞肺癌治疗领域的研究热点之一。

（四）局部治疗在广泛期老年小细胞肺癌中的运用

1. 巩固性胸部放疗　现有的少数数据显示，对于局限期的老年小细胞肺癌患者，在全身化疗计划中加入胸部放疗可以使老年患者和年轻患者的生存率相当（Schild et al，2005；Yuen et al，2000）。但对于广泛期患者来说，胸部放疗并不能改善生存时间，仅在姑息止痛或出现上腔静脉综合征等威胁生命的症状时应用（Govindan et al，2006）。尽管一些Ⅲ期的研究结果提示：对于初始全身化疗有效，且疗后有胸部残留病变但胸外转移病变瘤负荷低的广泛期小细胞肺癌患者，全身化疗后进行根治剂量的巩固性胸部放疗可降低局部胸部病灶的复发，并可能使部分患者的长期生存获益（Slotman et al，2015a；Slotman et al，2015b；Jeremic et al，1999；Yee et al，2012），但遗憾的是，这些研究均没有对入组患者中老年人群的情况进行细节描述及数据分析。Owonikoko等分析了1988年至2003年间SEER数据库中肺癌的病例转归，其中包括了小细胞肺癌病例48 000例，年龄≥80岁的高龄小细胞肺癌患者5年生存率是低于其他年龄组的，但值得注意的是这组高龄患者中47%的病例未接受过

任何形式的局部治疗，这一局部治疗（放疗）的比例明显低于其他年龄组，而对于接受过局部治疗的高龄患者，其生存数据与其他年龄组是相当的（Owonikoko et al，2007）。在北美进行的一项胸部放疗联合化疗治疗小细胞肺癌的研究North American Intergroup Trial 0096中（Turrisi et al，1999），对比了超分割加速放疗与传统的每日放疗的疗效，指出超分割加速放疗与化疗联合疗效好于常规放化疗，但毒性反应尤其是放射性食管炎的发生率明显升高，毒性增加的问题引起了对这种方法在老年患者中可行性的担忧。因此，研究者和NCCN指南都强调了广泛期患者从胸部放疗中生存获益是有条件的，应考虑选择初始治疗有效、肺外病变负荷小且肺内有残留病变的患者，老年广泛期小细胞肺癌患者选择巩固性胸部放疗更需谨慎。

2. 预防性全脑照射（prophylactic cranial irradiation，PCI）　50%以上的小细胞肺癌患者最终会发生脑转移，所以一直以来以预防脑转移发生为目的的预防性全脑照射在小细胞肺癌的治疗中都占有一席之地。NCCN指南对初始治疗达到完全缓解（CR）或部分缓解（PR）的局限期小细胞肺癌患者都以Ⅰ类证据推荐进行PCI，以减少这类患者的脑转移发生率，延长总生存期（Auperin et al，1999）。PCI的首选剂量为25 Gy/10f，每天一次，每次2.5 Gy（Slotman et al，2007；Le Péchoux et al，2009）。而对于无脑转移的广泛期小细胞肺癌患者，如果初始治疗有效（达到CR或PR）则可选择PCI或者定期脑MRI的监测。这一结论主要依据日本和欧洲癌症治疗研究组织（EORTC）所进行的两项Ⅲ期随机化研究的不一致的结果（Slotman et al，2007；Takahashi et al，2017）。而近些年的研究发现全脑照射后可能出现与神经心理障碍和异常相关的中枢神经改变（Crossen et al，1994），尤其在每次照射剂量超过3 Gy和（或）PCI与化疗同步进行的研究中，迟发性神经后遗症被认为是PCI导致的（Le Péchoux et al，2011；Slotman et al，2011）；而另一项大样本随机化研究（PCI 99-01）中，接受全脑照射剂量达到36 Gy的患者比接受25 Gy剂量照射的患者有更高的死亡率和更高的慢性神经毒性反应发生率（Le Péchoux

et al，2009）。高龄（＞60岁）也已被证实与PCI后慢性神经毒性反应相关，在RTOG0212研究中，＞60岁的患者中有83%在PCI结束12个月后出现慢性神经毒性反应，而相应的＜60岁的患者中这种反应的发生率为56%（$P = 0.009$）（Wolfson et al，2011）。高龄和高剂量是发生慢性神经毒性反应最直接的预后因素，因此对老年广泛期小细胞肺癌患者进行PCI的争议越来越多。为了评估老年小细胞肺癌患者进行PCI的疗效，2015年报告了一项荟萃分析的研究结果（Rule et al，2015）。研究纳入了4项Ⅱ期或Ⅲ期前瞻性试验中155例年龄≥70岁的老年小细胞肺癌患者，其中91例接受了30 Gy/15 f或25 Gy/10 f的PCI，64例未行PCI。接受PCI组的生存数据优于未行PCI组，PCI组的中位生存期和3年生存率分别为12.0个月和13.2%，明显好于未行PCI组的7.6个月和3.1%。在广泛期亚组中，接受PCI的患者比例明显低于局限期的患者（76% vs. 38%），而且接受PCI的患者大多PS评分为0。进一步的多变量分析表明，广泛期患者生存期延长的唯一相关因素是接受PCI与否（HR=0.47；95% CI：0.24～0.93；$P = 0.03$），因此报告者提出：目前的研究数据支持老年小细胞肺癌患者在初始治疗疾病缓解后接受PCI，而且对于广泛期的老年患者接受PCI的生存优势仍然显著。但毒性反应方面，PCI组的3度及以上不良反应的发生率要显著高于未行PCI组（71.4% vs. 47.5%，$P = 0.0031$），且由于4项前瞻性试验未收集全脑照射后可能产生的神经认知和生活质量方面的迟发性不良反应的数据，所以该报告中也未进行相应分析。所以老年广泛期小细胞肺癌患者在决定是否PCI前除了评估初始治疗疗效，还应充分考虑患者的体能状况，预期寿命，治疗耐受性以及神经认知合并症的情况，并尊重患者本人的意愿。

3．其他姑息性局部治疗

（1）脑放疗：NCCN指南推荐对于存在脑转移的广泛期小细胞肺癌患者，应根据患者是否有脑转移的中枢神经症状决定全脑放疗开始的时间：对于有脑转移相关症状的患者建议在全身化疗开始前就给予全脑放疗；对于无症状的脑转移患者，可先行全身治疗，全脑放疗安排在全身治疗后进行，且全身治疗期间应每2个化疗周期就采用脑MRI（首选）或增强CT进行脑转移的定期复查。需要注意的是：如已先开始全身治疗，则全脑放疗应在全身治疗完成后进行。因为小细胞肺癌易发生多发性的中枢神经系统转移，所以对小细胞肺癌脑转移患者进行脑放疗时应首选全脑放疗（WBRT），而非单纯的立体定向放疗/立体定向外科（SRT/SRS）治疗。尽管已证实高龄和高剂量（每次3 Gy）全脑放疗是发生慢性中枢神经毒性反应最直接的预后因素（Le Péchoux et al，2011；Wolfson et al，2011），但考虑到小细胞肺癌发生脑转移患者的长期生存者少见，迟发性/慢性毒性反应对患者生存期生活质量的影响较小，故仍推荐脑转移患者的全脑放疗剂量为30 Gy，每日一次，共10次。如老年小细胞肺癌患者在预防性全脑照射（PCI）后发生脑转移，则应谨慎选择再放疗或其他局部治疗（立体定向外科）的病例。

（2）其他转移病灶的局部治疗：对于有明显临床症状的局部病变，如引起疼痛的骨转移、可能或已造成脊髓压迫的椎体转移、有阻塞性肺不张喘憋表现的肺内病灶以及引起上腔静脉综合征的纵隔病灶，局部姑息治疗（放疗）通常可达到很好的局部症状缓解的效果，而且放疗毒性反应轻微，推荐老年患者在出现上述临床问题时采用。但需强调的是：广泛期小细胞肺癌的局部姑息治疗对于生存期的延长无益，其运用限于缓解局部病变所带来的明显症状，不应不加限制的过多使用。

（五）支持治疗

1．常见毒副作用的处理及预防

（1）化疗相关性骨髓抑制：临床上可用于治疗化疗相关骨髓抑制的细胞因子主要有粒细胞-巨噬细胞集落刺激因子（granulocyte-macrophage colony stimulating factor，GM-CSF）和粒细胞集落刺激因子（granulocyte colony stimulating factor，G-CSF），这些细胞因子确实能够缓解化疗导致的骨髓抑制并降低中性粒细胞减少性发热的发生率，但累积性血小板减少症依然呈剂量限制性，而且生长因子剂量强度的维持并未延长小细胞肺癌的无病生存期或总生存期，因此目前NCCN指南并不推荐在全身治疗时常规使用上

述细胞因子 (Sculier et al, 2001; Berghmans et al, 2002)。但老年患者由于骨髓造血储备功能较差, 在进行化疗时较常出现因骨髓抑制导致的化疗延迟或暂停, 甚至化疗中止。既往多项临床研究也发现老年患者在进行多药方案化疗时的主要毒性反应是骨髓抑制, 且骨髓抑制为化疗的剂量限制性毒性。减轻毒性反应的策略之一就是降低化疗药物的剂量, 但这往往意味着化疗疗效的降低; 而另一策略就是加强支持治疗, 以保证化疗剂量和疗效。

2005 年发表的一项 II 期 FONICAP-GSTPV 研究评价了老年小细胞肺癌患者在粒细胞集落刺激因子 (G-CSF) 支持的情况下接受顺铂和依托泊苷联合化疗的疗效和毒性 (Ardizzoni et al, 2005)。FONICAP-GSTPV 研究将年龄 ≥ 70 岁的患者随机分入化疗低剂量组 (依托泊苷 100 mg/m^2 第 1 ~ 3 天 + 顺铂 25 mg/m^2 第 1 ~ 2 天, 每 3 周为 1 周期) 和化疗常规剂量组 (依托泊苷 100 mg/m^2 第 1 ~ 3 天 + 顺铂 40 mg/m^2 第 1 ~ 2 天, 每 3 周为 1 周期), 两组患者在每化疗周期的第 5 ~ 12 天都接受 G-CSF 支持治疗, 研究共纳入 95 例受试者。低剂量组和常规剂量组的 ORR 分别为 39% 和 69%, 在低剂量组入组了 28 例, 常规剂量组入组了 26 例患者时, 低剂量组因过低的疗效而提前终止入组; 低剂量组和常规剂量组完成 4 周期化疗的比例达到了 75% 和 72%, 两组的治疗耐受性都较好, 低剂量组没有 3 ~ 4 级血液学毒性发生, 常规剂量组 13% 的患者发生了 3 ~ 4 度粒细胞减少, 17% 的患者发生了 3 ~ 4 度血小板减少, 非血液学毒性 (如胃肠反应、肾毒性) 的发生率在常规剂量组轻度高于低剂量组。研究结果表明 G-CSF 与常规剂量的化疗方案联合使用可以减轻老年小细胞肺癌患者的血液学毒性反应, 保证了化疗药物的剂量及化疗有效率。培非格司亭 (Pegfilgrastim) 是一种长效粒细胞集落刺激因子, 其一周期注射 1 次的优势使得许多学者关注其在老年肿瘤化疗患者中作为支持治疗的效果。Lodovico 等在老年实体瘤或非何杰金氏淋巴瘤患者中进行了一项大规模随机前瞻性研究, 评估在接受化疗的老年患者中从第一周期开始预防性使用培非格司亭或按医嘱治疗性使用该药的疗效 (Lodovico et al, 2007)。研究共入组 852 例年龄 ≥ 65 岁罹患恶性肿瘤的老年患者, 中位年龄 72 岁, 其中肺癌患者最多, 共 383 例, 随机分入预防用药组 193 例, 治疗性用药组 190 例; 有 105 例患者接受的是依托泊苷 (80 ~ 120 mg/m^2 第 1 ~ 3 天) 联合卡铂 (AUC 5-6 第 1 天) 方案的化疗, 其中预防用药组 43 例, 治疗性用药组 62 例。研究结果: 预防用药组的粒细胞减少性发热的发生率明显低于治疗用药组, 实体瘤中预防用药组的化疗延迟发生总次数 76 次明显少于治疗用药组的 141 次, 而且预防用药组因中性粒细胞减少和粒细胞减少性发热而住院治疗的比例降低近 50%, 实体瘤患者的抗生素使用比例也是预防用药组更低。这一结果与德国学者的研究结论类似, 该研究的德国学者认为: 从第一周期化疗开始使用培非格司亭 (Pegfilgrastim) 预防性支持治疗, 为老年弥漫大 B 细胞淋巴瘤患者完成预定的 R-CHOP-14 方案化疗提供了有力的血液学保障 (Ulrich et al, 2007)。根据上述研究结果, 老年患者在接受多药联合方案化疗时, 粒细胞集落刺激因子的支持确实可以减少化疗相关骨髓抑制的发生, 并保证化疗药物剂量以及化疗周期的完成。这一结论对于罹患化疗敏感肿瘤但又受限于骨髓毒性反应的一部分老年小细胞肺癌患者来说无疑有重要的临床意义。因此, 对于这部分老年患者在接受全身联合方案化疗时, 是否可以采用预防性 G-CSF 支持治疗值得学者们进一步研究探讨。

(2) 化疗相关性恶心、呕吐 (chemotherapy induced nausea and vimiting, CINV): 对于使用含铂方案化疗的患者来说, 化疗导致的恶心、呕吐是个不容忽视的不良反应, 尤其对于老年患者, 化疗所致的严重恶心、呕吐不仅能引起食欲缺乏、营养摄入不足和乏力, 还可能出现脱水、电解质紊乱、消化道出血等危及生命的情况 (Kitazaki et al, 2015)。如若不能妥善处理这一问题可能会增加老年患者对化疗的顾虑和恐惧, 造成肿瘤治疗耐受性和依从性的降低。

目前 NCCN 指南对接受含顺铂等高致吐性化疗方案 (highly emetogenic chemotherapy) 治疗的患者推荐使用 NK-1 阻滞剂阿瑞匹坦与地塞米松、5-HT$_3$ 抑制剂联合的止吐方案。2013 年 Richard Chapell 等发表了一篇关于老年患者

（≥65岁）使用阿瑞匹坦防治化疗相关恶心、呕吐疗效的meta分析结果（Richard et al，2013）。此次meta分析共纳入4项研究的598例年龄≥65岁的患者和1788例年龄<65岁的患者，结果：相比于不使用阿瑞匹坦，当止吐方案中加入阿瑞匹坦时，老年患者止吐效果达到完全反应（complete response，CR：无呕吐，且不需止吐的解救药物）的比例明显更高（HR=1.25；95% CI：1.11～1.40；$P = 0.0002$），而在年龄<65岁的患者中该项风险比没有统计学显著性差异（HR=1.30；95% CI：1.19～1.42，$P = 0.596$）。而中国学者所做的回顾性研究结果则与上述荟萃分析结果不同（Shasha et al，2018）。该回顾性研究分析了2014年至2016年间使用含顺铂方案化疗的93例患者，结果阿瑞匹坦联合5-HT$_3$抑制剂、地塞米松方案预防CINV达到完全反应（CR）的患者在整体观察期（化疗后0～120小时）有80例（86.02%），进一步分析发现：阿瑞匹坦止吐效果与患者的肿瘤类型、性别、体能状况无关，但与患者的年龄分布有显著相关性（$\chi^2 = 12.854$，$P = 0.008$），低年龄组的患者（<65岁）运用含阿瑞匹坦的止吐方案效果更好。虽然两项研究对于不同年龄患者哪组使用阿瑞匹坦的疗效更佳有不同结果，但两项研究一致认为：阿瑞匹坦对于高致吐性化疗药物导致的延迟性呕吐预防效果明显，无论是年龄≥65岁还是<65岁都能从其治疗中获得化疗依从性的提高和生活质量的改善。

2. 特殊并发症的处理 副瘤综合征（paraneoplastic syndromes，PNS）是指某些恶性肿瘤的患者在未出现肿瘤转移的情况下，即出现影响远隔器官，引起远隔器官功能障碍的一系列疾病。其出现并不表明肿瘤发生了相应部位的转移或是肿瘤已无法治愈，部分患者的PNS症状出现后数年才发现原发肿瘤。副瘤综合征的症状、体征往往随着抗肿瘤治疗的成功而缓解。

PNS不是小细胞肺癌特有的症状，临床上小细胞肺癌的患者常见的PNS是抗利尿激素分泌异常综合征（syndrome of inappropriate secretion of antidiuretic hormone，SIADH），该综合征是因异位肽类激素血管升压素（arginine vasopressin，AVP，也称为抗利尿激素，antidiuretic hormone，ADH）或类似抗利尿激素样物质异常分泌导致。5%～10%的小细胞肺癌病例存在SIADH，因水排泄发生障碍、尿钠排出增加导致稀释性低钠血症，主要临床症状有乏力、食欲缺乏、恶心、意识模糊、反应迟钝等，严重者可有精神异常、惊厥乃至昏迷。症状的轻重与血清钠浓度密切相关，也受低钠血症形成速度的影响。老年患者在出现低钠血症时临床症状无特异性，极易与小细胞肺癌或其他内分泌和中枢神经系统合并症的症状相混淆，有可能被误认为是脑转移症状或化疗后的不良反应而导致处理延迟（Grohéet al，2015）。当血清钠在48小时或更长时间缓慢下降到120 mmol/L时，被称为慢性低钠血症，脑细胞可以通过溶质的排出促进水外移而改善脑水肿，但发生渗透性脱髓鞘病变的危险性增加。有研究指出：慢性低钠血症引起的长期主要不良影响为步态不稳、易跌倒，累及中枢神经系统的症状主要为定向和认知障碍（Chufe et al，2006；Renneboog et al，2006）。因此，当小细胞肺癌患者，尤其是老年患者，出现上述症状时应警惕该综合征，及时监测血清钠。除血清钠水平外，进一步化验检查可有助于诊断该症，如：体液容量正常、低血浆渗透压、浓缩性尿渗透压异常、甲状腺和肾上腺功能正常等。

一旦确诊SIADH，除抗肿瘤对因治疗外，液体限量是轻中度稀释性低钠血症患者治疗的首选；对于有症状的患者可给予高渗盐水输注。欧洲指南推荐（Spasovski et al，2014）：静脉滴注3%高渗盐水150 ml，20 min后复查血钠，若血钠浓度增加未达5 mmol/L，重复上述输液，直到血钠浓度增加达到5 mmol/L，则停止输注。补钠过程应缓慢，严重低钠血症纠正过速极易引起渗透性神经脱髓鞘综合征（osmotic demyelination syn-drome，ODS）（Adroguéet al，2000），伴有严重营养不良、酒精中毒、肝功能不全的患者更易发生ODS，建议血清钠上升速度约8 mmol/（L·24 h）（Verbalis et al，2013）。对于有严重症状的慢性低钠血症患者，仅限制液体无法提高血钠水平，也首选高渗盐水，这类慢性低钠血症的患者补钠时更应警惕神经系统症状，Sterns等调查56例经治疗的低钠血症患者，发现慢性低钠血症患者补钠治疗后慢性神经

系统后遗症的发生率较急性低钠血症更高（37%
vs. 0，$P < 0.01$）（Sterns et al，1994）。对于少
数难治性低钠血症的患者可考虑使用血管升压
素受体抑制剂，其可以与 AVP 竞争性结合 V2
受体，促进自由水的排泄而不增加钠排泄，降
低尿渗透压，从而提高血清钠水平（Abraham et
al，2006）。血管升压素受体抑制剂的代表药物
为托伐普坦（Tolvaptan），推荐使用剂量 15 mg，
1 次 / 日，最高不超过 60 mg/d，使用时需注意：
托伐普坦是由细胞色素 P450 同工酶 CYP3A4 代
谢，可导致药代动力学变化，老年患者有合并用
药时需谨慎。

三、老年小细胞肺癌患者化疗的特点与复杂性

在肿瘤治疗领域，关于"老年"的定义目
前仍无统一标准，有学者认为 60 岁以上为老年
人，80 岁以上为高龄；有学者认为 70 岁或 75
岁以上为老年人。目前大多数学者认可 65 岁以
下人群不属于老年人，75 岁以上人群归入老年
人是明确的，65 ～ 75 岁是介于二者之间的人群
（Extermann et al，2000）。一般认为，当年龄达
到 70 岁左右时，人体的主要脏器开始出现比较
明显的与年龄相关的生理改变，这些改变会增加
化疗相关的毒性反应发生率，从而影响治疗决
策，因此，多数临床研究以 70 岁作为老年界限
值（Balducci et al，2000）。

老年小细胞肺癌患者与其他肿瘤一样，虽
然在肿瘤群体中占有很大比例，但以老年患者
为目标人群的临床研究却很少（Hutchins et al，
1999），大多数参考数据是从一些较大型临床试
验的亚组分析获得，或者根据一些回顾性研究的
结果（Balducci et al，2000）。事实上，回顾性研
究和亚组分析均存在高风险的选择偏倚，因为，
在临床研究中通常会选择体能状态评分好和脏器
功能良好的老年患者进行积极治疗，而这些研究
纳入的人群与实际临床实践中的老年患者人群不
完全一致，最终导致研究结果通常存在缺陷，常
常显示老年患者也能像年轻患者一样从治疗中获
益。但在临床实践中，老年患者群体很复杂，多
数人合并了不同程度的慢性疾病（心脑血管疾
病、糖尿病等），骨髓造血功能和肝肾功能代偿

降低，这类患者通常被排除在临床研究之外，这
也是临床实际治疗结果与研究报告常常不一致的
原因之一。

事实上，影响老年人化疗的因素还包括患
者体能状态（PS 评分）、同时并存的其他疾病等
多种情况，不应过分地强调年龄界限。有研究显
示，65 ～ 74 岁老年人平均患有 6 种慢性疾病，
大约是普通人群的 2 倍（Havlik et al，1994）。
2012 年 Fisher 等发表了他们对加拿大 Alberta 地
区 2004 年至 2008 年间 171 例老年广泛期小细胞
肺癌患者治疗状况的分析结果，其中 117 人接受
了化疗，在未接受化疗的老年患者中由医生判断
不能接受化疗的最重要原因是体能评分和合并其
他疾病，而患者自己拒绝化疗的原因主要是对化
疗毒性反应的担忧（Fisher et al，2012）。可见，
无论是医生还是老年患者本人决定是否化疗的考
虑因素还是一般状况与耐受性，年龄本身并非是
否化疗的绝对划分指标。综上所述，由于合并多
种疾病及生理储备能力降低，应将老年肿瘤患者
视为一个特殊群体，即不应把老年人排除在治疗
之外，也不要一味强调生存率而忽视过强的化疗
不良反应所带来的生活质量下降，应把所有身体
状况适宜的老年人都接受除支持治疗外的最佳、
个体化治疗方案视为治疗目标。

由于老年小细胞肺癌患者的特殊性和复杂
性，这部分患者的最佳治疗模式至今未能确定，
还需要更多以老年患者为目标人群的前瞻性的
RCT 研究来探讨这个问题的答案。

（戴　玲）

参考文献

Abdelraouf F，Smit E，Hasan B，et al. Sunitinib
（SU11248）in patients with chemo-naïve
extensive small cell lung cancer or who have a
"chemosensitive" relapse：a single-arm phase II
study（EORTC-08061）. Eur J Cancer，2016，
54（1）：35-39.

Abraham WT，Shamshirsaz AA，McFann K，
et al. Aquaretic effects of lixivaptan，an oral，
non-peptide，selective V2 eceptor vasopressin

antagonist, in New York association functional class Ⅱ and Ⅲ chronic heart failure patients. J Am Coll Cardiol, 2006, 47 (8): 1615-1621.

Adrogué HJ, Madias NE. Hyponatremia. N Engl J Med, 2000, 342 (21): 1581-1589.

Ardizzoni A, Favaretto A, Boni L, et al. Platinum-etoposide chemotherapy in elderly patients with small-cell lung cancer: results of a randomized multicenter phase Ⅱ study assessing attenuated-dose or full-dose with lenograstim prophylaxis—a Forza Operativa Nazionale Italiana Carcinoma Polmonare and Gruppo Studio Tumori Polmonari Veneto (FONICAPGSTPV) study. J Clin Oncol, 2005, 23 (3): 569-575.

Artal-Cortes A, Gomez-Codina J, Gonzalez-Larriba JL, et al. Prospective randomized phase Ⅲ trial of etoposide/cisplatin versus high-dose epirubicin/cisplatin in small-cell lung cancer. Clin Lung Cancer, 2004, 6: 175-183.

Auperin A, Arriagada R, Pignon JP, et al. Prophylactic cranial irradiation for patients with small-cell lung cancer in complete remission. Prophylactic Cranial Irradiation Overview Collaborative Group. N Engl J Med, 1999, 341: 476-484.

Balducci L. Geriatric oncology: challenges for the new century. Eur J Cancer, 2000, 36: 1741-1754.

Berghmans T, Paesmans M, Lafitte JJ, et al. Role of granulocyte and granulocyte-macrophage colony-stimulating factors in the treatment of small-cell lung cancer: a systematic review of the literature with methodological assessment and meta-analysis. Lung Cancer, 2002, 37: 115-123.

Berghmans T, Scherpereel A, Meert AP, et al. A phase Ⅲ randomized study comparing a chemotherapy with cisplatin and etoposide to a etoposide regimen without cisplatin for patients with extensive small-cell lung cancer. Front Oncol, 2017, 7: 217.

Bonn O, Schmidt-Wolf G, Risse F, et al.

Vindesine and etoposide: A practical and well-tolerated therapy for elderly patients or patients in reduced clinical condition with extensive-stage small-cell lung cancer (SCLC). Med Sci Monit, 2005, 11: I19-I21.

Byers LA. Proteomic profiling identifies dysregulated pathways in small cell lung cancer and novel therapeutic targets including PARP1. Cancer Discov, 2012, 2: 798-811.

Cascinu S, Del Ferro E, Ligi M, et al. The clinical impact of teniposide in the treatment of elderly patients with small-cell lung cancer. Am J Clin Oncol, 1997, 20 (5): 477-478.

Chang Dong Yeo, Sang Haak Lee, Ju Sang Kim, et al. A multicenter phase Ⅱ study of belotecan, a new camptothecin analogue, in elderly patients with previously untreated, extensive stage small cell lung cancer. Cancer Chemother Pharmacol, 2013, 72: 809-814.

Cheng S, Evans WK, Stys-Norman D, et al. Chemotherapy for relapsed small cell lung cancer: a systematic review and practice guideline. J Thorac Oncol, 2007, 2: 348-354.

Chufe JP, Taylor E, Williams J, et al. A Metabolic study of patient with lung cancer and hyponatremia of malignancy. Clin Cancer Res, 2006, 12 (3): 888-896.

Crossen JR, Garwood D, Glatstein E, et al. Neurobehavioral sequelae of cranial irradiation in adults: a review of radiation-induced encephalopathy. J Clin Oncol 1994, 12: 627-642.

Dajczman E, Du LY, Small D, et al. Treatment of small cell lung carcinoma in the elderly. Cancer, 1996, 77 (10): 2032-2038.

Extermann M. Measuring comorbidity in older cancer patients. Eur J Cancer, 2000, 36 (4): 453-471.

Fisher S, Al-Fayea TM, Winget M, et al. Uptake and tolerance of chemotherapy in elderly patients with small cell lung cancer and impact on survival. J Cancer Epidemiol, 2012: 708936.

Gardner EE. Chemosensitive relapse in small cell lung cancer proceeds through an EZH2 SLFN11 axis. Cancer Cell, 2015, 31: 286-299.

Gatzmeier U, Nenhauss R, Heckmayr M, et al. Single agent oral etoposide in advanced NSCLC (chronic daily) and in elderly patients with SCLC. Lung Cancer, 1991, 7 (Suppl 1): 102.

Girling DJ. Comparison of oral etoposide and standard intravenous multidrug chemotherapy for small-cell lung cancer: a stopped multicentre randomised trial. Medical Research Council Lung Cancer Working Party. Lancet, 1996, 348 (9027): 563-566.

Govindan R, Page N, Morgensztern D, et al. Changing epidemiology of small-cell lung cancer in the united states over the last 30 years: analysis of the surveillance, epidemiologic, and end results database. J Clin Oncol, 2006, 24(28): 4539-4544.

Grohé C, Berardi R, Burst V. Hyponatraemia-SIADH in lung cancer diagnostic and treatment algorithms[J]. Crit Rev Oncol/Hematol, 2015, 96 (1): 1-8.

Hainsworth JD, Carrell D, Drengler RL, et al. Weekly combination chemotherapy with docetaxel and gemcitabine as first-line treatment for elderly patients and patients with poor performance status who have extensive-stage small cell lung carcinoma: a Minnie Pearl Cancer Res. Network phase II trial. Cancer 2004, 100: 2437-2441.

Hanna N, Bunn PA JR, Langer C, et al. Randomized phase III trial comparing irinotecan/cisplatin with etoposide/cisplatin in patients with previously untreated extensive-stage disease small-cell lung cancer. J Clin Oncol, 2006, 24 (13): 2038-2043.

Hatfield LA, Haiden A, Lamont EB, et al. Survival and toxicity after cisplatin plus etoposide versus carboplatin plus etoposide for extensive-stage small-cell lung cancer in elderly patients. J Oncol Pract, 2016, 12 (7): 666-673.

Havlik RJ, Yancik R, Long S, et al. The national institute on aging andthenational cancer institute SEER collaborative study on comorbidity and early diagnosis of cancer in theelderly. Cancer, 1994, 74 (7 Suppl): 2101-2106.

Hongyang L, Zhiming J. Advances in antibody therapeutics targeting small-cell lung cancer. Adv Clin Exp Med, 2018, 27 (9): 1899.

Hurwitz JL, McCoy F, Scullin P, et al. New advances in the second-line treatment of small cell lung cancer. Oncologist, 2009, 14: 986-994.

Hutchins LF, Unger JM, Crowley JJ, et al. Underrepresentation of patients 65 years of age or older in cancer-treatment trials. N Engl J Med, 1999, 341: 2061-2067.

Ikuo Sekine, Hiroaki Okamoto, Takeshi Horai, et al. A Randomized Phase III Study of Single-Agent Amrubicin Vs. Carboplatin/Etoposide in Elderly Patients With Extensive-Disease Small-Cell Lung Cancer. Clinical Lung Cancer, 2014, 15 (2): 96-102.

Jackman DM, Johnson BE. Small-cell lung cancer. Lancet, 2005, 366: 1385-1396.

Jalal S, Bedano P, Einhorn L, et al. Paclitaxel plus bevacizumab in patients with chemosensitive relapsed small cell lung cancer: A safety, feasibility, and efficacy study from the Hoosier Oncology Group. J Thorac Oncol, 2010, 5: 2008- 2011.

Jalal SI, Lavin P, Lo G, et al. Carboplatin and etoposide with or without palifosfamide in untreated extensive-stage small-cell lung cancer: a multicenter, adaptive, randomized phase III study (MATISSE). J Clin Oncol, 2017, 35: 2619-2623.

Jeremic B, Shibamoto Y, Nikolic N, et al. Role of radiation therapy in the combined-modality treatment of patients with extensive disease small-cell lung cancer: A randomized study. J Clin Oncol, 1999, 17 (7): 2092-2099.

Jett JR, Schild SE, Kesler KA, et al. Treatment of small cell lung cancer: Diagnosis and management of lung cancer, 3rd ed: American

College of Chest Physicians evidence-based clinical practice guidelines. Chest, 2013, 143: e400S-419S.

Johann de Bono, Ramesh K. Ramanathan, Lida Mina, et al. Phase I, dose-escalation, two-part trial of the PARP inhibitor talazoparib in patients with advanced germline BRCA1/2 mutations and selected sporadic cancers. Cancer Discov, 2017, 7 (6): 620-629.

Jong-Mu Sun, Ki Hyeong Lee, Bong-Seog Kim, et al. Pazopanib maintenance after first-line etoposide and platinum chemotherapy in patients with extensive disease small-cell lung cancer: a multicentre, randomised, placebo-controlled Phase Ⅱ study (KCSG-LU12-07). Br J Cancer, 2018, 118: 648-653.

Kitazaki T, Fukuda Y, Fukahori S, et al. Usefulness of antiemetic therapy with aprepitant, palonosetron, and dexamethasone for lung cancer patients on cisplatin-based or carboplatin-based chemotherapy. Support Care Cancer, 2015, 23 (1): 185-190.

Koinis F, Agelaki S, Karavassilis V, et al. Second-line pazopanib in patients with relapsed and refractory small-cell lung cancer: a multicentre phase Ⅱ study of the Hellenic Oncology Research Group. Br J Cancer, 2017, 117 (1): 8-14.

Lammers PE, Shyr Y, Li CI, et al. Phase Ⅱ study of bendamustine in relapsed chemotherapy sensitive or resistant small-cell lung cancer. J Thorac Oncol, 2014, 9: 559-562.

Larapn JR, Natale R, Crowley J, et al. Phase Ⅲ trial of irinotecan/cisplatin compared with etoposide/cisplatin in extensive-stage small-cell lung cancer: clinical and pharmacogenomic results from SWOG S0124. J Clin Oncol, 2009, 27 (15): 2530-2535.

Larive S, Bombaron P, Riou R, et al. Carboplat in-etoposide combination in small cell lung cancer patients older than 70 years: a phase Ⅱ trial. Lung Cancer, 2002, 35 (1): 1-7.

Le Péchoux C, Dunant A, Senan S, et al. Standard-dose versus higher-dose prophylactic cranial irradiation (PCI) in patients with limited-stage small-cell lung cancer in complete remission after chemotherapy and thoracic radiotherapy (PCI 99-01, EORTC 22003-08004, RTOG 0212, and IFCT 99-01): a randomised clinical trial, 2009, 10 (5): 467-474.

Le Péchoux C, Laplanche A, Faivre-Finn C, et al. Clinical neurological outcome and quality of life among patients with limited small-cell cancer treated with two different doses of prophylactic cranial irradiation in the intergroup phase Ⅲ trial (PCI 99-01, EORTC 22003-08004, RTOG 0212 and IFCT 99-01). Ann Oncol, 2011, 22 (5): 1154-1163.

Leora H, Aaron SM, Aleksandra S, et al. Atezolizumab plus chemotherapy for first-line treatment of extensive-stage small-cell lungcancer. New Engl J Med, 2018, 379: 2220-2229.

Lodovico B, Hafez AH, Veena C, et al. Elderly Cancer Patients Receiving Chemotherapy Benefit from First-Cycle Pegfilgrastim. The Oncologist, 2007, 12: 1416-1424.

Matsui K, Masuda N, Yana T, et al. Carboplatin calculated with Chatelut's formula plus etoposide for elderly patients with small-cell lung cancer. Intern Med, 2001, 40 (7): 603-606.

Meier-Stiegen F, Schwanbeck R, Bernoth K, et al. Activated Norch 1 target genes during embryonic cell differentiation depend on the cellular context and include lineage determinants and inhibitors. PLOS One, 2010, 5 (7): e11481.

Mountzios G, Emmanouilidis C, Vardakis N, et al. Paclitaxel plus bevacizumab in patients with chemoresistant relapsed small cell lung cancer as salvage treatment: A phase Ⅱ multicenter study of the Hellenic Oncology Research Group. Lung Cancer, 2012, 77: 146-150.

Noda K, Nishiwaki Y, Kawahara M, et al. Irinotecan plus cisplatin compared with etoposide plus cisplatin for extensive small-cell lung cancer.

N Engl J Med, 2002, 346 (2): 85-91.

Nou E. Full chemotherapy in elder patients with small cell bronchial carcinoma. Acta Oncol, 1996, 35 (4): 399-406.

Okamoto H, Watanabe K, Nishiwaki Y, et al. Phase Ⅱ study of area under the plasma-concentration-versus-time curve-based carboplatin plus standard-dose intravenous etoposide in elderly patients with small-cell lung cancer. J Clin Oncol, 1999, 17 (11): 3540-3545.

Owonikoko TK, Behera M, Chen Z, et al. A systematic analysis of efficacy of second-line chemotherapy in sensitive and refractory small-cell lung cancer. J Thorac Oncol, 2012, 7: 866-872.

Owonikoko TK, Ragin CC, Belani CP, et al. Lung cancer in elderly patients: an analysis of the surveillance, epidemiology, and end results database. J Clin Oncol, 2007, 25: 5570-5577.

Petrioli R, Roviello G, Laera L, et al. Cisplatin, etoposide, and bevacizumab regimen followed by oral etoposide and bevacizumab maintenance treatment in patients with extensive-stage small cell lung cancer: A single-institution experience. Clin Lung Cancer, 2015, 16: 229-234.

Pietanza MC, Kadota K, Huberman K, et al. Phase Ⅱ trial of temozolomide in patients with relapsed sensitive or refractory small cell lung cancer, with assessment of methylguanine-DNA methyltransferase as a potential biomarker. Clin Cancer Res, 2012, 18: 1138-1145.

Poirier JT. DNA methylation in small cell lung cancer defines distinct disease subtypes and correlates with high expression of EZH2. Oncogene, 2015, 34: 5869-5878.

Postmus PE, Berendsen HH, van Zandwijk N, et al. Retreatment with the induction regimen insmall cell lung cancer relapsing after an initial response toshort term chemotherapy. Eur J Cancer Clin Oncol, 1987, 23: 1409-1411.

Pujol JL, Lavole A, Quoix E, et al. Randomized phase Ⅱ-Ⅲ study of bevacizumab in combination with chemotherapy in previously untreated extensive small-cell lung cancer: results from the IFCT-0802 trial. Ann Oncol, 2015, 26: 908-914.

Quoix E, Karmicka H, Jassam J, et al. 4-Epidoxorubicin in elderly or unfit patients with small-cell lung cancer: a phase Ⅱ experience by the EORTC Lung Cancer Cooperative Group. Lung Cancer, 1991, 7 (Suppl 1): 135.

Renneboog B, Musch W, Vandemergel X, et al. Mild chronic hyponatremia is associated with falls, unsteadiness, and attention deficits. Am J Med, 2006, 119 (1): 71-78.

Richard Chapella, Matti S. Aapro. Efficacy of aprepitant among patients aged 65 and over receiving moderately to highly emetogenic chemotherapy: A meta-analysis of unpublished data from previously published studies. Journal of Geriatric Oncol, 2013, 4: 78-83.

Rossi A. Rovalpituzumab tesirine and DLL3: a new challenge for small-cell lung cancer. Lancet Oncol, 2017, 18 (1): 3-5.

Rudin CM, Pietanza MC, Bauer TM, et al. Rovalpituzumab tesirine, a DLL3-targeted antibody-drug conjugate, in recurrent small-cell lung cancer: a first-in-human, first-in-class, open-label, phase I study. Lancet Oncol, 2017, 18 (1): 42-51.

Rule WG, Foster NR, Meyers JP, et al. Prophylactic Cranial Irradiation in Elderly Patients with Small Cell Lung Cancer: Findings from a North Central Cancer Treatment Group Pooled Analysis. J Geriatr Oncol, 2015, 6 (2): 119-126.

Safont MJ, Artal-Cortes A, Sirera R, et al. Retrospective study of efficacy and toxicity on patients older than 70 years within a randomized clinical trial of 2 cisplatin-based combinations in patients with small-cell lung cancer. Lung Cancer, 2009, 63: 83-87.

Satoh H, Ohtsuka M, Sekizawa K. Chemotherapy for elderly SCLC patients. Lung Cancer, 2003, 40 (1): 107.

Saunders LR, Bankovich AJ, Anderson WC, et al. A DLL3-targeted antibody-drug conjugate eradicates high-grade pulmonary neuroendocrine tumor-initiating cells in vivo. Sci Transl Med, 2015, 7 (302): 302ra136.

Schild SE, Stella PJ, Brooks BJ, et al. Results of combined-modality therapy for limited-stage small cell lung carcinoma in the elderly. Cancer, 2005, 103 (11): 2349-54.

Sculier JP, Paesmans M, Lecomte J, et al. A three-arm phase Ⅲ randomized trial assessing, in patients with extensive-disease small-cell lung cancer, accelerated chemotherapy with support of haematological growth factor or oral antibiotics. Br J Cancer, 2001, 85: 1444-1451.

Sharma N, Pennell N, Nickolich M, et al. Phase Ⅱ trial of sorafenib in conjunction with chemotherapy and as maintenance therapy in extensive-stage small cell lung cancer. Invest New Drugs, 2014, 32 (2): 362-368.

Shasha Guan, Lisha Zhang, Diansheng Zhong, et al. Curative Effect of Aprepitant Preventing CINV. Chin J Lung Cancer, 2018, 21 (10): 800-804.

Siu LL, Shepherd FA, Murray N, et al. Influence of age on the treatment of limited-stage small-cell lung cancer. J Clin Oncol, 1996, 14 (3): 821-828.

Slotman BJ, Faivre-Finn C, Kramer G, et al. Prophylactic cranial irradiation in extensive small-cell lung cancer. N Engl J Med, 2007, 357 (7): 664-672.

Slotman BJ, Senan S. Radiotherapy in small-cell lung cancer: lessons learned and future directions. Int J Radiat Oncol Biol Phys, 2011, 79 (4): 998-1003.

Slotman BJ, van Tinteren H, Praag JO, et al. Radiotherapy for extensive stage small-cell lung cancer-Authors' reply. Lancet, 2015, 385: 1292-1293. b

Slotman BJ, van Tinteren H, Praag JO, et al. Use of thoracic radiotherapy for extensive stage small-cell lung cancer: a phase 3 randomised controlled trial. Lancet, 2015a, 385 (9962): 36-42.

Smit EF, Postmus PE. A phase II study of oral etoposide 100 mg/day for 21 days Q 5weeks in untreated elderly and poor performance status small-cell lung cancer patients. Lung Cancer, 1991, 7 (Suppl 1): 136.

Souhami RL, Spiro SG, Rudd RM, et al. Five-day oral etoposide treatment for advanced small-cell lung cancer: randomized comparison with intravenous chemotherapy. J Nat l Cancer Inst, 1997, 89 (8): 577-580.

Spasovski G, Vanholder R, Allolio B, et al. Clinical practice guideline on diagnosis and treatment of hyponatraemia. Eur J Endocrinol, 2014, 170 (3): G1-G47.

Sterns RH, Cappuccio JD, Silver SM, et al. Neurologic sequelae after treatment of severe hyponatremia: a multicenter perspective. J Am Soc Nephrol, 1994, 4 (8): 1522-1530.

Sujing Liu, Hongbo Guo, Li Kong, et al. The prognostic factors in the elderly patients with small cell lung cancer: a retrospective analysis from a single cancer institute. Int J Clin Exp Pathol, 2015, 8 (9): 11033-11041.

Takahashi T, Yamanaka T, Seto T, et al. Prophylactic cranial irradiation versus observation in patients with extensive-disease small-cell lung cancer: a multicentre, randomised, open-label, phase 3 trial. Lancet Oncol, 2017, 18 (5): 663-671.

Tiseo M, Boni L, Ambrosio F, et al. Italian, multicenter, phase Ⅲ, randomized study of cisplatin plus etoposide with or without bevacizumab as first-line treatment in extensive-disease small-cell lung cancer: The GOIRC-AIFA FARM6PMF JM trial. J Clin Oncol, 2017, 35: 1281-1287.

Trafalis DT, Alifieris C, Stathopoulos GP, et al. Phase Ⅱ study of bevacizumab plus irinotecan on thetreatment of relapsed resistant small cell lung cancer[J]. Cancer Chemother Pharmacol, 2016, 77 (4): 713-722.

Tummarello D, Isidori P, Pasini F, et al.

Teniposide as single drug therapy for elderly patients affected by small-cell lung cancer. Eur J Cancer，1992，28A（6-7）：1081-1084.

Turrisi AT Ⅲ，Kim K，Blum R，et al. Twice-daily compared with once-daily thoracic radiotherapy in limited small-cell lung cancer treated concurrently with cisplatin and etoposide. N Engl J Med，1999，340：265-271.

Ueda H，Kuwahara M，Sakada T，et al. Chemotherapy for small cell lung cancer in patients over 80 years old. Anticancer Res，2002，22（6B）：3629-3631.

Ulrich JMM，Anna M，Ingo GH，et al. Pegfilgrastim as hematopoietic support for dose-dense chemoimmunotherapy with R-CHOP-14 as first-line therapy in elderly patients with diffuse large B cell lymphoma. Support Care Cancer，2007，15：877-884.

Verbalis JG，Goldsmith SR，Greenberg A，et al. Diagnosis，evaluation，and treatment of hyponatremia：expert panel recommendations. Am J Med，2013，126（10）：S1-42.

Wolfson AH，Bae K，Komaki R，et al. Primary analysis of a phase Ⅱ randomized trial Radiation Therapy Oncology Group（RTOG）0212：impact of different total doses and schedules of prophylactic cranial irradiation on chronic neurotoxicity and quality of life for patients with limited-disease small-cell lung cancer. Int J Radiat Oncol Biol Phys，2011，81（1）：77-84.

Yee D，Butts C，Reiman A，et al. Clinical trial of post-chemotherapy consolidation thoracic radiotherapy for extensive-stage small cell lung cancer. Radiother Oncol，2012，102：234-238.

Yen WC，Fischer MM，Axelrod F，et al. Targeting Notch signaling with a Notch2/Notch3 antagonist（tarextumab）inhibits tumor growth and decreases tumor-initiating cell frequency. Clin Cancer Res，2015，21：2084-2095.

Yuen AR，Zou G，Turrisi AT，et al. Similar outcome of elderly patients in intergroup trial 0096：cisplatin，etoposide，and thoracic radiotherapy administered once or twice daily in limited stage small cell lung carcinoma. Cancer，2000，89（9）：1953-1960.

Zhou H，Zeng C，Wei Y，et al. Duration of chemotherapy for small cell lung cancer：a meta-analysis. PLoS One，2013，8：e73805.

Zochbauer-Muller S，Pirker R，Huber H，et al. Treatment of small cell lung cancer patients. Ann Oncol，1999，10（Suppl 6）：83-91.

第四节　老年小细胞肺癌的免疫治疗

小细胞肺癌（small cell lung cancer，SCLC）对一线治疗方案（即依托泊苷 / 铂类方案）敏感，但是复发后进展迅速。近 20 余年来 SCLC 的全身治疗没有显著改变，包括靶向药物在内的很多新药研究都以失败告终。肿瘤免疫疗法被称为继手术、放疗、化疗后的第四种肿瘤疗法。与传统治疗方式不同，肿瘤免疫疗法是一种针对人体免疫系统而非直接针对肿瘤的疗法，通过激发或调动机体的免疫系统，增强肿瘤微环境的抗肿瘤免疫力，从而控制和杀伤肿瘤细胞。由于近几年免疫检查点抑制剂临床试验取得的巨大成功，包括 Cell、Science、Nature 等国际顶级期刊相继发表多项该领域的突破性研究成果，肿瘤免疫疗法也被 Science 杂志评为 2013 年和 2015 年十大科学研究突破之首。因此，肿瘤免疫治疗是当前肿瘤治疗领域最具前景的研究方向之一，受到了学术机构、医院及制药公司的广泛关注，新的药物与治疗策略不断推出。我们在这里将就老年 SCLC 患者应用免疫治疗的理论基础及临床研究进行概述。

一、免疫治疗在老年小细胞肺癌治疗的理论基础

（一）免疫治疗在 SCLC 治疗的理论基础

肺癌中，SCLC 的发生与烟草关系最为密切（Alexandrov et al，2013；Byers et al，2015），而通常认为既往的烟草暴露在一定程度上导致肿瘤突变负荷升高（George et al，2015；Peifer et al，2012；Weiss et al，2017；Hellmann et al，2018；Khuder et al，2001）。据报道，与 SCLC 发生相关的体细胞突变多达 200 多种，其中 95% 为点

突变，这一特征与烟草中多环芳香化合物暴露所导致的突变特征具有高度一致性（George et al，2015；Peifer et al，2012；Rudin et al，2012）。除了高突变率，SCLC 分子特征还包括普遍的 TP53 和 RB1 基因失活，一些罕见的致癌驱动基因，DNA 修复错配修复（MMR）基因发生缺陷等（George et al，2015；Hellmann et al，2018）。我们以 Lambert-Eaton 肌无力综合征为例，这是一种常在 SCLC 患者中出现的副肿瘤综合征，这是由于 SCLC 肿瘤细胞表达了与健康神经元共同的抗原引起自身免疫应答的结果（例如，HuD、HuC 和 Hel-N1）（Darnell et al，1996），而伴有 Lambert-Eaton 综合征的 SCLC 患者生存期较长（Maddison et al，1999）；与早期复发的患者相比，生存期长的 SCLC 患者其调节性 T 细胞（regulatory T cell，Treg）水平更高（Tani et al，2008），这些结果提示可以通过免疫治疗来诱导或强化机体针对 SCLC 的免疫应答，而达到抗肿瘤的目的。

理论上，体细胞突变率高的肿瘤更易产生肿瘤特异性新抗原，最终引发获得性免疫应答（Sabari et al，2017）。在接受免疫检查点抑制剂治疗过程中，抗原负荷和突变负荷较高的肿瘤具有更强免疫原性，被激活后的抗肿瘤 CD8$^+$ 细胞毒 T 细胞识别的免疫反应也更强烈（McGranahan et al，2016）。因此肿瘤突变负荷越高，免疫治疗的敏感性越好（Yarchoan et al，2017；Efremova et al，2017；Goodman et al，2017）。在较高突变表型的肿瘤中，如恶性黑色素瘤、膀胱癌以及微卫星不稳定性高的肿瘤，免疫检查点抑制剂均取得了不俗的成绩（Dudley et al，2016）。此外同时应用细胞毒类药物可能加强肿瘤免疫原性新抗原的释放，从而更好地启动免疫反应并改善免疫检查点抑制剂的疗效。理论上，免疫检查点抑制剂（联合化疗）在治疗 SCLC 上具有先天的优势。

但另一方面，尽管 SCLC 突变率高，机体对 SCLC 会产生免疫反应，这种免疫应答却经常处在被抑制的状态（Spigel et al，2013；Wang et al，2013）。肿瘤浸润性免疫细胞（IC）的类型与 SCLC 患者预后关系密切，例如与局限期（limited disease，LD）患者相比，广泛期

（extensive disease，ED）-SCLC 患者肿瘤组织中 CD4$^+$ 免疫效应性 T 细胞（Teff）尤其是分泌 IL-17 的 CD4$^+$ 辅助性 T 细胞（Th17）显著升高。SCLC 获得长期生存的患者肿瘤组织中 Teff 与调节性 T 细胞（Treg）比例较高，而早期复发的患者中这一比例会降低，提示可以通过诱导 Teff 细胞尤其是 Th17 细胞的分化扩增，并消耗 Treg 细胞的方式控制 SCLC 的系统播散（Koyama et al，2008）。SCLC 细胞系和肿瘤特征性显示 I 类主要组织相容性抗原（human leukocyte antigen，HLA）-A、B、C 和 β$_2$- 微球蛋白的低表达表达偏低（Doyle et al，1985）。SCLC 细胞表面 HLA 缺失或密度降低，影响主要组织相容性复合体 I（major histocompatibility complex class I，MHC- I）与细胞毒性 T 细胞（Cytotoxic T cells，Tc）相互识别，从而逃避宿主免疫杀伤。同时这种免疫识别缺陷也是免疫治疗原发耐药的重要原因（Chowell et al，2018）。

PD-L1 在肿瘤细胞中的表达水平可以调控 T 细胞的应答，但目前肺癌中 PD-L1 表达与预后及临床病理参数之间的关系尚存在争议。通常认为包括非小胞细胞肺癌（non-small celllung cancer，NSCLC）在内的多数肿瘤中，肿瘤组织中 PD-L1 高表达的患者总生存更短。然而一些研究显示在 SCLC，肿瘤细胞 PD-L1 阳性率不仅高于 NSCLC，而且 PD-L1 高表达还与更好的预后相关（Ishii et al，2015；Toyokawa et al，2016；Miao et al，2017）。

（二）年龄对 SCLC 治疗决策的影响

肺癌发病率随年龄增长呈现上升态势。来自美国"监察、流行病学和最终结果（Surveillance Epidemiology and End Results，SEER）"数据库的癌症登记的信息显示，约 32% 的新诊断 SCLC 病例发生在 70 岁以上的患者，而大约 10% 的病例是诊断时已经超过 80 岁（Owonikoko et al，2007）。学者们对于年龄在老年 SCLC 患者中的预后作用并未达成共识。Safont 进行的一项回顾性研究显示，年龄可能影响老年 LD-SCLC 患者的 OS（Safont et al，2009），而更多研究显示年龄与生存之间没有明显相关性（Caprario et al，2013；Jara et al，1999；Poplin et al，1987；Quon et al，1999；Sujing et al，2015）。显然任何关于 SCLC 的治疗

都要考虑在老年患者是否可以获益和耐受。

因衰老带来的生理变化和合并疾病很可能影响抗肿瘤治疗的耐受性和疗效，尽管 SCLC 患者老年人比例很高，大部分前瞻性临床研究设计时都会刻意避开这个群体（Hutchins et al，1999），因此这些试验结果对老年人群参考价值非常有限。另一方面，对于"老年"患者的年龄并没有统一的界定，世界卫生组织（WHO）老年期的年龄划分为 60 岁，但诸多临床试验中会应用的界定年龄为 65 岁，临床实践中通常将大于 70 岁的患者归入"老年"人群。因此很多试验中关于"老年"患者的治疗经验并不适用于所有的老年人，尤其是那些高龄（≥ 80 岁）患者。一些回顾性研究尝试评估老年 SCLC 患者的预后因素和治疗方式，然而由于老年人群高度个体异质性，结果也很难令人满意（Miao et al，2017；Yuen et al，2000；Janssen et al，2014）。

SCLC 的特点是倍增时间短，有早期播散转移倾向，对化疗和放疗的敏感性高，且极易发生耐药（Jackman et al，2005）。许多研究表明，不足 4 个周期的化疗是预后不良因素（Sujing et al，2015；Schild et al，2005）。Intergroup Trial 0096 的回顾性研究显示，年龄 > 70 岁的老年 LD-SCLC 患者，如果可以接受 4 周期依托泊苷 / 顺铂（EP）方案的化疗联合同步放疗，治疗的缓解情况和存活率与年轻的患者相似，但血液学毒性增加（Yuen et al，2000）。Maryska 的一项随机试验也得出结论，对于 ≥ 75 岁的老年 LD-SCLC 患者，可以完成至少 4 个化疗周期患者的中位生存时间优于少于 4 个周期的患者（11.5 个月 vs. 3.6 个月，$P < 0.0001$），但由于毒性增加很多患者会中止治疗（Janssen et al，2014）。医生尝试在全身化疗时应用消化道反应和肾毒性更低卡铂替代顺铂，但并未降低 3 ～ 4 度不良反应的发生率（Okamoto et al，2007）。一些研究在老年 SCLC 患者尝试应用单药、单纯放疗甚至支持治疗替代标准的 EP 方案，带来的是生存期明显缩短（Shepherd et al，1994）。由此可见，在保证耐受性的前提下，规范而充分的系统性治疗是保证老年 SCLC 患者的预后的关键因素。

总之，对于老年 SCLC 患者没有高级别证据的治疗指南，最佳治疗仍存在争议（Pallis et al，2010）。老化是一个高度个性化的过程，治疗决策应该基于每个患者各方面生理状态而不是字面上的年龄（Balducci et al，2000）。

（三）老年 SCLC 患者免疫特征及对免疫治疗的影响

基础研究显示 SCLC 具有一定的免疫源性、肿瘤突变负荷较高，免疫治疗有可能突破瓶颈，为 SCLC 患者带来曙光。已有的研究证实，对适当的患者给予免疫检查点抑制剂单药或联合化疗可以提高抗肿瘤活性，而且免疫治疗一旦起效，患者长期获益率明显升高。由于其比化疗更好的耐受性，免疫治疗被认为是老年患者不错的选择。但随着年龄增长，免疫系统也一样发生衰老，同时免疫治疗在老年患者中产生的毒副作用以及超进展现象也值得关注。

1. 免疫衰老现象　衰老是生物体随着时间的推进，各种机能逐渐减弱或丧失直至死亡的生理过程或现象，这种退化表现在基因不稳定性、端粒消损、表观遗传学改表、蛋白内稳态丧失、能量感应去管制线粒体功能异常、细胞老化、干细胞耗竭和细胞间通讯改变等各个方面。近年来学者注意到免疫与衰老的关系，提出了免疫衰老（immunosenescence）现象：随年龄增长免疫系统各种组分减少且功能减退（Daste et al，2017；Linton et al，2004），不能识别体内细胞或分子的细微变化，即使能识别也不能调动免疫反应有效地加以清除，这是随着年龄增长癌症患病率增加的潜在原因。

在骨髓水平，随着年龄的升高，骨髓基质细胞分泌的白细胞介素（IL）-7 的降低会抑制造血干细胞向淋巴谱系的分化，而转向髓系分化（Pang et al，2011；Lin et al，2017）。导致淋巴细胞、自然杀伤（NK）细胞和树突状细胞减少，从而降低先天和获得性免疫系统功能。在衰老的机体中，吞噬细胞、杀伤细胞、树突状细胞等抗原呈递细胞亚群细胞数量不平衡，促炎症细胞因子的分泌以及对抗原的加工能力也随年龄增加而减弱，原本应对入侵抗原快速反应的先天免疫反应发生延迟和改变（Metcalf et al，2015；Manser et al，2016；Shaw et al，2013）。这一环节中肿瘤细胞溶解减少导致肿瘤细胞释放的新抗原降低，进一步抑制获得性免疫系统的功能。

T 细胞在获得性免疫反应中发挥重要作用，免疫衰老过程中最突出的变化就是 T 细胞体内自我平衡调节机制的紊乱。T 细胞衰老的一个重要特征使细胞表面协同刺激分子（如 CD28 和 CD27）与凋亡分子（如 CD95）明显减少（Grolleau et al，2008；Plowden et al，2004；Sridharan et al，2011），负性调节分子 CTLA-4 表达增加；T 细胞表面协同刺激分子 CD28 减少不能与抗原呈递细胞表面 B7 配基分子识别，T 细胞不能充分活化。即使 T 细胞得以活化，其表面 CTLA-4 的表达升高，与 B7 分子竞争性结合，T 细胞扩增能力、向肿瘤部位迁移和杀伤肿瘤细胞的能力均随年龄退化（Leng et al，2002）。随着机体衰老胸腺组织发生萎缩退化，骨髓淋巴母细胞向幼稚 T 细胞分化、发育和成熟障碍，$CD8^+$ 原始 T 细胞数量减少或功能减退；同时外周原始 T 细胞在抗原长期的刺激下逐渐扩增分化为效应 T 细胞（effector T cells，Te）和记忆 T 细胞（memory T cell，Tm）。骨髓干细胞的枯竭和幼稚淋巴细胞的大量消耗使免疫系统抗原多样性降低，对肿瘤的免疫杀伤作用明显减低（Goronzy et al，2015；Fagnoni et al，2000；Dock et al，2011；Farber et al，2014）。

伴随骨髓细胞的耗竭和 T 细胞功能减退，老年人 B 细胞分化障碍、数量减低且亚群不平衡的问题更为突出。B 细胞老化后特异性高亲和力抗体的合成减少，自身反应性抗体增加，不仅对入侵新抗原缺乏应答，而且自身免疫疾病风险提高。

PD-L1 高表达与是免疫检查点抑制剂的预测因子，Ferrara 对老年 NSCLC 患者接受免疫检查点抑制剂的临床试验进行了荟萃分析（Ferrara et al，2017），比较了老年与年轻患者接受肿瘤免疫治疗的疗效。从客观缓解率（ORR）结果来看，PD-L1 表达 ≥ 25% 的患者，65 岁以下 vs. 65 岁以上，ORR 分别为 20% vs. 13%；而 PD-L1 表达 < 25% 的患者，65 岁以下 vs. 65 岁以上，ORR 分别为 11% vs. 3%；这一结果提示，年龄对免疫检查点抑制剂的疗效影响，可能更多发生在 PD-L1 低表达的人群。前文提及 PD-L1 在 SCLC 的阳性率高于 NSCLC，但老年患者 PD-L1 阳性率比年轻人低（Ishii et al，2015）。

目前还没有数据提示 PD-L1 表达水平对老年患者肿瘤免疫治疗的预测价值。

总之，临床前研究显示衰老可能影响免疫系统对肿瘤识别和杀伤的每个环节，导致免疫治疗（如免疫检查点抑制剂）的疗效降低。但不同肿瘤的老年患者，免疫检查点抑制剂的临床获益情况并不一致。例如在头颈部肿瘤、NSCLC 和结直肠癌的一些报道中，老年患者的疗效不如年轻患者；而在黑色素瘤和膀胱肿瘤，各年龄组别疗效相似（Daste et al，2004）。在后续部分中，我们将讨论老年亚组在 SCLC 免疫治疗的具体结果。

2. 老年患者免疫治疗的安全性　前文提到，在衰老的机体中，衰老的 B 细胞自身反应性抗体合成增加，自身免疫疾病风险提高。同时包括巨噬细胞在内多种免疫细胞自动分泌多种炎症因子，如肿瘤坏死因子 α、干扰素 γ、白介素 1、白介素 6、白介素 18、白介素 15 等，促使人体处在慢性炎症反应状态，即炎性衰老（Inflammaging）（Franceschi et al，2007）。

在老年小鼠模型中，肿瘤免疫治疗可能引起局部或全身细胞因子风暴，造成严重的器官功能障碍甚至危及生命。治疗伴随的骨髓抑制可以在不影响疗效的前提下减轻以上毒性反应；TNF-α 阻断也可以降低毒性反应的致死率（Bouchlaka et al，2013；Bouchlaka et al，2013）。目前认为包括 TNF-α 和 IL-6 在内的促炎症细胞因子明显升高加重了免疫治疗的副作用，巨噬细胞作是驱动 T 细胞和 NK 细胞发动这种炎症反应的主要因素，但这一理论有待在人体中进一步验证。

尽管如此，与放化疗比较免疫治疗总体的耐受性更好，严重不良反应发生率较低（3 ~ 4 度毒性发生率 7% ~ 13%），如何安全有效的在老年患者中实施肿瘤免疫治疗策略，还有很多工作要做。

3. 超进展现象（hyperprogression，HP）2017 年发表的一项回顾性分析显示，在接受免疫检查点抑制剂治疗的患者中，有大约 9% 的患者发生超进展，而在老年患者（> 65 岁）中发生率达到 19%。超进展的发生与肿瘤负荷、瘤种、治疗线数、PD-L1 表达水平均无关，但主要发生在老年患者（Champiat et al，2017）。虽然已有一些研究对免疫治疗导致超进展的生物标志物、发生机制进行了初步探索，但目前对这一现象的认识还非常有限，临床医生应对老年患者接受肿瘤免疫治疗中的这一特别现象引起高度重视。

二、免疫检查点抑制剂在老年小细胞肺癌的研究现状

如前所述，随着对肿瘤免疫逃逸机制的认识不断深入，以及免疫检查点新药的开发，肿瘤治疗正在逐步买进"免疫时代"。沉寂了 20 余年的 SCLC 治疗领域仿佛也看到了新的曙光。这些药物根据作用靶点可以细胞毒性 T 淋巴细胞相关抗原 4（cytotoxic T-lymphocyte-associated antigen-4，CTLA-4）单克隆抗体、程序性死亡因子 -1（programmed death 1，PD-1）及其配体 PD-L1 的单克隆抗体，在此我们将按照药物依次介绍免疫检查点抑制剂在 SCLC 的治疗进展及重要的临床研究。

（一）抗 PD-1 单克隆抗体

1. Nivolumab　Nivolumab 是一种完全人源化抗 PD-1 的 IgG4 单克隆抗体，通过阻断 PD-1 与其配体 PD-L1/2 的结合恢复 T 细胞的抗肿瘤效应。这是最早在 SCLC 领域开展临床研究的免疫治疗药物之一，临床研究以二线及后线治疗为主，近期也开始对维持治疗和一线治疗进行探索（表 8-4-1）。2018 年 8 月 17 日，Nivolumab 成为第一个被美国食品和药物管理局（FDA）批准用于 SCLC 的免疫肿瘤治疗药物，这也是 SCLC 治疗 20 年来首个获批新药，其适应证是用于治疗既往接受过含铂方案化疗以及至少一种其他疗法后疾病进展的转移性小细胞肺癌。该药与完全人源化抗 CTLA-4 的 IgG 抗体 Ipilimumab 联合的治疗方案，也被 NCCN 治疗以 2A 类证据推荐用于 SCLC 二线治疗。

（1）CheckMate032（NCT03527251）研究：CheckMate032 研究旨在探讨 Nivolumab 单药对比 Nivolumab+Ipilimumab 联合治疗在晚期 SCLC 患者的有效性与安全性（Antonia et al, 2016; Hellman et al, 2018）。研究共纳入 401 患者，是到目前关于 SCLC 免疫治疗的最大样本量的研究之一。研究分为随机化队列和非随机化队列两部分，在初始非随机队列中，入组了含铂方案化疗后进展的非选择晚期 SCLC 患者，被分配入 Nivolumab + Ipilimumab 联合治疗组（1 mg/kg + 3 mg/kg，q3w 治疗 4 周期，之后 Nivolumab 3 mg/kg q2w 维持；n = 61）或 Nivolumab 单药组（3 mg/kg q2w；n = 98），评估安全性及有效性。在后续扩增的随机队列中，患者以 3 ∶ 2 比例随机分入 Nivolumab+Ipilimumab 联合治疗组（n = 95）或 Nivolumab 单药组 n = 147）。主要研究终点为客观缓解率（objective response rate，ORR），次要终点包括安全性、总生存期（overall survival，OS）、无进展生存期（progression-Free survival，PFS）和缓解持续时间（duration of response，DOR）等，探索性终点为生物标志物分析。

该研究 2016 年在 *Lancet Oncology* 上发表了来自非随机化队列 216 例患者的数据分析，试验入组标准对年龄上限无要求，其中联合治疗组的中位年龄为 66 岁，单药组患者中位年龄 63 岁，联合组 ≥ 75 岁患者 7 人（11%），单药组 9 人（9%）。结果显示 Nivolumab + Ipilimumab 联合治疗组与 Nivolumab 单药比较 ORR 更高（23% vs. 11%），且联合治疗取得更好的 mOS（7.9 个月 vs. 4.1 个月）。患者从免疫治疗中受益与既往含铂方案化疗是否敏感及治疗线数无关，在两个治疗组中都观察到持久的应答：单药与联合治疗组 1 年 OS 分别为 40% 和 27%，2 年 OS 为 26% 和 14%。联合治疗组和单药组治疗相关毒性发生率分别为 82% 和 60%，因 3 ~ 4 级毒性停止治疗的比例为 11% 和 5%。该研究首次证明 SCLC 患者在二线及以上治疗中单独或联合应用免疫检查点抑制剂具有持久的抗肿瘤活性和可控的安全性，为 SCLC 治疗带来了新的希望。

2017 年 ASCO 报道了 242 例随机队列的初步结果，其中 Nivolumab+Ipilimumab 联合治疗组与 Nivolumab 单药的中位年龄分别是 65.0 岁和 63.0 岁，≥ 65 岁的患者比例分别为 51% 和 44%，生存数据再次证实 Nivolumab+Ipilimumab 联合治疗与 Nivolumab 单药治疗比较 ORR 较高（21% vs. 12%），3 个月 PFS 和 OS 同样观察到联合组的疗效要优于单药组，因随访时间太短，两组的生存数据尚无统计学差异，我们需等待数据进一步成熟。将非随机队列和随机队列数据汇总后观察

表8-4-1　Nivolumab在小细胞肺癌部分重要临床试验

	研究名称	期	适应证	治疗方法	样本量	研究状态
二线及后线治疗	NCT03026166	I/II	至少一个含铂方案治疗进展的 SCLC	RovalpituzumabTesirine+Nivolumab vs RovalpituzumabTesirine+Nivolumab+Ipilimumab	42	招募中
	NCT02247349	I/II	复发耐药 SCLC	BMS-986012（anti-fucosyl-GM1）vs Nivolumab	172	停止招募
	CXCessoR4（NCT02472977）	I/II	至少一个方案治疗进展的晚期 SCLC	Ulocuplumab+Nivolumab	61	提前终止
	MCC-19163（NCT03406715）	II	至少一个含铂方案治疗进展的 SCLC	Nivolumab+Ipilimumab+ AD.P53-DC	41	招募中
	BIOLUMA（NCT03083691）	I	一线治疗失败的 SCLC（Cohort2）	Nivolumab，Ipilimumab	106	招募中
	RGX-104-001（NCT02922764）	I	系统治疗复发的实体瘤包括 SCLC	RGX-104 ± Nivolumab	150	招募中
	BTCRC-LUN17-127（NCT03575793）	I/II	复发的 ED-SCLC	1 期 Plinabulin + Nivolumab + Ipilimumab 2 期 Ipilinabulin + Nivolumab vs Plinabulin + Nivolumab + Ipilimumab	55	招募中
维持治疗	STIMULI（NCT02046733）	II	LD-SCLC 放化疗后	Plinabulin + Nivolumab vs 观察	260	招募中
	Nct03043599	I/II	ED-SCLC4-6 周期含铂化疗后	Ipilinabulin + Nivolumab+ 胸部放疗 vs Ipilinabulin + Nivolumab	21	停止招募
	NCT03325816	I/II	ED-SCLC 一线含铂方案化疗后	Nivolumab + 177Lu-DOTA0-Tyr3-Octreotate	9	停止招募
一线治疗	NCT03382561	II	ED 或复发性 SCLC	Nivolumab + EP/EC vs EP/EC	150	停止招募

到结果一致，联合治疗组 ORR 较 Nivolumab 单药组提高一倍以上（22% vs. 11%），联合治疗组的毒性较单药治疗组更高，不良反应发生率分别为为 73% vs. 55%，3/4 级毒性分别为 37% vs. 12%。

前期数据中 Nivolumab+Ipilimumab 联合治疗与 Nivolumab 单药治疗相比带来更大的生存优势，但同时具有更高的毒性，确定单药治疗和（或）联合治疗的预测标志物至关重要。PD-L1 的表达已成为 NSCLC 的免疫治疗中广泛应用的预测标志物，Checkmate032 探索性研究中肿瘤细胞 PD-L1 免疫组化检测试验采用 Dako 公司 28-8 抗体，≥ 1% 的患者仅约 10%，且患者通过免疫治疗的获益率与 PD-L1 表达水平无关。

肿瘤突变负荷（tumor mutational burden，TMB）和 PD-L1 表达高的患者，或许更容易从 PD-1 抑制剂中获益。在 Nivolumab 治疗 NSCLC、尿路上皮癌以及 Ipilimumab 治疗黑色素瘤的研究中，我们发现 TMB 较高的患者从免疫治疗获益更多（Carbone et al，2017；Le et al，2017；Rizvi et al，2015；Rosenberg et al，2016；Snyder et al，2014）。本研究同样评估了 TMB 对 SCLC 免疫治疗的预测价值（Hellmann et al，2018）。研究对 211 例患者的标本 TMB 水平进行检测，采用高通量全外显子捕获并测序（Illumina HiSeq 2500）的方法测定错义体突变总和，采用三分位法将 TMB 分为高负荷（≥ 248 突变），中等负荷（143-247 突变）和低负荷（< 143 突变）。结果

显示 SCLC 患者 TMB 水平越高，接受免疫治疗的获益越大：在 Nivolumab+Ipilimumab 联合治疗组对比 Nivolumab 单药治疗组，高 TMB 患者的 ORR（46.2% vs. 21.3%）高于中（16.0% vs. 6.8%）和低（22.2% vs. 4.8%）TMB 患者，高 TMB 患者的 1 年无进展生存率（30.0% vs. 21.2%）高于低（6.2% vs. NR）中（8.0% vs. 3.1%）肿瘤突变患者。虽然无论 TMB 水平如何，联合治疗组疗效均优于单药组，但高 TMB 的患者中，Nivolumab 联合 Ipilimumab 的获益最大：高 TMB 患者联合治疗的 1 年 PFS 明显优于单药治疗，而中低 TMB 患者联合治疗与单药治疗无差异，OS 数据与之相似（高 TMB：22.0 个月 vs. 5.4 个月；中 TMB：3.6 个月 vs. 3.9 个月；低 TMB：3.4 个月 vs. 3.1 个月）。研究虽然纳入了一部分老年患者，但未公布这个亚组有效性和安全性的数据。

（2）CheckMate331（NCT02481830）研究：Checkmate032 研究的结果推动 FDA 批准 Nivolumab 用于小细胞肺癌后线治疗，但该试验设计中并未将 Nivolumab 与标准二线化疗进行比较。拓扑替康单药在 SCLC 二线治疗中 OS 优于最佳支持治疗，ORR 可达到约 20%，但骨髓毒性明显，3/4 级中性粒细胞减少和血小板减少的发生率可达 30% ~ 50%。Checkmate-331 是一项开放、随机的 III 期临床，主要针对一线含铂化疗后复发的小细胞肺癌患者，随机分组使用 Nivolumab 与标准化疗（拓扑替康或氨柔比星）方案的对比试验。该项试验的主要终点是治疗 12 个月后的 OS，次要终点包括 PFS 和 ORR。

该项临床试验于 2015 年 6 月启动，原计划入组 480 例患者，实际入组 803 例患者，中国贡献了 182 例患者，2018 年 10 月申办方宣布该试验因未达到主要终点而失败：与复发性 SCLC 二线标准治疗拓扑替康或氨柔比星化疗相比，Nivolumab 并未能显著延长患者 OS。该研究中 Nivolumab 的安全性数据与以往 Nivolumab 单药研究中所观察到的一致。

（3）Checkmate451（NCT02538666）研究：多数 ED-SCLC 对一线治疗十分敏感，发生耐药后治疗效果不佳，维持治疗可能成为改善小细胞肺癌治疗困境的突破点。CheckMate451 研究是 Nivolumab 单药或 Nivolumab 与 Ipilimumab 联合

与安慰剂比拟用于 ED-SCLC 含铂一线化疗后维持治疗的全球、随机、多中心、双盲、III 期试验。主要研究终点为 OS，次要终点包括 PFS、ORR 等。研究预计入组 810 例患者，实际入组 1327 例，2018 年 11 月 26 日，申办方宣布该试验未能达到主要终点，与安慰剂相比免疫联合治疗没有改善患者的总生存期，联合治疗组也没有观察到新的安全信号。

Checkate-331 与 Checkmate451 失败的一大原因可能在于纳入患者时未对优势人群进行合理筛选。研究详细的研究数据尚未公布，我们期待该试验关于 TMB 探索性研究结果。

2. Pembrolizumab Pembrolizumab 也是一种人源化抗 PD-1 的 IgG-4k 单克隆抗体，阻断 PD-1 与 PD-L1/2 相互作用，启动机体抗肿瘤免疫反应。IB 期 Keynote-028 试验和 II 期 Keynote-158 试验研究显示，Pembrolizumab 在 ED-SCLC 患者中的疾病控制率（ORR）分别达到 33% 和 19%。基于以上两个研究，2019 年 2 月，FDA 已开始审查 Pembrolizumab 用于治疗 ≥ 2 线的晚期小细胞肺癌患者的申请，预计将于近期给出结果。同时该药在小细胞肺癌一线治疗和维持治疗等多个领域进行了探索（表 8-4-2）。

（1）Keynote-028（NCT02054806）研究：Keynote-028 是一项针对 20 种不同晚期实体瘤及血液肿瘤 PD-L1 阳性的患者的非随机、多中心、多队列 IB 期临床研究（Ott et al，2017）。旨在评估 Pembrolizumab 在 20 种癌症中的临床疗效以及生物标志物和临床疗效的相关性。受试者接受 Pembrolizumab（10 mg/kg q2w）治疗 2 年，直至病情进展或出现不可接受的毒性或死亡等。主要终点为 ORR 和安全性，次要终点包括 PFS、OS 和 DOR 等。探索性终点包括通过生物标志物（T 细胞炎性 GEP、PD-L1 表达、TMB）和抗肿瘤活性的相关性。前 6 个月每 8 周评估 1 次免疫应答情况，随后每 12 周评估 1 次。

Keynote-028 是最先在小细胞肺癌免疫治疗中通过生物标志物筛选受试者的研究。该研究利用免疫组化方法确定 PD-L1 表达水平，选用 Dako 公司 22C3 抗体，PD-L1 阳性的定义为：患者具有至少 1% 的肿瘤或相关炎症细胞的细胞膜 PD-L1 染色阳性或基质 PD-L1 染色阳性。所有

表8-4-2 Pembrolizumab在小细胞肺癌部分重要临床试验

	研究名称	期	适应证	治疗方法	样本量	研究状态
二线及后线治疗	NCT02646748	II	至少一个含铂方案治疗进展的 SCLC	Pembrolizumab vs. Topotecan	237	招募中
	NCT02646748	I	实体瘤 SCLC 队列为 1 ~ 2 个方案治疗进展后的晚期 SCLC	Pembrolizuma+INCB050465	237	招募中
	PembroPlus（NCT02331251）	I/II	ED-SCLC	Pembrolizuma+Irinotecan	81	终止
	NCT03371979	I/II	铂类治疗后的广泛 SCLC	Pembrolizuma+Pegzilarginase	84	招募中
	NCT03253068	II	复发性 SCLC	Pembrolizuma+ 氨柔比星	25	招募中
	NCT03361228	I/II	标准治疗进展实体瘤（含 SCLC）	INCB001158+Epacadostat+Pembrolizumab vs. INCB001158+Epacadostat	5	停止招募
	NCT03277352	I/II	经治实体瘤（含 SCLC）	INCAGN01876+Epacadostat+Pembrolizumab	10	停止招募
一线治疗	NCT02402920	I	LD/ED-SCLC	Pembrolizumab+ 放化疗	80	招募中
	KEYNOTE-011（NCT01840579）	I	NSCLC 及 ED-SCLC	Pembrolizumab+ EP	57	停止招募
	REACTION	II	ED-SCLC	Pembrolizumab+ EP vs. EP	118	招募中

队列中 PD-L1 阳性患者 764 例（32.5%），共有 475 例有可测病灶且 PD-L1 阳性患者患者接受了至少 1 次 Pembrolizumab 治疗。小细胞肺癌队列检测了 145 份患者标本，46 例患者（31.7%）是 PD-L1 表达阳性，最终有 24 例含铂方案化疗进展后的 ED-SCLC 患者接受了 Pembrolizumab 治疗。值得一提的是该队列中 11 例（45.8%）患者入组前接受过二线拓扑替康或氨柔比星化疗。受试者年龄从 41 岁到 80 岁，中位年龄 60.5 岁。

Keynote-028 进一步拓宽了我们的视野，该研究发现 Pembrolizumab 单药治疗在不同瘤种中表现出不同的临床应答，20 个研究队列共 471 例可评估患者中 66 例患者产生应答，总 ORR 为 14%，小细胞肺癌队列（$n = 24$）取得了最高的 ORR（33%，95% CI：15.6 ~ 55.3），1 例（4.2%）患者评效达到 CR、7 例（29.2%）患者达到 PR，1 例（4.2%）患者达到疾病稳定（stable disease）。Pembrolizumab 在小细胞肺癌的治疗中同样显示出快速而持久的抗肿瘤活性，中位起效时间

为 2 个月（1.7 ~ 3.7），持续缓解时间为 19.4 个月（95% CI ≥ 3.6- ≥ 20.0）。mPFS 为 1.9 个月（95% CI：1.7 ~ 5.9），6 个月和 1 年的 PFS 分别为 28.6%（95% CI：12.4 ~ 47.2）和 23.8%（95% CI：9.1 ~ 42.3）；mOS 为 9.7 个月（95% CI：4.1 ~ NR），6 个月和 1 年的 OS 分别达到 66.0%（95% CI：43.3 ~ 81.3）和 37.7%（95% CI：18.4 ~ 57.0）。直至数据截止时，仍有 3 位患者在继续接受治疗。

从公布的数据来看，Pembrolizumab 治疗小细胞肺癌具有良好的耐受性。研究报道的安全性数据与 Pembrolizumab 其他研究相似，且没有发现新的不良事件。16 例（66.7%）患者报告了治疗相关性不良反应，其中关节痛、乏力、皮疹、腹泻和疲劳最常见，2 名（8.3%）患者发生 3 ~ 5 级不良反应（3 级胆红素升高 1 例，5 级结肠炎 / 肠缺血 1 例）。Pembrolizumab 单药治疗晚期小细胞肺癌毒性温和可控，安全性优于拓扑替康。

探索性研究显示在 20 种实体瘤中，T 细胞

炎性 GEP、PD-L1 表达和 TMB 这三种生物标志物可作为 Pembrolizumab 治疗的疗效预测因子或潜在的生物标志物，以使癌症患者更好地从免疫治疗中获益。这些生物标志物也可能为免疫治疗耐药机制的研究提供新的思路。

（2）Keynote-158（NCT02628067）研究：Keynote-158 是一项全球性、单臂、开放性、非随机、多队列 Ⅱ 期临床研究，旨在评价 Pembrolizumab 在初治或经治的 11 种实体瘤的晚期患者的抗肿瘤活性，研究计划纳入 1350 例患者，受试者接受 Pembrolizumab（200 mg，q3w）治疗直至疾病进展或不能耐受治疗毒性，最长用药 2 年。主要研究重点为 ORR，次要研究终点包括 PFS、OS 和 DOR。这是目前最大样本量证实 Pembrolizumab 单药在抗肿瘤疗效的研究。

2018 年 ASCO 发布了 Keynote-158 研究小细胞肺癌队列的数据（Chung et al，2018），Pembrolizumab 在晚期小细胞肺癌尤其是 PD-1 阳性患者具有良好抗肿瘤活性和持久的应答。研究共纳入 107 例不可切除和（或）转移性小细胞肺癌患者，中位年龄 63 岁（24 ~ 84 岁），85 例（79%）患者接受过 1 ~ 2 线治疗。总体 ORR 达到 18.7%（95% CI：1.8 ~ 27.4），3 例（3%）患者达到 CR，17 例（16%）达 PR，12 例（11%）患者 SD，mPFS 为 2.0 个月（95% CI：1.9 ~ 2.1），mOS 为 9.1 个月（95% CI：5.7 ~ 14.6）。经过中位 9.3 个月的随访时间，至数据截至时，92 例终止研究治疗，15 例仍在持续用药，尚未达到中位 DOR（95%CI ≥ 2.1 个月 - ≥ 13.2 个月），在达到缓解的患者中 12 例（73%）的患者 DOR 持续在 1 年及以上。在安全性方面与 Pembrolizumab 单药治疗其他的既往经验保持一致，63 例（59.8%）患者发生了治疗相关的不良事件，13 例（12.1%）患者发生 3 ~ 4 级毒性反应，导致 4 例停药和 2 例死亡（脑病 1 例，肺炎 1 例）。

该研究同样进行了生物标记物亚组的探索，PD-L1 检测方法及阳性定义与 Keynote-028 研究相同。107 例患者中 PD-L1 阳性的患者 42 例（39.3%），阴性患者 50 例（46.7%）。无微卫星不稳定性高（MSI-H）的患者，83 例（77.5%）患者具有微卫星不稳定（MSS）肿瘤。可以看到 Pembrolizumab 在 PD-L1 表达阳性的患者中显示出更突出的抗肿瘤活性：在 PD-L1 阳性和阴性的患者中，ORR 分别为 35.7%（95% CI：21.6 ~ 52.0）和 6.0%（95% CI：1.3 ~ 16.5）。在两个亚组患者中 mPFS 分别为 2.1 个月（95% CI：2.0 ~ 8.1）和 1.9 个月（95% CI：1.6 ~ 2.0），6 个月 PFS 分别为 38.9% 和 14.3%，1 年 PFS 分别为 28.5% 和 8.2%，OS 分别为 14.9（95% CI：5.6 ~ NR）个月和 5.9 个月（95% CI：3.3 ~ 10.1），6 个月 OS 分别为 66.0% 和 48.3%，1 年 OS 分别为 53.1% 和 30.7%。

2019 年 AACR 年会上提交了 Keynote-028 和 Keynote-58 试验的汇总分析显示，中位随访时间 7.7 个月（0.5 ~ 48.7）时，中位 PFS 为 2 个月（95% CI：1.9 ~ 3.4），Pembrolizumab 组的中位 OS 为 7.7 个月（95% CI：5.2 ~ 10.1）。随访 12 个月时，PFS 为 17%，OS 为 34%。随访 24 个月时，PFS 和 OS 分别为 13% 和 21%。ORR 为 19.3%（95% CI：11.4% ~ 29.4%），2 例（2%）患者获得 CR，14 例（17%）患者获得 PR，15 例（18%）患者 SD。其中 9 名（61%）患者的预估 DOR ≥ 18 个月，中位 DOR 还未达到。提示 Pembrolizumab 在接受标准治疗后疾病进展的晚期 SCLC 患者中显示出抗肿瘤活性。

小细胞肺癌一线化疗后治疗效果欠佳，拓扑替康在 SCLC 二线治疗中的有效率仅达到 7% 或 24%。在以上两项研究中我们看到与传统的化疗比较，Pembrolizumab 单药免疫治疗可以显著延长了小细胞肺癌患者生存数据，尤其在 PD-L1 表达阳性的患者中显示出更优异的抗肿瘤活性。如果将 Keynote-028、Keynote-158 与 CheckMate 032 研究的生存数据进行比较，在非选择的患者中 Pembrolizumab 单药治疗的 ORR 和 OS 的结果优于 Nivolumab 单药治疗，而与 Nivolumab+Ipilimumab 联合治疗大致持平。经过 TMB 或 PD-L1 的筛选后的患者接受免疫治疗的临床获益均得到大幅度的提高。

（3）MISP MK3475（NCT02551432）研究：2018ASCO 还公布了 Pembrolizumab 联合紫杉醇在复发 ED-SCLC 的 Ⅱ 期研究 MISP MK3475（YuJung et al，2018）。这是一个单臂研究，共纳入 26 例非选择性难治性 ED-SCLC 患者，先接受紫杉醇（175 mg/m²，q3w）单药诱导化疗，之后进行紫杉醇 +Pembrolizumab（200 mg，q3w）至

多 5 周期联合治疗，最后改用 Pembrolizumab 单药维持至疾病进展或副作用不能耐受。主要研究终点为 ORR，次要终点包括 PFS、OS 及安全性。

结果显示 Pembrolizumab 联合紫杉醇治疗显示出中度抗肿瘤活性和可耐受的安全性。ORR 达 23.1%（6/26），DCR 达到 80.7%，mPFS 达到 5.0 个月，mOS 达到 9.2 个月。虽然这是一个单臂小样本量的临床研究，也未做生物标志物的探索性分析，但结果提示我们 Pembrolizumab 与化疗联合在 SCLC 二线治疗中可能取得比单药更好的疗效。

（4）NCT02359019 研究：与 Nivolumab 类似，Pembrolizumab 也在 SCLC 的维持治疗中进行了尝试。2018 年发表在 *Journal of Thoracic Oncology* 上的一项单臂 II 期研究显示（Rudin et al, 2017），部分 SCLC 患者能够从 Pembrolizumab 维持治疗中获益。研究共纳入 45 例非筛选的 ED-SCLC 患者，在一线接受依托泊苷 / 铂类化疗后确认未进展后，给予（200 mg，q3w）作为维持治疗。研究的主要终点 PFS，OS 是关键的次要终点。研究同样检测了肿瘤组织和周围基质的 PD-L1 表达水平，并采集循环肿瘤细胞，以评价这些生物标志物与疗效的相关性。

结果显示经 Pembrolizumab 维持治疗中位 PFS 为 1.4 个月，1 年 PFS 为 13%。中位 OS 为 9.6 个月，1 年 OS 为 37%。在 8 例基质 PD-L1 表达阳性的患者与 12 例基质阴性的患者比较，PFS 为 6.5 个月 vs. 1.3 个月，OS 为 12.8 个月 vs. 7.6 个月，提示 Pembrolizumab 维持治疗有获益的趋势。

（5）KEYNOTE-604（NCT03066778）研究：目前 Pembrolizumab 在小细胞肺癌领域已开始进行一线治疗的探索。这是 Pembrolizumab（200 mg，q3w）与依托泊苷 / 铂类联合化疗一线治疗 ED-SCLC 的随机、双盲、安慰剂对照的 III 期临床研究 KEYNOTE-604 正在进行中，该研究计划入组 453 例非选择患者，主要研究终点为 PFS 和 OS，次要终点为 ORR、DOR 和安全性，在不久的将来会为我们揭晓答案。

（二）抗 PD-L1 单克隆抗体

1. Atezolizumab Atezolizumab 是人源化抗 PD-L1 的 IgG1 单克隆抗体，可与 PD-L1 结合并阻断与 PD-1 和 B7-1 受体的结合，抑制 PD-1/PD-L1 信号，从而激活肿瘤特异性 T 细胞免疫活力。同时，Atezolizumab 保留了 PD-L2/PD-1 的相互作用，保留了周围免疫反应的平衡。在多项关于 NSCLC 的临床研究中，Atezolizumab 显示了良好的临床活性和安全性。生物标志物的探索性分析显示，无论 PD-L1 表达或不表达，Atezolizumab 都表现出抗肿瘤活性，但在肿瘤细胞和肿瘤浸润的免疫细胞 PD-L1 高表达的患者从 Atezolizumab 治疗中获益更多。Atezolizumab 作也较早在小细胞肺癌中开展了相关研究（表 8-4-3），其中 IMpower133 研究是最早在 SCLC 一线免疫联合化疗策略完成并获得阳性结果的 III 期临床研究。

（1）PCD4989g（NCT01375842）研究：PCD4989g 研究是观察 Atezolizumab 治疗局部晚期 / 转移性实体肿瘤和血液肿瘤安全性、耐受性和药物动力学的开放性、多队列的 I A 期试验。共

表8-4-3 Atezolizumab在小细胞肺癌中应用的部分重要临床试验

	研究名称	期	适应证	治疗方法	样本量	研究状态
二线及后线治疗	NCT03262454	II	含铂化疗后复发的 SCLC	超分割放疗后 Atezolizumab 维持	35	招募中
维持治疗	ACHILES（NCT03540420）	II	LD-SCLC 同步放化疗后	Atezolizumab vs 观察	212	招募中
一线治疗	NCT02748889	II	初治 ED-SCLC	Atezolizumab+ 化疗 vs 化疗	1	入组困难终止研究
一线治疗	NCT03041311	II	初治的 ED-SCLC	Trilaciclib+EC+Atezolizumab vs 安慰剂 +EC+Atezolizumab	105	终止入组

纳入 661 例患者，主要研究终点为推荐用药剂量、剂量限制性毒性、最大耐受计量和安全性，次要终点包括 ORR、PFS、DOR 及药代动力学数据等。2016 年 ESMO 报道了 ED-SCLC 队列的临床活性、安全性和预测标志物的结果（Sequist et al, 2016）。共有 17 名 ED-SCLC 患者参加本研究，受试者中 65% 的患者入组前接受过三线或三线以上的治疗，中位年龄为 63 岁（44 ~ 80 岁）。经过 Atezolizumab（15 mg/kg 或 1200 mg, q3w）单药治疗，在非选择人群药物的疗效并不突出。根据 RECIST1.1 评价 ORR 仅为 6%，但根据免疫相关反应评价标准（irRC）评价 ORR 达到 24%，4 例（23.5%）患者 Atezolizumab 治疗时间超过 6 个月，2 例（11.8%）超过 1 年。RECIST 标准的中位 PFS 为 1.5 个月（95% CI：1.2 ~ 2.7），中位 OS 为 5.9 个月（95% CI：4.3 ~ 20.1）。65% 患者报告了不同等级的治疗相关性不良反应，最常见的为乏力（24%），2 例患者出现 ≥ 3 级毒性，分别为 3 级肺炎和 5 级肝功能衰竭。研究对 Atezolizumab 进行了多种生物标志物的探索性分析，包括 PD-L1 免疫组化的表达（肿瘤细胞免疫细胞），PD-L1 mRNA，Teff 的基因特征（CD8A、GZMA、GZMB、EOMES、CXCL9、CXCL10、TBX21）等。PD-L1 表达采用免疫组化 VENTANA(SP142) 的方法对肿瘤细胞（TC）和肿瘤浸润性免疫细胞进行检测，并分别评分。与之前公布的数据一致，SCLC 组织标本 PD-L1 总体表达偏低，但在 PD-L1 高表达的人群中观察到 OS 延长的趋势。同样，在 PD-L1mRNA 和 Teff 高表达的亚组，也观察到更大临床获益的趋势。

（2）IFCT-1603（NCT03059667）研究：2018 年 ESMO 报告的 IFCT-1603 试验是一项研究 Atezolizumab 对比化疗在二线治疗 SCLC 的随机、非对照的 Ⅱ 期临床研究（Pujol et al, 2019）。该研究未作任何生物标志物的检测，主要终点为 6 周时的客观应答率。结果显示 Atezolizumab 单药治疗在非选择的人群中几乎未显示任何疗效获益。共 73 名患者按照 2 : 1 比例随机至 Atezolizumab（1200 mg, q3w, n = 49）或传统化疗（n = 24）。Atezolizumab 组中只有 1 名患者（2.3%）在 6 周时达到客观缓解，Atezolizumab 组 mPFS 为 1.4

个月（95% CI：1.2 ~ 1.5），化疗组为 4.3 个月（95% CI：1.5 ~ 5.9；P = 0.004）；Atezolizumab 组 mOS 为 9.5 个月，化疗组为 8.7 个月，没有显著差异。研究未达到主要终点。没有观察到新的安全事件，2 例 Atezolizumab 组的患者报告了 3 级的乏力。回顾性分析检测 PD-L1 表达情况，53 例可评价标本中仅有 1 例（2%）免疫组化 PD-L1 染色阳性，未能预测持续疾病控制的患者。

（3）IMpower133（NCT 02763579）研究：SCLC 一线治疗为依托泊苷联合铂类的化疗，临床前研究显示 PD-L1 抑制剂与化疗联合具有协同作用，Atezolizumab 联合化疗的治疗策略是否能带来新的突破？ IMpower133 是一项全球、双盲、随机、安慰剂对照的 Ⅰ / Ⅲ 期研究，旨在评估 Atezolizumab 作为一线治疗联合依托泊苷 / 卡铂（EC）治疗 ED-SCLC 的有效性和安全性。研究结果在 2018 年 WCLC 上公布，同时发表在《新英格兰医学杂志》上，近 30 年来第一次证明对于 ED-SCLC，在标准一线化疗基础上加入 PD-L1 抑制剂可以改善患者预后（Hellmann et al, 2018）。该实验入组存在可测病灶且未经过系统治疗的 ED-SCLC 患者，按 1 : 1 随机接受 Atezolizumab（1200 mg, q3w）联合 EC 方案或安慰剂联合 EC 方案的治疗，4 周期后序贯 Atezolizumab 或安慰剂维持治疗，直至疾病进展或无临床获益。分层因素包括性别、ECOG PS 评分、脑转移状态等。主要终点为 PFS 和 OS，次要终点包括 ORR、DOR 和安全性等。探索性研究分析终点为外周血肿瘤突变负荷（Blood-based tumor mutational burden, bTMB）与 PD-L1 抑制剂抗肿瘤活性的关系，bTMB 采用既定的 cutoff 值（10 和 16 突变 /Mb）进行分析。

研究共纳入 403 名未接受治疗的 ED-SCLC 患者，免疫联合化疗组和安慰剂联合化疗组分别入组 201 例和 202 例患者，中位年龄分别为 64 岁（28 ~ 90 岁）和 64 岁（26 ~ 87 岁），≥ 65 岁的患者比例分别为 44.8% 和 47.5%，脑转移的患者比例分别达到 8.5% 和 8.9%。两组基线特征均衡。

该研究在第一次中期汇报时已达到 PFS 和

OS 的主要终点，结果显示与单用 EC 化疗比较，Atezolizumab 联合化疗在 ED-SCLC 一线治疗中显著改善了 OS 和 PFS。经过 13.9 个月的中位随访时间后，Atezolizumab 联合化疗组的 mOS 为 12.3 个月（95% CI：10.8 ~ 15.9），而在化疗组 mOS 为 10.3 个月（95% CI：9.3 ~ 11.3），死亡风险降低了 30%（HR = 0.70；95% CI：0.54 ~ 0.91，$P = 0.0069$）。1 年 OS 在两组分别为 51.7%（95%CI：44.4 ~ 59.0）和 38.2%（95% CI：31.2 ~ 45.3）。Atezolizumab 联合化疗组与单纯化疗组患者 mPFS 分别为 5.2 月（95% CI：4.4 ~ 5.6）和 4.3 个月（95% CI：4.2 ~ 4.5），免疫治疗疾病进展分风险下降超过 20%（HR = 0.77，95% CI：0.62 ~ 0.96；$P = 0.017$），带来了更高的 6 个月 PFS（30.9% vs. 22.4%），1 年 PFS 提高超过一倍（12.6% vs. 5.4%）。两组患者 ORR 和 DCR 结果相似（60.2% vs. 64.4%，42% vs. 43%），分别有 5 例（2.5%）和 2 例（1.0%）患者达到完全缓解。Atezolizumab 联合化疗组 DOR 达到 4.2 个月（95% CI：1.4 ~ 19.5），化疗组为 3.9 个月（95% CI：2.0 ~ 16.1）。

免疫联合化疗带来 PFS 和 OS 的获益在各亚组分析均观察到与总统人群一致的结果。年龄 < 65 岁的患者似乎存在总体生存获益的不平衡，Atezolizumab 免疫治疗在老年患者亚组显示出更好的抗肿瘤活性。在 ≥ 65 岁的老年患者共 186 人（46%）中，在 Atezolizumab 联合化疗组的 OS 为 12.5 个月，安慰剂联合化疗组 OS 为 9.6 个月（HR=0.53；95% CI：0.36 ~ 0.77）。作者对这一观察结果未给出生物学解释，需要进一步分析以了解其他因素的影响。

在之前 NSCLC 和 SCLC（Checkmate032）的相关研究中我们看到，高 TMB 的患者可以从免疫治疗中享受更大的生存获益。但在本研究探索性亚组分析显示，bTMB 似乎不能预测 Atezolizumab 免疫联合化疗的疗效。无论使用 10 突变 /Mb 或 16 突变 /Mb 作为的 cutoff 值，OS 和 PFS 的受益有与总体人群一致。本实验中高 bTMB 的患者接受免疫治疗未能更好获益的主要原因原因可能是化疗在 SCLC 一线治疗中已经具有极高的抗肿瘤活性，且化疗对骨髓的抑制作用也可能干扰了免疫治疗的作用。

Atezolizumab 联合化疗未观察到新的安全事件，本研究中两组不良反应发生率相当，治疗相关不良反应的发生率在 Atezolizumab 联合化疗组为 94.9%，化疗组为 92.3%；3 ~ 4 级不良反应发生率分别为 67.2% 和 63.8%；SAE 发生率分别为 37.4% 和 34.7%。最常见的 3 ~ 4 级毒性为血液学毒性，Atezolizumab 免疫相关 3 ~ 4 级毒性分别为皮疹（2%）、肝炎（1.5%）、输液反应（2%）和肺炎（0.5%）。

根据这项研究，2019 年第 1 版 NCCN 小细胞肺癌临床指南也进行了相应推荐。2019 年 3 月，FDA 基于 IMpower133 研究已批准 Atezolizumab 联合化疗一线治疗广泛期 SCLC，免疫治疗已经成为 SCLC 治疗的重要组成部分，正在改变 SCLC 的临床实践。

2. Durvalumab　Durvalumab 是一种具有选择性和高亲和力的人源化抗 PD-L1 的 IgG1 单克隆抗体。在 2018 年 2 月，Durvalumab 获得了美国 FDA 的批准，用于治疗不能切除的 Ⅲ 期 NSCLC 患者放化疗后的维持治疗。这是针对 NSCLC 患者，FDA 批准的首个用于减低肿瘤进展风险的治疗。目前该药在小细胞的研究中尚无成熟数据，正在进行的临床研究也多处在小样本探索性研究阶段，同时研究人员也正在积极的寻找 Durvalumab 免疫治疗的有效生物标志物。

（1）NCT01693562 研究：2018 年 ASCO 大会报道了 Durvalumab 单药用于经治的 ED-SCLC 的单臂 Ⅰ / Ⅱ 期临床试验结果（Goldman et al，2018）。研究纳入 21 例经治的 SCLC 患者，中位年龄 65 岁。受试者接受 Durvaluma（10 mg/kg，q2w）单药治疗，主要终点为安全性和耐受性，次要终点包括 ORR、DCR、DOR、PFS 和 OS 等。ORR 仅 9.5%（2 例），中位 PFS 1.5 个月（95% CI：0.9 ~ 1.8），中位 OS 为 4.6 个月（95% CI：1.3 ~ 10.4）。1 年生存率为 27.6%，安全性良好。

Durvalumab 单药治疗小细胞肺癌的结果差强人意，是否能在联合治疗中取得更好的效果呢？Tremelimumab 是一种抗 CTLA-4 的完全人 IgG2 单克隆抗体。目前在包括 SCLC 在内的多种肿瘤中开展了大量 Tremelimumab 与 Durvalumab 免疫联合的研究。

（2）NCT01975831 研 究：2018 年 ASCO 大会 Abstract 8517 报道了 Durvalumab 与 Tremelimumab 联合治疗 ED-SCLC 的安全性和有效性的临床Ⅰ期试验（Cho et al，2018）。结果显示，不仅药物安全性良好，而且在之前治疗中对铂类化疗耐药的患者也取得了很持久的疗效。研究中纳入了 30 例既往接受过全身治疗的患者，给予 Durvalumab（20 mg/Kg，q4w）+ Tremelimumab（10 mg/Kg，q4w）共 4 周期，序贯接受 Durvalumab 单药（10 mg/Kg，q2w）共 12 月的维持治疗。经确认疗效 ORR 为 13.3%（2 例 CR，2 例 PR；95% CI：3.8 ~ 30.7），其中包括 3 例铂类耐药 / 难治性患者（1 例 CR，2 例 PR），mDOR 为 18.9 个 月（95% CI：16.3 ~ 18.9），mPFS 为 1.8 个月（95% CI：1.0 ~ 1.9），mOS 为 7.9 个 月（95% CI：3.2 ~ 15.8），12 个月 OS 为 41.7%（95% CI：23.3 ~ 59.2）。20 例患者（67%）报告治疗相关不良反应，最常见为疲劳（23%）和瘙痒（23%）。7 例患者（23%）出现 3/4 级不良反应。没有患者因治疗相关毒性停药，无治疗相关死亡。

（3）Caspian（NCT03043872）研 究：这是一项 Durvalumab 或 Durvalumab+ Tre-melimumab 与含铂化疗联合一线治疗 ED-SCLC 的随机、多中心、开放性、对照Ⅲ期临床研究。旨在确定 Durvalumab 或 Durvalumab 和 Tremeli-mumab 联合铂类化疗一线治疗 ED-SCLC 患者的疗效（Paz-Ares et al，2017）。患者将以 1：1：1 的比例随机分组，每 3 周静脉接受 Durvalumab（1500 mg，q3w）+ Tremelimumab（75 mg，q3w）+ 化疗或 Durvalumab + 化疗或单独化疗。主要终点为研究者评估的 OS 的 PFS。该研究计划纳入 988 例患者，目前已完成入组，预计近期就会看到研究结果。

（4）BALTIC（NCT02937818）研 究：BALTIC 研究是一项Ⅱ期开放标签多臂研究，旨在确定 PD-L1 抑制剂和 CTLA-4 抑制剂的全新组合在铂类耐药的难治性 ED-SCLC 患者中应用的初步疗效（Pawel et al，2017）。本研究的 A 组将评估 Durvalumab（1500 mg，q4w）+ Tremelimumab（75 mg，q4w）共 4 周期，随后 Durvalumab 单药维持治疗。主要终点是 ORR，次要终点是 DOR、PFS、OS、安全性和耐受性等。

Olaparib 是一种口服多聚二磷酸腺苷核糖聚合酶（PARP）抑制剂，已经它可阻断参与修复受损 DNA 的酶活性，使机体细胞基因水平的 DNA 处于损伤反应和修复（DDR）的缺陷状态。DDR 缺陷的肿瘤通常携带更多基因突变，导致肿瘤突变负荷增加、肿瘤浸润淋巴细胞（tumor infiltrating lymphocytes，TIL）增加，因此可能产生更多的新抗原，诱发更强的抗癌免疫反应。高突变负荷和基因组不稳定性是 SCLC 的两个关键特征，也为 PARP 抑制剂联合 PD-1/PD-L1 抑制剂提供了理论基础（Jiao et al，2017）。

（5）MEDIOLA（NCT02734004） 研 究：MEDIOLA 研 究 是 Durvalumab 联 合 Olaparib 治疗晚期实体瘤的Ⅰ/Ⅱ期开放性多队列试验（Krebs et al，2017）。复发性小细胞肺癌患者接受 Olaparib 单药治疗（300 mg bid）4 周，之后接受 Olaparib（300 mg bid）加 Durvalumab（1500 mg iv q4w）直至疾病进展。主要终点为 12 周时的 DCR、安全性和耐受性。治疗 12 周时的 DCR 为 29%（7/38 例患者），ORR 为 11%，mPFS 为 3.0 个月（95% CI：2.4 ~ 4.6），mOS 为 8.8 个月（95% CI：5.6 ~ NR）。治疗相关毒性与先前 Olaparib 联合 Durvalumab 研究中报道的一致，最常见的 ≥ 3 级毒性是贫血（39.5%）和淋巴细胞减少（13.2%）。探索性研究检测了肿瘤细胞和免疫细胞中的 PD-L1 表达，结果显示 PD-L1 阳性率相对较低，而且 CD3、CD8 和 PD-L1 的表达水平与临床预后无显著相关性。

与其他实体瘤相比，免疫检查点抑制剂在 SCLC 治疗领域研究还任重而道远。从 CheckMate032、KeyNote-158 两项研究中看到，免疫治疗在 SCLC 后线治疗中需要寻找理想的生物标志物用于筛选优势人群。此外，最佳的介入时机、理想的联合治疗模式均是 SCLC 免疫治疗重要的研究方向。关于免疫治疗在 SCLC 老年患者的疗效和安全性，目前的数据还十分有限，期待未来出现相关的前瞻性Ⅲ期对照研究为老年患者免疫治疗临床实践提供更有力的证据。

三、其他免疫治疗在小细胞肺癌的研究现状

除免疫检查点抑制剂外，我们在这里对 SCLC 已开展的其他免疫治疗进行简单的梳理，包括细胞因子、肿瘤疫苗和过继细胞免疫治疗等，并对最新的治疗进展和联合用药策略进行介绍。

1. 细胞因子　是由免疫细胞和某些非免疫细胞经刺激而合成、分泌的一类具有广泛生物学活性的小分子蛋白质。在机体抵抗病原微生物的侵袭，防止肿瘤发生等免疫反应中，某些因子可以通过结合相应受体调节细胞生长、分化和效应，从而调控免疫应答。利用基因工程技术生产的重组细胞因子已用于小细胞肺癌治疗中开展了相关研究，包括干扰素和白细胞介素等。

（1）干扰素（interferon，IFN）：干扰素不仅是一种广谱抗病毒剂，同时还可以抑制增生，增强 NK 细胞、巨噬细胞和 T 淋巴细胞的活力，从而起到调节免疫和抗肿瘤作用。Zarogoulidis 等在一项纳入 90 例患者的试验中评估了 IFN-α2a 联合一线化疗对 SCLC 的疗效（Zarogoulidis et al，1996）。与单纯化疗比较，化疗联合 IFN-α 不仅可以增加 ORR（38% vs. 28%），还可以在 LD-SCLC 患者显著延长 OS。常见的不良反应包括发热、乏力和厌食等。

同一作者在 2013 年发表的另一项 Ⅱ 期随机临床试验中，评价了 IFNs 联合化疗治疗 SCLC 的有效性和安全性（Zarogoulidis et al，2013）。164 名 SCLC 患者被随机分配接受单纯化疗或 INFs 免疫治疗联合化疗，免疫疗法分为三组：① IFN-α；② IFN-γ；③ IFN-α 加 IFN-γ。在各个治疗队列中缓解率和生存率均没有明显差异，只有在 IFN-α 组的 LD-SCLC 患者中（$n = 41$）看到生存的获益。在安全性方面，联合治疗组发热、厌食和疲劳的发生率升高，耐受性更差。

在早期的研究中曾经推荐 SCLC 患者完成根治性治疗后给予维持治疗以延长患者生存（Mattson et al，1992）。在后续的一些随机研究中，在 SCLC 患者放化疗取得完全缓解后应用 IFN-γ 与 IFN-α2a 未观察到生存获益（Target et al，2013；target et al，2013；Jett et al，1994；Kelly et al，1995；van et al，1997）。对于复发性 SCLC 患者，IFN-α 联合紫杉醇治疗也没有改善临床预后。

（2）白细胞介素 -2（interleukin-2，IL-2）：白细胞介素简称白介素，是指在白细胞或免疫细胞间相互作用的淋巴因子，与血细胞生长因子相互调节共同完成造血和免疫调节功能。在肿瘤免疫应答中，白介素促进胸腺细胞、T 细胞 B 细胞活化、增殖和分化，增强巨噬细胞、Tc 和 NK 细胞的杀伤活性。其中 IL-2 主要由 CD4$^+$ 和 CD8$^+$T 细胞产生，诱导活化 Tc 细胞、NK 细胞、淋巴因子激活的杀伤细胞（lymphokine activated killer cells，LAK）、TIL 的抗肿瘤活性，并延长以上细胞的生存期，还可以促进 NO 的合成，达到抗肿瘤的效力。

大剂量 IL-2 免疫治疗在部分黑色素瘤和肾细胞癌的患者中取得较长的持续反应时间。在 CALGB Ⅱ 期试验中，小细胞肺癌队列纳入 24 例化疗后未能达到完全缓解的 LD-SCLC 患者接受 IL-2 治疗，其中 4 例（17%）患者达到完全缓解（Clamon et al，1993）。然而以上疗效在后续的试验未得到重复（Clamon et al，1998），此外大剂量 IL-2 引起较强的毒性反应也很大程度上限制了 IL-2 的使用。

尽管在理论 IFN-α 和 IFN-β 可抑制肿瘤细胞生长并激活免疫系统，IFN-γ 和 IL-2 也可以诱导免疫调节和抗肿瘤细胞增殖。但在临床试验中似乎只有 IFN-α 可以为 LD-SCLC 患者带来生存获益，细胞因子在 SCLC 的治疗意义还有待进一步研究验证。

2. 肿瘤疫苗　肿瘤疫苗是近年来肿瘤免疫治疗研究的热点之一，它是通过表达特异性的、具有免疫原性的肿瘤抗原，在细胞因子、趋化因子等佐剂的辅助下，激活或加强机体获得性免疫应答，从而达到控制或清除肿瘤的目的。目前 SCLC 领域正在研发中的肿瘤疫苗包括树突状细胞（dendritic cell，DC）疫苗和多种抗原疫苗。

（1）树突状细胞疫苗：树突状细胞作为功能最强的专职抗原呈递细胞，是引发肿瘤抗原强免疫应答的关键环节。研究发现部分肿瘤中浸润树突状细胞数量较少且功能不全，影响了宿主对肿瘤有效的免疫应答反应。因此将载有肿瘤抗原的宿主树突状细胞进行体外培养扩增制备树突状细胞肿瘤疫苗，成为加强宿主获得性肿瘤免

疫应答的有效策略。该类疫苗在 2010 年以获得美国 FDA 批准用于无症状或轻微症状的转移性去势抵抗性前列腺癌治疗（Apostolopoulos et al, 2013）。

在超过 90% 的 SCLC 中都可检测到抑癌基因 p53 突变或过表达，而在正常组织中发生率极低，因此 p53 是一种诱导抗原特异性 CTL 免疫应答的理想肿瘤相关抗原。已有研究显示，利用表达野生型 p53 基因的腺病毒转染树突细胞与化疗联合治疗 ED-SCLC 患者，57.1% 患者出现了 p53 特异性 T 细胞应答，免疫应答强度与抗腺瘤病毒抗体的滴度呈正相关。在 29 名患者中仅一人观察到临床缓解，但接种疫苗后患者对化疗的客观有效率提高（61.9%）（Antonia et al, 2006）。另一种 p53 修饰腺病毒转染的树突状细胞疫苗 INGN-225 也公布了 Ⅰ / Ⅱ 期数据，研究显示 INGN-225 耐受性良好，可以诱导机体对 p53 特异性免疫应答，产生应答的患者较无应答者生存期有所延长（12.6 个月 vs. 8.2 个月，$P = 0.131$），提示出现免疫应答者对后续化疗更为敏感（Chiappori et al, 2010）。此外，正在进行中的 Ⅱ 期试验（NCT03406715）旨在评估将 p53 突状细胞疫苗联合免疫检查点抑制剂 Nivolumab 和 Ipilimumab 是否会改善复发性 SCLC 患者的预后。显然，如何提高 p53 树突状细胞疫苗诱导机体免疫反应，进一步揭示化疗 - 疫苗免疫反应之间协同作用的原理将决定树突状细胞疫苗抗肿瘤治疗的价值。

（2）抗原疫苗

1）神经节苷脂岩藻糖（ganglioside fucosyl, Fuc-GM1）疫苗 Fuc-GM1 在 SCLC 肿瘤中高表达，但是大多数正常的成人组织表达极低，因此它是抗肿瘤疫苗免疫治疗的一个潜在靶标（Ponath et al, 2018；Zhang et al, 1997）。FucGM1 特异性 IgG1 抗体在小鼠移植瘤模型中就显示出很强的抗癌疗效。Lee 等学者报道在 SCLC 初始化疗（放疗）后接种以钥孔血蓝蛋白（KLH）为载体的 Fuc-GM1 疫苗，可观察到针对肿瘤细胞的 IgM 抗体，提示 Fuc-GM1-KLH 可诱导机体对 SCLC 产生免疫应答（Krug et al, 2004a）。

2）聚唾液酸（polysialic acid, polySA）疫苗：PolySA 是位于胚胎神经细胞黏附分子结合的聚合物侧链，在成人几乎所有的 SCLC 细胞表面均可检测到 polySA 的表达，而在正常组织中不表达。KLH-N 丙酰 -polySA（KLH-NP-polySA）疫苗同样可在 SCLC 患者产生持续的高滴度抗体反应，在 30 μg 剂量组观察到周围神经病变及共济失调等限制性毒性（Krug et al, 2004b）。降级剂量后的研究确定 NP-polySA-KLH10μg 作为最低最佳免疫原性剂量（Krug et al, 2012），并验证了该疫苗较好的免疫原性和安全性。随着肿瘤疫苗技术的成熟，未来可能出现更多甚至多价疫苗用于 SCLC 的免疫治疗。

动物实验及临床试验均显示针对 SCLC 的疫苗具有一定的治疗肿瘤作用，如何将主动特异性免疫治疗与外科手术、化学治疗、放射治疗有机地结合起来，充分发挥综合治疗的优势，将成为一个大有可为的研究方向。

3. 过继性细胞免疫治疗   过继性免疫细胞治疗（adoptive cell transfer therapy，ACT），是指从肿瘤患者体内分离免疫活性细胞，在体外进行诱导、扩增和功能鉴定，然后向患者回输，从而达到直接杀伤肿瘤或激发机体的免疫应答杀伤肿瘤细胞的目的。过继性免疫细胞治疗包括细胞因子诱导的杀伤细胞（cytokine induced killer cell，CIK cell）、淋巴因子激活的杀伤细胞（lymphokineactivated killer cell，LAK cell）、TIL、DC、NK 细胞、T 细胞受体嵌合型 T 细胞（T-cell receptor gene-modified T cells，TCR-T）、CAR-T（chimeric antibody receptor engineered T cell，TCR-T）等多种。

CAR-T 疗法是通过基因转导使者的 T 细胞能够表达嵌合抗原受体 CAR，将改造后的 T 细胞回输至患者体内，生成大量特异性识别肿瘤的 CAR-T 细胞从而杀死肿瘤细胞。尽管 CAR-T 治疗在血液系统肿瘤细胞治疗中已取得了长足的进步，但在肺癌的治疗中还处在探索阶段。抑制性 Notch 配体 Delta 样蛋白 3（DLL3）是在 SCLC 细胞表面特异性高表达的另一种蛋白，近年来引起 SCLC 研究领域的巨大关注（George et al, 2015；Sabari et al, 2017）。2018 年 6 月，MD 安德森癌症中心开展的 AMG119 研究，计划纳入 41 例含铂化疗方案后进展或复发的

SCLC 患者，接受靶向目标为 DLL3 的 CAR-T 细胞治疗。靶点同样是 DLL3，还有一项 AMG 757 治疗 SCLC 的 Ⅰ 期试验也在进行之中。

综上所述，SCLC 恶性度高、侵袭性强，尽管其对放疗化疗敏感性比较高，但早期出现耐药及复发转移，总体预后较差。基础研究证实 SCLC 具有高免疫源性，高突变负荷等特征，免疫检查点抑制剂有望成为该领域治疗的重要突破口。近年来，免疫检查点抑制剂展在 SCLC 患者中各线治疗中开展了一系列探索研究，显现出良好的抗肿瘤活性和耐受性，正在逐渐改变 SCLC 治疗的格局。另一方面，随着年龄的增加机体免疫系统出现衰老现象，可能会对免疫治疗的疗效及安全性产生影响。目前尚无针对 SCLC 老年人群免疫治疗的前瞻性临床研究，部分在研或已完成的研究中纳入了一部分老年患者，已公布的安全性数据并未见这个亚组患者发生特殊安全事件的报道。在影响 SCLC 一线治疗的重要 Ⅲ 期临床试验 IMpower133 研究中，在 ≥ 65 岁的老年亚组可以从免疫治疗联合化疗中获得与总体人群一致的生存获益。免疫治疗在 SCLC 领域已开始了初步探索尝试，但目前对老年患者尤其是高龄患者接受抗肿瘤免疫治疗的疗效及安全性的认知还非常有限，临床医生应基于每个患者各方面的生理状态慎重选择治疗方式。

（胡维亨）

参考文献

Alexandrov LB, Nik-Zainal S, Wedge DC, et al. Signatures of mutational processes in human cancer. Nature, 2013 Aug 22, 500 (7463): 415-421.

Antonia SJ, López-Martin JA, Bendell J, et al. Nivolumab alone and nivolumab plus ipilimumab in recurrent small-cell lung cancer (Check-Mate 032): a multicentre, open-label, phase 1/2 trial. Lancet Oncol, 2016 Jul, 17 (7): 883-895.

Antonia SJ, Mirza N, Fricke I, et al. Combination of p53 cancer vaccine with chemotherapy in patients with extensive stage small cell lung cancer. Clin Cancer Res, 2006 Feb 1, 12 (3 Pt 1): 878-887.

Apostolopoulos V, Thalhammer T, Tzakos AG, et al. Targeting antigens to dendritic cell receptors for vaccine development. J Drug Deliv, 2013, 2013: 869718.

Balducci L, Extermann M. Management of cancer in the older person: a practical approach. Oncologist, 2000, 5 (3): 224-237.

Bouchlaka MN, Murphy WJ. Impact of aging in cancer immunotherapy: the importance of using accurate preclinical models. Oncoimmunology, 2013 Dec 1, 2 (12): e27186.a

Bouchlaka MN, Sckisel GD, Chen M, et al. Aging predisposes to acute inflammatory induced pathology after tumor immunotherapy. J Exp Med, 2013 Oct 21, 210 (11): 2223-37.b

Byers LA, Rudin CM. Small cell lung cancer: where do we go from here? Cancer, 2015 Mar 1, 121 (5): 664-672.

Caprario LC, Kent DM, Strauss GM. Effects of chemotherapy on survival of elderly patients with small-cell lung cancer: analysis of the SEER-medicare database. J Thorac Oncol, 2013 Oct, 8 (10): 1272-1281.

Carbone DP, Reck M, Paz-Ares L, et al. First-line nivolumab in stage IV or recurrent non-small-cell lung cancer. N Engl J Med, 2017 Jun 22, 376 (25): 2415-2426.

Champiat S, Dercle L, Ammari S, et al. Hyperprogressive Disease Is a New Pattern of Progression in Cancer Patients Treated by Anti-PD-1/PD-L1. Clin Cancer Res, 2017 Apr 15, 23 (8): 1920-1928.

Chiappori AA, Soliman H, Janssen WE, et al. INGN-225: a dendritic cell-based p53 vaccine (Ad.p53-DC) in small cell lung cancer: observed association between immune response and enhanced chemotherapy effect. Expert Opin Biol Ther, 2010 Jun, 10 (6): 983-991.

Cho DC, Mahipal A, Dowlati A, et al. Safety and clinical activity of durvalumab in combination with tremelimumab in extensive disease small-cell lung cancer（ED-SCLC）. J Clin Oncol, 2018, 36（15 suppl）: 8517.

Chowell D, Morris LGT, Grigg CM, et al. Patient HLA class I genotype influences cancer response to checkpoint blockade immunotherapy. Science, 2018 Feb 2, 359（6375）: 582-587.

Chung HC, Lopez-Martin JA, Kao SC-H, et al. Phase 2 study of pembrolizumab in advanced small-cell lung cancer（SCLC）: KEYNOTE-158. J Clin Oncol, 2018, 36（15 suppl）: 8506.

Clamon G, Herndon J, Akerley W, et al. Subcutaneous interleukin-2 as initial therapy for patients with extensive small cell lung cancer. Lung Cancer, 1998 Jan, 19（1）: 25-29.

Clamon G, Herndon J, Perry MC, et al. Interleukin-2 activity in patients with extensive small-cell lung cancer: a phase II trial of Cancer and Leukemia Group B. J Natl Cancer Inst, 1993 Feb 17, 85（4）: 316-320.

Darnell RB. Onconeural antigens and the paraneoplastic neurologic disorders: at the intersection of cancer, immunity, and the brain. Proc Natl Acad Sci U S A, 1996 May 14, 93（10）: 4529-4536.

Daste A, Domblides C, Gross-Goupil M, et al. Immune checkpoint inhibitors and elderly people: A review. Eur J Cancer, 2017 Sep, 82: 155-166.

Dock JN, Effros RB. Role of CD8 T cell replicative senescence in human aging and in HIV-mediated immunosenescence. Aging Dis, 2011 Oct, 2（5）: 382-397.

Doyle A, Martin WJ, Funa K, et al. Markedly decreased expression of class I histocompatibility antigens, protein, and mRNA in human small-cell lung cancer. J Exp Med, 1985 May 1, 161（5）: 1135-1151.

Dudley JC, Lin MT, Le DT, et al. Microsatellite Instability as a Biomarker for PD-1 Blockade. Clin Cancer Res, 2016 Feb 15, 22（4）: 813-820.

Efremova M, Finotello F, Rieder D, et al. Neoantigens generated by individual mutations and

their role in cancer immunity and immunotherapy. Front Immunol, 2017 Nov 28, 8: 1679.

Fagnoni FF, Vescovini R, Passeri G, et al. Shortage of circulating naive CD8（+）T cells provides new insights on immunodeficiency in aging. Blood, 2000, 95（9）: 2860-2868.

Farber DL, Yudanin NA, Restifo NP. Human memory T cells: generation, compartmentalization and homeostasis.Nat Rev Immunol, 2014 Jan, 14（1）: 24-35.

Ferrara R, Mezquita L, Auclin E, et al. Immunosenescence and immunecheckpoint inhibitors in non-small cell lung cancer patients: Does age really matter? Cancer Treat Rev, 2017, Nov; 60: 60-68.

Franceschi C, Capri M, Monti D, et al. Inflammaging and anti-inflammaging: a systemic perspective on aging and longevity emerged from studies in humans. Mech Ageing Dev, 2007 Jan, 128（1）: 92-105.

Gazdar AF, Bunn PA, Minna JD. Small-cell lung cancer: what we know, what we need to know and the path forward. Nat Rev Cancer, 2017 Nov 10, 17（12）: 765.

George J, Lim JS, Jang SJ, et al. Comprehensive genomic profiles of small cell lung cancer. Nature, 2015 Aug 6, 524（7563）: 47-53.

Goldman JW, Dowlati A, Antonia SJ, et al. Safety and antitumor activity of durvalumab monotherapy in patients with pretreated extensive disease small-cell lung cancer（ED-SCLC）. J Clin Oncol, 2018, 36（15 suppl）: 8506.

Goodman AM, Kato S, Bazhenova L, et al. Tumor mutational burden as an independent predictor of response to immunotherapy in diverse cancers. Mol Cancer Ther, 2017 Nov, 16（11）: 2598-2608.

Goronzy JJ, Fang F, Cavanagh MM, et al. Naive T cell maintenance and function in human aging. J Immunol, 2015 May 1, 194（9）: 4073-80.

Grolleau-Julius A1, Harning EK, Abernathy LM, et al. Impaired dendritic cell function in aging leads to defective antitumor immunity. Cancer Res, 2008 Aug 1, 68 (15): 6341-6349.

Hellman MD, Ott PA, Zugazagoitia J, et al. Nivolumab (nivo) ± ipilimumab (ipi) in advanced small-cell lung cancer (SCLC): first report of a randomized expansion cohort from CheckMate 032. J Clin Oncol, 2018, 35S: ASCO #8503.

Hellmann MD, Callahan MK, Awad MM, et al. Tumor Mutational Burden and Efficacy of Nivolumab Monotherapy and in Combination with Ipilimumab in Small-Cell Lung Cancer. Cancer Cell. 2018, May 14, 33 (5): 853-861.

Hutchins LF, Unger JM, Crowley JJ, et al. Underrepresentation of patients 65 years of age or older in cancer-treatment trials. N Engl J Med, 1999 Dec 30, 341 (27): 2061-2067.

Ishii H, Azuma K, Kawahara A, et al. Significance of programmed cell death-ligand 1 expression and its association with survival in patients with small cell lung cancer. J Thorac Oncol, 2015 Mar, 10 (3): 426-430.

Jackman DM, Johnson BE. Small-cell lung cancer. Lancet, 2005 Oct 15-21, 366 (9494): 1385-1396.

Janssen-Heijnen ML, Maas HA, Koning CC, et al. Tolerance and benefits of treatment for elderly patients with limited small-cell lung cancer. J Geriatr Oncol, 2014 Jan, 5 (1): 71-77.

Jara C, Gómez-Aldaraví JL, Tirado R, et al. Small-cell lung cancer in the elderly--is age of patient a relevant factor? Acta Oncol, 1999, 38 (6): 781-786.

Jett JR, Maksymiuk AW, Su JQ, et al. Phase III trial of recombinant interferon gamma in complete responders with small-cell lung cancer. J Clin Oncol, 1994 Nov, 12 (11): 2321-2326.

Jiao S, Xia W, Yamaguchi H, et al. PARP inhibitor upregulates PD-L1 expression and enhances cancer-associated immunosuppression. Clin Cancer Res, 2017, 23 (14): 3711-3720.

Kelly K, Crowley JJ, Bunn PA Jr, et al. Role of recombinant interferon alfa-2a maintenance in patients with limited-stage small-cell lung cancer responding to concurrent chemoradiation: a Southwest Oncology Group study. J Clin Oncol, 1995 Dec, 13 (12): 2924-2930.

Khuder SA. Effect of cigarette smoking on major histological types of lung cancer: A meta-analysis. Lung Cancer, 2001 Feb-Mar, 31 (2-3): 139-148.

Koyama K, Kagamu H, Miura S, et al. Reciprocal CD4+ T-cell balance of effector CD62Llow CD4+ and CD62LhighCD25+ CD4+ regulatory T cells in small cell lung cancer reflects disease stage. Clin Cancer Res, 2008 Nov 1, 14 (21): 6770-6779.

Krebs M, Ross K, Kim S, et al. An open-label, multitumor phase II basket study of olaparib and durvalumab (MEDIOLA): results in patients with relapsed SCLC. J Thorac Oncol, 2017, 12 (11): S2044-S5.

Krug LM, Ragupathi G, Hood C, et al. Immunization with N-propionyl polysialic acid-KLH conjugate in patients with small cell lung cancer is safe and induces IgM antibodies reactive with SCLC cells and bactericidal against group B meningococci. Cancer Immunol Immunother, 2012 Jan, 61 (1): 9-18.

Krug LM, Ragupathi G, Hood C, et al. Vaccination of patients with small-cell lung cancer with synthetic fucosyl GM-1 conjugated to keyhole limpet hemocyanin. Clin Cancer Res, 2004 Sep 15, 10 (18 Pt 1): 6094-6100.a

Krug LM, Ragupathi G, Ng KK, et al. Vaccination of small cell lung cancer patients with polysialic acid or N-propionylatedpolysialic acid conjugated to keyhole limpet hemocyanin. Clin Cancer Res, 2004 Feb 1, 10 (3): 916-23.b

Le DT, Durham JN, Smith KN1, et al. Mismatch repair deficiency predicts response of solid tumors to PD-1 blockade. Science, 2017 Jul 28, 357 (6349): 409-413.

Leng Q1, Bentwich Z, Borkow G. CTLA-4

upregulation during aging. Mech Ageing Dev, 2002 Jul, 123 (10): 1419-1421.

Lin J, Zhu Z, Xiao H, et al. The role of IL-7 in Immunity and Cancer. Anticancer Res, 2017 Mar, 37 (3): 963-967.

Linton PJ, Dorshkind K. Age-related changes in lymphocyte development and function. Nat Immunol, 2004 Feb, 5 (2): 133-139.

Lulu Miao, Yunyun Lu, Yanjun Xu, et al. PD-L1 and c-MET expression and survival in patients with small cell lung cancer. Oncotarget, 2017 Jun 1, 8 (33): 53978-53988.

Maddison P, Newsom-Davis J, Mills KR, et al. Favourable prognosis in Lambert-Eaton myasthenic syndrome and smallcell lung carcinoma. Lancet, 1999 Jan 9, 353 (9147): 117-118.

Manser AR, Uhrberg M. Age-related changes in natural killer cell repertoires: impact on NK cell function and immune surveillance. Cancer Immunol Immunother, 2016 Apr, 65 (4): 417-426.

Mattson K, Niiranen A, Pyrhonen S, et al. Natural interferon alfa as maintenance therapy for small cell lung cancer. Eur J Cancer, 1992, 28A (8-9): 1387-1391.

McGranahan N, Furness AJ, Rosenthal R, et al. Clonal neoantigens elicit T cell immunoreactivity and sensitivity to immune checkpoint blockade. Science, 2016 Mar 25, 351 (6280): 1463-1469.

Metcalf TU, Cubas RA, Ghneim K, et al. Global analyses revealed age-related alterations in innate immune responses after stimulation of pathogen recognition receptors. Aging Cell, 2015 Jun, 14 (3): 421-432.

Okamoto H, Watanabe K, Kunikane H, et al. Randomised phase Ⅲ trial of carboplatin plus etoposide vs split doses of cisplatin plus etoposide in elderly or poor-risk patients with extensive disease small-cell lung cancer: JCOG 9702. Br J Cancer, 2007 Jul 16, 97 (2): 162-169.

Ott PA, Elez E, Hiret S, et al. Pembrolizumab in patients with extensive-stage small-cell lung cancer: results from the Phase Ib KEYNOTE-028 study. J Clin Oncol, 2017 Dec 1, 35 (34): 3823-3829.

Owonikoko TK, Ragin CC, Belani CP, et al. Lung cancer in elderly patients: an analysis of the surveillance, epidemiology, and end results database. J Clin Oncol, 2007 Dec 10, 25 (35): 5570-5577.

Pallis AG, Shepherd FA, Lacombe D, et al. Treatment of small-cell lung cancer in elderly patients. Cancer, 2010 Mar 1, 116 (5): 1192-1200.

Pang WW, Price EA, Sahoo D, et al. et al. Human bone marrow hematopoietic stem cells are increased in frequency and myeloid-biased with age. Proc Natl Acad Sci U S A, 2011 Dec 13, 108 (50): 20012-20017.

Pawel JV, Vynnychenko I, Jiang H, et al. A phase Ⅱ, open-label, multi-arm study of novel combinations of immunotherapies or DDR inhibitors in platinum-refractory, extensive disease small-cell lung cancer (ED-SCLC): BALTIC. J Clin Oncol, 2017, 35 (15 suppl): 8585.

Paz-Ares L, Jiang H, Huang Y, Dennis P. CASPIAN: phase 3 study of first-linedurvalumab ± tremelimumab + platinumbased chemotherapy vs chemotherapy alone in ED-SCLC. J Thorac Oncol, 2017, 12 (11): S2398.

Peifer M, Fernández-Cuesta L, Sos ML, et al. Integrative genome analyses identify key somatic driver mutations of small-cell lung cancer. Nat Genet, 2012 Oct, 44 (10): 1104-1110.

Plowden J, Renshaw-Hoelscher M, Gangappa S, et al. Impaired antigen-induced CD8+ T cell clonal expansion in aging is due to defects in antigen presenting cell function. Cell Immunol, 2004 Jun, 229 (2): 86-92.

Ponath P, Menezes D, Pan C, et al. A Novel, Fully Human Anti-fucosyl-GM1 Antibody Demonstrates Potent In Vitro and In Vivo Antitumor

Activity in Preclinical Models of Small Cell Lung Cancer.Clin Cancer Res, 2018 Oct 15, 24（20）: 5178-5189.

Poplin E, Thompson B, Whitacre M, et al. Small cell carcinoma of the lung: influence of age on treatment outcome. Cancer Treat Rep, 1987 Mar, 71（3）: 291-296.

Pujol JL, Greillier L, Audigier Valette C, et al. A randomized non-comparative phase II study of anti-PD-L1 atezolizumab or chemotherapy as second-line therapy in patients with small cell lung cancer: results from the IFCT-1603 trial. J Thorac Oncol, 2019 May, 14（5）: 903-913.

Quon H, Shepherd FA, Payne DG, et al. The influence of age on the delivery, tolerance, and efficacy of thoracic irradiation in the combined modality treatment of limited stage small cell lung cancer. Int J Radiat Oncol Biol Phys, 1999 Jan 1, 43（1）: 39-45.

Rizvi NA, Hellmann MD, Snyder A, et al. Mutational landscape determines sensitivity to PD-1 blockade in non-small cell lung cancer. Science, 2015 Apr 3, 348（6230）: 124-128.

Rosenberg JE, Hoffman-Censits J, Powles T, et al. Atezolizumab in patients with locally advanced and metastatic urothelial carcinoma who have progressed following treatment with platinumbased chemotherapy: a single-arm, multicentre, phase 2 trial. Lancet, 2016 May 7, 387（10031）: 1909-1920.

Rudin CM, Durinck S, Stawiski EW, et al. Comprehensive genomic analysis identifies SOX2 as a frequently amplified gene in small-cell lung cancer. Nat Genet, 2012 Oct, 44（10）: 1111-1116.

Rudin CM, Shen L, Pietanza MC. KEYNOTE-604: Phase 3 trial of pembrolizumab plus etoposide/platinum（EP）for first-line treatment of extensive stage small-cell lung cancer（ES-SCLC）. Ann Oncol, 2017, 28（suppl_5）: mdx386.008.

Sabari JK, Lok BH, Laird JH, et al. Unravelling the biology of SCLC: implications for therapy. Nat Rev Clin Oncol, 2017 Sep, 14（9）: 549-561.

Safont MJ, Artal-Cortes A, Sirera R, et al. Retrospective study of efficacy and toxicity on patients older than 70 years within a randomized clinical trial of two cisplatin-based combinations in patients with small-cell lung cancer. Lung Cancer, 2009 Jan, 63（1）: 83-87.

Schild SE, Stella PJ, Brooks BJ, et al. Results of combined-modality therapy for limited-stage small cell lung carcinoma in the elderly. Cancer, 2005, 103（11）: 2349-2354.

Sequist LV, Chiang A, Gilbert J, et al. Clinical activity, safety and predictive biomarkers results from a phase Iaatezolizumab（atezo）trial in extensive-stage small cell lung cancer（ES-SCLC）. Ann Oncol, 2016, 27（suppl_6）: 1425.

Shaw AC, Goldstein DR, Montgomery RR. Age-dependent dysregulation of innate immunity. Nat Rev Immunol, 2013 Dec, 13（12）: 875-887.

Shepherd FA, Amdemichael E, Evans WK, et al. Treatmentof small cell lung cancer in the elderly. J Am Geriatr Soc, 1994, 42: 64-70.

Snyder A, Makarov V, Merghoub T, et al. Genetic basis for clinical response to CTLA-4 blockade in melanoma. N Engl J Med, 2014 Dec 4, 371（23）: 2189-2199.

Spigel DR, Socinski MA. Rationale for chemotherapy, immunotherapy, and checkpoint blockade in SCLC: beyond traditional treatment approaches. J Thorac Oncol, 2013 May, 8（5）: 587-598.

Sridharan A1, Esposo M, Kaushal K, et al. Age-associated impaired plasmacytoid dendritic cell functions lead to decreased CD4 and CD8 T cell immunity. Age（Dordr）, 2011 Sep, 33（3）: 363-376.

Sujing Liu, Hongbo Guo, Li Kong, et al. The prognostic factors in the elderly patients with small cell lung cancer: a retrospective analysis from a single cancer institute. Int J Clin Exp

Pathol，2015 Sep 1，8（9）：11033-11041.

Tani T，Tanaka K，Idezuka J，et al. Regulatory T cells in praneoplastic neurological syndromes. J Neuroimmunol，2008 May 30，196（1-2）：166-169.

Toyokawa G，Takada K，Haratake N，et al. Favorable diseasefree survival associated with programmed death ligand 1 expression in patients with surgically resected small-cell lung cancer. Anticancer Res，2016 Aug，36（8）：4329-4336.

van Zandwijk N，Groen HJ，Postmus PE，et al. Role of recombinant interferon-gamma maintenance in responding patients with small cell lung cancer. A randomised phase III study of the EORTC Lung Cancer Cooperative Group. Eur J Cancer，1997 Oct，33（11）：1759-1766.

Wang W，Hodkinson P，McLaren F，et al. Histologic assessment of tumor-associated CD45（+）cell numbers is an independent predictor of prognosis in small cell lung cancer. Chest，2013 Jan，143（1）：146-151.

Weiss GJ，Byron SA，Aldrich J，et al. A prospective pilot study of genome-wide exome and transcriptome profiling in patients with small cell lung cancer progressing after first-line therapy. PLoS One，2017 Jun 6，12（6）：e0179170.

Yarchoan M，Johnson BA 3rd，Lutz ER，et al. Targeting neoantigens to augment antitumour immunity. Nat Rev Cancer，2017 Aug 24，17（9）：569.

Yuen AR，Zou G，Turrisi AT，et al. Similar outcome of elderly patients in intergroup trial 0096：Cisplatin，etoposide，and thoracic radiotherapy administered once or twice daily in limited stage small cell lung carcinoma. Cancer，2000 Nov 1，89（9）：1953-1960.

YuJung K，Bhumsuk K，Chan-Young O，et al. A phase II study of pembrolizumab and paclitaxel in refractory extensive disease small cell lung cancer. J Clin Oncol，2018，36（15 suppl）：8575.

Zarogoulidis K，Ziogas E，Boutsikou E，et al. Immunomodifiers in combination with conventional chemotherapy in small cell lung cancer：a phase II，randomized study.Drug Des Devel Ther，2013 Jul 23，7：611-617.

Zarogoulidis K，Ziogas E，Papagiannis A，et al. Interferon alpha-2a and combined chemotherapy as first line treatment in SCLC patients：a randomized trial. Lung Cancer，1996 Sep，15(2)：197-205.

Zhang S，Cordon-Cardo C，Zhang HS，et al. Selection of tumor antigens as targets for immune attack using immunohistochemistry：I. Focus on gangliosides. Int J Cancer，1997 Sep 26，73（1）：42-49.

第九章

老年肺癌的中医药治疗

第一节 老年肺癌的辩证诊断

一、古代文献概述

中医对于癌症的认识较早，可追溯到《黄帝内经》时期，其后历代医家在临床实践中，进一步详细描述了部分恶性肿瘤的主要特征。现代流传的中医文献里，最早记载到"癌"字的古代文献见于宋代的《卫济宝书》（东轩居士，宋朝）"癌疾初发 却无头绪 ……"宋代《仁斋直指附遗方论·卷二十二·发癌方论》（杨士瀛，宋朝）进一步描述了癌的特征："癌者，上高下深，岩穴之状，颗颗累垂 ……毒根深藏，穿孔透里"。

本病属于中医学的"肺积""痞癖""咳嗽""咯血""胸痛"等范畴。如《素问·奇病论》说："病胁下满气上逆……病名曰息积，此不妨于食。"《灵枢·邪气脏腑病形》说："肺脉……微急为肺寒热，怠惰，咳唾血，引腰背胸。"《素问·玉机真藏论》说："大骨枯槁，大肉陷下，胸中气满，喘息不便，内痛引肩项，身热脱肉破䐃。"《难经·论五脏积病》说："肺之积曰息贲……久不已，令人洒淅寒热，喘热，发肺壅。"（陈梦雷，清朝）《诸病源候论校注·癖结候》中"此由饮水聚停不散，复因饮食相搏……或胀痛，或喘息，短气，故云癖结。"以上这些描述与肺癌的主要临床表现有类似之处。宋代一些方书，载有治疗咳嗽见血、胸闷胸痛、面黄体瘦等肺癌常见证候的方药。金元·李东

垣治疗肺积的息贲丸，所治之证颇似肺癌症状。明·张景岳《景岳全书·虚损》说："劳嗽，声哑，声不能出或喘息气促者，此肺脏败也，必死。"这同晚期肺癌的临床表现相同，并明确指出预后不良。《杂病源流犀烛·积聚症瘕疥癖痞源流》所提到的"邪积胸中，阻塞气道，气不宣通，为痰，为食，为血，皆得与正相搏，邪既胜，正不得而制之，遂结成形而有块"，则说明了肺中积块的产生与正虚邪侵，气机不通，痰血搏结有关，对于后世研究肺癌的发病和治疗，均具有重要的启迪意义。

古代医家认为，正虚是发病的基础，如《素问·遗篇·刺法论》曰："正气存内，邪不可干"。《素问·评热病论》："邪之所凑，其气必虚。"元朝朱丹溪《活法机要》云："壮人无积，虚人则有之。脾胃怯弱，气血两衰，四时有感，皆能成积。"明代李中梓《医宗必读·积聚》亦强调"积之成也，正气不足，而后邪气踞之，如小人在朝，由君子之衰也"。明代张景岳在《景岳全书》中说："凡脾肾不足及虚弱失调之人，多有积聚之病。"另外，古人亦认识到六淫邪毒乘虚侵入在肺癌发病中的重要性，如《灵枢·九针论篇》："四时八风之客于经络之中，为瘤病者也。"《内经》云："若劳伤肺气，腠理不密，外邪所搏而壅肿者……名曰气瘤……夫瘤者，留也。随气凝滞，皆因脏腑受伤，气血乖违。"宋代严用和《济生方》云："积者，生于五脏六腑之阴气也……此由阴阳不和，脏腑虚弱，风邪搏之，所以为积……"《杂病源流犀烛》中说："邪

积胸中，阻塞气道，气不得通，为痰……为血，皆邪正相搏，邪既胜，正不得制之，遂结成形而有块。"古人还认为肺癌的发病与七情饮食所伤密不可分。早在《黄帝内经》中就指出："内伤于忧怒，而积聚成矣。"宋代严用和《济生方》曰："忧思喜怒之气，人之所不能无者，过则伤乎五脏。逆于四时，传克不行，乃留结而为五积"；金代张从正《儒门事亲·五积六聚治从郁断》认为："积之成也，或因暴怒喜悲思恐之气，或伤酸苦甘辛咸之食，或停温凉热寒之饮，或受风暑燥寒火湿之邪"。除此之外，古人还认为烟酒为辛热之品，正如清代顾松园认为："烟为辛热之魁"，长期大量嗜食烟酒与肺癌的发病有关，如清《医门补要》："表邪遏估于肺，失于宣散，并嗜烟酒，火毒上熏，久郁热炽，烁腐肺叶"，发为本病。

总之，中医古代文献中蕴有大量肺癌相关记载，肺癌的发生，古代医家认为是在脏腑正气亏损的基础上，外感六淫邪毒，内伤七情饮食，或嗜食烟酒辛热之品，导致肺气宣降失司，津液不布，积聚成痰，痰凝气滞，血行受阻，瘀血留结而成。

二、中医对肺癌病因的认识

肺癌属于中医学肺积、痞癖、咳嗽、咯血、胸痛等范畴，病机为本虚标实，但各医家对肺癌病因病机认识的侧重点不同。

（一）气阴两虚

《内经》云："正气存内，邪不可干"，"邪之所凑，其气必虚"。中医学认为肺为娇脏，位居华盖，感受外邪，首先犯肺。肺主气，司呼吸，主宣发和肃降，喜润恶燥，不耐寒热，易受内外邪气侵袭，肺之气阴尤易于耗伤，一旦肺脏受邪，常表现为气阴不足的证候。中医中有"积之成也，正气不足，而后邪气踞之"的说法，在肺气阴不足的情况下，外在邪毒得以乘虚而入，客邪留滞，气机不畅，血行瘀滞，津液不布，聚津为痰，痰瘀交阻，日久形成积块。

（二）阳虚

《内经》云："阳气者，若天与日，失其所则折寿而不彰。"中医理论认为肿瘤的形成与阳气不足、寒凝瘀滞有关。如《灵枢·百病始生》云："积之始生，得寒乃生，厥乃成积矣。"《疮疡经验全书》认为岩的形成，是阴极而阳衰，阴虚积聚，血无阳不敛所致，岩之坚硬如石，阴也。古代医家的这些论述大多支持肺癌属阴证、寒证，其中以阳虚所致为主要观点。

（三）痰瘀论与肺癌

积、伏梁、石与血瘀证的关系早在《内经》就有论及。王清任也认为："气无形不能结块，结块者，必有形之血也。"血受寒则凝结成块，血受热则煎熬成块。《丹溪心法》指出："凡人身上、中、下有块者，多是痰。"《杂病源流犀烛·积聚症瘕痃癖痞源流》指出："邪积胸中，阻塞气道，气不宣通，为痰为食为血，皆得与正相搏，邪既胜，正不得而制之，遂结成形而有块。"可见，历代医家早就认识到血瘀、痰邪与肿瘤关系密切。古人有云："癌瘤者，非阴阳正气所结肿，乃五脏瘀血浊气痰滞而成。"由于邪毒的侵袭，肺脏失去了正常的生理功能，肺气郁阻，宣降失司，津液输布不利，壅结为痰，气机不畅，血滞为瘀，痰瘀毒交阻，阻塞络脉，日久逐渐形成肺部肿瘤。

（四）癌毒论与肺癌

引起癌肿的"毒"，既不同于六淫之邪，也不同于痰浊、瘀血等诸邪，而是由外感六淫、内伤七情、饮食劳倦等各种病因长期作用于机体，使经脉阻滞，脏腑失调，浊邪积聚，进而所产生的一种强烈致病物质。癌毒留结，津液不能正常输布则留结为痰，血液不能正常运行则停留为瘀，癌毒与痰瘀搏结，则形成肿块。正气亏虚，无力制约癌毒，则癌毒与日俱增，机体愈益虚弱。常人的气息是升降出入循环通畅，流行全身，在邪毒犯肺时，使肺失宣降失司，引起瘀滞，血瘀气滞积久成块，形成肺癌（张星星 等，2015）。

（五）络病学与肺癌

络病，指邪入十五别络、孙络、浮络、血络等而发生的病变，是以络脉阻滞为主要特征的一类疾病。朴炳奎等认为肺癌为典型的络脉病变。烟毒是肺癌重要的致病因素。烟毒辛燥，可直损肺络，耗气伤阴。烟毒入络，气血瘀滞，败坏络体。再加正气虚衰，随络流溢，内伤脏腑，外达肢节；损伤脏腑，败坏形体经脉，构成恶性病理循环。病久正气耗损，脏腑之络更加空虚，病邪乘虚而入，脏腑之阴络络体细窄，气血流缓，邪气病久入深，盘踞不去，沉疴难愈。肺癌病初在气，脏腑气机失调，气化失司；或本脏腑气机壅塞不通，功能失调，久则气病及血，气滞血瘀阻络，久病不愈，邪气稽留络脉，络脉瘀阻或瘀塞，瘀血与痰浊凝聚成形，甚则积聚成形。可见，络病的病机特点贯穿于肺癌病变的始终（刘建秋 等，2008）。

三、中医对老年肿瘤的认识

（一）老年人的生理特点

《素问·上古天真论》记载："女子七岁，肾气盛，齿更发长……五七阳明脉衰，面始焦，发始堕；六七三阳脉衰于上，面皆焦，发始白；七七任脉虚，太冲脉衰少，天癸竭，地道不通，故形坏而无子也。丈夫八岁而肾气实，发长齿更；……五八肾气衰，发堕齿槁；六八阳气衰竭于上，面焦，发鬓斑白，七八肝气衰，筋不能动；八八天癸竭，精少，肾藏衰，形体皆极，则齿发去。肾者主水，受五脏六腑之精而藏之，故五脏盛乃能泻，今五脏皆衰，筋骨解堕，天癸尽矣，故发鬓白，身体重，行步不正，而无子耳。"早期对老年病理生理的记载已经涉及了阴阳、气血津液精、五脏六腑、四肢百骸的变化。以《内经》记载，揭示出老年生理基本特点是：阴阳俱虚、气液俱亏、脏腑俱衰、功能减退、形体渐弱。阴阳日益萧索，精力衰竭。作为生命基本物质的气血津液精，随着生命历程的进行，一方面耗用渐尽，另一方面又化源渐竭，因而在总体水平上日益衰减。气主温煦，液主濡养，气液的亏损是人体衰老的重要特征。人之老，是气由盛而衰，渐趋流失散亡。而脏腑衰老的基本过程，始于肝，经心、脾、肺而终于肾。这就是中医学对于老年生理的认知（宋兴，2008）。

（二）老年人的基本病理特点

老年人具有多虚、多痰、多瘀的特点。精血是构成人体和维持人体生命活动的基本物质，精亏血少，不能濡养脏腑经脉及四肢百骸，则会严重影响机体的生理功能。《素问·病机气宜保命集》中指出："五十岁至七十岁，精耗血衰，血气凝泣"；《灵枢·营卫生会》亦云："老者之气血衰，其肌肉枯，气道涩，五藏之气相搏，其营气衰少而卫气内伐"，说明人到老年，精血减少，脏腑功能下降，则易导致脉道不通，瘀血内生。明·张介宾在《景岳全书·杂证谟》中述："盖痰涎之化，本因水谷，使果脾强胃健，如少壮者流，则随食随化，皆成血气，焉得留而为痰。惟其不能尽化，而十留一二，则一二为痰矣；十留三四，则三四为痰矣；甚至十留七八，则但见血气日削，而痰涎日多矣。此其故正以元气不能运化，愈虚则痰愈盛也。"老年人脏腑功能衰退，脾胃运化不及，水谷津液则聚而生痰成饮。同时老年人痰瘀常相兼为患，痰浊形成后随气血运行，内而脏腑，外而经脉，由于年老体虚血运无力，痰为阴邪其性黏腻，易致血行不畅而痰瘀内结；体内瘀血内存也必然影响到津液的输布，致津聚为痰。由此可知，老年人的病理特征以虚为主，痰瘀互见。痰浊、瘀血即是衰老的产物，又是致病的重要原因（崔芳园，2012）。

（三）老年肿瘤的病机特点

《灵枢·百病始生篇》中说："壮人无积，虚则有之。"在发病上，肿瘤多见于年老之人。在病机上，由于机体脏腑阴阳气血失调，外来致病因素与机体内部所产生的病理因素如痰、湿、气、瘀等相搏结，因而导致癌症的发生。如气的功能失调，可引起气机郁滞，气滞日久，必然血瘀，积久则成块；脾虚不能运化，津液凝聚成痰，或肝火灼津为痰，痰瘀凝结成块；火毒内蕴，情志化火，或六淫邪侵化火，血遇火凝结，堵塞经络，久则结块。年高之人，元气衰败，阴阳气血亏虚，是形成肿瘤的基础，而七情失调、饮食不节等因素长期影响，机体的脏腑阴阳失调，产生一些病理性的因素，如痰结、湿聚、气阻、血瘀、郁热等，为肿瘤的生长创造了条件，而癌的迅速发展，进一步耗伤了正气，加重脏腑气血阴阳失调，邪实与正虚并存，互为因果，形成恶性循环，故使疾病不易治愈。临床上病情复杂，多种病理因素共存，正虚邪实夹杂（吴整军，2008）。

四、诊断与鉴别诊断

（一）诊断

古代中医无"肺癌"病名，根据肺癌患者的体征症状等认为古代医籍中"肺积""痞癖""息贲""肺壅"等病是对肺癌的描述。同时根据症状属于中医"咳嗽""咯血""胸痛"等范畴。因此，肺癌的中医诊断主要根据其症状体征为主。肺癌临床以咳嗽、咯血、胸痛、发热、气急等多见，晚期以喑哑、发热、恶病质等症状为多见（张伯礼，2017）。

1. 咳嗽 咳嗽是最为常见的早期症状，患者常见阵发性呛咳，或呈高音调金属音的阻塞性咳嗽，无痰或仅有少量白色黏液痰。如痰郁化热，则咳嗽加剧，且见痰黄稠而黏，久则肺阴与肺气俱伤。肺阴伤则可见干咳、咯血；肺气伤则可见咳声低弱、气短等症。病至晚期则见咳声低怯、端坐喘息、声音嘶哑、唇绀、面浮肢肿等气血阴阳俱衰的表现。

2. 咯血 部分患者以咯血为首发症状，时作时止，量或多或少，色或鲜红，或深暗，多兼泡沫，或痰中带血互不相混，伴腐肉而出；大络破损或癌巢破溃空洞形成可致出血不止，或阻塞气道窒息，或气随血脱均可卒死。虚证咯血，多不能自止，痰血相混，久而不止。但多为先实而后虚，虚实夹杂。

3. 胸痛 肺癌早期胸痛多不显著。胸闷满胀，疼痛位置不固定者，以气滞为主；晚期邪毒浸渍，瘀血不行则疼痛夜甚，固定不移，如锥如刺，甚至终日不休，痛不可耐，甚则破骨坏肉，痛不可按，不得转侧。

4. 发热 晚期肺癌常见症状，辨证分型以阴虚内热为多，午后或夜间发热，或手足心热，伴有心烦、盗汗、口干、咽燥等症，发热亦可由痰瘀内阻、毒热内蕴引起，热势壮盛，久稽不退。

5. 气急 初期正气大衰，以实证多见。表现为息高声粗，胸憋气急。晚期邪毒盘踞日甚，肺之气阴俱损，气短喘息而声息低怯，胸闷而不甚急，因少气不足以息故动则尤甚，静而喜卧不耐劳作，气息低微，此为邪实而正虚。肺癌晚期，癌肿邪毒可导致消瘦和虚损证候。《素问·玉机真藏论篇》指出："大骨枯槁，大肉陷下，胸中气满，喘息不便，内痛引肩项，身热脱肉破胭。"

（二）鉴别诊断

1. 肺痨 二病临床均有咳嗽、咯血、胸痛、发热、消瘦等症状；但肺痨为"痨虫"感染所致，是一种具有传染性的慢性虚弱疾患，多发生于青壮年（张伯礼，2017）。而肺癌是以脏腑组织异常增生为特征的疾病，好发于40岁以上的中老年男性，多具有长期吸烟史。

2. 肺痈 二病临床均可有发热、咳嗽、咳痰的临床表现，需加以鉴别。肺痈为肺叶生疮，形成脓疡的一种病证，以急性发病，高热，寒战，咳嗽，咳吐大量脓臭浊甚则脓血相兼为主要特征（张伯礼，2017）。肺癌发病较缓，热势一般不高，呛咳，咳痰不爽或痰中带血，伴见神疲乏力、消瘦等全身症状。肺癌患者在外感寒邪时，也可出现高热、咳嗽加剧等症。

3. 肺胀 二病均可出现咳嗽咳痰，胸闷喘息症状。其中，肺胀是多种慢性肺系疾患反复发作、迁延不愈所致的慢性肺部疾病。病程长达数年，反复发作，多发生于40岁以上人群，以咳嗽、气喘、胸部膨满为主症（张伯礼，2017）；肺癌则起病较为隐匿，以脏腑组织异常增生为特征，临床表现主要为咳嗽、咯血、胸痛、发热、气急，常伴见消瘦乏力等全身症状。

五、辨证分型

（一）老年肺癌单纯中医治疗辨证

刚刚诊断肺癌，尚未经治疗的老年肺癌患者，中医药治疗要先进行辨证分析，明确证候的性质，采取相应的治疗手段。此时临床常见有肺脾气虚、痰湿瘀阻、热毒壅肺、气阴两虚等证型，临床上由于老年肺癌患者气血阴阳及脏腑功能渐虚，多病情复杂，虚实互见。

1. 肺脾气虚 肺脾同病，清肃失司，肺不主气而为咳，气不化津而成痰。脾虚运化不利，可见食欲不振，腹胀便溏，气血不足，内脏失于濡养，故见本证。

2. 痰湿瘀阻 脾气亏虚，失于运化，痰湿内生，阻于肺络，可见咳嗽多，痰液稀薄。脾不运化，气机不利，肺失宣降，气运失司，可见胸闷气短等。瘀血内停，血脉不通，可见胸部刺痛，及舌脉血瘀之象。

3. 热毒壅肺　热毒壅阻肺气，肺失清肃，可见喘促气急，痰多色黄，咯吐不爽，损伤肺络，胸胁胀痛，或见咯吐血痰。肺热内郁，可有身热，口干多饮，或有舌红苔黄腻等。

4. 气阴两虚　肺阴亏虚，肺失宣降，故见干咳少痰，咳声低弱，气短喘促。虚火灼伤肺络，故见痰中带血。卫气不固，见恶风，自汗，阴虚则盗汗多饮。

（二）老年肺癌术后的中医辨证

手术作为早期肺癌患者的主要治疗手段，其对患者自身组织器官具有一定伤害（吴枚禅，2013）。正如《证治准绳》所云："不因气动而病生于外，外受有形之物所伤"，手术使有形之"血肉筋骨受病"，又损无形之气精，进一步耗损人体气血阴阳。而老年人素体虚弱，正气不足，加之手术创伤，正气更加虚弱。因而术后的老年肺癌患者大致可有以下两种证型（林洪生，2014）。

1. 气血亏虚　气血虚弱，则神疲乏力，心失所养，故见心悸心神不宁，肝血亏虚，不能上养头目，故致头晕目眩。气血虚弱，故面色淡白或萎黄，血虚则唇甲色淡，舌淡，脉细无力。

2. 脾胃虚弱　脾虚失于健运，胃肠纳谷及传化功能失常，故饮食减少，时有胃脘不舒，大便溏薄。脾虚不能化生水谷精微，气血来源不充，形体失养，故形体瘦弱，面色萎黄，倦怠乏力，舌淡脉弱。

（三）放疗常见不良反应的辨证分型

1. 放射性肺炎的辨证　放射性肺炎主要是由于素体正气不足，放射线热毒侵袭，损伤肺络，耗损阴津，肺阴亏损，治节不行，百脉朝会受阻，终成津亏阴伤，脉络瘀阻之病。

根据对多年来有关放射性肺炎的文献分析，热（火）毒犯肺、气阴（津）两亏、痰瘀互结为放射性肺炎的常见中医证型，其公认的病机为热（火）毒、肺燥、阴虚、气虚、津亏、血瘀、痰阻（燕忠生，2010）。

（1）热毒犯肺：热毒侵肺，阻遏肺气，肺失清肃，故见咳嗽，气息粗促，痰多黏稠，色黄，

咯吐不爽。热伤肺络，故胸胁胀痛，咳时引痛，或咯吐血痰。肺热内郁，则有身热，口干欲饮。

（2）气阴两亏：气阴两亏，故可见虚弱，少气懒言，肺阴亏虚，虚热内灼，肺失濡润，则干咳，咳声短促，虚火灼津为痰，肺络损伤，故痰少黏白或见夹血。肺燥阴虚，津液不能上承濡养，则咳声逐渐嘶哑，口干咽燥。

（3）痰瘀互结：津凝则为痰，血滞则成瘀，痰聚则血结，血凝则痰生。由于肺脏长期遭受放射线照射损害，宣降失常，日久肺气受损。肺虚日久，子盗母气，致脾虚失其健运，水谷不化精微，脾气虚衰酿生痰浊，痰浊壅于肺，肺虚愈甚。病久深入，肾气亏虚，气虚血瘀，痰瘀交阻，津血失布，肺失濡润，而成本证。

2. 放射性食管炎的中医辨证　一般认为其发病机制为放射线产生之火热毒邪，损伤人体，致毒热炽盛、阴津耗伤；或毒伤血络、瘀血内阻。病之初起多表现为实证，以火毒证、痰热证、血瘀证多见；久病则以虚实夹杂及虚证为主，多见阴虚火旺证、气虚痰湿证。

（1）火毒证：毒热炽盛，津伤血燥，以致吞咽不利或吞咽时疼痛。火热上炎，消灼津液，可见面红耳赤，口干咽痛，舌质红或绛红，黄苔或黄燥苔，脉数或洪大等症状。

（2）痰热证：火热灼津，炼液生痰，痰热蕴结咽喉，可见吞咽不利或吞咽时疼痛。痰热中阻，胃失和降，可见恶心呕吐，口气臭秽。痰热壅肺，肺失清肃，可见咳吐黄痰，舌红，苔黄腻，脉弦滑数等症。

（3）血瘀证：热毒郁久，血行不利，瘀血内生，阻滞食管，不通则痛，故见胸骨后疼痛不移，吞咽或不吞咽时疼痛。血脉瘀阻，血行不畅，津液输布不利而见口干不欲饮，舌红或紫暗有瘀斑，苔黄燥，脉弦滑数等症。

（4）阴虚火旺证：火热伤阴，食管失于濡养，而见吞咽不利或吞咽时疼痛。虚火内灼，逼津外泄而见潮热盗汗。津亏液耗可见口干咽痛，口中少津，舌质红或绛红，少苔或无苔，脉弦细数。

（5）气虚痰湿证：壮火食气，气虚则见乏力、气短。脾气不足，失于运化，则痰湿内生，阻于肺络，可见咳吐白色黏液。气虚及阳，可见面色

眈白，形寒肢冷，舌淡，苔白腻，脉滑等症状。

（四）化疗常见不良反应的中医辨证

1．化疗恶心呕吐的中医辨证

（1）脾胃受损，升降失和：化疗药物毒性较强，损伤人体正气，导致脾胃虚弱，脾失运化，胃失受纳，脾胃升降失常导致恶心呕吐。

（2）肝气郁滞，横犯脾胃：恶性肿瘤患者多有一定的心理障碍，情绪抑郁，导致身心疾病，情志不遂，肝气郁结，横犯脾胃，脾失健运，胃失和降，导致胃纳不佳，恶心、呕吐。

（3）饮食积滞，水湿不化：由于肿瘤阻滞或脾胃损伤后，饮食传导不利，水谷精微不能化生气血，变为邪气停留体内，并进一步导致脾胃升降失常，形成恶性循环。

（4）肾阳不足，脾胃虚弱：明代医家张介宾在《景岳全书·呕吐》有"因火而呕者少，因寒而呕者多""但补其阳，阳回则呕必自止"的论述。中老年或是长期放化疗患者常常出现肾阳虚衰。肾阳虚则不能助胃受纳、腐熟水谷，饮食积滞，胃气上逆。

2．化疗骨髓抑制的中医辨证

（1）气血两虚证：中医认为化疗药物可视为药毒，毒邪伤脾，药毒中伤脾胃，脾胃运化失常，水谷之精微物质缺乏，五脏失养。元气不足，脏腑机能衰退，故见神疲乏力、倦怠懒言、气短声低、纳呆便溏；卫气虚弱，不能固护肌表可见畏风自汗；气虚无力推动营血上荣而见头晕目眩，面色萎黄；气虚鼓动血行之力不足，故脉象虚弱；血液亏虚，脏腑组织失养而见头晕眼花、心悸气短、手足麻木；血虚失养而心神不宁，故症见多梦、健忘、神疲、脉象细弱等。

（2）气阴两伤证：药毒伤肾，肾精亏损，精不养髓，髓不化血以致阴血不足，阴虚无以载气，而致气散阴耗，加之阴血渐耗，精不化气，终致气阴两伤。肾气不足则精神不振、气短乏力；肾阴亏虚则失于滋养、虚热内扰，症见头晕心悸、五心烦热、腰膝酸软、咽干舌燥、自汗盗汗，舌红苔少或无苔，脉细数等。

（3）正虚血瘀证：癌毒与药毒协同致病，毒邪内聚，弥而不散，耗气伤血，病久可见阴阳俱虚。气虚无以推运血行；血虚则脉道艰涩、血流不畅；阳虚生内寒，血遇寒则凝滞等致血瘀骨髓。正虚则面色苍白，头晕乏力，腰膝酸软，畏寒肢冷，纳呆食少，多梦失眠，烦躁汗出；瘀血内阻则多见面色黧黑，疼痛，发热，出血，舌暗或见瘀斑苔薄，脉涩。

3．化疗腹泻的中医辨证　化疗药物进入体内后，耗伤人体正气，伤脾碍胃，使脾气虚弱，运化失职，生湿化热，水湿下注大肠，大肠传导功能失常而发生泄泻（林洪生，2014）。

（1）脾虚湿盛证：老年肺癌患者，本身脏腑虚弱，化疗药为有毒之品，损伤脾胃，运化失司，湿热邪毒流注大肠，则泻下稀便，甚或水样便，伴倦怠乏力，口淡，苔白或薄，脉细。

（2）湿热下注证：化疗药为热毒邪气，水湿热毒相合，下注大肠，则见急迫泻下，腹胀腹痛，里急后重，粪色黄褐秽臭，肛门灼热，或伴发热，食欲不振，恶心呕吐，小便黄赤短少，舌质红，舌苔黄腻等症，脉数。

4．化疗相关疲乏的中医辨证　本病可归类于中医"虚劳"范畴，中医理论认为，脾为后天之本，主运化，主肌肉，化疗后疲乏主要归因于脾气虚，继而或可引起他脏气虚不足之证（李萍萍，2015）。

（1）脾气虚证：老年肺癌患者素体脏腑渐衰，化疗药邪侵犯，损伤脾胃，脾气虚衰，则见面色㿠白，语声低微，气短乏力；脾气下陷，则见食少便溏，脘腹胀满。舌淡苔白，脉虚弱。

（2）气血不足证：化疗药邪损伤脾胃，生化气血不足，脏腑经脉失养，则见面色苍白或萎黄，头晕目眩，四肢倦怠，气短懒言，舌淡苔薄白，脉细弱或虚大无力。

（3）气阴两虚证：反复多次化疗后，化疗毒药耗伤阴精，气阴两虚，则见少气懒言，自汗盗汗，舌淡或紫暗，脉细弱或结或代。

（4）肺肾阴虚证：肺癌晚期，久病不愈，气血化生乏源，消耗太过，久而损伤肺阴肾阴，则见虚劳盗汗，或伴有骨蒸潮热，腰膝酸软。舌红苔少，脉细数。

5．化疗相关性周围神经损伤的中医辨证中医学认为，化疗损伤气血，气虚失运，血虚不荣，瘀血阻滞，血瘀络阻，不荣四末，故见四肢末端麻木，感觉减退等症，是化疗相关周围神经损伤的病机。

（1）营卫虚弱：瘀血内阻，肢末失荣，故见肌肤麻木；淤血阻络，血脉不通，不通则痛。营卫虚弱，可见汗出恶风，或发热恶寒表现。

（2）气虚血瘀：正气亏虚，气虚血滞，脉络瘀阻所致。正气亏虚，不能行血，以致脉络瘀阻，筋脉肌肉失去濡养，可见肌肤麻木，或肢体活动不利。本证气虚为本，血瘀为标。

（3）血虚寒凝：多由营血虚弱，寒凝经脉，血行不利所致。素体血虚，化疗导致正气受损，而又经脉受寒，寒邪凝滞，血行不利，阳气不能达于四肢末端，营血不能充盈血脉，遂呈手足厥寒、脉细欲绝。

（4）肝肾两虚：风寒湿邪客于肢体关节，气血运行不畅，故见腰膝疼痛，久则肢节屈伸不利，或麻木不仁，或不能行走。肾主骨，肝主筋，邪客筋骨，日久必致损伤肝肾，耗伤气血。又腰为肾之府，膝为筋之府，肝肾不足，则见腰膝痿软。风寒湿内侵，遇热则缓，故畏寒喜温。

（五）靶向治疗相关不良反应的中医辨证

靶向药引起的皮疹、腹泻、间质性肺炎，散见于中医"药毒""泄泻""咳嗽"等病症当中，中医辨证可分为热毒蕴肤、湿热蕴脾、痰热闭肺三种证型（杨宇飞，2018）。

1. 热毒蕴肤　靶向药进入体内多化为热邪，若体质虚弱，卫表失固，外感风热，内外合邪侵及血脉，内不得疏泄，外不得透达，郁于肌肤腠理之间，则发为淡红丘疹或脓疱；若热与湿合，湿热蕴肤，蒸郁肌肤，则发为色红皮疹或脓疱，触痛瘙痒明显，抓之易破糜烂渗液；若火毒炽盛，燔灼营血，外伤皮肤，内攻脏腑，则可见全身广泛性脓疱痤疮样皮疹，疹色鲜红或深红，灼热痒痛，发疹密集，周围皮肤灼热，皮色紫红，大便燥结，小便短赤；若素体阴虚火旺，则见皮肤潮红，层层脱屑，如糠似秕，隐隐作痒，肌肤干燥，伴口渴欲饮，便干溲赤。

2. 湿热蕴脾　老年患者肺脾肾三脏阳气渐衰，水湿运化缓慢，若素体湿重，裹挟靶向药毒，蕴结脾胃肠道之间，则腹泻反复发作，大便夹带黏液脓血，口苦口臭，里急后重，肛门灼热，脘痞呕恶，小便短赤；若遇患者情志不遂，肝郁气滞，久而克脾，则泄泻时作，与情绪相关，反复难愈；若高龄体弱，或劳倦失养，正气虚衰，则稍有饮食不当或劳倦即发生泄泻，腹胀，大便夹带黏液或少量脓血；若肠络瘀阻，则泻下黏液，血色紫黯或黑便，腹痛拒按，痛有定处，面色晦暗。

3. 痰热闭肺　肺癌患者肺气虚衰，痰浊内闭，阻遏气机，清阳不升，则出现咳嗽，痰色白黏稠；靶向药致内热中生，若痰热相混，闭肺阻气，则咳喘，痰色黄黏稠，胸闷喘促，动则喘甚。

（孙　红）

第二节　老年肺癌的辨证施治

一、老年肺癌的单纯中医辨证施治

单纯中医辨证施治可以用于不适合或不接受手术、放疗、化疗、分子靶向治疗的肺癌患者，采用单纯中医治疗，发挥控制肿瘤、稳定病情、提高生存质量、延长生存期的作用。

（一）辨证要点

1. 辨证候虚实　肺癌的发生多与肺气不足，痰湿瘀血交阻有关。肺癌早期，多见气滞血瘀，痰湿毒蕴之证，以邪实为主；肺癌晚期，多见阴虚毒热，气阴两虚之证，以正虚为主。而临床上由于老年肺癌患者气血阴阳及脏腑功能渐虚，多见病情复杂，虚实互见。

2. 辨邪正盛衰　肺癌是高度恶性的肿瘤，发展快，变化速。辨明邪正盛衰，是把握扶正祛邪治则和合理遣方用药的关键。一般说来，肺部癌瘤及症状明显，但患者形体尚丰，生活、体力、活动、饮食等尚未受影响，此时多为邪气盛而正气尚充实，正邪可交争之时；如肺部癌肿广泛侵犯或多处转移，全身情况较差，消瘦、疲乏、衰弱、食少，生活自理能力明显下降，症状复杂多变，多为邪毒内盛而正气明显不支的正虚邪实者。

（二）治疗原则

扶正祛邪、标本兼治是治疗肺癌的基本原则（林洪生，2008）。本病整体属虚，局部属实，正虚为本，邪实为标。肺癌早期，以邪实为主，治当行气活血、化瘀软坚和清热化痰、利湿解毒；肺癌晚期，以正虚为主，治宜扶正祛邪，分别采用养阴清热、解毒散结及益气养阴、清化痰热等法。临床还应根据虚实互见，和每个病人的具体情况，按标本缓急恰当处理。由于肺癌患者正气内虚，抗癌能力低下，虚损情况突出，因此在治疗中要始终注意维护正气，顾护胃气，把扶正抗癌的原则贯穿肺癌治疗的全过程。

（三）分型论治（黎敬波 等，2009；孙青 等，2010；杨小兵 等，2013；游捷 等，2012；黄东华 等，2013；王少墨 等，2013；司富春 等，2014；朱盼 等，2017；孙兴亮 等，2017）

1．肺脾气虚

【临床表现】咳喘不止，短气乏力，痰多稀白，食欲不振，腹胀便溏，声低懒言，舌淡苔白，脉细弱。

【中医治则】健脾补肺，益气化痰。

【中药方剂】六君子汤（明·虞抟《医学正传》）加减。

【药物组成】党参、白术、茯苓、清半夏、陈皮、炙甘草。

【辨证加减】气虚甚者，加黄芪；痰湿盛者，加生苡仁、川贝、炒莱菔子；咳嗽气喘，加杏仁、桔梗；肾气虚者，加蛤蚧、五味子、枸杞子。

2．痰湿瘀阻

【临床表现】咳嗽痰多，质黏色白易略出，胸闷，甚则气喘痰鸣，舌淡苔白腻，脉滑。或走窜疼痛，急躁易怒，胸部刺痛拒按，舌质紫黯或见瘀斑，脉涩。

【中医治则】化痰祛湿，化瘀散结。

【中药方剂】二陈汤（宋·陈师文等《太平惠民和剂局方》）合三仁汤（清·吴鞠通《温病条辨》）加减。

【药物组成】①二陈汤：陈皮，半夏，茯苓，炙甘草，乌梅，生姜。②三仁汤：杏仁，半夏，滑石，生薏苡仁，通草，白蔻仁，竹叶，厚朴。

【辨证加减】痰热盛者，加瓜蒌、黄芩、鱼腥草；瘀阻胸痛者，加柴胡、枳壳、郁金。

3．热毒壅肺

【临床表现】咳嗽咳痰，气急胸痛，便秘口干，舌红，苔黄，脉滑或弦。

【中医治则】清热解毒，泄肺化痰。

【中药方剂】千金苇茎汤（唐·孙思邈《备急千金要方》）加减

【药物组成】苇茎、薏苡仁、桃仁、冬瓜皮。

【辨证加减】若咳痰黄稠不利，加射干、瓜蒌、贝母；内热甚，加黄芩、栀子、知母之类；胸满而痛，转侧不利者，加乳香、没药、郁金；烦渴者，加生石膏、天花粉。

4．气阴两虚

【临床表现】干咳少痰，咳声低弱，痰中带血，气短喘促，神疲乏力，恶风，自汗或盗汗，口干欲饮，舌质淡红，有齿印，苔薄白，脉细弱，或缓。

【中医治则】益气养阴。

【中药方剂】生脉散（金·张元素《医学启源》）合沙参麦冬汤（清·吴鞠通《温病条辨》）加减。

【药物组成】①生脉散：人参、麦冬、五味子。②沙参麦冬汤：沙参，玉竹，麦冬，天花粉，扁豆，桑叶，生甘草。

【辨证加减】咳嗽重者，加杏仁、桔梗、贝母；阴虚发热者，加银柴胡、地骨皮、知母；痰中带血，加生地、藕节、蒲黄；气短气喘，加黄芪、人参、白术。

（四）老年肺癌常用中成药治疗（林洪生，2008）

1．扶正类

（1）口服制剂

1）贞芪扶正胶囊/颗粒：女贞子、黄芪等组成。补气养阴，用于久病虚损，气阴不足。配合手术、放化疗，促进正常功能的恢复。1次6粒，一日2次。

2）参一胶囊：由人参皂苷 Rg3 制成。补益气血，适用于配合化疗及术后治疗。每次2粒，每日2次。1个月为1个疗程。

3）健脾益肾颗粒：健脾益肾。用于减轻肿瘤患者术后放、化疗副作用，提高机体免疫功能以及脾肾虚弱所引起的疾病。一次1袋，一日2次。

4）金水宝胶囊/片：为发酵虫草菌粉。补益肺肾。每次3粒，一日3次。或每次4片，一日3次。

5）百令胶囊：为发酵虫草菌粉。补肺肾，益精气。每次 2 ～ 6 粒，一日 3 次。8 周为 1 疗程。

（2）注射液

1）参芪扶正注射液：由党参、黄芪提取。益气扶正，促进机体功能恢复，缓解气虚症状。静脉滴注，每次 250 ml，一日一次，疗程 21 天；与化疗合用，在化疗前 3 天开始使用，疗程可与化疗同步结束。

2）黄芪注射液：主要成分为黄芪。益气养元，扶正祛邪，养心通脉，健脾利湿。一次 10 ～ 20 ml 加入 5% 或 10% 葡萄糖注射液 250 ～ 500 ml 稀释后静脉滴注，一日 1 次。

2．祛邪类

（1）口服制剂

1）消癌平滴丸/片：主要成分通关藤。抗癌，消炎，平喘。用于肺癌，亦可配合放化疗及术后治疗。并可用于慢性气管炎和支气管哮喘。每次 8 ～ 10 丸或 8 ～ 10 片，每日 3 次。

2）榄香烯口服乳：莪术提取物。行气活血，消积。每次 20 ml，每日 3 次。连服 4 ～ 8 周为一疗程。高热患者禁用。出血倾向者慎用。

（2）注射液

1）榄香烯注射液：提取莪术中的莪术油而制成，每支 200 mg/20 ml。功能行气活血，消积。用于恶性胸腹水或肺癌的治疗。400 ～ 600 mg 加入 5% 葡萄糖注射液或生理盐水 500 ml 中静滴，每日 1 次，15 次为 1 疗程。

2）华蟾素注射液：由中华大蟾蜍中的提取物制成。功能活血化瘀，消肿散结。每次 20 ml 加入 5% 葡萄糖注射液或生理盐水 500 ml 中静滴，每日 1 次，21 天为 1 疗程。

3）消癌平注射液：通关藤提取物。具有清热解毒，化痰软坚的功效。可用于肺癌，并可配合放化疗的辅助治疗。每次 20 ～ 100 ml 加入 5% 或 10% 葡萄糖注射液滴注，一日一次。15 天为一疗程。

4）鸦胆子油注射液：由鸦胆子提取出的油乳制成（每支 10 ml）。功能清热燥湿。用于肺癌脑转移的治疗。每次 10 ～ 30 ml 加入生理盐水 250 ml 中稀释后静脉滴注，每天 1 次，10 天为 1 疗程。

5）复方苦参注射液：主要成分苦参、白土苓。具有清热利湿，凉血解毒，散结止痛的功效。用于肺癌疼痛、出血及辅助放化疗。每次 20 ml 加入氯化钠注射液 200 ml，一日 1 次。用药总量 200 ml 为 1 疗程，可连续使用 2 ～ 3 个疗程。

3．扶正祛邪类

（1）口服制剂

1）金复康口服液：由黄芪、北沙参、天冬、麦冬、女贞子、葫芦巴、石上柏、石见穿、山萸肉、绞股蓝、淫羊藿、重楼等组成。益气养阴，补益肝肾，清热解毒。用于治疗原发性非小细胞肺癌气阴两虚型不适合手术、放疗、化疗的患者，或与化疗并用有提高化疗效果，改善免疫功能，减轻化疗引起的白细胞下降等副作用。口服，每次 30 ml，每日 3 次，30 天为一疗程，可连续使用 2 个疗程以上，或遵医嘱。

2）复方斑蝥胶囊：斑蝥、人参、黄芪、刺五加、三棱、半枝莲、莪术、山茱萸、女贞子、熊胆粉、甘草组成。破血消瘀，攻毒蚀疮。每次 3 粒，每日 2 次。

3）平消胶囊：郁金、白矾、火硝、五灵脂、干漆、枳壳、马钱子、仙鹤草等组成。活血化瘀，软坚破积。用法用量：口服，每次 4 ～ 8 粒，每日 3 次。

4）益肺清化颗粒/膏：由黄芪、党参、北沙参、麦冬、川贝、仙鹤草、拳参、败酱草、白花蛇舌草、紫菀、桔梗、杏仁、甘草等组成。益气养阴，清热解毒，化痰止咳。适用于气阴两虚型肺癌的辅助治疗。口服，1 次 20 g，1 日 3 次，两个月为一疗程，或遵医嘱。

5）威麦宁胶囊：为金荞麦提取的缩合单宁类化合物。活血化瘀，清热解毒，祛邪扶正。配合放化疗或单独使用于肺癌的治疗。每次 6-8 粒，一日 3 次。

6）参莲胶囊/颗粒：苦参、山豆根、半枝莲、莪术、三棱、丹参、杏仁、防己、乌梅、扁豆、补骨脂等组成。清热解毒，活血化瘀。用于气血瘀滞，热毒内阻型的中晚期肺癌、胃癌。口服，每次 6 粒，每日 3 次。

7）紫龙金片：由黄芪、当归、白英、龙葵、丹参、半枝莲、蛇莓、郁金等药物组成。益气补血，清热解毒，活血化瘀。用于肺癌气血两虚，兼有瘀热证患者的辅助治疗。

（2）注射液

1）康莱特注射液：由薏苡仁中提取薏仁脂制成注射液，每瓶 100 ml。功能益气养阴，健脾利湿。配合放化疗有增效作用。用法用量：缓慢静脉滴注 200 ml，每日 1 次，20 天为一疗程。有脂肪代谢严重失调者及孕妇禁用。

2）艾迪注射液：由黄芪、刺五加、人参、斑蝥提取物组成的注射液。功能益气活血散结。每次 40～60 ml，加入生理盐水或 10% 葡萄糖注射液 400～500 ml 中缓慢静脉滴注，每日 1 次，15 天为 1 疗程。

3）康艾注射液：由黄芪、人参、苦参素组成。益气扶正，增强机体免疫功能。用于肺癌及放化疗引起的白细胞低下。每日 40～60 ml 加入 5% 葡萄糖注射液或生理盐水 250～500 ml 中滴注。30 天为一疗程。

二、老年肺癌术后的中医辨证治疗

老年人的体质状况特点是气血脏腑亏虚功能下降，在接受肺癌手术打击后，多出现气血脏腑进一步损耗的特点，导致术后虚弱，恢复缓慢，甚至咳嗽胸痛等症状（孙宏新 等，2005）。

（一）辨证要点

1. 辨术后肺气虚损　老年肺癌患者脏腑功能下降，肺气本虚，术后则伤气耗血，虚损更甚，故在术后的中医治疗中，当辨肺气虚损之程度。因肺气虚而宣发肃降失职，易于出现痰浊内阻，而见病情复杂，虚实互见。

2. 辨术后胃气盛衰　老年肺癌患者术后恢复阶段，因手术打击，耗伤气血，脾气虚弱，胃纳减少。辨明胃气之盛衰，对于扶助先天之本，促进术后恢复的治疗有重要意义。术后患者常见少食、消瘦、疲乏、虚弱等症，多为脾肺气虚、母子同病的复杂病情。

（二）治疗原则

老年肺癌患者术后的治疗，以扶正培本、宣肺降气为主。根据气血耗伤程度，及脾肺脏腑功能而治。气血亏虚者，治以补气养血；中焦脾胃虚弱，运化失健者，治以健脾和胃；肺气亏虚，痰浊内阻者，治以补肺益气，宣肺清肃。

（三）分型论治（林洪生，2014；姚逸临 等，

2014；韩睿 等，2015；胡晶 等，2017）

1. 气血亏虚

【临床表现】面色淡白或萎黄，唇甲色淡，神疲乏力，气短懒言，心悸头晕，自汗，或肢体肌肉麻木。舌淡，或舌有裂纹，苔少或薄，脉虚细无力。

【中医治则】补气养血。

【中药方剂】①八珍汤（明·薛己《正体类要》）加减；②或归脾汤（宋·严用和《济生方》）加减；③或当归补血汤（金·李东垣《内外伤辨惑论》）加减；④或十全大补汤（宋·陈师文，等《太平惠民和剂局方》）加减。

【药物组成】①八珍汤：人参，白术，茯苓，当归，川芎，白芍，熟地黄，炙甘草，生姜，大枣。该方具有补气养血之功效。②归脾汤：黄芪，人参，白术，枣仁，远志，茯神，当归，龙眼肉，木香，甘草。该方具有益气补血，健脾养心之功效。③当归补血汤：黄芪，当归。功能补气生血。④十全大补汤：人参，肉桂，川芎，地黄，茯苓，白术，甘草，黄芪，当归，白芍，生姜，大枣。有补益气血之功。药性偏温，以气血两亏而偏于虚寒者为宜。

【辨证加减】兼痰湿内阻者，加半夏、陈皮、薏苡仁；若畏寒肢冷，食谷不化者，加补骨脂、肉苁蓉、鸡内金。若动则汗出，怕风等表虚不固之证，加防风、浮小麦或玉屏风散。

2. 脾肺虚弱

【临床表现】气短懒言，神疲乏力，咳嗽气喘，痰少色白，纳呆食少，或大便稀溏，食后腹胀，舌质淡红，苔白，脉沉细，或弱，或缓。

【中医治则】补脾益肺。

【中药方剂】①补中益气汤（金元·李东垣《脾胃论》）加减；②或参苓白术散（宋·陈师文 等，《太平惠民和剂局方》）加减。

【药物组成】①补中益气汤：黄芪、人参、白术、炙甘草、当归、陈皮、升麻、柴胡、生姜、大枣。②参苓白术散：人参、茯苓、白术、山药、薏苡仁、白扁豆、甘草、桔梗、莲子、砂仁。

【辨证加减】若胃阴亏虚，加沙参、石斛、玉竹；若兼痰湿证者，加茯苓、半夏、薏苡仁、瓜蒌；若咳甚少痰，加元参、麦冬、五味子；若食欲不振、腹胀，加鸡内金、神曲、谷麦芽、炒

莱菔子等健脾消食。

3. 热毒壅肺（孙瑞，2017）

【临床表现】咳嗽，咯黄痰，胸闷憋气，乏力食欲缺乏，舌红，苔黄，脉缓或弦。

【中医治则】清热解毒，宣肺化痰。

【中药方剂】①千金苇茎汤（唐·孙思邈《备急千金要方》）加减；②或瓜蒌薤白半夏汤（东汉·张仲景《金匮要略》）加减。

【药物组成】①千金苇茎汤：苇茎、薏苡仁、桃仁、冬瓜皮。②瓜蒌薤白半夏汤：瓜蒌、薤白、半夏。

【辨证加减】若咳痰黄稠，大便干结，加瓜蒌、贝母、冬瓜子；热甚痰多，加黄芩、芦根、竹茹之类；胸满而痛，转侧不利者，加乳香、没药、郁金；烦渴者，加生石膏、天花粉。

4. 气滞血瘀

【临床表现】术后胸痛，胸闷，咳嗽咳痰，舌质暗红，苔薄，脉弦或细。

【中医治则】活血解毒，健脾理气。

【中药方剂】血府逐瘀汤（清·王清任《医林改错》）加减。

【药物组成】桃仁、红花、当归、生地黄、牛膝、川芎、桔梗、赤芍、枳壳、甘草、柴胡。

【辨证加减】胸痛明显，加郁金、没药；咳痰重者，加杏仁、贝母。

5. 气阴两虚（董泽清 等，2016）

【临床表现】干咳少痰，咳声低弱，痰中带血，气短喘促，神疲乏力，恶风，自汗或盗汗，口干欲饮，舌质淡红，有齿印，苔薄白，脉细弱，或缓。

【中医治则】益气养阴。

【中药方剂】生脉散（金·张元素《医学启源》）合沙参麦冬汤（清·吴鞠通《温病条辨》）加减。

【药物组成】①生脉散：人参、麦冬、五味子。②沙参麦冬汤：沙参、玉竹、麦冬、天花粉，扁豆，桑叶，生甘草。

【辨证加减】咳嗽重者，加杏仁、桔梗、贝母；阴虚发热者，加银柴胡、地骨皮、知母；痰中带血，加生地、藕节、蒲黄；气短气喘，加黄芪、人参、白术。

（四）老年肺癌术后常用中成药治疗（林洪生，2008；林洪生，2014）

1. 围术期 适合于术后 1～2 个月内，接受辅助放化疗前或无需辅助放化疗者。

（1）口服制剂

1）贞芪扶正胶囊。

2）健脾益肾颗粒。

3）金水宝胶囊 / 片。

4）百令胶囊。

5）当归补血丸：主要成分为当归、黄芪。补养气血。用于身体虚弱，气血两亏。一次 1 丸，一日 2 次口服。

6）十全大补丸：由党参、白术（炒）、茯苓、炙甘草、当归、川芎、白芍（酒炒）、熟地黄、炙黄芪、肉桂组成。温补气血。用于气血两虚，面色苍白，气短心悸，头晕自汗，四肢不温。口服。一次 8～10 丸，一日 3 次。外感风寒、风热，实热内盛者不宜服用。

7）八珍颗粒：熟地黄、当归、党参、炒白术、炒白芍、茯苓、川芎、炙甘草组成。补气益血。用于气血两虚证。

8）生血丸：鹿茸、黄柏、山药、炒白术、桑枝、炒白扁豆、稻芽、紫河车。补肾健脾，填精养血。用于脾肾虚弱及放化疗后全血细胞减少。一次 5 g，一日 3 次。阴虚内热者慎用。

9）补中益气丸：主要成分有炙黄芪、党参、白术（炒）、当归、升麻、柴胡、陈皮、炙甘草。补中益气，升阳举陷。用于脾胃虚弱、中气下陷所致的体倦乏力、食少腹胀、便溏久泻、肛门下坠。大蜜丸一次 1 丸，一日 2～3 次。

（2）注射液

1）参芪扶正注射液。

2）黄芪注射液。

3）生脉注射液：生脉注射液主要成分红参、五味子、麦冬，具有益气养阴、复脉固脱的作用。生脉注射液 60 ml 每日一次，加入 5% 葡萄糖注射液 250 ml 静脉滴注，连用 4 周。

2. 术后巩固：适合于术后 1～2 个月后，无需辅助放化疗者。

（1）口服制剂：①益肺清化颗粒 / 膏；②消癌平滴丸 / 片；③金复康口服液；④复方斑蝥胶囊；⑤参一胶囊；⑥威麦宁胶囊；⑦鸦胆子油软

胶囊；⑧平消胶囊；⑨参莲胶囊/颗粒；⑩康力欣胶囊。

（2）注射液：①消癌平注射液；②华蟾素注射液。

三、老年肺癌放疗常见不良反应的中医辨证治疗

对于老年人中晚期肺癌患者，常常接受放疗，以达到局部控制肿瘤，甚至达到根治性治疗的目的。放疗结合中医治疗是指在放疗期间所联合的中医治疗，发挥放疗增敏、提高疗效、防治不良反应的作用。中医认为放疗以火热邪毒为主，常可耗伤人体营血津液，导致阴血亏虚，津液亏损。热毒内盛，常致痰热互结为患，久则导致气阴两亏。故治以清热化痰，活血解毒，益气养阴为主。老年人肺癌放疗后常见不良反应的辨证治疗包括放射性肺炎，放射性食管炎等。

（一）放射性肺炎的辨证治疗

放射性肺炎是老年肺癌患者接受胸部放射治疗后常见的并发症，归属于中医"咳嗽""喘证""肺痿"范畴（李学 等，1994；蒋邦琴 等，1998）。病理机制总属本虚标实，其病理基础是气阴两伤，致病的关键因素是热毒之邪（燕忠生，2013）。

1. 辨证要点

（1）辨热毒盛衰：放射线为热毒之邪，是放射性肺炎的病理基础。热毒郁肺，攻伐机体，耗气伤阴，正是疾病发生、发展、转变之病理机制。放射性肺炎可发生于放疗过程中，也可以发生于放疗结束后。辨明热毒盛衰情况，是针对病因治疗的关键。

（2）辨气阴虚损：放疗耗伤气阴贯穿于放射性肺炎始终，是其病情缠绵，迁延难愈之根源所在。辨气阴虚损之程度，针对病理机制有的放矢。

2. 治疗原则 本病患者体质多虚弱，因此在疾病进展过程中，脏腑虚弱是根本，尤以肺虚为主，同时兼有火热毒邪的标实证。前期热毒炽盛，治以清热解毒为主；继而耗伤气阴，并贯穿始终，因此，益气养阴为本病基本治法，即所谓"燥者濡之"。后期多兼气血瘀滞、脏腑亏虚，治疗多加入活血化瘀、补肺益肾之品。

益气类中药多用黄芪、党参、白术，清热解毒类药如鱼腥草、黄芩、知母、金银花、玄参等，活血类药物常用丹参、川芎、当归、桃仁、红花，生津类药物常用沙参、麦冬、天花粉、竹叶、五味子等为治疗放射性肺炎的常用药物。另化痰药贝母、养血药生地、阿胶亦为治疗放射性肺炎多用的药物（李霞 等，2016）。

3. 分型论治（王文成，2006；高三成，2008；燕忠生 等，2010；张艺凡 等，2015；王飞雪，2015；）

（1）热毒炽盛

【临床表现】发热出汗，胸痛气急，咳嗽，痰少或无痰，苔黄或黄厚、脉数。

【中医治则】清热解毒，宣降肺热。

【中药方剂】①银翘散（清·吴瑭《温病条辨》）加减；②或五味消毒饮（清·吴谦《医宗金鉴》）加减。

【药物组成】①银翘散：连翘、银花、桔梗、薄荷、竹叶、荆芥、淡豆豉、牛蒡子、芦根、生甘草。②五味消毒饮：金银花、野菊花、蒲公英、紫花地丁、紫背天葵。

（2）痰热郁肺（丁雪委 等，2015）

【临床表现】发热，咳嗽胸痛，咳黄痰，口渴口干，胸闷，气急或气喘，舌红苔黄腻，脉滑数。

【中医治则】清肺化痰。

【中药方剂】①麻杏石甘汤（东汉·张仲景《伤寒论》）加减；②或清金化痰汤（明·叶文龄《医学统旨》）加减；③或千金苇茎汤（唐·孙思邈《备急千金要方》）加减。

【药物组成】①麻杏石甘汤：麻黄、杏仁、甘草、石膏；②清金化痰汤：黄芩、栀子、知母、桑白皮、贝母、麦冬、橘红、茯苓、桔梗、甘草。③千金苇茎汤：苇茎、薏苡仁、桃仁、冬瓜皮。

【辨证加减】热甚者加石膏、黄芩；胸痛者加元胡、郁金；口干咽痛者加石斛；发热者加青蒿、银柴胡；咳嗽剧烈者加桔梗；痰多黏稠者加川贝母、芦根、瓜蒌仁；痰中带血加丹皮、藕节；气促脉实者加龙骨、牡蛎。

（3）肺燥阴伤

【临床表现】干咳，少痰或无痰，胸闷胸

痛，气急口干，咽喉干痛，时有低热，大便偏干，舌红，少苔或干，脉细数。

【中医治则】清肺润燥，止咳生津。

【中药方剂】①清燥救肺汤（清·喻嘉言《医门法律》）加减（何建平 等，1998）；②或沙参麦冬汤（清·吴鞠通《温病条辨》）加减；③或百合固金汤（明·周之干《慎斋遗书》）加减（侯俊明 等，2012）。

【药物组成】①清燥救肺汤：桑叶、石膏、甘草、人参、胡麻仁、阿胶、杏仁、枇杷叶。②沙参麦冬汤：沙参、玉竹、麦冬、天花粉、扁豆、桑叶、生甘草。③百合固金汤：生地、熟地、当归、芍药、百合、桔梗、玄参、贝母、麦冬、甘草。

（4）气阴两虚（刘续英，1996）

【临床表现】喘促短气，气怯声低，喉有鼾声，咳声低弱，痰吐稀薄，自汗畏风，烦热口干，咽喉不利，面潮红，舌红苔剥，脉细数。

【中医治则】益气养阴润肺。

【中药方剂】①生脉散（金·张元素《医学启源》）加减；②合沙参麦冬汤（清·吴鞠通《温病条辨》）加减；③或合百合固金汤（明·周之干《慎斋遗书》）加减。

【药物组成】①生脉散：人参、麦冬、五味子。②沙参麦冬汤：沙参、玉竹、麦冬、天花粉、扁豆、桑叶、生甘草。③百合固金汤：生地、熟地、当归、芍药、百合、桔梗、玄参、贝母、麦冬、甘草。

【辨证加减】热甚加黄芩；气虚明显者加黄芪；喘甚加胡核桃。

（5）肺肾气虚

【临床表现】低热，自汗盗汗，痰多喘逆，短气自汗，时寒时热，易于感冒，舌色淡，苔少或薄，脉虚软无力。

【中医治则】补肾益气。

【中药方剂】①金匮肾气丸（东汉·张仲景《金匮要略》）加减；②或补肺汤（金元·张壁《云岐子保命集》）加减。

【药物组成】①金匮肾气丸：地黄、山药、山茱萸、茯苓、牡丹皮、泽泻、肉桂、附子。②补肺汤：人参、黄芪、熟地、五味子、紫菀、桑白皮。

【辨证加减】若肺阴虚甚，加沙参、玉竹、

百合；寒痰内盛，加钟乳石、款冬花、苏子；潮热盗汗，加鳖甲、秦艽、地骨皮；自汗较多，加麻黄根、牡蛎。

4．老年放射性肺炎常用中成药治疗

（1）痰热清注射液（马东阳 等，2008；杨旭初 等，2015）：主要成分有黄芩、山羊角、熊胆粉、连翘、金银花，具有清热、化疚、解毒的作用。痰热清注射液 20 ml，加入 5% 葡萄糖注射液 250 ml，每日一次，治疗 4 周。

（2）生脉注射液（姚春筱，2004；刘哲峰 等，2005）：生脉注射液主要成分红参、五味子、麦冬，具有益气养阴、复脉固脱的作用。生脉注射液 60 ml 每日一次，加入 5% 葡萄糖注射液 250 ml 静脉滴注，连用 4 周。

（3）川芎嗪注射液（王素玲 等，2013）：川芎嗪注射液 80～160 mg 静脉注射，每日 1 次，连用 5 天，停 2 天。

（4）复方苦参注射液（侯炜 等，2013）：复方苦参注射液主要成分有苦参、白土苓，具有清热凉血解毒、利湿散结止痛的作用。复方苦参注射液 15 ml，每日一次，连用 14 天为 1 周期，共治疗 2 周期。

（二）放射性食管炎的中医辨证治疗

放射性食管炎是胸部肿瘤患者接受放射治疗后常见的并发症，归属于中医"噎膈""反胃""喉痹"等范畴。病理机制总属本虚标实，其病理基础是气阴两伤，致病的关键因素是热毒之邪。

1．辨证要点

（1）辨标本虚实：放射性食管炎患者的治疗应分清标本虚实，主次兼顾，初期以标实为主，重在治标，宜理气、化痰、消瘀降火；后期以正虚为主，重在治本，宜滋阴润燥，或补气温阳。然噎膈之病，病机复杂，虚实每多兼杂，则当标本同治。

（2）辨热毒盛衰：放射线为热毒之邪，是放射性食管炎的病理基础。热毒郁肺，攻伐机体，耗气伤阴，正是疾病发生、发展、转变之病理机制。放射性食管炎可发生于放疗过程中，也可以发生于放疗结束后。辨明热毒盛衰情况，是针对病因治疗的关键。

（3）辨气阴虚损：放疗耗伤气阴贯穿于放

射性肺炎始终，是其病情缠绵，迁延难愈之根源所在。辨气阴虚损之程度，针对病理机制有的放矢。

2. 治疗原则　中医理论认为放射性食管炎发病机制多属火热内盛、阴津损伤等，宜采用清热解毒、养阴生津、清热祛湿、活血化瘀等法则治疗（杨会彬等，2014）。

3. 分型论治

（1）火毒证

【临床表现】毒热炽盛，津伤血燥，以致吞咽不利或吞咽时疼痛。火热上炎，消灼津液，可见面红耳赤，口干咽痛，舌质红或绛红，黄苔或黄燥苔，脉数或洪大等症状。

【中医治则】清热解毒。

【中药方剂】①银翘散（清·吴瑭《温病条辨》）加减；②或五味消毒饮（清·吴谦《医宗金鉴》）加减。

【药物组成】①银翘散：连翘、银花、桔梗、薄荷、竹叶、荆芥、淡豆豉、牛蒡子、芦根、生甘草。②五味消毒饮：金银花、野菊花、蒲公英、紫花地丁、紫背天葵。

（2）痰热证

【临床表现】火热灼津，炼液生痰，痰热蕴结咽喉，可见吞咽不利或吞咽时疼痛。痰热中阻，胃失濡降，可见恶心呕吐，口气臭秽。痰热壅肺，肺失清肃，可见咳吐黄痰，舌红，苔黄腻，脉弦滑数等症。

【中医治则】清热化痰。

【中药方剂】①麻杏石甘汤（东汉·张仲景《伤寒论》）加减；②或清金化痰汤（明·叶文龄《医学统旨》）加减；③或千金苇茎汤（东汉·张仲景《伤寒论》）加减。

【药物组成】①麻杏石甘汤：麻黄、杏仁、甘草、石膏；②清金化痰汤：黄芩，栀子，知母，桑白皮，贝母，麦冬，橘红，茯苓，桔梗，甘草。③千金苇茎汤：苇茎、薏苡仁、桃仁、冬瓜皮。

【辨证加减】热甚者加石膏、黄芩；胸痛者加元胡、郁金；口干咽痛者加石斛；发热者加青蒿、银柴胡；咳嗽剧烈者加桔梗；痰多黏稠者加川贝母、芦根、瓜蒌仁；痰中带血加丹皮、藕节；气促脉实者加龙骨、牡蛎。

（3）血瘀证（黄智芬等，2006）

【临床表现】热毒郁久，血行不利，瘀血内生，阻滞食管，不通则痛，故见胸骨后疼痛不移，吞咽或不吞咽时疼痛。血脉瘀阻，血行不畅，津液输布不利而见口干不欲饮，舌红或紫暗有瘀斑，苔黄燥，脉弦滑数等症。

【中医治则】活血化瘀。

【中药方剂】血府逐瘀汤（清·王清任《医林改错》）加减。

【药物组成】柴胡、红花、川芎、甘草、枳壳、赤芍、生地黄、桃仁、桔梗、牛膝、当归。

（4）阴虚火旺证（路军章 等，2000；路军章 等，2010）

【临床表现】火热伤阴，食管失于濡养，而见吞咽不利或吞咽时疼痛。虚火内灼，逼津外泄而见潮热盗汗。津亏液耗可见口干咽痛，口中少津，舌质红或绛红，少苔或无苔，脉弦细数。

【中医治则】滋阴降火。

【中药方剂】①竹叶石膏汤（明·方贤着《奇效良方》）加减；②启膈散（清·程国彭《医学心悟》）加减；③沙参麦冬汤（清·吴瑭《温病条辨》）加减。

【药物组成】①竹叶石膏汤：竹叶、生石膏、人参、麦冬、清半夏、北豆根、紫草、白及、藤梨根、炙甘草、珍珠粉。②启膈散：郁金、川贝母、荷叶、浮小麦、北沙参、丹参、茯苓、砂仁、生甘草。③沙参麦冬汤：沙参、玉竹、生甘草、冬桑叶、麦冬、生扁豆、花粉。

【辨证加减】热甚加黄芩；气虚明显者加黄芪。

（5）气虚痰湿证

【临床表现】气虚则见乏力、气短。脾气不足，失于运化，则痰湿内生，阻于肺络，可见咳吐白色黏液。气虚及阳，可见面色㿠白，形寒肢冷，舌淡，苔白腻，脉滑等症状。

【中医治则】益气祛湿化痰。

【中药方剂】二陈汤（宋《太平惠民和剂局方》）加减。

【药物组成】半夏、橘红、白茯苓、甘草。

【辨证加减】若肺阴虚甚，加沙参、玉竹、百合；寒痰内盛，加钟乳石、款冬花、苏子；潮热盗汗，加鳖甲、秦艽、地骨皮；自汗较多，加麻黄根、牡蛎。

4．放射性食管炎常用中成药治疗

（1）康复新液：主要成分大蠊干燥虫体的乙醇提取物，具有清热、生肌、解毒的作用。康复新液 20 ml，口服每日 3 次，治疗 4 周。

（2）鸦胆子油乳注射液（何丽佳 等，2010）：主要成分鸦胆子，具有清热燥湿，解毒消癥的作用。鸦胆子油乳注射液 20 ml 每日一次，加入 5% 葡萄糖注射液 250 ml 静脉滴注，连用 4 周。

（3）痰热清注射液：主要成分为黄芩、熊胆粉、山羊角、金银花、连翘。痰热清注射液 20 mg 静脉注射，每日 1 次，连用 10 天为一疗程。

（4）复方苦参注射液（蔡平 等，2006）：复方苦参注射液主要成分有苦参，具有清热利湿，凉血解毒，散结止痛的作用。复方苦参注射液 15 ml，每日一次，连用 14 天为 1 周期，共治疗 2 周期。

四、化疗常见不良反应的中医辨证治疗

中医认为，化疗药物大多属于有毒之药，极易致脾胃受损，耗伤人体气血阴阳，导致机体出现不同的证候。老年人因气血阴阳及脏腑功能逐渐虚弱，对化疗药物的耐受性下降，即使经过评估制定了合适的化疗方案，化疗不良反应的发生率也高于常人。中药辨证治疗在化疗期间可以发挥化疗增效、提高化疗疗效，防治化疗不良反应的作用。

（一）化疗引起的恶心、呕吐

呕吐的主要机理为胃失和降，胃气上逆。具体分为虚实两类：实者由外邪、饮食、痰饮、气郁等邪气犯胃，致胃失和降，气逆而发；虚者由气虚、阳虚、阴虚等正气不足，使胃失温养、濡润，胃虚不降所致。

1．治疗原则　呕吐的主要机理为胃失和降、胃气上逆，故治疗应该以和胃降逆为主要原则。根据虚实辨证治疗，食积、痰饮、气郁等实证，治疗给予消食、祛湿、化痰、舒肝为法；气虚、阳虚、阴虚等虚证，给予健脾益气、温阳、养阴治疗为法。

2．分型论治

（1）湿阻中焦

【临床表现】恶心呕吐，伴食欲减退，不欲饮水，大便黏腻，舌苔腻，脉滑。

【中医治则】温胃燥湿，降逆止呕。

【中药方剂】藿香安胃散（金·李东垣《脾胃论》）。本方用于预防化疗所致的恶心呕吐，伴湿阻中焦。由于中药济缓不济急，呕吐一出，汤药难下，建议预防恶心呕吐在化疗前 1～2 天开始服用中药。

【药物组成】藿香、半夏、陈皮、厚朴、苍术、炙甘草、生姜、大枣。

（2）食积停滞

【临床表现】恶心呕吐，食欲减退，呃逆酸腐之气，脘腹胀满，进食后症状加重，大便臭秽或秘结不通，苔厚腻。

【中医治则】消食化滞。

【中药方剂】保和丸（元·朱丹溪《丹溪心法》）

【药物组成】炒山楂、神曲、姜半夏、茯苓、陈皮、连翘、莱菔子。

中成药：①大山楂丸，每次 9 g，每日 3 次，口服。②山楂化滞丸，每次 9 g，每日 2 次，口服。③六味安消散，每次 2 g，每日 2 次，口服。

（3）痰火内扰（赵卫兵 等，2007）

【临床表现】恶心呕吐，食后腹胀，心烦易怒、失眠心悸，舌红苔黄，脉弦滑。

【中医治则】理气化痰，和胃利胆。

【中药方剂】温胆汤（南宋·陈言《三因极一病证方论》）

【药物组成】姜半夏、姜竹茹、陈皮、茯苓、枳实、生姜、大枣、甘草。

（4）肝胃不和

【临床表现】恶心呕吐，伴有胸闷不舒，两胁胀痛，时有呃逆、口苦、咽干等，每因情绪变化则症状加重。

【中医治则】疏肝理气，和胃止呕。

【中药方剂】柴平汤（明·张景岳《景岳全书》）。

【药物组成】柴胡、枳壳、白芍、清半夏、竹茹、薄荷、茯苓、厚朴、生姜、佛手、甘草。

中成药：①柴胡舒肝丸，每次 10 g，每日 2

次，口服。②舒肝和胃丸，每次 6 g，每日 2 次，口服。

（5）胃虚痰阻（周宜强 等，2005；王德山等，2001）

【临床表现】恶心呕吐，胃脘痞闷或胀满，按之不痛，频频嗳气，或见食欲缺乏、呃逆，舌苔白腻，脉缓或滑。

【中医治则】降逆化痰，益气和胃。

【中药方剂】旋复代赭汤（东汉·张仲景《伤寒论》）

【药物组成】旋覆花、代赭石、生姜、姜半夏、党参、炙甘草、大枣。

（6）脾虚气滞（陈孟溪 等，1999；黄争荣，2008）

【临床表现】饮食稍有不慎，或稍有劳倦，即易呕吐，时作时止，食欲不振，胃腹胀闷不舒，口淡不渴，面白少华，倦怠乏力，舌质淡，脉沉细或濡细。

【中医治则】益气健脾，和胃降逆。

【中药方剂】香砂六君子汤（清·罗美《古今名医方论》）。

【药物组成】党参、白术、茯苓、姜半夏、陈皮、竹茹、丁香、砂仁、生谷麦芽、生姜、炙甘草。

（7）中焦虚寒

【临床表现】恶心呕吐，时吐清水、涎沫，常有胃痛，诸症遇寒加重，得温则减，伴有进食少，大便稀溏，乏力，困倦，舌淡或胖，苔白，脉沉或缓。

【中医治则】温胃散寒，降逆止呕。

【中药方剂】理中丸加减（东汉·张仲景《伤寒论》）。

【药物组成】党参、白术、干姜、炙甘草、茯苓、吴萸、木香、砂仁、法半夏、陈皮。

中成药：①良附丸，每次 3～6 g，每日 2 次，口服。②附子理中丸，每次 6 g，每日 2 次，口服。③香砂养胃丸，每次 9 g，每日 2 次，口服。

3．其他治疗

（1）小验方

1）《肘后方》：治卒干呕不止，捣生姜、葛根取汁服一升效。一方：用甘蔗汁温服半升，三

服效。

2）《衍义方》：姜蜜汤治呕吐，取姜汁一盏，煎滚收贮，白蜜半斤炼熟亦收贮。每服姜汁一匙、蜜二匙，沸汤调服，日夜五七次妙。

（2）针灸治疗

1）针刺（杨焱 等，2009；黄智芬 等，2008）

【取穴】内关、足三里

【方法】化疗前 30 min 进行，留针 20 min，每日 2 次，至化疗结束后 3 天。

2）穴位注射（申建中，2009；曾永蕾，2001）

【取穴】内关、足三里

【药物】甲氧氯普胺、地塞米松、维生素 B_1、维生素 B_6。

【方法】每穴 2 ml，每日一次，至化疗结束后 3 天。

3）耳针（刘丽荣 等，2008；李鹰，2008）

【取穴】胃、肝、下脚端、贲门、神门、交感、食管。

【方法】每次取 2～3 穴，捻转强刺激，每日 3～4 次。

4）灸法（崔德利 等，2010；陈志坚 等，2010）

【取穴】中脘、内关、神阙、足三里。

【方法】艾柱灸三七壮。

5）穴位贴敷（王涛 等，2005；杭冬新 等，2008）

【取穴】神阙。

【药物】半夏、生姜。

【方法】将药物研成粉末，用醋调成膏敷于脐部，外用消毒纱布覆盖，再用胶布固定，每日换药 1 次，连用 3～7 天。

（二）化疗引起的骨髓抑制

化疗后骨髓抑制以外周血白细胞、红细胞及血小板的迅速减少为主要临床表现，其中对粒细胞系影响最大，其次为血小板。骨髓毒性已成为化疗的剂量限制性毒性，可能引起贫血、乏力、中性粒细胞缺乏发热、血小板减少、免疫力下降等症状，常致患者不得不中断或延迟化疗，给治疗效果带来了很大影响，甚至导致患者发生严重感染而死亡。古代文献尚无骨髓抑制的系统论述，但根据化疗后临床所出现症状，如头晕、头

痛乏力、腰膝酸软、恶心呕吐、食欲缺乏、心悸、五心烦热、烦躁不安、夜眠不安、或梦多、易醒、易外感发热及出血等症状，多归属于中医学的"虚劳""血虚"等范畴，可参考"虚劳""血虚"等进行辨证论治（王兆烔，2011）。

1. 辨证要点

（1）辨气血虚损：老年肿瘤患者本有正虚之象，化疗后正虚更甚，后天之本不固，气血无以化生，终致气血两虚，化疗后耗气伤阴，气阴两虚，治疗以益气养阴（血）为主。辨气阴虚损之程度，针对病理机制有的放矢。

（2）辨脏腑：化疗所致的骨髓抑制，与脾肾二脏虚损关系密切。化疗药物为"外来毒邪"，易损于肾，故化疗后患者不仅表现为气血两虚，绝大多数兼有肾虚（肾阳虚），病本在脾肾，病机为脾肾两脏亏虚，甚者脾肾阳虚（章伟等，2014）。

2. 治疗原则 化疗所致骨髓抑制以气血亏虚，精亏血瘀为主要病机，根据"虚则补之，实者泻之"的原则，临证治疗当以益气补血、活血祛瘀、健脾养肾为主要治法。

3. 分型论治（戴汉源 等，2011；李鹄 等，2012；李可馨 等，2012；章伟等，2014）

（1）气血两虚证（刘曾敏 等，2007；张燕军，2011；侯静霞，2012；韩清泉，2013；杜春海 等，2014；耿亮，2015）

【临床表现】药毒伤脾，脾失健运，水谷精微化生发源，五脏失养。元气不足，脏腑机能衰退，故见神疲乏力、倦怠懒言、气短声低、纳呆便溏；卫气虚弱，不能固护肌表可见畏风自汗；气虚无力推动营血上荣而见头晕目眩，面色萎黄；气虚鼓动血行之力不足，故脉象虚弱；血液亏虚，脏腑组织失养而见头晕眼花、心悸气短、手足麻木；血虚失养而心神不宁，故症见多梦、健忘、神疲，脉象细弱等。

【中医治则】益气养血。

【中药方剂】①八珍汤（元·萨迁《瑞竹堂经验方》）加减；②十全大补汤（宋·《太平惠民和剂局方》）加减。③归脾汤（明·薛己《正体类要》）。

【药物组成】①八珍汤：人参、白术、白茯苓、当归、川芎、白芍药、熟地黄、甘草。②十全大补汤：人参，肉桂，川芎，干熟地黄，茯苓，白术，甘草，黄芪，当归，白芍。③归脾汤：白术、人参、黄芪、当归、甘草、茯苓、远志、酸枣仁、木香、龙眼肉、生姜、大枣。

（2）气阴两伤证（王芳 等，2018）

【临床表现】药毒伤肾，肾精亏损，精不养髓，髓不化血以致阴血不，阴足虚无以载气，而致气散阴耗，加之阴血渐耗，精不化气，终致气阴两伤。肾气不足则精神不振、气短乏力；肾阴亏虚则失于滋养、虚热内扰，症见头晕心悸、五心烦热、腰膝酸软、咽干舌燥、自汗盗汗、舌红苔少或无苔，脉细数等。

【中医治则】益气养阴。

【中药方剂】人参养荣汤（南宋·陈言《三因极一病证方论》）加减。

【药物组成】人参、白术、茯苓、甘草、陈皮、黄芪、当归、白芍、熟地黄、五味子、远志。

【辨证加减】五心烦热者加山茱萸滋补肾阴，口咽干者加石斛。发热者可加石膏、知母。

（3）正虚血瘀证

【临床表现】癌毒与药毒协同致病，毒邪内聚，弥而不散，耗气伤血，病久可见阴阳俱虚。气虚无以推运血行；血虚则脉道艰涩、血流不畅；阳虚生内寒，血遇寒则凝滞等致血瘀骨髓。正虚则面色苍白，头晕乏力，腰膝酸软，畏寒肢冷，纳呆食少，多梦失眠，烦躁汗出；瘀血内阻则多见面色黧黑，疼痛，发热，出血，舌暗或见瘀斑苔薄，脉涩。

【中医治则】益气活血化瘀。

【中药方剂】补阳还五汤（清·王清任《医林改错》）加减。

【药物组成】柴胡、红花、川芎、甘草、枳壳、赤芍、生地黄、桃仁、桔梗、牛膝、当归、黄芪。

（4）脾肾两虚证（郑轶峰 等，2009；张继峰 等，2013）

【临床表现】倦怠乏力、咽干口燥、纳呆食少、脱发腰膝酸软、面色无华、头晕耳鸣、神疲乏力等。

【中医治则】健脾益肾。

【中药方剂】①右归丸（明·张介宾《景岳

全书》）加减；②六味地黄丸（宋·钱已《小儿药证直诀》）加减。

【药物组成】①右归丸：熟地黄、附子（炮附片）、肉桂、山药、山茱萸（酒炙）、菟丝子、鹿角胶、枸杞子、当归、杜仲（盐炒）。②六味地黄丸：熟地黄、山药、山茱萸、泽泻、茯苓、丹皮。

4. 常用中成药治疗

（1）参芪扶正注射液（敖曼 等，2012）：主要成分党参、黄芪，具有益气扶正的作用。静脉滴注：一次 250 ml（1 瓶），一日 1 次，疗程 21 天。

（2）生血丸（林洪生 等，2013）：主要成分鹿茸、黄柏、白术（炒）、山药、紫河车、桑枝、炒白扁豆、稻芽，具有补肾健脾，填精养血的作用。生血丸口服。一日 3 次，一次 5 g。

（3）地榆升白片（惠双 等，2011）：主要成分为地榆。地榆升白片口服，一次 2～4 片，一日 3 次。

（4）复方皂矾丸（江瑾 等，2008；曹科 等，2010）：主要成分为皂矾，西洋参，海马，肉桂，大枣（去核），核桃仁，具有温肾健髓，益气养阴，生血止血的作用。复方皂矾丸口服，一次 7～9 丸，一日 3 次，饭后即服。

（三）化疗引起的腹泻

腹泻是肿瘤化疗的常见副作用，常用化疗药物如紫杉烷类、羟喜树碱、拓普替康、伊立替康、希罗达等均易引起化疗相关性腹泻（贾立群，1998），不仅直接影响体质和生活质量，而且常常妨碍化疗的顺利实施和药物剂量的提高，严重者可导致水和电解质、酸碱平衡失调、营养不良、血容量减少、休克，甚至危及生命。因此，有效地预防和减轻腹泻的发生有重要的临床意义。

1. 治疗原则 化疗相关性腹泻属中医"泄泻""下利"等病证范畴。其病位在脾、胃、大肠，由于药物耗伤人体正气，伤脾败胃，使脾气虚弱，运化失职，生湿化热，水湿下注大肠，大肠传导功能失常而发病。其核心在于湿盛，无论分型如何，利湿均为治疗基本原则（张代钊 等，1994）。

治疗过程中尚需注意正邪虚实关系。实证

多见于初次化疗或年轻患者，正气尚强，药邪初犯肠腑，多表现为湿热下注；虚证多见于多次化疗、久病或年老手术后的患者，本身脾胃虚弱，复加药邪为害，主要表现为脾气虚弱。由于肿瘤患者多久病体虚，化疗后脾胃更加虚弱，因此正虚为普遍表现。而内有病邪、药邪、同时兼有水湿内生、湿热邪毒流注大肠，因此整体呈现虚实夹杂之症者更为多见（张代钊 等，1994；王文成等，2008）。

2. 分型论治

（1）脾虚湿盛证（崔仁明 等，2004；吴志军，2011）

【临床表现】证见泻下稀便或水样便，伴倦怠乏力，口淡，苔白或薄，脉细。

【中医治则】健脾益气、利湿止泻。

【中药方剂】参苓白术散（宋·陈师文等《太平惠民和剂局方》）。

【药物组成】党参、茯苓、白术、扁豆、炒陈皮、山药、砂仁、薏苡仁、桔梗、甘草、莲子。

（2）湿热下注证（赵思佳 等，2014）

【临床表现】腹胀，腹痛即泻，泻下急迫，里急后重，或泻而不爽，粪色黄褐秽臭，肛门灼热，伴发热，食欲不振，恶心呕吐，小便黄赤短少，舌质红，苔黄或黄腻，脉数。

【中医治则】清热利湿止泻。

【中药方剂】葛根芩连汤（汉·张仲景《伤寒论》）。

【药物组成】葛根、黄芩、黄连、甘草。

【辨证加减】伴乏力畏寒、完谷不化等脾阳虚衰者，加附子、干姜；少气懒言、泄泻频发，甚则脱肛等中气下陷者，加黄芪、升麻；伴形寒肢冷、腰膝酸软等肾阳虚衰者，加补骨脂、五味子，或联用四神丸；腹泻较甚者，加赤石脂、罂粟壳；伴呕吐者，加半夏、吴茱萸。

3. 常用中成药治疗（李利亚 等，2006；王文成 等，2008）

（1）健脾补虚类

1）参苓白术丸：健脾益气，用于脾气虚弱，正气不足患者。每次 6 g，每日 2 次，口服。

2）人参健脾丸：益气扶正，用于久病气虚体弱患者。每次 6 g，每日 2 次，口服。

3）启脾丸：每次 3 g，每日 2 次，口服。

4）健脾丸：益气开胃醒脾，用于脾胃虚弱，乏力食欲缺乏患者。每次 9 g，每日 2 次，口服。

（2）清热利湿类

1）香连丸：行气燥湿，用于湿盛气滞，腹痛腹泻患者。每次 3 ～ 6 g，每日 3 次，口服。

2）葛根芩连片：清热燥湿，用于湿热并重之腹痛腹泻患者。每次 3 ～ 4 片，每日 3 次，口服。

4．其他治疗

（1）针灸治疗（蒋云姣，2012）

1）急性泄泻

【取穴】中脘、天枢、上巨虚、阴陵泉。

【方法】针刺，留针 10 ～ 20 分钟，每日 1 次。偏寒者，可用艾条或隔姜灸。

2）慢性泄泻

【取穴】脾俞、章门、中脘、天枢、足三里。

【方法】针刺，留针 10 ～ 20 分钟，每日 1 次。

3）灸法（崔向丽，2012）

· 百会（治久泻下陷脱滑者，灸三壮）。

· 脾俞（治泄泻，灸三壮）。

· 中脘（灸七壮）。

· 关元（治泄不止可灸七壮）。

· 肾俞（可灸五壮，治洞泻不止）。

· 大肠俞（可灸三壮，治肠鸣腹胀暴泻）。

（2）中药外敷：诃子、肉豆蔻、炒艾叶、肉桂、吴茱萸、丁香，上药研细末后以麻油适量调和敷脐。

（3）中药灌肠（周兰，2004）：败酱草，苦参，皂角刺，白芷，黄连各，煎水 100 ml 保留灌肠，每日 1 次。

（四）化疗相关性疲乏

癌因性疲乏是一种关于患者的身体、情感和（或）认知状态的持续性、痛苦的主观感受，它与肿瘤本身及其治疗相关，而与体力活动无关。也与抗肿瘤治疗有一定关系。接受化疗的患者其疲乏的程度在化疗的几天之内可达到高峰，然后在化疗下一个周期以前往往会逐渐减轻。该症状发生率高达 70% ～ 100%，可导致肿瘤治疗计划难以执行，同时也是影响患者生活质量的主要症状之一（National Comprehensive Cancer Network，2018）。

1．治疗原则 癌因性疲乏病位主要在脾、肺、肝、肾，兼以气滞、湿浊等病理因素。临床上，以虚证及虚实夹杂证多见，因此治疗当以扶正祛邪，标本兼治为基本原则；虚主要以阴、阳、气、血不足为主，实则主要由脏腑功能失调，同时夹杂气郁及痰湿、湿热等邪实壅阻。临证当根据患者具体情况，以补虚为基础，兼以调理脏腑，以期逐步改善症状（张永慧 等，2016）。

2．辨证论治（王琦 等，2011；刘青，2015）

（1）脾气虚证

【临床表现】面色㿠白，语声低微，气短乏力，食少便溏，脘腹胀满，舌淡苔白，脉虚弱。

【中医治则】补气健脾。

【中药方剂】参苓白术散（宋·陈师文等《太平惠民和剂局方》）。

【药物组成】莲子肉、薏苡仁、砂仁、桔梗、白扁豆、白茯苓、人参、炙甘草、白术、山药、陈皮、山药。

（2）气血不足证

【临床表现】面色苍白或萎黄，头晕目眩，四肢倦怠，气短懒言，心悸怔忡，饮食减少，舌淡苔薄白，脉细弱或虚大无力。

【中医治则】益气补血。

【中药方剂】八珍汤（元·萨迁《瑞竹堂经验方》）。

【药物组成】人参、白术、白茯苓、当归、川芎、白芍、熟地黄、炙甘草。

（3）气阴两虚证

【临床表现】证见少气懒言，自汗盗汗，舌淡或紫暗，脉细弱或结或代。

【中医治则】益气养阴。

【中药方剂】人参养荣汤（宋·陈师文等《太平惠民和剂局方》）。

【药物组成】白芍、当归、陈皮、黄芪、桂心（去粗皮）、人参、白术、炙甘草、熟地黄、五味子、茯苓、远志。

（4）肺肾阴虚证

【临床表现】证见虚劳咳嗽，骨蒸潮热，盗汗遗精，腰膝酸软伴有疲乏。舌红苔少，脉细数。

【中医治则】滋阴清热，补肾益肺。

【药物组成】河车大造丸（明·吴球《诸证辨疑》）。

【药物组成】人参、黄芪、白术、当归、枣仁、远志、白芍、山药、茯苓、枸杞子、熟地、紫色河车、鹿角、龟板。

3. 中成药

(1) 参苓白术丸：每次6g，每日2次，口服。健脾益气，用于脾气虚弱、正气不足患者。

(2) 参芪扶正注射液：每次250ml静脉滴注，1次/日，疗程21天。健脾益气，用于脾气虚弱、正气不足患者。

(3) 八珍颗粒冲剂：每次3.5g，每日3次，口服。益气养血，用于气血不足患者。

(4) 复方阿胶浆：口服。1次20ml（1支），1日3次。养血益阴，用于阴血不足、心慌心悸、乏力倦怠患者。

(5) 生脉饮：口服，每次10ml，每日3次。益气养阴。用于少气懒言、自汗盗汗等气阴不足患者。

(6) 河车大造丸：水蜜丸1次6g，小蜜丸1次9g，大蜜丸1次1丸，一日2次，口服。补益肺肾，用于骨蒸潮热、盗汗遗精、腰膝酸软等肺肾两虚患者。

(7) 其他：参附注射液、康莱特注射液以及健脾益肾颗粒等药物亦有用于改善癌症患者疲乏等症状的报道。

4. 其他疗法（顾叶春 等，2010） 除药物治疗外，针刺、灸法用于相关穴位可以改善疲乏症状，但尚待进一步的研究证实效果。

（五）化疗相关性周围神经损伤

根据神经毒性的中医辨证，可以予中药口服以活血化瘀、益气养血、疏肝理气等，还可配合针灸、中药外用等减轻症状。根据患者感觉迟钝、指趾麻木、运动障碍等不同程度的神经毒性进行辨证用药。

1. 治疗原则 根据神经毒性的中医辨证，可以予中药口服以活血化瘀、益气养血、疏肝理气等，还可配合针灸、中药外用等减轻症状。根据患者感觉迟钝、指趾麻木、运动障碍等不同程度的神经毒性进行辨证用药。

2. 分型论治

(1) 营卫虚弱（董雪等，2006；李建超，2009）

【临床表现】肌肤麻木不仁，或肢节疼痛，或汗出恶风，或发热微恶寒，舌淡苔白，脉微涩而紧或沉细。

【中医治则】益气温经，和血通痹。

【中药方剂】①黄芪桂枝五物汤加减（东汉·张仲景《金匮要略》）；②或柴胡桂枝汤加减（东汉·张仲景《伤寒论》）。

【药物组成】①黄芪桂枝五物汤：黄芪、桂枝、芍药、生姜、大枣；②柴胡桂枝汤加减：柴胡、黄芩、法半夏、桂枝、白芍、路路通、黄芪、当归、稀莶草、桑枝。

(2) 气虚血瘀（李岩，2008）

【临床表现】肌肤麻木不仁，或肢体活动不利，舌黯淡，苔白，脉缓。

【中医治则】补气活血通络。

【中药方剂】补阳还五汤（清·王清任《医林改错》）加减。

【药物组成】生黄芪，当归，赤芍，地龙，川芎，红花，桃仁。

(3) 血虚寒凝（李岩，2008；田文红 等，2009）

【临床表现】手足厥寒，脉细欲绝。

【中医治则】养血散寒，温经通脉。

【中药方剂】当归四逆汤（东汉·张仲景《伤寒论》）加减。

【药物组成】当归，桂枝，芍药，细辛，炙甘草，通草，大枣。

(4) 肝肾两虚（林作俊 等，2016；崔杰 等，2018）

【临床表现】腰膝疼痛，痿软，肢节屈伸不利，或麻木不仁，或瘫痪不能行走，畏寒喜温，心悸气短，舌淡苔白，脉细弱。

【中医治则】补肝肾，益气血。

【中药方剂】独活寄生汤（唐·孙思邈《备急千金要方》）加减。

【药物组成】独活、桑寄生、杜仲、牛膝、细辛、秦艽、茯苓、肉桂、防风、川芎、人参、甘草、当归、芍药、地黄。

3. 中医其他治疗

(1) 针灸治疗（郭军 等，2005；梁云霞，2011）

【取穴方法1】肩髃、臂臑、手三里、外关、中渚、鱼际、八邪、血海、足三里、阳陵泉、三阴交、昆仑、太溪、八风。

【方法】常规消毒后，毫针快速刺入，行平补平泻手法，得气后留针，每次选 3 ~ 4 个穴位，行艾条温针，约半小时去针。每天治疗 1 次。

【取穴方法 2】双侧足三里、三阴交、阳陵泉、合谷、曲池。留针 30 分钟，每日 1 次，每疗程 7 ~ 15 天。

（2）中药外洗

【方药】四藤一仙汤《北京中医研究院祝谌予教授经验方》（于振洋 等，2010；姜靖雯 等，2015）

【用法】鸡血藤、钩藤、络石藤、海风藤、威灵仙各 30 g 煎药后，等分口服及外洗，每日 1 次。

五、靶向治疗相关不良反应的中医辨证治疗

在目前肺癌的内科治疗中，常规化疗方案研究发展及临床应用结果已趋于平台，而随着精准治疗概念的推广及对多种驱动基因研究发现，越来越多靶向药物在肺癌中得以应用。目前国内常用靶向药物包括表皮生长因子受体酪氨酸激酶抑制剂（epidermal growth factor receptor-tyrosine kinase inhibitor，EGFR-TKI）、间变性淋巴瘤激酶（anaplastic lymphoma kinase，ALK）抑制剂及部分抗血管生成药物。其中应用最广的是 EGFR-TKI 类药物，包括是第一代的吉非替尼、厄洛替尼、埃克替尼，第二代的阿法替尼及第三代奥希替尼。EGFR-TKI 相比传统化疗，其不良反应相对较轻。但仍存在一定比例的毒副作用，常见的有皮疹、腹泻及间质性肺炎（孙佳颖 等，2018；陈婧华 等，2018）。

（一）靶向药物相关性皮疹

皮肤毒性是 EGF-TKI 最常见的不良反应，主要表现为皮疹样损害。

1. 治疗原则　皮疹多由风热湿邪外侵，或阴血不足，不能濡养皮肤所致。因此治之当以祛风胜湿为法，同时考虑患者晚期肿瘤特性，兼顾扶正治疗（郭鹏等，2012；孙韬 等，2012）。

2. 分型论治

（1）风热侵袭证

【临床表现】针头至粟米大小淡红色丘疹为主，或见脓疱，分布于颜面、鼻唇、颈项、限于上半身，此起彼伏，瘙痒，微触痛，自觉干燥，皮色红或不变，口干，舌红苔薄黄，脉浮数。

【中医治则】消风清热，凉血解毒。

【中药方剂】四物汤（宋·陈师文等《太平惠民和剂局方》）合消风散（明·陈实功.《外科正宗》）。

【药物组成】①四物汤：当归、川芎、芍药、生地；②消风散：防风、蝉蜕、知母、苦参、荆芥、苍术、牛蒡子、石膏、甘草、通草、当归、胡麻。

（2）湿热浸淫证

【临床表现】脓疱性痤疮样皮疹为主，或见于全身，皮疹色红，触痛瘙痒明显，或抓之易破糜烂渗液，皮红，舌红苔黄腻，脉滑数。

【中医治则】清热凉血，解毒利湿。

【中药方剂】四物汤（宋·陈师文等《太平惠民和剂局方》）合六一散（明·龚信等《古今医鉴》）。

【药物组成】①四物汤：当归、川芎、芍药、生地；②六一散：滑石、生甘草。

（3）热毒入营证

【临床表现】全身广泛性脓疱痤疮样皮疹，疹色鲜红或深红，灼热痒痛，发疹密集，周围皮肤灼热，皮色紫红，口唇焦躁，口干不欲饮，大便燥结，小便短赤，舌红绛苔少，脉洪数或细数。

【中医治则】清热凉营，解毒化斑。

【中药方剂】犀角地黄汤（清·吴谦《医宗金鉴》）。

【药物组成】赤芍、丹皮、水牛角、生地。

（4）阴虚血燥证

【临床表现】周身皮肤潮红，层层脱屑，如糠似秕，隐隐作痒，肌肤干燥，伴口渴欲饮，便干溲赤。舌绛少苔，甚则龟裂，脉象细数。

【中医治则】养阴解毒，凉血润燥。

【中药方剂】养血润肤饮（清·许克昌等《外科证治全书》）。

【药物组成】当归、熟地、生地、黄芪、天冬、麦冬、升麻、黄芩、桃仁、红花、天花粉。

3. 外治法（梁翠微 等，2011）

（1）清凉膏：主要成分：当归、紫草、大黄，清热凉血止痛，适用于炎症性干燥、脱屑皮

损。外用，每日 1 ～ 3 次。

（2）苦参膏：主要成分：苦参。祛湿止痒，适用于皮疹触痛瘙痒明显，或抓之易破糜烂渗液，外用，日 1 ～ 3 次。

（3）止痒润肤液（中日友好医院制剂）：主要成分：黄芩、马齿苋、苦参、白鲜皮。清热解毒、燥湿消肿，适用于皮肤瘙痒、痤疮 / 痤疮样皮炎。外用，1 ～ 2 次 / 日。

（二）靶向药物相关性腹泻

在肺癌靶向治疗常见的副作用中，腹泻的发生率仅次于皮疹，位居第二（Saltz er al，2008）。靶向药物所致腹泻主要为药毒损害脏腑，加之肺癌患者原就素体虚弱，正气不足，二者共同作用下，发生泄泻。病位涉及脾与大肠，病理因素主要是湿邪为患，湿邪每易夹它邪致病，故多夹热、夹瘀等（尤建良，2006）。

1. 治疗原则 腹泻核心在于湿盛，无论分型如何，利湿均为治疗基本原则。治疗过程中注意正邪虚实关系。实证患者，多表现为湿热下注，可着重清热利湿为主；虚证患者，主要表现为脾气虚弱。治之当着重健脾补虚（尤建良，2006；陈闪闪 等，2010）。

2. 分型论治（胡正国 等，2014）

（1）湿热内蕴证

【临床表现】腹泻反复发作，大便夹带黏液脓血，口苦口臭，里急后重，肛门灼热，脘痞呕恶，小便短赤，舌质红，苔黄腻，脉濡数。

【中医治则】清热利湿止泻。

【中药方剂】白头翁汤（东汉·张仲景《伤寒论》）。

【药物组成】白头翁、黄连、黄柏、秦皮。

【辨证加减】热毒重加马齿苋、败酱草；便血重加丹皮、地榆清热凉血。

（2）脾虚湿困证

【临床表现】腹胀、大便稀溏，夹带黏液或少量脓血，脘痞食少，舌质口淡黏腻，肢体倦怠，舌淡、胖或边有齿痕，苔薄白腻，脉濡缓。

【中医治则】健脾化湿。

【中药方剂】参苓白术散（宋·陈师文等《太平惠民和剂局方》）。

【药物组成】党参、茯苓、白术、扁豆、炒陈皮、山药、砂仁、薏苡仁、桔梗、甘草、莲子。

【辨证加减】黏液多者加法半夏；夹瘀滞者加蒲黄、丹参。

（3）肝郁脾虚证

【临床表现】腹痛即泻，泻后痛减，大便糊状夹带黏液，胸胁胀闷，嗳气不爽，脘痞纳少，神疲乏力，舌质淡红，苔薄白，脉弦细。

【中医治则】疏肝健脾。

【中药方剂】痛泻要方（元·朱震亨《丹溪心法》）。

【药物组成】陈皮、炒白术、炒白芍、防风。

【辨证加减】胸胁脘腹胀痛者，加柴胡、枳壳、香附。

（4）肠络瘀阻证

【临床表现】泻下黏液，血色紫黯或黑便，腹痛拒按，痛有定处，面色晦暗，舌质紫黯或有瘀点，脉弦涩。

【中医治则】活血化瘀。

【中药方剂】膈下逐瘀汤（清·王清任《医林改错》）。

【药物组成】五灵脂、赤芍、当归、川芎、桃仁、丹皮、乌药、延胡索、香附、红花、枳壳。

【辨证加减】便血重加丹皮、地榆。

（三）靶向药物所致间质性肺炎

间质性肺炎是相对罕见的靶向治疗相关不良反应，也是最严重的不良反应（孙韬 等，2012）。

1. 治疗原则 靶向治疗引起的间质性肺炎前期以实热证居多，属痰热闭肺，治疗应以清热化痰、开宣启闭为主。至后期，痰浊内闭，阻遏气机，清阳不升，胸阳不展，宜用通阳行痹、益气活血之法（郑利星，2008）。

2. 分型论治

（1）痰热闭肺证

【临床表现】咳嗽，痰黏稠，喘促、动则喘甚，胸闷，舌质红，舌苔黄、腻，脉滑、数。次症：痰黄，咳痰不爽，气短，胸痛，发热，口渴，大便秘结，脉弦。

【中医治则】清热祛痰，宣肺平喘。

【中药方剂】麻杏甘石汤（东汉·张仲景《伤寒论》）合三子养亲汤（明·韩懋《韩氏医通》）。

【药物组成】①麻杏甘石汤：麻黄，杏仁，甘草，石膏；②三子养亲汤：莱菔子，紫苏子，白芥子。

【辨证加减】肺热重加黄芩；痰热明显加浙贝母、陈皮。

（2）痰浊阻肺证

【临床表现】咳嗽，痰白，痰黏稠，喘促、动则喘甚，气短，胸闷，舌苔白、腻，脉滑。次症：痰多，痰易咯出，纳呆，食少，胃脘痞满，腹胀，舌质淡，脉弦。

【中医治则】通阳行痹、宽胸化浊。

【中药方剂】千金苇茎汤（唐·孙思邈《备急千金要方》）合小陷胸汤（东汉·张仲景《伤寒论》）合温胆汤（宋·陈言《三因极一病证方论》）。

【药物组成】①千金苇茎汤：苇茎、桃仁、薏苡仁、冬瓜子；②小陷胸汤：黄连、半夏、瓜蒌；③温胆汤：半夏、茯苓、枳实、竹茹、甘草、生姜、大枣。

【辨证加减】咳嗽明显加炒杏仁、百部；痰多难咯加浙贝母、桔梗。

（孙　红）

参考文献

敖曼，连相尧，刘承一，李青山.参芪扶正注射液对肺癌化疗患者造血功能和免疫功能的影响.山东医药，2012，52（03）：60-61.

蔡平，刘庆深，陈画华，等.放疗联合复方苦参注射液治疗食管癌临床分析.肿瘤研究与临床，2006，18（6）：395.

曹科，张印，冯宇，等复方皂矾丸防治小细胞肺癌化疗骨髓抑制临床观察田.中国中医急症，2010，19（4）：600-601，604.

陈婧华，钟文昭，吴一龙.2017年非小细胞肺癌靶向治疗进展.循证医学，2018，18（01）：3-5.

陈孟溪，李书成，张红.香砂六君子汤联合低剂量枢丹防治化疗恶心呕吐的临床观察.新中医，1999，31（3）：28-30.

陈闪闪，冯奉仪.靶向治疗的不良反应及处理.中国实用外科杂志，2010，30（07）：531-534.

陈志坚，李柳宁.雷火灸对含铂类药物化疗所致恶心呕吐的疗效观察.新中医，2010，42（12）：88-89.

崔德利，王立新，符成杰.格拉司琼配合艾灸预防肺癌化疗所致恶心呕吐的临床观察.长春中医药大学学报，2010，26（3）：390-391.

崔芳囡，贾立群，刘猛.老年肺癌患者中医体质的相关探讨.中国中医急症：2012，21（11）：1786-1788.

崔杰，牛素贞，谈力欣，等.独活寄生汤对气虚血瘀型糖尿病周围神经病变患者一氧化氮和内皮素的影响.中国实验方剂学杂志，2018，24（16），176-181.

崔仁明，宋博.参苓白术散治疗化疗所致泄泻41例.中国社区医院综合版，2004，6（5）：46-47

崔向丽，许艳妮，徐春敏.化疗相关性腹泻和便秘的诊治.药品评价，2012，9（11）：36-38.

戴汉源，曹克俭，赵安斌，等.补肾、健脾、活血分别对骨髓抑制贫血小鼠造血的影响.中药材，2011，34（2）：250-253.

丁雪委，史华，程斌.千金苇茎汤内服治疗放射性肺炎临床疗效观察J.中华中医药学刊，2015，33（6）：1307-1309.

董雪，张梅.加味黄芪桂枝五物汤防治草酸铂所致神经毒性观察.中医药临床杂志，2006，18（6）：563-564.

董泽清，刘玉学，徐绍敏，等.益气养阴法联合呼吸功能锻炼对肺癌术后患者肺功能的影响.中国医药指南，2016，14（8）：14-15.

杜春海，戎瑞雪，王梦，等.十全大补汤多糖成分抑瘤及免疫调节作用的初步研究.河北中医药学报，2014，29（4）：3-6.

高三成.中医分型辨治放射性肺癌.光明中医，2008，23（4）：522-523.

耿亮.十全大补汤预防化疗致骨髓抑制临床研究.亚太传统医药，2015，24：133-134.

顾叶春，许虹波，赵茂森.参附注射液治疗晚期癌症患者癌因性疲乏的临床研究.中国中药杂志，2010，07：915-918.

郭军，何笑蓉，孟华，等.针刺治疗对紫杉醇所致的神经毒性反应的控制作用.中国临床康复，2005，41（9）：10.

郭鹏，王荔源.特罗凯相关药物性皮疹肺癌患者的中医体质因素特点分析.内蒙古中医药,2012,31（4）：141-142.

韩清泉.八珍汤加减治疗放化疗引起的白细胞减少症疗效分析.中国实用医药,2013,12：173-174.

韩睿,林洪生.从虚劳辨治初探林洪生教授对肺癌术后的中医治疗.天津中医药,2015,32（12）：705-708.

杭冬新,张东焱.半苏散敷脐治疗放化疗后恶心呕吐的疗效观察.河北中医药学报,2008,23（2）：26.

何建平,严婉英.清燥救肺汤加减治疗放射性肺炎26例.实用中西医结合杂志,1998,11（12）：1065.

何丽佳,罗惠群,向莉.鸦胆子油乳注射液联合放射治疗中晚期食管癌.中国实验方剂学杂志,2010,16（7）：212.

侯静霞.十全大补汤治疗化疗后白细胞减少症86例.陕西中医,2012,33（6）：682-683.

侯俊明,江静.百合固金汤加减治疗急性放射性肺炎32例.长春中医药大学学报,2012,28（5）：865-866.

侯炜,刘杰,石闻光,等.复方苦参注射液防治原发性肺癌放射性肺炎的多中心、随机对照临床研究.中国新药杂志,2013,22（17），2065-2068.

胡晶,陈宪海.分期论治肺癌术后气道高反应性咳嗽.中医药临床杂志,2017,29（7）：1021-1023.

胡正国,庞德湘.庞德湘教授治疗肺癌靶向治疗所致腹泻经验总结.广西中医药大学学报,2014,17（04）：18-20.

黄东华,周俊琴,鲁琴,等.140例中晚期肺癌患者中医证型分布规律研究.新中医,2013,45（6）：105-106.

黄曙.康莱特注射液治疗癌症恶病质患者癌因性疲乏的临床观察A.中国抗癌协会.2000全国肿瘤学术大会论文集C.中国抗癌协会,2000：1.

黄争荣.加味香砂六君汤治疗顺铂所致恶心呕吐的临床观察.福建中医药,2008,3 9（6）：8-9.

黄智芬,刘俊波,黎汉忠,等.血府逐瘀汤治疗放射性食管炎32例.中国中西医结合消化杂志,2006,14（3）：200.

黄智芬,施智严,黎汉忠,等.针刺内关足三里穴防治顺铂等化疗所致消化道反应疗效观察.辽宁中医杂志,2008,35（6）：917-919.

惠双,张成辉,全运科,等.地榆升白片治疗改良EOF方案化疗后骨髓抑制的疗效观察.中国医药导报,2011,8（9）：74-75.

贾立群.化疗药物所致消化道反应的中西医结合防治.中级医刊,1998,33（11）：10-11.

江瑾,胡广银.复方皂矾丸治疗化疗所致骨髓抑制35例疗效观察.山东中医杂志,2008,27（12）：812-813.

姜靖雯,陈学武,蔡红兵,等.四藤一仙汤熏洗预防奥沙利铂所致周围神经毒性的临床观察.南京中医药大学学报,2015,31（5）：420-423.

蒋邦琴,董雪美,韩敏.中西医结合治疗放射性肺炎的临床治疗观察.实用中西医结合杂志,1998,11（11）：1008.

蒋云姣.隔盐灸治疗化疗相关腹泻疗效观察.中国中医药信息杂志,2012,19（8）：66-67.

黎敬波,张征,林丽珠,等.非小细胞肺癌417例证候分布的临床研究.广州中医药大学学报,2009,26（1）：73-77.

李鹈,宋亚男,蒋燕.化疗所致白细胞减少症的中医药治疗思路与方法北京中医药大学学报,2012,5：358-360.

李建超.黄芪桂枝五物汤加减治疗糖尿病周围神经病变58例.中医研究,2009,22（4）：35-36.

李可馨,曹勇.从健脾补肾化瘀法探析化疗后骨髓抑制的治疗.中国中医基础医学杂志,2012,18（4）：410-411.

李利亚,贾立群,林宥任,等.中药治疗恶性肿瘤化疗所致的腹泻A.第十届全国中西医结合肿瘤学术大会论文汇编,2006

李娜.复方阿胶浆治疗癌因性疲乏的临床观察.北京中医药大学,2012.

李萍萍.肿瘤常见症状中西医处理手册.北京：中国中医药出版社.2015：74.

李霞,王公道,王慧.益气活血中药治疗放射性肺损伤的疗效分析.中医临床研究,2016,8

（3）：96-97.

李学，张代钊．放射性肺炎（肺痿）的中西医结合治疗．中日友好医院学报，1994，8（1）：60.

李岩．当归四逆汤合补阳还五汤治疗糖尿病周围神经病变例．山东中医杂志，2008，27（6）：381-382.

李鹰．耳穴压籽合止吐药防治化疗呕吐疗效观察．辽宁中医杂志，2008，35（2）：237-239.

梁翠微，杨兵，杜均祥，彭东旭，龚五星．吉非替尼相关皮疹的中医辨证论治．中国实用医药，2011，6（16）：22-23.

梁云霞．针药合用治疗手足麻木 68 例．浙江中医杂志，2011，46（7）：514.

林洪生，杨宗艳，张培彤，等．生血丸治疗胃肠肿瘤化疗所致血象下降的临床疗效观察．肿瘤防治研究，2013，1：16-19.

林洪生．恶性肿瘤中医诊疗指南．北京：人民卫生出版社．2014.

林洪生．中国癌症研究进展（第 9 卷）- 中医药防治肿瘤．北京大学医学出版社，2008 年 8 月（第 1 版）：139-152.

林作俊，吴余粮；独活寄生汤加减联合依帕司他治疗糖尿病周围神经病变的临床疗效．海峡药学，2016，28（12）：183-184.

刘曾敏，毕京峰，许勇．八珍汤对骨髓抑制小鼠骨髓细胞 BaxmRNA 的影响．江西中医学院学报，2007，19（6）：67.

刘建秋，吉俊嵘，蒋鹏娜．肺癌的中医病因病机研究进展．中华中医药学刊，2008，05：912-913.

刘丽荣，罗海英，张力文．耳穴按压防治化疗性恶心呕吐的临床疗效观察．四川中医，2008，26（6）：116-117.

刘青．中药干预直肠癌化疗后疲乏 26 例．江西中医药，2015，46（05）：37-38.

刘绪英．益气补肺汤治疗肺炎 20 例．山东中医杂志，1996，15（7）：303-304.

刘哲峰，杨明会，孙艳，等．生脉注射液对放射性肺损伤防治作用的临床研究．解放军药学学报，2005，21（2）：112-115.

路军章，王发渭，崔书祥．竹叶石膏汤防治放射性食管炎临床观察．中医杂志，2000，41（5）：293-294.

路军章，赵红，刘毅，等．加味竹叶石膏汤防治急性放射性食管炎的临床研究．中华中医药杂志，2010，25（1）：59-62.

马东阳，王修身，周浩本，等．痰热清注射液治疗急性放射性肺炎 51 例．中医研究，2008，21（8）：29-31.

弥漫性间质性肺疾病的中医证候诊断标准（2012 版）．中医杂志，2012，53（13）：1163-1165.

清·陈梦雷．古今图书集成．北京：人民卫生出版社，1962：2064-2065.

申建中．甲氧氯普胺足三里穴位注射防治化疗恶心呕吐临床体会．中国中医急症，2009，18（12）：2053-2054.

石红．中医药干预非小细胞肺癌靶向治疗相关性腹泻的临床研究．北京中医药大学，2016.

司富春，宋雪杰，陈瑞，等．原发性支气管肺癌中医证候和方药分布规律文献研究．中医杂志，2014，55（13）：1146-1151.

宋·东轩居士．卫济宝书．北京：人民卫生出版社据当归草堂本影印，956：36.

宋·杨士流．仁斋直指附遗方论．台北：台北新文丰出版公司，1982：55.

宋兴．中医老年生理特点．成都中医药大学学报：2008，31（4）：13-16

孙宏新，蒋士卿，朴炳奎，等．益肺清化膏对早期非小细胞肺癌术后患者治疗作用的随机对照研究．光明中医，2005，20（5）：55-58.

孙佳颖，曲洪澜．非小细胞肺癌靶向治疗的研究进展．中外医学研究，2018，16（03）：186-188.

孙青，夏莹，王景，等．中晚期肺癌中医辨证分型的初步探讨．中华中医药杂志，2010，25（10）：1702-1704.

孙瑞．千金苇茎汤联合呼吸功能锻炼对肺癌患者术后功能恢复的影响．国医论坛，2017，32（2）：48-49.

孙韬，杨婕．肺癌靶向治疗药物毒副反应的中西医治疗．北京中医药大学学报（中医临床版），2012，19（04）：56-58.

孙兴亮，杜峰，刘超．晚期非小细胞肺癌中医证型分布规律及预后探讨.中医临床研究，2017，9（25）：4-6.

田文红，胡筱娟，路波.当归四逆汤治疗糖尿病周围神经病变40例.陕西中医，2009，30（4）：419-420.

王德山，单德红，柴纪严，等.旋复代赭汤防治化疗诱发呕吐反应的研究.辽宁中医杂志，2001，28（3）：187-188.

王芳，吴文通，方军.加味人参养荣汤对肺癌化疗骨髓抑制的疗效研究.中华中医药学刊，2018，36（10）：2558-2560.

王飞雪.肺癌放疗后肺损伤的中医辨治体会.光明中医，2015，30（7）：1518-1519.

王琦，李峻岭.癌因性疲乏的相关因素及发病机制.癌症进展，2011，01：85-88.

王少墨，董志毅，屠洪斌，等.388例原发性肺癌中医证候分布状况分析.上海中医药大学学报，2013，27（5）：30-33.

王素玲，崔克春，金传峰，等.川芎嗪防治Ⅲ期非小细胞肺癌放射性肺损伤的临床研究.山东中医杂志，2013，32（4）：232-233.

王涛，王利端，张秀坤.中药敷脐防治化疗致恶心呕吐疗效观察.中国中医急症，2005，14（12）：1171.

王文成，郭勇.中医药治疗化疗相关性腹泻的研究述略.实用中医内科杂志，2008（10）：79-81.

王文成.放射性肺炎中医辨识初探.浙江中医药大学学报.2006，30（5）：482-483.

王兆炯.中医对于恶性肿瘤化疗后骨髓抑制的临床研究.长春中医药大学学报，2011，02：203-204.

吴枚禅，张海容，詹舟茹.胸腔镜下肺癌手术术中高发风险因素分析及护理对策.全科护理：2013，11（6）：1683-1684.

吴整军，钱妍.老年肿瘤的中医认识与治疗.中华老年多器官疾病杂志，2008，7（4）：336-338.

吴志军.参苓白术散加减治疗脾胃虚弱型慢性腹泻30例疗效观察.中医药导报，2011，17（7）：108-109.

谢晓冬.EGFR-TKI相关皮肤毒性反应的研究现状及最新进展A.中国抗癌协会癌症康复与姑息治疗专业委员会（CRPC）.第八届全国癌症康复与姑息医学大会论文汇编C.中国抗癌协会癌症康复与姑息治疗专业委员会（CRPC），2012：6.

徐颂安.隔姜灸对化疗期患者外周血象及生存质量影响的临床研究.北京中医药大学，2013.

薛冬.老年晚期肺癌患者进行老年综合评估、中医干预与生存获益的临床研究.北京中医药大学，2013.

燕忠生，张慧渊，徐进，等.放射性肺炎辨证分型临床报道分析.中华中医药学刊，2010，28（9）：2005-2006.

燕忠生.放射性肺炎中医病机、治法及用药规律分析.现代中西医结合杂志，2013，22（36）：4053-4055.

杨会彬，范丽霞，崔桂敏.急性放射性食管炎的治疗进展.疑难病杂志，2014，13（8）：877-879.

杨小兵，龙顺钦，邓宏，等.207例晚期非小细胞肺癌中医证型分布特点.辽宁中医药大学学报，2013，15（3）：188-190.

杨旭初，王怀璋，杨峰，等.痰热清注射液对肺癌患者放射性肺炎及放射性肺纤维化的影响.中国生化药物杂志，2015，35（1）：122-124.

杨焱，朴今哲，张越，等.中西医结合治疗肿瘤化疗后恶心呕吐38例临床观察.新中医，2007，39（1）：83-84.

杨焱，张越，景年才，等.电针足三里穴治疗恶性肿瘤化疗所致恶心呕吐多中心随机对照研究.中国针灸，2009，29（12）：955-958.

杨宇飞.临床肿瘤康复.北京：人民卫生出版社.2018：207-210.

姚春筱.生脉注射液防治放射性肺损伤96例疗效分析.中华放射医学与防护杂志，2004，24（1）：52-53.

姚逸临，田建辉，赵丽红，等.肺癌术后患者证型分布及其与免疫功能、细胞因子关系.辽宁中医药大学学报，2014，16（5）：66-68.

尤建良.晚期肺癌靶向治疗时中医药的切入.辽宁中医杂志，2006（10）：1227-1229.

游捷，李泰峰，汪霞，等．303 例老年原发性支气管肺癌中医证候分型．中医杂志，2012，53（16）：1404-1407.

于洁．郁仁存老师学术思想、经验总结及健脾补肾法在肿瘤治疗中的应用．北京中医药大学，2011.

于硕．癌因性疲乏病因机制的初步研究．河北医科大学，2010.

于振洋，何奇，万胜．四藤一仙汤防治草酸铂所致周围神经炎的疗效观察．中国医学创新，2010，7（27）：87-88.

曾永蕾．穴位注射配合耳穴贴压治疗化疗所致胃肠道反应 58 例临床观察．安徽中医临床杂志，2001，13（5）：353-354.

张伯礼，吴勉华．中医内科学．北京：中国中医药出版社，2017：

张代钊，余桂清，李佩文，等．癌症放化疗副反应的中医药防治研究．中医杂志，1994，35（8）：498

张继峰，周学鲁，胡灏．六味地黄丸防治化疗后血小板减少的临床观察．中医临床研究，2013（4）：17-18.

张笑菲．隔姜灸防治癌症化疗毒副作用及对生存质量影响的临床研究．广州中医药大学，2008.

张星星，李泽庚．肺癌中医病因病机探讨．中华中医药杂志，2015，30（10）：3448.

张燕军，崔大江，雷宝霞，等．归脾汤加味治疗化疗诱发的难治性骨髓抑制 32 例临床观察．现代肿瘤医学，2011，19（8）：1644-1646.

张艺凡，何成诗，郎锦义，林冰，由凤鸣．探讨中医药分期治疗在放射性肺损伤中的应用．云南中医中药杂志，2015，36（4）：86-87.

张永慧，林丽珠．癌因性疲乏患者的中医证候聚类分析．广州中医药大学学报，2016，33（04）：485-489.

章伟，赵林林，陈立伟，等．恶性肿瘤化疗后骨髓抑制的中医药防治进展．四川中医，2014，06：179-182.

赵敏，周思远，陈大帅，苏志维，毛廷丽，李瑛．针灸治疗腹泻临床选穴规律及治法分析．针灸临床杂志，2014，02：46-48.

赵思佳，傅延龄，张林．葛根芩连汤临床观察类文献方药用量分析．中国临床医生，2014，02：79-82.

赵卫兵，王志通，张晓军，等。加味温胆汤配合盐酸恩丹西酮治疗化疗恶心呕吐的疗效观察．中国临床医生杂志，2007，35（9）：52.

郑利星．间质性肺炎的中医治疗近况．现代中西医结合杂志，2008（13）：2095-2096.

郑轶峰，姜建青，张力华．右归丸对骨髓抑制小鼠骨髓细胞周期和凋亡的影响．西南军医，2009，11（3）：395-397.

周兰．中药辨治配合敷脐治疗恶性肿瘤放化疗后腹泻疗效观察．辽宁中医杂志，2004，31（10）：837 -838

周宜强，韩照予．旋覆代赭汤加味预防肿瘤介入化疗所致呕吐的临床观察．上海中医药大学学报，2005，（19）：127-28.

朱盼，李泽庚，董昌武．肺癌中医证型研究概况．实用中医内科杂志，2017，31（3）：91-93.

National Comprehensive Cancer Network．NCCN GUIDELINES For SUPPORTIVE CARE：Cancer Related Fatigue，V1．2018．Availableat http：//www.nccn.org/professionals/physician＿gls/pdf/fatigue.pdf.

SALTZ LB，LENZ HJ，KINDLER HL，et al．Randomized phase Ⅱ trialof cetuximab，bevacizumab，and irinotecan compared with cetuximab and bevacizumab alone in irinotecan-refractory colorectal cancer：the BOND-2 studyJ．J Clin Oncol，2007，25（29）：4557-4561.

第十章

老年肿瘤患者的康复治疗

第一节　老年肿瘤患者的心理问题及处理

随着年龄的增长，患恶性肿瘤的危险性越来越大，恶性肿瘤成为威胁老年人生命的常见病、多发病。而老年人对躯体疾病和精神挫折的耐受力日趋减退，遭受各种各样心理应激的机会越来越多，老年肿瘤患者要面临年老和患病的双重压力，老年肿瘤患者常出现的心理问题或精神问题包括焦虑、抑郁和谵妄。

一、焦虑

（一）概述

焦虑（anxiety）通常是一种处于应激状态时的正常情绪反应，表现为内心紧张不安、预感到似乎要发生某种不利情况，属于人体防御性的心理反应，多数不需要医学处理（吴文源 等，2012）。焦虑状态是一组症状综合征，包括躯体性焦虑、精神性焦虑以及坐立不安等运动性焦虑症状，个体有与处境不相符的情绪体验，可伴睡眠困难，属病理性，一般需要医学处理。焦虑障碍（anxiety disorder）即焦虑症，是一类疾病诊断，症状持续、痛苦，严重影响患者日常功能，并导致异常行为，需要治疗。

恶性肿瘤是一个重大的负性事件和应激事件，严重扰乱了患者的社会角色、人际关系和他们看待未来的方式，患者不得不面对恶性肿瘤给自己生活带来的巨大变化，大部分患者变得恐惧和悲观。在面对威胁生命的疾病时，焦虑是一种正常的反应，它通常在两周内逐渐消失。若焦虑症状持续存在，则会发展为焦虑障碍。国外研究发现，恶性肿瘤成年患者焦虑患病率的范围在10%～30%（Traeger et al，2012），老年恶性肿瘤患者焦虑患病率为21%（Weiss et al，2015）。恶性肿瘤患者的焦虑常伴随生活状态的改变，不确定感和不安全感日渐增长，影响患者的正常生活，降低其生活质量，甚至干扰治疗。

（二）病因

1. 心理社会因素　恶性肿瘤与心理社会因素有关。受刺激的经历、不良情绪、应对方式等与恶性肿瘤的发生、发展有非常紧密的关系。恶性肿瘤的诊断、治疗的不良反应及家庭和经济上的压力都能引起患者的焦虑情绪，导致心理痛苦水平增高。疼痛和食欲下降是焦虑障碍的重要促进因素，放疗和化疗的不良反应，如恶心、呕吐、头晕、乏力等，常加重患者的焦虑情绪。

2. 与恶性肿瘤治疗相关的原因

（1）疾病因素：充血性心力衰竭、肺水肿、肺栓塞和心肌梗死，可以出现焦虑症状；内分泌系统疾病如甲状腺功能亢进、高钙血症、肾上腺功能亢进也能够引起焦虑；电解质紊乱如低钠血症可以引起焦虑，特别是有中枢神经系统损害的患者；焦虑症状可以是脓毒症的早期表现；神经内分泌肿瘤如嗜铬细胞瘤、小细胞肺癌、甲状腺癌，也可引起焦虑。

（2）药物因素：多种常用药物可以引起不同程度的焦虑（唐丽丽，2018），例如：干扰素可以导致焦虑和惊恐发作；类固醇激素短期应用可以引起情绪不稳和躁动不安；某些止吐药物（如异丙嗪和甲氧氯普胺）、抗精神病药物（如氟哌啶醇、氯丙嗪、利培酮）可引起静坐不能；精神兴奋药（如哌甲酯）、免疫抑制剂（如环孢素）、支气管扩张剂（如沙丁胺醇气雾剂）等都可引起焦虑症状。周期性化疗中会出现预期性焦虑、恶心或呕吐。突然停用大剂量酒精、麻醉性镇痛剂、镇静催眠剂，也会导致焦虑。

（三）临床表现

焦虑症状可以是心理或者躯体上的，而最突出的症状通常是躯体的一些非特异性症状，包括心悸、气短、大汗、腹痛和恶心，也可能出现食欲减退、精力下降或失眠，有时还会出现过度警觉和易激惹。除了躯体症状外，焦虑的恶性肿瘤患者通常会有对死亡、毁容、残疾和依赖他人等过分担心，看起来无助、无望。

1. 心理症状 焦虑患者的典型主诉为苦恼、担忧、悲伤和恐惧等负性情感。患者通常警觉性增高或过于警惕，情绪不稳定，可能突然哭泣或大发脾气。患者常常失眠、噩梦，醒后感到疲倦或精疲力竭，因此痛苦万分，觉得绝望无助，甚至产生自杀的想法。如果焦虑发展为惊恐发作，患者会有濒死感，有末日就要来临的感觉。

2. 躯体症状 表现多种多样。心血管系统方面可有心悸、心动过速、胸闷憋气或胸痛。呼吸系统方面可有咽部不适、呼吸困难、过度通气。消化系统方面可有吞咽困难、食欲减退、腹部绞痛、恶心、腹泻或便秘。还可有坐立不安、出汗、头晕、震颤、易疲劳等症状。

焦虑障碍可以按时间分为急性焦虑和慢性焦虑。

（1）急性焦虑：最常见于刚刚得知恶性肿瘤诊断时，是一种强烈的负性情绪状态，患者感到死亡的威胁，感到痛苦无助和恐惧，可伴随躯体症状。常规检查、疾病复发、疾病进展、恶性肿瘤转移和应用新的治疗方法时，也可引发患者的焦虑。

（2）慢性焦虑：常出现在病情平稳时，患者总担心恶性肿瘤复发。这种情况下，与恶性肿瘤无关的急性疾病如感染也可以引起焦虑，表现为惊恐发作的形式，出现强烈的胸闷憋气、严重

的心悸、心动过速和呕吐，可有濒死感，一般持续几分钟。

（四）评估

1. 医院焦虑抑郁量表（hospital anxiety and depression scale，HADS） 由 Zigmond 和 Snaith 于 1983 年制定，用于测查患者在过去一周内的焦虑和抑郁情绪，具有良好的信度和效度，广泛应用于综合医院患者焦虑和抑郁情绪的筛查和研究，在我国综合医院中已经得到广泛应用。HADS 共 14 个条目，包括焦虑和抑郁两个分量表，各包含 7 个条目，每个条目分 4 级评分，为 0 ～ 3 分，焦虑或抑郁得分 0 ～ 7 分为无表现；8 ～ 10 分属可疑；11 ～ 21 分属有反应。国内常用的中文版医院焦虑抑郁量表是由叶维菲等（1993）翻译并校对，在我国综合医院患者中应用显示以 9 分为分界点时，焦虑和抑郁分量表敏感度均为 100%，特异性分别为 90% 和 100%。

2. 广泛性焦虑自评量表（general anxiety disorder-7，GAD-7） GAD-7 包含 7 个条目，每个条目评分为 0 ～ 3 分；制订者推荐 ≥ 5 分，≥ 10 分和 ≥ 15 分，分别代表轻、中和重度焦虑。我国综合医院普通门诊患者的研究中以 10 分为临界值，灵敏度和特异度分别为 86.2% 和 95.5%，具有较好的信效度（何筱衍 等，2010）。

3. 汉密尔顿焦虑量表（Hamilton anxiety scale，HAMA） 由 Hamilton 于 1959 年编制，用于评定焦虑症状的严重程度。HAMA 不是患者自评量表，是精神科临床和科研领域对焦虑症状进行评定的应用最广泛的他评量表，具有良好的信效度，广泛应用于肿瘤临床。

（五）诊断

肿瘤患者常见的是惊恐障碍（间歇性发作性焦虑）、广泛性焦虑障碍以及社交恐怖，根据 ICD-10 精神与行为障碍分类（范肖冬 等，1993）中的诊断要点可以作出诊断，它们可以出现在肿瘤诊断之前、诊断肿瘤时或者接受治疗时。因为焦虑障碍能够导致极度的心理痛苦并且干扰治疗，所以很有必要准确诊断、及时治疗。

1. 惊恐障碍 惊恐障碍（panic disorder，PD）的基本特征是严重焦虑（惊恐）的反复发作，焦虑不局限于任何特定的情境或某一类环境，因而具有不可预测性。如同其他焦虑障碍，

占优势的症状因人而异，但突然发生的心悸、胸痛、哽咽感、头晕、非真实感（人格解体或现实解体）是常见的。同时，几乎不可避免地继发害怕死亡、失去控制或发疯。一次发作一般仅持续数分钟，但有时长些，发作频率和病程有相当大的变异性。处于惊恐发作中的患者常体验到害怕和自主神经症状的不断加重，这致使患者十分急切地想要离开所在场所。如果这种情况发生在特定情境，如在公共汽车上或置身于人群中，患者以后可能会回避这些情景。同样，频繁的、不可预测的惊恐发作可导致害怕独处或害怕进入公共场所。一次惊恐发作常继之以持续性的害怕再次发作。

惊恐障碍可以在恶性肿瘤患者中出现，没有明确的情境或者恐惧的物体。惊恐障碍通常是不可预测的突然发作，极度的不舒服和恐惧，伴有气短、心悸、出汗、哽咽感或窒息感以及濒死感。原先存在的惊恐障碍症状可能在恶性肿瘤治疗时加强，若症状严重，不予治疗，则可能导致患者突然终止恶性肿瘤的治疗。许多老年患者首次发作惊恐障碍时，常被内科医师诊断为心肌梗死、短暂性心肌缺血等躯体疾病，需要经过几次发作和多次实验室检查阴性时才能得到正确诊断并被转介到精神科就诊。

ICD-10 中惊恐障碍的诊断要点：

（1）在大约 1 个月之内存在几次严重的植物性焦虑；

（2）发作出现在没有客观危险的环境；

（3）不局限于已知的或可预测的情境；

（4）发作间期基本没有焦虑症状（尽管预期性焦虑常见）。

2. 广泛性焦虑障碍 广泛性焦虑障碍（generalized anxiety disorder，GAD）的基本特征为泛化且持续的焦虑，不局限于，甚至不是主要见于任何特定的外部环境（即"自由浮动"）。如同其他焦虑障碍，占优势的症状高度变异，但以下主诉很常见：总感到精神紧张、发抖、肌肉紧张、出汗、头重脚轻、心悸、头晕、上腹不适。患者常诉自己或亲人很快会有疾病或灾祸临头。这一障碍在女性更为多见，并常与应激有关。病程不定，但趋于波动并成为慢性。肿瘤患者常常担心治疗、预后，关注肿瘤标志物的

波动和变化，害怕复发，担心无法适应工作，收入减少，恐惧社会地位下降。患者总感到心里不踏实，不确定感很强烈，控制不住地担忧。患者往往出现易激惹、烦躁不安、肌肉紧张、睡眠障碍等高警觉性的症状，也会出现心悸、头晕、口干、出汗、恶心等症状。

ICD-10 中 GAD 的诊断要点：

一次发作中，患者必须在至少数周（通常为数月）内的大多数时间存在焦虑的原发症状，这些症状通常应包含以下要素：

（1）恐慌（为将来可能出现的不好的事情而烦恼，感到"忐忑不安"，注意困难等）；

（2）运动性紧张（坐立不安、紧张性头痛、颤抖、无法放松）；

（3）自主神经活动亢进（头重脚轻、出汗、心动过速、呼吸急促、上腹不适、头晕、口干等）。

3. 社交恐怖 社交恐怖（social phobia）的中心症状围绕着害怕在小团体（与人群相对）中被人审视，导致对社交情境的回避。社交恐怖通常伴有自我评价低和害怕批评，可有脸红、手抖、恶心或尿急的主诉。症状可发展到惊恐发作。回避往往十分明显，可引起完全的社会隔离。有的肿瘤患者在患病后害怕成为被关注的中心，不敢出门，也不敢见熟人和朋友，整天待在家里。手术瘢痕、放疗后皮肤灼伤、面部或肢体残缺、体形变化都会加重患者的社交焦虑。

ICD-10 中社交恐怖的诊断要点：

（1）心理、行为或自主神经症状必须是焦虑的原发发现，而不是继发于妄想或强迫症状等其他症状；

（2）焦虑必须局限于或主要发生在特定的社交情境；

（3）对恐怖情境的回避必须是突出特征。

（六）治疗

对恶性肿瘤患者焦虑最有效的干预应包含心理干预和药物干预。由于恶性肿瘤本身和治疗导致的躯体症状常常与焦虑产生的躯体症状并存，因此需早期识别焦虑障碍。焦虑障碍的治疗应整合到恶性肿瘤的治疗中，作为综合治疗干预手段的一部分。

1. 心理社会干预 针对恶性肿瘤患者的心

理社会干预方法有很多，一些新患者和接受化疗前患者的治疗方向是减轻焦虑，增强自我效能。更多针对焦虑障碍的心理社会干预方式包括心理治疗、压力管理以及支持性心理咨询；患者教育和心理治疗包括认知行为和支持表达疗法，是心理社会干预的重要组成部分。

认知行为治疗（cognitive behaviour therapy，CBT）可以全面改善肿瘤患者的情绪、心理和社会功能，在老年人中的使用原则与年轻成人的相同，但其治疗目标和技术需要适合老年人的身体状况和认知能力。CBT 对肿瘤早期的患者尤其有用，对于一些进展期和晚期患者也有效。CBT 本质是一种合作取向治疗，需要治疗师持续关注患者的日程并与其密切配合，避免出现治疗阻抗。

正念减压训练可以改善广泛性焦虑障碍、社交障碍。除感受自身体验外，患者在正念减压训练或其他与正念相关的心理治疗中，唯一要做的就是完全从认知上接受自己，因此这种方法适用于所有类型和所有分期的恶性肿瘤患者。正念减压训练中的正念练习包括静坐冥想、身体扫描、瑜伽和非正式的正念练习。

放松和引导想象技术也应用于患者出现的、与医疗操作相关的心理痛苦治疗中。例如，有些患者有针头恐惧或者其他医疗操作相关的焦虑病史，提前给予渐进性肌肉放松和暗示引导下放松，能够使患者受益。患有幽闭恐惧症或有惊恐发作病史的患者会难以忍受一些检查过程，如磁共振成像扫描。放松和引导想象对于这些患者是有效的。

2．药物干预　一般而言，根据患者焦虑症状的严重程度来决定是否使用药物来治疗焦虑。轻度焦虑患者使用支持性治疗或行为治疗已足够，但对于持续恐惧和焦虑的患者则需要药物治疗，药物治疗疗效显著且起效较快。应用抗焦虑药时需考虑抗焦虑药物和恶性肿瘤治疗药物之间可能存在的相互作用，药物从小剂量开始服用，如果耐受良好再逐渐增加剂量。由于恶性肿瘤患者的代谢状态发生了改变，药物维持剂量要比健康个体低。表 10-1-1 列出了常用于老年肿瘤患者的抗焦虑药（唐丽丽，2018）。

（1）苯二氮䓬类药物：苯二氮䓬类药物（benzodiazepine drugs）是治疗焦虑障碍的主要药物。一般而言，这些药物安全有效，但有肺功

表10-1-1　常用于肿瘤患者的抗焦虑药

药物	剂量范围	备注
苯二氮䓬类		
劳拉西泮	0.25～2.0 mg PO q4～12 h	无代谢方面副作用，可用于肝肿瘤或转移瘤，减轻恶心和呕吐
阿普唑仑	0.2～1.0 mg PO q6～24 h	快速起效，快速耐受
奥沙西泮	7.5～15 mg PO q8～24 h	无代谢方面副作用
地西泮	2～10 mg PO/IM q6～24 h	对慢性持续焦虑有效
氯硝西泮	0.5～2.0 mg PO/IM q6～24 h	对慢性持续焦虑、发作性焦虑或冲动行为有效
抗抑郁药		
帕罗西汀	20～40 mg/d PO	治疗惊恐障碍，恶心、镇静作用较强
艾司西酞普兰	10～20 mg/d PO	治疗惊恐障碍，恶心、疲乏
文拉法辛	75～225 mg/d PO	治疗 GAD，恶心
曲唑酮	50～100 mg/d PO	治疗伴有抑郁症状的焦虑障碍，头晕、恶心
抗精神病药		
奥氮平	2.5～10 mg/d PO	镇静作用较强
喹硫平	25～50 mg/d PO	镇静作用较强

PO，口服；IM，肌内注射

能损害的患者和使用中枢神经系统抑制剂的患者可能会引发呼吸抑制。苯二氮䓬类药物有抗焦虑作用、镇静催眠作用、抗惊厥作用和松弛骨骼肌作用，对危重患者应用这类药物时应谨慎，因为与其他药物合用会增加镇静作用，对恶性肿瘤进展期或有中枢神经系统损害的患者也应慎重，可增加患者发生谵妄的危险性。

苯二氮䓬类药物长期使用会带来一系列问题，如依赖、记忆损害、运动协调性差、呼吸抑制、步态不稳。老年患者对这些不良反应比较敏感，一些长半衰期药物在体内的累积会导致嗜睡、谵妄、抑郁、摔倒、骨折。因此长效苯二氮䓬类药物的使用应受到限制，需要使用时应以短期和最低有效剂量治疗。

短效苯二氮䓬类药物，如劳拉西泮和阿普唑仑，起效快，但作用时间短，对间断发作性焦虑或惊恐发作有效。劳拉西泮的用法为每 8 ~ 12 小时口服 0.5 ~ 1.0 mg，阿普唑仑的用法为每 8 小时口服 0.2 ~ 0.4 mg。对于重度焦虑障碍的患者，劳拉西泮、奥沙西泮代谢不活跃，对肝肾功能损害的患者是良好的选择。

长效苯二氮䓬类药物如地西泮和氯硝西泮，对慢性焦虑障碍有治疗作用。氯硝西泮的用法为每 6 ~ 8 小时 0.5 ~ 1.0 mg。而地西泮的用法为每 6 ~ 24 小时 2 ~ 10 mg，通常需要剂量较大。这些药物有多种活性代谢物，对老年人及肝肾功能损害的患者可能产生不良反应。最好从小剂量开始服用，缓慢停药。

（2）抗抑郁药物：对于需要长期治疗的焦虑患者，抗抑郁药被广泛用于焦虑谱系障碍的治疗。尽管三环类抗抑郁药对焦虑的症状有效，但因老年人对此类药物的不良反应较为敏感如抗胆碱能不良反应、低血压、心脏不良反应和过量中毒，其使用受到限制。新一代抗抑郁药选择性 5- 羟色胺再摄取抑制剂（selective serotonin reuptake inhibitors，SSRIs）和 5- 羟色胺及去甲肾上腺素再摄取抑制剂（serotonin and noradrenaline reuptake inhibitors，SNRIs）常用于焦虑患者。米氮平也经常被用于治疗焦虑，特别是伴有失眠和厌食的患者，得益于它的镇静和增加体重的作用。抗抑郁药可以作为慢性焦虑的维持药物治疗，长期应用耐受性好，应用这类药物

可以避免苯二氮䓬类药物的不良反应和依赖性。这些药物产生抗焦虑作用需要 2 ~ 4 周时间，需要应用短效苯二氮䓬类药物作为辅助药物，直到抗抑郁药物起效。

常用抗抑郁药的剂量范围为：帕罗西汀，20 ~ 40 mg/d；艾司西酞普兰，10 ~ 20 mg/d；文拉法辛，75 ~ 225 mg/d；曲唑酮，50 ~ 100 mg/d。对恶性肿瘤患者起始剂量宜偏低，从半量或 1/4 量开始，酌情缓慢加量，如果治疗初期就使用高剂量，可能会恶化焦虑障碍的症状。我国国家食品药品监督管理总局（National medical products Administration，NMPA）批准帕罗西汀、艾司西酞普兰治疗惊恐障碍，文拉法辛治疗 GAD，帕罗西汀治疗社交恐怖，曲唑酮治疗伴有抑郁症状的焦虑障碍。但在临床实践中，医生可能会根据患者的临床表现选择一些未在中国批准该适应证的抗抑郁药物，如美国 FDA 批准舍曲林治疗惊恐障碍、社交恐怖，度洛西汀治疗 GAD。

（3）抗焦虑药：丁螺环酮、坦度螺酮的药理作用不同于苯二氮䓬类药物，优点为无交叉耐受性，镇静作用弱，运动障碍轻，对记忆力影响小，对呼吸无抑制，短期使用无反跳、依赖或滥用，因此老年人使用此类药物优于苯二氮䓬类药物。对广泛焦虑症或惊恐障碍均有效，但是起效时间需要 2 周以上。

（4）抗精神病药物：如奥氮平、喹硫平，适用于对苯二氮䓬类药物不良反应敏感、存在认知损害、有药物依赖史的患者。需要注意白天过度镇静、体重增加、糖脂代谢异常等不良反应。

（七）典型病例

患者黄某，男，70 岁，已婚，育有一子，已退休。家族史阴性，既往体健，患者 3 个月前患肺癌，定期化疗中。主诉失眠、坐立不安 1 个月余，加重 2 周。现病史：患者 1 个月前病情进展，更换了化疗方案后感到紧张、害怕，坐立不安，整天担心治疗无效，担心自己已经到了生命末期，感到烦躁易怒，出现失眠，入睡难，睡眠时间短，伴头晕、头痛、出汗，有时感到心慌气短。精神检查：患者神志清楚，未查出幻觉妄想等精神病性症状，疲惫面容，情绪焦虑，反复诉说自己的各种担心和恐惧，注意力不集中，存在

睡眠障碍，有头晕头痛、出汗、心悸等躯体症状。自知力良好。GAD-7 评分 20 分，HAMA 评分 29 分，均提示患者存在重度焦虑。诊断考虑焦虑状态，符合 ICD-10 广泛性焦虑障碍诊断。治疗：给予支持性心理治疗，倾听患者的内心体验，给予共情，让患者感到被理解；指导患者进行放松训练；给予抗抑郁药文拉法辛 37.5 mg 早饭后口服，短效苯二氮䓬类药物劳拉西泮 0.5 mg 口服，一天 3 次，如患者夜间入睡难，可服用佐匹克隆 3.75 ～ 7.5 mg。治疗 1 周后患者感上述症状较前减轻，无药物不良反应，将文拉法辛加量至 75 mg Qd，2 周后患者感到白天症状显著减轻，晚饭后仍感烦躁不安，将劳拉西泮改为晚饭后服用 1 mg，3 周后患者感到焦虑症状明显改善，4 周时建议患者减量劳拉西泮至 0.5 mg，偶尔出现失眠，服用佐匹克隆，5 周时患者停用劳拉西泮，继续服用文拉法辛巩固疗效，焦虑症状消失。

二、抑郁

（一）概述

抑郁的定义包括从日常生活中某种持续的情绪状态到与精神病学定义上的抑郁障碍。因此，抑郁有三层含义：①是一种心境，一种感觉，一种情绪，一种情感状态；②是抑郁障碍的一个症状；③是抑郁障碍的本身。实际上，抑郁本质上是一种情绪，它不是一种诊断或一种疾病，或者说抑郁是一个连续谱。抑郁是一种负性情绪，以情绪低落为主要表现，对平时感到愉快的活动兴趣降低。一般为正常心理反应，持续时间短，多数不需要医学处理。抑郁状态是一组症状综合征，以显著抑郁心境为主要特征，丧失兴趣或愉快感，表现有情绪、行为和躯体症状，一般为病理性，持续时间略长，需要医学处理。抑郁障碍即抑郁症，是一类疾病诊断，由各种原因引起、以显著且持久的心境低落为主要临床特征的一类心境障碍，影响社会功能，一般需要治疗。

老年期抑郁综合征指一类以抑郁为主要临床表现，但不符合抑郁症诊断标准的临床综合征。若抑郁的严重程度未达到抑郁发作的诊断标准称为"亚综合征性抑郁"或为"阈下抑郁"，这类状态在老年人中较抑郁症更为常见，常出现在躯体疾病的背景上。

国外研究发现，恶性肿瘤成年患者抑郁患病率的范围在 10% ～ 30%（Li et al，2012），老年恶性肿瘤患者抑郁患病率为 17% ～ 26%（Kurtz et al，2002）。抑郁增加患者心理痛苦、降低生活质量、降低抗肿瘤治疗依从性、增加自杀风险、增加家属的心理负担、延长住院时间，并发抑郁的肿瘤患者死亡风险也增加。

（二）病因

恶性肿瘤本身、药物、治疗和个体的应激反应造成致炎细胞因子的产生，而致炎细胞因子促使抑郁的发展。年轻、既往有抑郁发作、社会支持不足的恶性肿瘤患者发生抑郁的风险较高。原发或转移到中枢神经系统的肿瘤会引起抑郁症状，但没有侵犯神经系统的肿瘤也会导致器质性的情感障碍，例如垂体肿瘤所致的皮质醇增多症或库欣综合征可以引起抑郁；代谢综合征如乳腺癌和肺癌患者常出现的高钙血症可以引起抑郁。常见导致抑郁的药物有：甲氨蝶呤、长春新碱、天冬酰胺酶、盐酸丙卡巴肼以及干扰素等（Maneeton et al，2012）。

（三）临床表现

抑郁的临床症状包括核心症状群、心理症状群及躯体症状群。核心症状群包括心境或情绪低落、兴趣缺乏及乐趣丧失，这是抑郁的关键症状，诊断抑郁状态时至少应包括此三种症状中的 1 个或 2 个。心理症状群包括焦虑、自责自罪、精神病性症状（妄想或幻觉）、认知症状（注意力和记忆力下降）、自杀观念和行为等。躯体症状群包括睡眠障碍、食欲紊乱、性欲缺乏、精力丧失等。

老年期抑郁具有以下特点（于欣，2011）：抑郁的特征性症状可突出或不突出，可有丧失兴趣、自责、无用无助无望明显；与焦虑共病率高；躯体症状突出；合并妄想较多见；伴有认知损害；自杀率高；可有社会心理诱因等。

1. 抑郁体验　老年抑郁患者与年轻的成年人抑郁相比，对忧伤的情绪往往不能很好表达，常用"心里难受"或表现对外界事物无动于衷，无价值感非常突出，常否认或掩饰心情不佳。兴趣丧失明显，不能体验乐趣较为突出。患者不愿意参加正常活动，丧失以往的热情和乐趣，甚至不愿出门，疏远亲友。

2．焦虑 老年抑郁患者常伴有焦虑和激越。患者表情紧张、坐立不安，常常担心自己的病情进展，担心预后很差，恐惧被疾病带来的痛苦折磨，导致失眠、食欲差。也常担心自己成为家人的负担，或被家人抛弃。有时反复述说往事，或自己不幸的遭遇。

3．躯体主诉 与年轻患者相比，老年抑郁患者更多地表现为躯体症状而不是抑郁情绪。老年患者常常有多种躯体不适主诉，包括消化系统方面，如食欲下降、便秘或腹泻等；呼吸系统方面，如胸闷、气短等；心脑血管方面，如心慌、头晕等；以及乏力、疼痛及失眠等。因为躯体症状掩盖抑郁症状而反复就诊于综合医院的抑郁症，又称为"隐匿性抑郁"。

4．妄想 老年患者多有妄想症状，患者受抑郁心境的影响，对过去、现在和将来歪曲的认知，妄想的主题多为自责自罪、虚无、被害及嫉妒等。如认为自己罪恶深重，患病后一无是处，拖累了家庭，是家庭的罪人；坚持认为自己病情已经到末期，第二天就要离开人世。

5．认知功能损害 老年抑郁患者可以引起认知功能改变，患者主诉记忆力下降、注意力不集中、脑子反应慢，客观认知检查也表现为计算力、记忆力、理解和判断力下降，注意力集中困难，执行功能下降等认知功能损害。

6．自杀 老年抑郁患者自杀的风险增加。自杀是老年期抑郁最危险的症状。患者感到活着没有意思，度日如年，想早日摆脱痛苦，"一了百了"。老年期抑郁自杀的危险比其他年龄组高。典型的陈诉是："没有什么可值得我留恋的""我活着就是受罪，还拖累家人""我活着除了忍受痛苦已经没有任何意义了"。

（四）评估

1．快速筛查方法 询问以下两个问题："近1个月来，你是否做事情提不起精神或兴趣？"和"近1个月来，你是否开心不起来，忧郁或感到失望？"如果有其中之一的情况，则需要进一步做详细精神检查或精神专科诊治。

2．老年抑郁量表（Geriatric Depression Scale，GDS） 由 Brink 等在 1982 年创制，专用于老年

人抑郁的筛查。针对老人一周以来最切合的感受进行测评。该量表共有 30 个条目，包括以下症状：情绪低落，活动减少，容易激惹，退缩痛苦的想法，对过去、现在与未来消极评分。每个条目要求被测者回答"是"或"否"，总分范围 0～30 分，分值越高抑郁程度越重。

3．9 条目患者健康问卷（Patient Health Questionnaire-9，PHQ-9） 是根据美国精神障碍诊断与统计手册第 4 版中有关抑郁症状的条目设计的 9 个条目的自评量表，每个条目评分 0～3 分。量表制订者建议其轻度、中度及重度的临界值分别为≥5 分、≥10 分和≥15 分。内容简单且操作性强，该量表具有良好的信度和效度，被广泛用于精神疾病的筛查和评估。一项大样本的门诊恶性肿瘤患者研究显示，将 10 分设定为临界值能得到最优的敏感度和特异性（Thekkumpurath et al，2011）。

4．汉密尔顿抑郁量表（Hamilton anxiety scale，HAMA） 由 Hamilton 于 1960 年编制，是临床上评定抑郁状态时应用得最为普遍的量表。本量表有 17 项、21 项和 24 项等 3 种版本。HAMD 不是患者自评量表，由经过培训的评定者进行评分，可以评价病情的严重程度及治疗效果。总分能较好的反映疾病严重程度，但对老年人而言，HAMD 敏感性较低。

5．流行病学调查用抑郁量表（Center epide-miological studies depression scale，CED-S） 由美国国立精神研究所 Radloff 编制于 1977 年，原名为流行病学研究中心抑郁量表。量表主要用于流行病学调查，用以筛查出有抑郁症状的对象，以便进一步检查确诊，也有人用作临床检查，评定抑郁症状的严重程度。本量表共有 20 道题目，总分≤15 分为无抑郁症状，16～19 分可能有抑郁症状，≥20 分为肯定有抑郁症状。

（五）诊断

在 ICD-10 中，抑郁发作不包括发生于双相情感障碍中的抑郁状态。因此，抑郁发作只包括首次发作抑郁症或复发性抑郁症。ICD-10 规定的抑郁发作一般标准有 3 条：

G1：抑郁发作须持续至少 2 周。

G2：在既往生活中不存在足以符合轻躁狂或躁狂标准的轻躁狂或躁狂发作。

G3：需除外的最常见情况：此种发作不是由于精神活性物质使用或任何器质性精神障碍所致。抑郁发作的症状分为两大类，可以粗略地将之分别称为核心症状和附加症状。

抑郁发作的核心症状有3条：

（1）抑郁心境，对个体来讲肯定异常，存在于一天中大多数时间里，且几乎每天如此，基本不受环境影响，持续至少2周。

（2）对平日感兴趣的活动丧失兴趣或愉快感。

（3）精力不足或过度疲劳。

抑郁发作的附加症状有7条：

（1）自信心丧失和自卑。

（2）无理由的自责或过分和不适当的罪恶感。

（3）反复出现死或自杀想法，或任何一种自杀行为。

（4）主诉或有证据表明存在思维或注意能力降低，例如犹豫不决或踌躇。

（5）精神运动性活动改变，表现为激越或迟滞（主观感受或客观证据均可）。

（6）任何类型的睡眠障碍。

（7）食欲改变（减少或增加），伴有相应的体重变化。

诊断抑郁障碍时，需注意抑郁的临床症状与临床疾病本身的症状相似，例如自主神经功能症状（如食欲缺乏、胃肠功能紊乱、性欲下降等）可能为恶性肿瘤引起，而不是抑郁障碍的症状；某些抗肿瘤药物可引起抑郁障碍，如干扰素、白介素-2和类固醇激素等；需询问患者既往有无抑郁发作史，如果曾经患过抑郁障碍，在恶性肿瘤诊断治疗中很容易复发。

（六）治疗

老年期抑郁障碍治疗目的在于减轻抑郁症状、预防自杀、复发和症状复燃，改善认知功能，帮助患者掌握应对技巧以更好地应对变化，提高生活质量。抑郁障碍的治疗包含精神药物治疗和心理治疗。对于轻到中度抑郁障碍可选择心理治疗，而重度抑郁障碍则首选药物治疗。大多数情况下，可选择联合治疗抑郁障碍。

1．药物治疗

（1）治疗原则：在选用抗抑郁药物时，应考虑安全、耐受性好、疗效肯定、价廉、方便。

一般而言，主要抗抑郁药疗效大体相当，又各具特点，药物选择主要取决于患者躯体状况、疾病类型和药物不良反应。选用抗抑郁药时，要综合考虑患者既往的用药史、药物遗传学、药物的药理学特征、可能的药物间相互作用、患者的躯体状况和耐受性、抑郁亚型、药物的价格。老年患者用药要注意躯体疾病和合并用药。老年抑郁容易复发，系统的治疗过程包括急性期治疗、巩固期治疗及维持期治疗以减少复发率。一般以抗抑郁药维持治疗，对抗抑郁药无效可到精神专科医院进行电休克治疗。

老年抑郁用药原则（马辛，2014）：

1）起始剂量小：由于老年人对精神药物的敏感性明显高于青壮年人，对药物的吸收、代谢、排泄等能力较低下，药物清除率明显降低，用药时应注意半衰期长的药物易蓄积中毒，血药浓度往往较高，故容易发生严重的不良反应。老年患者用药时应从小剂量开始，约为成年人的1/2，甚至1/4。

2）加药速度慢：加药速度主要依据患者对药物的耐受性、病情的严重程度等，临床采用滴定的方法进行加药。应缓慢增加剂量，逐步滴定至合适剂量，停药时逐渐减少剂量。抗抑郁剂一般要2～4周起效，不要急于加量。

3）治疗剂量少：一般有效剂量为成人剂量的1/3～1/2。有些老年患者需要与年轻患者同样的剂量才能见效，用药时应个体化，避免不良反应。一般对肿瘤患者的治疗量要比身体健康的精神疾病患者的剂量低。

4）药物的选择：应选择使用不影响患者肿瘤治疗的药物，如果患者同时存在心血管系统、肝肾功能等疾病，应避免使用影响这些功能的药物。

5）要注意药物之间的相互作用：老年人罹患躯体疾病的比率高，常会服用各种药物，患肿瘤后也需服用抗肿瘤药物及相关的药物，联合用药的比例较高，要高度警惕药物之间的相互作用问题，要考虑到对抗肿瘤治疗和肿瘤所在器官功能的影响，避免出现影响疗效、加重不良反应的现象。

（2）常用药物：表10-1-2列出了恶性肿瘤患者常用的抗抑郁药。

表10-1-2 恶性肿瘤患者常用的抗抑郁药物

药物	起始剂量	维持剂量	主要不良反应
选择性 5- 羟色胺再摄取抑制剂（SSRIs）			
舍曲林	25～50 mg 早餐后	50～150 mg/d	恶心、镇静作用较强
氟西汀	10～20 mg 早餐后	20～60 mg/d	半衰期长；恶心、性功能障碍
帕罗西汀	10～20 mg 早餐后	20～60 mg/d	恶心、镇静作用较强
西酞普兰	10～20 mg 早餐后	20～60 mg/d	恶心、疲劳
艾司西酞普兰	5～10 mg 早餐后	10～20 mg/d	恶心、疲乏
三环类抗抑郁药（TCAs）			
阿米替林	6.25～12.5 mg 睡前	12.5～25 mg/d	高度镇静，抗胆碱能不良反应，主要用于神经病理性疼痛
其他药物			
文拉法辛	18.75～37.5 mg	75～225 mg/d	恶心、对神经病理性疼痛、潮热有效
度洛西汀	20～30 mg	60～120 mg/d	恶心、对神经病理性疼痛有效
米氮平	7.5～15 mg	15～45 mg/d	镇静、促进食欲、止吐
曲唑酮	25～50 mg	50～400 mg/d	头晕、恶心
安非他酮	50～75 mg	150～450 mg/d	无性功能障碍，禁用于癫痫

1）SSRIs：因其良好的耐受性，是目前肿瘤患者抗抑郁治疗的一线药物。SSRIs 包括氟西汀、帕罗西汀、舍曲林、氟伏沙明、西酞普兰和艾司西酞普兰，特点是抗胆碱能副作用较小，对心血管等器官影响少，镇静作用较轻，较适宜老年人应用。氟伏沙明主要用于强迫症的治疗，一般不作为抑郁治疗的首选药物。SSRIs 的不良反应包括胃肠功能紊乱、头痛、乏力、失眠和性功能障碍，以及治疗开始阶段短暂的焦虑，但不同药物对抗肿瘤治疗的影响有所不同，需谨慎选择。细胞色素 P450 酶（cytochrome P450，CYP）是人体肝主要的代谢酶。帕罗西汀、舍曲林和氟西汀抑制 CYP2D6 酶，会降低他莫昔芬的疗效，所以乳腺癌患者服用内分泌治疗药他莫昔芬出现抑郁时，应避免使用帕罗西汀、舍曲林和氟西汀。舍曲林、西酞普兰和艾司西酞普兰与抗肿瘤药物的相互作用最小，临床上较常用。这些药物虽然耐受性比较好，但是使用时应注意大剂量应用时的 QT 间期延长风险，以及 SSRIs 的抗血小板不良反应可能增加使用阿司匹林、非甾体抗炎药、华法林、肝素等药物的患者的出血风险。

2）SNRIs：代表药物有文拉法辛和度洛西汀。低剂量的文拉法辛作为 SSRIs 使用，剂量 ≥ 150 mg 时作为 SNRIs 药物。文拉法辛抗抑郁作用起效快，具有抗焦虑作用，对严重抑郁症疗效好，对 CYP2D6 酶的作用小。文拉法辛起始剂量 18.75～37.5 mg/d，剂量范围为 75～225 mg/d，常见的副作用为镇静、困倦、轻微头痛、疲劳、恶心和口干等；高血压的发生呈剂量依赖性，故长期服用文拉法辛需定期监测血压，如果出现持续性血压升高，应减量或停药。度洛西汀的起始剂量常为 20～30 mg/d，推荐剂量为 60 mg/d，常见的不良反应主要为恶心，与餐同服可降低恶心的发生率。度洛西汀对心血管系统及血压无影响，与传统三环类抗抑郁药物相比，安全性提高。

3）去甲肾上腺素能和特异性 5 羟色胺能抗抑郁药（noradrenergic and specific serotonergic antidepressants，NaSSA）：代表药物为米氮平。米氮平除了抗抑郁作用外，还具有抗焦虑、睡眠诱导、止吐和刺激食欲作用，常用于胃肠道症状较重的肿瘤患者。老年患者米氮平的起始剂量为 7.5 ～ 15 mg/d，剂量范围为 15 ～ 45 mg/d，常见的不良反应包括口干、嗜睡、镇静、食欲增加和体重增加。

4）去甲肾上腺素和多巴胺再摄取抑制剂（norepinephrine-dopamine reuptake inhibition，NDRIs）：代表药物为安非他酮，是双通道抗抑郁药，可以帮助改善肿瘤患者疲劳和注意力下降的症状。可能会有体重降低，但不会引起性功能障碍。肿瘤患者合并恶病质时，应当慎用；并且禁用于合并焦虑的患者，因为可能会增加激动性，也禁用于合并癫痫、颅内肿瘤、进食障碍和酒精戒断反应的患者，因为日常剂量超过 450 mg 时可能降低癫痫的发作阈值。

5）三环类抗抑郁药（Tricyclic antidepressants，TCAs）：TCAs 是最老的抗抑郁药，主要包括阿米替林、去甲替林、地昔帕明等。TCAs 的镇静作用对抑郁障碍的失眠有效。TCAs 常见的副作用包括镇静、口干、直立性低血压、便秘和视物模糊，这些副作用与 TCAs 的抗胆碱能效应、抗 α- 肾上腺素受体效应及抗组胺效应相关，故 TCAs 通常不作为抑郁障碍的首选治疗药物。

6）5- 羟色胺拮抗 / 再摄取抑制剂（serotonin antagonist and reuptake inhibitors，SARIs）：代表药物为曲唑酮，其抗抑郁剂镇静作用明显，同时具有抗焦虑作用。曲唑酮抗胆碱能和心血管方面的副反应较三环类抗抑郁药少，适用于老年患者及伴有焦虑及失眠的患者，但需注意直立性低血压的发生。常用治疗剂量为 100 ～ 300 mg/d。

2．心理治疗 目前认为抑郁的心理治疗可以达到几个目的：减轻和缓解症状；恢复正常心理社会功能；预防复发；改善对服药的依从性；矫正因抑郁发作所继发的后果（如家庭问题、自卑等）。对于肿瘤患者的抑郁，可采取个体心理治疗或团体治疗的方式，常采用的心理治疗主要有：支持性心理治疗、人际心理治疗、认知行为治疗等。对于终末期肿瘤患者，可能同时存在着躯体症状的负担、人际关系的压力、死亡迫近的威胁、存在和灵性的痛苦，对于这部分患者的心理治疗可以增加积极应对，增加情感的沟通与理解，重塑生命意义，目前推荐 CALM（managing cancer and living meaningfully）疗法。

（1）支持性治疗：一般而言，支持性心理治疗可适用于所有就诊对象，各类抑郁障碍患者均可采用，帮助患者减少孤独感，学习应对技巧，常用的技术为倾听、解释、指导、疏泄、保证、鼓励和支持等。关系的建立与保持，是抑郁障碍治疗的关键。通过这种关系，治疗者能够得到患者的信任，并能在疾病的关键时期对患者进行治疗。除了单纯的心理治疗措施，这种关系还包含了一些别的重要因素，包括观察患者是否出现伤人或自杀的危险冲动，提供及时教育，掌握和反馈患者的疾病、预后和治疗，避免处于抑郁状态的患者做出对他们的一生有重大影响的轻率决定，制订现实的、可行的、具体的目标，并帮助患者从其所处的社会环境中获得其他人的支持。

（2）人际心理治疗：目的是为了认识并发现抑郁发生的人际促进因素，包括人际的丧失，角色的破坏和转变，社会性分离，或社交技术的缺陷。老年人面临退休、丧亲等人际关系变化，老年肿瘤患者患病后还要面临角色的转变带来的痛苦。治疗的重点在于当前患者存在的人际问题，而不是患者童年经历，也不过分强调治疗关系的转变。对于症状相对较轻的重性抑郁障碍患者，人际心理治疗能够有效地缓解急性期症状。它所引起的患者社会功能改善似乎较抗抑郁药更好，这种社会功能的改善可能要经过数月的治疗之后，甚至治疗结束后数月才能表现出来。

（3）认知行为治疗（CBT）：是目前缓解抑郁的重要心理治疗方法之一，其疗效已经得到了广泛验证。CBT 通过关注患者的思维方式，澄清和矫正认知歪曲达到缓解患者特殊的情绪、行为和社会问题，以获得减轻焦虑、抑郁和痛苦的心理行为技巧，增强患者在疾病状态下的自我控制感和自我效能感，可以帮助患者改变其注意的焦点来减轻肿瘤引起的疼痛，也可通过要求患者思考各种问题使患者的忍耐力更强，从而能忍受抗肿瘤治疗。对于症状相对较轻的重性抑郁障碍患者，CBT 也可有效地缓解急性期症状。CBT 还可能会减少药物治疗结束后的复发。但在终末期肿瘤患者中的应用还缺乏强有力的证据支持。

（4）CALM 治疗：CALM 治疗是一种应用于预计生存期大于 6 个月的晚期疾病患者的短程个体心理治疗模式。该治疗可以改善处于肿瘤或其他疾病终末期患者的抑郁情绪和心理状态。CALM 治疗的理论主要来源于自体心理学、关系理论、依恋理论和存在主义心理治疗。它与程序化的支持表达、认知—存在、以意义为中心的团体心理治疗有共通之处。CALM 为医疗系统的症状管理提供支持，并为患者提供了一个机会来谈论他们的想法和情绪，关注患者在当下疾病阶段仍然可能的心理成长。CALM 治疗是在 3 个月内进行 3～6 个单元的治疗，并在接下来的 3 个月内提供两个加强单元。治疗包含四个主要模块，分别为症状管理及与医疗人员的沟通，改变自我及改变与亲近他人的关系，灵性或意义感与目的感，对未来、希望和死亡的考虑。

（七）典型病例

患者吴某，女，72 岁，丧偶，育有一子（已婚），已退休。家族史阴性，既往高血压病史 10 年，服药控制可。主诉情绪低落伴失眠 1 个月余。现病史：患者 1 个月前因腹部不适、消瘦发现患肺癌，出现情绪低落，整日以泪洗面，觉得自己命苦，总说自己快要死了，活不了了。原来爱看电视，现在整日卧床不起，不爱说话，不想见人。患者睡眠差，入睡难，夜里一两点入睡，四五点就醒来。患者食欲差，近 1 个月体重下降 3 kg。精神检查：患者神志清楚，未查出幻觉妄想等精神病性症状，愁苦面容，情绪低落，兴趣减退，哭泣，认为患癌就是判了死刑，存在轻生观念，诉"不如自己先了结自己，省得又花钱又受罪"，无自杀计划及行为，注意力不集中，存在睡眠障碍，食欲减退，体重下降。自知力良好。PHQ-9 评分 24 分，HAMD 评分 36 分，均提示患者存在重度抑郁。诊断考虑抑郁状态，符合 ICD-10 抑郁障碍诊断。治疗：给予支持性心理治疗，与患者建立良好的信任关系，鼓励患者倾诉内心的痛苦；给予人际心理治疗，帮助患者梳理人际关系，寻求陪伴患者渡过难关的社会支持；给予米氮平 7.5 mg/d，患者无头晕等不良反应，第 2 天加量到 15 mg/d，患者睡眠改善，1 周后患者情绪有所改善，仍有时哭泣，食

欲增加，仍偶有轻生观念；2 周后患者情绪显著改善，轻生观念消失，愿意出门见朋友；4 周后患者抑郁情绪消失，诉"与其等死，不如活一天就过好一天"，表示要保持良好心态与病魔作斗争。

三、谵妄

（一）概述

谵妄是一种短暂的、通常可以恢复的，以认知功能损害和意识水平下降为特征的脑器质性综合征，典型的症状是意识障碍、注意力不集中、思维不连贯、感知觉障碍、记忆力障碍、精神运动障碍、情感障碍和睡眠 - 觉醒周期的紊乱。通常急性发作，起病时间短，通常为数小时或数天，各种症状在一天内具有波动性，有昼轻夜重的特点。在住院恶性肿瘤患者中，15%～30% 有谵妄表现，终末期患者则达到 85%（Breitbart et al，2012）。随着人群老龄化，住院患者谵妄总体发生率有增加的趋势。

谵妄分为三个亚型：兴奋型、淡漠型以及混合型。兴奋型谵妄可表现为易激惹、定向障碍、幻觉和妄想；淡漠型谵妄则表现为情感淡漠、过于安静和定向障碍等意识模糊状态，老年患者多容易合并此种类型，这种患者不容易被感知，而容易被误诊为认知能力下降、抑郁或痴呆；混合型谵妄的表现在兴奋型和淡漠型之间波动，在不同时期可有不同表现。

谵妄是恶性肿瘤患者最常见的精神综合征，常导致住院时间延长，干扰躯体和心理症状的控制，死亡率增加，医疗费用更高，患者、家属和医生的痛苦增加。由于谵妄常常不能被及时识别及处理，会损害患者的重要人际关系，严重影响患者的生活质量。

（二）病因

恶性肿瘤患者发生谵妄的原因比较复杂，可以是恶性肿瘤对于中枢神经系统的直接影响，也可以是疾病或治疗（药物、电解质紊乱、副肿瘤综合征、重要脏器或系统受损、感染、血管并发症、之前就存在认知受损或痴呆）对中枢神经系统的间接影响。病因通常为多因素的（唐丽丽等，2012），如年龄超过 80 岁，既往存在痴呆，

患有严重疾病尤其是恶性肿瘤晚期，感染，手术后，应用精神活性药物或麻醉性镇痛药等；会导致谵妄的药物有很多，其中麻醉药物是最常见的；化疗药包括甲氨蝶呤、氟尿嘧啶、长春新碱等；其他药物如糖皮质激素、白介素-2等也会导致谵妄。阿片类药物的使用、认知功能及肝肾功能的损害是晚期恶性肿瘤患者谵妄的主要危险因素（Lawlor et al，2000）。

（三）临床表现

1. 意识障碍　意识障碍是谵妄最为标志性的症状，其特点是对周围环境的认知障碍，包括对时间、人物、地点的定向力障碍，注意力不集中，思维不连贯，记忆力下降，特别是对近期记忆的下降。谵妄的核心特征之一就是注意力的集中、保持和转移的能力下降。谵妄患者很容易因为环境中的变化而分散注意力，他们可能记不住指令而要求重复提出的问题。

2. 知觉障碍　幻觉也是谵妄患者经常出现的症状，其中以幻视最为常见，幻视内容多生动而逼真，可以从简单的图形、光线、颜色到无生命的物体、昆虫、猛兽以及鬼怪等。患者认为他们的错觉和幻觉是真实的，一些患者会伸手去摸、大声喊叫、与之对话或者试图逃跑，尽管这些行为会干扰他人，他们会坚信自己的生命受到威胁。有些患者会出现幻听。在这些知觉障碍的影响下，患者多伴有紧张、恐惧等情绪反应和相应的兴奋不安、行为冲动，以致遭受骨折或者其他外伤。

3. 睡眠-觉醒周期紊乱　在谵妄患者中很常见，表现为睡眠减少，睡眠倒错（即白天嗜睡、夜间失眠），甚至彻夜不睡，很多患者还会在夜间失眠时出现躁动不安的表现。加上意识障碍，可能会使患者发生危险，如坠床、乱拔输液管、鼻胃管或者尿管。

4. 精神运动障碍　谵妄患者的精神运动障碍既可以是精神运动性兴奋，如激越行为，表现为大喊大叫、攻击冲动等不协调性兴奋，甚至会出现爬地、毁物、拔管、冲动伤人、自伤等；也可表现为精神动性抑制，如嗜睡、少语或退缩行为。

与其他年龄阶段产生的谵妄相比，老年患者的谵妄兴奋程度较弱，有的患者不仅无明显兴奋躁动，有时表现为抑制状态，反应迟钝、发呆、少语、少动、活动迟滞；老年患者谵妄的起病较缓慢，常常不能及时被发现，在好转时也常呈波动性，逐渐地好转；老年患者谵妄持续时间长短不一，有的患者病程持续数周，甚至数月。

（四）评估

1. 简易精神状况检查（Mini-Mental State Examination，MMSE）　MMSE能够有效地检验认知受损的情况，但不能够区分谵妄和痴呆。它主要评价认知的5个方面：包括定向力，记忆力，注意力和计算能力，回忆力和语言能力，其总分范围为0～30。MMSE简单、易行、易接受，敏感性较理想，但特异性略低，而且检查结果受年龄和文化程度等因素的影响。

2. 意识障碍评估（The Confusion Assessment Method，CAM）　CAM是根据《美国精神障碍诊断与统计手册》第3版（DSM-Ⅲ-R）中谵妄的5个操作性诊断标准所制定的，用于老年谵妄的临床辅助诊断，具有比较好的信度和效度，需要受过训练的专业人员使用。

3. 谵妄评定量表（The Delirium Rating Scale，DRS）　DRS用于临床工作者评定躯体疾病的患者发生谵妄及其严重程度的量表。DRS的评定基于对患者24小时的观察，因此，所有的与病人的访谈、精神状态检查、护士观察和家人报告的有用信息都对DRS的评分有帮助。总分范围为0～32，推荐的分界值为10分或12分，该量表可能更适用于研究而非常规临床应用。

4. 谵妄护理筛查量表（The Nursing Delirium Screening Scale，Nu-DESC）　Nu-DESC只有5个条目，Nu-DESC最大的特征是其便捷性和易用性，5个条目内容非常容易记忆，护理人员在常规护理操作中，利用与患者简单交流得到的信息就能完成评估。

（五）诊断

谵妄的早期症状容易与焦虑、愤怒或精神病相混淆。国外有文献报道，由于临床医生对谵妄的认识不足，谵妄的漏诊率高达33%～66%（Lawlor et al，2000）。在肿瘤诊断和治疗的过程中，患者出现急性的躁动不安，伴有认知障碍和注意力范围狭窄，或者是意识时好时坏，言语紊乱，有找不到厕所、床铺、随地便溺等行为杂乱的表现，出现记忆障碍、幻觉等精神症状都应当考虑谵妄的诊断。

ICD-10 对谵妄的诊断标准如下：

1. 意识和注意损害 从混浊到昏迷；注意的指向、集中、持续和转移能力均降低。

2. 认知功能的全面紊乱 知觉歪曲、错觉和幻觉；抽象思维和理解能力损害，可伴有短暂的妄想；但典型者往往伴有某种程度的言语不连贯，即刻回忆和近记忆受损，但远记忆相对完好，时间定向障碍，较严重的患者还可出现地点和人物的定向障碍。

3. 精神运动紊乱 活动减少或过多，并且不可预测地从一个极端转变成另一个极端；反应时间增加；语流加速或减慢；惊跳反应增强。

4. 睡眠 - 觉醒周期紊乱 失眠，严重者完全不眠，或睡眠 - 觉醒周期颠倒；昼间困倦；夜间症状加重；噩梦或梦魇，其内容可作为幻觉持续至觉醒后。

5. 情绪紊乱 如抑郁、焦虑或恐惧、易激惹、欣快、淡漠或惊奇困惑。

谵妄往往迅速起病，病情每日波动，总病程不超过 6 个月。谵妄和痴呆有时很难区分，但是痴呆患者的意识是相对清楚的，痴呆症状的发作是亚急性或慢性进展的，病程常不可逆，其睡眠 - 觉醒周期较少受到影响，痴呆最突出的问题是近期记忆和远期记忆的受损、判断力受损、抽象思维能力以及大脑高级皮质功能紊乱（如失语

症）。因此，回顾患者的病史是非常必要的。谵妄与痴呆不同，通常急性发作，起病时间短，是一个可逆性的过程，即使是晚期疾病的患者，他们的谵妄也是可能被逆转的，但是在生命最后的 24 ～ 48 小时内可能不能逆转。

焦虑障碍、抑郁障碍、精神分裂症的患者一般不存在意识障碍，存在注意力不集中，但其记忆完整，且症状不像谵妄那么容易通过去除病因而消除。在伴有恶性肿瘤疼痛的患者中，谵妄所引起的躁动不安常被患者家属或医生理解为疼痛未被控制，其直接后果是麻醉类止痛药的剂量进一步增加，有可能使谵妄更加严重。

（六）治疗

1. 药物治疗 当患者发生谵妄时，首先要对谵妄进行评估，寻找并纠正可能导致谵妄的原因，如代谢紊乱、脱水、肠梗阻、感染、药物副反应或戒断反应（如苯二氮䓬类药物、阿片类药物等）。经过病因治疗后，谵妄常常可以逆转，但肿瘤患者终末期谵妄往往不可逆。

当患者过度激越、精神症状突出或者对自身及他人有潜在危险时，应予药物治疗。常用的抗谵妄药物有抗精神病药物和苯二氮䓬类药物。氟哌啶醇是最常用的抗精神病药物，新型抗精神病药物奥氮平、喹硫平、利培酮等对谵妄亦有效。表 10-1-3 列举了常用于治疗恶性肿瘤患者谵妄的药物（唐丽丽 等，2012）。

（1）氟哌啶醇：是一种强有力的多巴胺阻

表10-1-3 治疗恶性肿瘤患者谵妄的常用药物

药物	剂量范围		优缺点
抗精神病药物			
氟哌啶醇	0.5 ～ 2.0 mg	PO/IM/IV q4 ～ 12 h	IV 途径是口服作用的 2 倍，副作用较少，对严重的激越患者可静脉注射或持续静脉点滴
奥氮平	2.5 ～ 5.0 mg	PO q12 ～ 24 h	对恶性肿瘤患者有效，镇静作用较强
喹硫平	12.5 ～ 50 mg	PO q12 h	合并用药安全，注意过度镇静
氯丙嗪	25 ～ 100 mg	PO/IM/IV q4 ～ 12 h	强镇静作用；可持续静滴，需监测血压
利培酮	0.5 ～ 2.0 mg	PO q12 ～ 24 h	老年患者有效，对严重激越患者无效
苯二氮䓬类			
劳拉西泮	0.5 ～ 4.0 mg	PO q4 ～ 12 h	与抗精神病药一起应用时最有效，单药可能加重谵妄
麻醉药			
丙泊酚	10 ～ 50 mg	IV qh	快速起效，作用时间短，非抗精神病药物，可滴定到镇静水平

PO，口服；IM，肌内注射；IV，静脉注射

滞剂，在低剂量 0.5 ～ 3 mg，便能够有效控制躁动、妄想、恐惧等症状。氟哌啶醇耐受性较好，常见的副作用包括锥体外系副作用、迟发性运动障碍、心律失常、急性肌张力障碍等。起始剂量多为 1 ～ 2 mg，每日 2 次，必要时可以每隔 4 小时重复给药 1 次，给药形式可以通过口服（PO）、肌内注射（IM）、静脉注射（IV），静脉注射途径是口服途径药物作用的 2 倍。静脉注射可减少锥体外系反应的发生率，但会增加心血管不良反应的危险，因此美国食品及药物管理局（FDA）建议静脉使用氟哌啶醇时监测心电图（Bush et al，2014）。老年患者应从小剂量开始，推荐 0.25 ～ 1 mg，每日 2 次，必要时可以每隔 4 小时重复给药 1 次。氟哌啶醇静脉途径给药能够加快副作用的发作。

（2）氯丙嗪：较氟哌定醇的精神抑制作用更强，也可以同样的方式给药。通常，氯丙嗪给药剂量为每 6 ～ 12 小时口服或静脉注射 25 ～ 50 mg。对于激越患者快速镇静时，予 50 ～ 100 mg 肌内注射或静脉注射。氯丙嗪有显著的精神抑制及 α- 肾上腺素拮抗作用，可用于严重患者或患高血压的老年患者。

（3）利培酮：其优点为有多种剂型（如口服液、片剂和针剂）可供临床选择，对治疗轻度谵妄有效，特别是对老年患者，比口服氟哌啶醇的不良反应少，利培酮不用于急性激越患者。但由于其锥体外系反应等不良反应，有学者认为其在谵妄治疗中的临床应用推广价值可能不大。利培酮起始剂量为 0.5 mg/d，平均治疗剂量在 1 ～ 2 mg/d，加量时需谨慎，因为不良反应与剂量相关。

（4）奥氮平：镇静作用较强，耐受性好于氟哌啶醇，但对淡漠型谵妄效果差。其优点在于其多受体作用，可能会改善患者焦虑、失眠等症状，并可有一定程度的止痛功能，对于癌症患者所发生的谵妄治疗具有特别意义与效果，但缺点是治疗老年患者效果不佳，特别是年龄 > 70 岁。奥氮平起始剂量为 2.5 mg，可酌情加量至 5 mg/d。

（5）喹硫平：其优点在于，患者若同时服用其他多种药物时合用喹硫平安全性较高；另外，利培酮、氟哌啶醇治疗效果不佳时可尝试换用经不同代谢通道代谢的喹硫平。不良反应较少，主要为过度镇静，与剂量相关。喹硫平起始剂量为 12.5 mg，可酌情加量至 50 mg/d。

（6）苯二氮䓬类药物：苯二氮䓬类药物的主要作用为镇静、抗焦虑、肌肉松弛、顺行遗忘、抗惊厥。最常出现的不良反应包括过度镇静、嗜睡、共济失调、跌倒、虚弱、恶心、注意力不集中、运动不协调以及顺行性遗忘，并且随着使用时间延长，可能出现戒断、躯体以及心理依赖的风险。关于苯二氮䓬类药物对治疗谵妄的作用，目前仍有争议。一些人认为，对于轻中度患者，可以给予低剂量的苯二氮䓬类药物，对于重度患者，可以予苯二氮䓬类药物和抗精神病药物合并治疗。另一些学者则认为，苯二氮䓬类药物会加重认知损害，可能会使谵妄变得更重，这些学者认为苯二氮䓬类药物只能用于酒精或药物戒断所致的谵妄患者。麻醉药所致谵妄的癌症终末期患者会使用苯二氮䓬类药物诱导睡眠，此时，使患者舒适是首要的目标。苯二氮䓬类药物多用于控制兴奋型谵妄，是治疗酒精戒断所致谵妄的常用药。劳拉西泮与氟哌啶醇同时服用可快速控制急性激越患者。可每 30 分钟调整劳拉西泮及氟哌啶醇的剂量直到镇静。如果单独服用苯二氮䓬类药物，将加重谵妄患者的认知损害，严重时还会出现逆转兴奋作用，即激越型谵妄患者使用苯二氮䓬类药物，不但没有起到镇静的作用，反而出现更加兴奋、激越的症状，临床中需要特别注意。

（7）其他药物：丙泊酚是一种短效麻醉药，可达到快速镇静。对重症监护的患者通常持续静滴。丙泊酚没有安定药物特性。

2. 非药物干预　非药物干预可以快速改善谵妄患者的症状，促进认知好转。但是与常规治疗相比，这些干预措施并不能降低死亡率和提高生活质量（Milisen et al，2005）。非药物干预包括：吸氧；环境改变，如将患者置于安静、采光好的房间，房间里摆放着患者熟悉的物品，醒目的钟表或日历，有家人的陪伴等，这些方法有助于患者减轻焦虑和定向力障碍。将患者搬到离护士站近的房间，以便近距离观察。家人或者亲友的陪护同样有所帮助。对于较重的患者，需要一对一的 24 小时陪护。让患者重新定向是很重要的，要经常提醒患者具体的时间、住院的原因以及医院的名字等，将日历、钟表、家庭照片放在患者所能看到的地方。应尽量避免夜间反复检查生命体征，因为这样会使患者睡眠剥夺，以致加重谵妄。使用躯体限制的办法也应该尽量避免，因为它会增加患者的激惹度并且增加外伤的风险，但如果其他的方法不能有效控制患者的行为，同时患者有自伤或伤人的行为，此时可以使用适当的躯体限制。

（七）典型病例

患者王某，男，75 岁，已婚，育有一子一女，已退休。家族史阴性，既往体健。主诉睡眠差 3 天。现病史：患者 3 日前行结肠癌手术，术后睡眠差，入睡难，几乎整晚无法入睡，白天多卧床睡眠。昨晚约 10 点家属反映患者在置有尿管的情况下反复要求上厕所，要求洗澡，认为当时是上午 10 点，说胡话，说"床上有狮子老虎"，不愿到床上入睡，说"地上也爬有很多虫子"；把身上留置的引流管看做是捆绑自己的绳索，认为家属在迫害自己，可能要谋夺家产，反复要求家属给自己解除，有拔管行为，被医护人员制止。患者发热，体温 39℃，临床医生考虑存在腹腔感染。精神检查：患者神志欠清晰，时间、地点定向力障碍，答非所问，注意力无法集中，计算力差，存在错觉，把引流管看成绳索，存在幻觉，凭空在病房看到动物和昆虫，存在被害妄想，认为家属要迫害自己，为此感到恐惧，要求尽快出院，有拔管行为，存在睡眠节律颠倒，自知力差。CAM 评分 31 分，提示患者存在谵妄。诊断考虑谵妄状态，符合 ICD-10 谵妄诊断。治疗：纠正感染、发热，积极治疗谵妄的病因。给予抗精神病药治疗谵妄，因患者术后无法口服药物，晚 9 点给予氟哌啶醇 2.5 mg 肌内注射，给予非药物干预，保持病房安静、熟悉的家属陪伴，定时提醒患者时间，在任何医疗操作前反复告知患者。当晚患者用药半小时后入睡，但睡眠时间短，入睡 4 小时，醒后比较平静，能安静卧床；第 2 天白天活动可，意识较前好转，晚上给予氟哌啶醇 5 mg 肌内注射，患者睡眠改善；第 3 天白天患者意识清楚，交流好转，幻觉及妄想症状消失，继续给予氟哌啶醇 5 mg 肌内注射，患者睡眠良好；第 4 天白天患者自觉恢复如常，

停用氟哌啶醇，后未见谵妄症状。

（宋丽莉　唐丽丽）

参考文献

范肖冬，汪向东，于欣，等译 . ICD-10 精神与行为障碍分类 . 北京：人民卫生出版社，1993：112-115.

何筱衍，李春波，钱洁 . 广泛性焦虑量表在综合性医院的信度和效度研究 . 上海精神卫生医学，2010，22（4）：200- 203.

马辛 . 社区精神医学 . 北京：人民卫生出版社，2014：123.

唐丽丽，王建平 . 心理社会肿瘤学 . 北京：北京大学医学出版社，2012：58-61.

唐丽丽 . 癌症症状的精神科管理 . 北京：人民卫生出版社，2018：1-10.

吴文源，魏镜，陶明 . 综合医院焦虑抑郁诊断和治疗的专家共识 . 中华医学杂志，2012，92（31）：206-208.

叶维菲，徐俊冕 . 综合医院焦虑抑郁量表在综合医院患者中的应用和评价 . 中国行为医学杂志，1993，2（3）：17-19.

于欣 . 老年精神病学 . 北京：北京大学医学出版社，2008：229-232.

于欣 . 老年精神医学新进展 . 北京：人民军医出版社，2011：30-32.

Breitbart W, Alici Y. Evidence-based treatment of delirium in patients with cancer. J Clin Oncol, 2012, 30（11）：1206-1214.

Bush SH, Salmaan K, Pereira JL, et al. Treating an established episode of delirium in palliative care：expert opinion and review of the current evidence base with recommendations for future development. J Pain Symptom Management, 2014, 48（2）：231-248.

Kurtz M, Kurtz J, Stommel M, et al. Predictors of depressive symptomatology of geriatric patients with colorectal cancer. Supportive Care in Cancer, 2002, 10：494-501.

Lawlor PG，Gagnon B，Mancini IL，et al. Occurrence，causes，and outcome of delirium in patients with advanced cancer：a prospective study. Arch Intern Med，2000，160（6）：786-794.

Li M，Fitzgerald P，Rodin G. Evidence-Based Treatment of Depression in Patients With Cancer. J Clin Oncol，2012，30（11）：1187-1196.

Maneeton B，Maneeton N，Mahathep P. Prevalence of depression and its correlations：a cross-sectional study in Thai cancer patients. Asian Pac J Cancer Prev，2012，13（5）：2039-2043.

Milisen K，Lemiengre J，Braes T，Foreman MD. Multicomponent intervention strategies for managing delirium in hospitalized older people：systematic review. J Adv Nurs，2005，52（1）：79-90.

Thekkumpurath P，Walker J，Butcher I，et al. Screening for major depression in cancer outpatients：the diagnostic accuracy of the 9-item Patient Health Questionnaire. Cancer，2011，117：218-227.

Traeger L，Greer JA，Fernandez-Robles C，et al. Evidence-based treatment of anxiety in patients with cancer. J Clin Oncol，2012，30（11）：1197-1205.

Weiss TR，Nelson CJ，Tew WP，et al. The relationship between age，anxiety，and depression in older adults with cancer. Psycho-Oncology，2015，24（6）：712-717.

第二节　老年肿瘤的癌痛问题及处理

一、概述

世界卫生组织（World Health Organization，WHO）和国际疼痛研究协会（International Association for the Study of Pain，IASP）为疼痛（pain）所下的定义是："疼痛是组织损伤或潜在的组织损伤所引起的一种不愉快感觉和情感体验。"疼痛是患者的主观感受，只能由患者描述，

医务人员不能想当然地根据自身的临床经验对患者的疼痛强度做出论断。在临床工作中，疼痛已成为继体温、脉搏、呼吸、血压四大生命体征之后的第五生命体征。癌痛是疼痛的一种，是指肿瘤直接引起的或肿瘤治疗所致的疼痛。癌痛严重影响肿瘤患者的生活质量、缩短生存时间、导致生理功能明显障碍、引起非常严重的心理紊乱，也会严重干扰放疗、化疗等抗肿瘤治疗的顺利实施，严重者会导致患者自杀。

早期就诊的肿瘤患者伴有疼痛的约占25%，治疗期和稳定期肿瘤患者伴有疼痛的约占33%，晚期就诊的肿瘤病人伴有疼痛的则占高达60%～80%，这其中50%以上为中、重度疼痛。

1982年，WHO在意大利米兰成立世界卫生组织肿瘤疼痛治疗专家委员会。专家委员会经讨论一致认为应用现有的镇痛药物可以解除大多数肿瘤患者的疼痛，同时筹划起草肿瘤疼痛治疗指南。1986年，世界卫生组织正式出版《肿瘤疼痛治疗》第1版。该书作为肿瘤疼痛治疗指南，提出肿瘤疼痛药物治疗的五项基本原则：口服用药；按时给药；按阶梯给药；个体化给药；注意个体细节。按阶梯给药是指根据患者疼痛程度选择不同作用强度的镇痛药物。即轻度疼痛选择非甾体类抗炎药，中度疼痛选择弱阿片类镇痛药，重度疼痛选择强阿片类镇痛药。因此，该指南又被称为肿瘤三阶梯止痛治疗原则。世界卫生组织推行肿瘤三阶梯止痛治疗原则的倡导，得到了各国肿瘤学术界及政府管理部门的普遍赞同和支持。1990年，我国首次在广州与世界卫生组织共同组织全国性专题会议，开始推行世界卫生组织肿瘤三阶梯止痛治疗原则。1991年，我国卫生部颁布《关于在我国开展肿瘤患者三阶梯止痛治疗工作的通知》。随后十余年我国相继出台多项管理制度和政策，多次举办各种学习班和研讨会，推行世界卫生组织肿瘤疼痛三阶梯止痛治疗原则。经过政府部门和专家学者的共同努力，我国开展三阶梯癌痛镇痛治疗原则的努力已初见成效，我国的肿瘤疼痛治疗工作取得了明显的进展，医护人员在癌痛治疗的临床实践中积累了一定的经验。但是由于我国人口众多，各地区发展不平衡，工作中仍然存在很多问题，例如大量患者仍然镇痛不足、很多基层医师对于麻醉性镇痛

药的使用依然心存疑虑等。因此，进一步加强肿瘤疼痛及非肿瘤疼痛知识的普及宣传，推行和完善规范化疼痛治疗工作势在必行。

目前世界疼痛的发病率为 35% ~ 45%，老年人的发病率较高，为 75% ~ 90%。在对中国六大城市的慢性疼痛调查中发现：成人慢性疼痛的发病率为 40%，就诊率为 35%；老年人慢性疼痛的发病率为 65% ~ 80%，就诊率为 85%。根据联合国经济和社会事务部人口司的统计数据，2015 年世界总人口约为 73 亿，预计这一数字到 2050 年将增加到 97 亿，老年人（60 岁以上）的比例也将达到 21%。《2010 年第六次全国人口普查主要数据公报》显示，我国 60 岁及以上人数接近 1.78 亿（13.26%）。推测 2040 年该数字将增至 3.74 亿，占人口总数的 24.48%，中国将进入老龄化高峰期。肿瘤的发病率也逐年上升，如今肿瘤已成为我国第一大死因。2015 年肿瘤死亡人数高达 281.4 万，新发病例 429.2 万，每分钟就有 8 人确诊患癌。按中国人均寿命 74 岁计算，国人一生中患癌率达 22%。其中肺癌、胃癌、肝癌、与食管癌最为常见，占全国肿瘤病例的 57%。中国社会现在人口老龄化明显较前严重，肿瘤发病遂年龄增高发病率增加，故肿瘤病人中老年患者占比例较大，肿瘤病人发病率逐年增长，社会人口老龄化，老年癌痛患者发病率也会相应增加，因此老年癌痛患者发病人数基数也很大。而老年人通常代谢率低，肝肾等脏器功能减退，且共病较多，因此对于老年肿瘤患者癌痛的评估及治疗更加困难。

（郑艳群）

二、老年肿瘤癌痛的分类及发生机制

（一）癌痛的分类

目前疼痛分类方法都是由 IASP 在 1994 年更新的分类方法，疼痛分为 5 个轴线：①疼痛的部位；②涉及的组织和器官；③疼痛的时间类型；④疼痛的强度和持续时间；⑤疼痛的病因。然而，IASP 的分类方法并不能从形式上区别出恶性肿瘤与良性疾病导致的慢性疼痛，下面我们介绍几种不同的癌痛分类方法，包括病因、病理生理、疼痛部位、疼痛发作特点、疼痛强度等。

1. 癌痛按病因分类

（1）肿瘤直接引起的疼痛：肿瘤侵及胸膜、腹膜或神经而出现的胸痛和腹痛；腹膜后肿瘤压迫腰及腹神经丛引起的腰腹疼痛；乳腺癌患者腋窝淋巴结转移时压迫腋窝淋巴结及血管引起患肢肿胀疼痛；原发肿瘤迅速生长，包膜被过度牵拉而出现的疼痛；肿瘤溃烂，经久不愈而感染引起的疼痛等。

（2）抗肿瘤治疗所致的疼痛：手术、放疗及化疗等肿瘤治疗可能导致患者出现疼痛。如：放射性神经炎、口腔炎、皮肤炎、放射性骨坏死等；化疗药物血管外渗引起组织坏死，化疗引起的栓塞性静脉炎、周围神经炎等；手术后切口瘢痕等。同时我们也应注意与肿瘤侵犯所致疼痛的鉴别诊断，如胸廓切开术、乳房切除术后疼痛需与肿瘤侵犯周围神经或臂丛神经鉴别。

（3）肿瘤间接引起的疼痛：如长期卧床病人的褥疮、便秘、肌肉痉挛等引起的疼痛。

（4）非肿瘤或治疗无关的疼痛：肿瘤患者患病之前就有的其他疾病的疼痛。如骨关节炎、风湿、痛风、糖尿病末梢神经痛、脊椎关节强硬症等。

肿瘤患者的疼痛可能由两种或两种以上的原因所致，而且可因不同原因导致全身多个部位疼痛。

2. 癌痛按病理生理分类 癌痛病理生理分类方法包括伤害性疼痛、神经病理性痛以及心理性疼痛。伤害性疼痛来源于内脏或躯体软组织内的伤害性传入通路受到的刺激，包括炎症刺激。神经病理性痛是中枢或外周神经功能障碍或损失所引起的疼痛。心理性疼痛最初是来自心理因素，且在肿瘤病人中比较少见。

3. 癌痛按解剖学分类 癌痛可能来源头部、颈部、胸部、腹部、盆腔及四肢等。由于特异性差，缺少临床使用价值。

4. 癌痛按程度分类 癌痛按程度分为：轻度、中度、重度疼痛，疼痛程度常常被用来指导镇痛药物应用。

（二）癌痛的发生机制

肿瘤患者的疼痛常常可能表现为伤害性疼痛和神经病理性疼痛同时并存。认识神经病理性疼痛的发病机制，有助于解释为什么一些肿瘤患者在肿瘤消除或损伤修复后仍然出现疼痛症状，有助于解释某些肿瘤患者的疼痛程度超过神经或组织损伤可能导致的疼痛程度。有研究指出，癌性疼痛的机制同时包括了炎性痛和神经病理性痛的两方面，但其与炎性痛和神经病理性痛的具体机制和行为学表现又不完全相同。疼痛形成的神经传导基本过程可分为4个阶段。伤害感受器的痛觉传感，一级传入纤维、脊髓被角、脊髓-丘脑束等上行束的痛觉传递，皮质和边缘系统的痛觉整合，下行控制和神经介质的痛觉调制。

1. 急性疼痛的发生机制　急性疼痛常表现为伤害性疼痛。伤害感受性疼痛的发生机制也是疼痛形成的神经传导基本过程。机体受到物理、化学或炎症刺激后，发生急性疼痛的痛觉信号，并通过神经传导及大脑的分析而感知。

2. 慢性疼痛的发生机制　除伤害感受性疼痛的基本传导调制过程外，慢性疼痛的发生还表现出不同于急性疼痛的特殊发生机制，有伤害感受器过度兴奋，受损神经异常电活动，痛觉传导离子通道和受体异常，中枢神经系统重构。另外，脊髓损伤后的幻觉痛也是导致慢性疼痛的机制。

（郑艳群）

三、老年肿瘤癌痛的评估

正确的癌性疼痛评估是疼痛治疗的基础，临床医生诊治肿瘤患者时要关注患者有无疼痛。美国国家综合癌症网络（National Comprehensive Cancer Network，NCCN）指南强调所有患者每次就诊均必须进行癌痛筛查。癌痛的评估不仅需要明确病因和相关因素，而且需要考虑疼痛对身体功能和生活质量的影响。另外，由于年龄相关的认知功能障碍、沟通困难、痛阈降低等因素，导致老年癌痛的评估存在一定的挑战。

（一）疼痛评估的原则

准确的疼痛评估是合理有效进行镇痛治疗的前提，评估癌性疼痛应遵循"常规、量化、全面、动态"八字评估原则，目的是对疼痛的性质和程度做出诊断，指导镇痛治疗的选择。

1. 常规评估原则　癌痛常规评估是指所有接受诊疗的患者每次就诊均应进行癌痛筛查，常规评估并记录癌痛强度。对于有疼痛症状的肿瘤患者，应进一步进行全面的疼痛评估；应当将疼痛评估列入护理常规监测和记录的内容。相应的病历记录应当在患者入院后8小时内完成。根据患者的沟通能力，需由患者描述疼痛性质、爆发痛、治疗情况，患者对疼痛的印象，患者汇报的舒适程度，对疼痛缓解的满意度，评估疼痛对功能的影响及其他与疼痛相关的特殊问题。进行疼痛常规评估时应当注意鉴别疼痛爆发性发作的原因，例如需要特殊处理的病理性骨折、脑转移、合并感染以及肠梗阻等急症所致的疼痛。在滴定过程中，应根据具体滴定方案的要求，在规定时间每隔数小时进行疼痛评估，直至疼痛控制达到稳定状态；如出现爆发痛，则应及时再次进行评估；即便患者病情稳定，疼痛控制良好，也应该进行常规的评估，原则上每个月不少于2次。

2. 量化评估原则　癌痛量化评估是指采用疼痛程度评估量表等量化标准来评估患者疼痛主观感受程度，在欧美指南中，该部分通常被表述为疼痛强度分级。癌痛量化评估在筛查和全面评估过程中均十分重要，需要患者的密切配合。量化评估疼痛时，应当评估目前的疼痛程度，最近24小时内患者最严重、最轻和平均的疼痛程度。量化评估应在患者入院后8小时内完成。

在量化评估疼痛前，应该仔细全面地对患者和主要照顾者宣教疼痛评估的具体实施方法和意义。在量化评估疼痛时，不仅需要了解患者就诊当时的疼痛程度，还应当重点评估最近24 h内患者一般情况下的疼痛程度，以及最严重和最轻的疼痛程度。量化评估应当在患者入院后8 h内完成。中、重度疼痛（数字评分法 numerical rating scale，NRS 为 4 ~ 10 分）的患者应该有医护交班记录。在医师和护士的癌痛评分不一致时，应分析具体原因，明确评分标准，力求达到一致。

痛程度评估时要重视语言、文化对评估结果的影响，确保医患之间能有效沟通，确保准确掌握患者的疼痛程度。

3. 全面评估原则　全面评估的目的是找出疼痛原因、制订最佳治疗方案。个体化的疼痛治疗应建立在充分评估疼痛病因、特点、患者的临床状况、以患者为中心的治疗目标的基础上。癌痛全面评估是指对肿瘤患者的疼痛病情及相关病情进行全面评估。

应对疼痛的病因及病理生理学特点进行详查，包括病史（包括心理社会因素）、体格检查、实验室检查和影像学检查。疼痛的病因可能为肿瘤本身、抗肿瘤治疗（化疗、放疗、手术）或检查，还应注意并发的疼痛或非癌性的疼痛（如患者合并关节炎等造成的疼痛）。

疼痛全面评估应包括疼痛的部位及放射情况；程度（详见量化评估部分，包括过去 24 小时最严重和最轻的疼痛、目前的疼痛情况、静息时和运动时的疼痛程度）、与活动的关系（一般活动、步行能力、工作能力、与他人的关系、睡眠、食欲、享受生活的能力）；时间（持续性、间断性、爆发性）、性质（钝痛、刀割样痛、抽痛、压痛，通常与皮肤、肌肉、骨骼的躯体性疼痛相关；绞痛、锐痛通常与器官的内脏痛相关；烧灼样痛、刺痛、射击样痛或电击样痛通常与神经损害导致的神经病理性疼痛相关）；病理生理学特点（躯体性、内脏性或神经病理性）、疼痛发作情况（疼痛的部位、性质、程度、加重或减轻的因素），止痛治疗情况，重要器官功能情况，心理精神情况，家庭及社会支持情况以及既往史（如精神病史、药物滥用史）等。

应当重视和鼓励患者表达对止痛治疗的需求和顾虑，了解患者对止痛治疗的预期和目标，对舒适度的要求和功能要求，并且根据患者病情和意愿，制定患者功能和生活质量最优化目标，进行个体化的疼痛治疗。

在癌痛评估、患者宣教和选择干预手段时，应当考虑患者的生理、心理、精神需求及其家庭经济状况，选择适合的宣教方法和干预手段。强调心理支持和患者及亲属宣教在癌性疼痛治疗中的重要性。只有在全面评估的基础上制订的治疗方案才更有针对性，治疗效果也更好。

全面评估通常采用简明疼痛评估量表（brief pain inventory，BPI），应在患者入院 24 小时内进行全面评估；在治疗过程中实施及时、动态评估。

4. 动态评估原则　慢性疼痛需要多次重复进行评估，只有多次重复的评估才能更准确地对慢性疼痛进行正确判断。癌痛动态评估是指在患者发生癌痛到癌痛痊愈或患者死亡的全过程中，要持续性、动态地监测、评估癌痛患者的疼痛症状及变化情况，全程管理。在整个疾病过程中，评估和滴定的过程不是疼痛控制初始阶段的一次性工作，而是需要贯穿在整个疼痛治疗过程中的。

应为每一例患者制订个体化用药方案和癌痛评估计划，包括疼痛病因、部位、性质、程度变化情况、爆发性疼痛发作情况、疼痛减轻和加重因素，止痛治疗的效果以及不良反应等，根据需要及时调整。动态评估对于药物止痛治疗中的剂量滴定尤为重要。在止痛治疗期间，应当及时记录用药种类、剂量滴定、疼痛程度及病情变化。

（二）疼痛评估的方法

老年患者因为生理或疾病原因引起视力、听力下降，认知功能障碍，记忆力下降，抽象思维能力降低，沟通困难等，无法准确可靠地进行自我描述，导致老年癌痛的评估存在一定挑战。相关研究表明对于有轻度或中度认知障碍的老年患者仍可有效地自我描述疼痛。存在中度或重度认知障碍的老年患者，无法使用自我描述性疼痛评估量表，所以通常使用客观疼痛观察量表。

1. 自我描述性疼痛评估量表　疼痛是一种伴随现有的或潜在的组织损伤引起或与损伤有关的感觉和情绪上不愉快的体验，是一种主观感受，所以自我描述法是最准确有效的疼痛评估方法。老年肿瘤患者常用的疼痛评估量表包括：视觉模拟评分（visual analogue scale，VAS）、数字评分法（numeric rating scale，NRS）、面部表情评估量表法（faces pain scale，FPS）及主诉疼痛程度分级法（verbal rating scale，VRS）等。

（1）VAS：VAS 由一条 0～100 mm 的直线量尺构成，0 表示无痛，100 表示剧痛。评估时请患者将符合其疼痛感受的位置标记在直线上，0 点端至患者所标记之间的距离就是该患者的主观疼痛强度。VAS 具有快速、精准、方便操作等特点，被广泛应用于临床，对于抽象思维能力轻度受损的患者垂直型较水平型更好。对于存在视觉障碍的老年患者，不适用该量表。

（2）NRS：NRS 以 VAS 为基础发展而来，是目前应用最广泛的疼痛评估工具。使用《疼痛程度数字评估量表》（图 10-2-1）对患者疼痛程度进行评估。NRS 将疼痛程度用 0 ～ 10 共 11 个数字依次表示，0 表示无疼痛，10 表示能够想象的最剧烈疼痛。由患者自己选择一个最能代表自身疼痛程度的数字，或由医护人员协助患者理解后选择相应的数字描述疼痛。评分越高疼痛强度越大。按照疼痛对应的数字，将疼痛程度分为：轻度疼痛（1 ～ 3），中度疼痛（4 ～ 6），重度疼痛（7 ～ 10）。Puntillo 等研究表明数字评定量表具有可靠性和有效性。Chien 等表示 NRS 的信度及效度优于其他疼痛评估量表，故而推荐用于癌痛患者的疼痛评估。

（3）FPS：FPS 为水平排列 6 个不同的面部表情，由受试者对照《面部表情疼痛评分量表》（图 10-2-2）选择最能代表其疼痛强度的面部表情进行疼痛评分，适用于自己表达困难的患者，如儿童、老年人、存在语言文化差异或其他交流障碍的患者。该量表最初用于儿童疼痛程度的评估。Backer 通过对 FPS 进行修改，使其更加接近正常人的表情，随后此量表可用于评估成人及老年人的疼痛强度，研究显示其具有较好的效度和信度。

自我描述性疼痛评估量表需要老人自我报告疼痛情况，一些老年肿瘤患者伴随视力减弱、认知障碍及其他慢性疾病，因此老年肿瘤患者应用自我描述性疼痛评估量表，要根据患者的具体情况进行选择。研究表明，VAS 相对于 NRS 和

VRS 而言应用于老年患者有明显的误差。NRS 应用于无痴呆的患者中量表的完成率很高，但是认知功能损害会影响其完成率，在轻度和中度认知功能损害的患者中完成率分别为 75.5% 和 57.5%。对于存在面部表情识别障碍患者，使用 FPS 会导致疼痛的评估不准确。

（4）VRS：主要是根据患者对疼痛的主诉将疼痛程度分为无痛（0）、轻度（1 ～ 3）、中度（4 ～ 6）、重度（7 ～ 10）四类。具体定义为：

（1）轻度疼痛：有疼痛，但可忍受，生活正常，睡眠未受到干扰。

（2）中度疼痛：疼痛明显，不能忍受，要求服用镇痛药物，睡眠受到干扰。

（3）重度疼痛：疼痛剧烈，不能忍受，需用镇痛药物，睡眠受到严重干扰，可伴有自主神经功能紊乱或被动体位。让患者选择一个能代表其疼痛强度的形容词，评估者依患者所选形容词的级别给予疼痛评分。

2．客观疼痛评估量表　存在严重认知障碍的老年肿瘤患者无法使用自我描述疼痛评估法报告疼痛，因此需要使用客观疼痛观察量表评估患者疼痛。研究多推荐使用晚期痴呆疼痛评估量表（pain assessment in advanced dementia scale，PAINAD）、Doloplus-2，交流能力受限老年人群疼痛评估量表（pain assessment checklist for seniors with limited ability to communicate，PACSLAC）、Abbey 疼痛评估量表（abbey pain scale，Abbey-PS）进行疼痛评估。目前国内学者已经对 PAINAD、Doloplus-2、Abbey-PS 进行了汉化并完成了中文版的测试研究。

（1）PAINAD：该量表是一种由 5 个条目组成的简短评估工具，该量表适宜应用于急诊老年患者疼痛的评估。目前已有汉化版量表，包括呼

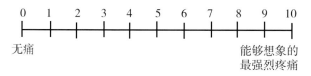

0　1　2　3　4　5　6　7　8　9　10

无痛　　　　　　　　　　　　　　能够想象的
　　　　　　　　　　　　　　　　最强烈疼痛

图 10-2-1　疼痛程度数字评估量表

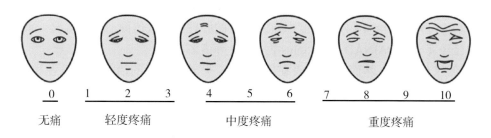

0　　　　1　　2　　3　　　4　　5　　6　　　7　　8　　9　　10

无痛　　　轻度疼痛　　　中度疼痛　　　重度疼痛

图 10-2-2　面部表情疼痛评分量表

吸、消极的声音表达、面部表情、身体语言及可安抚性。由评分者观察患者表现进行评分,观察时间约 5 min,每项评分 0 ~ 2 分,量表总分最高 10 分,即表示患者极度痛苦。

(2)Doloplus-2 量表:Doloplus-2 量表由 3 个维度共 10 个条目构成,用于评估痴呆患者的慢性疼痛。中文版 Doloplus-2 10 个条目,从躯体反应、精神运动反应、心理社会反应三个方面进行评估,每个条目评分 0 ~ 3 分,总分为 30 分,评分 ≥ 5 分,表示存在疼痛;分值越大,表示与疼痛相关的行为存在越多。

(3)PACSLAC:PACSLAC 量表是目前唯一被纳入美国老年协会指南中规定的观察性评估的量表,包括 60 项疼痛行为项目,从面部表情,身体活动和行为表现,交际、性格及心理指标,生理指标(饮食、睡眠改变及负面声音)4 个部分进行评定,出现行为评定 1 分,未出现评定 0 分。研究表明在区分疼痛和非疼痛状态方面,PACSLAC 量表优于其他所有评估工具联合的效用。有关阿尔兹海默症患者的应用研究表明该量表评分会受到患者是否卧床、疼痛的类型、观察持续的时间、痴呆的类型、痴呆的严重程度等多方面因素的影响。所以在使用该量表时,应考虑各种影响因素,综合多种量表去评估患者。

(4)Abbey-PS:Abbey-PS 已有汉化版本,包括声音(呜咽、呻吟、哭泣)、面部表情(紧张、皱眉头、痛苦、恐惧)、肢体语言改变(坐立不安、摇摆身体、保护部分身体即回避)、行为变化(越来越糊涂,拒绝进食,习惯发生改变)、生理变化(体温、脉搏、血压改变、出汗、潮红或苍白)、躯体改变(表皮或受压部位皮肤改变、关节炎、关节挛缩)6 个条目。每个条目根据严重程度分为 4 个等级,未发现为 0 分、轻度为 1 分、中度为 2 分、重度为 3 分,总分为 18 分。0 ~ 2 分为无痛,3 ~ 7 分为轻度疼痛,8 ~ 13 分为中度疼痛,≥ 14 分为重度疼痛。

目前国内已经完成了 PAINAD、Doloplus-2、Abbey-PS 量表的汉化工作,然而上述量表在国内的应用研究却十分缺乏,应该提高对认知功能障碍患者疼痛评估的重视,加强对这些量表的应用研究或开发适合我国的客观疼痛评估工具。

综上所述,疼痛评估工具各有特色及优势,然而并没有一种评估工具可以适用于所有老年肿瘤患者并且完全准确地评估疼痛。医护人员应根据老年肿瘤患者的具体情况选择使用自我描述性疼痛评估量表或者客观疼痛观察评估量表。

(王闫飞)

四、老年肿瘤癌痛的治疗

(一)老年肿瘤患者癌痛治疗原则

癌痛治疗最基本的原则是 WHO 于 1986 年在全球范围推广的肿瘤"三阶梯止痛"原则,它包括以下五个方面:

1. 口服给药 应尽量选择安全、简便、无创的给药途径;口服给药是首选给药途径,患者能口服时尽量选择口服给药;出现急性疼痛,需要采取起效更快的给药途径或患者口服给药不耐受副作用时,考虑其他给药途径;患者存在吞咽障碍或者口服吸收障碍时,可采用非口服途径,如:透皮贴剂、纳肛栓剂、持续静脉或皮下给药等。

2. 按阶梯给药 根据疼痛程度按阶梯选择止痛药物。轻度疼痛选择非甾体抗炎药;中都疼痛选择弱阿片类药物;重度疼痛选择强阿片类药物。低剂量强阿片类药物也可以用于中度疼痛。

3. 按时给药 按时给药可以使止痛药物在体内达到稳定血药浓度,有效缓解基础性疼痛。如出现爆发痛,还需给予快速止痛治疗。

4. 个体化治疗 制订止痛方案前,还应全面评估患者的具体情况,如肝肾功能、基础疾病、全身状况等,有针对性的展开个体化的止痛治疗。

5. 注意细节 止痛治疗的细节是指可能影响止痛效果的所有潜在因素,既包括疼痛的全面评估、准确的药物治疗、动态随访等,又包括患者的心理、宗教信仰、经济状况、家庭及社会支持等诸多方面。

另外,癌痛的治疗需要患者和家属的配合。积极对患者和家属进行宣教,可使癌痛治疗更加顺利。

(二)病因治疗

肿瘤疼痛的主要病因是肿瘤本身、并发症

等，对癌痛患者给予抗肿瘤治疗，比如：手术、化疗、放疗等，可以较好地解除疼痛。

1. **手术治疗**　根治性手术治疗是肿瘤治疗的主要方法。对于晚期肿瘤疼痛患者，针对病因的治疗大多为姑息性抗肿瘤治疗。姑息性手术可以通过部分切除肿瘤，解除肿瘤造成的压迫或梗阻性病变达到缓解疼痛及其他症状的目的。例如：肠梗阻解除术或肠造瘘手术、骨转移病理性骨折的固定手术、肾盂造瘘术等，可能缓解疼痛和其他相关症状。

2. **放射治疗**　放疗在抗癌治疗中占有重要位置，约70%的肿瘤患者需要放疗。姑息性放疗是癌痛治疗的有效手段，如骨转移疼痛、脊髓受压等。对骨转移患者进行放疗，受照射部位疼痛总缓解率高达80%以上，疼痛完全缓解率约60%。放疗不仅能有效迅速缓解疼痛，而且可以控制肿瘤生长。放疗缓解骨转移疼痛需要一定时间，因此，在放疗效果显现之前，还需要给予药物治疗。放疗也是脑转移姑息治疗的首选治疗方法。放疗通过控制脑转移病灶，减轻脑水肿及颅内高压，从而解除头痛。姑息性放疗对患者的损伤较小，适用于一般情况较差的晚期肿瘤患者。

3. **化疗及分子靶向治疗**　是肿瘤姑息治疗的有效方法。对化疗药物敏感的肿瘤，如：淋巴瘤、多发性骨髓瘤、白血病、小细胞肺癌等，姑息性化疗能较迅速缓解因肿瘤压迫或侵犯神经组织所引起的疼痛。对化疗中度敏感的肿瘤，如：头颈部肿瘤、结肠癌、乳腺癌等，姑息性化疗也可以缓解肿瘤所致疼痛。对于化疗敏感性差的肿瘤患者，试图通过化疗缓解疼痛是不恰当的。

（三）药物治疗

1. **阿片类药物治疗及不良反应防治**

（1）阿片类药物治疗：吗啡是强阿片类代表药物。羟考酮、芬太尼、氢吗啡酮等是吗啡之外的常用强阿片类药物。吗啡控释片、羟考酮控释片、芬太尼透皮贴等长效制剂，常用于需要持续止痛的慢性中、重度癌痛。美沙酮也是治疗重度癌痛的有效药物，但不适合老人和儿童，仅限于有丰富经验的医生使用。

阿片类药物治疗的两个阶段：①短效阿片药物的剂量滴定阶段。目的是尽快止痛，确定有效的止痛剂量，稳定控制疼痛。按时给予短效阿片药物控制基础性疼痛，按需给药控制爆发痛。控制爆发痛要选择起效快的止痛药物，止痛药剂量为每日阿片类药物剂量的10%～15%；每日治疗爆发痛的剂量应计入次日阿片总量，再折算成分次给药的剂量，按时给予。②控缓释阿片药物的维持阶段，癌痛多呈慢性持续性疼痛，需要长期服用止疼药物，可在疼痛控制后将每日短效阿片药物剂量转换成控缓释阿片药物剂量，延长给药间隔，简化治疗，使患者不必因夜间服药而影响睡眠。与吗啡相比，口服和肠外给药的等效剂量及相应强度转换见表10-2-1。

阿片类药物治疗前应明确的两个问题：①患者的疼痛是否为肿瘤急症所致的疼痛。如系肿瘤急症所致疼痛应立即进行相关的病因治疗；常见的肿瘤急症，包括：骨折或承重骨的先兆骨折、与感染相关的疼痛、内脏梗阻或穿孔等。②患者是否存在阿片耐受。美国食品药品监督管理局Food and Drug administration，FDA对阿片耐受的定义为：已按时服用阿片类药物至少1周以上，且每日总量至少为口服吗啡50 mg、羟考酮30 mg、氢吗啡酮8 mg、羟吗啡酮25 mg或其他等效药物；用芬太尼贴剂止痛时，其剂量至少为25 μg/h。不能满足上述持续止痛时间、剂量要求时定义为阿片未耐受。对于阿片未耐受的患者，阿片初始用药建议首选短效阿片个体化滴定剂量。

（2）阿片类药物治疗的安全性：使用阿片类药物时，对老年和肝肾功能不全患者必须加以重视。老年患者身体机能不如年轻人，处于衰退期的身体机能对药物的耐药性降低。老年患者疼痛感受器及阿片受体的数量逐渐减少，使疼痛感受域升高，阿片类药物的有效性降低。镇痛药的使用需谨慎考虑，确保安全。通常，在肾功能障碍中需要调整阿片类药物剂量。有毒代谢物的积累可导致各种令人痛苦和危及生命的症状，包括嗜睡和幻觉。后一组症状称为阿片类药物毒性。对于轻度肾功能不全，应使用剂量间隔较宽的较小剂量。对于患有中度至重度功能障碍或透析的患者，优选的阿片类药物是丁丙诺啡或芬太尼。肾功能不全患者对止痛药物敏感，低剂量止痛药物可能就会产生过度镇静。应从低剂量开始，缓慢加量。另外，对使用苯二氮䓬类药物的人群要

表10-2-1 与吗啡相比，口服和肠外给药的等效剂量及相应强度转换表

阿片受体激动剂	肠外用药剂量	口服剂量	因数（静脉到口服）	作用持续时间
可待因	130 mg	200 mg	1.5	3～4 h
芬太尼	100 μg	-	-	1～3 h
氢可酮	-	30～200 mg	-	3～5 h
氰吗啡酮	1.5 mg	7.5 mg	5	2～3 h
左啡诺	2 mg	4 mg	2	3～6 h
美沙酮	-	-	-	～
吗啡	10 mg	30 mg	3	3～4 h
羟考酮	-	15～20 mg	-	3～5 h
羟吗啡酮	1 mg	10 mg	10	3～6 h
曲马朵	-	50～100 mg	-	3～7 h

注意谵妄和过度镇静的发生，适当减少阿片类药物剂量有助于改善谵妄。呼吸抑制是阿片类药物的另一相关反应，发生前患者常有过度镇静，因此过度镇静是适度减少阿片药物的早期警告信号。

（3）阿片类药物的不良反应及防治

1）便秘：便秘是指粪便干结、排便困难或排便不尽感和排便次数减少。患者便秘的因素是多方面的。应努力排除便秘形成的可逆因素，如为年老体弱的患者改进排便条件，增加膳食纤维和液体摄入等，补充纤维素产品。口服阿片类药物的患者都需药物预防便秘。按药物作用机制分两大类：粪便软化剂和刺激性泻剂。有的药物兼有以上两种功能。粪便软化剂包括多库酯钠、聚乙二醇、乳果糖、氢氧化镁、山梨醇等；刺激性泻剂包括比沙可啶、蒽醌类、矿物油等。严重便秘可服用液状石蜡，但口味差，可导致腹痛、电解质紊乱，多次使用还影响脂溶性维生素的吸收，故应尽量避免用于晚期肿瘤患者。常用的泻盐有镁制剂和钠制剂，有肾损伤者应避免；有水肿、心功能不全或高血压的患者应避免钠盐制剂。常用的通便中药有：麻仁润肠丸、番泻叶颗粒、四磨汤、苁蓉通便丸、大黄通便颗粒、大黄泻火丸、清肠通便丸等。长期应用中药通便应注意毒副作用。

2）恶心、呕吐：延髓呕吐中心兴奋分为外周和中枢机制两类。一旦出现恶心、呕吐，应按时给予止吐药，而不是呕吐时临时给药；先选择一种药物止吐，逐渐滴定至最佳剂量，效果不满意时再联合另一种药物，疗效差时应换另一种药物，而不是同类药物间的转换；联合治疗常优于单方给药，是有效的止吐策略。中枢机制的兴奋常通过多巴胺和5-羟色胺3（5-HT$_3$）传递。常用的多巴胺受体拮抗剂有甲氧氯普胺、氟哌啶醇、多潘立酮等，通过外周机制发挥作用；常用的5-HT$_3$拮抗剂有昂旦司琼、格雷司琼、托烷司琼、帕洛诺司琼等，但此类药可导致便秘。中枢神经系统存在的P物质受体，即NK-1受体，在呕吐中发挥中要作用。NK-1受体拮抗剂阿瑞匹坦可有效治疗NK-1受体兴奋所致的呕吐。抗组胺药有美克洛嗪、塞克利嗪等。糖皮质激素对于恶心、呕吐也有一定疗效。

3）谵妄：阿片类药物所致谵妄的发生率小于5%，多见于首次大剂量使用或快速增加剂量的患者，年纪越大发生谵妄的概率越高。谵妄核心症状是认知功能异常，包括：意识障碍伴注意力的集中、维持与转换异常；认知改变或感觉功能减低或进展性痴呆；短期内病症进展，一天内可有波动。早期发现，早期治疗，甚至在发生谵妄前进行有效的预防是医生最明智的选择。药物治疗原则：①单药治疗比联合药物好，可以降低药物不良反应和药物相互作用；②以小剂量开始；③尽可能快地停药，主要纠正引起谵妄的潜在原因；④持续应用非药物干预措施，主要纠正引起

谵妄的潜在原因。治疗谵妄最常用的抗精神疾病药是氟哌啶醇，可改善谵妄发作，提高认知功能，降低精神症状，使睡眠-觉醒周期正常化。氟哌利多比氟哌啶醇起效快，但镇静和血压降低的程度比氟哌啶醇明显。其他药物，如利培酮、奥氮平、喹硫平等也有效。

4）嗜睡和过度镇静：嗜睡和过度镇静是止痛药常见的中枢神经系统副作用，多伴有注意力分散、思维能力下降、表情淡漠，一般在给药一周后逐渐减轻。同时服用镇静剂，患有高钙血症、脑转移等可增加嗜睡和过度镇静的发生率。嗜睡和过度镇静重在预防。药物止痛时应避免快速增量，一旦出现嗜睡和过度镇静，可尝试减量。

5）阿片类药物过量和中毒：疼痛本身是阿片的天然拮抗剂，然而当用药剂量不当，尤其是合并肾功能不全时，患者可出现呼吸抑制。阿片类药物所致呼吸抑制的临床表现为：呼吸次数减少和（或）潮气量减少、潮式呼吸、发绀、针尖样瞳孔、嗜睡状至昏迷、骨骼肌松弛、皮肤湿冷，有时可出现心动过缓和低血压。严重时可出现呼吸暂停、深昏迷、循环衰竭、心脏停搏、死亡。呼吸抑制的解救治疗：建立通畅呼吸道，辅助或控制通气；使用阿片拮抗剂纳洛酮 0.4 mg 加入 10 ml 生理盐水中，静脉缓慢推注，必要时每 2 分钟增加 0.1 mg。严重呼吸抑制时每 2 ~ 3 分钟重复给药。也可将纳洛酮 2 mg 加入 500 ml 生理盐水或 5% 葡萄糖液中静脉滴注。输液速度根据病情决定，严密监测，直至患者恢复自主呼吸。

2. 辅助镇痛药物治疗及不良反应防治

（1）非甾体抗炎药（Nonsteroidal Artiin flammatory Drugs，NSAIDs）：NSAIDs 种类较多，但均抑制中枢和外周环氧化酶，阻断花生四烯酸转化为前列腺素和白三烯，从而减少这些介质引起的疼痛刺激向中枢传递。对乙酰氨基酚虽然从结构上而言并非 NSAIDs，但因其强烈解热止痛作用也被录入这一类药中。

NSAIDs 根据化学结构分类为：苯胺类（对乙酰氨基酚、非那西丁）；吡唑酮类（氨基比林、安乃近、保泰松、非普拉宗、羟布宗、异丙安替比林）；环氧化酶-2（Cyclooxygenase，COX-2）抑制剂（塞来昔布）；有机酸类（羟酸类和烯酸类）；其他非甾体抗炎药。

NSAIDs 对伴有炎症反应的疼痛（包括肿瘤、皮肤转移结节或浸润）以及骨与软组织疼痛的治疗效果肯定，主要用于轻度疼痛，也可联合用药用于中至重度疼痛。该类药物无耐受性及依赖性，但有天花板效应。该类药物蛋白结合率通常达 90% ~ 99%，因此不主张同时使用两种NSAIDs。

该类药物的主要毒性作用发生在血小板、胃、肾以及中枢神经系统，肺和肝也可受累。COX-1 抑制剂抑制前列腺素，同样抑制血栓素 A2 生成，从而引起血小板聚集及使凝集的血小板解聚的作用，可导致出血。前列腺素能抑制胃黏膜组胺和五肽胃泌素诱导的胃酸分泌，而前列腺素受抑制后，胃酸增高可导致上消化道溃疡。水杨酸类药物可破坏胃黏膜，导致胃灼热、恶心、消化不良、厌食，甚至胃出血。长期使用水杨酸类药物可使血药浓度增加，超过肝代谢能力时可导致肝中毒性表现。在支气管炎和支气管哮喘病人可诱发"阿司匹林"哮喘。此外，COX-2 抑制剂在治疗剂量下胃肠道和肾毒性较轻，但仍可引起水钠潴留和肾功能损害并因此降低降压药的效果。

（2）抗抑郁药物：抗抑郁药对多种神经病理性疼痛有效，因而可与阿片或非阿片类药物联合使用治疗慢性疼痛。这些药物对抑郁症的作用与突触水平去甲肾上腺素和 5- 羟色胺的分泌和再吸收有关。用于慢性疼痛时，其治疗作用可能部分与患者潜在抑郁症状的治疗有关，但也可能涉及其对内源性阿片系统的神经调节作用，从而在脊髓水平提高痛阈。镇痛所需剂量通常远低于抑郁症剂量，因此可避免相关的不良反应。抗抑郁药分为很多类型：①三环类抗抑郁药，包括阿米替利、去甲替林、多塞平等；②选择性 5- 羟色胺再摄取抑制剂，包括西酞普兰、氟西汀、帕罗西汀、舍曲林等；③非典型抗抑郁药，包括文拉法辛、米氮平、曲唑酮等。

三环类抗抑郁药的主要不良反应包括：口干、便秘、视物模糊、排尿困难、尿潴留，少数可发生震颤或癫痫发作。该类药物禁止用于严重心脑血管疾病、青光眼、癫痫、前列腺增生、尿潴留、肠麻痹患者及孕妇。老年患者中患心血管疾病、青光眼、前列腺增生等疾病的比例较高，在应用三环类药物时应详细询问既往史。

（3）抗惊厥药物：抗惊厥药对尖锐的刺痛、刀刺样或电击样神经病理性疼痛有效，对无这些特征的患者也可能有效。作用机制可能与非选择性阻断钠离子通道有关。各种抗惊厥药物的药效应类似，但药代动力学差异很大。卡马西平可诱导肝药酶表达，可能影响其他药物的代谢，因此服用多种药物的患者应慎用。加巴喷丁、普瑞巴林、奥卡西平的酶诱导作用相对较弱，因此，药物相对作用也较少。由于抗惊厥药物的不良反应可能更大，因此常用于抗抑郁药物无法缓解的疼痛。

该类药不良反应主要有：恶心、呕吐、食欲不振、皮肤过敏反应、头晕、头痛、共济失调、疲劳、眩晕、精神紧张，严重者可导致精神错乱、白细胞减少、肝损害、畸胎等。长期应用卡马西平可能发生低钠血症，若出现嗜睡、眩晕、虚弱、失眠、晕厥或昏迷，提示可能发生低钠血症，应及时检测电解质。

（4）镇静催眠药物：镇静催眠药物可降低机体活动性、诱导睡眠、缓解焦虑状态。许多药物除产生治疗的目标效应外，可产生抑制作用，与许多抗组胺药和抗抑郁药的不良反应类似。由于苯二氮䓬和此类其他药物的潜在药物依赖性，因此不宜常规使用，但对某些慢性疼痛患者可能有用。多数情况下，对慢性疼痛患者的失眠应给与治疗，但镇静催眠药应作为二线选择。

（四）非药物治疗

1．心理治疗　心理治疗是非药物治疗癌痛的重要方法。癌痛不仅是一种简单的心理应答，同时还伴有主观的心理感受。伴随癌痛的常见心理行为包括焦虑、抑郁、害怕、恐惧、绝望和孤独等。情绪对老年患者的慢性疼痛起着至关重要的作用，因此对老年患者的心理治疗尤为重要。

（1）医护人员要与患者建立良好的医患关系，重视与患者之间的情感交流，主动接近老人，多说些亲切的话语，使患者感受到关爱和温暖；从关怀、理解的角度安抚患者，耐心倾听，让他们感觉安全、可靠、值得信赖。

（2）让患者知道疼痛护理的基本处理方法，

学会精神注意法与放松疗法的使用；定期与患者家属沟通交流，鼓励家属多探视。

（3）要让患者相信护理人员对他们的痛苦是理解的，这样才能够使他们情绪稳定、精神放松，可以增强患者对疼痛的耐受性。

（4）应用心理支持疗法来缓解患者的疼痛：如让患者听广播、看有趣的电视节目，与他们进行聊天，分散患者对疼痛的注意力，从而减轻患者对疼痛的反应。必要时可以考虑给予抗焦虑、抗抑郁药物治疗。为癌痛患者及家属提供情感及心理支持治疗，应该贯穿于癌痛治疗的全过程。

2．物理治疗　包括按摩、热敷、冷敷、针灸、牵引锻炼、肌肉松弛训练、超声波等方法，有助于辅助缓解疼痛。对神经系统可起抑制作用，能镇静、止痛和缓解痉挛，抑制大脑皮质中的病理兴奋灶。

3．神经阻滞疗法及神经外科治疗　对于止痛药难以奏效或无法耐受止痛药不良反应，癌痛部位相对局限的顽固性重度癌痛患者，可以考虑选择神经阻滞麻醉、神经破坏疗法、神经松解术、神经阻断术等。神经阻滞用复方麻醉止痛剂，可以在用低剂量阿片类药物情况下获得良好的止痛效果。神经破坏疗法可以选择性地应用于神经阻滞麻醉治疗有效的患者。

（姜丹凤）

五、老年肿瘤难治性癌痛的诊疗

老年人是肿瘤的主要患病人群，老年肿瘤患者的临床治疗，不仅要考虑到常规抗肿瘤治疗的老年患者特殊性，更需要针对老年肿瘤患者疼痛等症状，给予积极的支持治疗。80%肿瘤患者的疼痛能够得到有效缓解，但仍有10%～20%患者的疼痛难以得到有效控制，这部分患者的疼痛称之为难治性癌痛。难治性癌痛对医患的困扰超过其他疼痛的总和，成为医生、患者共同面临的棘手问题，本节概述难治性癌痛的诊疗。

（一）难治性疼痛的定义和诊断标准

由中国抗癌协会肿瘤康复与姑息治疗专业委员会（The Committee of Rehabilitation and Palliative Care，CRPC）编写的《难治性癌痛专家共识 2017 年版》中，将难治性癌痛定义为：由肿瘤本身或肿瘤治疗相关因素导致的中、重度疼痛，经过规范化药物治疗 1～2 周患者疼痛缓解仍不满意和（或）不良反应不可耐受。难治性癌痛诊断需同时满足以下两个标准：难治性癌痛的诊断需同时满足以下两条标准：

（1）中、重度持续性癌痛，NRS ≥ 4 分，伴或不伴爆发痛次数 ≥ 3 次 / 天；

（2）遵循相关癌痛治疗指南，单独使用阿片类药物和（或）联合辅助镇痛药物治疗 1 周仍为重度疼痛（NRS ≥ 7），或治疗 2 周仍为中度疼痛（NRS ≥ 4），或出现不可耐受的药物不良反应导致治疗不能持续。

（二）难治性癌痛的常见类型及主要特征

难治性癌痛属于混合型疼痛，兼具伤害感受性疼痛和神经病理性疼痛的特点。肿瘤或治疗导致疼痛的主要机制为：

（1）直接损伤感觉神经；

（2）肿瘤及周围炎性细胞释放炎性因子（如肿瘤坏死因子 -α 等）；

（3）侵犯破坏血管造成缺血、侵犯空腔脏器造成梗阻或侵犯实质脏器造成包膜张力过高。肿瘤的持续性生长造成急性疼痛持续存在，极易形成外周或（和）中枢敏化。难治性癌痛的常见类型及临床特征如下：

1．神经病理性疼痛　神经病理性疼痛为外周或中枢神经系统原发性损伤或功能障碍或短暂性紊乱所致的疼痛。主要特征为：

（1）自发性疼痛；

（2）疼痛出现于感觉神经损伤或病灶所破坏的区域；

（3）阿片类药物诱导的痛觉过敏；

（4）组织损伤与疼痛感受不相符；组织损伤已经去除，但是异常的疼痛还可能存在；

（5）常伴有交感神经异常活动。

2．骨转移性癌痛　骨转移性癌痛是一种复杂的疼痛综合征，其发生机制难以用单一伤害感受性疼痛或神经病理性疼痛来解释，同时还伴有大量炎症因子参与疼痛的发生。临床表现复杂，包括静息时持续性疼痛、静息时自发性的爆发痛和运动时诱发性的爆发痛。骨转移性癌痛可发生于任何骨转移癌部位。70% 的晚期患者会出现骨

转移，50%～90% 的骨转移患者会发生骨癌痛。

3．癌性内脏痛　癌性内脏痛是指肿瘤导致的有害刺激作用于内脏组织的伤害感受器而产生的疼痛。内脏痛主要有 C 类神经纤维传导，定位常常较为模糊，临床表现为痉挛性疼痛、钝痛、绞痛、胀痛、牵拉痛、游走样痛。内脏器官由于缺血、阻塞、炎症、扩张及牵拉等刺激产生疼痛，一般会引起联合症状，如恶心、发热、不适、大喊和疼痛。对阿片类药物治疗疗效较敏感，但疗效不如躯体痛。

4．爆发痛　目前普遍推荐的定义为 2009 年英国和爱尔兰姑息治疗协会（Association for palliative medicine of Great Britain and Ireland，APM）提出的：在基础疼痛控制相对稳定和药量充足的前提下，自发或有关的可知或不可知的触发因素引起的短暂剧烈的疼痛。爆发痛在患者之间的个体差异较大，分为事件性疼痛、自发性疼痛、剂量末疼痛。

（三）难治性癌痛的诊断要点和评估

准确的癌痛评估是合理、有效进行镇痛治疗的前提。癌痛评估应该遵循"常规、量化、全面、动态"。难治性癌痛的评估主要分为两部分，难治性癌痛的诊断确立和进一步明确治疗策略相关因素的评估，如病因和机制、功能评价、心理社会因素和肿瘤急症的评估。由于年龄相关的认知功能障碍、沟通困难、痛阈降低等因素，导致老年癌痛的评估存在一定的挑战，因此对于难治性癌痛，除了常见的诊断要点，我们需要格外关注患者的评估，选择更合适的量表来评估，仔细观察病情，必要时采用家属的帮助。

1．癌性神经病理性疼痛　IASP 于 2008 年提出了神经病理性疼痛的诊断标准：①疼痛位于明确的神经解剖范围；②病史提示周围或中枢感觉系统存在相关病变或疾病；③至少一项辅助检查证实符合神经解剖范围；④至少一项辅助检查证实存在相关的病变或疾病。

确诊神经病理性疼痛，满足所有 1～4 项；很可能的神经病理性疼痛：1 和 2 项，加上 3 或 4 项；可能的神经病理性疼痛：1 和 2 项，没有 3 或 4 项的确证。常见评估工具有：DN4 问卷（DouleurNeuropathique 4 questions），具有高的准确性和特异性；ID 疼痛量表（ID pain questionairs）更加简明，在临床筛查中实用性更强。

2．骨转移性癌痛　骨转移性癌痛诊断要点：①有明确的骨转移；②转移部位有疼痛。符合上述两个条件即可诊断。骨转移的诊断可借助ECT、CT、MRI和碱性磷酸酶等化验指标。针对骨痛的评估没有特异性工具。此外，恶性肿瘤骨转移也常导致骨相关事件，如病理性骨折、脊髓压迫、高钙血症等，需要及时评估其风险。

3．癌性内脏痛　癌性内脏痛的诊断要点：①有明确的内脏组织肿瘤浸润；②定位模糊；③常表现为痉挛性疼痛、钝痛、绞痛、胀痛、牵拉痛、游走样痛；④对阿片类药物治疗有部分反应；⑤组织损伤祛除或减轻，疼痛会缓解。

评估上可参考伤害感受性疼痛的评估量表，常用工具为：麦吉尔疼痛调查表（McGiu Pain Questionnaire，MPQ）和PQRST法：P（provocative of precipitating factors）诱发因素，Q（quality）描述疼痛的性质，R（region/radiation）部位和放散区域，S（severity）严重程度，T（Time characteristics）时间特点。

4．爆发痛　爆发痛的诊断要点：①是否存在基础疼痛（前一周中疼痛持续事件每日＞12小时）；②前一周的基础疼痛治疗是否得到充分的控制（疼痛强度为无或者轻度）；③患者是否存在短暂的疼痛加重现象。只有以上3个条件都满足，才可确诊存在爆发痛。

目前应用最广泛的评估工具为爆发痛评估问卷（breakthrough pain questionnaires，BPQ），其他如爆发性疼痛记录单（episodic pain documentation sheet，EPDS）、爆发痛评估工具（breakthrough pain assessment tool，BAT），内容与BPQ相似，但应用范围不广。

（四）难治性癌痛的治疗原则

难治性疼痛的治疗仍是一个挑战，治疗包括个体化阿片类药物治疗、多模式镇痛（如微创介入治疗）、目标导向的疼痛管理、更多使用多学科团队和支持措施。而对于老年人的难治性癌痛的治疗，需要注意在常规治疗的基础上，特别关注老年人用药的安全性、服药的依从性、患者的合并症等，选择更加合理和安全的治疗方案。

1．神经病理性疼痛　神经病理性疼痛是由于神经系统受到肿瘤压迫或浸润所致的疼痛。临床上单独应用常规镇痛药物效果不佳，常推荐在阿片类镇痛药基础上联用抗抑郁药、抗惊厥药及局部用药等辅助治疗。肿瘤侵犯神经感或末梢神经造成撕裂样、刺穿样和电击样的剧烈疼痛，常给予阿片类药物与抗惊厥药合用，如苯妥英、卡马西平、加巴喷丁、普瑞巴林。治疗均应从小剂量开始，逐渐加量至最佳疗效。对于持续性不间断的神经源性疼痛应用抗抑郁药物可能取得较好的临床效果。对于药物治疗无效或疗效较差者可以考虑介入治疗和手术治疗，如神经阻滞治疗，鞘内注射，近距离放射性粒子植入术。

2．骨转移性癌痛　恶性肿瘤常合并骨转移，骨转移的治疗目标是缓解疼痛，恢复功能，改善生活质量；预防或延缓骨相关事件的发生；控制肿瘤进展，延长生存期。缓解骨疼痛的治疗包括：镇痛药物治疗、双膦酸盐类药物治疗、经皮椎体成形术、放射治疗及抗肿瘤等方法。控制恶性肿瘤骨转移病变常需要采用多种方法的综合治疗。一般推荐的治疗原则是在使用阿片类药物的基础上，联合非甾体抗炎药、抗惊厥药、脱水制剂、糖皮质激素等。有明确的溶骨性破坏的局部病灶，如无明确禁忌证可以及早采用骨成形术。对于破坏严重的椎体，可给予局部病灶射频消融或冷冻后，再注入骨水泥。

3．癌性内脏痛　内脏痛治疗的联合方案已经获得多项临床指南支持，如阿片类药物联合抗抑郁药。而在抗抑郁药物中，三环类药物为首选药物种类。推荐顺序为：阿米替林、米氮平、文拉法辛或度洛西汀或加巴喷丁、普瑞巴林。推荐这些药物试用于阿片联合抗抑郁药物无效的患者，而对于有明确有内脏神经损伤的患者，可以直接用于联合药物治疗方案。当药物治疗无效或副作用限制其应用时，患者存在功能损伤时可考虑介入治疗，如上腹疼痛、腰背疼痛可采用腹腔神经丛损毁术；盆腔肿瘤导致的下腹疼痛，采用上腹下神经丛毁损术；肛门周边的会阴痛，常伴有下坠感、便意的患者，可采用奇神经节毁损术。恶性肠梗阻的常见症状为恶心、呕吐、腹痛、腹胀，排便排气少时，治疗药物包括止痛药物（主要为阿片类药物镇痛药物）、抗胆碱药物、止吐药物、激素类药物及抗分泌药物。

4．爆发痛　爆发痛是由一系列不同性质的

疼痛组成的，可由不同因素诱发，病理生理机制也可能不同，然而，爆发性癌痛与基础疼痛的关系最为密切。爆发痛的治疗药物包括治疗背景痛的定时给药，以及当出现爆发痛后加入救援药物。目前临床上一般以强阿片类药物作为爆发痛的治疗药物，在国内以即释吗啡为主导的爆发痛救援药物。还可以选择通过皮下、静脉等非胃肠道途径使患者达到快速镇痛。近年来临床上研究发现，快速起效的 NSAIDs 药物、抗惊厥药物及抗抑郁药物均对爆发痛有良好的协同镇痛作用。目前对于缓解爆发痛的药物用量建议为每日阿片类药物总量的 10% ~ 20%，如果 24 小时爆发痛次数 > 3 次，需增加背景止痛药物剂量。爆发痛药物治疗可以通过联合用药的模式减少爆发痛的次数和程度，推荐微创介入技术，可以在镇痛药物治疗的同时或提前使用。微创介入技术包括：患者自控镇痛泵技术、经皮椎体成形术、神经毁损、粒子植入等。

（寇芙蓉）

六、老年肿瘤癌痛诊疗的特点和障碍

WHO 定义年龄 ≥ 65 岁者为老年人，老年人通常基础代谢率低，肝肾等脏器功能减退，共病较多，且存在认知能力、记忆力减退等。因此，老年人癌痛的诊疗也有其自身的特点和障碍。

（一）老年患者用药安全性值得关注

50% 以上的老年人患有 3 种以上慢性疾病，合并用药复杂；老年人各器官储备功能和代偿能力明显降低，肝肾等器官功能下降，会影响止痛药物的药代动力学特征，如起效时间、消除率、半衰期等。所以，对于老年人，止痛药物应该从低剂量起始，之后缓慢增加剂量。此外，采用"合理的多药联合策略"，有针对性地联合使用止痛药物，使每种药物的剂量都相对较低，既可以改善止痛效果，又可增加患者对止痛治疗的耐受性。

（二）老年人癌痛评估不足

准确的疼痛评估是疼痛治疗的基础。有些老年人认为疼痛是衰老的标志，或认为疼痛不可避免，而不愿意主动向医护人员报告。此外，由于年龄相关认知功能障碍、沟通困难、痛阈降低等因素，导致老年人不能准确主诉疼痛。所以，对老年人的评估存在一定挑战。对于老年患者的肿瘤疼痛评估，需要了解患者认知功能及配合程度。对于合并老年痴呆等认知功能障碍的患者，其自我评估疼痛的可靠性有限，需要仔细观察病情及请家属帮助等个性化对待。另外，除了充分评估老年患者的癌痛外，还需要综合评估老年癌痛患者的全身情况，如功能状况、合并疾病、社会经济状况、老年病症候群、联合用药、营养等。

（三）老年患者用药依从性较差

老年患者因为生理或疾病的原因产生了视力、听力、认知功能和记忆力下降等，用药依从性较差。因此，要重视患者本人、家属及日常照护者的癌痛宣教，更好地帮助患者按时、按规定剂量服药。此外，老年患者对止痛治疗的耐受性差，应该重视治疗后的随访，鼓励老年人按时到门诊随访，避免止痛不足，以及及时发现药物不良反应。

（寇芙蓉）

七、老年肿瘤癌痛治疗新进展

（一）弱化二阶梯治疗

1986 年 WHO 提出"癌痛三阶梯"指导原则，在临床上广泛应用，也有大量的临床经验证明其可行性和有效性，但该原则也存在不足之处。如果开始就是严重的、中重度疼痛，是否也需要严格按照三阶梯原则，进行"爬"阶梯给药？这样是否会延误患者的治疗？

2012 年欧洲肿瘤大会（European Society for Medical Oncology，ESMO）临床实践指南提出，WHO 第二阶梯镇痛药物的使用尚存在争议：目前缺乏确凿证据证明弱阿片类药物的有效性；现有研究未显示第二阶梯药物与第一阶梯药物间在疗效上的明确差异；第二阶梯药物疗效仅持续 30 ~ 40 天，患者因镇痛不佳而转换为第三阶梯药物；弱阿片类药物存在"天花板效应"，因此建议取消 WHO 第二阶梯镇痛。该指南推荐对于轻中度疼痛，可考虑以低剂量强阿片类药物替代

弱阿片类药物与非阿片类药物联合镇痛。

2012 年欧洲姑息治疗学会（European Association For Palliative Care，EAPC）阿片类药物镇痛指南推荐：在第二阶梯治疗中，可选用低剂量阿片类药物（如吗啡或羟考酮）。2014 年 EAPC 推荐第二阶梯治疗：作为替代治疗可以选择低剂量第三阶梯阿片类药物（如吗啡或羟考酮），而非选择可待因或曲马朵。

2016 年《临床肿瘤学杂志》发表了一项研究，旨在评估低剂量吗啡与弱阿片类药物治疗中度癌痛的随机对照试验。研究表明重度癌痛患者的治疗，相较于弱阿片类药物，低剂量吗啡对疼痛控制有更早的疗效和更好的耐受性，对患者整体身体状态有积极的影响。本研究基于强有力的研究数据，首次正式提出：对于中度癌痛患者，尽管第二阶梯弱阿片类药物在短期内有效，但低剂量吗啡的止痛效果及耐受性更佳且不增加不良反应，进而为取消第二阶梯提供了有说服力的证据支持。废除第二阶梯止痛可以简化治疗方案，可能对癌痛患者有更好的疼痛控制。

（二）及早镇痛理念——"321 方案"

随着镇痛理念的不断发展，癌痛管理在我国越来越受到重视，管理水平也在逐步提高。对于癌痛管理，临床不仅要求能有效控制疼痛，而且要及早控制疼痛。因此，"及早镇痛"理念得到临床多数专家的认可，在指南中也逐步体现。2012 年 ESMO 指南指出：阿片类药物滴定应该尽快起效；阿片类药物滴定是快速调整阿片类药物剂量，以达到足够镇痛，且不良反应可耐受。我国专家提出及早镇痛的"321 方案"，即：疼痛平均评分 ≤ 3 分；爆发性疼痛次数 ≤ 2 次；开始治疗 1 天内达到上述标准。癌痛滴定第 1 天尤为关键，疗效迅速稳定的滴定不但可以减轻患者的疼痛症状，而且可以增加患者对后续治疗的信心和对医务人员的信任度，进而增加患者对肿瘤治疗的依从性。

（三）羟考酮缓释片滴定

阿片类止痛药的疗效及安全性存在较大个体差异，需要逐渐调整剂量，以获得最佳用药剂量，称之为剂量滴定。按照诊疗规范，需使用短效吗啡进行滴定，此方法滴定得到的镇痛剂量准确，确定是滴定过程复杂繁琐，所需时间常，耗费人力大。因此，有必要寻找一种简单有效的滴定方法。羟考酮缓释片（奥施康定）是中重度疼痛的阿片类止痛药，呈双相释放和吸收，38% 的羟考酮从缓释片中快速释放，1 小时内快速起效，62% 的羟考酮缓慢持续地释放，维持 12 小时镇痛。因此，奥施康定具有起效快、镇痛效果优、持续镇痛的特点，可能是一个方便有效的滴定药物。研究显示，采用奥施康定滴定，减少了中间滴定的次数，并且达到较好的止痛效果。与短效吗啡滴定比较，奥施康定用于阿片未耐受患者滴定，能达到滴定效果，而且简便、快捷，值得开展大规模、多中心临床研究。对于老年患者，仍建议从小剂量开始。

（寇芙蓉）

参考文献

北京护理学会肿瘤专业委员会北京市疼痛治疗质量控制和改进中心 . 北京市肿瘤疼痛护理专家共识（2018 版）. 中国疼痛医学杂志，2018，24（9）：641-648.

樊碧发，王哲海 . 癌痛控制新理念：24 小时及早镇痛 . 医学论坛报，2016 年 12 月 29 日 .

老年慢性非癌痛诊疗共识编写专家组 . 老年慢性非癌痛药物治疗中国专家共识 . 中国疼痛医学杂志，2016，22（5）：321-325. doi：10.3969/j.issn.1006-9852.2016.05.001.

易基群，王秀文，梁继珍，等 . 羟考酮缓释片用于癌痛患者滴定治疗的可行性分析 . 中国医学创新，2013，10（19）：9-11.

于世英 . 重视老年癌痛患者的药物止痛治疗 . 中国肿瘤，2011，20（4）.

袁皖，肖水源 . 疼痛评估工具的临床应用 . 中国心理卫生杂志，2013，27（5）：331-334.

曾娟紫，吴国武 . 盐酸羟考酮缓释片用于重度癌痛滴定治疗的临床研究 . 中国医药指南，2014，12（17）：43.

中国抗癌协会肿瘤康复与姑息治疗专业委员会难治性癌痛学组 . 难治性癌痛专家共识（2017 年版），中国肿瘤临床，2017，44（16）. doi：10.3969/j.issn.1000-8179.20107.16.714.

中国老年保健医学研究会老年内分泌与代谢病分会，中国毒理学会临床毒理专业委员会．老人多重用药安全管理专家共识．中国糖尿病杂志，2018，26（9）．doi：10.3969/j.isn.1006-6187.2018.09.001.

中华人民共和国国家卫生健康委员会．肿瘤疼痛诊疗规范（2018年版）．临床肿瘤学杂志，2018，23（10）：937-944. 11. 老年肿瘤患者疼痛评估工具的研究进展．中国医药导报，2018，15（32），42-45.

NCCN 临床实践指南：成人癌痛 2018.V1

2018 ESMO 临床实践指南：成人癌痛的管理．

Afsharimani B，Kindl K，Good P，et al. Pharmacological options for the management of refractory cancer pain-what is the evidence [J]? Support Care Cancer，2015，23（5）：1473-1481.

Aubin M，Giguere A，Hadjistavropoulos T，et al.The systematic evaluation of instruments designed to assess pain in persons with limited ability to communicate. Pain Res Manag，2007，12（3）：195-203.

Bouhassira D，Luporsi E，Krakowski I. Prevalence and incidence of chronic pain with or without neuropathic characteristics in patients with cancer. Pain，2017，158（6）：1118-1125.

Caraceni A，Hanks G，Kaasa S，European Palliative Care Research Collaborative（EPCRC）；European Association for Palliative Care（EAPC）. Use of opioid analgesics in the treatment of cancer pain：evidence-based recommendations from the EAPC. Lancet Oncol，2012 Feb，13（2）：e58-68. doi：10.1016/S1470-2045（12）70040-2.

Chien CW，Bagraith KS，Khan A，et al. Comparative responsiveness of verbal and numerical rating scales to measure pain intensity in patients with chronic pain. J Pain，2013，14（12）：1653-1662.

Daeninck P，Gagnon B，Gallagher R，et al. Canadian recommendations for the management of breakthrough cancer pain. Current Oncology，2016，23（2）：96-108.

Davies AN. The management of breakthrough cancer pain. Br J Nurs，2011，20（13）：803-804.

Diagnostic Methods for Neuropathic Pain：A Review of Diagnostic Accuracy. Ottawa（ON）：Canadian Agency for Drugs and Technologies in Health，2015，1-29.

Elena Bandieri，Marilena Romero，Carla Ida Ripamonti，et al. Randomized Trial of Low-Dose Morphine Versus Weak Opioids in Moderate Cancer Pain. J ClinOncol，2016 Feb 10，34（5）：436-442. doi：10.1200/JCO.2015.61.0733. Epub 2015 Dec 7.

Li L，Herr K，Chen P.Postoperative pain assessment with three intensity scales in Chinese elders. J NursScholarsh，2009，41（3）：241-249.

Lozano- Ondoua AN，Symons- Liguori AM，Vanderah TW. Cancer induced bone pain：Mechanisms and models. NeurosciLett，2013，557：52-59.

Lu F，Song L，Xie T，et al. Current status of malignant neuropathic pain in Chinese patients with cancer：report of a hospital-based Investigation of prevalence，etiology，assessment，and treatment. Pain Pract，2017，17（1）：88-98.

Mercadante S，Klepstad P，Paula KG，et al. Minimally invasive procedures for the management of vertebral bone pain due to cancer：The EAPC recommendations. Acta Oncol，2016，55（2）：129-133.

Mystakidou K，Parpa E，Tsilika E，et al. Comparison of pain quality descriptors in cancer patients with nociceptive and neuropathic pain. In Vivo，2007，21（1）：93-97.

PortnowJ，LimC，GrossmanSA.Assessment of pain caused by invasive procedures in cancer patients. J Natl ComprCancNetw，2003，1（3）：435-439.

Puntillo K，Pasero C，Li D，et al.Evaluation of pain in ICU patients.Chest，2009，135（4）：1069-1074.

Ripamonti CI，Santini D，Maranzano E，Berti M，Roila F，ESMO Guidelines Working Group. Management of cancer pain：ESMO Clinical

Practice Guidelines. Ann Oncol，2012 Oct，DOI：10.1093/annonc/mds233.

Ripamonti CI，Santini D，Maranzano E，ESMO Guidelines Working Group. Management of cancer pain：ESMO Clinical Practice Guidelines. Annals of Oncology. 2012；23（Suppl 7）：vii139-vii154.

Rowland JH，HewittM，Ganz PA. Cancersurvivorship：A new challenge in delivering quality cancer care. J Clin Oncol，2006，24（32）：5101-5104.

Sehtt J，HuskissonEC.Graphic representation of pain·Pain，1976，2（2）：175-184.

Swarm RA，Abernethy AP，Anghelescu DL，et al. Adult cancer pain. J Natl Compr Canc Netw，2013，11（8）：992-1022.

Urban D，Cherny N，Catane R. The management of cancer pain in the elderly. Crit Rev Oncol Hematol，2010，73（2）：176-183.

van den Beuken-van Everdingen MH，de Rijke JM，Kessels AG，et al。Prevalence of pain in patients with cancer：A systematic review of the past 40 years. Ann Oncol，2007，28（9）：1437-1449.

Vayne-Bossert P，Afsharimani B，Good P，et al. Interventional options for the management of refractory cancer pain--what is the evidence? Support Care Cancer，2016，24（3）：1429-1438.

第三节 老年肿瘤患者姑息／支持治疗

一、概述

（一）姑息／支持治疗的概念和目的

随着医学不断进步，治疗方法的不断改良与更新，越来越多的癌症患者获得了生存上的获益，生存期逐渐延长。然而，如何使晚期癌症患者与肿瘤"和平共处"，为患者提供最优化的治疗方案，让患者远离疼痛，有尊严地走完人生最后的旅程，一直是肿瘤姑息治疗专业人员探索的课题。一项大型观察性研究显示，有超过1/3的癌症患者在临终前几周需要处理包含疼痛、恶心、焦虑、抑郁、呼吸困难、疲乏、食欲减退、幸福感等相关问题。

姑息／支持治疗是为任何患有严重疾病及慢性疾病如心力衰竭、慢性阻塞性肺疾病、癌症、帕金森病、老年痴呆症等提供的治疗，希望尽可能长时间治疗。这些患者也可能因症状或姑息／支持治疗以及治愈性治疗而得到医疗保健。姑息／支持治疗可以在疾病任何阶段都会为患者提供帮助。

姑息／支持治疗起源于Hospice运动，其最早起源于公元4世纪。1967年，世界第一个现代化的Hospice在伦敦建成。20世纪70年代以后，姑息治疗机构逐渐发展壮大，目前英国有700余家，美国有3000余家，其他欧洲及第三世界国家也陆续建立起Hospice。1990年，世界卫生组织（World Health Organization，WHO）对姑息治疗的定义是：针对那些所患疾病对根治性治疗无反应患者的积极的、整体的关怀照顾，包括镇痛、控制其他症状和减轻精神、心理、社会创伤。2002年，WHO对其定义进行了更新，即姑息医学是一门临床学科，通过早期识别、积极评估、控制疼痛和治疗其他痛苦症状，包括躯体、心理、社会和宗教的（心灵的）困扰，来预防和缓解身心痛苦，从而改善面临威胁生命疾病的患者和照料者的生活质量。这一定义在某种程度上可以理解为：姑息治疗要坚定生命的信念，并把死亡视为正常的过程，既不促进死亡，也不推迟死亡，把生理、心理、精神治疗联合在一起。2019年NCCN指南更新姑息治疗的定位为：姑息治疗是一种以患者／家属／照料者为中心的医疗保健，注重对痛苦症状的优化管理，同时根据患者／家属／照料者的需要、价值观、信仰及文化，集合心理社会支持和精神关怀。姑息治疗的目的是预测、预防和减少痛苦，并为患者／家属／照料者尽可能提供最好的生活治疗，而不论疾病处于哪个阶段或对其他治疗方法有哪些需求。姑息治疗可以从诊断时开始，应与控制疾病、延长生命的治疗方法同时进行，并促进患者的自主权、信息获取和选择的权利。当疾病控制、延长生命的治疗方法不再有效、不适宜或不渴望的时候，姑息治疗成为治疗的主要焦点。姑息治疗应该由初始的肿瘤团队提供，然后按需要通过与姑息治疗专家的跨学科团队合作进行扩充。

"有时去治愈，常常去帮助，总是去安慰。"这是美国医生特鲁多的墓志铭，讲述了为医的三种境界，概括了医学救死扶伤的职责，表达了一个道德高尚的医生对待患者的心态，以及一种理性的谦卑、职业的操守和医学人文的朴素境界，同时也表明了医学的局限性。人体是世界上最复杂和不确定的机器，医生不能治愈每一个患者、每一种疾病，但是这绝对不是说医生可以无所作为，一位真正的大医则总是去安慰，自始至终地感知患者、关爱患者。但在现实工作中，这很难做到，在医学的众多专业学科中，姑息/支持治疗最强调对患者全方位的关爱，针对那些对治愈性治疗无反应的患者（肿瘤、非肿瘤等），给予全面、主动的治疗和护理，控制疼痛及患者有关症状，并对心理、社会和精神（灵性层面）的问题予以重视，其目的是为患者及家属赢得最好的生活治疗。

ESMO对姑息治疗的标准包括（Jordan et al，2018）：①医疗机构应将姑息治疗整合到癌症治疗的整个过程中，这既是常用的肿瘤治疗的一部分，也用于有特殊姑息治疗需求的患者；②所有癌症患者都应在他们初诊时，在适当的时间间隔或根据临床指征筛查姑息治疗的需求；③应告知患者/家属/照料者，姑息治疗是他们综合癌症治疗的一个组成部分；④应向所有卫生保健专业人员和学员提供教育计划，以便他们能学到有效进行姑息治疗的知识、技能和态度；⑤姑息治疗专家和跨学科姑息治疗团队（包括有执照的姑息治疗医师、高级执业护士、医师助理、社会工作者、牧师和药剂师）应该便捷地向请求他们或需要他们专业支持的患者/家属/照料者提供咨询或直接的治疗；⑥姑息治疗的质量应受医疗机构质量改进计划的监控。

肿瘤姑息/支持治疗分三个阶段：第一个阶段是面向可能根治的癌症患者，采用抗肿瘤与姑息/支持治疗相结合的方式，缓解肿瘤及抗肿瘤治疗所致的症状及不良反应，给予对症支持治疗，保障治疗期间的生活质量。从一开始的安抚

到全面评估、多学科联合会诊、手术、术后随访等一系列过程，正是对姑息/支持治疗理念"全程、全人、全家、全队"的很好诠释。姑息/支持治疗从不同的视角为患者分析决策。其中随着疾病诊疗的进行，很多患者进入了病情稳定期，这时患者对姑息治疗的需求降低，而对患者的关注点则主要集中于自身新角色的确认和康复治疗等。第二个阶段是帮助患者在肿瘤晚期与肿瘤和平共处。现在，虽然医疗水平不断提升，但肿瘤的早诊早治仍然存在很多困难，患者一般不会主动到医院就诊，而一旦出现症状到医院就诊时，极有可能已是晚期。对于这部分晚期患者，抗肿瘤治疗已经不能使其获益，这个阶段则以姑息/支持治疗为主，主要对象为无法根治的晚期肿瘤患者，让他们在舒适的状态下，带瘤生存，让患者学会将肿瘤视为一种像高血压、糖尿病一样的慢性疾病，以缓解症状、减轻痛苦和改善生活质量为主要目的。而达到这一目的需要肿瘤内科、疼痛科、康复科、心理科、中医科及护理等多种治疗手段有机结合。第三个阶段是姑息/支持治疗的最后一个阶段——临终关怀，即让生命有尊严地结束。姑息/支持治疗对于所有深陷这类痛苦的个体和家庭，不分年龄、种族、疾病类型、性别、地域，都应该触手可及。生命是一个过程，而死亡是生命的终点。我们既不要加速死亡，也不要去延缓死亡。我们反对放弃治疗、过度治疗、安乐死等任何不尊重生命的做法。

肿瘤姑息/支持治疗对目前肿瘤治疗的发展具有深远意义，在治疗理念、医疗资源、医患关系等方面有重大意义。首先，姑息/支持治疗将由"疾病为导向"转为"以患者为导向"的治疗理念。随着诊疗理念的进步，从原有单一的"生物医学模式"逐渐向"生物-心理-社会医学"的模式转变，其中姑息/支持治疗就是模式转变的具体体现，这需要全体医师乃至全社会给予患者及其家属更多的人文关怀和帮助。姑息医学是现代新医学模式的全面体现，它更关注的是"生病的人"，而不仅仅是"人的疾病"。其次，整合医疗资源，节约医疗成本。姑息医学在美国、欧洲和亚洲一些发达国家都已经证实了其符合最小化的卫生经济学评估，肿瘤姑息/支持治疗的应用有利于有限的医疗公共资源合理分配和利用。再

次, 和谐医患关系。姑息 / 支持治疗的主要目的就是缓解癌症患者的症状和对其进行心理精神方面的支持帮助, 提高生命质量。姑息 / 支持治疗十分注重与患者及其家属的沟通, 提倡医护与患者是伙伴、平等的关系, 而且对医务人员沟通技巧的培训在姑息医学教育培训中占有十分重要的地位, 对建立和谐的医患关系具有重要的临床意义, 也是社会和谐发展不可或缺的一个重要方面。

（二）国内外老年肿瘤姑息 / 支持治疗现状

美国前第一夫人芭芭拉·布什于 2018 年 4 月 17 日在美国休斯敦家中安详地、有尊严地辞世, 享年 92 岁, 去世时身边有许多家人相伴, 追思会上充满了幽默与笑容。芭芭拉·布什在临终前的选择实践了她生前一直支持的临床关怀与姑息治疗。她的去世再次引发了关于临终关怀选择, 以及临床关怀和姑息治疗之间的差异的讨论。

许多美国人在医院或疗养院等地方离世, 然而接受的治疗有时是与他们生前的愿望不一致的。为了确保这种情况不会发生, 老年人需要知道他们自己的临床护理选择是什么, 并提前向护理人员说明他们的生前愿望。例如, 如果老年人想要在家中死亡, 接受临终关怀以治疗疼痛和其他症状, 并且让医疗服务提供者和家人了解这一点, 那么他或她将不太可能在医院中接受那些不必要的治疗。

姑息 / 支持治疗的理念自 20 世纪 80 年代便引入中国。1990 年, 著名肿瘤学专家孙燕院士等首次将 WHO 倡导的"肿瘤三阶梯止疼"治疗理念推向全国。1994 年, 中国抗癌协会癌症康复与姑息治疗专业委员会（The Committee of Rehabilitation and Palliative Care, CRPC）在李同度教授等前辈的推动下正式成立。此后, 在 CRPC 的于世英教授、王杰军教授等多位专家的努力下, 姑息 / 支持治疗在我国有个长足的进步与发展。北京大学肿瘤医院姑息治疗中心是在季加孚院长倡导下建立的国内首家肿瘤姑息治疗中心。姑息治疗中心主任刘巍教授阐述了对姑息 / 支持治疗的理解。她认为姑息治疗并不意味着放弃治疗, 恰恰相反, 姑息 / 支持治疗意味着更加积极的治疗, 意味着对患者的生活给予更多的、全方位的干预。同时, 北京大学肿瘤医院姑息治

疗中心也在探索适合中国内地的姑息 / 支持治疗模式, 构建了姑息 / 支持治疗"WARM 模型", 将不同量表有机结合起来动态评估患者症状, 评估姑息 / 支持治疗的整体效果, 以提高姑息 / 支持治疗的质量。

W-Whole, 姑息治疗应贯穿肿瘤治疗全过程, 为患者提供身心社灵全方位的呵护。

A-Assessment, 评估患者状况、整体需求; R-Revaluation, 动态评估, 根据临床反馈持续改善干预策略。

M-MDT Management, 肿瘤姑息治疗的多学科会诊。

肿瘤的姑息 / 支持治疗是一项崇高的事业, 而目前国内一些医疗机构和肿瘤科医生、患者和患者家属对姑息 / 支持治疗的理解并不全面、甚至存在误解, 一些医学院毕业生、临床医师对姑息 / 支持治疗领域不感兴趣, 统一的规范化、科学化的姑息治疗模式仍有待创立, 这一系列问题的存在均说明我国姑息 / 支持治疗的发展仍然知易行难。

2015 年经济学人智库发布了全球死亡治疗排名报告, 中国在 80 个国家中排名 71。报告指出, 中国是少数几个低收入国家中对姑息治疗需求较高的国家。2020 年中国将有 13% 的人口达到 65 岁及以上, 相比之下印度却只有 6%, 这意味着中国将有更庞大的姑息治疗需求, 如何让人民有尊严地死去将是一项长期艰难的课题。2016 年 4 月复旦大学华山医院及南京医科大学无锡人民医院共同发文指出, 在中国阻碍姑息治疗发展的主要三大障碍。第一, 大多数中国人认为只有即将死亡的人才需要姑息治疗。许多人并没有意识到姑息治疗有助于癌症患者, 且其对于良性疾病患者也同样具有重要作用。姑息治疗, 不只是针对临近死亡的患者, 其适用于疾病的任何阶段。第二, 医疗花费以及国家政策的缺失是最重要的问题。目前, 姑息治疗并未纳入医保, 国家层面也未对姑息治疗进行推广, 因而财政负担将是一大挑战。第三, 姑息治疗专业人才严重缺乏。在中国的医学院校, 姑息治疗和临终关怀都不是必修课, 仅在少数的医学院有相应的选修课程。在一项对中国 201 为临床医生的调查中, 66% 的参与者并不完全清楚镇痛药吗啡的使用

剂量，这使得本来是国际通行、用量最大的癌痛治疗药物吗啡，在中国使用量却很低。此外，中国的医学教育更重视治疗疾病本身，许多医生沟通技巧较差，使得姑息／支持治疗在中国的推行较为困

（三）老年肿瘤姑息／支持治疗模式

30年前加拿大学者创立的姑息治疗模型推动了对姑息治疗的认识。最近的一个比较有效的视觉模型将"姑息康复的趋势"描述为房屋模式，这种模式旨在说明姑息治疗是一个循序渐进的过程，其中包含了从"以治疗为目的"的支持治疗阶段到姑息治疗阶段等丰富的内容。

癌症患者的需求包括癌症控制、症状管理和社会生活再适应等。三者之间相互关联，需动态评估、及时调整、针对性处理。主要症状包括：疼痛、食欲减退、焦虑、便秘、抑郁、呼吸困难、乏力、恶心、呕吐、呃逆、失眠、口腔问题、腹泻、多汗、谵妄、恶病质、终末期烦乱不安和终末期呼吸问题共18种症状，以及生存意义、尊严、宗教和灵性等有关社会问题和灵性困扰方面的问题。

姑息／支持治疗团队是一个多学科团队，与患者、患者家属及患者的其他医生合作，提供医疗、社交、情感和实际支持。该团队由姑息治疗专业的医师和护士组成，其中还包括社会工作人员、营养学家和牧师等。肿瘤姑息／支持治疗团队会更加关注筛查和评估疾病本身引起的症状及患者、家属的社会适应需求，并加以干预，保证良好的生活质量。姑息／支持治疗不是简单的临终关怀，也不是放弃治疗，更不是单纯的嘘寒问暖或症状管理，而是有自己独特的"临床路径"及"诊疗体系"。主要包括筛查、评估、干预、再评估、患者死亡后的居丧服务等一系列过程。

筛查包括对不可控制的症状、严重影响癌症诊断即治疗的情绪障碍、严重的身心疾病和社会心理问题。

评估包括生存期预计、患者及家属关注的疾病过程及决策、患者及家属对姑息治疗的需求等。

干预措施形式多样，包括抗肿瘤治疗和非抗肿瘤治疗、药物治疗或非药物治疗等。国际姑息治疗学会推荐的33种基本药物可满足控制影响

癌症患者生活质量及生命的常见问题。

（韩　颖）

二、老年肿瘤姑息／支持治疗的原则和措施

（一）老年肿瘤患者肿瘤姑息／支持治疗的原则

2016年牛津大学出版社出版的《姑息治疗与支持治疗手册》中将姑息／支持治疗概念延伸到诊断前直至死亡后，以及癌症生存者；2018年1月，欧洲肿瘤内科学会（ESMO）更新了支持和姑息治疗意见书，提出支持治疗＋姑息治疗＝以患者为中心的治疗（optimal patient-centred care）；根据最新的2019年姑息治疗NCCN指南及世界卫生组织（WHO）中提出的姑息治疗不以治愈疾病为目的，而是提高患者／家属及照料者的生活质量，通过早期的认识及准确的评估以及对其躯体、社会、心理及精神等各种问题的治疗达到预防和缓解这些痛苦的目的。姑息治疗以"团队"的形式为患者／家属及照料者提供支持，包括解决实际问题，提供居丧服务（Dio Kavalieratos et al，2016）。

以患者为中心的干预，关注患者的生活质量，首先需要评估，然后监测患者健康状况的变化，从而进行癌症相关症状管理以及抗肿瘤治疗不良反应、并发症的预防和管理。在生命的末期让患者能够尊严离世和从容离世。姑息／支持治疗，不仅仅强调"治病"，更强调"救人"，世界癌症宣言的九大目标：强调重视癌症的全程管理和控制、重视康复、姑息和支持治疗、有效的控制癌痛和心理痛苦，制订"私人定制"的治疗方案。癌症支持疗法多国学会（Multinational Association of Supportive Care in Cancer，MASCC）上提出癌症患者支持治疗是一项涉及范围广泛、整体、全方位的诊疗。从癌症诊断、治疗及治疗后全程的躯体和心理症状管理、优化康复、第二癌症预防、癌症生存者、终末期疗护均是姑息／支持治疗不可或缺的一部分。姑息／支持治疗的获益包括缓解症状及癌症并发症、预防和降低治疗的毒性、增进患者和家庭／照顾者之间的沟

通、提高抗肿瘤治疗耐受性并增加疗效、减轻患者及照顾者情绪的负担等六方面。

姑息/支持治疗主要策略强调为患者/家属/照料者提供"五全照护"，即全人、全家、全程、全队、全社会。全人是指满足患者身体、心理、社会及灵性的需要；全家是指生病期间及病人去世后，对于患者及家属进行的专业性照护；全程是指照护患者直至死亡，也帮助家属居丧期的照顾；全队是指包括医生、护士、心理咨询师、社会工作者、灵性照顾师、志愿者等组成的多专业团队，对患者全家提供照护；全社区是指动员全社会的力量，传播科学理念、制定政策法规，整合全部社会资源，为患者在家庭或者社区中提供全面照护，更好地帮助患者及其家属。

姑息/支持治疗的个体化管理包括正确的时间（Right Time）、正确的干预方法（Right Treatment）、正确的人群（Right Patient）与正确的靶标（Right Target）。2010年美国麻省总医院专家发表在新英格兰杂志上的单中心151例晚期非小细胞肺癌患者，早期姑息治疗不仅患者的生活质量得到改善，而且延长了患者2.7个月的中位生存（Temel et al，2010）。这是姑息治疗甚至支持治疗里程碑式的研究。姑息/支持治疗要尽早开始，并贯穿疾病始终，不同的疾病阶段姑息/支持治疗的目标不同，采取的治疗手段也不尽相同。2016年、2017年美国临床肿瘤协会（ASCO）大会上均有来自麻省总医院对早期姑息治疗的研究，其将新诊断的无法治愈的肺癌和胃肠道肿瘤患者随机分到早期整合姑息治疗联合抗肿瘤治疗组和单纯抗肿瘤治疗组，研究结论指出患有无法治愈癌症的患者接受早期整合姑息治疗，会使用更多的积极性应对策略，这使得他们获得更好的生活质量以及更少的抑郁症状（Susanne et al，2017）。姑息治疗可能是通过提供给患者有效的应对技巧来提高生活质量和改善情绪的。

肿瘤的放化疗在肺癌的治疗中占有一定比例，在其治疗过程中需注意评估风险因素，并不是所有的患者都有必要接受姑息/支持治疗，关键在于筛选出加入早期姑息/支持治疗会获益的患者，2017年ESMO发表的"Triggers评估工具"的研究，针对哪些患者是接受姑息治疗的

right patient进行了风险评估，"Triggers"实质上是一种评估量表，其包括了肿瘤病情、躯体症状、心理状态、社会功能等多方面因素，从而能够比较全面地评估出患者的姑息治疗需求，以决定是否早期介入姑息/支持治疗。

Triggers评估工具包括以下7个方面：①一线治疗后肿瘤病情的进展；②ECOG评分2分或者更差；③肿瘤急症或者非计划住院；④严重或者不可耐受的症状；⑤食欲差、高钙血症或者任何的积液；⑥中度或者重度的心理问题或者出现抑郁；⑦令人困扰的复杂的社会关系问题。具有其中任何一项可称为"Triggers"阳性。利用"Triggers"评估工具让肿瘤科医师第一时间发现患者的姑息治疗需求，并与姑息治疗专科及时开展多学科协作，从肿瘤治疗、症状管理、心理抚慰、社会支持等多方面进行治疗干预。通过"Triggers"评估工具搭建了一座在肿瘤科首诊医疗团队、姑息治疗团队间的合作桥梁，同时更好地进行量化评估和指导治疗。

2019年最新版NCCN姑息治疗指南中也指出，当患者满足以下任何一项时需进行姑息/支持治疗干预：①难以控制的症状；②与肿瘤诊断和治疗相关的中重度心理痛苦；③伴随严重的躯体、精神和社会心理疾病；④患者/家属/照护者担心疾病病程和难于做出治疗决策；⑤患者/家属/照护者有姑息/支持治疗的需求；⑥转移性实体肿瘤和难治的恶性血液病；⑦其他体能指征可能包括：体能状态差、持续高钙血症、脑或脑脊液转移、谵妄、恶性肠梗阻、上腔静脉综合征、脊髓压迫、恶病质、恶性胸腔积液、需要姑息性放置支架或行姑息性胃造瘘术；⑧寿命可能有限的疾病。

随着我国人口老龄化，肿瘤发病率、死亡率也逐年递增，老年肿瘤患者身体重要器官功能及认知功能减退，合并疾病及合并用药增加，缺乏典型症状，抗肿瘤治疗的耐受性下降，药物的不良反应增加。我国在储大同教授引领下于2006年成立了老年肿瘤专业委员会（CGOS），致力于国内外老年肿瘤学领域研究，更强调在治疗中提高病人的生存质量、延长生存期的目的。

基于姑息治疗理念及老年肿瘤患者的特点，根据WHO提出了姑息/支持治疗的以下原则：

①缓解疼痛及其他造成痛苦的症状；②肯定生命并把死亡看成一个正常的过程；③对死亡既不延长，也不促进；④对患者身心、社会、心灵的关顾，使其尽可能主动的生活；⑤给家庭提供一个支持系统，妥善地照顾患者，正确处理居丧期；⑥提高生活质量可能对疾病过程起到正面的影响；⑦姑息／支持治疗应尽早地用于疾病早期，与放疗／化疗等抗肿瘤治疗相结合。

（二）老年肿瘤姑息／支持治疗的实施

早在 2002 年 6 月，ESMO 小组向瑞士卢加诺全国代表大会提交并审批通过了一项政策声明，强调了肿瘤学家在支持和姑息治疗中的重要作用，应由肿瘤学家实施姑息／支持治疗。肿瘤医生必须熟练掌握癌症姑息／支持治疗技能，以及终末期治疗。

2018 年 ESMO 姑息／支持治疗意见书强调肿瘤科医生必须掌握支持／姑息治疗的理念和践行实践，提出肿瘤科医师在几个方面应该做到全面、及时、动态评估、干预和管理（表 10-3-1）。对不良事件进行危险分层；及时预防、积极治疗；有效保障患者化疗安全；掌握正确给药剂量与合理时机；有效保障化疗剂量增加生存获益。

与此同时，姑息治疗最新版 NCCN 提出一致的肿瘤科团队需根据患者／家属／照护者的目标／价值观／期望／优先选择，权衡抗肿瘤治疗的获益／负担，对患者的不适症状（疼痛、呼吸困难、恶病质、恶心、呕吐、便秘、腹泻、恶性肠梗阻、疲乏、失眠等）、社会心理痛苦、教育和信息需求及文化因素进行评估，可与姑息治疗专科医生协作，或与其他医疗专业人员协作治疗患者，必要时转诊至适当的医疗专业人员机构，并在合适的时机推进患者转诊至临终关怀机构。在干预措施实施过程中及时进行再评估。

再评估过程中，出现以下情况之一者，需要咨询肿瘤治疗专科医生：①诊断为寿命有限的癌症患者；②由于患者存在的一些因素（如对抗

表10-3-1　肺病患者姑息/支持治疗评估表

评估	监测和干预（患者健康状况变化时，推荐应用 PROMs 或其他经过验证的评估工具进行评估）	癌症相关症状管理及其他需求	抗肿瘤治疗不良反应、并发症的预防和管理
癌症与抗肿瘤治疗相关症状，不良反应、并发症	抗肿瘤治疗不良反应，尤其免疫治疗相关性	疼痛	恶心、呕吐
	抗肿瘤治疗依从性（如口服抗肿瘤药物）	疲乏	贫血
心理障碍，心理痛苦		恶心、呕吐	发热性中性粒细胞减少
睡眠问题	非计划性就诊或住院的频率	便秘、腹泻	疲乏
灵性和存在的事宜	特殊生存者需求	厌食、恶病质、早饱	疼痛
合并症	应对机制	呼吸困难、气短	感染
营养状态	了解疾病、治疗及疗护的选择	水电解质紊乱	皮肤毒性
性问题	患者和照顾者信息（需要时文化协调者提供帮助）	伴有骨转移患者骨相关事件预防	神经毒性
癌症疾病的预后和应对		焦虑	免疫相关的不良反应
	制订治疗决策	抑郁	腹泻、便秘
家庭／照顾者问题	晚期疗护计划	睡眠障碍	黏膜炎
社会经济问题	终末期和临终准备	穿刺术	肾功能损害
其他未满足的需求	家庭痛苦和照顾的角色	忍耐力、抵抗力和平衡力训练	心脏毒性
	专业的支持网络		性功能问题
	失去自主能力	支持了解疾病本身以及诊断，治疗方案和预后	内分泌紊乱
	心理痛苦		关节痛
	存在，灵性、宗教需求	支持患者和家庭决策过程	癌症治疗所致骨质流失
	其他监测和干预事宜	组织和协调社区支持网络	中心血管插入设备的维护
		应对声明有限的期望	不育症的预防
		其他管理问题	水电解质紊乱
			其他症状管理问题

肿瘤治疗评估有限、快速进展的功能下降或持续功能状态差等）使抗癌治疗选择有限；③拒绝参与姑息照护方案的制订；④存在常规治疗效果差的不适症状；⑤心理痛苦评分高；⑥需要进行有创操作；⑦经常看急诊或住院；⑧需要重症监护者（尤其涉及多器官系统衰竭或需要长期机械支持）；⑨交流障碍或要求加速死亡者等。

对于终末期老年肿瘤患者，可采用我国的生存期评估方法，即临终患者病情评估表（表10-3-2）（毛伯根 等，2009）预计患者生存期，准确地评估生存期意义重大。准确的预测生存期可提供以下帮助：①尽早制订医疗计划，确定最优治疗方案；②为患者 / 家属提供信息，并据此满足其特殊需求；③建立临终关怀体系的准入条件；④开展临床试验设计与分析；⑤作为制定政策时的参考。

总之，姑息 / 支持治疗可以有效地保障老年肿瘤患者的抗肿瘤治疗安全，从而增加患者的生存获益。主动、早期给予肿瘤患者和家庭实施姑息 / 支持治疗，不仅让患者活得更好，进而可以活得更长。

（夏丽娜）

三、老年肿瘤围术期的姑息 / 支持治疗的原则和特点

年龄是肿瘤发生发展的独立危险因素，大部分恶性肿瘤患者年龄较大，且我国已进入老龄化社会，使针对老年肿瘤患者的手术治疗更加普遍。由于老年患者具有更多的年龄相关问题及较大个体差异，共病（同时患 2 种及以上慢性病）、衰弱等多方面因素使手术发生不良事件的风险显著增加。因此，如何对老年肿瘤患者进行姑息支持治疗，以期降低围术期风险、减少并发症、提高围术期生活质量成为重点关注的问题。

围术期是指围绕手术的全过程，从患者接受手术治疗开始，到手术治疗直至基本康复，包含手术前、手术中及手术后的一段时间，具体是指从确定手术治疗时起，直到与这次手术有关的治疗基本结束为止，时间在术前 5 ~ 7 天至术后 7 ~ 12 天。而围术期的姑息 / 支持治疗的原则是

全程、全方位为患者考虑，充分进行病情评估，不应只看手术是否能够治疗肿瘤，更要考量患者预期生存时间以及有无共病、患者远期结局，是否延长患者健康预期寿命，维持患者功能状态、尽量避免手术带来生活依赖和生活质量下降。因此围术期的姑息 / 支持治疗需要包括手术科室、肿瘤内科、姑息治疗科、麻醉科、康复科、营养科、药剂科、社会工作者等各层次专业人才组成跨学科团队，进行综合评估和全程、全方位、个体化的管理。

（一）术前评估及管理

针对患者，手术前需要进行充分的宣教活动，帮助患者进行心理方面和躯体方面准备。在心理方面，部分患者可能无法正确面对和认识自身疾病，手术本身又是一种强烈的心理应激，因而恐惧和焦虑是术前患者较为普遍的心理。已有研究表明，经过心理准备而情绪平静的患者，能更好地耐受麻醉，减少术中危险和术后并发症。因此，医务人员应注意增进与患者及家属的交流，了解患者的心理变化及需求，对不同患者，可采用画册、多媒体、展板等多种形式介绍麻醉、手术方法、效果以及可能发生的并发症及预防措施、手术的危险性、手术后的恢复过程及愈后等事项向病人及家属进行客观交代，使患者知晓自己在此计划中所发挥的重要作用，以获得患者及其家属的理解配合，缓解其焦虑恐惧及紧张情绪，并帮助患者给予饮食指导和术前功能锻炼等指导。还可以请术后恢复期的患者进行现身说教，使患者对手术充满信心，尽可能减轻患者的焦虑和抑郁，以积极的心态面对手术。在躯体方面，帮助患者维持良好的生理状态，以安全度过手术和手术后的过程。进行术前康复指导，如呼吸训练、床上大小便、咳嗽和咳痰方法、肢体功能训练等，有助于患者在术前将躯体机能状态调整至最佳。至少术前两周开始停止吸烟。

对于医务人员，需对患者进行充分的术前评估，以帮助发现潜在风险，通过积极干预以规避或降低风险。对于伴有共病的老年患者，稳定的慢性病并不需要额外干预，术前仅需将其"最佳化"，而非"彻底纠正"。针对营养状态，肿瘤患者的营养支持应该是一个全程的营养管理过程，为患者制订好营养支持方案后，患者是否落

表10-3-2　临终患者病情评估表

序号	评估项目	评估等级					评估时间		
		100%	50%	30%	20%	10%	入院	1周	1个月
1	摄入	平时正常量　18	平时半量以下　9	少量流质　5	少量啜饮　3	仅口唇蠕动*　1			
2	体能生活	自主行走，全自理　18	搀扶行走，大部分自理　9	大多卧床，用餐　9	卧床能坐靠，能交流　5	仅能肢体依靠，吞咽*　1			
3	年龄（岁）	<50　10	50~69　5	70~79　5	80~90　3	>90　1			
4	呼吸（次/分）	正常　10	活动后气促　10	平卧时气促　5	>30或<10*　2	张口点头样　1			
5	神志	正常　10	淡漠，眼神呆滞　10	嗜睡或烦躁　5	浅昏迷*　2	深昏迷或见"回光返照"#　1			
6	血压-收缩压	正常　6	<平时值20%　6	<100 mmHg　3	<80 mmHg*　2	<70 mmHg#　0.5			
7	脉搏（次/分）	正常　6	>100或减不齐　6	>120或<60　3	>160或<50*　2	<45#　0.5			
8	营养状态	无消瘦　6	略有消瘦，体质下降>10%　6	轻度消瘦，体质下降>20%　3	中度消瘦，体质下降>30%　2	重度消瘦，体质下降>40%　0.5			
9	脏器状况	无损伤　4	非重要脏器损伤　4	1个重要脏器损伤　2	2个重要脏器损伤　1.5	3个以上重要脏器损伤　0.5			
10	体温-腋下（℃）	正常　4	>37.1　4	>38　4	>39或<36.2*　1.5	>40或<35.7#　0.5			
11	尿量（ml/d）	正常　4	略减，>700　4	减少，>400　2	少尿，<400*　1.5	无尿，<100#　0.5			
12	水肿	无　4	下肢水肿　4	全身水肿　2	伴胸、腹水　1.5	伴胸、腹水及呼吸限制　0.5			
	共计								

1. 上表中含"*""#"为限定警示指标内容

2. 重要脏器指对生命延续有明显影响的脏器，如心、肝、肺、肾、脑，损伤包括脏器转移和（或）功能衰竭（下降）

3. 血压的平时值指发病以前，血压在同样条件下的平均（3次以上）测量值

4. "回光返照"指恶性肿瘤或其他衰竭性疾病的患者，在临终前出现短期的"食欲增加，精神亢奋、神志转清、思维清晰、开口说话、肢体动"等现象，1~3 d后病情急转、出现死亡

5. 某些初入院患者，病情尚不稳定如颅内压增高、高热、严重感染，需待急症病况得到控制才能评估，本评估所得结果建立在安宁护理和缓和医疗的基础之上。入院评分<25分，每3分预计生存时间为1天；入院评分25~35分，每2.5分预计生存时间为1天；入院评分36~50分，每2分预计生存时间为1天；入院评分>50分，每1分预计生存时间为1天。如出现警示标识内容，符合"#"2项以上或符合"*"内容3项以上，预计生存1~3天

实、最终能否达到营养支持治疗的目标，需要定期监测和疗效评估，根据评估结果调整营养支持方案。应由包括营养师、主管医师、护师等在内的多学科团队进行管理，执行规范的管理流程，帮助患者达到最好的营养治疗效果。可采用NRS2002筛查营养不良风险，有营养不良风险或已发生术前营养不良者，优先考虑口服营养制剂。注意有无呛咳及吸入风险，营养干预初始阶段应警惕再喂养综合征。对于营养不良高风险、老年及疾病相关营养不良、腹部大手术患者，应考虑术前营养支持2周以上。

衰弱反映了老年患者的生理储备能力下降、不足以对抗应激状态。衰弱患者在围术期更容易发生各种不良事件（如心脑血管意外、感染、血栓、谵妄等），对于衰弱老年患者，非急症择期手术是否有必要进行，需充分考虑利弊和相关风险。

（二）术中管理

老年患者围术期麻醉风险高，术中姑息/支持管理主要需麻醉科医师负责，手术团队成员应了解相关内容，包括麻醉方式、术前器官功能评估与优化、术后镇痛及恶心等不适的对症治疗，是否具有潜在风险。共同制订最佳决策，监测不良反应。老年患者术中面临的风险和术中管理的难易在相当大程度上取决于术前准备是否充分。

（三）术后管理

在术前及术中需要预防处理的注意事项在术后同样适用。姑息治疗团队的积极介入，康复和周全的转诊医疗，有助于促进功能康复，让患者尽可能恢复到术前状态。

姑息团队成员均应了解和重视患者镇痛，监测疼痛情况。既要有效控制疼痛，又要降低镇痛相关不良反应发生率，加速患者术后肠道功能恢复，早期经口进食和下地活动。老年患者对于阿片类药物较敏感，其认知功能、呼吸系统易受到影响，使用原则为降低起始剂量，滴定增量，采用最低有效剂量控制疼痛，同时制订排便计划以预防便秘。老年患者术后过度镇静容易导致肺部并发症、诱发谵妄、延迟康复，应尽量避免使用巴比妥类、苯二氮䓬类、肌肉松弛剂及有催眠效果的药物。

研究显示术后尽早恢复经口进食、饮水及早期口服辅助营养可促进肠道运动功能恢复，有助于维护肠黏膜功能，降低术后感染发生率及缩短术后住院时间。一旦患者恢复通气可由流质饮食转为半流饮食，摄入量根据胃肠耐受量逐渐增加。应鼓励添加口服肠内营养辅助制剂，出院后可继续口服辅助营养物。

老年患者术后较长一段时间内会出现功能变差，在此期间容易发生各种不良事件，如感染、营养不良、疼痛、跌倒等。因此需要姑息团队的全人、全程管理呵护，使之术后尽快达到功能最佳状态、提高生活质量。如姑息治疗团队应了解患者的镇痛方式及用药，并监测疼痛情况，采用最低且有效剂量控制疼痛，同时预防镇痛药物的副反应。术后早期需抬高床头、坐起及下地活动，预防肺部感染等并发症。老年患者术后的功能变差，加之环境陌生，容易发生跌倒、坠床。因此在术后看护中应注意预防跌倒、坠床。且老年患者术后往往无法恢复正常进食，需给予肠外营养或经肠内营养置管等营养支持治疗。

（王云逸）

四、老年肿瘤放疗期间的姑息/支持治疗

放疗是一种局部治疗肿瘤的手段，在恶性肿瘤的治疗中占有重要的地位。我们在关注其抗肿瘤治疗疗效同时，也应重视它所带来的不良反应，给患者提供相应的支持护理治疗。放疗不良反应既可以局限在放疗靶区的局部，也可能会出现全身反应。

全身反应主要表现为系统器官功能紊乱失调，如疲乏，恶心、身体衰弱、免疫力下降等。此时老年患者应注意多休息，少食多餐，加强营养。症状轻微者仅需适当饮食调整，包括避免食用过甜、辛辣油腻的食物。多吃富含维生素A的蔬菜、优质蛋白如鸡蛋、鱼肉等易消化食物，帮助机体修复损伤的组织。若症状较重者，则需根据营养缺失程度采用肠内或联合肠外营养支持。有研究发现，营养状况较好的患者对肿瘤治疗及其副作用有更强的耐受性。因此，改善营养状况，提高机体免疫力是治疗中十分重要的一环。对于骨髓抑制，尤其是对扁骨、骨髓、脾的大范围照射，部分患者可出现放疗中或放疗后外

周血白细胞、红细胞、血小板下降。有同步化疗或之前有多次化疗史者，血象下降更明显，白细胞和血小板下降更快。骨髓抑制会对人体产生危害，如白细胞下降患者感更容易发生严重感染，血小板下降会有出血倾向。为了预防这些不良事件发生，放疗期间需定期查血，根据具体情况应用升白细胞和（或）升血小板的药物纠正血象下降，并注意保暖避免感染，防止摔伤。严重者需停止放疗，支持对症治疗。

放射性皮炎是肿瘤放射治疗最常见的并发症，发生率可在 90% 以上。放射性皮炎可引起局部红斑和水肿、皮肤脱屑、脱发、纤维化和组织坏死，影响美观并导致患者的生活质量下降。严重的放射性皮炎甚至需要改变治疗方案或延迟，从而降低肿瘤控制率。因此，姑息治疗团队在需在放疗期间对患者进行相应的支持帮助。

放射性皮炎可能是急性或慢性，可表现为红斑、毛发脱落、皮肤脱屑、溃疡或组织坏死等。急性皮肤改变出现在放疗开始后 90 天内。治疗后 90 天至结束后数年内均可出现迟发效应。迟发的皮肤改变包括皮肤萎缩、纤维化、色素沉着改变等。皮肤反应在有皱褶的地方更严重，如腋窝、腹股沟以及会阴部、乳房下皱褶等。平时应避免应用收敛化妆品、剃须水。因患者个体化差异较大，影响因素较多，目前还没有统一推荐的预防治疗放射性皮炎的措施。可以应用温和的肥皂水，洗涤要轻柔；平时保持皮肤干燥。放射靶区穿宽松透气的衣服。治疗期间不要清除靶区的皮肤标记物。

随着人的老龄化，皮肤角质层变薄，皮肤相对更薄、更干，对各种损伤的修复能力下降，皮肤呈鳞屑状，手掌、足底皱褶加重。干燥皮肤导致发痒、鳞状脱皮、裂纹，使得容易发生感染，所以要重视放疗中及放疗后老年人的皮肤护理。淋浴或泡温水浴后涂抹医生推荐的保湿润肤霜可帮助结合角质层的水分，缓解皮肤干燥。足够的水分对于维持皮肤健康及预防皮肤破溃同样重要，适量饮水、应用加湿器也可帮助缓解皮肤干燥。全面健康饮食对维持皮肤健康起着重要作用，蛋白质是维持皮肤最佳状态、促进皮肤恢复所需的主要营养素。优质蛋白质来源包括奶制品、肉食、海产品、蛋类、坚果等。维生素 A 和 C 有助于上皮和胶原蛋白形成和伤口愈合。

对于头颈部肿瘤接受放疗的患者，几乎所有患者均会出现不同程度的口腔干燥或口腔黏膜炎，可影响患者说话、吞咽，也可发生味觉改变或减弱，严重影响患者的生活质量。目前引发口腔干燥的具体机制尚未阐明，无完全有效的预防和治疗方法。生理盐水漱口是有益的，可保持口腔湿润清洁；禁忌辛辣刺激性食物，戒烟酒。含有乙醇的漱口液可能导致口腔疼痛。对于放射性干燥症的预防，可改进放疗技术，降低局部损伤。放疗后的口腔干燥治疗可使用合理的药物治疗，如氨磷汀、抗菌冲洗法、毛果芸香碱等。局部止痛包括：阿司匹林（可以漱口）、对乙酰氨基酚（可以漱口）、局部止痛剂利多卡因、局部用激素。

老年人群是恶性肿瘤的高发群体，病发后患者长时间受到疾病影响，身体健康程度往往会下降；加上老年患者本身容易合并心脏病、慢性阻塞性肺疾病等多种基础疾病，使得老年患者只能采用放疗治疗疾病。然而由于年龄的增长和伴随基础疾病等原因，老年人对放疗的耐受性差。胸部恶性肿瘤经放疗后，在放射野内的正常肺组织受到损伤而就会引起炎反应，导致放射性肺炎。放疗的目的是延长老年肺癌患者的生存时间，而放射性肺炎的发生，不仅降低了老年肿瘤患者的生活质量，甚至威胁其生命安全，因此姑息治疗团队须加以重视。放射性肺炎轻者无症状，炎症可自行消散；重者肺部发生广泛纤维化，导致呼吸功能损害，甚至呼吸衰竭。放射性肺炎是影响放疗主要剂量的限制性因素，一旦发生，往往不可逆转，因此预防比治疗更重要。吉西他滨、多柔比星、环磷酰胺等药物在放疗前使用会增加肺损伤的概率。肺组织接受射线的剂量也与放射性肺炎密切相关。临床在制订治疗方案时，应全面分析患者的整体情况，遵循个体化疗原则，尤其是对那些伴发引起放射性肺炎的危险因素，如在治疗前就进行相关呼吸系统的风险评估，以便在设计照射计划时尽量避免加重这些因素。对于高危患者可在放疗开始时即应用预防性治疗，并在放疗过程中及时观察，处理相应的症状。

（王云逸）

五、老年肿瘤化疗及靶向治疗期间的姑息／支持治疗

化疗及靶向治疗是抗肿瘤治疗的重要手段。化疗药物的最大缺点是选择性差，杀伤癌细胞的同时也破坏正常细胞。人体组织中存在增殖活跃的细胞群，如骨髓造血细胞、消化道黏膜等均容易受到化疗的伤害。在临床中，常会遇到患者及家属对化疗副作用的担心，担心患者身体无法承受。姑息治疗团队除了帮助患者预防和减轻化疗不良反应，还需对患者及家属进行详细的宣教，告知其在大多数情况下，经过评估后患者一般状况良好，检验指标正常才给予抗肿瘤治疗，帮助消除患者及亲友的紧张情绪。但是对于年老体弱、既往接受过多程化疗或（及）放疗、检验结果异常、营养不良，或伴随其他并发症、恶病质的患者需要慎重考虑化疗方案的选择以及剂量。

化疗及靶向治疗药物的不良反应主要包括两大类，一类是急性不良反应，用药当时或疗程中出现过敏、消化道反应、血液学、肝肾毒性、手足综合征和脱发等。另一类为长期不良反应，指在停药后或停药后多年出现的不良反应，包括神经毒性、造血系统障碍、间质性肺炎、心脏毒性、畸胎、继发第二肿瘤等。

外周静脉化疗最易发生的不良反应是静脉炎和药物外渗。会出现局部疼痛、组织坏死，给患者带来痛苦，增加经济及社会负担。因此，医护人员要掌握静脉炎相关知识，尽量降低其发生率，如果出现，及时处理补救。引起组织损伤的化疗药物包括蒽环类、长春碱类、氮芥类等。高渗液体如甘露醇、50% 葡萄糖也容易引起静脉炎。临床表现为沿静脉走向的红、肿、热、痛，注射部位皮温升高，沿静脉走向的红色条痕。化疗药物外渗应以预防为主，通过中心静脉给药。出现外渗时，首先立即停止输液。处理蒽环类抗生素和丝裂霉素外渗时，局部给予抗氧化剂二甲亚砜，可合用 1% 的氢化可的松软膏。硫代硫酸钠可作为氮芥类药物外渗后特异的解毒剂，若无解毒剂，可用 2% 普鲁卡因或用 50 ~ 100 mg 氢化可的松于患处注射。还可以氟轻松软膏或如意金黄散外敷，硫酸镁湿敷。如果外渗引起的组织损伤严重，必要时应该借助外科治疗。另外，部分化疗药物可导致患者脱发。化疗引起的脱发通常都是可逆的，告知患者无需太紧张。避免使用刺激性洗发水，洗发后避免用高温的吹风机吹头发，长发者建议剪短，避免烫发和染发。停药 1 ~ 2 个月后头发会再生，而且发质更好。

食欲减退为化疗常见的胃肠道反应，因患者食欲欠佳，进食量少，影响营养摄取，身体虚弱，导致对化疗耐受性下降，影响化疗的进行。姑息治疗团队应及时给予适当的止吐药物，使恶心、呕吐减到最低程度，相应改善患者的食欲。同时可给予甲地孕酮或甲羟孕酮增强食欲、胃肠动力药或复方消化酶改善肠道功能。少吃多餐，给高蛋白、富含维生素、易消化的饮食，要少而精，多变化品种，以提高老年患者的食欲，增加热量，改善营养状况。

大多数化疗药物经肾排出，若药物蓄积则会导致氮质血症、肾小管损伤等。水分的补充是预防肾毒性的重要环节，在患者的心肺功能允许的情况下应充分水化。嘱患者多饮水，密切观察尿液的颜色、性质。保持 24 小时尿量 2000 ml 以上。

对于老年患者来说，随着年龄增长，机体多脏器功能减退，基础疾病并存，因而耐受抗肿瘤治疗的能力亦减低，伴发的不良反应更明显。如何权衡抗肿瘤治疗对老年患者的利和弊，尤其是对于化疗不敏感的老年实体瘤患者是否要常规进行化疗仍是肿瘤姑息团队需要不断探索挑战的难题。在老年患者进行治疗时，尤其要注意保护心脏、肝和肾等重要脏器。抗肿瘤治疗前的基础评估不宜仅把常规的检查作为检验脏器功能的全部指标，需要更加细致全面的判断。肿瘤的治疗以综合治疗为原则，根据每个患者的疾病类型及机体情况选择不同疗法，合理组合才是全面而科学的思维方式。

（王云逸）

六、老年肿瘤生存者随访阶段姑息／支持治疗的原则和特点

在老年肺癌的随访阶段，患者可能面临多种肿瘤所致症状以及治疗的副作用，同时伴随老年

人常见的慢性疾病，多学科团队运用姑息/支持治疗的技术可以从症状控制、改善营养状况、心理支持等方面为患者提供帮助。

（一）筛选姑息/支持治疗的对象

准确的判断和筛查出姑息/支持治疗合适的对象，成为姑息/支持治疗的关键步骤。除了2017年ESMO提出的"Triggers评估工具"外，医生可以根据经验在随访阶段的老年肺癌患者当中筛选适宜接受姑息/支持治疗的患者，根据每位患者分别属于无瘤生存、晚期带瘤生存或临终状态，各自对于姑息/支持治疗的需求程度将有所不同。临终的患者以及晚期带瘤生存的老年肺癌患者应当首先考虑姑息/支持治疗，此外，如果生存者症状较重，或患者主观需要姑息/支持治疗，亦可作为姑息/支持治疗的对象，进行症状管理以及提供社会心理支持。有研究表明，一部分带瘤生存的晚期肺癌患者持续接受放化疗或靶向、免疫治疗直到生命终结，这部分患者随着疾病进展和治疗副作用的出现，往往经历有多种伴随症状，影响生活质量，这些患者应该得到姑息/支持治疗的机会，帮助提升生活质量（Carsten et al，2012）。对于临终的老年肺癌患者，应避免一切有创治疗，帮助患者无痛苦、有尊严地离世。部分患者确诊肺癌时即临近疾病终末状态，大约1/5的肺癌患者在诊断之后的30天之内死亡，应注意及早识别这部分患者，通过姑息/支持治疗减少肺癌临终患者接受化疗或机械通气等侵入性治疗的概率（François et al，2018）。通过早期筛选出适合姑息/支持治疗的患者，能够扩大从姑息/支持治疗当中获益的患者人群。

关于接受姑息/支持治疗的决定，往往取决于患者本人，一些社会心理因素将影响患者能否接纳姑息/支持治疗作为一种治疗手段，诸如宗教信仰、理解能力差、不愿接受终末期的现实都可能成为影响因素。老年肺癌患者当中，行动能力欠缺、认知功能障碍等问题比较常见，这类患者将可能需要代理人来做出治疗相关决定（Silveira et al，2010）。在部分孤寡或贫困患者群体当中，家庭监护缺失的情况下，还可能需要社会监护。在充分尊重患者本人意愿的基础上，法定或指定监护人将可以协助患者作出是否接受

姑息/支持治疗的决定。

在告知患者以及初步明确姑息/支持治疗需求的步骤当中，重点在于告知患者治愈性治疗已经失败，预期生存期较短。治疗的目的是提高生存质量，以期改善生理不适及心理状态。提前告知患者将进入疾病终末期，将给予患者一定的主动权，利用相对充分的时间来接受病情进展的现实，主动选择是否接受姑息/支持治疗，以及有机会挑选接受治疗的地点。未被告知终末期病情的患者可能面临无计划的反复急诊治疗，或常规的放化疗、靶向及免疫治疗中浪费宝贵的时间及金钱。在与患者充分沟通的基础上，医生与患者将共同制订出一套包含授权书、生前预嘱、概括生命维持护理目标和患者偏好的文件。

（二）制订姑息/支持治疗计划

每一位老年肺癌患者应接受的支持治疗是高度个体化的，治疗方案的制订与多种因素相关，如生理年龄、营养状态、合并症、功能状态、认知能力等，并可以与其他姑息性治疗相配合达到控制症状、改善生活质量（quality of life，QOL）的目标。支持治疗计划主要包含以下内容：治疗前QOL评分、多学科干预计划、教育课程、咨询等。

依据WHO的定义，生活质量是一种个体对自身生存的主观感受，这是姑息/支持治疗是否有效的关键评估项目之一。可以通过量表进行评估，需要医生对即将接受姑息治疗的患者进行姑息/支持干预前和干预后的评估。常用的肺癌症状评估量表如肺癌症状量表LCSS和安德森症状评估量表的肺癌模块可以评估患者的症状负担。欧洲癌症研究与治疗组织（EORTC）的生存质量核心量表和肺癌专用量表包括EORTC QLQ-LC13、EORTC QLQ-C30、肺癌治疗功能评估FACT-L，以及更为通用的KPS评分及体能状态（PS）评分，日常生活活动能力量表（ADL）、工具性日常生活活动能力量表（IADL）、改良Barthel评分等。而健康相关生活质量（HRQOL）是指排除环境、经济等因素影响以后，由于疾病和治疗所引起的生理、心理、社会等方面的主观感受，其评估可以使用WHO生存质量测定量表简表。老年患者每年占非小细胞肺癌新发病例的2/3以上，这一群体在治疗不

足和治疗过度方面的风险更高。在姑息治疗方面，老年肺癌患者相对年轻患者，某些药物副作用更大，如氟哌啶醇、利培酮在治疗"终末期谵妄"中可能疗效有限且带来更多副作用（Agar et al，2017）。应结合老年综合评估量表（CGA）评估优化治疗策略。CGA 已被证明可以预测老年癌症患者的发病率和死亡率。NCCN 的共识建议在 65 岁或 65 岁以上的癌症患者中常规使用 CGA，可最大限度地减少治疗不足和过度治疗。此外根据患者自身的合并疾病，可以运用一些慢性疾病专用量表，以及诸如抑郁量表等。HRQOL 是生存预后因素之一，因此在提示预后方面，这些评估也有帮助。早期接受多学科的姑息 / 支持治疗，能够帮助改善患者的症状负担及情绪，并改善肺癌患者的 QOL。这些均提示了姑息 / 支持治疗对于老年肺癌患者的重要意义。

对于进入肺癌晚期，标准治疗已经失败的老年患者，如果症状较重，除了接受单纯的姑息 / 支持治疗，还有一部分患者会同时接受减症姑息治疗，如姑息性放化疗，以及近几年进入晚期肺癌治疗选择视野的靶向治疗、免疫治疗。例如，姑息性低剂量放疗被证明可以缩小肿瘤，改善症状及 QOL（Langendijk et al，2000；Lonardi et al，2000）。这类姑息性治疗一方面可减轻高强度治疗带来的副作用，另一方面可以减少医疗资源及家庭财富的浪费。从姑息 / 支持治疗总体计划的角度出发，医生可以及时对患者进行一般情况以及合并症的评估，在必要时联合姑息性放化疗的手段进行症状控制。但具体哪些老年肺癌患者应当接受姑息性放化疗，以及对姑息性治疗方案的制订，目前没有统一标准，不同医疗人员或机构可能依据患者的年龄、功能状态评分、有无合并症存在，酌情给予治疗。具体方案往往与医生的经验相关，这给治疗的借鉴造成了一定困难（Earle et al，2001）。需要说明的是，对于老年肺癌患者治疗耐受力的评估需要逐渐走向客观规范，无需低估患者的治疗耐受力。在早、中期老年肺癌患者中的研究表明，对于 PS 评分较好的患者，其接受标准治疗方案的获益与年轻患者相近。回顾性分析显示，65 岁以上的老年非小细胞肺癌患者，接受术后辅助化疗亦可有无病生存期（DFS）获益，且不比年轻人少（Zhai et al,

2016）。亦有一些单中心回顾性研究表明，除全肺切除术外，老年肺癌患者较年轻的肺癌患者，手术后出现术后并发症以及围术期死亡的概率更高，但生存与年轻患者相近（Mizushima et al，1997）。此外，靶向治疗（Brueckl et al，2018）和免疫治疗（Corrales et al，2018）也成为可选的方案，有待新的临床试验数据的公布。

姑息 / 支持治疗计划的一大部分属于症状管理的范畴，将在症状管理部分进行阐述。老年癌症患者个体之间健康状况、合并症往往存在显著的差异，并可能使用多种药物，面临认知与功能下降、失去伴侣或朋友、社会角色的变化带来更多压力以及对外界更高程度的依赖。可能需要日常活动帮助、交通帮助、协调护理以及财务管理方面的支持，且老年癌症患者在理解医生的医嘱和认识健康问题，沟通医疗需要，及与医生展开困难对话方面的需要常无法被满足。假如缺乏这些必要的照护支持会限制老年癌症患者获得必要医疗资源的能力。应在对老年肺癌患者进行完整评估的基础上，结合老年患者的特征和每位患者的需求进行个性化的支持治疗。

（三）常见症状及管理

老年肺癌本身以及肺癌的治疗可能带来多种后遗症，其中的顽固症状难以通过一两次就诊得到有效改善，需要结合多种姑息治疗手段进行综合管理。下面详述老年肺癌当中常见的症状以及应对措施。

1. 疼痛　癌痛的原因较多，肺癌的原发灶累及胸膜、肋骨或胸壁，这都是肺癌疼痛的常见原因。转移灶累及脊椎和其他骨骼也是疼痛的常见病因。此外，神经病理性疼痛，如胸部或臂丛神经受累也可引起疼痛。肺部病灶和转移到肝及其他内脏器官会导致内脏疼痛。疼痛也可能是抗癌治疗，包括手术、化疗和放疗所致。癌痛的量化评估常用数字分级法、视觉模拟评分，以及根据主诉疼痛的程度分级法。癌痛需要全面评估，包含区分疼痛是否属于躯体性、内脏性或神经病理性、疼痛的发作和止痛治疗情况，还要评估重要脏器的功能、既往有无精神病、药物滥用史、社会家庭支持及患者的心理状况。随着治疗的进程癌痛需要动态评估。肺癌患者癌症相关疼痛的治疗分为针对病因的抗癌治疗、药物止痛治疗以及非药物止痛治疗。例如针对病因的治疗可以采取放疗、化疗以缩小肿瘤、缓解疼痛。骨转移的患者推荐放疗。转移瘤所致疼痛可以尝试介入治疗，经肺动脉化疗栓塞（TPCE）作为局部治疗的手段，可以应用于不可切除的或全身化疗无效的肺转移病灶（Vogl et al，2018）。止痛药物治疗应遵守三阶梯疗法，轻度疼痛以及初始镇痛治疗应使用非甾体抗炎药，重度疼痛应用阿片类药物，合理应用长效止痛药，并规范滴定至合适剂量。止痛药物开具时需告知患者潜在的副作用以及预防方式，如便秘等。此外一些辅助镇痛药物有助于减少所需的止痛药物剂量和减轻神经性疼痛，辅助镇痛药包括抗抑郁药、抗惊厥药和糖皮质激素。具体可参见成人癌痛 NCCN 指南或癌症疼痛诊疗规范。

2．呼吸困难　呼吸困难是一项显著影响患者生活质量的症状，FACT-L 中包含此项指标，但胸片或实验室检测结果往往正常，氧饱和往往没有明显降低，因此需要着重询问患者，可以应用视觉模拟评分，从"完全没有呼吸困难"到"最严重的呼吸困难"，依据患者主观感受分为 0～10 分。呼吸困难的机制目前尚不完全明确，可能涉及肿瘤累及肺实质，心包/胸腔积液、气道阻塞、肺栓塞和治疗诱导的肺纤维化。因此对于呼吸困难的治疗，首先需要仔细寻找有无可逆因素存在、有效干预缓解喘憋的可能。例如胸腔积液的患者，可以采取胸膜固定术减少胸膜渗出。心包积液可以采取心包置管引流术或心包开窗引流术。假如存在肺栓塞则需要给予抗凝治疗。需要注意的是，这些积极的治疗手段的获益均可能是短暂的。去除病因之外的治疗，主要分为药物疗法和非药物疗法。药物治疗方面，除了常用的支气管扩张剂、黏液溶解剂、利尿剂、抗生素等之外，还包含阿片类药物。如吗啡，皮下注射吗啡能够有效缓解喘憋，且不抑制呼吸或损害氧合，对于老年肺癌患者较为安全。对于长期应用阿片类药物的患者，在日常用量基础上提升 25% 即可改善呼吸困难。非药物疗法推荐运用肺康复疗法，能够改善患者 QOL，这一手段对于医护人员的症状管理知识和患者依从性要求较高，主要包含氧疗、呼吸习惯及排痰锻炼、运动及生活能力锻炼以及社会心理支持等途径，涉

及较多的医患配合，操作相对复杂，然而获益明确（Johnson et al，2016）。而对于顽固的难以缓解的呼吸困难，亦可以考虑应用缓和性镇静治疗（Braun et al，2003）。

3．咳嗽　咳嗽是肺癌患者的常见症状之一，还可能加重呼吸困难、疲乏等症状。部分患者有严重的咳嗽，不仅影响休息及生活，也会影响患者的日常交往。首先应明确咳嗽的病因，可能与肿瘤或者治疗相关，亦有部分患者合并有 COPD 等慢性疾病。有明确的诱发咳嗽的局部病灶的患者，如无法手术、化疗或体外放疗，可根据实际情况进行支气管内近距离放射治疗。治疗方式分为药物治疗及非药物治疗。药物治疗推荐以缓和的止咳药物开始，如布他米酯止咳糖浆、甘油基止咳糖浆或其他润喉止咳类糖浆，如效果不理想，推荐改用阿片类药物。较为常用的阿片类镇咳药物为可待因，可以与化痰药物愈创甘油醚联合应用。如阿片类药物耐药，可采用外周性镇咳药，如：色甘酸钠、左羟丙哌嗪、莫吉司坦、左旋氯哌丁。如果阿片类药物或外周性镇咳药均无效，可试用雾化吸入局部麻醉药，如利多卡因、比卡因或苯佐那酯。合并 COPD 的患者，其支气管痉挛会加重咳嗽，可适当应用支气管舒张剂。对于痰液较多，痰鸣音显著的患者，东莨菪碱等抗胆碱能药物可以有助减少痰液。推荐的非药物治疗手段中，咳嗽抑制训练可以替代或辅助药物治疗。咳嗽抑制训练由以下几方面入手：患者教育、寻找咳嗽触发因素并减少触发、咳嗽抑制动作的练习（如缩唇呼吸、吞咽、喝水）、喉/声门部的卫生和水合状况改善以及呼吸练习等。具体可参考《CHEST 成人肺癌咳嗽对症治疗指南》（Alex et al，2017）。

4．厌食/恶病质　食欲减退、营养不良、恶病质均是老年肺癌生存者常面临的状况。癌性恶病质不同于普通的营养摄入不足，其机制涉及炎症、高代谢、神经激素改变、分解代谢增加和肌肉/脂肪合成代谢减少等，导致能量消耗、蛋白质过度分解、骨骼肌丢失，表现为乏力、体重减轻，对营养干预不敏感或部分敏感，并严重影响总生存。依据癌症恶病质分期标准的国际共识，恶病质分为三期，恶病质前期患者体重减轻＜5%，伴有厌食，代谢改变出现糖耐量受损，

恶病质期患者在过去半年内体重下降＞5%，BMI＜20 kg/m² 且体重下降2%，难治性恶病质期患者肿瘤进展迅速，对抗肿瘤治疗无反应，分解代谢活跃，WHO体能状态评分3分或4分。可以应用恶病质治疗功能评价量表（FAACT）评估。药物治疗包含促食欲药物、促合成代谢药物以及减低代谢的药物，如醋酸甲地孕酮能够促进食欲，甲氧氯普胺有助于止吐及减轻饱胀感，二十碳五烯酸可以减少蛋白质分解，此外糖皮质激素、沙利度胺等也被用于稳定体重。阿拉莫林作为刺激食欲、增加患者瘦体重的一项新药，其临床应用价值有待进一步临床数据的发布。营养支持用于营养不良的患者，ω-3强化的口服营养补充剂能够有助于增加体重。锻炼也是推荐的支持治疗之一。

5. 疲乏　依据NCCN癌因性疲乏临床实践指南，癌因性疲乏是一种不愉快的、持续的疲惫感，与近期活动量不符，影响到患者的日常活动、行走以及工作。并会减低患者对抗肿瘤的信心。老年肺癌患者，由于年龄因素及心肺功能较差的缘故，疲乏对于这类患者生活的影响更为明显。诊断筛查工具是国际疾病分类标准第10版（ICD-10）中的癌因性疲乏诊断标准，明确为存在癌因性疲乏的患者，应用癌症治疗功能评定：癌因性疲乏量表（FACT-F）、癌症疲乏量表进行评估。指南还推荐了主观数字评分的方式作为筛查手段，请患者自行评估是否存在一定程度的乏力。进行药物或非药物手段干预之前，注意纠正一些可逆的引起乏力的因素，如贫血、代谢性疾病、失眠、精神心理压力或药物副作用（如应用促红素纠正贫血）等。抗疲乏的药物当中，哌甲酯（利他林）疗效明确，是一种温和的中枢神经系统兴奋剂。此外，泼尼松、地塞米松亦能改善疲乏，但需考虑激素的副作用，对于合并骨转移疼痛的或终末期患者不适用。非药物治疗主要包含锻炼、物理治疗、改善睡眠、营养咨询以及减轻焦虑的咨询等。注意患者教育及日常节约体能、分散注意力的技巧。

6. 忧虑　肺癌患者往往面临预后不佳的结局，且有多种症状，因此疾病发展过程中各个阶段心理、社会、精神状况的评估十分关键。例如，众所周知，抑郁和焦虑是常见的，可以应用心理痛苦温度计进行筛查。需要同时关注患者的其他信息，包括家庭关系、情感功能、财务问题或儿童抚养等。通过进行疏导以及舒缓其他症状，部分患者的忧虑或抑郁、焦虑能够有所缓解。

（刘忠芬）

（本节统筹：刘　巍）

参考文献

毛伯根，严勤，谢懿珍，等. 临终病人病情评估表的初步编制. 中国医疗前沿，2009,4(19):4-6.

中华医学会外科学分会，中华医学会麻醉学分会，加速康复外科中国专家共识及路径管理指南. 中国实用外科杂志，2018, 038 (001):1-20.

朱鸣雷，朱兰，康琳，等. 老年患者围手术期管理北京协和医院专家共识. 协和医学杂志，2018 (009), 001: 36-41.

Agar MR, Lawlor PG, Quinn S, et al. Efficacy of oral risperidone, haloperidol, or placebo for symptoms of delirium among patients in palliative care: a randomized clinical trial. JAMA Intern Med, 2017, 177: 34-42.

Alex Molassiotis, Jaclyn A. Smith, Peter Mazzone, et al. Sympiomatic treatonent of Cough among adult patients with lung Cancer: CHESTguideline and expert panel report. CHEST, 2017, 151 (4): 861-874.

Braun TC, Hagen NA, Clark T. Development of a clinical practice guideline for palliative sedation. J Palliat Med. 2003; 6: 345-350.

Bray F, Ferlay J, Soerjomataram I, et al. Global cancer statistics 2018: GLOBOCAN estimates incidence and mortality worldwide for 36 cancers in 185 countries. CA Cancer J Clin, 2018, 68(6): 394-424.

Brueckl WM, Achenbach HJ, Ficker JH, et al. Erlotinib treatment after platinum-based therapy in elderly patients with non-small-cell lung cancer in routine clinical practice-results from the ElderTacstudy.BMC Cancer, 2018, 27 (18):

333.

Carsten Nieder. Early palliative care in patients with metastatic non-small cell lung cancer. Ann Palliat Med, 2012, 1: 84-86.

Corrales L, Scilla K, Caglevic C, et al. Immunotherapy in Lung Cancer: A New Age in Cancer Treatment. AdvExp Med Biol, 2018, 995: 65-95.

DioKavalieratos. Association between palliative care and patient and caregiver outcomes a systematic review and meta-analysis, 2016, 316 (20): 2104-2114.

Earle CC, Tsai JS, Gelber RD, et al. Effecti-veness of chemotherapy for advanced lung cancer in the elderly: instrumental variable and propensity analysis. J Clin Oncol, 2001, 19: 1064-1070.

Ferris FD, Bruera E, Cherny N, et al. Palliative cancer care a decade later: accomplishments, the need, next steps from the American Society of Clinical Oncology. J ClinOncol, 2009, 27: 3052-2058.

Goldwasser F, Vinant P, Aubry R, et al. Timing of palliative care needs reporting and aggressiveness of care near the end of life in metastatic lung cancer: A national registry-based study. Cancer, 2018, 124: 3044-3051.

Hui D, Mori M, Parsons HA, et al. The lack of standard definitions in supportive and palliative oncology literature. J Pain Symptom Manage, 2012, 43: 582-592.

IOM (Institute of Medicine). 2014 Dying in America: Improving quality and honoring individual preferences near the end of life. Washington. DC: The National Academics Press (www.nap.edu/read/18748/chapter/1).

Johnson MJ, CurrowDC.Treating breathlessness in lung cancer patients: the potential of breathing training. Expert Rev Respir Med, 2016, 10 (3): 241-3.

Jordan K, Aapro M, Kaasa S, et al. Enropean Society for Medieal Oncology (ESMO) Position Paper on Supportive and Paniative Care [J]. Ann Oncol, 2018, 29 (1): 36-43. dio: 10.1093/annonc/mdx757.

Langendijk JA, Ten VGP, Aaronson NK, et al. Quality of life after palliative radiotherapy in non-smal l cel l lung cancer: a prospective study. Int J RadiatOncolBiolPhys, 2000, 47 (1): 149-155.

Lonardi F, Coeli M, Pavanato G, et al. Radiotherapy for non-smallcell lung cancer in patients aged 75 and over: safety, effectiveness and possible impact on survival. Lung Cancer, 2000, 28 (1): 43-50.

Mizushima Y, Noto H, Sugiyama S, et al. Survival and prognosis after pneumonectomy for lung cancer in the elderly. Ann ThoracSurg, 1997, 64: 193-198.

Seow H, Barbera L, Sutradhar R, et al. Trajectory of performance status and symptom scores for patients with cancer during the last six months of life. J ClinOncol, 2011, 29: 1151-1158.

Silveira MJ, Kim SY, Langa KM. Advance directives and outcomes of surrogate decision making before death. N Engl J Med, 2010, 362: 1211-1218.

Susanne Zwahlenea al, Overcoming recruitment challenges in randomized clinical trial of early palliative care, 2017, 35 (31): 140-140.

Temel JS et al, Early palliative care for patients with metastatic non-small-cell lung cancer, 2010, 363 (8): 733-742.

Vogl TJ, Mekkawy AIA, Thabet DB, et al. Transvenous pulmonary chemoembolization (TPCE) for palliative or neoadjuvant treatment of lung metastases.EurRadiol, 2018 Oct 18, doi: 10.1007/s00330-018-5757-8. [Epub ahead of print]

Zhai X, Yang L, Chen S, et al. Impact of age on adjuvant chemotherapy after radical resection in patients with non-small cell lung cancer.Cancer Med, 2016, 5: 2286-2293.

第四节 老年肿瘤患者的营养膳食问题

近几十年中，全球恶性肿瘤患者的人数以惊人的速度在迅速增长。2015年中国新发恶性肿瘤病例429万，死亡恶性肿瘤病例281万。发病率及死亡率均呈现逐年增趋势。WHO预计未来20年全球新发恶性肿瘤患者可增加约70%，其中近50%出现于亚洲，而大部分发生于中国。近十年来，肺癌、乳腺癌、结直肠癌一直位于北京市居民恶性肿瘤发病前3位，男性肺癌发病一直高居榜首。

肺癌与其他大多数恶性肿瘤类似，患者常常具有代谢失衡的特点，表现为能量消耗增加，糖异生和糖酵解增强，脂肪动员和氧化加速，蛋白质合成减少且分解加强，常发生中至重度的能量 - 蛋白质营养不良（PEM），进而导致恶病质。于康等（Yu et al，2013）的研究显示，医院内外科肺癌患者营养风险和营养不足的发生率分别为31.38%和10.64%。方玉等对内科住院接受化疗的186例肺癌患者进行了调查，结果显示，住院化疗肺癌患者营养风险和营养不足发生率分别为15.59%和8.60%。进一步的研究显示，国内综合性医院恶性肿瘤住院患者入院时营养风险（nutritional risk）发生率为45.6%，并随住院时间延长而增高至52.6%，而其中，老年患者发生率显著高于中青年患者（58.0% vs. 38.7%，$P < 0.001$）。多项研究的结果均表明，老年的肺癌患者，往往面对显著恶化的营养状况和明显增加的营养风险问题。而合并存在营养风险和营养不良的肿瘤患者，可出现临床结局显著恶化，包括感染并发症发生率增高，住院时间延长，住院费用增加，生活质量降低。我们前瞻性队列研究明确，对有营养风险患者进行营养干预 [肠外肠内营养、口服营养补充 ONS 及（或）膳食治疗] 有效改善临床结局、生活质量及成本 - 效果比（cost-effectiveness ratio）。因此，加强营养支持与干预对于恶性肿瘤患者具有极其重要的意义。欧洲肠外肠内营养学会（ESPEN）、美国肠外肠内营养学会（ASPEN）及中华医学会肠外肠内营养学分会（CSPEN）分别于2006至2008年，按照循证医学的标准和程序，制定恶性肿瘤患者营养支持治疗指南和标准操作规范，并以此为指导开展对住院的肿瘤患者（包括手术、放疗、化疗及终末期）的营养管理和临床研究。2013年国家《特殊医学用途配方食品（FSMP）通则》的公布，更基于目前国内外研究的循证基础，结合国内患者的饮食习惯和特点，有助于加强包括老年肺癌患者在内的患者群体支持和管理。

一、膳食、营养因素与肿瘤发生

各个国际指南及专家共识均肯定，合理、有效的营养支持可明显提高肿瘤患者术后营养和免疫状况，减少术后并发症和感染的发生，提高患者救治率、降低病死率，降低药占比及医疗支出，对大部分营养不良肿瘤患者具有积极意义。而另一方面，流行病学研究、实验研究和临床研究表明肿瘤与许多不良的膳食因素和生活方式密切相关。

1. 膳食糖类的过量摄入　大量的动物和人群实验显示，膳食中糖类摄入过多与肿瘤发病率增加相关。De Stefani 等（1998）的研究显示，高糖饮食可能是肺癌发病危险因素之一。Michaud 等（2002）的研究也显示，高血糖负荷的饮食可以使胰腺癌的发病风险升高，尤其是存在胰岛素抵抗的女性中发病率明显升高。有研究也显示，结肠癌的发生与高血糖指数饮食有关。此外，高糖饮食也与胆管癌、肝癌的发生呈正相关关系（Koumbi et al，2017）。

2. 膳食脂肪酸摄入　膳食中摄入过多饱和脂肪酸和反式脂肪酸也是肿瘤的重要发病危险因素。Qiu 等（2016）对16个病例对照研究和9个队列研究进行 meta 分析，发现摄入过多的饱和脂肪酸和反式脂肪酸可以使卵巢癌的发病风险升高，但不同亚型的卵巢癌对脂肪酸的敏感性不同。Zhao 等（2016）对子宫内膜癌与膳食脂肪酸的关系进行 meta 分析，在纳入的病例对照研究中发现饱和脂肪酸摄入与子宫内膜癌的发病风险呈正相关。而另一方面，纳入的队列研究结果同时显示，单不饱和脂肪酸的摄入与子宫内膜癌的发病风险呈负相关。

3. 蛋白质　一项用对于晚期腹腔腺癌患者

进行营养支持的前瞻性、随机、交叉研究显示，与标准氨基酸液体组方相比，富含支链氨基酸的全肠外营养支持（total parenteral nutrition，TPN）能增加蛋白质和白蛋白的合成。近来，Deutz 等（2011）的报道显示，与传统的每日供给 24 g 蛋白质的口服营养补充方案相比，给不伴有营养不良的晚期肿瘤患者口服补充富含亮氨酸和 ω-3 脂肪酸的营养制剂，同时氨基酸的供给量高达 40 g 时（0.48 g/kg 体重），可显著增加肌肉蛋白质的合成率。这些研究再次证实了，充足的蛋白质摄入可增加肿瘤患者的获益。

4. 抗氧化营养素　氧化损伤是机体多种疾病的病理生理基础，也是多类疾病的共同致病环节。因此增强机体的抗氧化损伤能力已成为预防和治疗多种疾病的重要措施。抗氧化营养素包括维生素 C、类胡萝卜素、番茄红素等，主要来源于新鲜水果和蔬菜。近几年关于抗氧化营养素的研究很多，大量的细胞培养试验和动物试验显示，科学地服用抗氧化营养素能有效改善抗癌治疗的效果，减轻放、化疗的副作用。部分临床试验也观察到复合抗氧化营养素在抗癌治疗中的积极效果。但复合抗氧化营养素的成分、剂量和用药时间还有待进一步研究。

二、老年肺癌患者营养干预及营养素摄入的循证基础

2017 年恶性肿瘤患者膳食营养处方专家共识建议，医学营养治疗（medical nutrition therapy，MNT）是肿瘤综合治疗措施之一。临床营养师作为多学科小组（包括医师、心理医师、护士和药剂师）的成员，通过给患者及家属以规范的营养教育和干预指导，对患者的预后有着积极的影响，对减少再入院和住院天数，提高生活质量等具有重要作用。营养治疗和咨询包括客观地营养评估、准确地营养诊断、科学地营养干预、全面地营养监测。推荐首次门诊的时间为 45 ～ 90 分钟，第二次到第六次的随访时间为 30 ～ 60 分钟。因此，从药物治疗开始前就应进行营养干预措施，并在整个药物治疗期间都持续进行营养干预，以提高疗效。

尽管目前尚无临床随机对照试验的证据证实对于肿瘤患者广泛进行营养风险筛查的获益，但前瞻性队列研究已肯定了肿瘤患者进行营养风险筛查有利于对营养不良进行早期识别及干预以改善临床结局（Pan et al，2013），尤其在部分易出现膳食不足的肿瘤患者（如头颈部肿瘤）进行早期营养筛查、评定及干预应是支持治疗的常规（Del Fabbro et al，2011；Gagnon et al，2013）。

ESPEN 在其 2016 年"肿瘤患者营养干预指南"中也建议，包括肺癌患者在内的所有肿瘤患者均应接受营养风险筛查，以加强医生对于营养不良的早期识别及干预，改善患者预后。筛查工具应具备简易、高效、低成本、高敏感性和特异性的特点，需要针对患者 BMI、体重丢失情况、膳食摄入状况进行评价，可选用的营养风险筛查工具包括：营养风险筛查 2002（NRS-2002）、通用营养不良筛查工具（MUST）、营养不良筛查工具（MST）、改良的微型营养评估简表。

进行营养风险筛查结果异常的患者，应进行进一步的营养状况评定。研究认为，膳食摄入情况、人体成分、体力活动状态以及主要的代谢指标反映了患者的机体储备以及功能状态（Fearon et al，2011），肿瘤营养评定也应围绕这几方面进行并指导营养干预。常用的营养评定工具中，美国肠外肠内营养学会（ASPEN）推荐应用主观全面评定量表（SGA），其内容包括详细的病史与身体评估参数，能较好的预测并发症的发生率；患者自评主观全面评定量表（PG-SGA）则是根据 SGA 修改而成的粗筛量表，美国营养学会（ADA）推荐其也可应用于肿瘤患者的营养评定；微型营养评定（MNA）具有半定量评定的特点，其内容包括营养筛查和评定两部分，适用于 65 岁以上老年患者及社区人群。

除了常用的营养评定工具，2016 年 ESPEN 建议还应定量计算肿瘤患者的膳食能量摄入，如有摄入不足应及时干预支持。此外，还应对患者进行详细查体并借助检查手段（BIA、DEXA 等）了解机体肌肉及脂肪储备状况，如患者存在水负荷增加的情况（胸 / 腹腔积液或水肿）应对体重值进行校正。最后建议应用 WHO/ECOG 评分或 Karnofsky 表现评分对患者体能状态、肌肉功能情况等进行评价。鉴于肿瘤常合并慢性炎症状态及高分解代谢情况，ESPEN 建议可检测 C 反

应蛋白、白蛋白以评价系统性炎症状况。此外，评价改良 Glasgow 预后评分（mGPS）也是对于预后有一定提示意义的炎症状态评价工具。

1. 能量　不同类型肿瘤以及不同临床（手术）分期的情况下，患者营养状况及体重常有很大差异，但所有肿瘤患者都需警惕潜在的营养摄入不足。ACS 建议，肿瘤患者如已存在营养不足状态或具有此风险，均应给予充足能量摄入以避免进一步的体重下降。这是由于肿瘤本身是一种消耗性疾病，大部分的患者因为长期的能量摄入不足导致慢性营养不良，所以肿瘤患者应给予充足的能量。大样本研究发现，接近 50% 的肿瘤患者其体内代谢水平较体力活动水平、人体成分组成、体重状态近似的同龄人群有显著升高。部分通过间接测热法测量 REE 的研究发现，胃癌、结直肠癌患者的 REE 接近一般人群，而胰腺癌、肺癌患者的 REE 高于正常人群。ESPEN 建议参考健康人群标准、患者体力活动状况等制订 TEE 标准，可根据拇指法则设定 25 ~ 30 kcal/（kg·d）为起始标准，如患者存在超重 / 肥胖，可适当减少能量摄入；如患者存在体重过低、营养不足状况可适当增加能量摄入。必要时亦可通过间接测热计等的使用精确测量能量需求。

2017 年恶性肿瘤患者膳食营养处方专家共识也建议，个体化的能量评估应包括静息能量消耗（resting energy expenditure，REE）、体力活动、食物特殊动力效应。如无法进行个体化的评估，可以按照正常人的标准给予，一般为 25 ~ 30 kcal/（kg·d）。在临床工作中，REE 可以采用能量代谢测定系统或 Harris-Benedict 公式计算，但是目前的一些研究结果显示，不同类型、不同阶段肿瘤患者的 REE 与正常人群相比存在差异，所以采用前者进行测定更为准确。

2. 碳水化合物　碳水化合物是提供能量的主体。2017 年恶性肿瘤患者膳食营养处方专家共识建议，肿瘤患者应保证相对充足的碳水化合物摄入，其是人体能量的重要来源。碳水化合物为身体活动和器官工作提供所需要的燃料。碳水化合物较好的来源包括全谷物、淀粉类蔬菜等，并且供应人体细胞所需的维生素、矿物质、纤维和植物化合物。美国医学研究院（IOM）建议，成年的肿瘤患者膳食可参考一般人群标

准，摄入碳水化合物提供能量占全日摄入能量的 45% ~ 65%，美国心脏病学会（AHA）建议碳水化合物供能比为 50% ~ 60%，避免过高碳水化合物摄入而增加慢性疾病风险。结合 2013 年中国居民膳食营养素参考摄入量对健康人群的推荐，建议肺癌患者参考正常人群膳食摄入碳水化合物的占比，即占总能量的 50% ~ 65%。

健康的碳水化合物来源于全谷物，蔬菜、水果、豆类。体外试验表明，全谷物除提供丰富的膳食纤维和维生素外，还富含酚酸、类黄酮、维生素 E 等抗氧化物质，也具有木酚素等具有弱激素样作用的化合物，其含有的不饱和脂肪酸及植物甾醇对于人体脂质代谢也具有有益的作用，这些有益成分在体内的生化作用可能减低肿瘤复发风险、延缓肿瘤进展，并可降低人群罹患心脑血管疾病的风险（Slavin，2003）。而精制谷物与全谷物相比，即使其强化添加 B 族维生素、铁等营养素成分改善营养价值，但精制谷物中具备生物活性的植物化合物成分仍无法与天然全谷物食物相媲美。

关于添加糖的摄入，目前尚无证据表明会增加肿瘤复发或进展的风险。但添加糖及添加糖食物常具有较高热量和较单一的食物成分，可以一定程度促进体重增加，但其易使进食者减少食物选择而错过更高营养价值的食物。

蔬菜和水果具有丰富的维生素、矿物质、植物化合物及膳食纤维，其成分中的维生素、植物化合物等可能减少肿瘤进展的风险。由于其低能量密度及富含膳食纤维的特点，对于超重或肥胖的肿瘤患者有利于调整体重。观察性研究（Kroenke，2005）显示，在膳食中大量摄入蔬菜和水果有利于肿瘤患者提高总体生存率。

结合上述研究，美国癌症协会（ACS）同时建议，肿瘤患者应充足摄入全谷物食物、蔬菜和水果，限制添加糖食物的摄入。

3. 蛋白质　对肿瘤患者进行的代谢性研究显示，增加蛋白质摄入，可增强患者肌肉蛋白质的合成代谢。研究表明，在肿瘤患者机体内，要维持正氮平衡的氨基酸摄入剂量可高至 2 g/（kg·d）。但尽管高蛋白摄入可对肿瘤患者带来一定获益，学术界却未对肿瘤患者的理想氮源摄入量达成共识。循证指南建议，老年慢性

病患者应给予蛋白质摄入 1.2 ～ 1.5 g/（kg·d）。美国医学研究院（IOM）建议，成年的肿瘤患者膳食摄入蛋白质提供能量占全日摄入能量的 10% ～ 35%，其总量不应低于 0.8 g/（kg·d）。大部分研究证据认为，肿瘤患者的蛋白质摄入应在 1.0 g/（kg·d）以上，若体力活动下降且存在系统炎症状态，蛋白质给予可增至 1.2 ～ 2 g/（kg·d）（Nitenberg et al，2000）。安全性的研究表明，在肾功能正常的个体，给予 2 g/（kg·d）的蛋白质摄入是安全的（Martin et al，2005）；但如患者存在急性或慢性肾功能损害，蛋白质摄入不应超过 1.0 或 1.2 g/（kg·d）（Cano et al，2006）。

ESPEN 2016 年指南建议，充足的蛋白质摄入应在所有肿瘤治疗阶段都得以保障，蛋白质摄入可达到 1.0 ～ 1.5 g/（kg·d）。美国癌症协会（ACS）认为，患者可充足进食富含优质蛋白质同时低饱和脂肪的食物，如鱼类、瘦肉、去皮禽类、鸡蛋、脱脂或低脂乳制品、坚果与种子、豆类来满足蛋白质需要。

2017 年恶性肿瘤患者膳食营养处方专家共识也认为，肿瘤患者由于代谢紊乱，存在糖异生，疾病本身也可导致蛋白质消耗增加，建议肿瘤患者提高蛋白质的摄入，推荐其蛋白质摄入量为 1 ～ 1.5 g/（kg·d）。考虑到氨基酸的利用率，氮热比应控制在 1：100。如果患者合并肾功能损害，蛋白质的摄入量不应超过 1 g/（kg·d）。蛋白质的最好来源是鱼、家禽、瘦红肉、鸡蛋、低脂乳制品、坚果、坚果酱、干豆、豌豆、扁豆和大豆食品，尽量少食用加工肉。

4. 脂肪 脂肪在营养中发挥着重要作用。脂肪由三酯酰甘油和脂肪酸构成，为身体提供丰富的能源。机体分解脂肪，并将它用于存储能源、阻断身体内部组织的热量流失和通过血液输送某些类型的维生素。2017 年恶性肿瘤患者膳食营养处方专家共识认为，大多数肿瘤患者存在胰岛素抵抗，所以建议在适当范围内可以增加，脂肪的摄入量。有利于降低血糖负荷，并增加饮食的能量密度。鉴于脂肪对心脏和胆固醇水平的影响，宜选择单不饱和脂肪酸和多不饱和脂肪酸，减少饱和脂肪酸和反式脂肪酸的摄入。研究显示，给予 ω-3 多不饱和脂肪酸可以改善患者的食欲、食量、去脂体重和体重。ω-3 多不饱和脂肪酸能够干扰炎性细胞因子的合成，可能对癌性厌食发挥治疗作用。临床观察性研究也提示，ω-3 多不饱和脂肪酸可改善肿瘤患者的恶病质状态，提高生活质量。动物研究发现，ω-3 多不饱和脂肪酸能够延迟肿瘤引起的厌食的发生，逆转体重下降。而非对照研究则显示单独使用鱼油或与其他营养补充剂联用，可减缓胰腺癌患者的体重下降。而另一方面，在前列腺癌患者进行的观察性研究也发现，高饱和脂肪摄入可能缩短生存时间，而增加单不饱和脂肪摄入可能延长患者的生存时间（Kim et al，2000；Fradet et al，1999），但仍需更有力的研究证据进一步支持。此外，由于老年肿瘤患者也是罹患心脑血管疾病的高危人群，增加 ω-3 多不饱和脂肪酸也有利于减低心脑血管疾病的风险、降低人群全因死亡率。基于这些证据，ACS 也建议，肿瘤患者应在膳食中限制动物饱和脂肪摄入，增加进食富含 ω-3 多不饱和脂肪酸的食物（如鱼类和核桃等坚果）。

美国医学研究院（IOM）建议，成年肿瘤患者膳食摄入脂肪提供能量占全日摄入能量的 20% ～ 35%，美国心脏病学会（AHA）建议脂肪供能比为 25% ～ 35%。ESPEN 建议，肿瘤患者膳食脂肪摄入可参考一般人群标准，但若患者有体重下降，且同时存在胰岛素抵抗，可适当增加膳食中脂肪供能比、减少碳水化合物的供能比以增加膳食的能量密度同时减少血糖负荷。2017 年恶性肿瘤患者膳食营养处方专家共识也进行了类似推荐，一般情况下，肿瘤患者脂肪摄入量一般不超过总能量的 30%，但在显著胰岛素抵抗等特殊情况下可酌情提高至 45%。

5. 维生素和矿物质元素 大多数维生素和矿物质存在于天然食品中，合理摄入维生素和矿物质，是维持人体正常生理功能的重要保障，部分甚至可发挥抗氧化的作用，在体外试验中显示了抗肿瘤的重要意义。然而，临床对照试验及观察性研究的结果已表明，提供维生素和矿物质元素的膳食补充剂的使用不能显著改善肿瘤患者预后以及总体生存率。基于有限临床研究的一项 meta 分析结果表明，抗氧化剂或维生素 A 补充剂的使用不能显著改善癌症患者的全因死亡率（Davies et al，2006）。一个大样本的前瞻性队列研究在对 77 719 名华盛顿地区居民随访 10 年后发现，复合维生素或维生素 E、维生素 C 的补充不能降低人群肿瘤相关的死亡率（Pocobelli，2009）。在另外 2 项针对乳腺癌患者的观察性研究中，结果显示全面补充包括复合维生素在内的膳食补充剂并不能显著降低肿瘤复发风险、肿瘤相关死亡率以及全因死亡率（Saquib et al，2011；Kwan et al，2011）。更甚的情况是，临床研究发现 β- 胡萝卜素在吸烟或饮酒人群进行补充可能增加结直肠腺瘤的复发风险（Baron et al，2003）。另一项临床研究（SELECT 研究）发现，补充维生素 E 或硒的人群分别出现了前列腺癌和糖尿病的发生率升高（Klein et al，2012）。观察性研究表明，乳腺癌患者存在较高比例的维生素 D 不足或缺乏（Neuhouser et al，2008），而另一些观察性研究也证实，结直肠肿瘤患者维持较高的血清维生素 D 水平有助于改善人群的肿瘤相关死亡率及全因死亡率（Ng et al，2008；Ng et al，2009）。但其他临床研究提出了不同的观点，Jacobs 等认为，血清维生素 D 的水平与乳腺癌肿瘤复发风险无相关性（Jacobs et al，2011）。Buttigliero 等（2011）基于综述近期多数研究的结论而认为，恶性肿瘤患者补充维生素 D 不能改善临床结局。总之，目前多数的研究结论认为，盲目补充抗氧化营养素对于肿瘤患者没有显著改善结局的效应，甚至可能增加不良结局的发生率（Lawson et al，2007；Chan et al，2011；Park et al，2011）。因此，ACS（Rock et al，2012）建议肿瘤患者，首先经过膳食来全面摄入所需的各类营养素，在膳食摄入营养素低于参考摄入量（DRIs）的 2/3 时，或经生化检查或临床表现证实存在某类营养素缺乏或不足时，可经专业人员（注册营养师）评估及建议后谨慎使用膳食补充剂。同时需避免摄入过量，膳食补充剂提供的营养素成分不应超过日常参考摄入量（DRIs）的 2 倍。但对于部分营养素不足相关疾病（骨质疏松、黄斑变性等）在疗效及安全性有明确证据支持的情况下营养素可按高于膳食剂量的治疗剂量进行补充。2017 年恶性肿瘤患者膳食营养处方专家共识也建议，肿瘤患者维生素和矿物质的摄入量可参考《中国居民膳食营养素参考摄入量》中的推荐摄入量，通过膳食充分摄入。

三、老年肿瘤患者的膳食模式推荐

观察性研究（Kroenke et al，2005）显示，在膳食中大量摄入蔬菜和水果，充足摄入鱼类、禽类而非红肉类或加工肉类，选择低脂乳制品而非全脂乳制品，经常食用全谷物食物而非精制谷物，选用坚果或橄榄油而非动物油脂，有利于肿瘤患者提高总体生存率。另一项针对结肠癌患者进行的队列研究发现，以大量红肉高添加糖食物摄入为特点的西方式饮食模式，不止增加肿瘤相关的死亡率，也促使全因死亡率上升（Meyerhardt et al，2007）。较大样本的 RCT 研究 WHEL 试验对于接受低脂膳食且大量摄入蔬菜、水果等富膳食纤维食物的乳腺癌患者进行了研究，研究结果尽管仍未能发现干预组较对照组有显著改善的临床结局，但也发现低脂高植物性食物摄入组较对照有较高的血清雌激素水平，提示可能有较好的预后意义。对卵巢癌患者进行的队列研究（Thomson et al，2010；Dolecek et al，2010；Nagle et al，2003）也发现，大量进食红黄色或十字花科蔬菜的患者生存率高于对照组。针对前列腺癌患者的观察性研究发现，进食多量番茄酱者比进食较少者生存期更长。更多观察性的研究及体外实验提示，大量摄入红肉（猪、牛、羊肉）可增加罹患结直肠癌、乳腺癌以及其他恶性肿瘤的风险（Gonzalez et al，2006；Farvid et al，2014），而反之，摄入大量蔬菜与水果对于降低罹患与吸烟、饮酒相关的肿瘤风险有一定作用。尽管目前关于膳食与肿瘤复发相关的研究尚需更有力的证据，但已有前瞻性队列研究的 meta 分析等较高质量的研究明确，大量摄入蔬菜水果等植物性食物可降低人群的心血管疾病风险及全因死亡率（Wang et al，2014）。ACS 建议，肿瘤患者每日应至少进食"2 ~ 3 杯蔬菜和 1.5 ~ 2 杯新鲜水果"，红黄色和深绿色蔬菜因富含植物化合物而应被经常食用。ESPEN 2016 年在其新发布的肿瘤患者营养干预指南中建议，肿瘤患者应选择大量摄入蔬菜、水果、全谷物食物的均衡膳食，适当减少动物饱和脂肪、红肉、酒精的摄入，维持健康体重（BMI 18.5 ~ 25.0 kg/m^2）。结合中国膳食指南，建议肿瘤患者均衡膳食，适量主食，全谷物、杂豆类、薯类应占据主食的

1/3 以上，避免谷物过度精加工，每天摄入蔬菜 300 ~ 500 g，包括绿色、红色、橘红色、紫红色等在内的深色蔬菜占比应超过 1/2，水果平均摄入 200 ~ 350 g/d，充足摄入鱼、禽、蛋、乳、豆类富蛋白食品，适当限制红肉及加工肉类摄入，避免饮酒。

餐次安排方面，ACS 建议，对于合并早饱、纳差等消化系统症状的肿瘤患者，少量多餐的饮食模式有助于增加全日饮食摄入，同时应减少餐时液体的摄入以增加固体食物摄入。水分应在两餐之间进行补充以避免脱水。

四、肿瘤患者的营养支持通则

1. 营养支持原则　肿瘤患者出现营养不良常常提示预后不良，而严重的营养不良常常难以纠正。2016 年 ESPEN 指南认为，目前对于合理启动营养支持的时机尚无共识，但是对存在营养风险的患者早期启动营养支持 / 干预对于改善预后是非常重要的（Muscaritoli et al，2010）。

ESPEN 认为，营养干预 / 支持包括：营养咨询及口服营养补充剂的使用以及人工营养支持（包括肠内营养管饲和肠外营养）。营养咨询，即指患者通过咨询营养（医）师进行对症支持，缓解消化系统症状，通过调整饮食以鼓励患者摄入更多富能量及蛋白质的食物，提高胃肠道耐受性，改善营养状况的过程。营养（医）师在咨询过程中需详细询问病史及膳食史，计算患者每日能量及各类营养素需要量，进行餐次安排的建议，制定食谱。如单纯调整膳食无效可通过医师建议使患者接受口服营养补充剂（ONS）的使用（Brown et al，2013）。一项基于 5 个 RCT 的 meta 分析显示，对患者进行营养咨询及膳食调整可一定程度地提高生活质量（Halfdanarson et al，2008）。另一项针对营养不良或存在营养风险的肿瘤患者进行的 meta 分析基于 13 个 RCTs 的结论认为，经过营养咨询、口服营养补充剂加强的干预组虽较对照组无生存期的显著延长，但可见生活质量评分、"呼吸困难"评分、"情感功能"评分、"食欲下降"评分的显著改善，同时干预组体重较对照组明显增加（Baldwin et al，2012）。

若患者经口膳食不足，经营养咨询调整膳食及加用口服营养补充剂后 1 周以上膳食摄入未改善，或摄入量低于推荐量的 60% 持续 1 ~ 2 周，ESPEN 建议给予人工营养支持。肿瘤患者营养不良的营养支持方式选择应该遵循阶梯治疗原则：由营养咨询教育（可加用 ONS），依次向上晋级选择肠内营养管饲、部分肠外营养 + 肠内营养、全肠外营养。参照 ESPEN 指南建议，当下一阶梯不能满足 60% 目标摄入量 1 周以上时，应该选择上一阶梯营养支持的方式。

所有肿瘤患者入院后应该常规进行营养评估，以了解患者的营养状况，从而确立营养诊断。一个完整的肿瘤患者的入院诊断应该常规包括肿瘤诊断及营养诊断两个方面。肿瘤患者入院后应该常规进行营养筛查 / 评估，根据 PG-SGA 积分多少将患者分为无营养不良、可疑营养不良、中度营养不良及重度营养不良四类。无营养不良者，不需要营养干预，直接进行抗肿瘤治疗；可疑营养不良者，在营养教育的同时，实施抗肿瘤治疗；中度营养不良者，在人工营养（EN、PN）的同时，实施抗肿瘤治疗；重度营养不良者，应该先进行人工营养（EN、PN）1 ~ 2 周，然后在继续营养治疗的同时，进行抗肿瘤治疗。无论有无营养不良，所有患者在完成一个疗程的抗肿瘤治疗后，应该重新进行营养评估。对肿瘤营养不良的规范治疗，首先选择营养教育，然后依次向上晋级选择 ONS、完全肠内营养（total enteral nutrition，TEN）、部分肠外营养（partial parenteral nutrition，PPN）、全肠外营养（total parenteral nutrition，TPN）。参照 ESPEN 指南建议，当下一阶梯不能满足 60% 目标能量需求 3 ~ 5 天时，应该选择上一阶梯。由于肿瘤本身的原因、治疗不良反应的影响，肿瘤患者常常不想口服、不愿口服、不能口服、不足口服，此时，通过肠外途径补充口服摄入不足的部分，称为补充性肠外营养（supplemental parenteral nutrition，SPN），又称部分肠外营养（partial parenteral nutrition，PPN）。SPN 或 PPN 在肿瘤尤其是终末期肿瘤、肿瘤手术后、肿瘤放疗、肿瘤化疗中扮演重要角色，有时甚至起决定作用。研究发现：在等氮等能量条件下，与 TEN 相比，PEN+PPN 能够显著改善进展期肿瘤患者的 BMI、生活质量及生存时间。肠外营养推荐以全合一（all-in-one，AIO）的方式输注，长期使用肠外营养时推荐使用经外周静脉穿刺置入中心静脉导管（Peripherally inserted central catheter，PICC）、中心静脉导管（central venous catheter，CVC）或输液港（port）。

2. 非终末期手术肿瘤患者的营养支持 对非终末期肿瘤患者的手术治疗可分为根治性手术和姑息性手术，后者的主要目的是改善生活质量，延长生存时间。非终末期手术肿瘤患者营养治疗的目标则为提高患者对手术的耐受性，降低手术并发症发生率和手术死亡率。严重营养不良（不足）是影响外科手术患者临床结局的重要因素；而不适当的营养治疗同样会给患者带来危害。对围术期患者而言，恰当的营养治疗十分必要。

2012 年肿瘤营养治疗专家委员会发布恶性肿瘤患者的营养治疗专家共识，回顾了既往多个临床研究的结论，32 个肿瘤患者营养支持的 RCT 研究中 24 个表明肠内营养降低了术后感染相关并发症，缩短了住院时间、降低了住院费用；另外 8 个结果阴性。对营养不足的胃肠道肿瘤患者，早期肠内营养比全胃肠外营养降低了术后感染的发生率，但对营养状态正常的患者无这种作用（Heyland et al，2001）。多因素分析进一步表明，营养不足是术后并发症发生率的独立危险因素，并与死亡率、住院时间及住院费用相关。对于中、重度营养不良（不足）的大手术患者，术前 10 ~ 14 天的营养治疗能降低手术并发症的发生率，而对轻度营养不足患者术前肠外营养治疗无益处，还可能增加感染并发症，无营养不良或术后 7 天内可获取足量肠内营养的患者无法从肠外营养治疗获益。接受肠内营养的患者其感染率和住院时间都较接受肠外营养者低，但需排除肠梗阻、血流动力学不稳定及肠缺血等肠内营养的禁忌证。目前尚无联合应用肠内外营养治疗的对照研究结果，但对于那些有营养治疗的适应证，而经由肠内途径无法满足能量需要（< 60% 的热量需要）时，多数学者认为可以考虑联合应用肠外营养。

结合上述研究证据，2012 年的恶性肿瘤患者的营养治疗专家共识建议，具有重度营养不足风险的患者，大手术前应给予 10 ~ 14 天的营养

治疗。围术期有重度营养不足的患者，以及由于各种原因（肠内营养不耐受，胃肠道功能受损等）导致连续 5 ~ 10 天以上无法经口摄食或无法经肠内营养达到营养需要量的患者，应给予肠外营养治疗。多数患者术后不应中断营养摄入，手术后应尽早开始正常食物摄入或肠内营养，大部分接受结肠切除术的患者，可以在术后数小时内开始经口摄入清淡流食，包括清水。不能早期进行口服营养治疗的患者，可以应用管饲喂养，特别是接受了大型的头颈部和胃肠道手术、严重创伤或手术时有明显的营养不足的患者。在所有接受腹部手术的需管饲营养的患者中，推荐放置较细的空肠造瘘管或鼻空肠管。

2016 年的肿瘤营养治疗通则指南也进一步肯定了肿瘤患者围术期营养支持的意义。指南推荐，中度营养不良计划实施大手术患者或重度营养不良患者建议在手术前接受营养治疗 1 ~ 2 周。预期术后 7 天以上仍然无法通过正常饮食满足营养需求的患者，以及经口进食不能满足 60% 需要量一周以上的患者，应给予术后营养治疗。如进行开腹大手术患者，无论其营养状况如何，均推荐手术前使用免疫营养 5 ~ 7 天，并持续到手术后 7 天或患者经口摄食 > 60% 需要量时为止。免疫增强型肠内营养应同时包含 ω-3PUFA、精氨酸和核苷酸三类底物。

3. 非终末期肿瘤放、化疗患者的营养支持 与手术等局部治疗不同的是，化疗是一种全身性的杀灭肿瘤细胞的治疗手段，常会引起明显的毒性反应，尤其是消化道反应如恶心、呕吐、腹痛、腹泻和消化道黏膜损伤等，会严重削弱患者的食欲或影响进食过程，在肿瘤引起的代谢异常的基础上进一步加重机体营养不足；其次，营养不足会降低患者对化疗的耐受程度，影响中性粒细胞的水平，致使患者无法完成化疗计划，化疗提前中止，从而影响患者的抗肿瘤治疗效果。因此，临床医师要重视化疗给肿瘤患者带来的营养风险，积极评估，及早应对，维持患者营养水平，为化疗提供良好的代谢环境。

放射治疗也是治疗恶性肿瘤的主要手段之一，约 70% 的恶性肿瘤患者在整个病程中会接受放疗。放疗是由于射线对肿瘤组织 DNA 直接和间接损伤，DNA 单链或双链断裂后产生对肿

瘤的杀伤效应，但在杀灭肿瘤细胞的同时会对肿瘤周围的正常组织带来损伤，同期联合的化疗可增加此作用。放疗或放化疗的毒性反应按部位可分为全身反应和局部反应，全身反应为非特异性，如乏力、食欲减退等；局部反应为局部放疗区域内出现的正常器官的反应，例如肺癌患者常见进行肿瘤放疗时的放射性食管损伤等。肿瘤放疗患者中，营养不良主要与照射范围有关，肿瘤放疗患者营养不良的常见原因有：头颈部肿瘤放疗后导致的口腔黏膜炎、咽部疼痛、食欲下降、味觉改变等反应，从而引起了摄入量不足；胸部肿瘤放疗后，放射性食管炎导致的摄入量不足；腹部肿瘤放疗后出现胃肠道黏膜损伤，引起的食欲下降、恶心、呕吐及腹泻等毒副作用从而导致摄入不足或吸收障碍。放疗患者这些副作用一般在放疗的第 3 ~ 4 周出现，并可持续到放疗结束后 2 周以上，同时肿瘤疾病的因素也影响患者食欲或进食过程，而导致营养不良，降低对治疗的耐受性，甚至患者出现治疗中断或提前终止，从而影响总体疗效。

2016 年的肿瘤营养治疗通则指南建议，放疗、化疗及联合放 / 化疗患者不常规推荐，但对于放疗、化疗伴有明显不良反应的患者，如果已有明显营养不良，则应在放、化疗的同时进行营养治疗；放疗或化疗严重影响摄食并预期持续时间大于 1 周，而放、化疗不能终止，或即使终止后较长时间仍然不能恢复足够饮食者，应给予营养支持治疗。肿瘤放疗和（或）化疗致摄入减少以及体重丢失时，强化营养咨询可使大多数患者摄入量增多、体重增加，肠内营养可以改善患者营养状况。头颈部肿瘤、吞咽困难、口腔黏膜炎患者可选择管饲，比口服更有利于发挥营养支持的作用。管饲或口服补充肠内营养时可使用普通标准营养剂，ω-3PUFA 强化型肠内营养配方对改善恶病质可能有益，但对一般情况及营养状态的作用有争议。

综上，老年肺癌患者的营养管理应兼顾肿瘤营养支持的重要原则以及老龄患者的代谢特点，予以均衡饮食及充足能量及蛋白质摄入，存在胰岛素抵抗或糖代谢障碍者可适当增加脂肪的摄入供能比例，鼓励在膳食模式中大量摄入蔬菜和水果，充足摄入鱼类、禽类而非红肉类或加工肉类，选择低脂乳制品而非全脂乳制品，经常食用全谷物食物而非精制谷物，选用坚果或橄榄油而非动物油脂。若患者经口膳食不足，经营养咨询调整膳食及加用口服营养补充剂后仍不能满足基本营养摄入要求，须遵循"阶梯治疗"原则及时给予肠内营养或肠外营养的支持。接受手术治疗及放、化疗者往往需要在治疗前即关注患者的营养状况及营养风险，及时启动营养支持，在治疗中关注治疗相关副作用及其对于营养摄入的影响，及时强化支持。

（李融融 于 康）

参考文献

Baldwin C，Spiro A，Ahern R，et al. Oral nutritional interventions in malnourished patients with cancer：a systematic review and meta-analysis. Journal of National Cancer Institute，2012，104（5）：371-385.

Baron JA，Cole BF，Mott L，et al. Neoplastic and antineoplastic effects of beta-carotene on colorectal adenoma recurrence：results of a randomized trial. Journal of National Cancer Institute，2003，95（10）：717-722.

Brown T，Findlay M，von Dincklage J，et al. Using a wiki platform to promote guidelines internationally and maintain their currency：evidence-based guidelines for the nutritional management of adult patients with head and neck cancer. Journal of human nutrition and dietetics. British Dietetic Association，2013，26（2）：182-190.

Buttigliero C，Monagheddu C，Petroni P，et al. Prognostic role of vitamin d status and efficacy of vitamin D supplementation in cancer patients：a systematic review. Oncologist，2011，16（9）：1215-1227.

Cano N，Fiaccadori E，Tesinsky P，et al. ESPEN Guidelines on Enteral Nutrition：Adult renal failure. Clinical Nutrition，2006，25（2）：295-310.

Chan AL，Leung HW，Wang SF. Multivitamin

supplement use and risk of breast cancer: a meta-analysis. Annals Pharmacotherapy, 2011, 45 (4): 476-484.

Davies AA, Davey SG, Harbord R, et al. Nutritional interventions and outcome in patients with cancer or preinvasive lesions: systematic review. Journal of National Cancer Institute, 2006, 98 (14): 961-973.

De Stefani E, Deneo-Pellegrini H, Mendilaharsu M, et al. Dietary sugar and lung cancer: a case-control study in Uruguay. Nutrition and Cancer, 1998, 31 (2): 132-137.

Del Fabbro E, Hui D, Dalal S, et al. Clinical outcomes and contributors to weight loss in a cancer cachexia clinic. Journal of Palliative Medicine, 2011, 14 (9): 1004-1008.

Deutz NE, Safar A, Schutzler S, et al. Muscle protein synthesis in cancer patients can be stimulated with a specially formulated medical food. Clinical Nutrition, 2011, 30 (6): 759-768.

Dolecek TA, McCarthy BJ, Joslin CE, et al. Prediagnosis food patterns are associated with length of survival from epithelial ovarian cancer. Journal of American Dietetic Association, 2010, 110 (3): 369-382.

Farvid MS, Cho E, Chen WY, et al. Dietary protein sources in early adulthood and breast cancer incidence: prospective cohort study. BMJ, 2014, 348 (suppl): g3437.

Fearon K, Strasser F, Anker SD, et al. Definition and classification of cancer cachexia: an international consensus. Lancet Oncology, 2011, 12 (5): 489-495.

Fradet Y, Meyer F, Bairati I, et al. Dietary fat and prostate cancer progression and survival. European Urology, 1999, 35 (5-6): 388-391.

Gagnon B, Murphy J, Eades M, et al. A prospective evaluation of an interdisciplinary nutrition-rehabilitation program for patients with advanced cancer. Current Oncology, 2013, 20 (6): 310-318.

Gonzalez CA, Riboli E. Diet and cancer prevention: where we are, where we are going. Nutrition and Cancer, 2006, 56 (2): 225-231.

Halfdanarson TR, Thordardottir E, West CP, et al. Does dietary counseling improve quality of life in cancer patients? A systematic review and meta-analysis. Journal of Supportive Oncology, 2008, 6 (5): 234-237.

Heyland DK, Montalvo M, MacDonald S, et al. Total parenteral nutrition in the surgical patient: a meta-analysis. Canadian Journal of Surgery, 2001, 44 (2): 102-111.

Jacobs ET, Thomson CA, Flatt SW, et al. Vitamin D and breast cancer recurrence in the Women's Healthy Eating and Living (WHEL) Study. American Journal of Clinical Nutrition, 2011, 93 (1): 108-117.

Kim DJ, Gallagher RP, Hislop TG, et al. Premorbid diet in relation to survival from prostate cancer. Cancer Causes & Control, 2000, 11 (1): 65-77.

Klein EA, Thompson I, Tangen CM, et al. Vitamin E and the risk of prostate cancer: Updated results of the Selenium and Vitamin E Cancer Prevention Trial (SELECT). Journal of Clinical Oncology, 2012, 30 (suppl): 7-10.

Koumbi L. Dietary factors can protect against liver cancer development. World Journal of Hepatology, 2017, 9 (3): 119-125.

Kroenke CH, Fung TT, Hu FB, et al. Dietary patterns and survival after breast cancer diagnosis. Journal of Clinical Oncology, 2005, 23 (36): 9295-9303.

Kwan ML, Greenlee H, Lee VS, et al. Multivitamin use and breast cancer outcomes in women with early-stage breast cancer: the Life After Cancer Epidemiology study. Breast Cancer Research and Treatment, 2011, 130 (1): 195-205.

Lawson KA, Wright ME, Subar A, et al. Multivitamin use and risk of prostate cancer in the National Institutes of Health-AARP Diet and Health Study. Journal of National Cancer

Institute，2007，99（10）：754-764.

Martin WF，Armstrong LE，Rodriguez NR. Dietary protein intake and renal function. Nutrition & Metabolism，2005，2（1）：25.

Meyerhardt JA，Niedzwiecki D，Hollis D，et al. Association of dietary patterns with cancer recurrence and survival in patients with stage III colon cancer. JAMA，2007，298（7）：754-764.

Michaud DS，Liu S，Giovannucci E，et al. Dietary sugar，glycemic load，and pancreatic cancer risk in a prospective study. Journal of National Cancer Institute，2002，94（17）：1293-1300.

Muscaritoli M，Anker SD，Argiles J，et al. Consensus definition of sarcopenia，cachexia and pre-cachexia：joint document elaborated by Special Interest Groups（SIG）"cachexia-anorexia in chronic wasting diseases" and "nutrition in geriatrics". Clinical Nutrition，2010，29（2）：154-159.

Nagle CM，Purdie DM，Webb PM，et al. Dietary influences on survival after ovarian cancer. International Journal Cancer，2003，106（2）：264-269.

Neuhouser ML，Sorensen B，Hollis BW，et al. Vitamin D insufficiency in a multiethnic cohort of breast cancer survivors. American Journal of Clinical Nutrition，2008，88（1）：133-139.

Ng K，Meyerhardt JA，Wu K，et al. Circulating 25-hydroxyvitamin D levels and survival in patients with colorectal cancer. Journal of Clinical Oncology，2008，26（18）：2984-2991.

Ng K，Wolpin BM，Meyerhardt JA，et al. Prospective study of predictors of vitamin D status and survival in patients with colorectal cancer. British Journal of Cancer，2009，101（6）：916-923.

Nitenberg G，Raynard B. Nutritional support of the cancer patient：issues and dilemmas. Critical Reviews in Oncology，2000，34（3）：137-168.

Pan H，Cai S，Ji J，et al. The impact of nutritional status，nutritional risk，and nutritional treatment on clinical outcome of 2248 hospitalized cancer patients：a multi-center，prospective cohort study in Chinese teaching hospitals. Nutrition and Cancer，2013，65（1）：62-70.

Park SY，Murphy SP，Wilkens LR，et al. Multivitamin use and the risk of mortality and cancer incidence：the multiethnic cohort study. American Journal of Epidemiology，2011，173（8）：906-914

Pocobelli G，Peters U，Kristal AR，et al. Use of supplements of multivitamins，vitamin C，and vitamin E in relation to mortality. American Journal of Epidemiology，2009，170（4）：472-483.

Qiu W，Lu H，Qi Y，et al. Dietary fat intake and ovarian cancer risk：a meta-analysis of epidemiological studies. Oncotarget，2016，7（24）：37390-37406.

Rock CL，Doyle C，Demark-Wahnefried W，et al. Nutrition and physical activity guidelines for cancer survivors. CA，2012，62（4）：243-274.

Saquib J，Rock CL，Natarajan L，et al. Dietary intake，supplement use，and survival among women diagnosed with early-stage breast cancer. Nutrition and Cancer，2011，63（3）：327-333.

Slavin J. Why whole grains are protective：biological mechanisms. The Proceedings of Nutrition Society，2003，62（1）：129-134.

Thomson CA，Alberts DS. Diet and survival after ovarian cancer：where are we and what's next? Journal of American Dietetic Association，2010，110（3）：366-368.

Wang X，Ouyang Y，Liu J，et al. Fruit and vegetable consumption and mortality from all causes，cardiovascular disease，and cancer：systematic review and dose-response meta-analysis of prospective cohort studies. BMJ，2014，349（suppl）：g4490.

Yu Kang，Zhou XR，He SL. A multicentre study to implement nutritional risk screening and evaluate clinical outcome and quality of life in patients with cancer. European Journal of Clinical

Nutrition，2013，67（7）：732-737

Zhao J，Lyu C，Gao J，et al. Dietary fat intake and endometrial cancer risk：A dose response meta-analysis. Medicine，2016，95（27）：e4121.

第五节　晚期老年肺癌患者进入安宁疗护的标准和流程

一、概述

英国学者 Dame Cicely Saunders 于 1967 年创建圣·里斯托弗安宁医院，强调对末期患者进行症状控制、专业间合作和连续性照护，以患者为中心，包括对于家属的哀伤辅导，并且获得了社会的认同和政府的支持，是现代安宁缓和医疗的起源，极大地改善了临终患者的生命品质。1987 年英国国民卫生服务部将这部分医学部分确认和批准作为一门医学分支学科，并定名为"缓和医学（palliative medicine）"，我国大陆地区译为"姑息医学"，我国台湾省称为"安宁缓和医疗"。"临终关怀"也称为"宁养"或"安宁疗护"（hospice）。全球已经有 156 个国家和地区建立了缓和医疗的项目。到 20 世纪末全球从事缓和医学的服务、教学和研究机构得到快速发展，英国有 252 所，澳大利亚 250 多所，日本 80 所，韩国 60 所，美国 3000 多所，加拿大 600 多所，印度 135 所，全世界已建立的机构有 10 000 多所。欧美（如像英国、德国、法国和美国）和亚太地区（中国香港、菲律宾、新西兰、马来西亚和澳大利亚）等 17 个国家和地区已经将缓和医学作为临床医学分支学科，作为对医科学生和健康执业者的培训教育课程（王雨婷 等，2016）。我国大陆地区的安宁疗护始于 1988 年，天津医科大学成立了中国第一家临终关怀中心，它的建立在我国安宁疗护发展史上起着标志性的作用，而后北京、上海、广州等大城市纷纷创办临终关怀医院、病区或护理院，汕头大学医学院附属第一医院于 1998 年建立了全国第一家宁养院，从而开始了国内安宁疗护服务的推动工作。

安宁疗护旧称"临终关怀"，一般是指预期寿命少于 6 个月的末期严重疾病患者（包括恶性肿瘤、非恶性肿瘤的终末阶段，如晚期痴呆、末期肾病和心肺功能衰竭等）。一些国家和地区的安宁疗护包括了医护照顾、照护者关怀和教育、设备租赁、丧葬服务及亲友的哀伤陪伴等诸多项目，不只限于住院。当两位专业医生评估符合标准，患者签署文件自愿进入，放弃无效抢救和对原发病治疗时，可以进入安宁疗护。安宁疗护可以改善患者的症状及生活质量，增加患者及其照护者的满意度，并显著减少离世患者照护者的哀伤和创伤后应激障碍；同时可以避免或减少无效医疗，降低医源性伤害、医疗花费和家庭负担（Buss et al，2017）。

美国制订的《缓和医疗临床实践指南》（World Health Organization，2016）提出了缓和医学的几大范畴，指出了临床实践中的基本操作标准。对患者及其家庭进行全面、多学科、及时的评估是组织照护计划的基础。基于患者的需求、价值观、目标、选择设定照护计划，并在多学科团队参与和合作的支持下做出治疗方案决定，并强调多学科团队提供的照护应该保持一致性。动态监测、评估照护结果，提高照护质量。应该尊重患者及家属的选择、期望而选择适当的照护环境（不局限于医院）。积极对团队成员进行教育、训练、专业提升，并加入志愿者以提高照护计划的可行性。照护的内容涉及身体、心理、社会、灵性：症状控制是缓和医学的重点，也是提升患者心理、社会与精神状态的关键。多学科团队应根据最佳的循证证据评估患者的疼痛及其他症状，了解这些症状会带来的影响，充分考虑患者的疾病、预后、现有功能状态及需求，对可选择的治疗方式的作用和副作用进行全面评估，进而选择最合适、合理的方法进行身体症状的控制，包括药物控制、介入治疗、行为治疗及补充性干预措施等。在治疗过程中全面评估患者和家属的心理需求，并给予心理干预。缓和医学的心理精神照护核心是家属丧亲悲痛的干预，帮助其接受现实。对患者及家属进行社会支持。尊重患者及家属的价值观、选择、信仰及文化，让患者安静祥和、有尊严地死亡。

我国尚无类似保险项目，各省的支付能力和民众接受程度差异很大，缺少相关医疗保险的政策及制度，故参照国外情况，将安宁疗护的服务对象暂定为预期生存期 6 个月，后续按照国家相关政策来决定适合的时间。

二、可以用于评估患者状况的工具

对于肺癌患者可以选择以下的量表来评估患者的整体情况及预期生存期。

（一）卡氏评分

卡氏评分（Karnofsky performance assessment scale，KPS）为最常用的工具，许多研究已证实 KPS 评分与癌症末期患者的生存期正相关，即患者的功能状态越差（KPS 越低），其生存期也会随之减少。KPS 既是评价患者功能状态常用的量表，又可用于预测较长时间跨度的生存期，还可判断缓和医疗的分期，因此成为临床所推荐的预后工具之一（表 10-5-1、表 10-5-2）。

（二）姑息功能评价量表

姑息功能评价量表（Palliative Performance Scale，PPS）是一种加拿大改良版 PS 量表（Hernández et al，2017）。已有 20 多项研究分析结果显示，PPS 与生存期密切相关（表 10-5-3）。

PPS 与预后的关系：

PPS 水平 10%～20%：中位生存时间 6 天；

PPS 水平 30%～50%：中位生存时间 41 天；

PPS 水平 60%～70%：中位生存时间 108 天。

（三）姑息预后指数

姑息预后指数（Palliative Prognostic Index，PPI）由日本学者采用前瞻性研究制订（Morita et al，1999），包含指标有 PPS 评分、摄水量、水肿、平静时呼吸困难和谵妄，根据评分总分预后患者 3 周 /6 周生存期（表 10-5-4）。

PPI 与预后的关系：

总分≥ 6 分：预后生存期 3 周；

总分≥ 4 分：预后生存期 6 周。

三、各国、各地区进入安宁疗护的流程

发达国家采用预立医疗计划（advanced care planning，ACP）（Rietjens et al，2017；Giovambattista Zeppetella et al，2017）来保证患者本人意愿得到尊重。指定医疗代理人（患者将本人意愿提前告知代理人），或签署一份文件，预先指定在疾病末期或特殊情况下需要或不需要怎样的医疗照顾。是否应用维持生命的医疗措施，做到医患双方共同决策。通过 ACP，患者对本人将来可能涉及的医疗问题事先做出选择，以便在本人不能做决定时，可以使当时的医疗决策符合本人的意愿。

美国：1976 年，美国《加州自然死法》（*Natural Death Act*）制定，允许不使用生命支持系统来延长不可治愈患者的临终过程，也就是

表10-5-1　卡氏评分（KPS）

一般状况	评分
一切正常，无不适或病症	100
能进行正常活动，有轻微病症	90
可进行日常活动，但有一些症状或体征	80
生活自理，但无法维持正常活动或强度大的劳动	70
大部分生活可自理，但偶尔需要帮助	60
需要较多的帮助和经常的医疗护理	50
生活不能自理，需要特别照顾和帮助（卧床时间＞ 50%）	40
严重失去生活能力，必须住院接受医疗护理，但暂时没有死亡威胁（几乎卧床不起）	30
病重，需要住院积极进行支持治疗（完全卧床不起）	20
垂危（昏迷或很少能唤醒）	10
死亡	0

表10-5-2 KPS与预后的关系

KPS 评分（分）	预期生存期
70 ~ 90	＞ 6个月
50 ~ 60	2 ~ 3个月
20 ~ 40	＜ 1个月
＜ 10	＜ 1 ~ 2周

表10-5-3 姑息功能评价量表（PPS）

PPS 水平	行动	活动及疾病证据	自我护理	摄取量	意识水平
100%	完全	正常活动或工作；无疾病证据	完全	正常	正常
90%	完全	正常活动或工作；一些疾病证据	完全	正常	正常
80%	完全	经努力保持正常活动；一些疾病证据	完全	正常或减少	正常
70%	减少	无法正常工作；明显疾病	完全	正常或减少	正常
60%	减少	无法嗜好、家庭工作；明显疾病	偶尔需要协助	正常或减少	正常或意识错乱
50%	大部分时间坐位或卧床	无法进行任何工作；多方面疾病	需要大量协助	正常或减少	正常或意识错乱
40%	大部分时间卧床	无法进行大部分活动；多方面疾病	大部分时间需要协助	正常或减少	正常或嗜睡 ± 意识错乱
30%	完全卧床	无法进行任何活动；多方面疾病	完全被照顾	正常或减少	正常或嗜睡 ± 意识错乱
20%	完全卧床	无法进行任何活动；多方面疾病	完全被照顾	最小限度	正常或嗜睡 ± 意识错乱
10%	完全卧床	无法进行任何活动；多方面疾病	完全被照顾	只有口腔护理	嗜睡或昏迷 ± 意识错乱
0	死亡	-	-	-	-

允许患者依照自己的意愿自然死亡。这一法令成为世界最早有关"预设医疗指示"的法律。1991年，美国联邦政府《患者自主法案》（*Patient Self-Determination Act*）正式生效，确保病患拒绝医疗权，在全美正式确立生前预嘱的法律地位。此后，所有参与美国联邦政府社会医疗保险（Medicare）和贫困医疗补助（Medicaid）计划的医院、养老院及各护理机构，都必须以书面告知方式，让成年住院患者知道他们自己拥有这种选择的合法权益。

德国：2003 年，德国联邦法院判决确立了"生前预嘱"的法律效力。2009 年，德国对生前预嘱进行了修法，将生前预嘱的理念整合到民法典中，确立生前预嘱及医疗委托代理人、监督人对病患自主权的保障。修改后的民法典规定：任何有同意能力的成人得以书面方式订立生前预嘱，针对自己在失去能力时是否接受特定健康检查、治疗措施或侵入性医疗表示同意或不同意；病人自主权的效力与疾病的种类无关。

新加坡：1997 年新加坡通过《预先医疗指

表10-5-4　姑息预后指数（PPI）

指标	分级	分值
姑息功能评价量表（PPS）	10～20	4.0
	30～50	2.5
	＞60	0
经口摄入量	严重减少	2.5
	中等减少	1.0
	正常	0
水肿	存在	1.0
	无	0
休息时呼吸困难	存在	3.5
	无	0
谵妄	存在	4.0
	无	0

示法令》（*Advance Medical Act*），规定病人在自主原则前提下，可通过合法途径让患者即使在无能力作决定和病情到了末期时，仍可就自己所接受的治疗继续行使自主权。

澳大利亚：1983年，南澳洲通过《自然死亡法案》（*The South Australian Natural Death Act*），此法案允许有意识能力的成年人（18岁以上），在另外2人的见证下，签署一份预先医疗同意书，声明以后若患末期绝症（terminal illness），可以选择不愿意依赖人工维持生命系统作为存活的方式。1988年，澳洲维多利亚州立法通过《医疗法》（*The Medical Treatment Act*），该法律明确认可患者有拒绝医疗的权利。至于患者表示拒绝医疗的方式，不限于书面，可以采取口头或其他沟通方式。

中国台湾地区：2000年台湾地区也通过了《安宁缓和医疗条例》，允许患者在不可治愈的生命末期，依照自己的愿望拒绝心肺复苏、插管等措施。

中国台湾安宁疗护病房入住标准见第一章第五节。

我国目前尚无类似法律保护的ACP。2013年，由罗点点、陈小鲁等人发起的北京生前预嘱推广协会正式成立。目前已有数万人在网上签署

了"生前预嘱"，其中包括"在不可治愈的伤病末期希望达成的五个愿望，比如要或不要哪些医疗服务，希望使用或不使用哪些生命支持治疗手段，希望别人如何对待自己"等。鼓励在个体健康状态良好、认知功能良好的情况下为自己做出医疗预嘱，而不是在危重症住院的情况下再来制定。在医院前阶段，在社区宣传"我的生命我做主"，可以通过填写"五个愿望"来实现。相关内容可以从生前预嘱推广协会"选择与尊严"网站（www.xzyzy.cn）上获取并填写。填写或说出五个愿望的目标是为了保证患者的医疗自主决策权，接受或者不接受安宁疗护都是患者的正当权利。进入安宁疗护的患者有权随时退出该项服务，有权更改其选择，也有权选择是否接受心肺复苏。

国内还没有安宁疗护的专门政策以及明确的"准入"标准，但在安宁疗护试点工作蓬勃开展的现状，不远的将来会有更多的安宁疗护服务力量产生，也会有相应的国家政策出台。那么，什么样的患者可以进入安宁疗护机构接受相应的服务就是一个必然要考虑的问题。

下面是借鉴其他国家或者地区的经验，对中国大陆地区准入标准的一个初步考虑，以美国、加拿大为例，具体流程（National Hospice and

Palliative Care Organization，2018）为：

1. 通常是患者的主管医生和安宁疗护机构医师签署终末期疾病证明，明确说明患者的预计生存期等于或少于 6 个月（按照疾病正常进展进行时间推断）负责患者目前诊治的医生评估患者进入疾病终末期，建议患者接受安宁疗护服务。

2. 评估患者是否具有医疗决策能力，对于具有医疗决策能力的患者，询问患者是否愿意知情，是否愿意做出决定，了解患者意愿。向亲友说明尊重患者本人意愿的重要性，说明患者本人的态度。

3. 开展安宁疗护服务的医生评估患者进入疾病终末期，认为患者适合接受安宁疗护服务。

4. 患者本人及其亲友认同安宁疗护服务原则，同意接受安宁疗护服务。

明确医疗代理人；签署抢救同意书及治疗同意书等。

5. 疾病终末期评估方法

（1）肿瘤：符合下述情况之一，且卡氏功能状态评分 ≤ 50%（评分标准见附件）：

1）患有远处转移的肿瘤，抗肿瘤治疗无效。

2）任何阶段肿瘤，患者拒绝或不适合接受针对病因的治疗。

（2）痴呆：确诊痴呆，患者丧失日常自理能力，在行走、进食等活动中需要他人辅助，没有意义的语言交流，并符合下述情况之一：

1）不能经口保证足够的饮食摄入，拒绝使用人工营养支持，半年内体重下降 ≥ 10% 或血清白蛋白低于 25 g/L。

2）1 年内至少发生过 1 次下列急性病患：吸入性肺炎、肾盂肾炎、败血症、多发性压疮、抗菌药物治疗后仍反复发热。

（3）终末期心脏病

1）确诊心力衰竭，其心脏病已经过充分治疗，患者不宜或拒绝有创治疗，同时符合心功能分级（NYHA）为Ⅳ级或测量射血分数 ≤ 20%。

2）严重冠心病，静息状态下出现心绞痛，对标准的硝酸酯类治疗无效，且患者不宜或拒绝有创治疗。

3）药物治疗无效的室上性或室性心律失常，且患者不宜或拒绝有创治疗。

（4）终末期肺病：确诊慢性肺疾病，并符合下述标准之一：

1）静息状态下呼吸困难，对支气管扩张剂反应差或无反应，从而导致活动能力下降。

2）非辅助呼吸治疗不能纠正的持续呼吸衰竭。

3）继发于肺部疾病的右心衰竭，需要针对心衰进行治疗。

4）过去 6 个月内体重进行性、非意愿性下降 > 10%。

（5）肾衰竭：确诊肾疾病，不再进行透析或肾移植治疗，同时符合下述条件之一：

1）肾小球滤过率 < 10 ml/min（糖尿病患者 < 15 ml/min）。

2）血清肌酐 > 707.3 μmol/L。

3）慢性肾功能不全，出现尿毒症表现，并出现下述情况之一：少尿（< 400 ml/d）、顽固性高钾血症（> 7 mmol/L）、对保守治疗无反应、尿毒症性心包炎、肝肾综合征。

（6）终末期肝病：确诊肝病，下述症状之一持续存在，且对治疗无反应：

1）肝病所导致的严重顽固性腹水。

2）自发性腹膜炎。

3）对治疗反应差的肝性脑病。

4）肝肾综合征，血肌酐和尿素氮水平升高且尿量 < 400 ml/d。

（7）终末期卒中：确诊卒中，丧失全部生活自理能力，同时符合下述条件之一：

1）不能经口保证足够的饮食摄入，拒绝使用人工营养支持，半年内体重下降 ≥ 10% 或血清白蛋白低于 25 g/L。

2）反复发生吸入性肺炎。

（8）存活不良：疾病进展，出现不稳定的、进行性恶化的复杂症状，影响到患者的生活，对治疗的反应变差，逆转的可能性越来越小，且没有更好的、进一步的治疗选择，同时满足下述情况之一的：

1）过去 6 个月内体重进行性、非意愿性下降 > 10%。

2）反复因为急性的问题住院或者去急诊。

3）发生不良事件，如频繁的跌倒、丧亲、入住护理院。

4）血清白蛋白低于 25 g/L。

对安宁疗护进入标准的讨论，是人们开始认识和重视末期、重症患者迈出的一大步。

（曲 璇 宁晓红）

参考文献

临床实践中的缓和医疗 /（英）Giovambattista Zeppetella 著 . 宁晓红译 . 北京：中国协和医科大学出版社，2017.

王雨婷，董碧蓉 . 缓和医学概述 . 现代临床医学，2016，4，42（2）：157-160。

现行给付方式 . https：//www.nhi.gov.tw/Content_List. asp，x?n = 46505DE49DF0AA0B&topn = 0B69A546F5DF84DC.

Buss MK，Rock LK，McCarthy EP.Understanding Palliative Care and Hospice：A Review for Primary Care Providers. Mayo Clin Proc. 2017 Feb；92（2）：280-286.

Hernández-Quiles C，Bernabeu-Wittel M，Pérez-Belmonte LM.Concordance of Barthel Index，ECOG-PS，and Palliative Performance Scale in the assessment of functional status in patients with advanced medical diseases.BMJ Support Palliat Care，2017 Sep，7（3）：300-307.

Morita T，Tsunoda J，Inoue S，Chihara S. The Palliative Prognostic Index：a scoring system for survival prediction of terminally ill cancer patients. Support Care Cancer，1999，7：128.

National Hospice and Palliative Care Organization. The Medicare regulations for hospice care，including the conditions of participation for hospice care [EB/OL]．（2011-07-29）[2018-01-02]．https：//oregonhospice.org/media/Medicare-Regulations-for-Hospice-Care -with-COPs-for-Hospice-Care-CFR418.pdf.

Rietjens JAC，Sudore RL，Connolly M，et al.Definition and recommendations for advance care planning：an international consensus supported by the European Association for Palliative Care. Lancet Oncol，2017 Sep，18（9）：e543-e551.

World Health Organization．Palliative care[EB/OL][2016 -02- 05]．http：//www. who. int/mediacentre/factsheets/fs402/en.

第六节 晚期老年肺癌患者安宁疗护症状的评估和干预

肺癌者常见咳嗽、呼吸困难、咯血、疼痛、乏力、恶心、呕吐、焦虑抑郁、谵妄等症状，晚期患者常见咳嗽、呼吸困难、咯血、临终躁动等，有时会令患者及其家属和照料者感到恐惧。

一、咳嗽

（一）定义及流行病学

急性咳嗽是黏液纤毛运输不足时、机体清除气道内黏液和异物的一种机制。当咳嗽（cough）变为慢性咳嗽时，则具有破坏性、令人感到痛苦并让人感到身体疲惫。在接近生命结束时患者出现衰弱、肌无力和不能协调有效的吞咽，会导致持续性咳嗽，也会加重其他症状，如疼痛、呼吸困难、失禁和睡眠障碍，还可引起肋骨骨折、气胸、疝，诱发晕厥等。患者可能几乎察觉不到最轻微的咳嗽；最严重的咳嗽会引起抽搐、不会停止并令人恐惧，且使患者或其家属的注意力都只集中于此。在终末期肺癌患者中咳嗽的发生率很高，约90%（Iyer et al，2014）；对患者生活质量有较大影响。

（二）病因

1．肿瘤本身引起

（1）肺原发癌或转移癌。

（2）肿瘤堵塞气管。

（3）胸腔积液。

（4）上腔静脉阻塞综合征。

（5）气管食管瘘。

2．癌症治疗所引起

（1）放射性肺炎。

（2）化疗（如博莱霉素、环磷酰胺）导致的间质性肺炎。

3．与癌症无关的其他病因

（1）合并其他呼吸道疾病：上气道咳嗽综

合征、咳嗽变异性哮喘、慢性支气管炎、慢性阻塞性肺疾病、肺间质纤维化、支气管扩张症、感染后咳嗽等。

（2）合并胃食管反流性疾病。

（3）由吞咽困难和反复误吸导致（见于痴呆晚期，脑血管疾病，多发性硬化症，肌萎缩性侧索硬化，遗传性共济失调等神经系统疾病患者）。

（4）免疫力低下患者机会性感染（见于白细胞减少症、器官移植、HIV 感染患者）。

（5）合并充血性心力衰竭。

（6）终末期肾衰竭。

（7）药物：应用 ACEI 类药物（血管紧张素转换酶抑制剂）。

（三）治疗

1. 非药物治疗

（1）戒烟、避免摄入咖啡等饮品；体位引流、机械辅助排痰。

（2）补充水分、增加水分含量。

（3）芳香治疗。

（4）康复理疗。

（5）肿瘤堵塞气道，可考虑支架。

2. 药物治疗

（1）中枢作用止咳药：抑制延髓的咳嗽中枢，但可能会引起便秘和嗜睡。

1）可待因：起始剂量：每次 15 ～ 30 mg，q4 ～ 6 h，每日总量 30 ～ 90 mg；极量：一次 100 mg，一日 240 mg。镇咳用量为常用量的 1/2 ～ 1/3。

2）喷托维林：具有中枢及外周性镇咳作用，镇咳强度约为可待因的 1/3。每次 25 mg，每天 3 次。

3）吗啡：每次 5 ～ 20 mg PO q4 h。

4）加巴喷丁和普瑞巴林：更新的美国胸科医师学会（American College of Chest Physicians，ACCP）指南（Gibson et al, 2016）推荐使用加巴喷丁治疗不明原因的慢性咳嗽。加巴喷丁治疗应从低剂量（每次 300 mg、一日 1 次）开始，剂量达到 1800 mg/d、分 2 次服用。普瑞巴林与加巴喷丁一样，普瑞巴林治疗应从低剂量开始，随后用 1 周逐渐增加剂量至 300 mg/d。

（2）外周性止咳药：抑制咳嗽反射弧中的感受器、传入神经及效应器中的某一环节。

1）苯佐那酯（benzonatate）：每次 50 ～ 100 mg，每天 3 次。

2）那可丁（narcodine）：每次 15 ～ 30 mg，每天 2 ～ 3 次，剧咳可用至每次 60mg。

3）苯丙哌林（benproperine）：每次 20 ～ 40 mg，每天 3 次。

（3）祛痰药

1）愈创甘油醚（guaifenesin）：0.2 g，每天 3 ～ 4 次。

2）氨溴索（ambroxol）：每次 30 mg，每天 3 次。

3）溴己新（bromhexine）：每次 8 ～ 16 mg，每天 3 次。

4）桃金娘油（myrtol）：每次 0.3 g，每天 2 ～ 4 次。

5）乙酰半胱氨酸（N-acetycysteine）：每次 200 mg，每天 2 ～ 3 次。

6）羧甲司坦（carbocistein）：每次 0.25 ～ 0.5 g，每天 3 次。

（4）其他（Simoff et al, 2013）

1）抗胆碱能药物：可尽量减少支气管分泌物，并可能改善咳嗽，异丙托溴铵一次 2 吸、一日 4 次。

2）吸入支气管扩张剂。

3）糖皮质激素：地塞米松 4 ～ 8 mg 每日 1 次，口服或吸入糖皮质激素

4）色甘酸钠气雾剂：肥大细胞稳定剂，每揿含色甘酸钠 3.5 mg，1 ～ 2 揿，每日 3 ～ 4 次。

5）阻塞性肺炎患者可考虑选择适合的抗生素。

6）胃食管反流病：抑酸剂（质子泵抑制剂 / PPI 或 H2 受体拮抗剂），促胃动力药。

二、呼吸困难

（一）定义及流行病学

呼吸困难（dyspnea）是一种主观的呼吸不舒服的经验。晚期癌症呼吸困难的发生率在 12% ～ 70% 之间，呼吸困难是影响患者生活品质最痛苦的症状之一。对身体、情绪、生活机能及社交等均会造成极大影响。对患者和照料者的体验的管理很重要。当不能逆转基础病因时，最

重要的是快速、可靠地控制症状。末期患者还会出现喘鸣（上气道中紊流引起的一种粗糙、高调的哮鸣音或振动音）。

（二）病因

1. 肿瘤相关 呼吸道被癌组织阻塞、肺部癌细胞浸润、上腔静脉症候群、胸腔积液、淋巴转移、大量腹水、心包积液。

2. 合并其他肺部疾病 肺部感染、慢性阻塞性肺病、哮喘、肺栓塞等。

3. 合并心脏疾病 冠心病、心力衰竭、心律不齐、肺水肿等。

4. 治疗相关的问题

（1）放射治疗：肺纤维化。

（2）手术治疗：肺叶切除。

（3）化学治疗：博莱霉素等。

5. 精神心理：焦虑、紧张、抑郁、愤怒、害怕。

6. 呼吸肌衰弱。

（三）呼吸困难程度的评估

0：没有。

1：轻度呼吸困难，正常运动耐量。

2：中度呼吸困难，部分活动受限。

3：重度呼吸困难，轻度活动即出现呼吸困难。

4：严重持续的呼吸困难，休息时即出现呼吸困难。

（四）治疗

1. 非药物治疗

（1）针对病因的治疗

1）大量胸腹腔积液、心包积液：抽取液体以减轻积液压迫所致的呼吸困难。

2）肿块压迫并阻塞主支气管、压迫肺组织引起上腔静脉综合征：可考虑选择局部放疗缓解症状；此外也可以考虑局部放置支架、支气管内激光消融或氩气刀缓解症状。

3）贫血：必要时可输注红细胞改善症状。

（2）其他治疗

1）让患者及家属了解呼吸困难的原因及病情的变化。

2）关注并处理患者的情绪问题。

3）调整体位：坐位或半卧位。

4）氧疗：对部分患者有帮助，低氧血症者可增加血中氧气浓度，以鼻导管低流量（2～4 L/min）始。但是氧疗会限制患者的活动。

5）康复科指导呼吸训练（包括膈肌、呼吸肌和外周大肌群），改善呼吸模式，提高患者生活质量。

6）针灸：内关、合谷、尺泽等穴。

7）通风或电风扇，直接吹到脸上，增加患者的舒适感。

8）芳香治疗。

9）按摩、催眠等。

2. 药物治疗

（1）针对病因的治疗

1）对外压性气道梗阻引起的呼吸困难可用糖皮质激素。

2）对分泌物多者的终末期患者可给予东莨菪碱 20 mg 皮下注射。

3）肺部感染：使用敏感抗生素，对于终末期患者需要与患者及家属进一步沟通是否应用抗生素治疗。

4）COPD、哮喘

①吸入性药物：β_2 受体激动剂、抗胆碱能药物

· 吸入用沙丁胺醇溶液 2.5 ～ 5 mg q4 h。

· 异丙托溴铵 250 ～ 500 μg prn。

· 噻托溴胺 18 μg qd。

②口服：茶碱缓释片 0.1g bid 可增强膈肌收缩力。整片吞服，不可咀嚼或碾碎。

③合并哮喘基础疾病者，可吸入长效糖皮质激素和长效 β_2 受体激动剂（ICS+LABA）。

5）心力衰竭：使用利尿剂及其他相关治疗。

6）呼吸兴奋剂：对于肺癌终末期患者获益不大。

（2）吗啡对难治性呼吸困难的作用：主要用于肺部癌性淋巴管炎、肺不张、肺栓塞、厌食和恶病质、衰弱等原因引起的难治性呼吸困难。具体用法：

1）急性严重呼吸困难者，每5～10分钟吗啡2～5 mg，直到呼吸困难缓解。

2）一般情况下初始治疗者，吗啡2.5～5 mg，口服，每4小时1次，逐渐调整剂量。

3）已接受吗啡止痛者，增加原剂量30～50%，再以每天30%～50%调整剂量，可以改

善呼吸困难。

4）无法口服者可采用皮下注射。

（3）镇静剂：末期患者中出现严重呼吸困难，与患者及家属充分沟通后可考虑应用镇静治疗：

1）劳拉西泮 0.5 ～ 2 mg 舌下含化。

2）地西泮 5 mg PO。

3）咪达唑仑 2.5 ～ 5 mg SC/IV 必要时始，10 ～ 30 mg/24 h，皮下或静脉注射；也可与吗啡混合以 PCA 持续微量泵入，最大剂量为 200 ～ 260 mg/24 h。

4）氯丙嗪开始剂量 12.5 mg IM/IV q4 h，或 25 mg 栓剂置肛 bid 或 tid，最大剂量 300 ～ 900 mg/24 h。

5）左美丙嗪开始剂量 12.5 ～ 50 mg/24 h 皮下注射，最大剂量 250 mg/24 h。

三、咯血

（一）定义及流行病学

咯血是指咳出来自肺的血。7% ～ 10% 肺癌患者的主诉症状为咯血（Kvale et al，2003），大咯血定义为 24 小时期间咯出的血量 ≥ 500 ml 或出血速度 ≥ 100 ml/h。当发生终末期大咯血时，支气管肺癌相关大咯血的预后非常差（病死率为 59% ～ 100%），这使其成为缓和医疗的急症。

（二）病因

1. 原发性或继发性肺癌、血液系统恶性肿瘤终末期。

2. 肺部感染、肺脓肿、支气管扩张症。

3. 肺栓塞。

4. 合并出血性疾病。

5. 药物　如应用抗凝药物；抗血管生成药物贝伐珠单抗等。

（三）治疗

对患者的整体状态、咯血的严重程度、基础病因做出整体评估，尊重患者的自主权，与患者及家属充分沟通，通过提供目标导向性信息和对治疗的推荐，通常可以最好地支持患者和家属。可能有必要和患者和（或）家属快速分享预后相关信息，以帮助他们确定最佳的治疗目标，以及随后的最佳医疗决策。采用团队协作方法，使患者的社会心理和精神需求可以与躯体症状一样迅速地得到解决。对高危患者应做好预先计划，请患者及家属了解可能发生的情况及处理（Giovambattista Zeppetella，2017）。

1. 非药物治疗

（1）应用深色毛巾、深色床单、深色毯子，以及有不透水背衬的吸收性敷料来减少视觉影响。可以采用以下措施来处理环境：确保不要将带血的痰液收集到床旁可见的白色杯子中，以及让带有亮色红血液痕迹的白色纸巾不要出现在视野中；减轻患者及家属的恐惧感。

（2）立即调整大咯血的患者的体位，推测出血侧肺处于低位（如，应该将右肺出血的患者置于右侧卧位）。

（3）输血。这一条并非第一步要做的，需要根据具体情况讨论。

（4）其他治疗（Simoff et al，2013）：对于大量咯血，可考虑采用单腔气管内导管使气道保持开放。推荐进行支气管镜检查以识别出血来源，随后进行支气管内治疗策略（如，对可见的中央气道损伤采用氩气刀、支气管内激光切除或电烙术）。对于非大量咯血，推荐采用支气管镜检查以识别出血来源。对于可见的中央气道损伤，推荐进行支气管内治疗策略；对于远端或肺实质损伤，推荐进行外照射治疗。如果这些措施治疗无效，则应考虑采用支气管动脉栓塞治疗以暂时止血。

需要注意的是：许多患者大出血时神志是清楚的，适当给予镇静能缓解患者不安的情绪，有利于症状的控制。

2. 药物治疗

（1）为减少疼痛，给予吗啡 10 mg，皮下注射。

（2）为降低患者清醒度，给予咪达唑仑 10 mg，静脉或肌内注射。对于耐受苯二氮䓬类药物的患者，采用苯巴比妥替代，肌内注射 10 mg/kg 负荷量，可每 2 小时重复给予 10 mg/kg 的负荷量，直到在最初 24 小时达到最大总量为 30 mg/kg。如果通过静脉给予苯巴比妥，则输注速度不应超过 50 mg/min。在达到镇静后，可开始以 10 ～ 25 mg/h 的速度进行连续输注。600 ～ 2400 mg/d（25 ～ 100mg/h）的总剂量通常足以维持镇静（Stirling et al，1999）。

（3）止血药氨甲环酸：口服 1 ~ 2 g，分 2 ~ 4 次；每日为 1 ~ 2 g 分 1 ~ 2 次静脉注射或静脉点滴。

云南白药胶囊：一次 1 ~ 2 粒，一日 4 次，温开水送服。

（4）抑酸药：用于上消化道出血。

（5）生长抑素、奥曲肽用于消化道出血。奥曲肽：静推 50 μg，在随后的 2 ~ 5 天以 50 μg/h 持续静滴；注射用生长抑素：首先缓慢静脉注射 250 μg，而后立即以 250 μg/h 静滴。

（6）垂体后叶素：用于难治咯血，注意监测血压。一次 6 ~ 12 IU，肌内、皮下注射或稀释后静脉滴注。

（7）抗凝：用于 DIC 早期。

四、疼痛

（一）概念及流行病学

疼痛是组织损伤或潜在的组织损伤相关的一种不愉快的感觉和情感体验，是患者的主观感受，疼痛在末期患者中的发生率为 59% ~ 64%。

（二）病因

1. 肿瘤本身导致的疼痛　肿瘤骨转移、神经压迫或浸润、软组织癌细胞浸润、内脏器官受累、淋巴水肿、颅内压增加等。

2. 抗肿瘤治疗导致的疼痛　手术后瘢痕或粘连、放射治疗后纤维化、化疗后神经变化。

3. 非肿瘤因素性疼痛　骨关节病、压疮、带状疱疹、便秘等。

（三）评估

1. NRS 评分法　0 ~ 3 分为轻度疼痛，4 ~ 6 分为中度疼痛，7 ~ 10 分为重度疼痛。

2. 脸谱法　适用于交流困难的患者，如儿童（3 ~ 5 岁）、老年人、意识不清或不能用言语准确表达的患者。

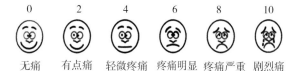

（四）疼痛分型

见表 10-6-1。

（五）治疗

见图 10-6-1。

1. 药物治疗

（1）三阶梯药物镇痛药物

1）非阿片类镇痛药。

2）弱阿片类镇痛药。

3）强阿片类镇痛药。

（2）三阶梯镇痛基本原则

1）口服给药。

2）按阶梯用药。

3）按时用药。

4）个体化给药。

5）注意具体细节。

（3）不同机制疼痛的联合用药

1）躯体痛：阿片类 ± 非阿片类 ± 辅助镇痛药（抗惊厥药、抗抑郁药）。

表10-6-1　疼痛分型

分类	部位	性质	伴随特征	影像学表现
躯体痛	头颈躯干四肢、定位明确	酸痛 胀痛 锐痛	活动痛 触及包块 局部压痛	X 线、CT、MR ECT 显示骨破坏，软组织肿物
内脏痛	腹盆腰背等中轴部位、定位模糊	绞痛 胀痛 转移性痛	进食排便加重 自主神经反射 屈体缓解疼痛	肿瘤有其他脏器转移 空腔器官梗阻 腹膜后转移
神经病理性疼痛	胸壁、四肢沿神经走行分布	电击样 麻痛 烧灼痛	自发痛 过敏痛 超敏痛	沿神经根、神经干走行转移、脊髓压迫

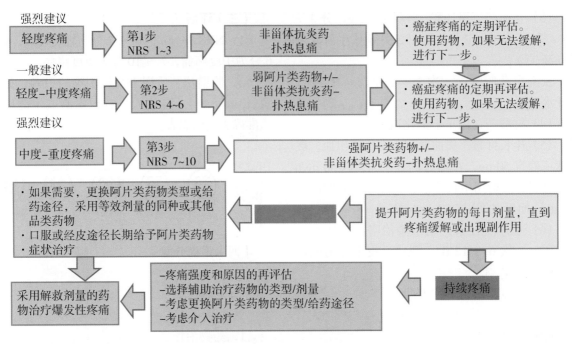

图 10-6-1 癌症疼痛的治疗

2）内脏痛：阿片类 ± 辅助镇痛药（抗抑郁药、抗惊厥药）± 非阿片类。

3）神经病理性痛：阿片类 ± 辅助镇痛药（抗惊厥药、抗抑郁药、皮质激素）± 非阿片类。

（4）阿片类药物：阿片类药物是中、重度疼痛治疗的首选药物。目前，临床上常用于癌痛治疗的短效阿片类药物为吗啡即释片，长效阿片类药物为吗啡缓释片、羟考酮缓释片、芬太尼透皮贴剂等。通常以长效药物作为背景给药，备用短效药物控制爆发痛。应用阿片类药物出现的不良反应，如便秘、恶心 / 呕吐、尿潴留、瘙痒和中枢神经系统（CNS）毒性（嗜睡、认知障碍、困惑、幻觉、肌肉阵挛性抽搐、阿片类药物诱导性痛觉过敏 / 触诱发痛）。在应用阿片类药物的时候需要同时加用通便药物。

（5）骨转移疼痛的治疗：二膦酸盐是治疗癌症患者骨转移疼痛、高钙血症等骨相关事件的药物之一。骨转移疼痛的治疗见图 10-6-2。

2．芳香治疗 扩香可缓解情绪，涂抹复方精油可缓解疼痛等。

3．康复措施 对于诊断明确的多种疼痛，物理治疗（包括声、光、电、热、磁等）可以起到缓解疼痛程度、局限疼痛范围的作用，对于急、慢性炎症性疼痛，物理治疗可以明显缩短疼痛病程，改善炎症反应，促进炎性物质吸收。

4．微创介入镇痛技术

（1）周围神经阻滞 / 射频：最常用于胸壁疼痛时肋间神经阻滞 / 射频。其次也可用于头颈、上肢、骶髂等部位的疼痛。

（2）腹腔神经丛阻滞术：可缓解胰腺癌或其他腹腔恶性肿瘤如胃癌、肝癌、胆管癌、食管癌等上腹及背部疼痛。

（3）上腹下神经丛阻滞术：是治疗盆腔恶性肿瘤晚期癌痛的常用方法，如直肠癌、乙状结肠癌、膀胱癌、卵巢癌、子宫内膜癌、宫颈癌等所致的盆腔内脏痛。

（4）鞘内药物输注：适用于胸部以下疼痛患者；鞘内给药是口服给药剂量的 1/（200～300），能明显减少全身阿片药物用量，可将阿片类药物所致不良反应降至最低。

（5）经皮椎体成形术 / 椎体后凸成形术。可治疗脊椎病理性骨折或骨转移导致的疼痛。

五、乏力

（一）乏力概念及流行病学

乏力 / 疲倦（fatigue）是持续的、主观的、一种劳累、无力的感觉，在躯体或精神上感觉

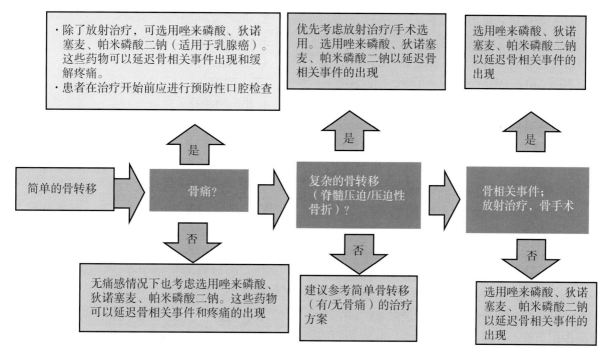

图 10-6-2　骨转移疼痛的治疗

精力不足。疲劳是主观的感受。是终末期患者中最为常见的非特异性症状，发生率为70%～100%。

（二）表现

1．躯体功能方面　功能下降、生活质量下降、减少了日常活动、无法完成工作等。

2．情感上的不适　无用感（自己是没有用处的）、麻木、焦虑、悲伤。

3．认知能力下降　注意力下降、失去动力、记忆力下降、无法完成用脑的工作等。

（三）评估

1．发生的时间，缓解或加重的因素。

2．对功能及日常生活有无影响。

3．严重程度评估：轻、中、重度，可以0～10分（1～3分轻度、4～6分中度、7～10分重度）来评估。

4．伴随症状的评估　如疼痛、焦虑抑郁、食欲减退、睡眠问题等。其中抑郁和疼痛是发生疲劳的最强预测因子。

5．有无疾病的进展。

6．有无药物因素引起症状（镇静类药物、阿片类药物、激素等）。

（四）治疗（Giovambattista Zeppetella，2017）

1．原则　强调个体化的干预，其中解释工作很重要，与患者及家属沟通，明确症状对患者的影响及可能的原因，确认可逆的和不可逆的因素，讨论患者的预期及干预所可能达到的效果，讨论代偿的措施。

2．非药物干预

（1）适当的有氧及力量锻炼，可咨询康复师。

（2）记录活动日记：了解疲劳发作是否与某项特定的活动相关，了解疲劳发作的时间，在精力最好的时候安排活动。

（3）减少能量消耗，把精力用于优先进行的活动，避免不必要的活动。

（4）在不影响夜间睡眠的情况下，日间可小睡。

（5）精神干预：压力释放、放松疗法等。

3．药物干预

（1）控制并发的症状，控制疼痛、抑郁症状，改善食欲、睡眠等。

（2）纠正贫血（铁剂、EPO、适当输血）。

（3）控制感染：适当使用抗生素。

（4）针对营养不良的干预。

（5）纠正电解质紊乱。

（6）处理甲状腺功能低下。

（7）对于厌食或恶病质引起的疲劳，糖皮质激素可能有效。给予地塞米松 1 ～ 2 mg/d，泼尼松 20 ～ 40 mg/d，疗程 2 ～ 4 周，同时注意长期应用的副作用。但目前尚无研究证实上述药物可以改善疲劳的症状。

（8）精神刺激药物：少量研究证实其可以轻度改善疲劳，建议咨询专科医师。

1）哌甲酯（利他林）：5 mg bid（早上及中午），可逐渐加量至 15 mg bid，副作用主要为失眠和易激惹。

2）莫达非尼（modafinil）：为新型中枢兴奋药，用于治疗发作性睡病，对于日间的困倦效果好，100 mg bid（早上、中午服用），或 200 mg qd（早上服用），可逐步加量，每日最多 400 mg；主要副作用为恶心、神经过敏、焦虑；肝肾功能不全者需减量；心绞痛、精神病史患者慎用。

（9）中医或其他方法

1）研究显示辅酶 Q10、脱氢表雄酮（DHEA）、人参可能有效。

2）针灸、按摩。

六、恶心、呕吐

（一）概述及流行病学

恶心（nausea）是在喉部背侧和上腹部的不愉悦的感受，这种感受可能引起呕吐。呕吐（vomiting）是经口或鼻腔胃内容物的有力排出。在末期疾病患者中，恶心的发生率很高，其中恶性肿瘤为 20% ～ 40%；艾滋病为 43% ～ 49%，心脏病为 17% ～ 48%，肾病为 30% ～ 43%；患者在生命的最后 1 周恶心发生率达 70%；患者在接受吗啡治疗第一周内约 30% 会发生恶心（Stirling et al，1999）。

（二）病因

1. 胃肠道疾病

（1）胃潴留。

（2）胃肠道完全梗阻。

（3）胃部挤压综合征。

（4）胃部松弛综合征。

（5）胃食管反流。

（6）胃炎。

2. 咽喉部问题

3. 药物、代谢、毒素反应

4. 肿瘤脑转移

（三）治疗

1. 非药物治疗

（1）如患者呕吐，应该准备桶、纸和漱口用的水或果汁。

（2）进食碱性固体饮食可适当缓解恶心呕吐，如馒头。

（3）少量多餐，4 ～ 5 餐 / 日，细嚼慢咽。

（4）可适当应用清凉的饮料，如果汁可缓解症状。

（5）做好口腔清洁工作，可减轻恶心、呕吐的发生。

（6）转移注意力：看书，做一些感兴趣的事。

（7）音乐治疗：可有效地减轻焦虑情绪及呕吐症状。

（8）芳香治疗：芳香治疗中有助于减轻恶心呕吐的配方，鼻下嗅闻或腹部按摩。

（9）口腔护理可能会减轻恶心的症状：如漱口或用纱布擦拭。

（10）催眠及行为疗法对预期性呕吐以及打断焦虑 / 呕吐恶性循环。

2. 需要注意的几个问题：

（1）关于液体的补充　如果有脱水征象应当给予 500 ～ 1000 ml 液体；另外，500 ～ 1000 ml/d 的液体会减缓持续恶心的感觉。

（2）存在便秘或者肠梗阻者：给予相应处理，以达到减轻恶心，呕吐的目的。

（3）存在焦虑，恐惧者：可以考虑催眠或者行为疗法。

（4）以下情况需要胃管减压：①胃出口梗阻；②胃失弛缓；③恶臭的呕吐物。

（四）预防

1. 接受放化疗的患者，应预防性给予止吐药物，尤其注意预期性呕吐的预防，如化疗前给予劳拉西泮预防。FDA 推荐劳拉西泮用于化疗预防恶心、呕吐的用法为：

化疗前 30 ～ 35 min 给予劳拉西泮 0.025 ～ 0.05 mg/kg（总量最多 4 mg）IM 或 IV，可合用其他止吐药，随后可每小时口服 1 ～ 2 mg 劳拉西泮以维持轻中度镇静作用。

2．放化疗患者给予进食指导，避免饱食或容易引起恶心的食物。

（五）以呕吐为主的患者的治疗

1．出口梗阻所致

（1）肿瘤引起的出口梗阻：可予地塞米松，起始剂量为 2～4 mg，一日 2 次（日剂量范围为 6～16 mg），静脉注射；还可使用奥曲肽，常用起始剂量为一次 0.1 mg（100 μg），一日 2 次，皮下给药。症状持续，可以考虑支架或者胃造口。

（2）其他原因引起的部分出口梗阻：甲氧氯普胺 10 mg q6 h 或 40～100 mg 持续皮下注射。

（3）胃部由于气体或液体膨胀明显的，给予胃管减压。

2．食管反流　要结合预计生存期加以考虑。

（1）可予以质子泵抑制剂（PPI），如奥美拉唑 20 mg qd、兰索拉唑 20 mg qd 或雷贝拉唑 10 mg qd。

（2）若生存期很短，地塞米松 2～16 mg qd 静脉注射或皮下分次给予。

（3）若生存期较长（生存期以周以上计算），考虑支架或胃造口。

3．颅压升高

（1）对因：颅内感染相关的可以针对感染进行治疗。

（2）对症：对于无法针对病因处理的，选择对症治疗。

①如颅内肿瘤引起的，可用地塞米松，放疗。

②赛克力嗪 25～50 mg 口服 q8 h 或 prn（必要时使用），或 50 mg iv。

③脱水药物：如甘露醇、甘油果糖、甘油合剂等。

（六）恶心、呕吐是由药物、毒物、电解质等对患者的治疗引起

1．对因　停止使用引起恶心、呕吐的药物及毒物，尽可能纠正导致症状的电解质紊乱。

2．对症

（1）化学感受器受刺激：高钙、药物、细菌毒素、尿毒症引起者给予氟哌啶醇 1.5～3 mg 口服、肌内注射或皮下注射。

（2）5-HT$_3$ 受刺激：如抗生素、化疗药、

SSRI 类抗抑郁药：给予昂丹司琼 4～8 mg 口服或皮下 q8 h；格雷司琼 3 mg 稀释后静脉滴注。

（3）胃肠道黏膜受刺激：如抗生素、血液、化疗药、铁剂、非甾体抗炎药引起者，如果能更换就应该更换药物，否则可对症给予 PPI 药物。

（4）国外有使用左咪丙嗪（吩噻嗪类、同氯丙嗪）者，但强度约为氯丙嗪的一半。

（七）活动时恶心、呕吐症状加重

1．膨胀的胃肠导致的机械性扭转

（1）对因：尽可能减轻肠管膨胀度。

（2）对症：肠道和肝的鼓胀可以用赛克力嗪 25～50 mg 口服 q8 h 或 prn；或 50 mg 静脉注射。

2．晕动症

（1）氢溴酸东莨菪碱 0.3～0.6 mg，口服，bid。

（2）复方氢溴酸东莨菪碱贴膏，每贴含量为 0.34 mg。

（3）东莨菪碱贴片，每贴含量为 1.5 mg，每次 1 贴，外用 q72 h。

3．其他原因　如中耳炎、前庭神经炎、耳毒性药物、脑桥小脑角肿瘤、梅尼埃病等。

给予赛克力嗪 25～50 mg 口服 q8 h 或 pm 或 50 mg 静脉注射；或桂利嗪 25～50 mg q8 h。

（八）恶心、呕吐的中医治疗

1．针灸　取穴中脘、内关、足三里、公孙、梁丘。

随证配穴：寒吐加支正、胃俞、神阙（隔盐灸）；热吐加合谷、委中（刺血）、尺泽；肝气犯胃加太冲、阳陵泉、脾俞；痰饮内阻加丰隆；食积加天枢、下脘；胃虚加脾俞。实证用泻法，虚证用补法或加灸。

2．耳针　选穴胃、肝、交感、皮质下、神门。每次取 2～3 穴，强刺激，留针 20～30 分钟，每日或隔日一次。

3．中药　见本书第九章。

七、焦虑

（一）焦虑的概念及流行病学

焦虑是机体处于紧急状态时的一种正常情绪反应；病态焦虑常是患者的一种无可名状的

紧张、恐惧、不安的情绪状态，严重时可伴发抑郁等精神障碍。焦虑是临终患者的常见症状，至少有25%的肿瘤患者体验过强烈的焦虑（Iyer et al，2014）。

（二）焦虑发生的原因

1. 情境因素 照顾人员的变化，陌生的环境，对各种治疗的忧虑，担心工作、家庭、经济问题等，担心被遗弃。

2. 躯体不适因素 疼痛、失眠、虚弱无力、恶心呕吐、呼吸困难、颅内肿瘤等直接损害或影响海马、边缘系统的肿瘤。

3. 继发于异常的精神因素 谵妄、精神分裂症、抑郁。

4. 药物因素 糖皮质激素、镇吐药、支气管扩张剂、抗精神病药物、阿片类药物、苯二氮䓬类药物等，或抗抑郁药突然停用导致。

（三）焦虑症的临床表现

1. 心理层面 坐立难安、对声音敏感、无法放松、注意力减退、担心的想法。

2. 身体层面 各系统的躯体症状（疼痛、心悸、出汗、呼吸困难、恶心呕吐、乏力、口干、厌食等）。

3. 睡眠障碍 入睡困难或在深夜觉醒。

4. 惊恐发作 强烈的恐惧或不舒服突然发生，并在10分钟内达到高峰，或伴有呼吸困难、心悸、胸痛、濒死的恐惧等。

（四）评估量表

1. Zung焦虑自评量表（SAS）。

2. 医院焦虑抑郁量表（HAD）。

（五）治疗

在晚期疾病患者中，焦虑通常伴随有抑郁症状，具有较为严重的躯体症状、社会担心和生存的困扰。选择药物治疗前需注意：①处理引起焦虑状态的原因；②查看目前治疗中有无药物导致的焦虑，合理调整药物治疗。

如果预期寿命<2~4周，即给予苯二氮䓬类药物（Simoff et al，2013；Kvale et al，2003；Giovambattista Zeppetella，2017）：

· 地西泮 2-10 mg po qn 或 prn。

· 劳拉西泮 0.5-1 mg bid 或 prn。

如果预期寿命>2~4周，可给予选择性5-羟色胺再摄取抑制剂±苯二氮䓬类药物。

八、抑郁

（一）抑郁的概念及流行病学

抑郁是一种常见的心境障碍，可由各种原因引起，以显著而持久的心境低落为主要临床特征，且心境低落与其处境不相称，病程超过2周，同时每天一半以上时间都有不适，其中以兴趣减退、精力减退、情绪低落为核心症状，严重者可出现自杀念头和行为。在终末期会剥夺患者的希望和安宁感（Bandieri et al，2016）。

5%～20%的癌症末期患者患有重度抑郁，另有15%～20%患者经历轻-中度抑郁。未经治疗的抑郁可能会加重患者症状，导致社会隔离，阻碍患者完成"未尽之事宜"。

（二）抑郁和悲伤的区别

抑郁和悲伤有时区分困难，见表10-6-2。

表10-6-2 抑郁和悲伤的区别

两者共同症状	有可能是抑郁
情绪低落	异常的低落
哭泣	没有任何的情绪
自杀的念头	自杀行动、要求安乐死
注意力无法集中、丧失兴趣	绝望、罪恶感、情绪有周期变化
厌食、疲倦、睡眠不好	很难治疗的疼痛或其他躯体不适

（三）抑郁的临床表现

1. 情感症状 不开心、体验不到快感、绝望感、感到自己不如别人、记忆力下降、注意力不集中、坐立不安、易发脾气、对事情漠不关心等。

2. 躯体症状 头痛、疲倦、睡眠障碍、便秘、周身疼痛、周身发热、厌食、体重下降、性功能障碍、月经不规律、手脚发抖、出汗等。

（四）评估

1. 医院焦虑抑郁量表（HAD）。

2. Zung抑郁自评量表（SDS）。

3. 老年抑郁量表（GDS）。

4. 患者健康问卷抑郁量表（PHQ-9）。

末期患者由于疼痛或其他痛苦症状控制不佳，有可能出现自杀倾向，如患者有以下情况，自杀风险增加：感到无望、寻找不到活着的意义、缺乏社会支持、独居、酗酒、疼痛、精神疾病、既往有企图自杀史及（或）自杀冲动、获得致死方法、近期有压力事件（癌症诊断、丧亲等）和重度抑郁，申请精神科医生会诊评估。

（五）治疗

1. 非药物治疗

（1）营造安静平和的环境。

（2）心理行为治疗：请心理科专科会诊。

（3）音乐治疗：由音乐治疗师引导进行。

（4）康复：康复理疗科会诊，进行有效、规律、适度的有氧运动，缓解焦虑、抑郁情绪，缓解心理压力。

（5）芳香治疗：可应用葡萄柚、黑云杉、玫瑰天竺葵、岩玫瑰、欧洲冷杉扩香。

2. 药物治疗　注意事项：抗抑郁药物起效需要一定时间，需逐渐滴定，结合病人生存期考虑用药。

（1）选择性5-羟色胺再摄取抑制剂（SSRIs）：一线用药，该类药物包括氟西汀、舍曲林、帕罗西汀、西酞普兰和艾司西酞普兰。这些药物耐受性好，最常见的副作用是恶心、头痛和食欲减

退、偶可引起腹泻。治疗过程中有一过性的焦虑。大部分副作用随着时间会消退。初始剂量要低。当准备停用抗抑郁药物时，需逐渐减量。

（2）去甲肾上腺素能和5-羟色胺能的抗抑郁药（NaSSA）：米氮平适用于存在体重减轻和失眠症状的抑郁患者。

（3）5-羟色胺-去甲肾上腺素再摄取抑制剂（SNRIs）：文拉法辛或度洛西汀治疗抑郁有效，同时缓解神经痛。

（4）三环类药物：评估患者预期生命超过1个月时，可考虑应用。

针对抑郁治疗同样有效，对神经痛及肌痛也有效，该类药物有抗抑郁及预防抑郁再发的作用。但停药后，患者有更高的抑郁再发风险。此外阿米替林可增宽 QRS 和延长 QT 间期，故在患有房室传导阻滞的患者中禁用该类药物；还具有抗乙酰胆碱作用，可引起体位性低血压。

（5）精神兴奋剂：哌甲酯用于提高患者的注意力、心境和能量。特点是起效快，可应用于生存期 < 4 周的患者。从 2.5 ~ 5 mg bid 开始，如果必要，增加至 20 mg bid。

（6）非典型抗精神药物：用于缓解精神病

表10-6-3　抗抑郁药物列表

抗抑郁药	常规用药剂量（mg）	备注
5-羟色胺再吸收抑制剂		
艾司西酞普兰	5 ~ 10 qd	最大日剂量 20 mg，老年患者通常不超过 10 mg
氟西汀	10 ~ 60 qd	5-羟色胺再吸收抑制剂当中半衰期最长
帕罗西汀	10 ~ 60 qd	老年患者日剂量不超过 40 mg
舍曲林	50 ~ 200 qd	
三环类药物		
去甲替林	10 ~ 25 tid	三环类药物中最不易出现体位性低血压。老年患者剂量 10 mg tid
其他类抗抑郁药		
度洛西汀	20 ~ 30 bid	
文拉法辛	37.5 ~ 225 qd	
米氮平	15 ~ 45 qn	小剂量可改善睡眠及提高食欲。有口崩片
抗精神病药		
奥氮平	5 ~ 15 qd	有口崩片
喹硫平	25 ~ 200 qd	适用帕金森患者
利培酮	1 ~ 3 qd	

性抑郁症中的精神症状，可减少恐惧，增强抗抑郁药物应答。常用的有奥氮平、喹硫平。

3. 对有自杀倾向者的处理　紧急的精神科会诊。同时确定联系人，随时向专业医护人员报警，加强陪护。

九、谵妄

（一）谵妄的概念和流行病学

谵妄（delirium）也被称为急性意识混沌状态，是一种急性脑功能障碍，核心症状是意识状态改变，注意力不集中，认知和知觉功能障碍。可分为活动减低型、活动增多型及混合型。临终患者中较为常见，大约90%的终末期癌症患者在其生命的最后几周内会出现谵妄（Iyer et al, 2014）。

谵妄是预后不良的强有力的独立危险因素，可增加住院死亡率、院内感染发生率、延长住院时间等。谵妄是终末期患者最常见的神经精神并发症，其幻觉、妄想、激越性躁动、攻击等行为，加重患者的躯体不适症状及恐惧，引起照护者的恐慌，并增加护理人员工作量。

（二）谵妄的临床表现

1. 意识障碍　神志清晰度下降，定向力障碍。

2. 注意力障碍　注意力涣散；言语凌乱、不连贯；无意义动作或行为，解决问题能力下降。

3. 认知功能障碍　近期记忆障碍和远期记忆障碍。

4. 知觉障碍　幻觉、妄想、恐惧、悲伤等。

5. 睡眠觉醒周期改变。

6. 急性起病和症状具有波动性是谵妄的重要特征之一。

（三）谵妄的分型

1. 兴奋型表现为机警、兴奋，精神行为活动增加，以坐立不安、激越性躁动、幻觉、妄想为特征，还可伴随出现面色潮红、心动过速、出汗等自主神经系统过度活动的表现，约占总病例数25%。

2. 抑制型表现为注意力不集中、淡漠、嗜睡，精神行为活动减少，幻觉和妄想较少见，超过总数50%；常常被漏诊。

3. 混合型表现兴奋和抑制交替出现。

（四）谵妄的评估及诊断

谵妄的评估法（confusion assessment method, CAM）（Gibson et al, 2016）见表10-6-4。

（五）鉴别诊断

1. 痴呆　慢性渐进性改变，非急性变化，无明显波动，无意识障碍。

2. 抑郁　情绪心境低落，无意识障碍，亚急性病程，无明显波动。

3. 急性功能性精神病　多无意识障碍，有精神疾患的病史。

（六）危险及诱发因素（Simoff et al, 2013; Kvale et al, 2003）

1. 高危患者

1）高龄。

2）痴呆、脑器质性损害或卒中史、抑郁状态。

3）合并多种基础疾病且病情严重。

表10-6-4　谵妄的评估法（CAM）

条目	评估问题	答案	
急性发作且病程波动性	1a. 与平常比较，是否有任何证据显示患者精神状态产生急性变化	否	是
	1b. 这些不正常的行为是否在一天中呈现波动状态？即症状时有时无或严重程度起起落落	否	是
注意力不集中	2. 患者集中注意力是否有困难？例如容易分心或无法接续刚刚说过的话	否	是
思维紊乱	3. 患者思考是否缺乏组织性或不连贯？如杂乱或答非所问、或不合逻辑的想法或突然转移话题	否	是
意识状态改变	4. 整体而言，您认为患者的意识状态是过度警觉、嗜睡、木僵、或昏迷？	否	是
总评	1a+1b+2 "是"，加上 3 或 4 任何一项 "是"	□谵妄	

4）视力听力等感觉障碍或活动不便。

5）酗酒或长期应用抗精神作用药物。

2．诱发因素 任何体内外环境的改变均可促发谵妄发生，常常是多种诱因共同参与发病。常见可逆性的诱因总结为DELIRIUM（谵妄）。

D—Drugs：任何新加或调整剂量的药物，非处方药和酒精，重点考虑高危药物（见后述）。

E—Electrolyte disturbances：脱水，血钠失衡，甲状腺功能异常，血糖异常。

L—Lack of drugs：酒精和催眠药戒断，疼痛控制不满意。

I—Infection：感染（泌尿系和呼吸道感染）。

R—Reduced sensory input：视力差，听力障碍，未配戴眼镜或助听器。

I—Intracranial：新发局灶性神经系统表现要考虑感染、出血、脑卒中、肿瘤，但较少见。

U—Urinary, fecal：尿潴留，粪嵌塞。

M—Myocardial, pulmonary：心肌梗死，心律失常，心力衰竭加重，慢性肺疾病加重，缺氧。

另外，长时间睡眠剥夺、情感应激、制动或物理性束缚、留置导尿等都可促发谵妄发生，要逐一排除。

3．可引起谵妄的高危药物

1）抗胆碱能药（如苯海拉明），三环类抗抑郁药（如阿米替林、丙米嗪），抗精神病药（如氯丙嗪、硫利达嗪）。

2）抗炎药，包括泼尼松。

3）苯二氮䓬类或酒精：急性中毒或撤药。

4）心血管用药（如地高辛、降压药）。

5）利尿剂。

6）锂盐。

7）胃肠道用药（如西咪替丁、雷尼替丁）。

8）阿片类镇痛剂（尤其是哌替啶）。

（七）谵妄的处理（Simoff et al，2013；Kvale et al，2003）

1．预防措施 30%～40%的谵妄是可以预防的，故应重点注意预防。治疗上首选非药物治疗。

2．非药物治疗

1）对于思维紊乱的患者，鼓励患者进行智力刺激运动。

2）在醒目的位置可放置日历和钟表，以便

经常提醒日期及时间；提供有关定向的资料帮助患者记住时间、日期、所在地方和周围的人。

3）减少与患者接触的人数和对患者的刺激，如电视、大声的音乐。

4）保证所有人每次遇见患者时均介绍自己，即便数分钟前刚曾遇见过。

5）鼓励家属或者志愿者长期陪伴患者，使患者感到安心和适应环境。

6）屋内光线设置为适合的柔光。

7）在做治疗及操作前，应耐心做好解释工作，尽最大可能取得患者及家属的理解；在与患者交谈时，语速应放慢，使用简单的句子；并做相应的措施避免出现患者的跌倒及坠床。

8）对于睡眠障碍的患者，提供温牛奶、推拿、舒适的被褥。保证患者规律睡眠、避免出现黑白颠倒。

9）保证患者使用眼镜和助听器，改善感官感受及定向力，减少困扰，方便沟通。

10）提供充足的营养和有效的胃肠道及二便管理策略。

11）监控液体入量。补充水选择经口饮入含盐液体，如汤、运动饮料、蔬菜汁。

12）去除不必要的束缚（如导尿管、静脉输液管路等）；不提倡物理约束，仅作为保护工作人员及严重躁动的患者的最后一项措施。

13）给予患者家属支持和教育，方便其应对他们可能面对的问题。告知其谵妄是一种生理病态反应，可能有断续的清醒期，保持患者熟悉的环境、人物，注意患者安全，针对可改变的原因积极处理。

3．药物治疗

首先是停用非必要使用的药物，药物是造成谵妄的很重要原因。

1）氟哌啶醇：起始剂量1 mg tid，口服。严重谵妄时给予5 mg，口服、肌内注射或静脉滴注（起始0.5 mg IV，随后12 h内以0.1 mg/h静脉滴注）。24小时给药剂量不超过30 mg。

2）氯丙嗪：可用于镇静，25 mg q6 h，IV/IM。

3）奥氮平：起始剂量0.625～2.5 mg，根据患者情况滴定剂量，可睡前顿服或早晚分两次给药。有口腔崩解剂型可供选择。

4）利培酮：起始剂量0.25～0.5 mg，最大剂量 4 mg/d。

5）喹硫平：起始剂量 25 ～ 50 mg，之后可每日以 25 ～ 50 mg 的幅度增至有效剂量。对于存在帕金森病或抗精神病药的帕金森副作用的患者，喹硫平是首选药物。

十、临终躁动

（一）评估

临终患者常常出现严重躁动，为多种原因共同导致，且不易全部解决，有些原因是不可逆的。对于临终患者来说，主要的治疗目标是有效减少患者的不适感。许多患者是没有决策能力的，临床团队应和患者或（及）家属达成治疗计划的共识。

（二）治疗

确保环境安全，不要让患者无人陪伴。尽量陪伴患者，以及提供诸如按摩等放松的治疗方法。

氟哌啶醇是谵妄（兴奋型）的首选，也可以考虑应用短效的苯二氮䓬类药物，苯二氮䓬类药物有可能加重谵妄患者的意识错乱和镇静状态，故通常不做首选。

如果患者处于临终状态且躁动持续存在，可考虑缓慢静脉或肌内注射苯巴比妥 100 ～ 320 mg，24 h 剂量不超过 600 mg。丙泊酚也是备选药物，给药剂量应个体化，大多数患者应以 5 μg/(kg·min) [0.3 mg/(kg·h)] 静脉输注至少 5 min，然后增量至 5 ～ 10 μg/(kg·min)(0.3 ～ 0.6 mg/kg/h) 静脉输注 5 ～ 10 min，直至理想镇静状态，维持速率通常为 5 ～ 50 μg/(kg·min) [0.3 ～ 3 mg/(kg·h)] 甚至更高。

（宁晓红）

参考文献

临床实践中的缓和医疗 /（英）Giovambattista Zeppetella 著；宁晓红译. 北京：中国协和医科大学出版社，2017.

Bandieri E，Romero M，Ripamonti CI，et al. Randomized Trial of Low-Dose Morphine Versus Weak Opioids in Moderate Cancer Pain[J]. J Clin Oncol，2016，34（5）：436-442.

Gibson P，Wang G，McGarvey L，et al. Treatment of Unexplained Chronic Cough：CHEST Guideline and Expert Panel Report，Chest，2016，149：27.

Iyer S，Roughley A，Rider A，Taylor-Stokes G. The symptom burden of non-small cell lung cancer in the USA：a real-world cross-sectional study. Support Care Cancer，2014，22：181.

Kvale PA，Simoff M，Prakash UB，American College of Chest Physicians. Lung cancer. Palliative care. Chest，2003，123：284S.

Simoff MJ，Lally B，Slade MG，et al. Symptom management in patients with lung cancer：Diagnosis and management of lung cancer，3rd ed：American College of Chest，Physicians evidence-based clinical practice guidelines. Chest，2013，143：e455S.

Stirling LC，Kurowska A，Tookman A. The use of phenobarbitone in the management of agitation and seizures at the end of life. J Pain Symptom Manage，1999，17：363.

第七节　离世患者家属的哀伤陪伴

丧亲是指个体所爱之人去世的情况（Zisook et al，2010），悲痛是个体经历丧亲后的反应。自然的急性悲痛反应经常是痛苦且使人受伤的，并伴情绪和躯体方面的痛苦，但不应将其诊断为精神障碍。然而，丧亲是一种可促发或加重精神障碍的应激源。个体可能因此出现并发症，如适应不良性思维、情感或行为。急性悲痛变得强烈、持续且严重影响日常活动能力，称为复杂性悲痛，被视为一种独特且可识别的疾病，需进行特定治疗。因此，在对临终患者进行治疗和护理过程中，患者家属同样也经历着痛苦的感情折磨，也需要护理人员的安抚和关怀。癌症患者住院期间，对其家属实施健康教育，包括相关疾病知识及心理压力疏导，可以有效降低患者家属的焦虑水平。对临终患者家属做好死亡教育，向家属解释死亡是每个人的终点，是无法避免的自然规律，使家属形成正确的认识，帮助家属走出对死亡的认识误区，提高家属的心理承受能力（郑家萍 等，2014）。因此，离世家属的哀伤陪伴对于尽快恢复个人心理状态及家庭功能来说意义重大。

一、丧亲、悲痛（急性和整合性）、复杂性悲痛及哀悼

（一）丧亲

丧亲是指个体所爱之人去世的情况，而不是面对这种丧失的反应。丧亲是个体一生中最有压力的经历之一。除丧失本身，丧亲经常需要个体重新制定目标和计划，以恢复有意义且令人满意的生活；有时会出现新的责任和角色。亲密的依恋可能在特定神经网络中被内化，这些神经网络的改变可能介导了丧亲的影响。此外，丧亲造成的应激可促发或加重一般躯体疾病或精神障碍。

（二）悲痛

悲痛是个体面对丧亲的自然反应，包括思维、情感、行为和生理反应。

急性悲痛可以是强烈且具有破坏性的，但最终会被整合。从急性悲痛进展为整合性悲痛的过程经常不是固定的，很难觉察到正在发生这样的转变。随着丧亲者对丧失的适应，悲痛的形式和强度也随时间的推移而改变。对悲痛的体验受文化和宗教仪式（差异很大）的影响，对于每个人及每次丧失，悲痛的体验都是独一无二的。

（三）复杂性悲痛

复杂性悲痛是急性悲痛的一种形式，它异常持久、强烈且具有失能性；令人苦恼的思想、功能障碍性行为、情绪失调和（或）严重的心理社会问题可阻碍个体对丧失的适应。复杂性悲痛综合征是一种独特且可识别的疾病，可与其他精神障碍相鉴别。其他已被用于描述复杂性悲痛的术语包括：慢性悲痛、复杂悲痛、病理性悲痛、持续性复杂丧亲障碍、持续性悲痛障碍、创伤性悲痛及未解决的悲痛。

（四）哀悼

哀悼是适应丧失和整合悲痛的过程。适应需接受丧失已成定局的事实和丧失的后果，改变与逝者的内在关系，并且重新构想未来，这样才可

能在没有逝者的世界里仍能收获幸福。如果哀悼是成功的，急性悲痛的痛苦和破坏性体验可转化为一种苦乐参半且处于隐秘之处的整合性悲痛体验。与悲痛一样，哀悼也受差异很大的文化和宗教仪式的影响（Zisook et al，2010；Lobb et al，2010；Zisook et al，2009）。

二、对丧亲的反应

每个去世的人都会留下数量不同的亲属和朋友（丧亲者）。然而，与逝者关系密切的亲属（如父母、子女及配偶）和朋友通常是受逝者去世后受影响最大的人。在与逝者关系最亲密的群体中，通常有 1～5 个人最可能深受逝者去世的影响。绝大多数死亡是老化相关疾病的自然结果，多数丧亲者在家庭和朋友的支持下可适应这种丧失（Stroebe et al，2007），从急性悲痛转为整合性悲痛。然而，死亡的情境或后果也可能延缓甚至阻止这种转变。例如，人生伴侣或子女的去世、年轻人的早逝或暴力手段导致的去世，可增加出现异常持续且强烈的急性悲痛的可能性。

丧亲与其他不良生活事件的区别在于：丧亲者会经历一段强烈情感痛苦和日常生活活动受破坏的时期，而这段时期是预料之中并被社会认可的。虽然在不同文化中社会期望和仪式的差异较大，但通常均期望个体在家庭和朋友的恰当支持下可适应丧失（Stroebe et al，2005）。丧亲会导致一种急性的不安全依恋状态，这种状态通常引起个体想要找到逝去亲人的强烈感觉（对逝者的怀念和渴望），以及无法与逝者重聚的沮丧和伤心（Stroebe et al，2005）。此外，个体的认同感遭到破坏且对世界的探索受到抑制，这导致其对继续生活的兴趣降低，对远期目标有一种无法胜任感和陌生感。

所爱之人的去世经常使人体验到照顾的失败，这可表现为自责、内疚或羞愧。哀悼者可能因为没有充分照顾所爱之人、未能阻止死亡和（或）未能使逝者的死亡更轻松而责备自己。虽然照料者的自责可能是非理性的，但这是个体面对丧亲的一种常见反应，在急性悲痛期间，这种反应可促使产生不良情绪。

对丧亲的反应可能因死亡情况的不同而存在

差异。例如，一些典型的反应取决于关系丧失的类型（如，逝者为个体的配偶、子女、孙辈；在个体的儿童期、青少年期或成人期时父母去世；逝者为个体的朋友）。在一个社区样本中（$n =$ 120 例丧亲者），丧失子女的父母急性悲痛的程度比丧偶者更强烈，而丧偶者急性悲痛的程度比丧失父母的成人更强烈。其他可影响急性悲痛性质的情况包括：逝者的年龄、突然去世、慢性疾病及终末期疾病（Shear et al，2005）。

通常，子女去世通常会促发父母责备自己没能保护好子女而产生一种特别强烈的照料失败感。此外，父母可能因子女去世而感到自己失去了未来，并且可能与幸存者的内疚作斗争，这种内疚使他们觉得不应享受自己的生活。一般来说，与其他类型的丧失相比，失去子女的父母的急性悲痛更强烈且持续时间更长，子女去世这种应激更可能促发父母出现精神疾病（Middleton et al，1998）。如果配偶或伴侣是个体日常生活的一部分，他们的死亡对个体来说也是很难的，尤其当两者的关系积极时。除强烈的怀念和渴望外，丧偶者可能因为让他们的伴侣失望而感到内疚，或觉得没有照料好伴侣而有失败感。他们可能出现幸存者内疚，并因为失去所爱之人的支持和安慰而感到焦虑或愤怒（Bolton et al，2014）。

在丧亲之前，丧亲者可能经历了一段照料患终末期疾病的亲人的紧张时期；终末期疾病医疗处理的敏感性和有效性可影响照料者丧亲反应的过程。通过减轻患者的痛苦、医务人员与照料者之间及照料者与临终患者之间进行良好的沟通、为死亡做准备，可改善照顾者应对所爱之人患病和死亡的能力，并改善临终患者的体验。有研究指出，对较年老患者进行专业安宁看护帮助可使幸存配偶的丧亲相关死亡率降低，且如果配偶接受帮助的时间较长（≥ 4 日），照料者单相重性抑郁的发生率可能较低（Bolton et al，2014）。

临床医护人员应处理好临终患者及家属的心理需求，正确应对家属的情绪反应，通过客观评估患者或其家属对预后的理解能力，同时应注意他们对接收这类信息的偏好。在对配偶死亡的准备程度低的个体中，其发生焦虑、情感麻木和睡眠障碍的风险增加，这些风险可持续很多年。当

临床医护人员对临终患者不敏感或回避时，照料者可能存在发生复杂性悲痛和其他精神卫生问题的风险。

三、哀伤陪伴

对丧亲亲属的哀伤陪伴，必须贯穿于患者临终全过程。

在整个哀伤陪伴过程中，要根据患者的心理状态，给予个性化的辅导。同时，提高医护人员的自身素质修养，对丧亲亲属做好人文关怀，给予哀伤辅导，用一颗感同身受的心去帮助亲属，减轻因丧亲导致的焦虑、抑郁，提高其生活质量，让其尽早的投入到正常的生活、学习、工作中，尽量做到哀而不伤（Hauksdóttir et al，2010）。

（一）生前阶段

1. 对临终患者亲属的哀伤陪伴

（1）促进患者与亲属的沟通，使双方了无憾事。向患者及亲属解释病情，正确面对疾病与死亡，共同去探讨一些未解决的事情，如遗嘱、心愿等，甚至在患者接受的前提下可以共同探讨一些身后的葬礼仪式等。鼓励患者与亲属共同回忆以前共同的时光，帮助患者重温人生历程，肯定患者为家庭、社会做出的贡献。因为大多数人较内敛，不善于表达内心的感受与爱，此时团队人员也就必须承担起代言人的身份，使彼此能坦诚的交谈，促进双方有效的沟通。

（2）让亲属有机会跟患者道别。许多亲属会因未曾见到患者最后一面而耿耿于怀。因此，团队人员要善于观察病情，掌握一些临终前的症状，并向亲属做好病情解释工作，使之有心理准备，提供与患者单独相处的时间和空间，让亲属与患者有单独相处的机会。

（3）让患者与亲属认识到死亡是人生命的一个必经的过程，正确对待生命中的得失，坦然面对死亡是生命的必经的历程。

2. 良好的舒适护理，能够减轻亲属的自责与内疚感。患者在有限的生命当中，沐浴在充满人性温情的气氛中，安详、舒适而有尊严地离开人世，以达到逝者无憾，生者无愧的目的（赵晓瑞 等，2004）。

（1）安排舒适、安静的环境：使患者免受噪音、环境的干扰，使患者及家属感觉不到医院的冷寂，给患者以家的感觉，使患者的感官受到良性刺激。

（2）加强基础护理：晚期患者大多抵抗力差，消瘦，消化不良，极易出现各种并发症。当患者尚能自理时，尽量帮助其实现自我护理，增加患者的自主生活乐趣；当患者完全不能自理时，给予完全补偿护理，对患者的饮食、排泄、睡眠、皮肤等进行全面的护理照料，保持患者生理机能完好状态，促进生理舒适。同时向临终患者家属教授有关护理的知识和方法，鼓励他们为临终患者做适当的护理，为患者进行翻身、擦浴，或为患者进行肢体按摩等，让患者与亲属感觉到爱与被爱，使其在照料患者的过程中获得心理上的安慰。最终使患者能安详地离世，家人能无憾地告别。

（3）生前良好的症状控制：对晚期患者进行良好的症状控制，可以减少日后丧亲亲属的哀伤情绪。晚期患者身体会出现很多症状，如疼痛、呼吸困难、恶心、呕吐、便秘等，看到患者承受着煎熬，家人会感同身受，但又觉得无能为力，积极控制这些症状可以减轻亲属的不良情绪。侵入性检查和治疗也会增加患者的痛苦，对于不必要的穿刺及检查应避免，患者有选择权，医务人员应尊重患者的权利，在护理操作时，动作轻柔，避免加重患者的痛苦。

例：一位父亲肿瘤末期，大量腹水、疼痛、食欲缺乏、恶病质入院，老伴已去世多年，女儿研究生尚未毕业，一直陪伴在父亲身边。在最后的二十余天里，医护人员详细制定缓和医疗及舒适护理计划，有效缓解父亲的不适症状，增加其舒适感，并鼓励女儿参与到父亲的照顾过程中，使其能有机会为相依为命的父亲做点什么，最终女儿与父亲互相道爱、道别，父亲离去得很安详，女儿非常感谢医护人员在最后一段时光的陪伴，她说：父亲走的时候痛苦很小，让我心里也好过一些。之后她很快地调整了自己，两年之后建立了自己的家庭。

（二）逝者身后阶段的护理（陈丹，2010）

1. 情感支持，肯定死亡的事实 当面对患者逝世时，让亲属宣泄自己的情绪，倾诉自己内心的感觉或哭泣，此时团队成员只需做一个忠实的听众或给予亲属一个轻轻的拥抱，让他明白你知道他内心的痛苦，你能感同身受。

2. 后事支持，制定殡仪事务指南 在患者离世后，亲属面对丧亲之痛的同时，要处理一些文件及殡仪事务，亲属会无头绪，给予殡仪事务指导等实际帮助，让亲属少走弯路。

3. 丧亲者随访，患者逝后给予亲属慰问卡或电话随访 前期亲属忙于一些身后事的料理，无暇顾及自己的悲伤，当事情料理完了之后，亲属的哀伤情绪才会表现出来，这时是给予亲属寄慰问卡或电话随访，咨询亲属一些心理状态，对于比较严重的情绪反应有时要约亲属面谈，必要时转介给心理医生。

4. 哀伤辅导具体实施

（1）鼓励哀伤者选择适合自己的方式表达自己的哀伤：利用自己舒服的方式将哀伤的感觉及情绪表达出来（如向别人分享、利用文字、艺术等），不但可以抒发情绪，亦可以帮助亲属更清晰地掌握自己的情绪反应和心理状况，将混乱的思绪逐渐调整。

（2）正确对待哀伤反应：长期压抑情绪，又或过分沉溺于哀伤，皆不是妥善处理情绪的方法。一方面适当地发泄哀伤的情绪，另一方面又按着自己的步伐，逐渐恢复生活的规律，反复来回于此两种状态是正常而必须经历的过程。经过一段时间的调整和平衡，慢慢适应丧亲后的生活。

（3）组织开展同路人分享会：让一些有相似经历的亲属去分享自己如何成功度过自己的哀伤期，有时候这种分享会更有感染力。

（4）重新适应丧亲后的生活，重新投入正常的轨迹：慢慢学习和应付新的责任和技能，并与其他家人共同协调和重新分担家中的不同角色；将精力投入于新的工作、生活及人际关系中。

对丧亲者进行哀伤陪伴时应遵守以下原则：多聆听、多理解、多同情。只有遵循以上原则，才能把对丧亲者的工作做好。

（郭欣颖）

参考文献

陈丹. 浅谈我国居丧护理需求及其医疗机构实施居丧护理的方式. 护理研究, 2010, 24 (333): 2264-2265.

赵晓瑞, 辛志芳, 杨蕾. 对临终患者病人家属的心理关怀. 河南实用神经疾病杂志, 2004, 7 (1): 109.

郑家萍, 孙伟, 蒋中陶. 癌症临终患者家属的哀伤护理研究进展. 上海医药, 2014, 82: 40.

Bolton JM, Au W, Walld R, et al. Parental bereavement after the death of an offspring in a motor vehicle collision: a population-based study. Am J Epidemiol, 2014, 179: 177.

Hauksdóttir A, Steineck G, Fürst CJ, Valdimarsdóttir U. Long-term harm of low preparedness for a wife's death from cancer--a population-based study of widowers 4-5 years after the loss. Am J Epidemiol, 2010, 172: 389.

Lobb EA, Kristjanson LJ, Aoun SM, et al. Predictors of complicated grief: a systematic review of empirical studies. Death Stud, 2010, 34: 673.

Middleton W, Raphael B, Burnett P, Martinek N. A longitudinal study comparing bereavement phenomena in recently bereaved spouses, adult children and parents. Aust N Z J Psychiatry, 1998, 32: 235.

Shear K, Shair H. Attachment, loss, and complicated grief. Dev Psychobiol, 2005, 47: 253.

Stroebe M, Schut H, Stroebe W. Health outcomes of bereavement. Lancet, 2007, 370: 1960.

Stroebe M, Stroebe W, Abakoumkin G. The broken heart: suicidal ideation in bereavement. Am J Psychiatry, 2005, 162: 2178.

Zisook S, Shear K. Grief and bereavement: what psychiatrists need to know. World Psychiatry, 2009, 8: 67.

Zisook S, Simon NM, Reynolds CF 3rd, et al. Bereavement, complicated grief, and DSM, part 2: complicated grief. J Clin Psychiatry, 2010, 71: 1097.